근거중심 최신전기치료학
Evidence-Based Electrotherapy

대표저자 이재형 (전)원광보건대학교
저 자 김민희 을지대학교
강태욱 김해대학교
김동훈 안산대학교
김좌준 춘해보건대학교
박한규 부산보건대학교
백일훈 동의과학대학교
송주영 울산과학대학교
윤영제 호남대학교
이시아 한국교통대학교
이원덕 강동대학교
이현주 건양대학교
인태성 김천대학교
정주현 동의대학교
차영주 제주한라대학교
차현규 중부대학교
최병옥 신구대학교
최보람 신라대학교
최재용 경북전문대학교
황 룡 동남보건대학교

도서출판 대학서림

머리말 preface

전기치료학은 직류전류, 교류전류, 맥동전류, 전자기장과 같은 전기를 이용하여 질병을 진단하고 치료하는 의과학의 한 분야이다. 신경과 근육 세포막은 전기에 의해 작동하는 이온통로에 의해 전류를 발생시켜 생명현상을 유지한다. 피부, 힘줄, 인대, 뼈, 연골조직에서도 전기가 발생하여 성장, 치유, 재생 과정에서 개시자, 조절자, 조정자의 역할을 하고 있다. 전기치료는 다양한 전기신호를 몸에 적용하여 근육을 인공적으로 수축시켜 기능회복을 유도하고, 세포를 활성화시켜 치유, 재생을 촉진시키며, 신경을 자극하여 통증을 조절한다. 또한 전류의 특성을 이용하여 피부를 통해 약물을 전달시키는데 사용한다.

전기치료학은 매우 빠른 속도로 발전하는 역동적인 분야이다. 가로막신경전기자극, 엉치신경 및 음부신경전기자극, 대뇌피질전기자극, 심부뇌전기자극 등 새로운 전기자극방법이 끊임없이 소개되고 있다. 전기치료학에서 가장 큰 과제는 자극조건 즉 변수의 다양성이다. 이 책은 전기치료학을 공부하는 학생과 임상가들이 전기치료를 쉽게 접근할 수 있도록 전류의 종류, 파형, 맥동빈도, 위상기간, 맥동기간, 맥동간간격, 경사시간 등 기계적 변수와 전극의 위치 및 배치방법을 표로 제시하려고 노력하였다.

제 1장에서 제 4장까지는 전기치료에 필요한 전기물리학, 의용전류, 전기치료기기에 대해, 제 5장과 제 6장에서는 세포와 조직의 전기현상과 조직치유의 기전에 대해 다루었다. 제7장에서는 전기생리학적 검사에 대해 다루었다. 제 8장부터는 직류전류, 교류전류, 맥동전류, 고주파전류를 사용하는 전기자극의 특성, 생리적 효과, 치료효과, 적용방법, 적응증, 금기증, 주의사항에 대해 다루었다.

이 책에서는 전기치료와 관련된 진료지침, 체계적 고찰, 임상연구의 문헌정보를 제시하였다. 진료지침은 권고강도와 근거수준을 요약하여 제시하였다. 임상연구는 효과의 유무를 표에 제시하였다.

모든 단위는 국제도량형국에서 표준화한 국제단위계(SI)를 사용하였다. 용어는 대한해부학회의 해부학 용어집, 대한의학협회의 의학용어집의 용어를 사용하였다. 끝으로 이 책을 펴내는데 수고하신 대학서림 사장님과 직원 여러분께 감사를 드린다.

4357년 2월
두촌정사에서
이 재 형

차 례 contents

• 제10장 • 탈신경근육의 전기자극 • 267

• 제11장 • 신경근육전기자극 • 299

• 제12장 • 간섭전류치료 • 339

• 제13장 • 고전압맥동전류자극치료 • 367

• 제14장 • 경피신경전기자극치료 • 387

• 제15장 • 심부조직전기자극 • 429

• 제16장 • 은추전극전기자극 • 437

• 제17장 • 역동전류자극 • 445

• 제18장 • 미세전류자극 • 453

• 제19장 • 조직치유전기자극 • 463

• 제20장 • 투열치료 • 479

• 제21장 • 초음파 치료 • 531

제 01 장 전기치료의 역사

1 전기치료

전기치료(electrotherapy, electrotherapeutics)는 호박, 즉 전기라는 뜻을 가진 그리스말 electron과 질병치료의 뜻을 가진 그리스말 therapeia를 합친 말로 전기를 사용하여 질병을 치료하는 과학이다. 전기치료학이란 직류전류, 교류전류, 맥동전류 등과 같은 전기(electricity)를 이용하여 질병을 진단하고 치료하는 의과학의 한 분야라고 정의 할 수 있다.

2 전기의 역사

2.1. 기원전

기원전 600년경 그리스의 탈레스(그림 1-1)는 호박을 문지르면 옷감, 깃털 등과 같은 가벼운 물체를 끌어당기고 마찰하지 않으면 끌어당길 수 없음을 관찰하였다. 탈레스는 마찰한 호박이 물체를 끌어당기는 힘이 무엇인지는 알지 못하였지만 전기의 역사에서 가장 위대한 발견의 하나인 전기 현상 관찰을 기록하여 남겼다.

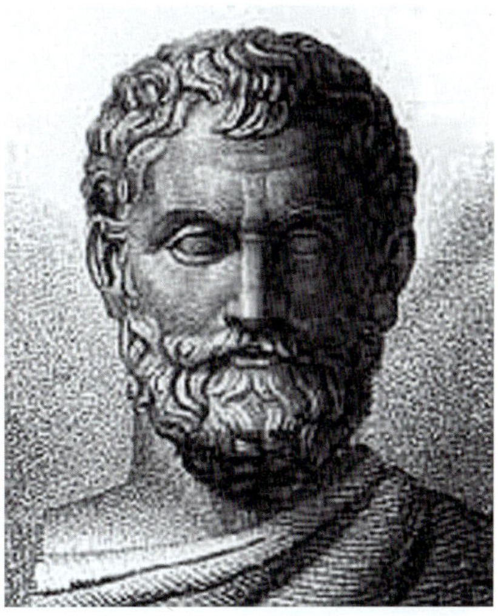

그림 1-1 탈레스(Thales of Miletus, BC 639-544)

2.2. 7세기

서양에서 자석을 이용한 문헌이 아직 없던 7세기에 우리나라 문헌에는 자석을 이용한 기록이 있었다. 삼국사기 신라본기 제 6 문무왕 상 9년 정월조에 당나라 중 법안이 신라에 와서 자석을 구해갔다(唐僧法安來傳天子命求磁石)고 했으며 여름 5월조에 급찬 기진산 등이 자석 두 상자를 당나라에 가지고 들어갔다(遣祇珍山級簽等 入唐獻磁石二箱)라고 기록되어 있어 그 정확한 용도는 알 수 없지만 서기 669년에 이미 자석을 이용하고 있음을 알 수 있다.

2.3. 12세기~13세기

1186년 낵엄(Alexander Neckham)이 자기(magnetism)의 이용에 대해 처음으로 기록한 이래 1269년 마리쿠르(Pierre de Maricourt)가 천연 자석(natural magnet)을 이용한 영구운동기계(perpetual motion machine)를 만드는 방법과 실험연구의 원칙과 전기계측기구의 원형인 나침반(compass)에 대해서도 기술하였다.

2.4. 16세기

1544년 바우어(George Bauer)는 호박에 대하여 정리하였고, 1551년 카르다노(Girolamo Cardano)는 자연의 경이로움(Wonders of Nature)이란 책을 출간하여 자기는 쇳조각만 끌어당기고, 마찰호박은 가벼운 물체를 끌어당기지만 중간에 어떤 물체가 있으면 끌어당기는 힘이 미치지 못함을 발견하여 자기와 전기가 서로 다름을 구분하였다.

2.5. 17세기

1600년 길버트(그림 1-2)는 자석(De Magnetagnetisque Corporibus et de Magno Magnete Tellure)이라는 제목의 책을 출간하였고, 호박이라는 뜻을 가진 그리스 말 electron과 라틴말 electrum에서 전기현상을 호박의 힘(vim electricam)이라는 말로 표현했으며 electric이라는 말을 처음으로 사용하였다. 오늘날 쓰고 있는 전기(electricity)라는 말은 40여년이 지난 1646년에 물리학

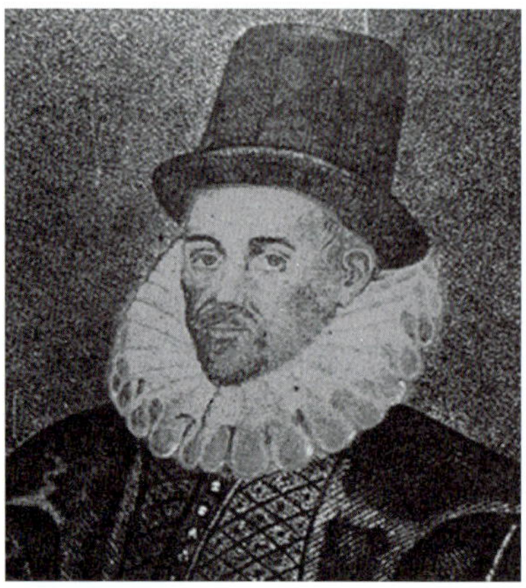

그림 1-2 길버트(William Gilbert, 1544– 603)

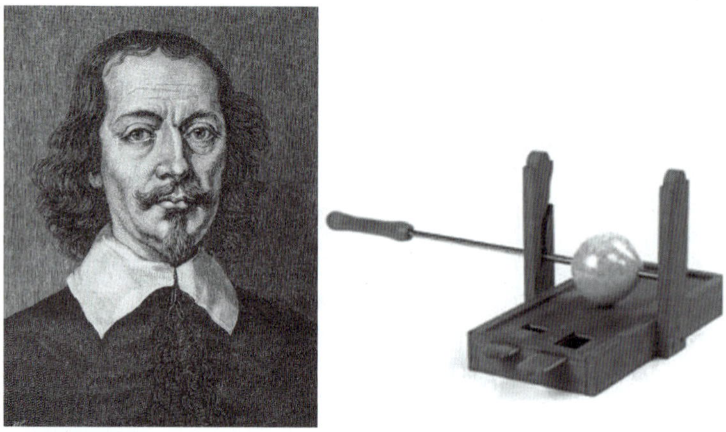

그림 1-3 게리케(Otto von Guericke, 1602–688)와 정전기발생기

자인 브라운(Sir Thomas Browne)이 처음 사용하였다.

1672년 게리케는 유황공(globe of sulfur)을 돌려 전기를 발생시키는 정전기발생기(static electricity machine)(그림 1-3)를 만들어 전기에 대한 연구를 진척시켰다.

2.6. 18세기

1730년 그레이(Stephen Gray)는 사람 몸이 전기의 도체라는 것을 실험적으로 보여주었고, 1732년 전기가 도체를 통해 유도됨을 증명하였다. 뒤페(Charles François de Cisternay DuFay)는 전기가 흐르지 않는 물질을 부도체라 이름하였고 1733년 전기를 유리전기(vitreous elec- tricity)와 수지전기(resinous electricity)의 두 가지가 있음을 발견하였으며 후에 프랭클린이 이를 양전기와 음전기로 불렀다.

1745년 폰 클라이스트(von Kleist)와 반 뮈센브루크(van Musschenbroek)는 전기저장도구를 각각 개발하였다(그림 1-4). 1748년 놀레가 이 전기저장도구를 라이덴병(Leyden jar)이라고 이름을 붙였다. 라이덴병은 다량의 정전기를 저장할 수 있는 기구로 축전기의 일종이다.

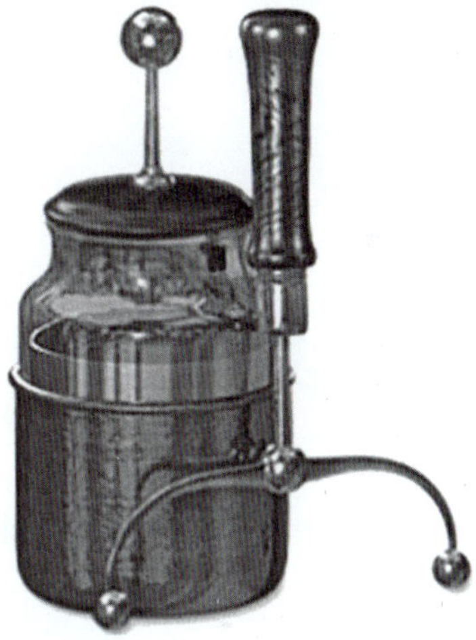

그림 1-4 전기저장기구인 라이덴병

프랭클린(Benjamin Franklin)은 1746년 번개가 전기라는 사실을 입증하였고, 전기를 양(+)전기와 음(−)전기로 구분하였으며, 피뢰침을 발명하는 등 전기연구에 많은 업적을 남겼다.

1792년 볼타(그림 1-5)는 두 종류의 금속판을 한 용액 속에 넣으면 두 금속 사이에 전위차가 발생됨을 발견하고 황산용액 속에 구리(copper)와 아연(zinc)을 넣고 외부에서 구리와 아연판

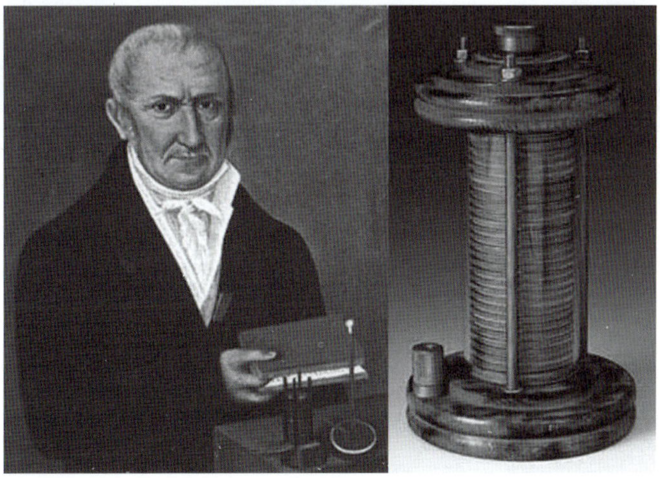

그림 1-5 볼타(Alessandro Giuseppe Antonio Anastasio Volta, 1745–1827)와 볼타전지

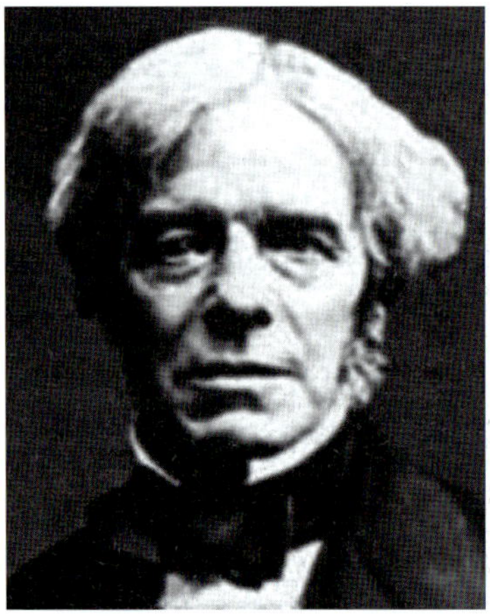

그림 1-6 패러데이(Michael Faraday, 1791-1862)

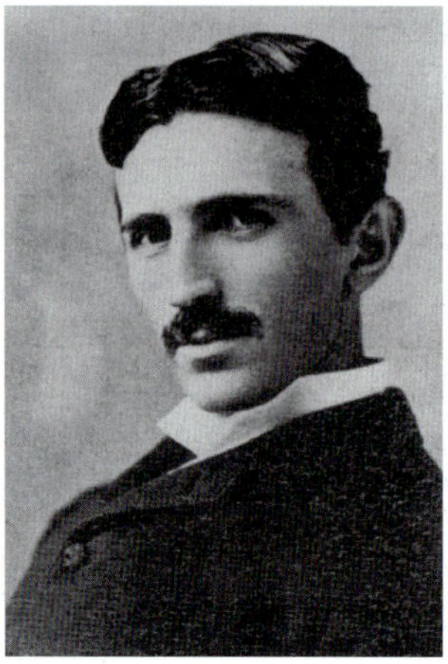

그림 1-7 테슬라(Nikola Tesla, 1854-1943)

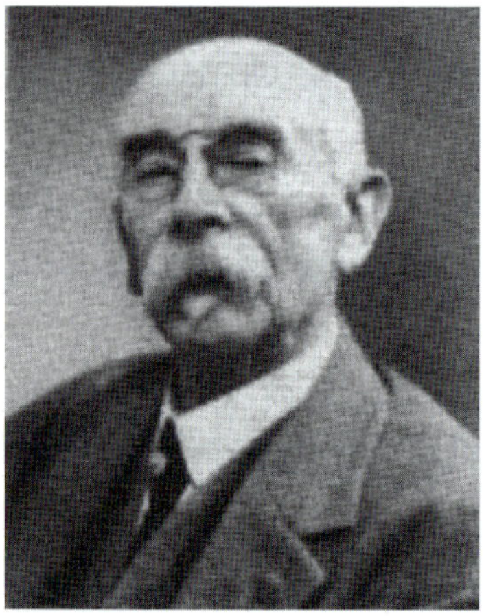

그림 1-8 다르손발(Jacques-Arsene d'Arsonval, 1851-1940)

을 전선으로 연결하여 전류의 흐름을 얻는 인류 최초의 전지를 만들었으며 이를 갈바니전지(Galvanic cell) 또는 볼타전지(Voltaic pile)라 불렀다.

2.7. 19세기

1831년에는 패러데이(그림 1-6)가 발전기, 변압기의 원리가 되는 전자유도법칙을 발견하고, 1842년 유도코일(induction coil)을 만들어 전기분야가 비약하는 혁명적 계기를 만들었다. 1847년 헬름홀츠(Hermann Ludwig Ferdinand von Helmholtz)가 전자파의 복사현상을 제시하였으며, 테슬라(그림 1-7), 다르손발(그림 1-8), 우댕(Paul Marie Oudin)이 고주파전류를 발생시키는 방법을 고안하여 19세기 후반 고주파전류가 등장하였다.

2.8. 20세기

1920년 헐(A W Hull)이 자전관(magnetron)을 발명하여 극초단파 시대가 열리고, 1880년 피에르 퀴리(Pierre Curie)와 자크 퀴리(Jacques Curie) 형제가 압전효과를 발견하여 초음파가 등장하였다.

3 전기치료의 역사

3.1. 고대

선사시대의 전기치료학에 관해서 오늘날 알려진 문헌이 거의 없다. 침자극, 마찰, 압박 등 기계적 자극을 주는 행위를 경피신경전기자극치료의 한 유형이라고 본다면 전기치료학의 역사는 인류의 역사와 함께 시작되었다고 볼 수 있다. 배 아플 때 손으로 배를 문질러 통증을 덜어주는 기계적 자극방법이 널리 전승되어 왔고, 1929년 및 1930년 함경북도 웅기면 송평동에서 신석기시대에 사용된 것으로 추정되는 돌침과 뼈침 등의 유물이 발굴되어 5~6000년 전에 이미 침을 사용한 기계적 자극치료방법이 이용된 것으로 보인다.

기원전 9000년에 목걸이와 팔찌를 비롯한 장신구가 두통, 관절통, 내장기 문제의 완화와 예방목적으로 사용된 것으로 추정된다. 기원전 6000년 이전의 신석기시대의 것으로 추정되는 옥귀고리가 강원도 고성군 문암리 무덤에서 출토되는 등 우리나라 여러 곳에서 신석기시대에서부터 청동기시대, 철기시대, 원삼국시대 및 삼국시대에 이르기까지 목걸이와 귀고리 등으로 사용한 곱은옥(曲玉)이 다량 출토되고 있다.

기원전 2750년의 이집트 무덤 벽화에 전기메기(electric catfish)를 잡아 올리는 장면이 조각되어 있다. 아메리카의 인디언들은 움직임을 빼앗는다는 뜻을 가진 아리마라고 부르는 전기뱀장어(electric eel)가 병에 좋다는 생각을 가져 이미 오래 전부터 전기물고기를 전기치료에 이용했다. 기원전 420년에 히포크라테스(Hippocrates)는 100-500 V의 전기를 발생시키는 전기가오리(torpedo)로 머리를 자극하여 두통을 치료했고 발을 자극하여 발의 관절염을 치료했으며 심지어는 천식을 치료하기 위해 전기메기를 끓여 먹이는 등 생물전기를 치료목적으로 사용한 흔적이 있다. 그러나 동물전기를 치료에 이용한 최초의 문헌기록은 로마의 티베리우스(Tiberius)황제 시대인 17-37년에 나타난다. 당시 그리스의 의사 애티우스(Ætius)가 전기메기를 이용하여 통풍(gout)을 치료했다는 기록이 있으며, 46년에는 로마의 의사 라르구스(Scribonius Largus)가 전기메기로 두통과 통풍을 치료했다는 기록이 있다. 로마제국의 갈레노스의학을 정립한 유명한 의사 갈레노스(Galenos)도 2세기에 전기물고기를 치료에 이용하였으며, 온열, 냉, 햇빛 등을 이용한 치료를 권장하였다.

기원전 2000년으로 거슬러 올라가는 중국의 의학책에 경혈위에 자석을 적용하는 기록이 있고, 고대 힌두 경전에 자석이 질병을 치료할 수 있다고 하였으며, 이집트 사람들도 자석의 치료효과를 믿었고, 중세의 의사들은 자석으로 우울증, 관절염, 대머리를 치료할 수 있다고 보고하였다.

3.2. 중세

4세기 초 그리스도교가 세력을 얻으면서 의학은 성수를 뿌리는 정화, 신의 은총에 병의 치유를 의존하는 의학의 암흑기에 접어들었다. 가장 좋은 약은 기도, 가장 좋은 병원은 교회였으며, 가장 좋은 의사는 수도승이고 최고의 치료자는 그리스도였을 뿐이었고 겨우 갈레노스의학, 아비세나(Avicenna, 980-1037)의학 등이 명맥을 이어왔다.

3.3. 16-17세기

1543년 문예부흥기(renaissance)를 맞으면서 근대 치료의학의 선구자 파라셀수스(Paracelsus)는 자석이 거의 모든 질병을 치료할 수 있다고 믿었다. 파라셀수스는 약물치료와 함께 전기치료, 마사지, 운동치료 등으로 통증치료를 권장하였다. 1600년 길버트는 전기를 치료에 이용하려고 시도하였다.

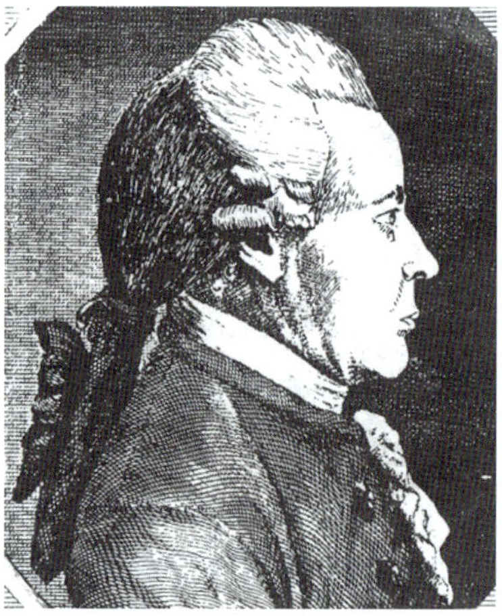

그림 1-9 크라첸슈타인(Christian Gottlieb Kratzenstein, 1723-1795)

3.4. 18세기

1693년 할레대학 설립 이래 의학주임으로 재직한 호프만(Friedrich Hoffmann)은 물리의학의 첫 번째의 적극적 신봉자였다. 호프만의 제자인 크뤼거(John Gottlob Krüger)는 1743년 전기에 관한 사유(Thoughts About Electricity)라는 제목의 강의를 통해 전기치료는 특히 마비된 팔다리의 운동회복과 감각회복에 매우 효과적일 것이라고 주장하였다. 크뤼거의 강의에서 전기치료의 가능성에 대해 깊은 감명을 받은 크라첸슈타인(그림 1-9)은 마비, 불안, 불면증 등에 효과가 있다고 하였으며, 의용전기에 대해서 많은 연구를 시행하는 등 유럽에 전기치료를 널리 알렸다.

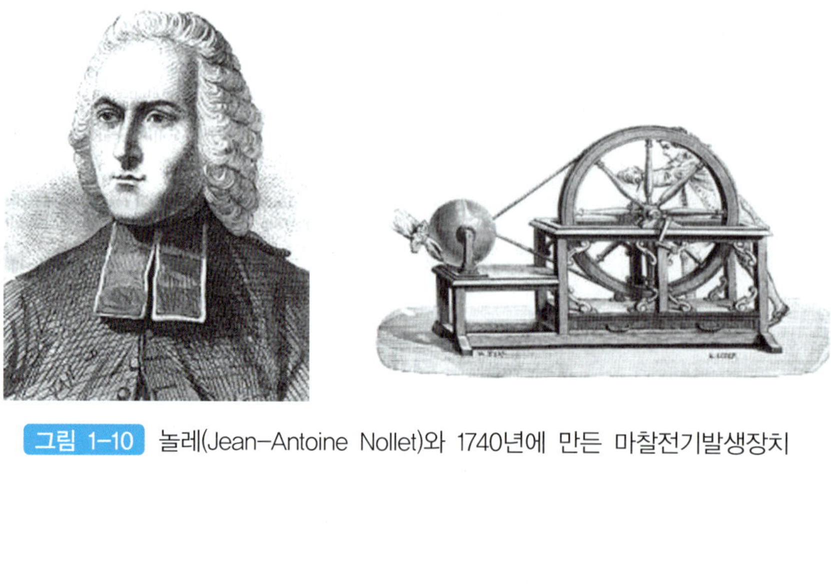

그림 1-10 놀레(Jean-Antoine Nollet)와 1740년에 만든 마찰전기발생장치

1744년 랑게(Johann Joachim Lange)는 손가락경직(finger stiffness)이 있는 환자에게 전기치료를 시행했으며, 1746년 클린(Jacob Herman Klyn)도 정전기로 상지가 마비된 여자환자를 치료한 보고서를 발표하였다. 1746년 놀레(그림 1-10)는 1746년 3월 파리의 군병원에 정전기발생장치를 설치하고 전기치료를 시행하였다.

1747년 잘라베르(Jean L Jallabert)는 오른팔의 운동과 감각이 완전히 마비된 환자의 팔에 라이덴병을 이용하여 전기자극한 결과 수의적으로 움직일 수 있게 되었다고 보고하였고 같은 치료사례를 책으로 출간하였다.

1745년 라이덴병이 발명되자 전기의 활용 가능성과 전기연구의 진전에 큰 자극을 주었다. 베니스의 피바티(GF Pivati)는 전기를 이용하여 약물을 몸에 주입할 수 있다고 믿어 이온도입치료의 가능성을 제시해 주었다.

1751년 보헤미아의 보하크(JB Bohàc)는 박사학위 논문에서 전기치료로 편마비를 치유시킬 수 있음을 강조하였으며, 디비스(PV Divis)는 자연의 마력(Magia Naturalis)이라는 책에서 30분간 전기치료하여 마비환자를 치료할 수 있었다고 기록하였다. 슈제퍼(Johann Gottlieb Schaeffer)가 쓴 전기의학(Die Electriche Medicin)이라는 책이 이 분야에 대한 많은 관심을 고조시켰다.

1753년 켈말츠(Samuel T Quelmalz)가 전기의 의학적 힘에 대한 관찰(Observations on the Medical Powers of Electricity)이라는 책을 출간하였다. 로베트(Richard Lovett)는 1756년 신비한 치료의 증거(The Subtil Medium Prov'd)라는 제목으로 여러 질환의 전기치료에 대한 책을 출간하였다. 1759년 웨슬리(John Wesley)는 총서(The Desideratum)라는 제목으로 전기치료에 관한 책을 펴냈다. 1773년에도 베케트(John B Becket)가 전기론(An Essay on Electricity)이라는 책을 출간하였다.

1772년 베토롱(Pierre Bertholon)은 전기자극으로 마비환자의 치료 사례를 보고하였으며, 1786년 건강과 질병상태의 인체 전기(De l'Electricite du corps humain dans l'etat de sante et de maladie)라는 책을 펴냈다.

당시 유럽의 의학교들에서는 해마다 우수논문을 뽑는 경연대회가 관례처럼 성행하고 있었다. 특히 런던, 플로랑스(Florence), 리옹(Lyon), 루앙(Rouen), 프라하(Prague) 등지에서 전기치료 우수논문을 선정하여 상을 주었다. 1783년 프랑스의 의사이자 혁명가인 마라(Jean Paul Marat)가 루앙상(Prix de Rouen)을 받게 되자 베토롱은 대기 중에 있는 전기, 즉 환경전기의 정도가 질병의 원인과 관계가 있다고 주장하면서 마라의 논문을 공격하였다. 이에 마라도 베토롱의 주장을 부정하면서 서로 필명을 사용하여 지면을 통해 열띤 공방을 벌였다. 마라는 마비, 편마비, 류마티스질환 및 기타 질환의 전기치료에 대한 책을 펴냈다. 1783년 쿤(KG Kuhn)은 두 권의 전기치료 역사책을 썼다.

1791년 갈바니(그림 1-11)는 개구리 다리 실험(그림 1-12)을 통해 근육운동에 대한 전기의 효과에 대한 논평(De Viribus Electricitatis in Motu Musculari Commentarius)이라는 저서를 펴냈

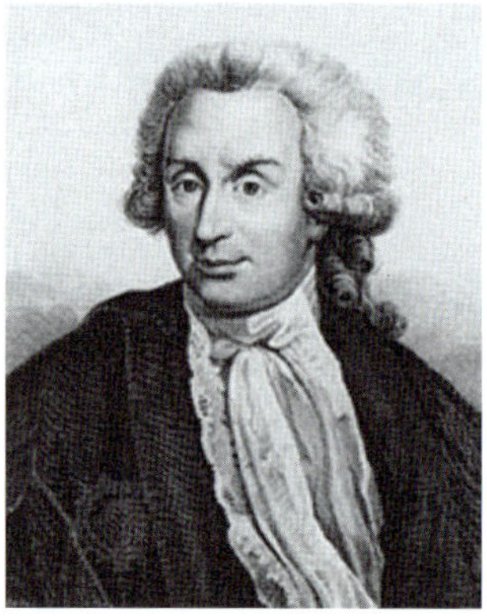

그림 1-11 갈바니(Luigi Alosio Galvani, 1737–1798)

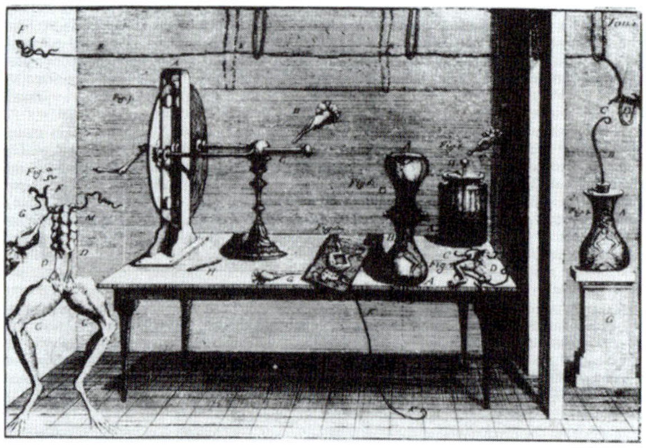

그림 1-12 동물전기를 발견한 갈바니의 개구리 다리 실험

고 동물전기(animal electricity)의 존재를 제시하였다.

1768년 런던의 미들섹스병원에 전기치료기가 설치된 이래 1793년 런던전기진료소(London Electrical Dispensary)가 설립되어 1820년까지 8,000여 명 이상이 치료를 받았으며 이 중 4,000여 명은 좋은 치료효과를 보았고 3,000여 명은 증상이 호전되었다고 보고하고 있다. 1799년 런던의 성토마스병원(St. Thomas Hospital)에 전기치료기가 설치되면서 전기치료가 널리 보급되기 시작했다.

3.5. 19세기

18세기 말에 유럽 및 아메리카에서 치료목적으로 사용하던 정전기에 대한 관심이 감소되기 시작했고, 1792년 갈바니전지가 발명되자 전기치료는 새로운 국면을 맞게 된다. 18세기 말과 19세기 초에는 의사보다는 전기치료기 제작자들에 의해서 전기치료의 명맥이 가까스로 유지되고 발전하게 되었다. 이들은 자기 회사에서 만든 전기치료기의 효과를 선전하기 위해 실제로 연구하고 책을 쓰게 되었다. 그러나 19세기 후반에 이르러 미국의 거의 모든 의사들이 전기치료기를 한 가지 이상씩 가지고 있을 정도로 전기의학의 황금기로 변하게 된다.

1802년 게일(T Gale)이 전기 또는 생명의 불꽃(Electricity or Ethereal Fire)을 출간하였고, 1809년 터거(Benjamin Tucker)가 쓴 것으로 알려지고 있는 전기와 갈바니전류 개요(An Epitome of Electricity and Galvanism)가 출간되었으며, 1817년에는 브라운(Thomas Brown)과 에버렛(Jesse Everett)이 신의(The Ethereal Physician)라는 책을 출간하면서 아메리카에서 전기치료에 관한 책들이 선을 보이게 되었다.

1836년에는 버드(Golding Bird)는 런던의 가이병원(Guy's Hospital)에 처음으로 전기치료과를 창설하여 여러 종류의 전기발생장치를 사용하였다(그림 1-13). 1847년에는 왕립의과대학에서 전기와 직류의 생리학적 및 치료적 관계에 대한 강좌(Lectures on Electricity and Galvanism, in

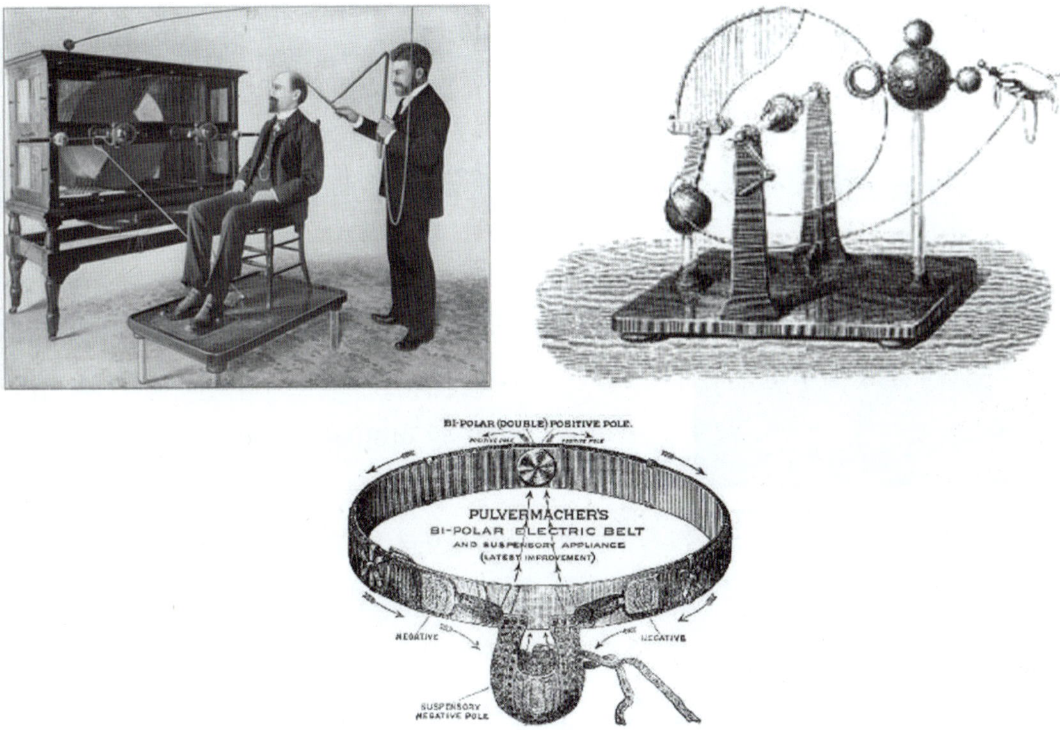

그림 1-13 버드가 사용한 전기치료장치와 전기띠

their physiological and therapeutical relations)를 개설하였으며 버드의 강좌를 계기로 전기띠(electric belt)가 대중적으로 유행하여 폐해가 생길 정도로 큰 영향을 끼쳤다. 버드는 1849년 물리과학(Physical Science)이라는 제목으로 전기치료에 관한 책을 펴냈다.

1836년 홀(Marshall Hall)이 전기 및 직류전류가 신경계질환의 치료에 유익하다고 주창했다. 1849년 샤닝(William F Channing)이 전기의 의학적 적용 주해(Notes on the Medical Application of Electricity)를 출간하였다.

1858년 개럿(Arthur C Garratt)이 1,100쪽에 달하는 방대한 분량의 종합적인 전기치료책을 펴냈다. 1860년 셀러(J Seiler)는 전기로 척추측만증을 치료하였고, 1867년 비어드(George M Beard)는 뉴욕에서 전기의 의학적 이용(Medical Use of Electricity)을 펴냈으며 1871년에는 록크웰(Alphonse Rockwell)과 함께 전기치료를 집대성하여 전기의 내과적 및 외과적 사용에 대한 임상 논고(A Practical Treatise on the Medical and Surgical Uses of Electricity)를 출간하였다. 1877년 미첼(S W Mitchell)이 지방과 혈액(Fat and Blood)을 출간하면서 감응전류로 근육을 자극하여 운동을 일으킬 수 있다고 하였다.

한편, 19세기 중반부터 전기생리학 및 전기진단학이 발전되기 시작했다. 1825년 노빌리(Leopoldo Nobili)가 검류계(galvanometer)를 발전시켜 개구리의 신경-근육 표본에서 발생하는 적은 전류를 측정할 수 있게 되었으며, 1838년 마테우치(Carlo Matteucci)가 동물의 심장 전기를 측정하는 등 생

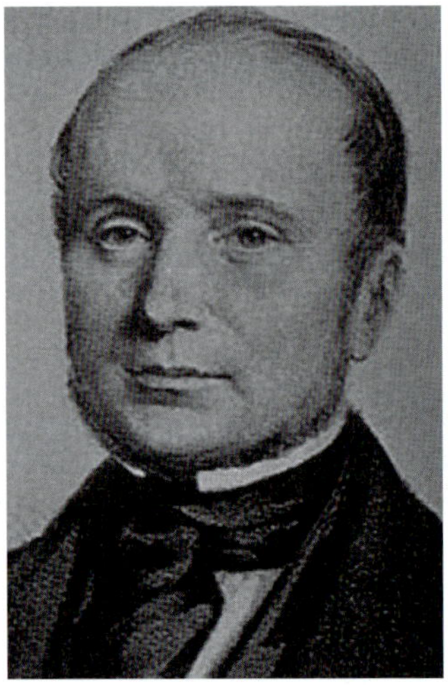

그림 1-14 뒤쉔느(Guillaume Benjamin Amand Duchenne, 1806-1875)

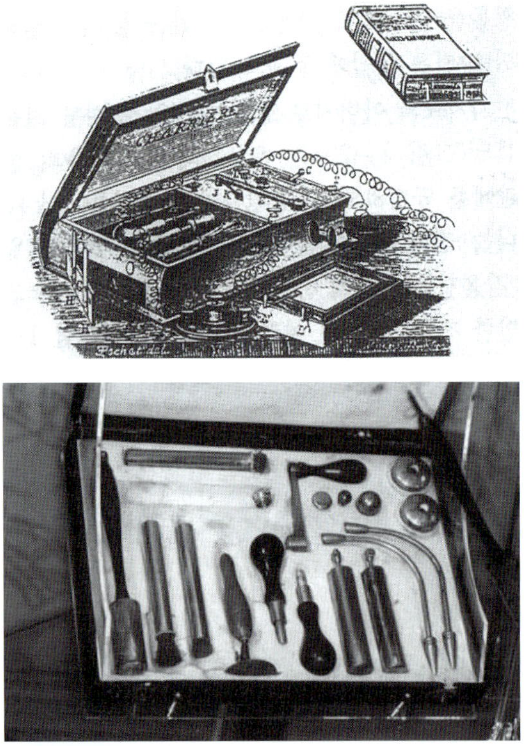

그림 1-15 뒤쉔느가 만들어 쓴 소형 전기자극기 및 전극

체 전기활동을 민감하게 측정할 수 있는 등 전기생리학의 발전을 눈앞에 두게 되었다.

전기생리학이라는 용어를 처음 사용하고, 전기치료의 아버지로 불리는 프랑스 의사 기욤 뒤쉔느(그림 1-14)는 감응전류가 직류전류에서 나타나는 전기분해와 열작용을 피할 수 있음을 알고 유도코일장치로 발생시킨 감응전류를 즐겨 사용하였으며 1848년 책 크기의 전기자극기와 습식 표면전극 등 여러 전극(그림 1-15)을 개발하여 근육위축 및 마비를 치료하는 한편 전기치료를 전기생리학적으로 접근하고 전기진단학을 개척하였다. 1850년 감응전류 자극에 의한 근육수축과 감정의 상호관계를 발표하였으며, 1862년 사람 얼굴표정의 기전(The Mechanisms of Human Facial Expression)을 뒤센느의 미소(그림 1-16)로 알려진 재미있는 사진을 수록하여 출판하였다.

뒤부아-레몽(Emil DuBois-Reymond, 1818-1896)은 전류 및 전기량의 측정 방법, 생체 전기자극 방법 등을 고안하여 동물전기 연구방법을 확립하고 1848년부터 1884년까지의 연구성과를 동물전기의 연구(Researches on Animal Electricity)로 출간하였으며 전기생리학의 기초를 세웠다. 1857년 폰 침젠(von Ziemmsen)은 신체의 피부 표면에 운동점을 표시했고, 1858년 레마르크(Robert Remark)는 신체의 표면에 전기자극에 예민하게 반응하는 지점이 있으며 이는 신경이 근육으로 들어가는 부위라 하였다. 1860년 플뤼거(Eduard Friedrich Wilhelm Pflüger, 1829-1910)는 극성공식, 음극전기긴장, 양극전기긴장현상을 규명하였다. 에르브(그림 1-17)는 전기치료 안내(Handbuch uber die Elektrotherapie)를 비롯하여 250편의 문헌을 발표하였고, 변성반응, 운동점지도를 제시하여 신경학, 전기진단학 및 전기치료학에 대해 많은 공적을 남겼다. 1870년 엥겔만(Engelmann)은 동물실험에서

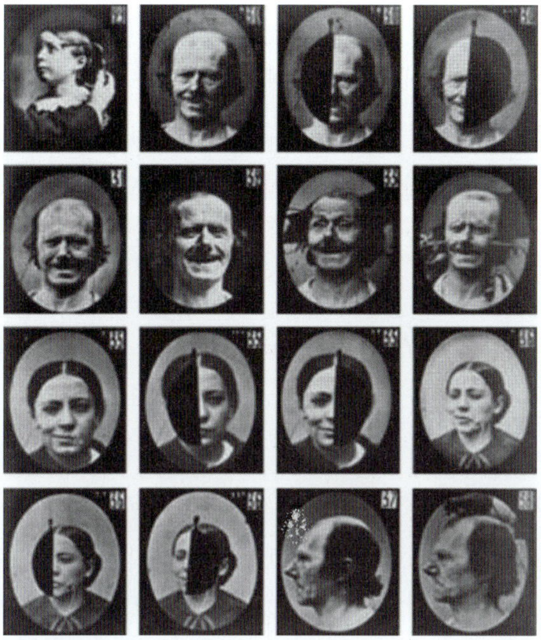

그림 1-16 사람 얼굴 표정의 기전에 수록된 사진

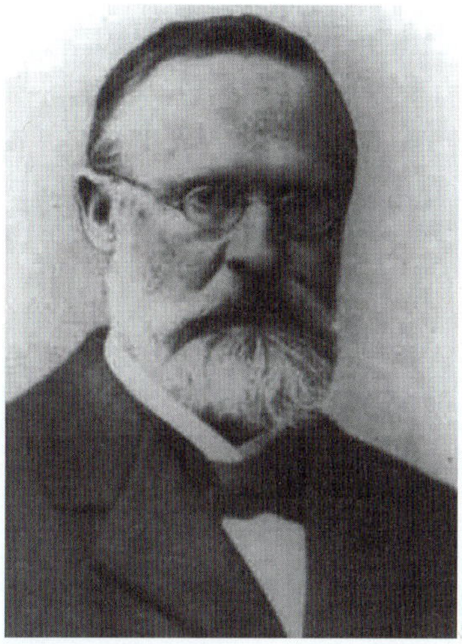

그림 1-17 에르브(Wilhelm Heinrich Erb, 1840-1921)

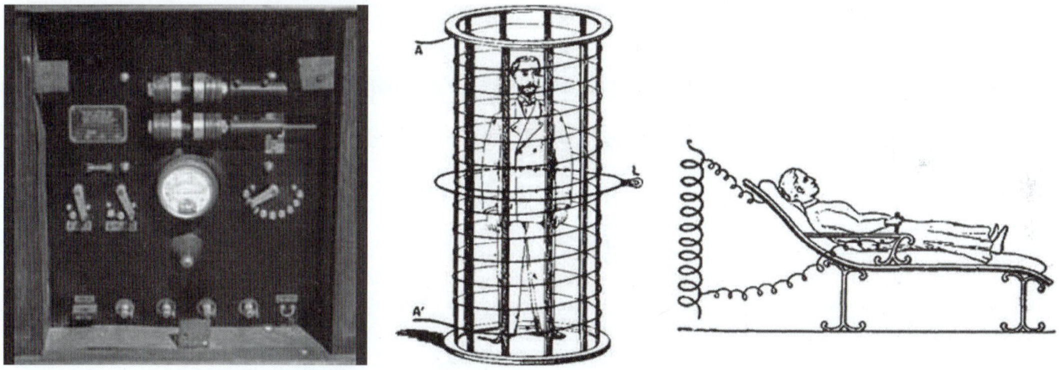

그림 1-18 다르손발이 만든 심부투열치료기와 원통형코일

강시곡선을 구했고 1916년 에이드리언(ED Adrian)은 건강한 사람 및 환자의 근육에서 강시곡선을 그려 보고하였다. 1909년 라피크 부부(Louis Lapicque)는 기전류와 시치라는 용어를 사용했다.

1889년 주베르(Joubert)는 주파수를 높이면 더 이상 개구리 다리의 근육수축이 일어나지 않는다는 사실을 알아냈고, 1891년 다르손발은 주파수가 10,000 Hz에서는 근육수축이 일어나지 않고 온감이 나타남을 알고 1893년 고주파전류발생장치와 원통형코일(solenoid), 콘덴서침대(condenser couch) 등을 만들어 자가 실험을 한 후(그림 1-18) 1894년부터 1895년까지 2,500명 이상을 치료하여 고주파투열치료를 시작하였다.

3.6. 20세기

1907년 피퍼(H Piper)가 검류계로 근육수축을 기록한 이래 1929년 에이드리언과 브롱크(Bronk)가 오늘날 사용하는 근전도기계와 동축침전극을 개발하였고 1935년 린슬리(D B Lindsley)가 중증근무력증을 대상으로 근전도를 측정하는 등 20세기에 이르러 전기진단학도 획기적으로 발전하였다. 또한 이차 세계전쟁으로 말초신경손상환자가 증가하면서 전기치료에 대한 관심이 고조되고 많은 시설에서 전기자극치료를 시행하였다(그림 1-19).

1902년 르뒤크(Stephane Leduc)는 전기자극이 진통, 수면유도, 마취를 일으킬 수 있음을 보여주었으며 1905년 및 1907년 이온도입에 관한 책(Les ions et les medications ioniques)을 출판하였다.

1907년 9월 나겔슈미트(Franz Nagelschmidt)는 고주파전류의 열효과에 대해 보고하였고 1908년에는 심부가열효과가 있는 더 강력한 고주파전류기계를 선보였으며 1913년 그의 책에 투열치료(diathermy)라는 말을 만들어 사용하였다. 1929년에 하우이트(Frank D Howitt)가 투열치료와 왕(Diathermy and the King)이라는 글을 발표하면서 투열치료에 대한 관심이 최고조에 달하기도 하였다. 1928년 슐리파케(Erwin Friedrich Karl Victor George Heinrich Schliephake)는 처음으로 단파투열치료기를 사용하여 많은 동물실험과 임상응용을 시행하였다. 1935년 여러 형태의 기계들이 대량생산되고 패드전극, 케이블, 드럼전극 등이 개발되었으며 부주의나 과용량으로 흔히 생기던 화상의 위험이 적게 생기도록 기계가 보완되었다. 1937년 750여 편의 논문과 18종의 책을 망라하여 엮은 단파투열치료(Short Wave Diathermy)라는 책이 처음 출간되었으며, 1938년 스피딩(K R Speeding)이 필수단파치료(Essentials of Short Wave Therapy)라는 단행본을 출간하였다. 1920년 헐이 자전관을 발명한 이후 극초단파투열치료기가 개발되었고, 1940년 랜달(R T Randall)이 다

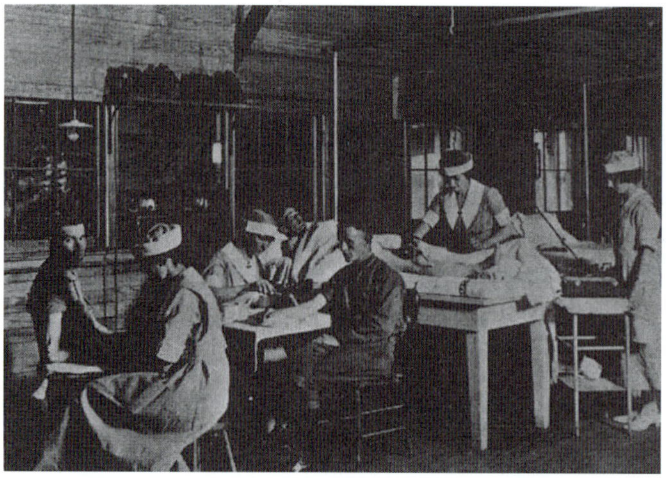

그림 1-19 1919년의 미국 군병원에서의 전기치료 모습

동공자전관(multicavity magnetron)을 만들어 충분한 출력을 내는 극초단파를 개발하였다.

1954년 7월에 이르러서는 장파투열치료기(long wave diathermy)를 폐기하기로 국제적으로 합의하였고 새로운 극초단파투열치료기(microwave diathermy)가 등장하였다. 한편 1930년대 긴스버그(A J Ginsberg)와 밀린스프스키(A Milinswski)가 단파를 맥동시켜 열효과를 발생시키지 않는 맥동 단파치료기를 개발하였다.

1945년 벨전화연구소의 헤이스립(Haislip) 등이 DynaWave Neuromuscular Stimulator라는 이름으로 고전압자극기를 처음으로 소개한 이후 1980년대에 이르러 고전압맥동전류자극이 보급되어 주로 조직치유목적으로 널리 사용되고 있다.

1944년 길데마이스터(M Gildemeister)가 중주파전류의 개념을 소개한 이래 1949년 네맥(Hans Nemec)이 4,000 Hz대의 교류전류를 교차통전시켜 진폭을 변조시키는 간섭전류(interferential current)가 소개되었으며 독일에서 간섭전류치료기가 개발되어 널리 보급되었다.

1960년 매튜스(Matthews)가 뒤뿌리전위를 측정한 이래 척수뒤뿔(dorsal horn)부근의 통증처리에 대한 생리 작용의 연구가 시작 되었고 1965년 멜작(R Melzack)과 월(PD Wall)이 문조절이론을 발표한 이래 1967년 시얼리(CN Shealy) 등이 척수뒤기둥자극기(dorsal column stimulator)를 개발하여 임상 적용에 앞서 선발시험기구로 경피신경자극기(TENS)를 만들어 오늘날 통증치료 목적으로 널리 이용되고 있다.

1961년 리버슨(WT Liberson) 등이 편마비환자의 발처짐을 개선하기 위해 종아리신경(peroneal nerve)을 전기자극한 이래 마비환자의 말초신경을 전기자극하여 운동을 유발시키는 신경근육전기자극(NMES)이 발전하기 시작하였다. 1962년 모에(JH Moe)와 포스트(HW Post)가 기능적전기자극(FES)이라는 용어를 소개하였다. 기능적전기자극은 표면전극 또는 매입전극을 사용하여 걸음능력, 팔 및 다리 기능회복, 보장구 대체 등을 목적으로 사용하고 있다. 신경근육전기자극은 주로 맥동전류를 사용하여 근력 회복 및 강화, 경련수축 완화, 어깨 부분탈구 교정, 관절구축 예방 및 교정, 수의운동 조절 회복 등 다양한 목적으로 사용되고 있다. 1976년 몬트리올 올림픽에서 운동선수에게 경기력향상 목적으로 전기자극을 하는 소련의 전기치료가 주목을 끌게 되었고 이듬해 12월에 몬트리올의 콩코디아(Concordia)대학에서 골격근육전기자극에 대한 캐나다-소비에트연방공화국 교환 심포지움이 열렸다. 이때 코츠(Yadov M Kots)는 2,500 Hz의 교류전류를 시간 변조하여 운동선수의 근력을 증강시키는 신경근육전기자극을 소개하였고 이를 계기로 서방세계에서 시간변조 교류전류자극이 러시아전류자극(Russian current stimulation)이라는 이름으로 소개되어 널리 보급되었다.

한편, 1812년 버치(John Birch)가 전기충격으로 뼈의 지연유합을 치료했다고 보고하였고, 1860년 개럿은 금전극을 사용하여 거짓관절증의 치료를 시도하였다. 1909년 프레이지(Owen Frazee)가 절단된 도롱뇽 다리에 전류를 흘린 결과 다리의 재생속도가 빨라짐을 보고한 이래, 1938년 버(Harold S Burr)가 생체의 부위에 따라 표면의 전위가 다름을 관찰하였다. 1950년대 후카다(E

Fukada)와 야수다(I Yasuda)가 뼈의 압전현상을 보고하였고, 1964년 바셋(C Andrew L Bassett)과 베커(Robert O Becker)는 뼈에서의 압전기가 발생하며, 1966년 프리덴버그(Zachary B Friedenberg)와 브라이튼(Carl T Brighton)은 응력없이도 뼈에서 전기가 발생하는 것을 관찰하여 이를 생체전기라 하였다. 1962년 베커는 손상전류가 조직치유를 촉진시킴을 관찰하고 뼈 형성, 연골형성, 상처치유, 신경재생, 다리재생 등의 목적으로 다양한 방법으로 전기자극을 시도하여 자극유발재생(stimulation induced regeneration)에 대해 많은 연구를 하였다. 이러한 연구를 바탕으로 저강도직류전류, 맥동전기장, 맥동전자장 등 다양한 전기신호를 이용하여 뼈와 연부조직의 치유를 촉진시키는데 사용하고 있다.

4 전기치료의 현재와 미래

고대사회에서 자연전기를 이용하던 전기치료는 전기의 발달과 함께 부침되어 오다가 오늘날 기초과학, 임상의학, 전자공학의 발전으로 탈신경근육의 재교육, 관절운동범위의 유지와 획득 및 증진, 위축 및 약화된 근육의 근력 회복 및 강화, 근육섬유증 최소화, 근육연축 완화, 경직 완화, 근육퇴행위축 지연, 어깨 부분탈구 교정, 관절구축 예방 및 교정, 수의운동 조절 회복 촉진, 서기 및 걷기 시 하지 관절 안정화, 보행능력 증진, 이완, 호흡기능 증진, 욕창 예방, 심부정맥혈전증 예방, 말초순환증진, 요실금 및 대변실금 개선, 보장구 대치, 염증 완화, 부종 흡수, 신경 재생 촉진, 골절치유 촉진, 뼈 성장 및 뼈형성 촉진, 뼈밀도 유지, 연골형성 촉진, 창상 치유 촉진, 인대 및 건 치유 촉진, 통증조절, 경피약물전달 등의 목적으로 매우 폭넓게 이용되고 있다. 또한 가로막신경전기자극, 엉치신경 및 음부신경전기자극, 대뇌피질전기자극, 심부뇌전기자극 등 새로운 전기자극방법이 끊임없이 소개되고 있어 전기치료학은 눈부신 발전을 계속하고 있다.

전통적 전기치료는 직류전류와 저전압 저주파전류를 이용하여 주로 신경 및 탈신경근육을 자극하여 근육수축을 유발시키는 자극치료로 흔히 전기자극치료(electrical stimulation therapy, EST)라 하였다. 그러나 요즈음은 저전압 저주파전류뿐 아니라 고전압맥동전류, 중주파전류, 미세전류, 맥동전기장 및 맥동 전자장, 자기장 등 여러 가지 전류를 폭넓게 이용하고 있으며 전기치료를 단순하게 설명할 수 없게 되었다. 자극대상, 목적, 특성에 따라 근육전기자극, 신경근육전기자극, 기능적전기자극, 러시아전류자극, 간섭전류자극, 고전압맥동전류자극, 경피신경전기자극, 미세전류신경자극, 저강도직류자극, 맥동전기장자극, 맥동전자장자극, 자기장자극 등 종류가 다양하다(표 1-1).

전기치료는 한마디로 복잡한 영역(complex area)이다. 전기공학의 발달은 위상기간, 맥동기간, 맥동간간격 등을 아주 쉽게 선택, 조절할 수 있는 전기치료 기기를 다양하게 만들어 새롭게 선보이고 있어 전기치료의 복잡성을 더욱 부채질하고 있다. 전기치료학에서 가장 큰 과제는 자극조건, 즉 변수

표 1-1. 전기자극의 종류와 특성

종 류	자극대상	목 적
EMS	근육	관절운동범위 유지, 위축 지연, 근력증강, 재교육
NMES	신경, 근육	관절운동범위 유지, 위축 지연, 근력증강, 재교육
RCS	신경, 근육, 조직	관절운동범위 유지, 위축 지연, 근력증강, 재교육
FES	신경, 근육	관절운동범위 유지, 위축 지연, 근력증강, 재교육
ICS	신경, 근육, 조직	근력증강, 통증완화, 부종감소, 순환증진, 조직치유
HVPCS	신경, 근육, 조직	통증완화, 부종감소, 근력증강, 순환증진, 조직치유
TENS	감각신경, 운동신경	통증완화
MENS	조직	통증완화, 조직치유
LIDC	조직	통증완화, 조직치유
PEF	조직	통증완화, 조직치유
PEMF	조직	통증완화, 조직치유
MF	신경, 근육, 조직	통증완화, 조직치유

(parameter)의 다양성이다. 전류의 종류, 파형, 맥동빈도, 위상기간, 맥동기간, 맥동간간격, 경사시간 등 기계적 변수가 헤아리기 어려울 정도로 많을 뿐 아니라, 전극의 위치 및 배치 등 치료방법은 물론 환자의 생리적 및 심리적 반응의 차이와 같은 개인차도 전기치료의 변수로 작용하고 있어 전기치료학을 마치 속을 들여다 볼 수 없는 검은 상자(black box)와 견주어 볼만도 하다. 따라서 끊임없는 연구와 검증을 통해 가장 효율적인 변수를 찾아서 전기치료를 시행하는 것이 바람직하다.

참고문헌

Alon G : High Voltage Stimulation. A Monograph. Chattanooga Corp., Hixon, TN, 1984.

Alon G : Principles of Electrical Stimulation. In : Clinical Electrotherapy. Nelson RM, Currier DP(Ed), Appleton & Lange, Norwalk, p. 51-54, 1987.

Barker LL : Neuromuscular Electrical Stimulation in the Restoration of Purposeful Limb Movement. In : Electrotherapy. Wolf SL(Ed), Churchill Livingstone, New York, p. 25-26, 1981.

Becker R, Selden G : The Body Electric : Electromagnetism and the Foundation of Life. William Morrow & Co Inc., New York, 1985.

Baker LL, McNeal DR, Benton LA, Bowman BR, Waters RL : NeuroMuscular Electrical Stimulation. A Practice Guide. 3rd ed, Rehabilitation Engineerin Program, Los Amogos Research & Education Institute, Rancho Los Amigos Medical Center, Downey, CA, p. 1-6, 1993.

Bierman W, Licht S : Physical Medicine in General Practice. 3rd ed,, Paul B Hoeber, New York, p. 276-277, 1952.

Black J : Electrical Stimulation. Its Role in Growth, Repair and Remoldeling of the Musculoskeletal System. Praeger, New York, 1987.

Brighton CT, Black J, Pollack SR : Electrical Properties of Bone and Cartilage. Experimental Effects and Clinical Applications. Grune and Stratton, New York, 1979.

Cummings JP : Additional Therapeutic Uses of Electricity. In. Electrotherapy in Rehabilitation. Gersh MR(Ed), F A Davis, Philadelphia, p. 328-342, 1992.

DeVahl J : Neuromuscular Neuromuscular Electrical Stimulation (NMES) in Rehabilitation. In : Electrotherapy in Rehabilitation. Gersh MR(Ed), F A Davis, Philadelphia, p. 218-221, 1992.

DuBios-Reymond E : Cited in Borgens RB, Jaffe LF, Cohen MJ : Large and persistent electrical currents enter the transected lamprey spinal cord. Proc Natl Acad Sci USA 77(2):1209-1213, 1980.

Enwemeka CS, Spielholz NI : Modulation of Tendon Growth and Regeneration by Electrical Fields and Currents. In : Dynamics of Human Biologic Tissues. Currier DP, Nelson RM(Ed), F A Davis, Philadelphia, p. 231-254, 1992.

Fukada E, YAsuda IL : On the piezoelectric effect of bone. J Phys Soc Jpn 12:1158-1162, 1957.

Granger FB : The development of physiotherapy. Phys Ther 56(1):13-14, 1976.

Guy A : History of biological effects and medical applications of microwave energy. IEEE 32(9):1182-1200, 1984.

Kahn J : Principles and Practice of Electrotherapy. Churchill Livingstone, New York, p. 1-5, 1987.

Kane K, Taub A : A history of local electrical analgesia. Pain 1(2):125-128, 1975.

Kots YM : Notes from Kots' (USSR) lectures and laboratoty periods. Canada-Soviet exchange symposium on electrostimulation of skeletal muscles. Babkin D, Timtsenko N (trans), Concordia University, Montreal, Quebec, Canada, December 6-15, 1977.

Krainick JU, Thoden U : Dorsal Column Stimulation : Textbook of Pain. Wall PD, Melzack R(Ed), Churchill Livingstone, Edinburgh, p. 701-705, 1984.

Kuhn E, Rüdel R : Wilhelm Heinrich Erb(1840-1921). Muscle Nerve 13(7):567-569, 1990.

Liberson WT : Electrotherapy. In : Current Therapy in Physiatry. Ruskin AP (Ed), WB Saunders, Philadelphia, p. 161-162, 1984.

Liberson WT, Holmquest HJ, Scot D, Dow M : Functional electrotherapy : stimulation of the peroneal nerve synchronized with the swing phase of the gait of hemiplegic patients. Arch Phys Med Rehabil. 42:101-105, 1961.

Licht S : History of Electrotherapy. In : Therapeutic Electricity and Ultraviolet radiation. Stillwell GK(Ed), 3rd ed., Williams & Wilkins, Baltimore, p. 1-64, 1983.

Licht S : History of Electrodiagnosis. In : Electrodiagnosis and Electromyography. Licht S(Ed), 2nd ed., Elizabeth Licht, New Haven, p. 1-23, 1961.

Licht S : History of Therapeutic Heat and Cold. In : Therapeutic Heat and Cold. Lehmann JF(Ed), 3rd ed., Williams & Wilkins, Baltimore, p. 1-34, 1982.

Long DM : Transcutaneous Electrical Stimulation in the Treatment of Chronic and Acute pain. In : Pain Management. Lee JF (Ed), Williams & Wilkins, Baltimore, p. 54-64, 1977.

Melzack R, Wall PD : Pain mechanism. A new theory. Science 150(699):971-979, 1965.

Moe JH, Post HW : Functional electrical stimulation for ambulation in hemiplegia. Lancet 82:285-288, 1962.

Myklebust BA, Robinson AJ : Instrumentation. In: Clinical Electrophysiology : Electrotherapy and Electrophysiologic Testing. Snyder-MacKler L and Robinson AJ(Ed), Williams & Wilkins, Baltimore, p. 23-33, 1989.

Nelson C : Electrical Evaluation of Nerve and Muscle Excitability. In : Electrotherapy in Rehabilitation. Gersh MR (Ed), F A Davis, Philadelphia, p. 101-102, 1992.

Nikolova L : Treatment with Interferential Current. Churchill Livingstone, Edinburgh, p. 3-13, 1987.

Papatheofanis FJ : Bioelectromagnetics : Biophysical Principles im Medicine and Biology. Karger, Basel, p.1-4, 1987.

Parker S : Electricity. Dorling Kindersley, Inc., New York, 1992.

Raj PP : History of Pain Management. : Practical Management of Pain : Raj PP(Ed), Year Book Medical Publisher, Chicago, p.3-13, 1986.

Reincke H, Nelson KR : Duchenne de Boulogne: Electrodiagnosis of Poliomyelitis. Muscle Nerve 13(1):56-62, 1990.

Scott BO : The Principles and Practice of Electrotherapy and Actinotherapy. William Heinemann, London, p. 5-9, 1959.

Shealy CN, Mortimer JT, Reswick J : Electrical inhibition of pain by stimulation of the dorsal columns : pre-liminary clinical report. Anesth Analg 46(4):489-491, 1967.

Shriber WS : A Manual of Electrotherapy. 4th ed., Lea & Febiger, Philadelphia, p. 7-10, 1975.

Speeding KR : Essentials of Short Wave Therapy. W Ramsay Pty., Ltd., Melbourne, 1938.
Watkins AL : A Manual of Electrotherapy. 2nd ed., Lea & Febiger, Philadelphia, p. 12-13, 1962.
金斗鍾 : 韓國醫學史. 探求堂. 서울, p. 26-27, 1981.
金富軾 : 三國史記. 新羅本紀 第 六 文武王 上 九年 正月 條, 夏五月 條.
三木榮 : 朝鮮醫事年表. 思文閣出版, 京都, p. 34, 1985.

제 02 장 전기물리학

1 물질과 전자이론

1.1. 물질

물질(matter)은 질량과 부피를 가지고 있어 공간을 점유하고 무게를 측정할 수 있으며 고체(solid), 액체(liquid), 기체(gas)의 세 가지 물리적 상태로 존재한다. 물질의 기본구성 단위는 분자(molecule)이다. 분자는 두 개 이상의 원자가 결합한 것으로 물질의 특성을 가지는 가장 작은 입자(particle)이다. 분자는 서로 끌어당기는 힘인 응집력(cohesive force)과 분자들을 운동시키는 힘인 운동력(kinetic force)이 작용하게 된다. 분자들 간에 강한 응집력을 가지고 있는 고체는 일정한 부피와 형태를 가지게 되고, 고체에 에너지가 가해지면 운동력이 증가하여 액체가 된다. 에너지를 더 가하면 운동력이 응집력보다 훨씬 더 강해져 기체의 상태로 변화된다. 액체와 기체를 유체(fluid)라고도 한다.

1.2. 물질의 전자이론

1) 원자(atom)

원자는 구형으로 존재하며 전기적으로 중성이다. 원자는 물질의 기본단위 입자이며 더 이상 작은 입자로 나누어질 수 없는 소립자(elementary particle)인 양성자, 중성자, 전자로 구성되어 있다.

(1) 원자핵(nucleus)

원자핵은 원자의 중심 부분으로 양성자와 중성자가 강한 핵력으로 서로 조밀하게 뭉쳐서 이루고 있다. 원자핵은 원자 질량의 99.95%를 차지하고 있으나 부피는 지극히 작은 부분만 점유하고 있다.

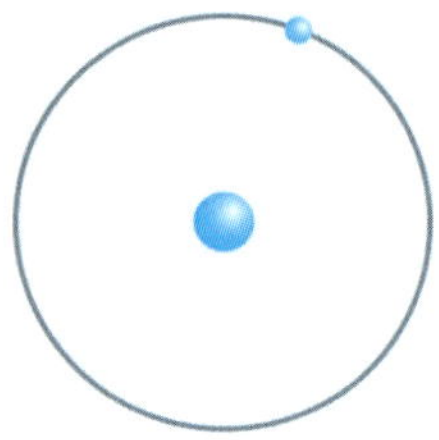

1) 수소원자의 구조

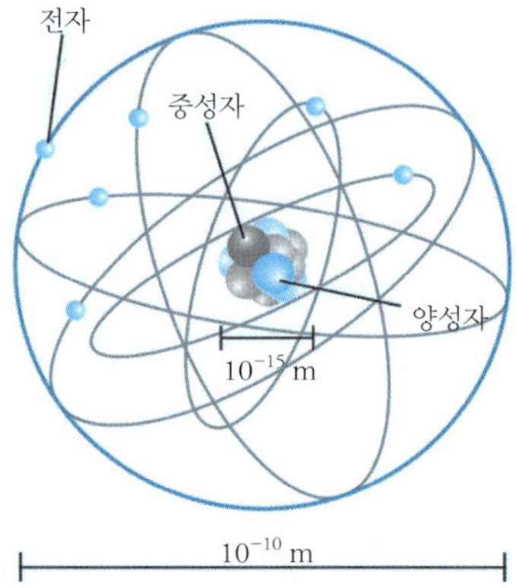

2) 탄소원자의 구조

그림 2-1 원자 구조의 그림

1) 수소원자의 구조 ; 수소원자는 한 개의 양성자와 한 개의 중성자로 이루어진 원자핵 주위를 한 개의 전자가 돌고 있다.
2) 탄소원자의 구조 ; 탄소원자는 6개의 양성자와 6개의 중성자로 이루어진 원자핵 주위를 6개의 전자가 돌고 있다.

① 양성자(proton)

양성자는 양전하(positive charge)를 띠고 있으며 따라서 원자핵은 항상 양전하를 가지게 된다. 원자핵의 양성자 수는 원소의 종류를 결정한다. 예를 들면 가장 작은 첫 번째 원소, 즉 원자번호가 1번인 수소(hydrogen)는 양성자가 하나이고 탄소(carbon)는 6개의 양성자를 가지고 있어 원자번호가 6번이 된다(그림 2-1).

② 중성자(neutron)

중성자는 전기적으로 중성이며 양성자와 함께 원자핵을 구성하고 원자의 질량수를 결정한다. 원자핵에서 중성자가 차지하는 질량과 수는 대개 양성자와 같다. 그러나 매우 큰 원소에서는 양성자의 수보다 중성자의 수가 많은 경우도 있으며 이 경우 원자의 전기적 성질에는 영향을 전혀 주지 못하지만 질량수에는 영향을 준다.

(2) 전자(electron)

전자는 음전하(negative charge)를 띠고 있으며 에너지를 잃지 않고 안전하게 운동할 수 있는 핵 주위의 전자각(shell) 또는 원자궤도(atomic orbit)를 돌고 있다. 전기적으로 중성인 원자에서 전자의 수는 항상 양자의 수와 같다. 전자의 질량은 원자의 0.05%에 지나지 않지만 부피는 대부분을 점유하고 있다. 전자의 질량은 양성자 질량의 1/1,837로 대단히 작지만 원자의 물리적 및 화학적 성질을 결정하는데 매우 중요하다. 전기는 전자를 핵에 구속시켜서 원자를 만들고, 원자와 원자를 구속하여 분자와 물질을 만드는 힘을 가지고 있어 물질의 성질을 결정한다.

표 2-1. 단원자 양이온과 음이온

이온	이름	식	이온	이름	식
양이온			음이온		
1^+	수소(hydrogen)	H^+	1^-	수소화(hydride)	H^-
	나트륨(sodium)	Na^+		염화(chloride)	Cl^-
	포타슘(potassium)	K^+		브로민화(bromide)	Br^-
	은(silver)	Ag^+		아이오딘화(iodide)	I^-
2^+	칼슘(calcium)	Ca^{2+}	2^-	산화(oxide)	O^{2-}
	아연(zinc)	Zn^{2+}		황화(sulfide)	S^{2-}
3^+	알루미늄(aluminium)	Al^{3+}	3^-	인화(phosphide)	P^{3-}

표 2-2. 몇 가지 다원자 양이온과 음이온

이온	이름	식
양이온	암모늄(ammonium)	NH_4^{3+}
	하이드로늄(hydronium)	H_3O^+
음이온	아세트산(acetate)	$C_2H_3O_2^-$
	사이안화(cyanide)	CN^-
	인산(phosphate)	PO_4^{2-}
	황산(sulfate)	SO_4^{2-}

2) 이온(ion)

정상적으로 중성인 원자는 양성자와 전자의 수가 같다. 그러나 빛, 열, 정전장, 자기장, 마찰 등의 물리적 자극이나 화학적 자극을 받게 되면 원자는 궤도의 외각에서 전자를 잃거나 또는 얻게 되어 더 이상 전기적 중성을 유지하지 못하여 음전하를 띠거나 양전하를 띠게 되어 전기적 성질이 변화하게 되어 이온(ion)이 된다. 즉, 원자가 전하를 가지게 되면 이를 이온이라 한다.

한 개의 원자로 이루어진 이온을 단원자 이온(monatomic ion)이라고 하고, 두 개 이상의 원자로 이루어진 이온을 다원자 이온(polyatomic ion)이라 한다. 몇 몇 단원자 이온과 다원자 이온은 표 2-1, 2-2와 같다.

(1) 음이온(anion, negative ion)

전자를 얻어 음전하를 띠는 원자, 원자단 또는 분자를 음이온이라 한다. 예를 들면 염소(chlorine)는 정상적으로 17개의 양성자와 17개의 전자를 가지고 있다. 그러나 최외각에서 전자를 하나 얻게 되면 염화이온(Cl^-)이 된다. 황산이온(SO_4^{2-}), 질산이온(NO^{3-}) 등은 다원자 음이온이다.

$$Cl + e^- \rightarrow Cl^-$$

(2) 양이온(cation, positive ion)

전자를 잃어 양전하를 띠는 원자, 원자단 또는 분자를 양이온이라 한다. 예를 들면 정상적으로 11개의 양성자와 11개의 전자를 가지고 있는 나트륨(sodium)이 전자를 하나 잃게 되면 나트륨 양이온(Na^+)이 된다. 염기(base), 질소 원자를 포함하고 있는 염기성 유기화합물인 알칼로이드(alkaloid), 금속 이온 등은 양이온이다.

$$Na - e^- \rightarrow Na^+$$

(3) 양쪽성이온(amphoion)

전체적으로 중성인 분자가 양이온 부분과 음이온 부분을 가진 원자단으로 이루어진 것을 양쪽성이온이라 한다.

1.3. 물질의 종류

물질은 원소, 화합물, 혼합물의 세 종류로 분류할 수 있다.

1) 원소(element)

원소는 한 종류의 원자로만 이루어져 있어 물리적이나 화학적 방법으로 더 이상 간단한 형태로 쪼갤 수 없는 가장 단순한 형태의 물질이다. 현재 114개의 원소가 알려져 있으며, 90개는 자연에 존재하고 24개는 과학자들이 만든 인공방사성 원소이다. 구리(Cu), 은(Ag), 금(Au) 등은 다른 원소와 결합하지 않은 상태에서 발견되며, 헬륨(He), 네온(Ne), 아르곤(Ar), 크립톤(Kr), 크세논(Xe) 같은 영족 기체들은 공기 중에서 원자로 존재하는 원소이며, 산소(O_2), 질소(N_2) 등은 한 종류의 원자로 이루어진 원소이다.

모든 원소는 다른 원소들과 구분되는 원자번호(atomic number, Z)를 가지며 원자번호는 양성자의 수와 같다. 원자의 질량수(mass number, A)는 원자핵의 양성자와 중성자의 수를 합한 수이다. 원자나 분자의 질량 단위는 원자질량단위(atomic mass unit, amu) 또는 돌턴(dalton, Da)을 사용한다.

2) 화합물(compound)

화합물은 두 가지 이상 원소의 원자가 결합하여 만들어진 물질이다. 대부분의 원소들은 다른 원소와 화학적으로 결합한 화합물 상태로 존재한다. 원소의 결합은 원자에 있는 전자에 의해 이루어진다. 탄소원자가 들어있는 유기물질과 탄소원자가 없는 무기물질로 구분하며 현재 850만종의 화합물이 존재한다.

(1) 공유결합 화합물(covalent compound)

원소들이 전자를 공유하여 공유결합 화합물을 만든다. 예를 들어 두 개의 수소(H) 원자가 가까워지면 한 쌍의 전자가 두 핵에 의해 서로 끌려 공유결합을 이룬다. 공유결합 화합물은 기체, 액체, 고체 모두 존재할 수 있다. 수소(H_2), 산소(O_2), 염소(Cl_2), 요오드(I_2) 등은 상온에서 이원자 분자로 존재하고, 인(P_4)은 4원자 분자로 존재하며, 황(S_8)은 8원자 분자로 존재한다.

이성분 공유결합 화합물(binary covalent compound)은 다른 두 원소의 원자들이 전자를 공유하여 이루어진 화합물 분자이다. 주로 비금속인 두 원소의 결합으로 이루어진다. 예를 들면 물(H_2O)은 하나의 산소(O) 원자가 두 개의 수소(H) 원자와 전자를 공유하여 만들어진 분자이다.

(2) 이온 화합물(ionic compound)

이성분 이온 화합물(binary ionic compound)은 두 개의 원소로 이루어진 가장 간단한 형태의 이온 화합물이다. 주로 금속과 비금속이 반응할 때 만들어 진다. 금속 원자가 전자를 비금속 원자에게 전달하여 각각 양이온과 음이온으로 변화하여 서로 전기적 힘으로 끌어당겨 이온 화합물을 만든다. 모든 이성분 이온화합물은 고체이다. 염화나트륨(sodium chloride, NaCl)을 예로 들면, 중성인 나트륨(Na)원자가 전자를 잃어 나트륨 양이온(Na^+)이 되고 염소(Cl)원자가 전자를 얻어 염화이온(Cl^-)이 된다. Na^+과 Cl^-와 같이 반대로 하전된 이온은 서로 끌어당기고, Na^+과 Na^+, Cl^-과 Cl^- 같이 동일한 부호로 하전된 이온은 서로 밀어내어 Na^+과 Cl^-이 3차원으로 규칙적으로 배열되어 화합물을 만든다.

많은 이온 화합물은 둘 이상의 원자가 공유결합하여 알짜 양전하나 음전하를 가지는 다원자 이온(polyatomic ion)으로 존재한다. 예를 들면 탄산칼슘($CaCO_3^{2-}$)은 다원자 탄산 이온(CO_3^{2-})과 단원자 칼슘이온(Ca^{2+})이 서로 끌어당기는 구조이다. 탄산이온은 산소 원자(O) 3개가 하나의 탄소원자(C)에 공유결합되고 전자 두 개가 남아 2^- 전하를 띤다. 대부분의 다원자 이온은 황산이온(SO_4^{2-}) 등과 같이 주로 비금속 원소가 하나 이상의 산소원자와 결합한 산소산 음이온(oxoanion)이다.

3) 혼합물(mixture)

혼합물은 둘 이상의 원소나 화합물을 다양한 비율로 혼합한 물질이다. 균일(homogenous) 혼합물은 성분들이 원자, 이온, 분자 수준으로 혼합되어 조성이 균일하며 경계가 보이지 않는다. 균일 혼합물을 용액(solution)이라 한다. 불균일(heterogenous) 혼합물은 조성이 균일하지 않고 성분 사이에 둘 이상의 가시적인 경계가 있다. 혼합물은 조성의 비율이 변할 수 있으며, 성분 각각의 성질이 관찰되며, 물리적 방법으로 성분들을 분리할 수 있다는 점이 화합물과 다르다.

2 전기와 전류

2.1. 전기

전기(electricity)는 자연의 기본력 중의 하나로 어떤 물질 특히 호박(amber)이나 유리 등을 비단이나 모피 등으로 문지르면 가벼운 깃털이나 종이 등을 끌어당기는 능력이 발생되는데 이러한 현상을 전기라 한다. 즉, 전하를 가진 두 물체가 거리를 두고 작용하는 자연의 기본적인 힘이다. 자연에는 중력(gravitational force, gravity), 전자기력(electromagnetic force), 핵력(nuclear force), 약력(weak force)의 네 가지 기본력이 존재한다.

2.2. 전하

전하(electric charge, Q)는 물질을 구성하고 있는 기본입자의 기본적인 특성이다. 전하의 단위는 C(coulomb)이다. 전기력은 음·양의 두 종류가 존재한다. 양성자는 1.602×10^{-19} C의 양전하를 지니고, 전자는 1.602×10^{-19} C의 음전하를 지니며, 중성자는 전하가 0이다(표 2-3). 어떤 물체의 전하량은 양성자와 전자의 전하량의 대수합이다. 즉 전체 양전하에서 전체 음전하를 뺀 것이 된다. 따라서 양성자와 전자의 수가 같은 물체의 알짜전하량(net charge)은 0이 된다. 이와 같은 물체를 비대전(uncharged) 또는 중성이라고 한다.

표 2-3. 소립자의 질량과 전하량

입 자	질 량 (kg)	전하량 (C)
양성자	1.673×10^{-27}	$+1.602 \times 10^{-19}$
중성자	1.675×10^{-27}	0
전 자	9.110×10^{-31}	-1.602×10^{-19}

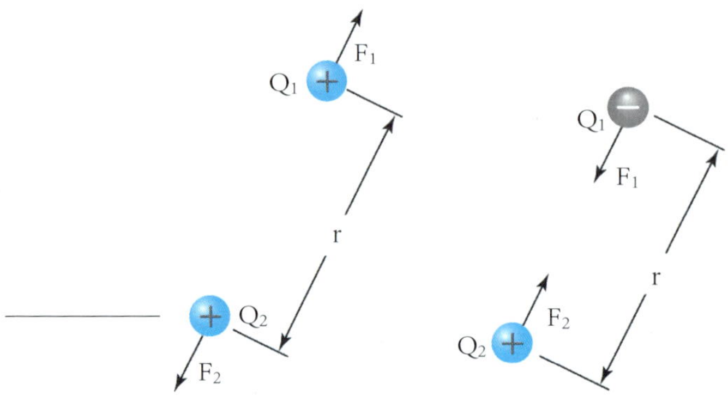

그림 2-2 전하의 전기적 반발 및 끌어당김

중성인 물체는 전자를 얻거나 또는 잃음으로써 전하를 획득한다. 전하는 같은 종류의 전하끼리는 서로 반발하고, 다른 종류의 전하끼리는 서로 끌어당기는 특징을 가지고 있다(그림 2-2).

쿨롱의 법칙(Coulomb's law)에 따르면 두 전하 사이의 전기력(F)은 두 전하(QA, QB)에 비례하고 거리의 제곱(r^2)에 반비례한다. 비례상수(k)는 전하가 놓여진 매질에 따라 다르다.

$$F = k\frac{QA \cdot QB}{r^2}$$

2.3. 정전기

유리막대, 에보나이트 막대, 유황, 고무, 플라스틱, 절연된 금속 등을 마른 헝겊으로 충분히 마찰하면 가벼운 물체를 끌어당기는 힘이 생기게 되는데 이는 마찰에 의해 전기가 발생되었기 때문이며 이와 같은 전기를 마찰전기(frictional electricity)라 한다. 마찰전기가 대전된 도체의 둘레를 절연체로 싸면 전기가 달아나지 못하게 되는데 이를 정전기(static electricity)라 한다. 정전기는 항상 전기가 흐르는 전류(current electricity)와 대비된다.

2.4. 전기장

전기장(electric field, E)은 전기력이 작용하는 공간, 즉 전하의 주위에 생기는 공간의 변화이다. 시간에 의존하지 않는 전기장, 즉 전기력선속밀도가 시간적으로 변하지 않는 경우에는 정전기장(electrostatic field)이라 하고, 시간적으로 변하는 경우에는 전기장이라 한다. 전기장은 크기와 방향을 동시에 갖는 벡터량으로 전기장(E)은 전하(Q)에 작용하는 힘(F)의 비이며 단위는 N/C(Newton per Coulomb)이다.

$$E = \frac{F}{Q}\ (N/C)\ \text{또는}\ V/m$$

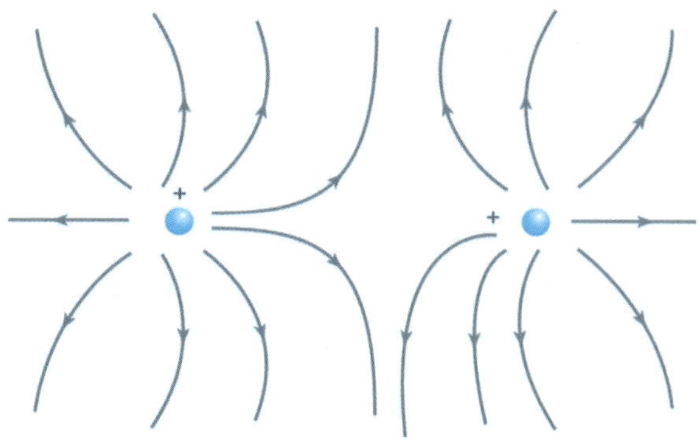

그림 2-3 양전하의 전력기선

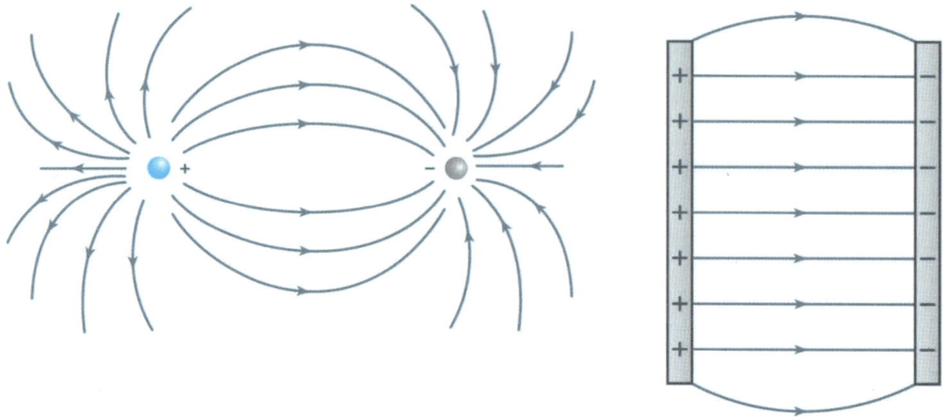

그림 2-4 두 전하 사이의 전기력선

전기장 안에 전하를 두면 전기력선의 방향으로 힘이 작용되는데 공간의 여러 점에서 전하가 힘을 받는 방향으로 선을 그려 가상적인 전기력선을 그릴 수 있다(그림 2-3). 전기력선의 방향은 양전하에서 시작하여 음전하로 들어가며 전기장의 세기는 전하 주위의 력선(line of force)의 밀집상태 곧 전기력선의 수에 비례한다. 전기장이 강한 곳에서는 전기력선의 간격이 밀집되고, 전기장이 약한 곳에서는 전기력선의 간격이 멀리 떨어진다.

서로 다른 두 전하가 가까이 위치해 있으면 그림 2-4와 같은 전기장이 형성되며, 전기장은 전하의 가까이에서 가장 강하게 형성된다. 점전하로부터 일정한 거리만큼 떨어진 곳의 전기장의 크기(E)는 전하의 크기(Q)에 비례하고 거리의 제곱(r^2)에 반비례한다. 비례상수(k)는 $1/(4\pi)$이다.

$$E = \frac{F}{Q} = k\frac{Q}{r^2}$$

2.5. 전류

전류(electric current)는 전자의 흐름이다. 즉, 음전하를 가진 전자가 한 곳에서 다른 곳으로 이동하는 것이다. 금속에서 전자는 음전하를 운반한다. 그림 2-5에서와 같이 전하의 크기가 같고 부호가 서로 다르게 대전된 두 개의 금속 공을 도선으로 서로 연결시키면 전자가 음으로 대전된 금속 공에서 양으로 대전된 금속공쪽으로 흐르게 된다. 즉 음전하를 갖는 전자가 양전하를 가진 물질 쪽으로 이동하여 전류가 흐르는 것이다. 그러나 관례에 따라 전류의 방향은 편의상 양전하가 흐르는 방향으로 택하기 때문에 전류는 항상 외부회로에서 전지나 발전기의 양극에서 음극으로 흐른다고 가정한다.

금속 공에서의 실제 전류는 이와 반대 방향으로 흐르는 전자의 흐름이다.

전류가 두 점 사이에 존재하기 위해서는 다음과 같은 조건이 필요하다.

① 두 점 사이에 전하가 흐를 수 있는 길이 있어야 한다. 즉, 금속, 대부분의 액체, 플라스마와 같

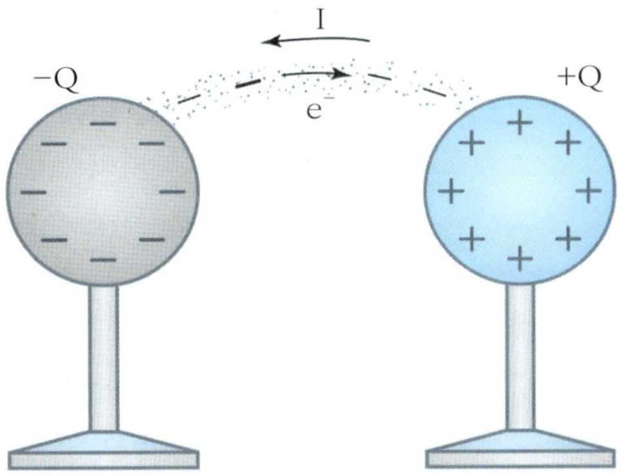

그림 2-5 전자와 전류의 흐르는 방향

은 전하를 띤 분자기체 등의 도체를 통해서만 전하가 흐를 수 있다.

② 두 점 사이에 전위차(potential difference)가 있어야 한다. 수도관에서 물의 흐름이 수압에 의존하듯 전하의 흐름도 전위차에 의해서 일어나며 전위차가 클수록 도체에서 강한 전기장이 형성되어 전류가 흐르는 비율도 높아진다.

전류의 세기(I)는 임의의 점을 통과하는 전하의 비율이다. 즉, 단위시간(t) 동안에 알짜전하(Q)가 지나간다면 평균전류는 아래와 같다. 전류의 단위는 C/s(coulomb/second)이며 암페어(A, ampere)라고 부른다. 즉, 1초 사이에 단위 단면을 통과한 1 C의 전하를 말한다. 1 A는 1초당 전자 6.24×10^{18}개의 흐름이다.

$$I = \frac{Q}{t} \quad (C/s,\ A)$$

2.6. 전기의 전도

전류란 전하가 한 곳으로부터 다른 곳으로 흐르는 것을 말하는데 전자가 물질 속을 통하여 이동할 수 있는 능력은 물질에 따라 다르다. 대부분의 물질은 전기를 잘 흐르게 하거나 아니면 전하를 흐르지 못하게 하는 성질을 가지고 있다(표 2-4).

1) 도체(conductor)

도체란 전자가 자유롭게 움직일 수 있는 물질이다. 고체금속에서 각각의 원자에서 최소한 한개 또는 몇 개의 전자가 분리되어 도체 내에서 자유롭게 움직일 수 있는 자유전자(free moving electron)를 이룬다. 이 전자들은 금속의 결정구조 속을 매우 빠르게 통과할 수 있다. 대부분의 금속, 대부분의 액체, 플라스마와 같이 전하를 띤 분자기체 등은 좋은 도체이다. 도체는 전도도에 따라

표 2-4. 도체와 절연체

양도체	부분도체	절연체
금속	종이	호박 및 유리
탄소	알코올	딱딱한 고무
흑연	등유	파라핀
수용액	보통 물	증류수
산	젖은 공기	마른 공기
젖은 나무	마른 나무	초자, 도자기

양도체와 부분도체로 구분한다.

2) 절연체(insulator)

절연체는 전기가 잘 통하지 않는 부도체(non-conductor)이다. 절연물질은 전자가 원자나 분자에 구속되어 있으며 전하가 흐르지 못하게 하거나 금속에 비하면 거의 무시해버릴 정도로 매우 적은 양의 전류를 흘려보낸다. 비금속 고체, 일부의 액체, 전기적으로 중성인 기체 등은 절연체이다.

3) 반도체(semiconductor)와 초전도체(superconductor)

반도체는 전기전도도가 도체와 부도체의 중간 정도의 물질로 전압 등과 같은 외부의 환경에 따라 전류가 흐르거나 흐르지 않는다.

초전도체는 온도에 따라 전도도가 변화되는 물질이다. 어떤 금속이나 합금 및 화합물은 온도가 절대온도 0도(0K, −273℃)에 가까워지면 전류에 대한 저항을 상실하게 되는데 이러한 현상을 초전도도(super conductivity)라 한다.

2.7. 전류전도의 형태

대부분의 물질은 도체, 부도체 또는 반도체의 성질을 가지고 있다. 대부분의 금속, 대부분의 액체, 전하를 띤 분자기체 등은 좋은 도체이며, 전류의 흐르는 능력은 물질에 따라 다르다. 따라서 전류의 전도형태는 전도전류, 이온화전류, 변위전류로 나눌 수 있다.

1) 전도전류(conductive current)

고체금속의 도체에서는 전자가 분리되어 도체 내에서 자유롭게 움직일 수 있다. 따라서 자유전자들은 금속의 결정구조의 전자사이를 매우 빠르게 지나가 전류를 흐르게 한다. 이 처럼 도체를 따라 흐르는 전류를 전도전류라 한다.

2) 이온화전류(ionic current)

대부분의 액체 및 플라스마와 같은 전하를 띤 분자 기체 등은 좋은 도체이나 전기전도의 방법은 금속 도체와는 다르다. 많은 액체나 기체와 같은 유체들 중에는 음과 양으로 대전된 원자나 분자, 즉 음이온과 양이온이 항상 포함되어 있어 음이온은 양으로, 양이온은 음으로 끌리게 되어 전기가 전도될 수 있다. 이와 같이 이온에 의해 흐르는 전류를 이온화전류라 한다.

3) 변위전류(displacement current)

고무, 광석, 소금, 유리, 양모, 플라스틱 등과 같은 비금속 고체에서는 모든 전자가 원자나 분자에 구속되어 있어 움직이지 못하는 부도체이다. 실제로 비금속고체는 매우 적은 양의 전류를 흘려보내나 금속의 전기전도도에 비하면 거의 무시해도 될 정도이다. 이들 부도체에서의 미약한 전기전도는 지속적으로 흐르는 전류가 아니고 전자가 궤도에서 변위되어 나타난다. 이와 같이 미약하지만 절연체 내에서 흐르는 전류를 변위전류라 하며 축전기의 판 사이에서 발생하는 전류가 대표적이다.

2.8. 저항

도체 내에서 전류의 흐름을 방해하는 반작용을 전기저항(resistance)이라 한다. 전하의 흐름에 대한 도체의 저항은 운동을 하는 전자가 정지해 있는 원자와 충돌하여 발생하는 현상이다. 물질은 종류에 따라서 저항이 다른데 이를 고유저항(specific resistance) 또는 비저항(resistivity)이라 한다.

도체의 저항에 영향을 주는 3가지 기본 요인은 도체의 종류, 도체의 단면적, 도체의 길이이다. 저항(R)은 도체를 구성하고 있는 물질의 비저항(ρ)에 비례하고, 도체의 길이(L)에 비례하며, 도체의 단면적(A)에 반비례한다. 즉, 도체에서 발생하는 저항은 도체의 길이가 길면 커지고, 도체의 단면적이 작을수록 커진다.

$$R = \rho \frac{L}{A}$$

온도도 도체의 저항에 영향을 미친다. 일반적으로 금속의 온도가 높아지면 원자의 열운동이 증가하여 자유전자의 흐름을 막아 저항이 커지고, 온도가 낮아지면 열운동이 약해져 저항이 작아진다. 또한 저항은 도체 양끝의 전위차에 영향을 받는데 금속도체는 전압이 증가하면 저항이 증가되지만, 어떤 도체는 전압이 증가하면 저항이 감소되기도 한다. 전류의 방향에 따라서도 저항이 영향을 받게 된다.

일정한 온도에서 일정한 저항을 갖는 도체에서는 전류, 전압, 저항이 일정한 관계를 가지는 옴법칙(Ohm's law)이 성립된다. 옴법칙에 따르면 금속도체 내부에서 흐르는 전류(I)는 전압(V)에 비례하고 저항(R)에 반비례하며, 전압(V)은 전류(I)와 저항(R)에 비례하며, 저항(R)은 전압(V)에 비례하고 전류(I)에 반비례한다.

$$I = \frac{V}{R}, \quad V = IR, \quad R = \frac{V}{I}$$

2.9. 기전력과 전압

전기적으로 평형상태에서는 전압은 없어지고 전류의 흐름이 정지된다. 따라서 전류를 연속적으로 흘려주기 위해서는 연속적으로 전압을 만들어 주는 힘이 필요하다.

1) 기전력(electromotive force)

기전력(E)은 전압을 연속적으로 만들어 주는 힘으로 축전지, 발전기 혹은 다른 전기적 에너지원의 양 끝에 존재하는 전위차이다. 전하가 전기 에너지원을 지날 때 전하에 일이 가해지는데 단위 전하당 가해진 일이 에너지원의 기전력이다.

2) 전압(voltage)

전압(V)은 두 점간의 전위차로 전류를 흐르게 하려는 압력이다. 수위차가 다른 물을 연결하면 물이 높은 곳에서 낮은 곳으로 흐르듯이 전기도 전위차에 의해서 흐르게 되는데 전위차가 크면 클수록 큰 전류가 흐르게 된다. 이러한 전위차는 전류를 흐르게 하는 압력이며 이를 전압 또는 전위(electric potential)라 한다.

3) 전력(electric power)

전류가 흐를 때 전원으로부터 공급받은 에너지는 열에너지나 자기에너지 등과 같은 다른 형태의 에너지로 전환되어 일을 하는데 단위 시간당 일하는 능력을 전력이라 한다. 즉, 전력(P)은 1초당 1 J의 일을 하는 능력을 말한다. 일을 함에 따라 열에너지는 대부분 소실되는데 이 소비 에너지를 시간으로 나눈 값이 전력이다.

$$P = VI, \quad P = \frac{W}{t}$$

3 자기와 자기장

3.1. 자기와 자석

철 또는 강철 등의 크고 작은 입자를 흡인하는 성질을 자기(magnetism)라 하고 이러한 성질을 가진 물질을 자석(magnet)이라 한다.

1) 자석의 특징(properties of magnet)

① 자석은 어떤 물질을 흡인하는 성질이 있다.
② 자석은 남극(S, −)과 북극(N, +)이 있다.
③ 자석은 같은 극과 반발하고 다른 극을 서로 끌어당긴다.
④ 자기유도의 성질이 있다(그림 2-6).
⑤ 자기장(magnetic field)이 형성된다(그림 2-7).

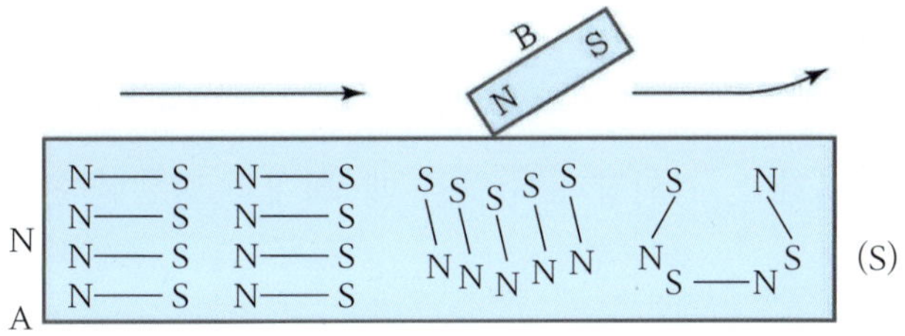

그림 2-6 자석(A)에 자성체인 물질을 접촉하면 자기의 성질이 없던 물질(B)이 자석이 되는 자기유도현상이 나타난다.

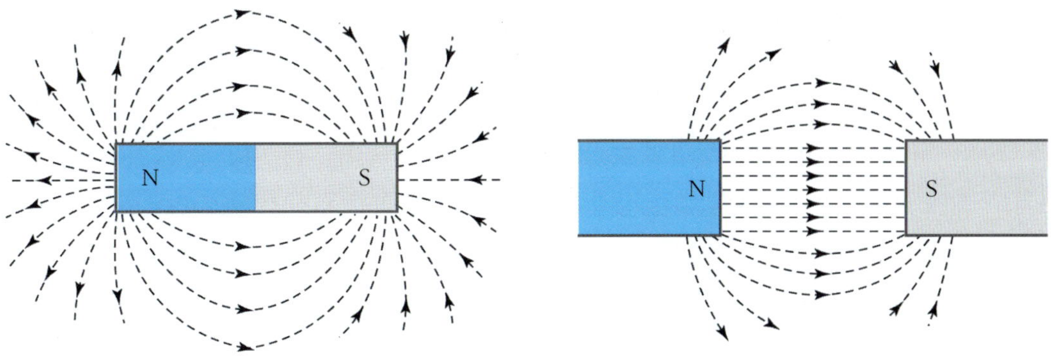

1) 막대자석에서의 자력선 형성 2) 서로 다른 극끼리 접근시켰을 때의 자력선 형성

그림 2-7 자기장에서의 자력선 형성 모습

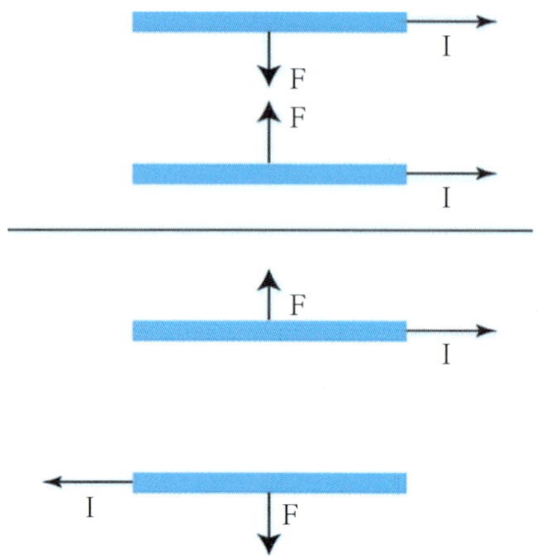

그림 2-8 같은 방향으로 흐르는 평행한 전류 사이에서 인력이 작용하고, 서로 다른 방향으로 흐를 때에는 척력이 작용한다.

3.2. 자기장(magnetic field)

자기력선속밀도가 시간적으로 변하지 않는 경우에는 정자기장이라 하며, 시간적으로 변하는 경우 즉 움직이는 전하의 주위에 생기는 공간의 변화를 자기장(B)이라 한다. 같은 방향으로 전류가 흐르는 두 도선 사이에서는 서로 끌어당기는 인력이 작용하고, 다른 방향으로 전류가 흐르는 두 도선 사이에서는 서로 밀어내는 척력이 작용한다(그림 2-8). 이와 같이 운동을 하고 있는 전하 곧 전류사이에 작용하는 힘을 자기력이라 하며 이는 움직이는 전하들의 상호작용으로 생긴다. 자기력(F)은 전하가 크고 더 빨리 움직일수록 커지고, 자기장과 수직일 때 최대로 발생한다.

3.3. 전류와 자기장(current and magnetic field)

도체에 전류가 흐르면 자기장이 발생한다. 직선의 도체에서는 도체의 수직면에 동심원 모습으로 자기장이 발생하고, 원형코일의 경우 코일의 수직면에 자기장이 발생하며, 도선을 나선형으로 여러 번 감은 원통형코일(solenoid)에서는 코일 내부에서는 균일하며 끝부분을 제외하고는 중심축에 평행한 자기장이 형성된다(그림 2-9). 전류의 방향과 자기장의 방향은 앙페르의 오른손법칙(right-hand rule)에 따른다. 즉 오른손으로 도체를 잡고 엄지손가락이 전류의 방향을 가리키게 하면 도체를 감싸는 나머지 손가락은 자기장과 같은 방향을 이룬다.

직선의 도체에 전류가 흐를 때 발생된 자기장의 세기(B)는 전류의 세기(I)에 비례하고 도체의 수직거리 거리(r)에 반비례하며, 비례상수(k)는 2×10^{-7}이다. 원형코일의 경우 자기장의 세기는 전류의 세기에 비례하고 코일의 반지름(r)에 반비례한다. 이때 비례상수(k)는 $2\pi \times 10^{-7}$이다. 원통형코일 내부에 형성되는 자기장의 세기는 코일의 감은 횟수(n)와 전류의 세기에 비례한다.

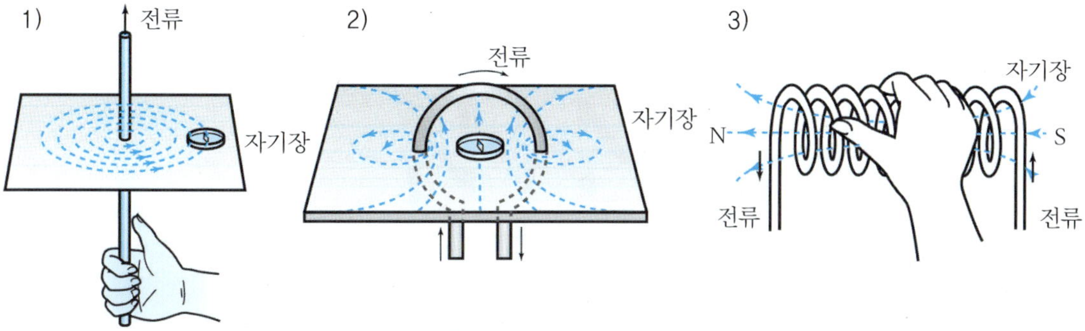

그림 2-9 전류와 자기장의 방향
1) 직선막대, 2) 원형코일, 3) 원통형코일

표 2-5. 전기력과 자기력의 특성 비교

	전기력	자기력
특성	같은 전하를 반발한다.	같은 방향으로 흐르는 전류를 끌어 당긴다.
력선의 방향	전하사이에서 평행	전류의 방향에 수직
력의 크기	전하의 크기에 비례 거리제곱에 반비례	전류의 크기에 비례 거리에 반비례

직선 도체: $B = k\frac{I}{r}$ (r: 도체의 수직거리)

원형코일: $B = k\frac{I}{r}$ (r: 코일의 반지름)

원통형코일: $B = kIn$ (n: 코일의 감은 횟수)

3.4. 전자기장

1) 전자기장(electromagnetic field)

전기력과 자기력은 기본적으로 특성이 다르지만(표 2-5), 전하는 공간에 전기장을 만들고, 이동하는 전하, 즉 전기력선속밀도가 시간적으로 변하는 전류는 그 주위에 자기장을 만든다. 반대로 자기력선속밀도가 변화하는 자기장에서는 전기장을 만든다. 이와 같이 전기장과 자기장의 상호작용이 존재하는 공간 영역을 전자기장이라 한다.

2) 전자기유도(electromagnetic induction)

1831년 패러데이는 자기장에 의해서 전기장을 만들어 내는 전자기유도 현상을 발견하였다. 그림 2-10과 같이 도선의 코일에 검류계(galvanometer)를 연결하고 자석을 코일 쪽으로 움직이면 검류

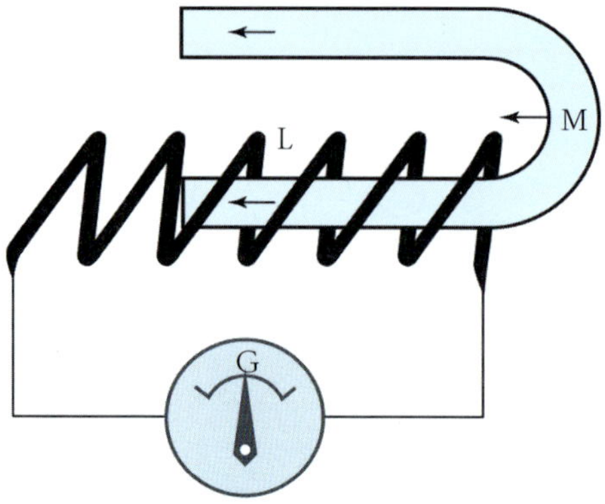

그림 2-10 자기유도

자석이 코일 쪽으로 움직이면 전류가 발생한다. L은 코일, M은 자석, G는 검류계, 화살표는 자석의 움직이는 방향이다.

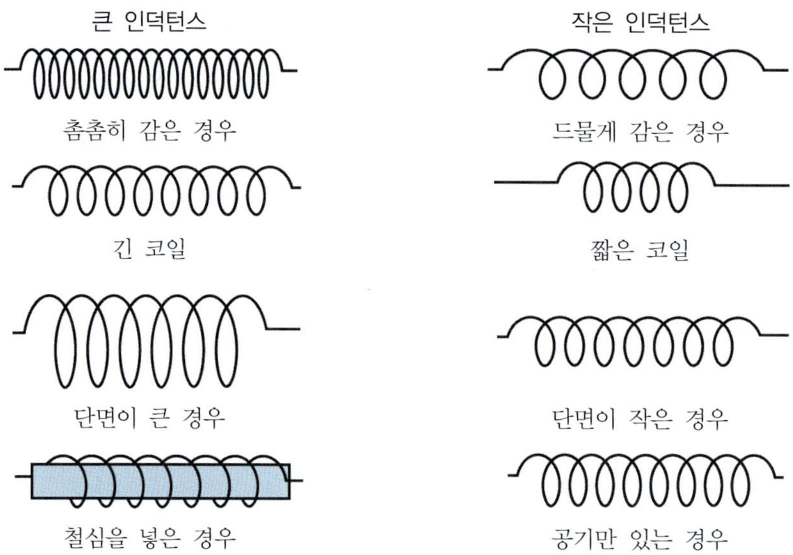

그림 2-11 코일의 인덕턴스

코일의 감은 폭, 길이, 단면적, 철심의 특성에 따라 인덕턴스가 다르다.

계의 바늘이 움직이게 된다. 즉, 이 현상은 코일에 전류가 발생됨을 뜻하며 이때 발생하는 전류의 크기는 자석의 움직이는 속도에 관계한다. 만약 자석을 움직이지 않으면, 즉 코일 가까이에서 멈추어 있는 자석은 전류를 발생시키지 않는다.

① 유도기전력(induced emf)과 유도전류(induced current)

코일 속을 지나는 자속(magnetic flux)이 변화함에 따라 코일에 기전력이 유도되는 현상을 전자기유도 작용이라 하고, 이때의 기전력을 유도기전력이라 하며 유도기전력에 의한 전류를 유도전류라 한다. 렌쯔의 법칙(Lenz's law)에 따르면 유도기전력의 방향은 유도기전력 자체에 의한 자기장이 유도시키고 있는 외부 자속의 변화에 반대되는 방향으로 형성된다. 이러한 효과를 역기전력(back emf)이라 한다.

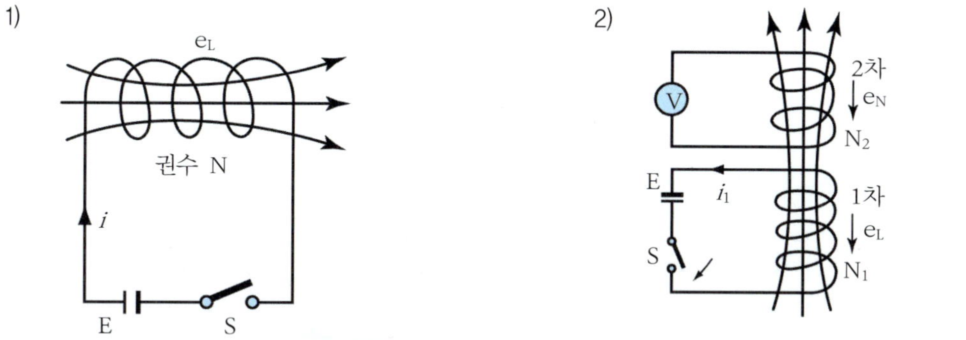

그림 2-12 자기유도와 상호유도

1) 코일(N)에 전류(i)를 흘리면 자기유도에 의해 기전력(eL)이 발생한다.
2) 1차 코일(N_1)에 전류(i)를 흘리면 기전력(eL)이 유도되고 2차 코일에도 자속이 관통하여 유도기전력(e_N)이 발생한다.

유도기전력의 크기는 자기장의 변화율과 도체의 인덕턴스(inductance)에 영향을 받는다. 패러데이의 전자유도법칙에 의하면 유도기전력의 크기는 코일을 관통하는 자속의 시간적 변화율과 코일의 감은 횟수와의 상승면적에 비례한다. 자석을 매우 빠르게 움직이거나 또는 더 강한 자석을 사용하면 자속의 변화율이 증가되어 큰 유도기전력이 발생된다. 전류의 변화에 따라 자기유도 기전력이 발생되는 회로요소를 인덕터(inductor)라하고 인덕턴스는 인덕터가 전류를 유도시키는 능력이다. 인덕턴스는 코일의 감은 횟수, 폭, 길이, 단면적, 자성체인 철심(iron core)의 특성 및 존재에 따라 다르다. 그림 2-11에서와 같이 코일의 감은 횟수가 많고, 코일이 길고 단면적이 크고, 철심이 있으면 인덕턴스가 더 커져 유도기전력이 강해진다.

② 자기유도(self-induction)와 상호유도(mutual induction)

전자유도현상은 자기유도와 상호유도에 의해서 발생된다. 자기유도는 코일에 흐르는 전류를 변화시켰을 때 그 코일자체의 주위에 자기장이 형성되어 유도기전력이 발생하는 것이다. 자기유도에 의해 발생된 유도기전력은 전류의 반대방향으로 형성되기 때문에 역기전력이라고도 한다. 상호유도는 코일에 흐르는 전류를 변화시켰을 때 다른 코일에도 유도기전력이 발생하는 것이다(그림 2-12).

3) 맴돌이전류(eddy current)

강한 자기장 안에서 도체를 움직이거나, 도체에 형성된 자기장을 빠르게 변화시킬 때 전자기유도 효과에 의해 도체에서 소용돌이 형태의 전류가 발생한다. 이와 같이 시간적으로 변화하는 자기장 안에 있는 도체에서 전자기유도에 의해 기전력이 발생하여 자기력선에 직각을 이루며 원형으로 소용돌이치는 전류가 형성되는데 이를 맴돌이전류, 소용돌이전류 또는 푸코전류(Foucault current)라 한다(그림 2-13). 맴돌이전류는 주울의 법칙에 의거하여 주울열을 발생한다. 맴돌이전류가 발생되는 현상을 원치 않는 전기기구는 도체를 얇은 판자모양으로 층층이 쌓고 층 사이마다 절연체를 채워 맴돌이전류의 발생을 방지한다. 고주파 투열치료의 전자장전계법에서는 맴돌이전류를 사용하여 열을

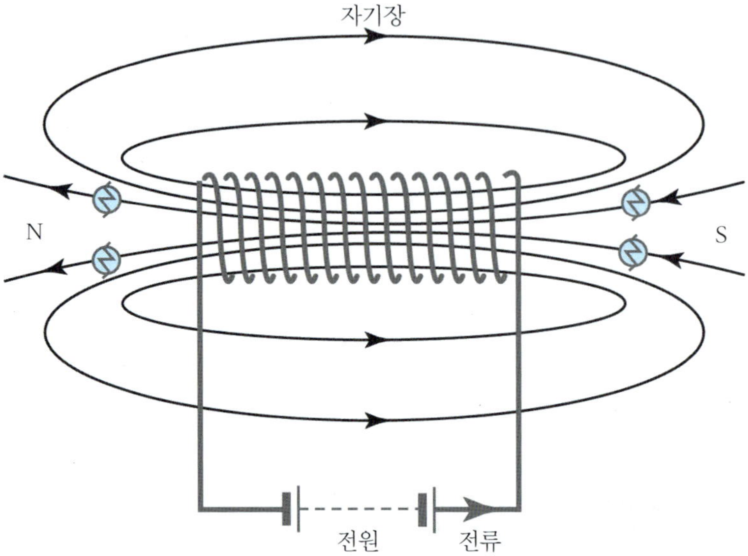

그림 2-13 원통형코일 안과 주위에 자기장이 형성되고 자기장의 방향에 수직으로 맴돌이전류( )가 생성된다.

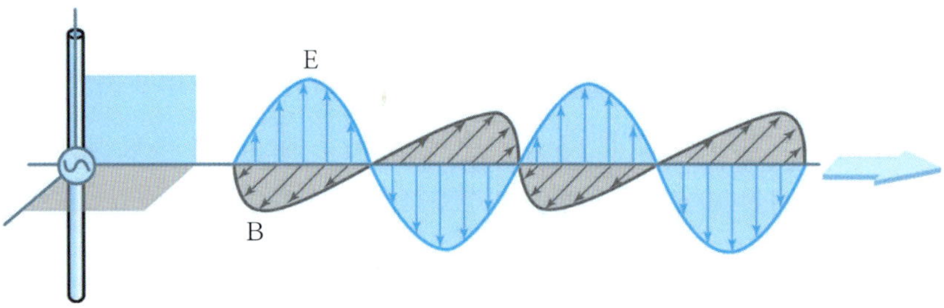

그림 2-14 전기장 (E)의 변화는 자기장 (B)의 변화를 일으키고, 진동방향은 전자기파의 진행방향에 수직이다.

발생시킨다.

3.5. 전자기파

1) 전자기파(electromagnetic, EM wave)

전자기장이 파동으로 공간에 전파될 때 전자기파라 한다. 빛을 비롯한 모든 전자기파는 횡파(transverse wave)로 전달된다. 전자기파가 진행할 때 전기장의 변화가 자기장의 변화를 일으키고, 반대로 자기장의 변화가 전기장의 변화를 일으켜 전기장과 자기장의 진동이 번갈아 가면서 전자기에너지를 전달한다. 전기장과 자기장의 진동방향은 전자기파의 진행방향에 수직이다(그림 2-14).

2) 전자기파의 종류(Type of EM wave)

전자기파 스펙트럼의 종류와 특성은 표 2-6과 같다. 모든 전자파는 진공 속에서 빛과 같은 속도인

표 2-6. 전자기파 스펙트럼의 종류와 특징

전자기파	파 장	주파수 (Hz)	사용분야	발견자	발견년도
우주선(cosmic ray)	0.0001~0.02 nm	3 ZHz~14.99 EHz		Millikan	1921
감마선(gamma ray)	0.01~0.14 nm	29.98~2.14 EHz	라디움치료	The Curies	1898
X-선(Roentgen rays)	0.14~13.6 nm	2.14 EHz~22.04 PHz	진단, 치료	Roentgen	1895
자외선(ultraviolet)	13.6~390 nm	22.04 PHz~749.48 THz	진단, 치료	Ritter	1801
가시광선(visible ray)	390~770 nm	768.70~389.34 THz	치료	Newton	1704
레이저(HeNe laser)	632.8 nm	473.76 THz	치료	Javan 등	1960
레이저(GaAs laser)	910 nm	329.44 THz	치료		
적외선(infrared)	770~15,000 nm	389.34~19.99 THz	치료	Herschel	1839
극초단파(microwave)	0.1~1 m	3,000~300 MHz		Hertz	1886
극초단파투열치료	12.24 cm	2,450 MHz	치료		
극초단파투열치료	32.76 cm	915 MHz	치료		
극초단파투열치료	69.09 cm	433.9 MHz	치료		
단파(shortwave)	3~30 m	10~100 MHz	치료, 수술	Maxwell	1865
단파투열치료	7.32 m	40.98 MHz	치료		
단파투열치료	11.05 m	27.12 MHz	치료		
단파투열치료	21.95 m	13.66 MHz	치료		
장파(long wave)	300 m	1 MHz		Maxwell	1865
의용전류(therapeutic electricity)	75~300,000 km	1-4,000 Hz	치료		
간섭전류	75 km	4,000 Hz	치료		
러시아전류	120 km	2,500 Hz	치료		
전기자극	300 km	1,000 Hz	치료		
전기자극	3,000 km	100 Hz	치료		
전기자극	300,000 km	1 Hz	치료		
전기(electric power)	5,000 km	60 Hz	치료	Faraday	1831

299,792,458 m/s의 속도로 전파된다.

4 전기용어와 단위

4.1. 전기와 물 및 혈액과의 비교

전기는 물이나 혈액과는 달리 눈에 보이지 않으나 그 흐름 등의 성질은 매우 비슷하다. 그림 2-15와 같이 막으로 중간을 막은 U자관에 물이 채워져 있을 때는 물이 흐르지 못한다. 그러나 피스톤을 밀어 넣어 압력을 가하면 물이 막을 통과하여 흐르게 된다. 이를 전기와 비교하면 U자관은 도체, 고

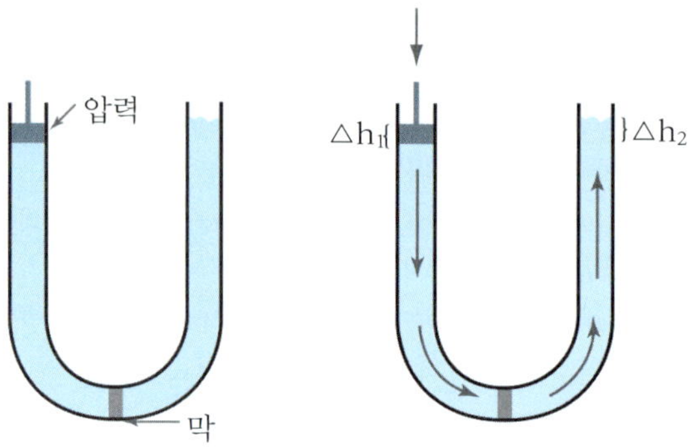

그림 2-15 물과 전기의 비교

표 2-7. 전기와 물 및 혈액과의 비교

전 류	물	혈 액
전류량(amperage)	수량(rate of flow)	혈류량
전압(voltage)	수압(pressure)	혈압
발전기(dynamo)	펌프(pump)	심장
전력(wattage)	수력(water power)	
전선(conductor)	관(pipe)	혈관
스위치(switch)	판(valve)	판막
스위치폐쇄(switch closed)	개판(valve open)	
스위치개방(switch open)	폐판(valve closed)	
전기회로(electric circuit)	수로(water circuit)	혈관망
누전(short circuit)	누수(pipe leaking)	출혈
회로개방(open circuit)	폐관(pipe stopped up)	
전압계(ammeter)	압력계(water meter)	혈압계
전류계(voltmeter)	유수계(pressure gauge)	혈류측정기

표 2-8. 전기량의 기호와 단위 및 명칭

용 어	기 호	단 위	단위 명칭
전하(charge)	Q	C	Coulomb
전류(current)	I	A	Ampere
		(C/s)	Coulomb per second
전압(voltage)	V	V	Volt
기전력(EMF)	E	V	Volt
전력(power)	P	W	Watt
		(erg/s)	erg per second
저항(resistance)	R	Ω	Ohm
리액턴스(reactance)	X	Ω	Ohm
임피던스(impedance)	Z	Ω	Ohm
인덕턴스(inductance)	L	H	Henry
정전용량(capacitance)	C	F	Farad
		(C/s)	Coulomb/second
비저항(resistivity)	ρ	Ω · m	Ohm meter
전도율(conductance)	σ	S	Siemens
		℧	mho
자기력선밀도(magnetic flux density)	B	T	Tesla
자기력선속(magnetic flux)	φ	Wb	Weber

무막은 절연체, 피스톤의 압력은 전압, 물의 흐름은 전류에 해당되듯이 전기는 물이나 혈액과 비교할 수 있다(표 2-7).

4.2. 전기 용어와 단위

전기에는 많은 용어가 사용되고 있으며 여러 가지 전기양의 기호와 단위가 사용되고 있다. 표 2-8은 국제단위계(SI)에서 사용하는 전기의 기본단위 및 보조단위와 이의 유도단위이다.

1) 전하(electric charge, charge)

전하(Q)는 어떤 물질이 갖고 있는 전기의 양이다. 단위는 쿨롱(C, coulomb)이다. 전자는 1.602×10^{-19} C의 음전하를 지니고, 양성자는 1.602×10^{-19} C의 양전하를 가지고 있으며, 중성자는 전하가 0이다.

1 C은 1초(t) 동안 1 A의 전류(I)가 흐를 때 운반되는 전하의 양이다.

$$Q = It \ (C)$$

2) 전류(electric current)

전류(I)는 전위차가 있는 두 점간의 도체를 흐르는 전자의 이동이다. 단위는 A(ampere) 또는 C/s(coulomb per second)이다.

1 A는 1초 동안에 1 C의 비율로 전기량이 임의의 지점을 지나갈 때의 세기이다. 즉, 1초 당 6.24×10^{18}개의 전자의 흐름이다.

$$I = \frac{Q}{t} \ (A)$$

$$I = \frac{V}{R} \ (A)$$

3) 전압(voltage)

전압(V)은 두 점간의 전위의 차이로 1 Ω의 저항을 통해 1 A의 전류를 운반하는데 필요한 기전력이다. 1 V는 1 C의 전하 당 1 J(joule)의 에너지이다. 단위는 V(volt)이다.

$$1\,V = 1\,J/C$$

$$V = IR \ (V)$$

4) 기전력(electromotive force)

기전력(E)은 전지나 발전기와 같이 전원이 계속해서 전압을 만드는 힘이다. 단위는 V(volt)이다.

5) 전력(electric power)

전력(P)은 단위시간(1초) 당 전기가 하는 일의 양이다. 기본단위는 W(watt, erg/s)이다. kW(kilowatt)단위를 많이 사용한다.

$$P = \frac{W}{t} = \frac{VIt}{t} = VI \ (W)$$

6) 전력량(electric work)

전력량(W)은 일정한 시간 동안에 사용한 전력의 양이다. 단위 시간당 전력 사용량은 전력소비량이라고 하고, 전력과 사용시간의 곱으로 표시한다. 단위는 Wh(watt·hour)를 쓴다.

$$W = VIt \ (Wh)$$

7) 전기저항(electric resistance)

저항(R)은 전류가 통하기 힘든 상태를 나타내는 물리량으로 단위는 Ω(ohm)이다.

$$R = \frac{V}{I} \ (\Omega)$$

8) 비저항(resistivity, specific resistance)

비저항(ρ)은 단위 길이에 대한 물질의 전기저항이다. 전기저항은 길이에 비례하며 그때의 비례정수를 말하며 단위는 Ω·m(Ohm meter)이다.

9) 전도율(conductance)

전도율(σ)은 전기전도율, 비전기전도도(specific electric conductivity)라고도 한다. 1 V의 전위차가 있는 도체에 1 A의 전류가 흐르고 있을 때, 이 도체의 전도율을 1 S(siemens)라고 한다. 저항의 역수이기 때문에 ℧(mho)를 쓰기도 한다.

$$\sigma = \frac{1}{R} \ (S)$$

10) 정전용량(capacitance)

대전되지 않은 2개의 도체에서 전하가 한 도체에서 다른 도체로 이동하면 각각 같은 크기의 양과 음으로 대전되어 전하를 축적하고 두 도체 사이에는 전위차가 발생한다. 정전용량(C)은 어느 한 도체에 있는 전하(Q)와 두 도체 사이의 전위차(V)의 비이다. 즉, 1 V의 전압을 가했을 때 두 도체를 경계로 1 C의 전하(Q)를 축전하는 용량이다. 기본단위는 F(Farad) 또는 C/s(Coulomb/second)이다. F이 너무 크기 때문에 μF(microfarad) 또는 pF(picofarad)을 쓴다.

$$C = \frac{Q}{V} \quad (F)$$

11) 인덕턴스(inductance)

인덕턴스(L)는 회로의 전류 변화에 대한 유도기전력의 비를 나타내는 상수이며, 단위는 H(Henry)이다. 회로 내에 전류(I)가 흐를 때 자기장이 발생하고 전자기유도에 의해 유도기전력(EMF)이 발생한다. 유도기전력은 자기력선속(Φ)에 비례한다. 인덕턴스는 자기인덕턴스(self-inductance)와 상호유도에 의한 상호인덕턴스(mutual inductance)가 있으나 실제적으로는 자기인덕턴스를 말한다.

12) 리액턴스(reactance)

회로에서 교류전류가 흐르기 어려움을 나타내는 양을 리액턴스(X)라 한다. 단위는 Ω(ohm)이다. 직류전류는 저항에 의해서만 흐름이 방해받지만, 교류전류는 저항(R), 정전용량(C), 인덕턴스(L)에 의해 흐름이 방해를 받는다. 교류전류에서 저항 이외의 전류를 방해하는 저항성분을 리액턴스라 하며 인덕턴스에 의한 리액턴스를 유도 리액턴스(inductive reactance, X_L)라 하고, 정전용량에 의한 리액턴스를 용량 리액턴스(capacitative reactance, X_C)라 한다.

13) 임피던스(impedance)

임피던스(Z) 또는 온저항은 코일, 축전기 또는 콘덴서 및 저항을 포함함 전기회로 내에서 교류전류가 흐를 때의 전류의 흐름을 방해하는 정도를 나타내는 양으로, 전류에 대한 전압의 비율이다. 단위는 Ω(ohm)을 사용한다. 직류회로에서는 전압과 전류의 비는 저항(R)과 같다. 그러나 교류회로에서는 저항(R) 외에도 유도 리액턴스(X_L)와 용량 리액턴스(X_C)가 복합적으로 작용하여 임피던스를 구성한다.

14) 전기화학당량(electrochemical equivalent, ECE)

전극반응에서 1 C의 전하가 전극과 용액의 경계면을 통해 이동하는 것에 의해 석출 또는 용해하는 원자 또는 원자단(radical)의 그램 수를 그 원자 또는 원자단의 전기화학당량이라 한다. 즉, 전해질에서 1 C의 전기량으로 석출되는 물질의 양을 전기화학당량이라 한다.

참고문헌

Alon G : Principles of Electrical Stimulation. In. Clinical Electrotherapy. Roger M. Nelson RM, Hayes KW, Currier DP (Ed), 3rd ed., Appleton & Lange, Norwalk, p. 55-139, 1999.

Benedek GB, Villars FMH : Physics with Illustrative Examples from Medicine and Biology. Vol 3. Electricity and Magnetism. Addison-Wesley, Reading, p. 557-622, 1979.

Binder SA : Applications of Low-and High-Voltage Electrotherapeutic Currents. In : Electrotherapy. Wolf SL (Ed), Churchill Livingstone, New York, p. 1-24, 1981.

Cook TM : Instrumentation. In : Clinical Electrotherapy. Nelson RM, Currier DP (Ed). Appleton-Century-Crofts, East Norwalk, p. 11-15, 1987.

Forster A, Palastanga N : Clayton's Electrotherapy : Theory & Practice. 9th ed., Balliere Tindall, London, p. 1-39, 1984.

Griffin JE, Karselis TC : Physical Agents for Physical Therapists. 3rd ed., Charles C Thomas, Springfield, p. 297-313, 1988.

Laperdes DN : McGraw-Hill Dictionary of Scientific and Technical Terms. 2nd ed., McGraw-Hill Book Co, New York, 1978.

Low J, Reed A : Physical Principles Explained. Butterworth Heinemann, London, p. 35-113, 1994.

Low J, Reed A : Electrotherapy. Butterworth Heinemann, London, p. 1-11, 1990.

Matsuo DY, Nemoto I, Minamitani HY, Uchiyama AH : Electronic Engineering in Clinical Engineering. Corona Publishing, Tokyo, p. 193-210, 1991.

Mebreteab TA : Therapeutic Electricity. In : Physical Agents : A Comprehensive Text for Physical Therapists. Hecox B, Mehreteab TA, Weisberg J (Ed), Appleton & Lange, Norwalk, p. 255-272, 1994.

Nolan TP : Electrotherapeutic Modalities : Electrotherapy and Iontophoresis. In. Modalities for Therapeutic Intervention. Michlovitz SL, Nolan TP (Ed), 4th ed., F A Davis, Philadelphia, p. 97-121, 2005.

Papatheofanis FJ : Bioelectromagnetics: Biophysical Principles in Medicine and Biology. Karger, Basel, p. 5-19, 1987.

Patterson RP : Instrumentation for Electrotherapy. In : Therapeutic Electricity and Ultraviolet Radiation. Stillwell GK (Ed), 3rd ed., Williams & Wilkins, Baltimore, p. 65-108, 1983.

Prentice WE : Basic Principles of Electricity. In : Therapeutic Modalities for Physical Therapists. Prentice WE (Ed), 2nd ed., McGraw-Hill, New York, p. 51-71, 2002.

Ray CD : Principles of Electricity and Electronics. In : Medical Engineering. Ray CD (Ed), Year Book Medical Publishers, Chicago, p. 861-892, 1974.

Robinson AJ : Basic Concepts and Terminology in Electricity. In : Clinical Electrophysiology, Electrotherapy and Electrodiagnostic Testing. Snyder-Mackler L, Robinson AJ (Ed). Williams and Wilkins, Baltimore, p. 1-8, 1987.

Selkowitz DM : Electrical Currents. In : Physical Agents in Rehabilitation. From Research to Practice. Cameron MH (Ed), W B Saunders, Philadelphia, p. 345-427, 1999.

Scott BO : The Principles and Practice of Electrotherapy and Actinotherapy. William Heinemann, London, p. 10-26, 1959.

Section on Clinical Electrophysiology, American Physical Therapy Association : Electrotherapeutic Terminology in Physical Therapy. Section on Clinical Electrophysiology, American Physical Therapy Association. Alexandria, 1990.

Shriber WS : A Manual of Electrotherapy. 4th ed., Lea & Febiger, Philadelphia, p. 73-91, 1975.

ter Haar G : Electrophysical and Thermal Principles. In : Electrotherapy. Evidence-Based Practice. Kitchen S (Ed), 11th ed., Churchill Livingstone, Edinburgh, p. 3-30, 2002.

Watkins AL : A Manual of Electrotherapy. 2nd ed., Lea & Febiger, Philadelphia, p. 77-94, 1962.

제 03 장

의용전류

1 의용전류

의용전류(electrotherapeutic current)란 치료목적으로 사용하는 전류를 지칭하는 일반적인 용어이다. 의용전류는 직류전류, 교류전류, 맥동전류로 나눈다.

1.1. 직류전류

직류전류(direct current, DC)는 전자의 흐름이 변하지 않고 계속 한 방향으로 흐르며 전류의 크기도 항상 일정한 전류이다. 직류전류는 약 1초 또는 그 이상 한 방향으로 일정하게 흐르는데 만약 1초 이하, 특히 몇 ms 이하일 때에는 직류전류라 하지 않고 대신 맥동전류라 한다. 직류전류는 평류전류(smooth current), 연속전류(constant, unidirectional current), 갈바니전류(galvanic current)라고도 부르지만 직류전류라는 용어가 적합하다.

1) 연속 직류전류(continuous direct current)

연속 직류전류(constant direct current, CDC)는 크기와 방향이 변하지 않고 일정하게 흐르는 전류이다(그림 3-1).

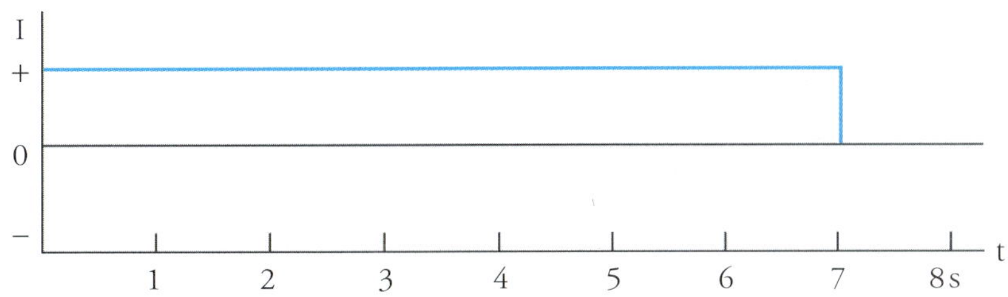

그림 3-1 연속직류전류

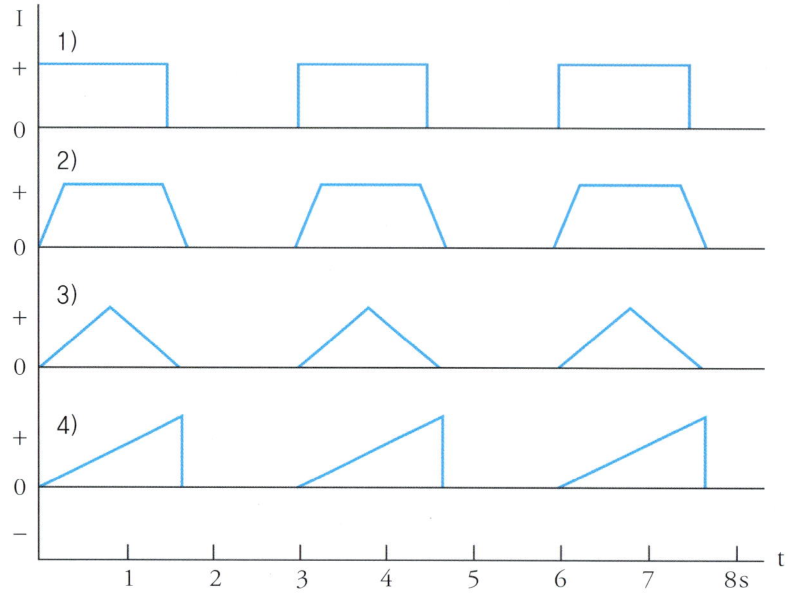

1) 직사각형, 2) 부등사변형, 3) 삼각형, 4) 톱니형

그림 3-2 단속 직류전류의 여러 가지 형태

2) 변조 직류전류(modulation direct current)

치료목적에 따라 직류전류를 단속변조, 경사변조, 역전 변조하여 사용한다.

(1) 단속 직류전류(interrupted direct current)

단속변조는 전류를 통전, 비통전 시키는 시간 변조방법이다. 단속변조한 직류전류를 단속 직류전류(interrupted direct current, IDC)라 한다. 단속 직류전류의 정점강도에 도달하는 시간을 변화시키는 경사변조를 이용하여 직사각형(rectangular), 부등사변형(trapezoid), 삼각형(triangular), 톱니형(saw-tooth) 형태로 사용한다(그림 3-2). 단속 직류전류는 순간적으로 또는 느리게 정점강도에 도달하여 일정기간 유지하다가 순간적으로 또는 느리게 강도가 떨어진다. 대개 1초 또는 그 이상 직류전류가 흐르게 한 다음 1초 또는 그 이상 전류가 흐르지 못하도록 차단하여 직류전류를 단속시키는 것이다. 오늘날 맥동전류의 광범위한 이용으로 단속직류전류는 탈신경근육의 전기자극과 전기진단을 제외하고는 많이 사용되지 않고 있다.

(2) 역전 직류전류(reversed direct current)

역전 직류전류는 1초 이상 양 위상에서 직류전류를 흐르게 한 다음 부호를 바꾸어 1초 이상 음위상에서 직류전류를 흐르게 하는 변조방법이며, 역전 경사변조 직류전류는 진폭증감속도를 변조한 전류이다. 탈분극 직류전류(depolarized DC)는 한쪽 위상에 약간 편향되어 1초 이상 전류를 흐르게 하는 변조방법이다(그림 3-3). 역전 직류전류는 전기화학 화상과 피부자극이 적다.

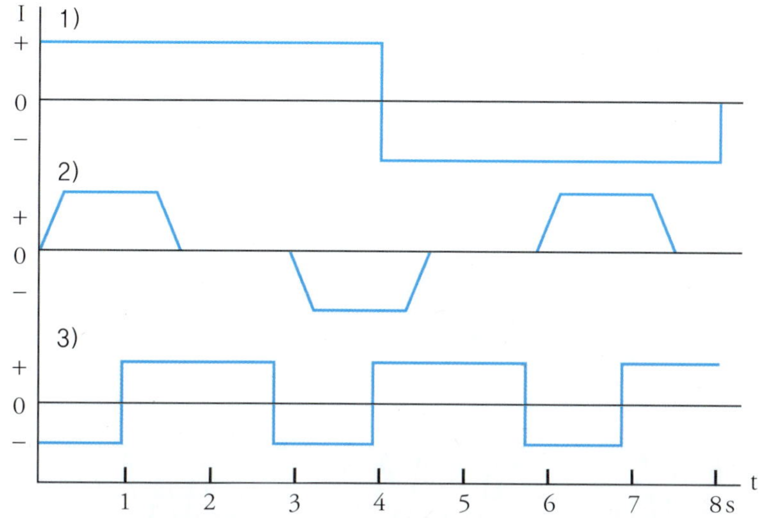

1) 역전 직류전류, 2) 역전 경사변조 직류전류, 3) 탈분극 직류전류

그림 3-3 역전 직류전류의 여러 가지 형태

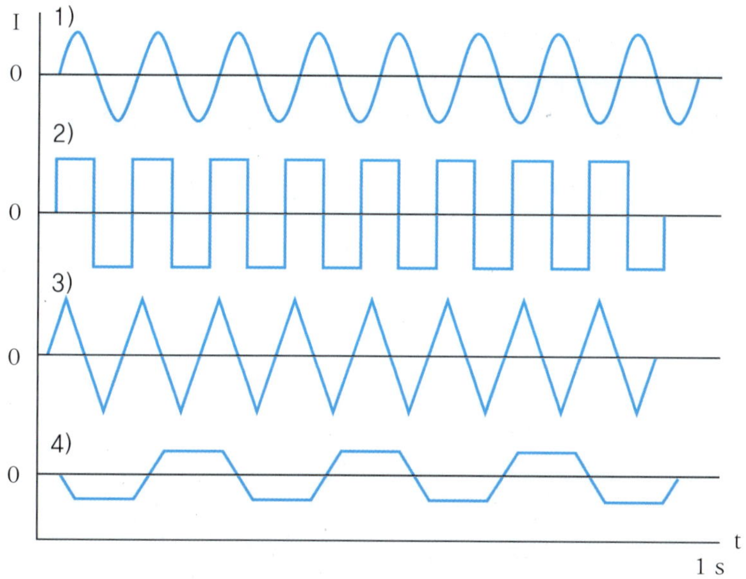

1) 정현, 2) 직사각형, 3) 삼각형, 4) 부등사변형

그림 3-4 대칭 교류전류

1.2. 교류전류

교류전류(alternating current, AC)는 전자의 흐르는 방향과 전류의 크기가 일정한 주기에 따라 연속적으로 바뀌는 전류이다. 발전기는 두 단자 사이에 진동전위를 발생시키며, 이 전위는 주기(period) 동안 완전한 한 순환의 진동을 하게 되어 전류의 방향 및 크기가 변한다. 교류전류는 대칭 교류전류, 비대칭교류전류, 변조 교류전류로 구분한다.

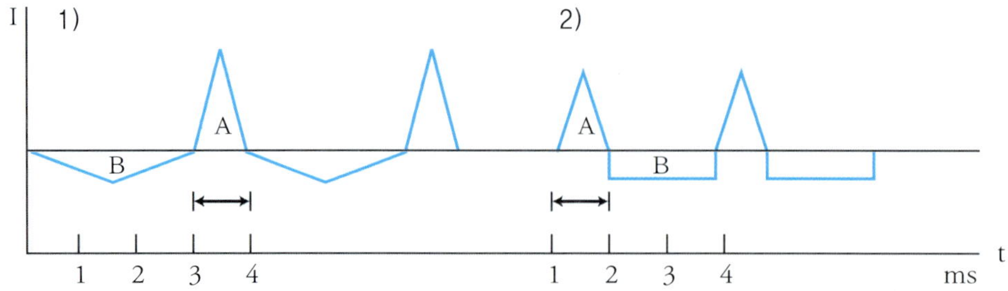

1) 전형적인 감응전류, 2) 변형 감응전류

그림 3-5 비대칭 교류전류

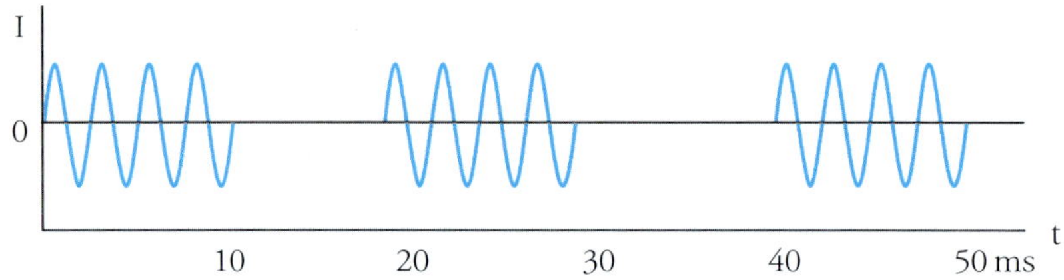

그림 3-6 시간변조 교류전류

1) 대칭 교류전류(symmetrical AC)

대칭 교류전류는 양위상과 음위상의 형태가 동일한 교류전류이다. 전형적인 교류전류는 정현 교류전류(sine, sinusoidal AC)이다. 그러나 경사변조를 이용하여 직사각형, 부등사변형, 삼각형, 톱니형 등으로 변형시켜 사용한다(그림 3-4).

2) 비대칭 교류전류(asymmetrical AC)

비대칭 교류전류는 양위상과 음위상의 형태가 다른 교류전류이다. 전하의 양은 같거나 다를 수 있다. 비대칭 교류전류는 경사변조를 별로 사용하지 않는다. 대표적인 비대칭 이상 교류전류는 감응전류(faradic current)이다. 과거에는 비대칭 이상파를 감응전류로 부를 만큼 전형적인 비대칭 이상파이다. 감응전류자극기는 주파수를 1~60 Hz에서 선택하여 사용하나 위상기간은 고정되어 있다. 감응전류는 두 위상의 기간이 서로 다르다. 전형적인 감응전류는 첫 번째 위상(B)은 강도가 낮고 기간이 3 ms로 길며, 두 번째 위상(A)은 강도가 높고 기간이 1 ms로 매우 짧다. 1 ms의 위상기간을 가지는 두 번째 위상이 조직을 흥분시키는 생리학적인 효과를 나타낸다(그림 3-5).

3) 변조 교류전류(modulated alternating current)

① 시간변조 교류전류(time modulation AC)

시간변조 교류전류는 정현 교류전류를 수 ms동안 통전시키고 수 ms동안 비통전 시켜 다상파 교류전류를 발생시킨다(그림 3-6). 이러한 변조를 단속변조 또는 돌발(burst)변조라고 한다. 주로

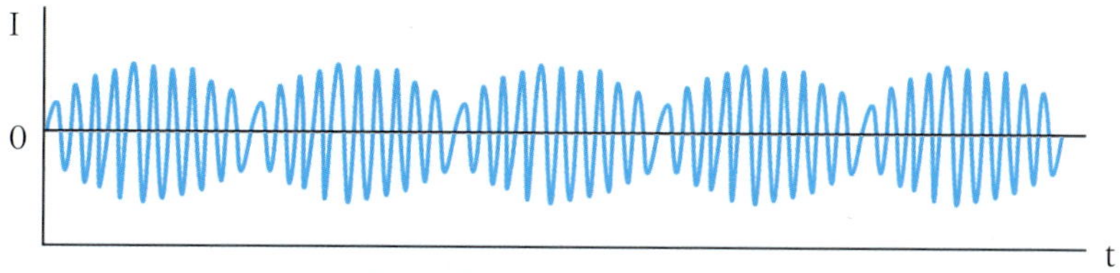

그림 3-7 진폭변조 교류전류

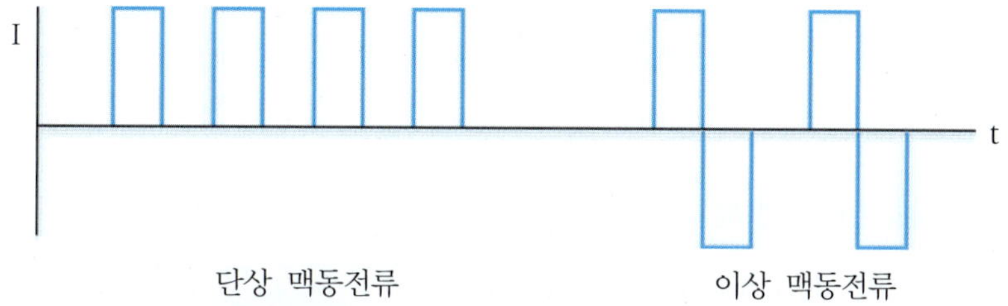

그림 3-8 단상 맥동전류와 이상 맥동전류

2,500 Hz의 교류전류를 돌발변조하며 흔히 러시아전류(Russian current)라고 부른다.

② 진폭변조 교류전류(amplitude modulation AC)

주파수가 다른 두개 이상의 정현 교류전류를 교차 통전시키면 진폭이 변조되는 정현전류가 생성된다(그림 3-7). 주로 4,000 Hz대의 교류전류를 진폭변조하며 흔히 간섭전류(interferential current)라 한다.

1.3. 맥동전류

맥동전류(pulsed current)는 한 방향으로 흐르거나 또는 방향이 전환되는 전류가 주기적으로 단절되는 전류로 개개의 맥동기간이 몇 ms 또는 몇 μs 정도로 매우 짧게 단속되는 전류이다(그림 3-8). 맥동(pulse)이란 파형과 관계없이 비교적 짧은 시간동안 신호가 나타나는 것을 말한다. 맥동전류를 단속직류전류나 단속교류전류라는 말로 부르는 것은 적절한 용어가 아니다.

맥동전류에서는 위상기간(phase duration), 맥동기간(pulse duration), 위상간 간격(inter-phase interval), 맥동간 간격(interpulse interval), 강도증감속도(rise and decay rate) 등에 따라 형태가 다양하고 생리학적 반응이 서로 다르기 때문에 개개의 맥동 특성을 파악해야 한다.

2 맥동전류와 교류전류의 파형특성

2.1. 파형

의용전류는 단상파, 이상파, 다상파의 3가지 기본 파형(wave form)이 있다.

2.2. 위상

1) 단상파(monophasic wave)

단상파는 각 맥동마다 한 개의 위상(phase)이 형성되는 전류를 말하며, 음이나 양의 어느 쪽이던지 한 방향으로만 전류가 흐르고 위상이 한 개만 형성된다.

단상파는 정사각형(square), 직사각형, 부등사변형, 삼각형, 톱니형, 짝정점(twin peak), 원형(round), 지수함수 점증(exponential) 등 다양하게 형태를 변형시킬 수 있으며(그림 3-9) 방향을 역전시킬 수도 있다. 역동전류(diadynamic current, DDC)에서는 정현 교류전류를 반파장 및 완파장으로 정류한 원형 단상파를 다양하게 변조한다. 교류전류에서는 단상파라는 용어를 사용하지 않는다.

2) 이상파(biphasic wave)

이상파는 각 맥동마다 한 개의 위상과 반대방향에서 또 하나의 위상이 형성되는 전류를 말하며, 파형은 대칭과 비대칭 형태로 구분한다.

(1) 대칭 이상파(symmetric biphasic wave)

① 대칭 이상파(symmetric biphasic wave)

대칭 이상파는 두 위상의 형태와 전하량이 똑같은 파형이다(그림 3-10). 대칭 이상파는 강도, 위상기간, 강도증감 속도에 따라 정사각형, 직사각형, 정현, 삼각형 등 여러 가지 형태로 변조할 수 있다.

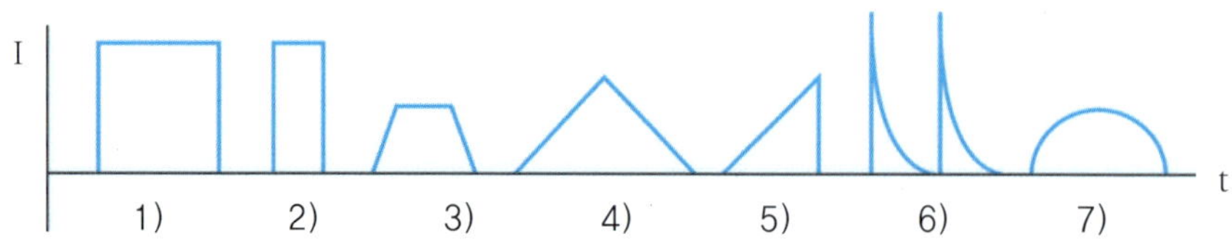

1) 정사각형, 2) 직사각형, 3) 부등사변형, 4) 삼각형, 5) 톱니형, 6) 짝정점, 7) 원형

그림 3-9 단상파의 여러 형태

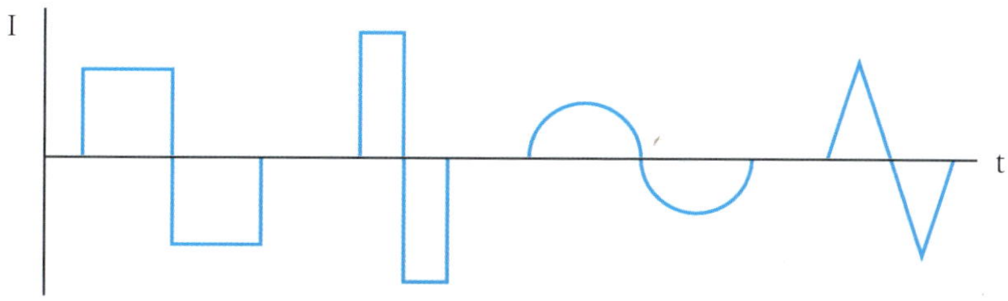

1) 정사각형, 2) 직사각형, 3) 정현, 4) 삼각형

그림 3-10 대칭 이상파의 여러 가지 파형

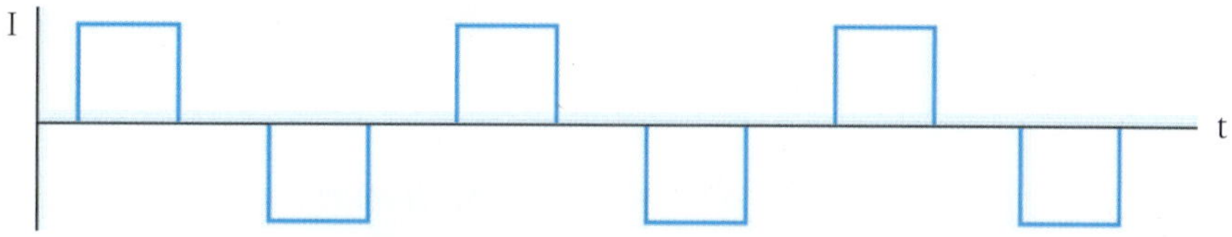

그림 3-11 교대 대칭 이상파의 파형

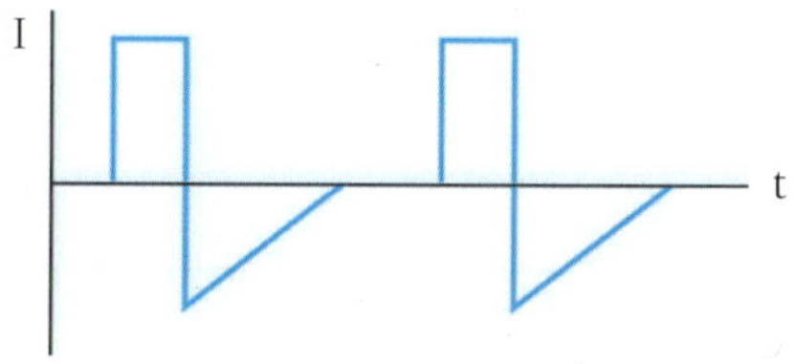

그림 3-12 균형 비대칭 이상파

② 교대 대칭 이상파(alternating symmetric biphasic wave)

교대 대칭 이상파는 일정한 간격을 두고 한 개의 위상을 형성하는 단일한 맥동이 규칙적으로 유발되는 파형이다. 20~50 Hz 정도의 중간 주파수에서는 효과가 대칭 이상파와 같다(그림 3-11).

(2) 비대칭 이상파(asymmetric biphasic wave)

비대칭 이상파는 두 위상의 형태가 다른 파형으로 위상 전하량에 따라 균형파와 불균형파로 나눈다.

① 균형 비대칭 이상파(balanced asymmetric biphasic wave)

균형 비대칭 이상파는 두 위상의 형태는 다르지만 두 위상의 전하량이 똑같은 파형이다(그림 3-12).

② 불균형 비대칭 이상파(unbalanced asymmetric biphasic wave)

불균형 비대칭 이상파는 두 위상의 형태와 위상의 전하량이 서로 다른 파형이다(그림 3-13). 전형적인 비대칭 이상파로 감응전류(faradic current)를 들 수 있고 변형 정사각형, 변형 직사각형, 변형

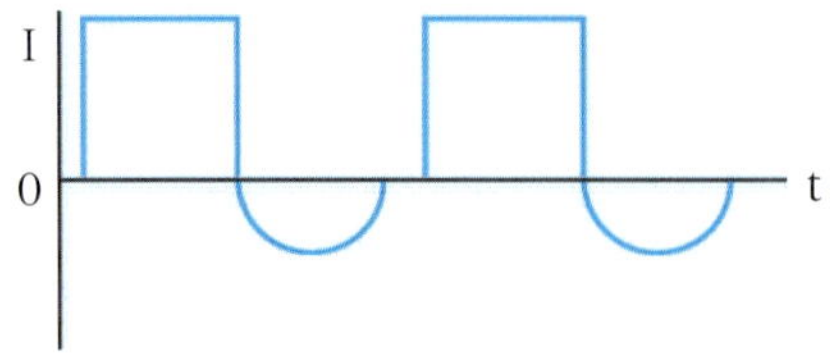

그림 3-13 불균형 비대칭 이상파

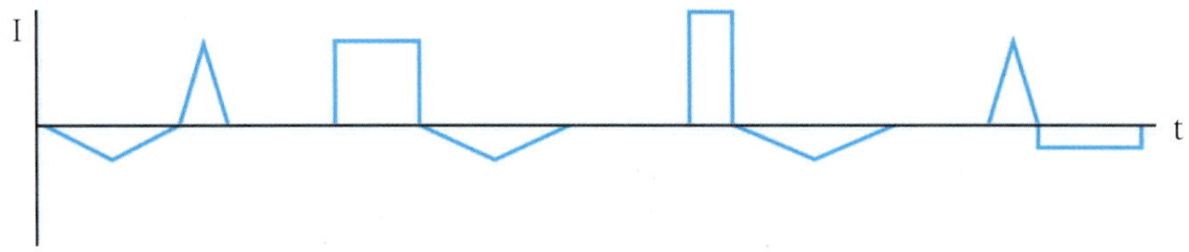

1) 감응전류, 2) 변형 정사각형, 3) 변형 직사각형, 4) 변형 가시

그림 3-14 불균형 비대칭 이상파의 여러 가지 형태

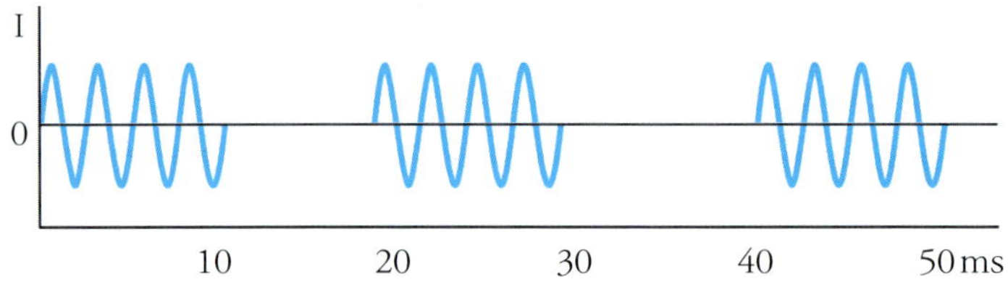

그림 3-15 다상파

삼각형(spike) 등 다양한 형태의 비대칭 이상파가 있다(그림 3-14).

3) 다상파(polyphasic wave)

다상파는 하나의 맥동에 위상이 3개 또는 그 이상 형성되는 파형이다(그림 3-15). 시간변조 교류전류인 러시아전류, 경피신경전기자극, 돌발맥동전자장자극 등에서 볼 수 있다.

3 맥동전류와 교류전류의 시간특성

예전에는 위상(phase)보다는 맥동(pulse)이라는 용어를 기본개념으로 사용하여 왔다. 단상파에서는 위상과 맥동을 같은 개념으로 사용해도 되지만, 대칭 이상파에서는 두 위상을 구분해야하고, 비대칭 이상파에서는 두 위상의 특성을 인식해야 한다. 다상파 전류는 대칭 이상파 맥동이 여러 개가 모여 이루어진 것으로 전기생리학 및 임상적 측면에서 단일 위상이 기본단위가 된다. 따라서 파형, 맥동전류 등과 관계없이 위상기간, 맥동기간 등의 기본적인 특성을 알고 있어야 한다.

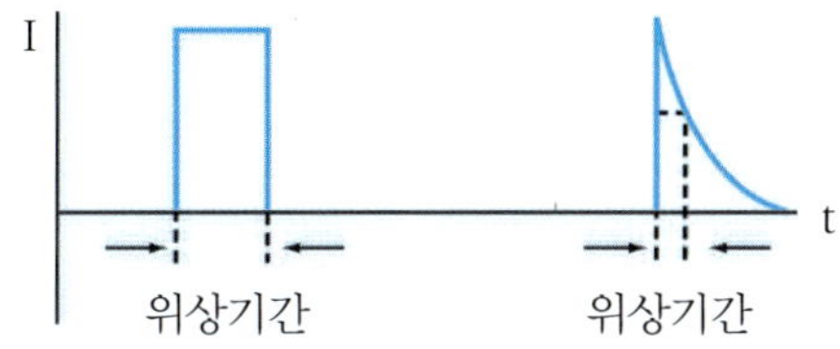

그림 3-16 단상파의 위상기간

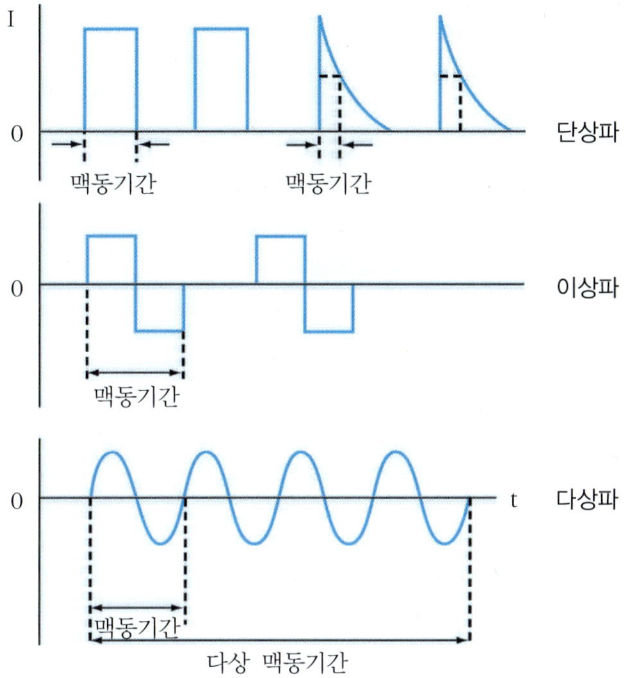

그림 3-17 여러 파형에서의 맥동기간

3.1. 위상기간

위상(phase)은 맥동전류와 교류전류에서 전류가 0선을 떠나서 0선으로 되돌아오기 까지를 말하며, 이 기간을 위상기간(phase duration)이라 한다(그림 3-16). 전기자극기에서는 대개 μs 또는 ms를 단위로 한다.

3.2. 맥동기간

맥동기간(pulse duration)은 한 개의 맥동이 시작하여 끝날 때까지의 기간이다. 전기자극기에서는 대개 μs 또는 ms를 단위로 한다. 흔히 맥동폭(pulse width) 또는 맥동시간(pulse time)이라 표현하기도 한다.

단상파에서의 맥동기간은 위상기간과 같으며, 이상파에서는 한 맥동의 두 위상기간을 합한 기간이

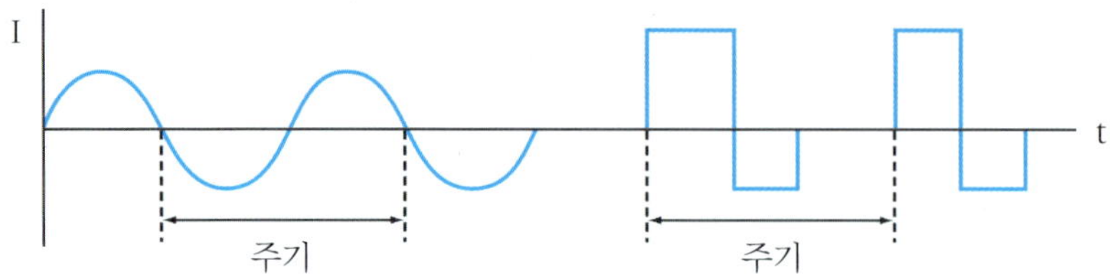

그림 3-18 교류전류와 맥동전류의 주기

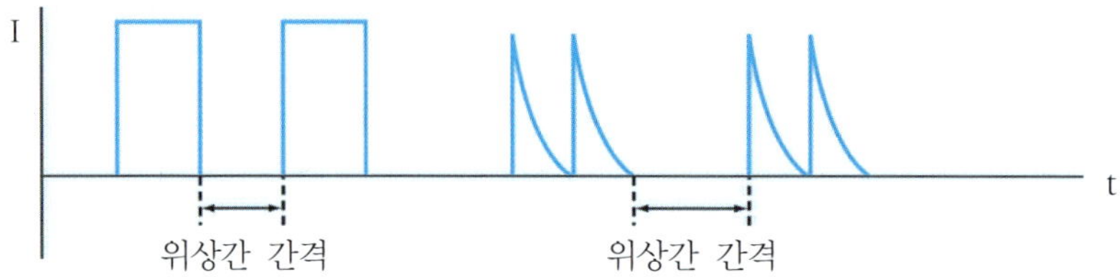

그림 3-19 위상간간격

다. 다상파에서는 맥동 전체의 기간을 다상 맥동기간(polyphasic pulse duration)이라한다(그림 3-17). 다상파에서는 다상 맥동기간이 아니라 단일 위상이 흥분에 관여한다. 교류전류에서는 맥동기간을 주기라는 용어로 사용하기도 한다.

3.3. 주기

주기(period)는 전류가 한 위상에서 0선을 떠나 기본선에 도달한 다음 방향을 반대쪽 위상으로 바꾸어 다시 0선에 도달하는데 걸리는 시간이다(그림 3-18). 교류전류는 두 단자 사이에 진동전위를 발생시키며 이 전위는 전류의 방향 및 크기가 변하면서 주기 동안 완전한 한 순환(cycle)의 진동을 하게 된다. 교류전류의 주기는 순환기간(cycle duration)에 해당된다.

맥동전류에서 주기는 맥동기간과 맥동간 간격을 합한 시간과 같다. 직류전류에서는 주기라는 용어를 사용하지 않는다.

3.4. 위상간 간격

위상간 간격(interphase interval)은 위상과 위상 사이의 간격이다(그림 3-19). 위상간 간격은 맥동간 간격을 초과할 수 없다.

3.5. 맥동간 간격

1) 맥동간 간격(interpulse interval)

맥동간 간격은 맥동과 맥동 사이의 간격이다. 맥동간 거리(interpulse spacing), 휴지기(rest period)라고도 하며 μs를 단위로 한다. 단상파와 이상파에서의 맥동간 간격은 한 맥동이 끝난 기간부터 다음 맥동이 시작되기까지의 간격이다(그림 3-20).

맥동간 간격의 기간은 각 맥동의 기간과 초당 맥동 수에 따라 결정된다. 일반적으로 주파수가 같은 조건에서는 맥동간 간격이 돌발간 간격보다 크고 총 전류량은 낮다. 최근 대부분의 전기자극기는 위상기간, 맥동기간, 맥동간 간격을 마음대로 선택할 수 있도록 제작되고 있으며 보통 맥동간 간격을 1~999 ms의 범위에서 선택할 수 있도록 만들었다.

2) 돌발간 간격(interburst interval)

다상파는 실제로 10~25개의 이상파가 모여서 이루어진 것으로 변조 정현파(modulated sine wave)라고 하며 다상파 맥동을 흔히 맥동돌발(burst of pulse)이라고 부른다. 다상파의 연속되는

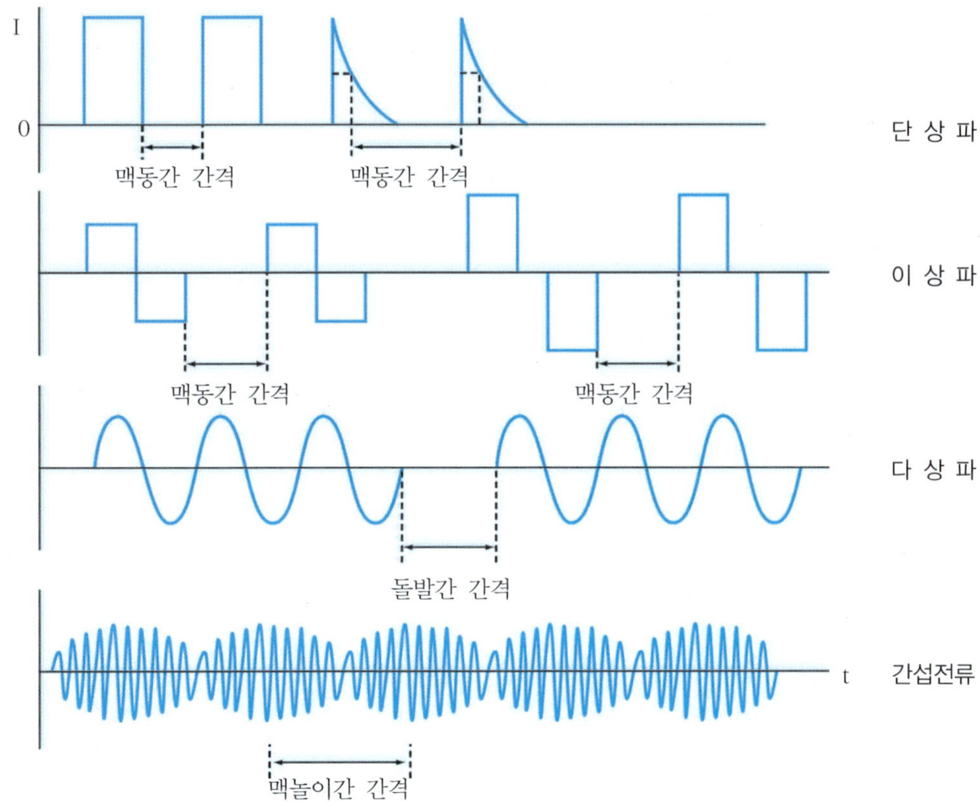

그림 3-20 여러 가지 파형에서의 맥동간 간격

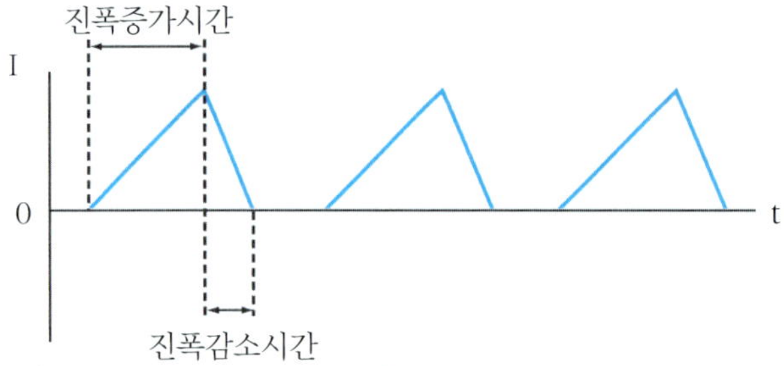

그림 3-21 진폭증가시간과 진폭감소시간

맥동 사이에서는 맥동간 간격이 없고 다상맥동이 끝난 시기부터 다음 다상맥동이 시작되기까지의 간격을 돌발간 간격(interburst interval)이라 한다(그림 3-20). 돌발간 간격(interburst spacing), 휴지기(rest period)라고도 하며 ms를 단위로 한다.

3) 맥놀이간 간격(interbeat interval)

간섭전류에서는 효과 맥동인 한 맥놀이(beat)의 중심부에서 다음 맥놀이의 중심부까지가 맥동간 간격에 해당되며 이를 맥놀이간 간격이라 한다(그림 3-20).

3.6. 진폭 증감속도

진폭 증감속도(rise-decay rate)는 진폭 증가시간과 감소시간으로 구분한다.

1) 증가시간(rise time)

증가시간은 한 위상에서 전류가 0선을 떠나서 정점진폭에 도달하는데 걸리는 시간이다(그림 3-21).

2) 감소시간(decay time)

감소시간은 한 위상에서 정점진폭에 도달한 전류가 0선으로 되돌아오는데 걸리는 시간이다(그림 3-21).

3.7. 주파수와 맥동빈도

1) 주파수(frequency)

주파수(f, υ)는 교류전류의 위상이 양과 음으로 완전히 한 쌍을 반복한 순환(cycle)이 단위시간 (t, 1s) 동안에 나타난 수(n)이다. 순환의 기간을 주기(period)라 한다. 단위는 Hz(Hertz), cps(cycle per second)이다.

$$f = \frac{n}{t} \quad (Hz, cps)$$

2) 맥동빈도(pulse frequency)

맥동빈도는 단위 시간 당 맥동의 수이다. 맥동률(pulse rate)이라고도 한다. 단위는 pps(pulses per second)이다. 맥동전류에서 사용한다.

3) 돌발빈도(burst frequency)

돌발빈도는 단위 시간 당 돌발의 수를 말하며 단위는 bps(burst per second)이다. 러시아전류, 돌발 경피신경전기자극 등과 같은 시간변조 교류전류에서 사용한다.

4) 맥놀이빈도(beat frequency)

맥놀이빈도는 단위 시간 당 맥놀이의 수를 말하며 단위는 bps(beat per second)이다. 진폭변조 교류전류인 간섭전류에서 사용한다.

맥동전류, 시간변조 교류전류, 진폭변조 교류전류는 개개의 맥동이 갖는 위상의 수와 관계없이 맥동의 수에 따라 흥분반응을 일으킨다. 예를 들면 50 pps의 단상 맥동전류, 50 pps의 이상 맥동전류, 50 bps의 시간변조 교류전류, 50 bps의 진폭변조 교류전류는 모두 비슷한 양상의 강축을 유발시킨다.

5) 주파수와 맥동기간과의 관계

교류전류의 주파수는 맥동기간과 반비례 관계를 이루고 있다(그림 3-22). 주파수가 낮으면 위상기간과 맥동기간이 길고 주파수가 높으면 위상기간 및 맥동기간이 짧아진다. 교류전류의 맥동기간은 단위 시간(1 s)을 주파수로 나누어 구하고, 위상기간은 맥동기간을 반으로 나누어 구한다(표 3-1). 3

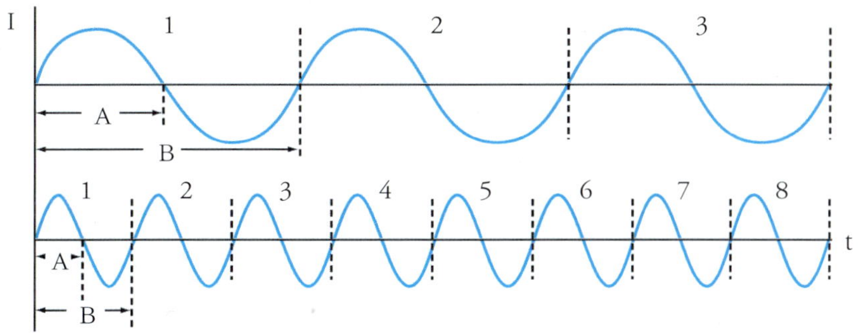

그림 3-22 연속 정현전류의 주파수와 맥동기간과의 관계. 위상기간(A), 맥동기간(B)

표 3-1. 교류전류의 주파수에 따른 맥동기간, 위상기간

주파수	단위시간	주파수	맥동기간(ms)		위상기간(ms)
Hz	ms		ms		ms
10	1000	/10	= 100	/2	= 50
50	1000	/50	= 20	/2	= 10
100	1000	/100	= 10	/2	= 5
2500	1000	/2500	= 0.4	/2	= 0.2
4000	1000	/4000	= 0.25	/2	= 0.125

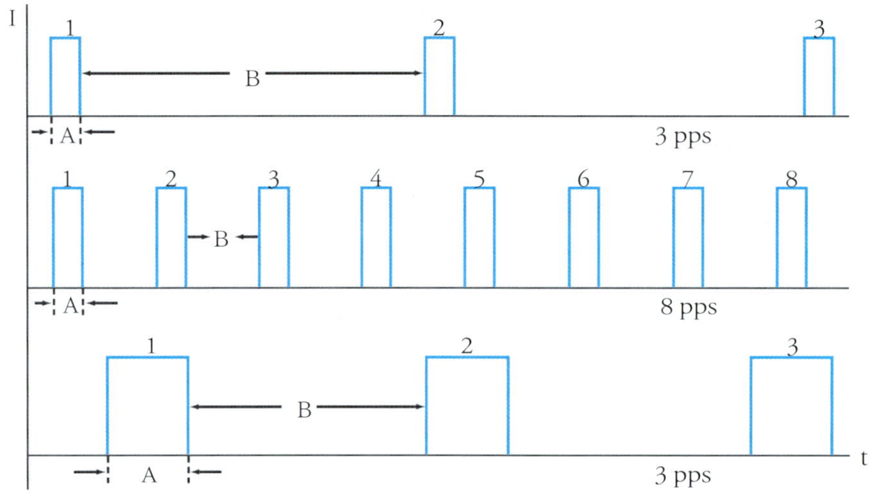

위상 및 맥동기간(A), 맥동간 간격(B), 맥동주기(A+B)

그림 3-23 맥동전류의 맥동빈도와 맥동기간과의 관계

Hz의 정현 교류전류에서 한 위상기간(A)이 166.67 ms이고 주기, 즉 맥동기간(B)이 333.33 ms이며, 8 Hz의 경우 한 위상기간(A)이 62.5 ms이고 주기(B)가 125 ms이다.

그러나 맥동전류는 맥동빈도에 관계없이 위상기간, 맥동기간, 맥동간간격 등을 다양하게 조절할 수 있다. 3 pps의 단상 맥동전류에서 맥동기간을 10 ms로 설정하면 맥동간 간격이 323.33 ms가 되고, 맥동기간을 100 ms로 설정하면 맥동간 간격이 233.33 ms가 되며, 8 pps의 경우 맥동기간을 10 ms로 설정하면 맥동간 간격이 115 ms가 된다(그림 3-23). 즉, 맥동빈도와 맥동기간의 반비례관계를 무시할 수 있다.

4 맥동전류와 교류전류의 강도특성

4.1. 진폭

진폭(amplitude, I)은 전류 또는 전압의 크기를 말한다. 전하 매 맥동(charge per pulse) 또는 강도(intensity)라는 말과 같이 사용하기도 하지만 강도는 모든 파형에 다 사용할 수 없다. 전류의 강도를 전기 에너지 양으로 본다면 전압으로 표현하고 강도라 할 수 있지만 의용전류의 다양한 파형에 모두 강도를 적용할 수 없어 정점진폭, 효과전류 등의 개념을 사용한다.

1) 정점진폭(peak amplitude)

위상의 가장 높은 지점을 위상정점(peak phase)이라 하며 위상정점에 도달하는 최대 진폭(maximun amplitude, I_{max})을 정점진폭이라 한다(그림 3-24). 생리학적으로 정점진폭은 0에서 한 위상의 정점까지로 정한다. 따라서 정점전류진폭은 총 전류강도와 구분된다. 정점진폭은 흔히 진폭(amplitude) 또는 위상강도(phase intensity)라고 표현하며, 정점전류강도(peak current intensity)라고도 한다. 단상파에서는 위상 정점강도와 맥동 정점강도를 같은 용어로 사용할 수 있다.

2) 정점-정점진폭(peak-to-peak amplitude)

정점-정점진폭은 두 위상 사이에서 형성되는 최대강도이다(그림 3-25). 이상파나 교류전류에서는 각 맥동마다 위상정점을 가지게 됨으로 최대 양 위상 값과 최대 음위상의 정점진폭을 측정한다. 전자공학적으로 두 위상의 정점 진폭은 서로 다르며 정점-정점진폭으로 측정한다. 정점-정점진폭을 강

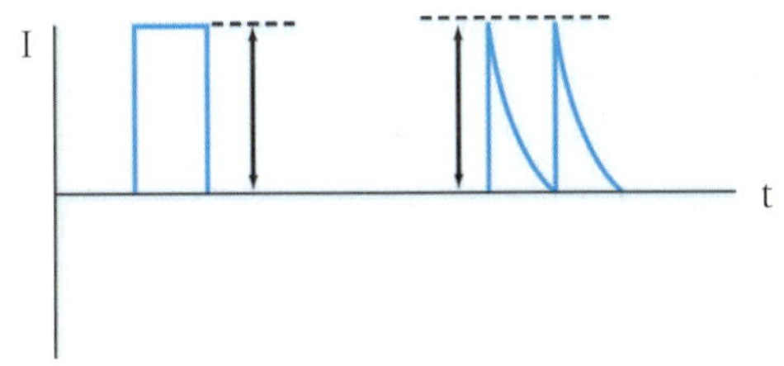

그림 3-24 정점진폭

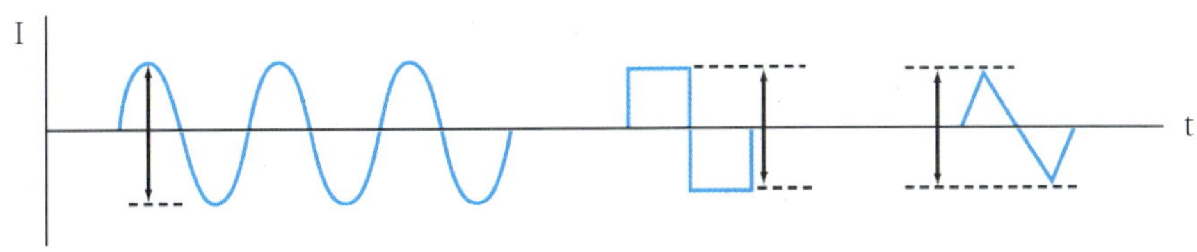

그림 3-25 정점-정점진폭

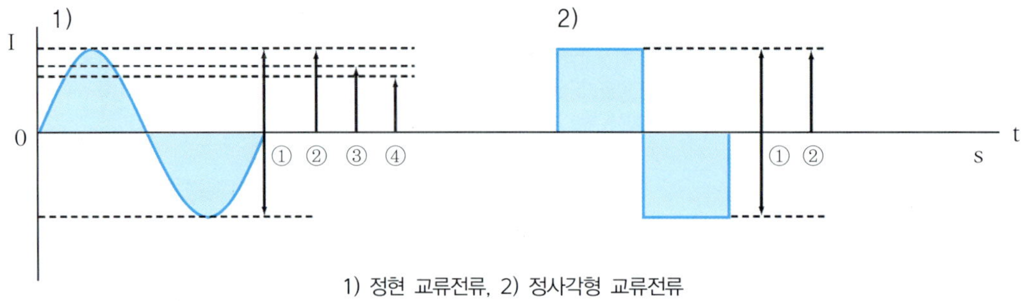

1) 정현 교류전류, 2) 정사각형 교류전류
① 정점-정점전류, ② 정점전류, ③ 실효값전류, ④ 평균전류.

그림 3-26 교류전류의 진폭 특성

도로 표현해서는 안 된다.

3) 실효값진폭(root-mean-square, RMS amplitude, I_{RMS})

실효값진폭(I_{RMS})은 조직에 전달되는 효과전류 또는 효과전압의 크기이다. 실효값전류(RMS current, RMS_A)는 1초 동안 발생된 모든 위상의 전하를 합한 절댓값으로 단위는 C/s, 즉 mA를 사용한다.

(1) 교류전류의 실효값전류(I_{RMS} of AC)

교류는 직류와 달리 전류나 전압의 진폭이 일정하지 않고 시간에 따라 주기적으로 변화하기 때문에 어느 순간의 전압이나 전류의 방향과 세기는 알 수 있으나 전압이나 전류의 크기를 분명하게 나타내지 못한다. 따라서 동일한 저항으로 교류전류 및 직류전류를 따로 흐르게 하여 저항 속에서 소비되는 전력이 같을 때의 직류전류의 세기로 교류전류의 세기를 나타내며 이를 교류전류의 실효값(effective value)이라 한다.

두 위상의 전류크기의 평균값이 0인 정현 교류전류의 실효값전류는 최대진폭(I_{max})의 $1/\sqrt{2}$ (=0.707)로 구한다.

교류전류에서 정점-정점전류는 의미가 없다. 정현 교류전류는 정점전류가 1.0이라면 평균전류가 0.637이며, 실효값전류는 0.707이다. 정사각형 교류전류의 실효값전류는 정점전류와 같다(그림 3-26).

(2) 직류전류의 실효값전류(RMS_A of DC)

단위 시간(t) 동안 발생한 위상전하의 양(Q)이다.

$$I_{RMSA} = \frac{Q}{t} \quad (mA)$$

정점전류진폭(I) 4 mA로 전류를 통전시켰을 때 전하의 양이 0.004 C이므로 실효값전류는 4 mA

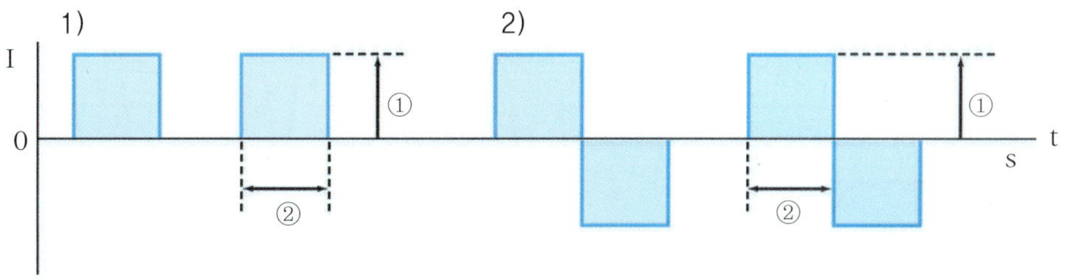

1) 단상 정사각형 맥동전류, 2) 이상 정사각형 맥동전류, ① 정점전류, ② 위상기간

그림 3-27 맥동전류의 진폭 특성

표 3-2. 맥동전류의 파형과 맥동빈도에 따른 실효값전류

파형, 맥동빈도	계산식			실효값전류
	Q(μC)	f(pps)	단위	(mA)
단상 맥동전류, 50 pps	10	x 50	x 10^{-3}	0.5
단상 맥동전류, 100 pps	10	x 100	x 10^{-3}	1
이상 맥동전류, 50 pps	10	x (2 x 50)	x 10^{-3}	1
이상 맥동전류, 100 pps	10	x (2 x 100)	x 10^{-3}	2

이다.

(3) 맥동전류의 실효값전류(RMS_A of PC)

맥동전류의 실효값전류(RMS_A)는 위상전하의 양(Q)을 1초 당 총 위상의 수(f)로 곱한 값이다.

$$I_{RMSA} = Q \times f(mA)$$

맥동전류의 위상전하량은 위상기간동안의 정점전류이다(그림 3-27). 단상 정사각형 맥동전류의 경우, 정점전류(I)가 50 mA이고, 위상기간이 200 μs인 경우 위상 전하량은 10 μC이다. 맥동빈도 50 pps일 때 실효값전류는 0.5 mA이나, 맥동빈도를 100 pps으로 올리면 실효값전류는 1 mA가 된다. 대칭 이상 정사각형 맥동전류의 경우, 위와 동일한 조건이라면 한 개의 맥동에 위상이 두 개이므로 실효값전류는 1 mA가 되고, 맥동빈도를 100 pps으로 올리면 실효값전류는 2 mA가 된다. 위상전하의 양은 10 μC으로 같으나 맥동빈도를 100 pps으로 올렸을 때 단상 맥동전류와 대칭 이상 맥동전류의 실효값전류는 각각 1 mA, 2 mA가 된다(표 3-2).

(4) 시간변조 정현 교류전류의 실효값전류(RMS_A of burst AC)

위상전하의 양(Q)을 1초 당 총 위상의 수(f)로 곱한 값이다. 2,500 Hz의 정현 교류전류는 위상기간이 200 μs, 단일 맥동기간이 400 μs이다. 50 bps로 돌발시키면 돌발기간이 10 ms, 돌발간간격 10 ms, 돌발기간 당 위상 수 50개가 형성된다(그림 3-28). 25 bps로 돌발시키면 돌발기간이 20 ms,

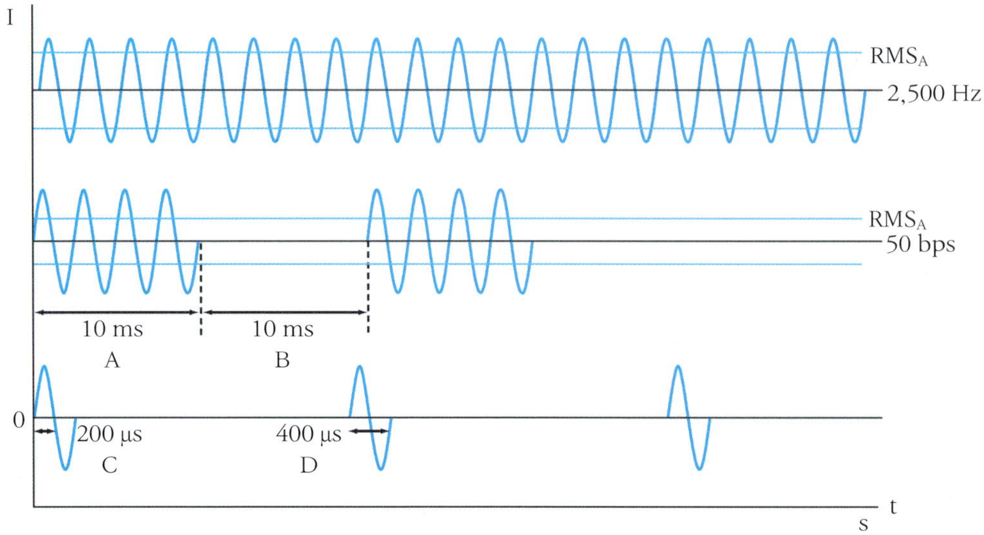

돌발기간(A), 돌발간격(B), 위상기간(C), 맥동기간(D)

그림 3-28 시간변조 교류전류의 실효값전류

표 3-3. 시간변조 정현 교류전류의 실효값전류

파형, 맥동빈도	계산식			실효값전류
	Q(μC)	f (Hz)	단위	(mA)
돌발 교류전류, 50 bps	6.37	x 2,500	x 10^{-3}	15.93
돌발 교류전류, 25 bps	6.37	x 2,500	x 10^{-3}	15.93

돌발간 간격 20 ms, 돌발기간 당 위상 수 100개로 변하지만 총 돌발시간과 총 돌발간 간격은 모두 500 ms이며 총 위상의 수도 2,500개가 나타난다. 따라서 정점전류 진폭(I)이 50 mA일 때 한 위상의 전하량은 6.37 μC이므로 2,500 Hz의 정현 교류전류는 돌발빈도와 관계없이 실효값전류가 15.93 mA가 된다(표 3-3).

5 맥동전류와 교류전류의 시간-강도의존 특성

5.1. 위상전하

위상전하(phase charge)는 각 맥동의 위상에서 조직으로 전달되는 전기의 량으로 전하량의 단위는 μC이다(그림 3-29). 단상파에서는 위상전하를 맥동전하로 부르기도 한다.

단상 정사각형 맥동전류의 위상전하의 양(Q)은 정점진폭(I)을 위상기간(t)으로 곱하여 구한다.

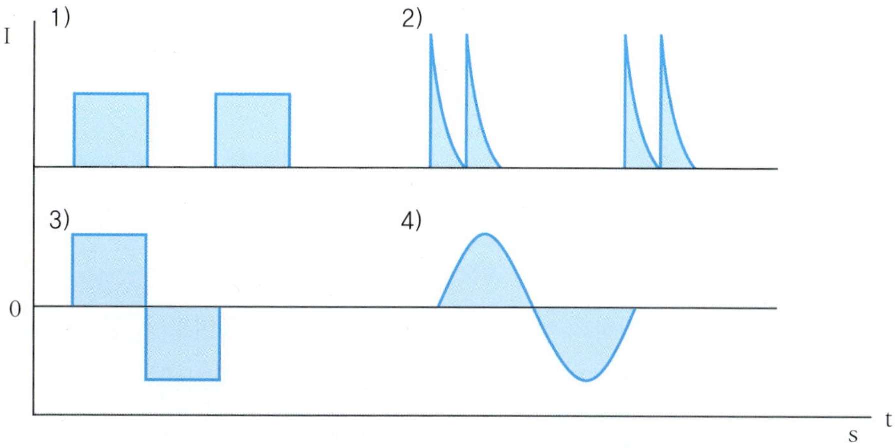

그림 3-29 단상 정사각형 맥동전류(1)
단상 짝정점파 맥동전류(2), 대칭 이상 정사각형 맥동전류(3), 정현 교류전류의 위상 전하(4).

표 3-4. 전류의 종류와 파형에 따른 위상의 전하량

파 형	계산식				전하량
	I(mA)	π	t(μs)	단위	(μC)
단상 맥동전류, 200 μs	50		x 200	x 10^{-3}	10
단상 맥동전류, 400 μs	50		x 400	x 10^{-3}	20
이상 맥동전류, 200 μs	2 x 50		x 200	x 10^{-3}	20
이상 맥동전류, 400 μs	2 x 50		x 400	x 10^{-3}	40
돌발 교류전류	50	/(3.14	x 2,500)	x 10^{-3}	6.37

$$Q = I \times t \ (\mu C)$$

대칭 이상 정사각형파의 위상전하의 양(Q)은 두 위상의 정점진폭(I)을 위상기간(t)으로 곱하여 구한다.

$$Q = 2(I \times t) \ (\mu C)$$

대칭 정현 교류전류의 위상전하의 양(Q)은 정점진폭(I)을 상수(π)와 주파수(f)를 곱하여 나눈 값으로 구한다.

$$Q = \frac{I}{\pi f} \ (\mu C)$$

위상전하의 양은 정점진폭, 위상기간, 파형에 따라 다르다. 정점전류진폭(I)이 50 mA이고, 위상기간이 200 μs일 때, 단상 정사각형파의 한 위상의 전하량, 대칭 이상 정사각형파의 두 위상의 전하량은 각각 10 μC, 20 μC이 된다(표 3-4).

표 3-5. 짝정점을 가지는 고전압맥동전류의 위상전하의 양

파 형	계산식	전하량(μC)
첫 번째 위상	$0.01 \times 10^{-6} \times 500$	5
두 번째 위상	$0.015 \times 10^{-6} \times 500$	7.5
계		12.5

대칭 이상파가 단상파보다 위상전하의 양이 많고, 정사각형파가 정현보다 위상전하의 양이 많다.

고전압맥동전류의 단상 짝정점파에서 위상전하의 양은 두 정전용량기에서 출력된 정전용량(C)과 전압진폭(V)을 곱한 값으로 구한다.

$$Q = CV\ (\mu C)$$

고전압맥동전류는 두 개의 정전용량기를 사용한다. 한 개의 정전용량기에서 출력되는 정전용량(C1)이 0.01 μF, 또 다른 정전용량기에서 출력되는 정전용량(C2)이 0.015 μF이다. 이때 최대 전압진폭이 500 V라면, 첫 번째 위상의 전하량(Q1)은 5 μC이고, 두 번째 위상의 전하량(Q2)은 7.5 μC이다. 두 위상의 전하량을 합하면 한 개의 짝정점파의 전하량은 12.5 μC이 된다(표 3-5). 보통 전기자극의 위상 전하량이 20~40 μC인 전기자극기에 비해 고전압맥동전류자극기의 위상전하의 양은 낮은 편이다. 따라서 넙다리네갈래근(quadriceps)과 같은 큰 근육을 강하게 수축시키기에는 적합하지 않다.

5.2. 맥동전하

맥동전하(pulse charge)는 한 맥동에서 생성된 전기의 량이다. 즉, 맥동전하는 두 위상전하량을 합한 것이다. 대칭 다상파의 총 맥동전하량은 모든 위상전하량의 합과 같다. 맥동전하의 총량은 각각의 위상전하량보다 크다. 그러나 알짜전하량은 0과 같거나 다를 수 있다. 대칭 이상파와 균형 비대칭 이상파에서는 맥동전하가 각 위상의 전하량보다 2배가 많이 조직에 전달되나 실전하량은 0이다. 0알짜전하(ZNC, zero net charge)는 단상파에서는 없고 대칭 이상파, 다상파, 균형 비대칭 이상파에서 볼 수 있다.

6 맥동전류와 교류전류의 변조 특성

6.1. 위상변조

위상변조(phase modulation)는 위상의 여러 조건을 증가 또는 감소시키는 것으로 대개 위상강도, 위상기간, 주파수를 자동으로 10~20% 정도 증가 또는 감소시킨다(그림 3-30).

강도변조(amplitude modulation)는 한 맥동묶음에서 정점강도를 단계적으로 또는 다양하게 변화시키는 변조이다.

기간변조(duration modulation)는 한 맥동묶음에서 위상기간 또는 맥동기간을 단계적으로 또는 다양하게 변화시키는 변조이다.

주파수변조(frequency modulation)는 한 맥동묶음에서 주파수를 단계적으로 또는 다양하게 변화시키는 변조이다.

6.2. 경사 변조

경사 변조(ramp or surge modulation)는 위상의 전하량을 주기적으로 서서히 증감시키는 변조방법이다. 진폭 또는 위상기간을 변화시켜 전하량을 증감시킬 수 있으나 주로 진폭을 변조하여 전하량을 변화시킨다. 경사 변조는 대개 1 s에서 5 s의 선정된 범위시간 내에 서서히 강도를 증가시키는 경사증가(ramp-up)변조와 On시기의 끝부분에서 서서히 강도를 감소시키는 경사감소(ramp-down)변조로 나눈다(그림 3-31).

경사증가 변조만 하는 경우보다 경사감소 변조하여 자극하는 것이 더 편안하다. 경사감소 변조는 점진적인 근육이완에는 도움이 되지 않지만 강한 근육수축을 유발시킨 후에 강도를 10~15% 감소시

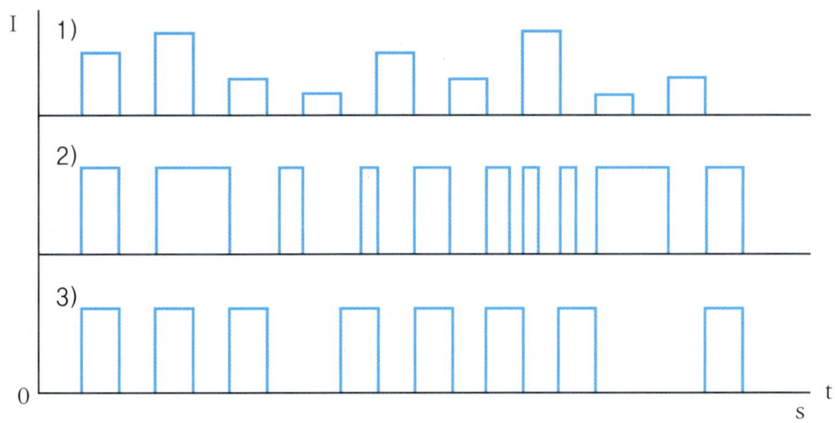

1) 진폭변조, 2) 위상기간변조, 3) 주파수의 변조

그림 3-30 위상변조

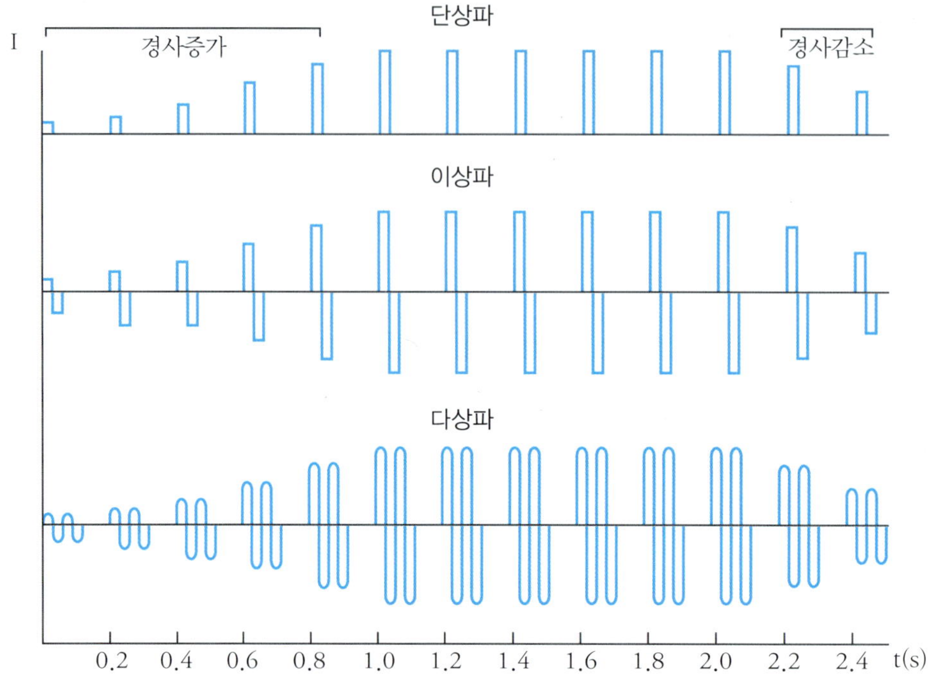

그림 3-31 단상파, 이상파, 다상파의 경사변조

키면 돌발적으로 근육이완을 얻을 수 있다.

경사의 증감은 단속 변조의 On시기에 이루어진다. 경사 변조의 조절은 On시기의 백분율로 정하는데 대개는 On시기의 1/3을 많이 사용한다. 예를 들어 On시기가 6 s일 경우 2 s 동안 자극강도를 점점 증가시킨 후 2 s 동안 위상전하가 일정하게 유지되는 고원을 유지했다가 2 s 동안 강도를 점점 감소시킨다. 경사 변조기간은 자동 또는 수동으로 조절한다.

6.3. 시간변조

시간변조(timing modulation)는 단속변조(interruption)라고도 하며 맥동묶음이나 교류전류의 발생양상을 다양하게 변조하는 방법이다.

1) 맥동렬(pulse train)

맥동렬은 맥동연속 또는 교류전류의 순환을 계속 반복하는 것이다(그림 3-32).

2) 돌발(burst)

돌발은 불연속적인 맥동묶음 또는 교류전류의 순환으로 단속렬(interrupted train)이라고도 한다. 즉 돌발변조(burst modulation)는 맥동전류 또는 교류전류를 일정한 주기로 몇 μs 동안 흐르게 했

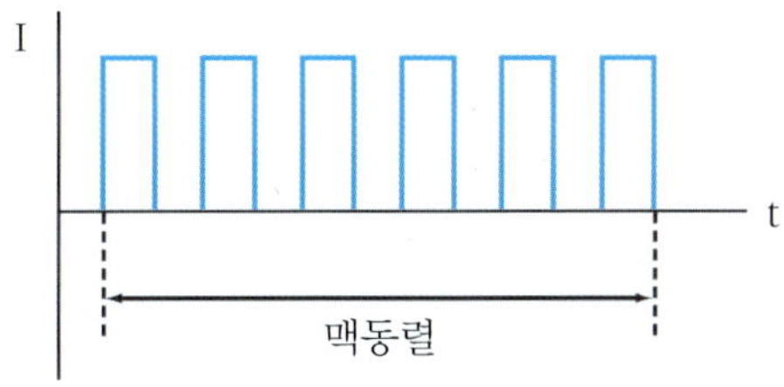

그림 3-32 맥동렬

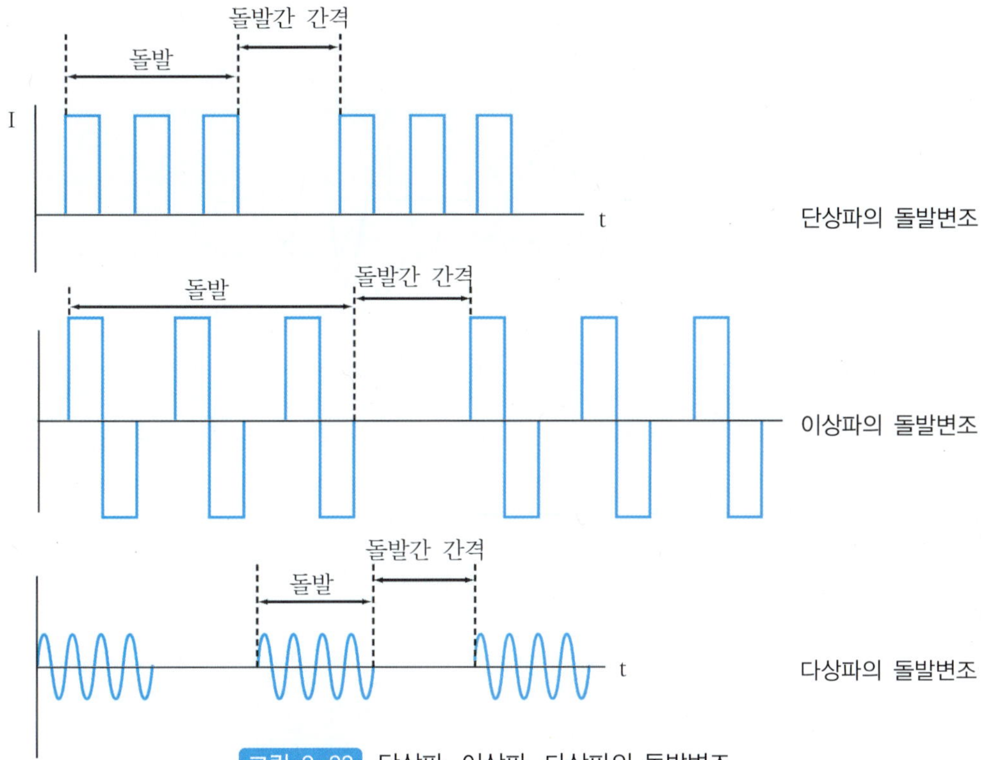

그림 3-33 단상파, 이상파, 다상파의 돌발변조

다가 몇 μs 동안 멈추게 하는 전류의 변조방법이다(그림 3-33). 한 돌발이 시작해서 끝나는 시간을 돌발기간(burst duration)이라 하고 돌발과 돌발 사이의 시간을 돌발간 간격이라 하며 대개 ms단위를 사용한다. 1 s당 돌발횟수를 돌발빈도(burst frequency)라 하며 bps(burst per second)를 단위로 한다.

3) 맥놀이(beat)

서로 다른 두 개 이상의 정현전류가 교차 통전되면 강도가 진폭이 변조되는 정현전류가 생성되며 이를 맥놀이라 한다. 그림 3-34와 같이 4,000 Hz와 4,100 Hz의 교류전류를 교차 통전시키면 0-100 bps의 맥놀이파가 생성되며 단위는 bps(beat per second)를 사용한다.

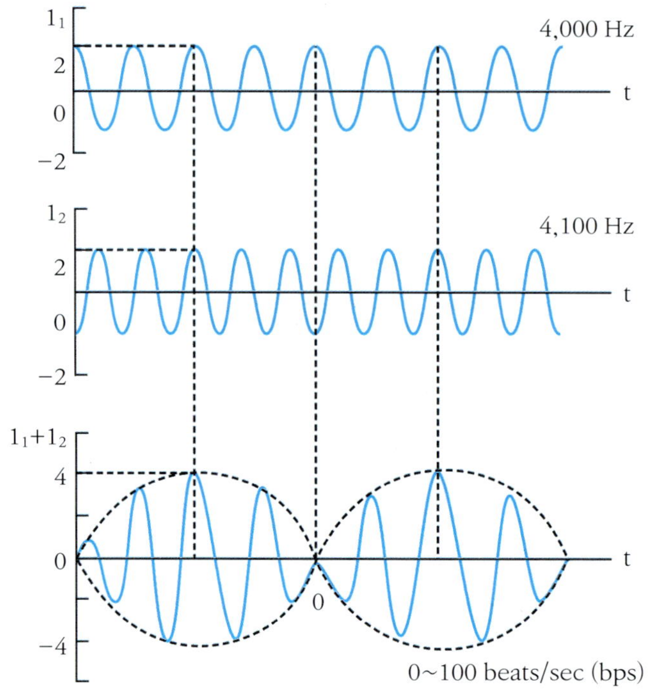

그림 3-34 4,000 Hz와 4,100 Hz의 교류전류를 교차 통전시켰을 때 나타나는 맥놀이파

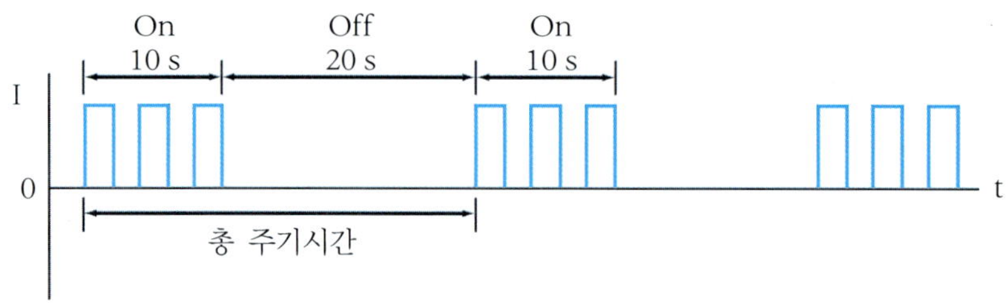

그림 3-35 단속시간비와 총 주기시간

4) 단속시간비(on off time ratio)

단속시간(on off time)또는 단속변조(interruption modulation)는 일정시간 동안 전류를 통전시켰다가 일정시간 동안 전류를 통전시키지 않는 변조방법이다(그림 3-35). 단속변조는 단상, 이상, 다상 맥동전류에서 유발시킬 수 있으며 단위는 s를 사용한다. 전류의 통전시간(on time)과 비통전시간(off time)의 관계를 단속시간비(on time/off time ratio, on off cycle)로 표현한다. 예를 들어 10 s동안 전류를 흐르게 하고 20 s 동안 전류를 흐르지 않게 했을 때의 단속시간비는 1:2가 된다. 임상적으로 많은 전기치료기구에서 단속시간비를 1~60 s : 1~120 s로 다양하게 제작하고 있다. 단속변조는 특히 근육재교육, 관절운동범위증진, 정맥순환증진 등에 있어 임상적으로 매우 중요시한다.

5) 순환주기(duty cycle)

순환주기는 맥동렬 또는 돌발의 총 시간에 대한 통전시간(on time)의 백분율이다(그림 3-33). 즉 맥동렬기간(train duration)을 총 주기시간(total cycle time)으로 나눈 값에 100을 곱하여 산출한다. 순환주기와 단속시간비를 같은 말로 사용하는 경우가 있으나 이는 옳지 않다. 단속시간비가 10 s : 20 s일 경우 순환주기는 33%이다.

$$\text{순환주기} = \frac{\text{맥동렬기간}}{\text{총주기시간}} \times 100 \ (\%)$$

7 의용전류의 고전적 분류

의용전류는 고전적으로 전류의 흐르는 방향, 주파수, 전압, 전류에 따라 다음과 같이 나누었다.

7.1. 전류흐름의 방향에 따른 분류

1) 직류전류(DC)

직류전류는 전자의 흐름이 변하지 않고 계속 한 방향으로 흐르며 전류의 크기도 항상 일정한 전류이다. 직류전류는 임상적인 목적에 따라 연속 직류전류(CDC), 단속 직류전류(IDC)로 구분한다. 정현 교류전류를 반파장 및 완파장으로 정류한 역동전류(diadynamic current)는 직류의 특성을 가진다.

2) 교류전류(AC)

교류전류는 전자의 흐르는 방향과 전류의 크기가 일정한 주기에 따라 연속적으로 바뀌는 전류로 그 특성에 따라 정현전류(sinusoidal current), 감응전류(faradic current), 가시전류(spike current), 간섭전류(interferential current), 러시아전류(Russian current), 고주파 교류전류 등으로 구분한다.

7.2. 주파수에 따른 분류

교류전류는 주파수에 따라 저주파전류, 중주파전류, 고주파전류로 구분한다(표 3-6).

표 3-6. 주파수에 따른 전류의 분류

전 류	주파수범위	많이 쓰는 주파수
직류	0	
저주파전류	1-1,000 Hz	1-200 Hz
중주파전류	〉1,000-100,000 Hz	4,000 Hz
		2,500 Hz
고주파전류	〉100,000 Hz	27,000,000 Hz
		2,450,000,000 Hz

1) 저주파전류(low frequency current)

주파수가 1 Hz부터 1,000 Hz까지의 전류를 저주파전류라 한다. 근육전기자극(EMS), 신경근전기자극(NMES), 기능적전기자극(FES), 경피신경전기자극(TENS) 등에 이용한다.

2) 중주파전류(middle frequency current)

주파수가 1,000 Hz 이상에서 10,000 Hz까지의 전류를 중주파전류라 하였으며 간섭전류치료(ICT), 러시아전류(RC)가 중주파전류를 이용한다.

3) 고주파전류(high frequency current)

100,000 Hz 이상의 주파수를 고주파전류라 하며 투열치료(diathermy)와 전기장(EF) 및 맥동전자장(PEMF)자극에 이용한다.

7.3. 전압에 따른 분류

전압의 정도에 따라 저전압전류와 고전압전류로 구분한다.

1) 저전압전류(low voltage current)

전압이 100 V 이하인 전류를 저전압전류(low tension current)라 하며 직류전류(DC), 저주파전류(LFC), 중주파전류(MFC)가 이에 해당한다.

2) 고전압전류(high voltage current)

전압이 100 V 이상인 전류를 고전압전류(high tension current)라 하며 고전압맥동전류(HVPC), 고주파전류(HFC)가 고전압전류를 이용한다.

7.4. 전류강도에 따른 분류

전류강도에 따라 미세전류, 저전류, 고전류로 구분한다.

1) 저전류(low amperage current)

저전류는 전류강도가 몇 십 mA정도(1~30 mA)인 낮은 전류이다.

2) 고전류(high amperage current)

고전류는 전류강도가 몇 백 mA이상(500~2,000 mA)의 높은 강도의 전류이다.

3) 미세전류(microamperage current)

미세전류는 1 mA(1,000 μA) 이하의 매우 낮은 강도의 전류이다.

고전적 분류에 따른 의용전류의 물리적 특성 및 효과는 표 3-7과 같다.

표 3-7. 의용전류의 물리적 특성

전 류	전류의 특성	주파수	전 압	전 류	효 과
직류전류					
연속직류전류	한 방향으로 흐름	0	저전압	중간	화학적효과
단속직류전류	수동적 단속	수동조절	저전압	중간	역학적효과
교류전류					
저주파전류					
정현전류	대칭교류	60 Hz		중간	역학적효과
서행반복파	50 ms 정사각형파	5~20 Hz	저전압	중간	역학적효과
급속반복파	0.5~5 ms 정사각형파	50~200 Hz	저전압	중간	역학적효과
감응전류	비대칭교류	100 Hz	저전압	중간	역학적효과
중주파전류			중간		
러시아전류	시간변조 교류전류	2,500 Hz		중간	역학적효과
간섭전류	진폭변조 교류전류	4,000 Hz	중간	중간	역학적효과
고주파전류			중간		
단파전류	심한급속진폭	10~100 MHz		고전압	열효과
극초단파전류	심한급속진폭	300~3,000 MHz		고전압	열효과
정전기	한 방향으로 흐름	분당 100회		고전압	역학적효과

8 전기자극의 종류

의용전류를 사용하는 전기자극의 종류는 전류의 특성, 치료 목적에 따라 다음과 같이 구분할 수 있다(표 3-8).

표 3-8. 전류의 특성에 따른 전기자극의 종류와 치료 목적

전류 종류	전기자극 종류	치료 목적
직류전류(DC)		
연속 직류전류(CDC)	이온도입(iontophoresis)	경피약물전달
	의용직류치료(medical galvanism)	순환증진
단속 직류전류(IDC)	근육전기자극(EMS)	탈신경근육전기자극
연속 저강도직류전류(CMDC)	저강도직류(LIDC)	통증치료, 조직치유
교류전류(AC)		
교류전류(AC)	신경근육전기자극(NMES)	근육기능증진
	경두개자극(TCES)	약물중독, 뇌손상치료
시간변조 교류전류(TM AC)	러시아전류(RC)자극	근육기능증진
진폭변조 교류전류(AM AC)	간섭전류(IFC)자극	통증치료, 근육기능증진
고주파 교류전류(HFC)	투열치료(diathermy)	열치료
	전기장(EF)자극	조직치유
	맥동전자장(PEMF)자극	조직치유
맥동전류(PC)		
단상 맥동전류(MPC)	신경근육전기자극(NMES)	근육기능증진
	역동전류(DDC)자극	통증치료
	고전압맥동전류(HVPC)자극	통증치료, 조직치유
이상 맥동전류(BPC)	경피신경전기자극(TENS)	통증치료
	통피신경전기자극(PENS)	통증치료
	미세전류신경자극(MENS)	통증치료, 조직치유
	은추전극전기자극(SSP)	통증치료
	신경근육전기자극(NMES)	부분탈구, 요실금, 삼킴장애 치료
	측부표면전기자극(LESS)	측만증치료
	기능적종아리신경전기자극기(FEPO)	발처짐치료
	기능적전기자극(FES)	팔다리기능회복
	근육전기자극(EMS)	근육기능증진

DDC : diadynamic current
EF : electric filed
EMS : electrical muscle stimulation
FEPO : functional electrical peroneal orthosis
FES : functional electrical stimulation
HVPC : high voltage pulsed current
IFC : interferential current
LESS : lateral electrical surface stimulation
LIDC : low intensity direct current
MENS : microelectroneural stimulation
NMES : neuromuscular electrical stimulation
PEMF : pulsed electromagnetic filed
PENS : percutaneous electrical nerve stimulation
RC : Russian current
SSP : silver spike potential
TCES : transcranial electrical stimulation
TENS : transcutaneous electrical nerve stimulation

참고문헌

Alon G : Principles of Electrical Stimulation. In : Clinical Electrotherapy. Roger M. Nelson RM, Hayes KW, Currier DP(Ed), 3rd ed., Appleton & Lange, Stamford, p. 55-139, 1999.

Alon G : Principles of Electrical Stimulation. In : Clinical Electrotherapy. Nelson RM, Currier DP(Ed). Appleton-Century-Crofts, East Norwalk, p. 29-80, 1987.

Alon G : High Voltage Stimulation. A Monograph. Chattanooga Corp., Hixon, TN, 1984.

Binder SA : Applications of Low-and High-Voltage Electrotherapeutic Currents. In : Electrotherapy. Wolf SL (Ed), Churchill Livingstone, New York, p.1-24, 1981.

Forster A, Palastanga N : Clayton's Electrotherapy : Theory & Practice. 9th ed., Balliere Tindall, London, p. 40-70, 1984.

Griffin JE, Karselis TC : Physical Agents for Physical Therapist. 3rd ed., C C Thomas, Springfield, p. 49-63, 1988.

Low J, Reed A : Electrotherapy Explained, Principles and Practice. Butterworth Heinemann, London, p. 28-37, 1990.

Mebreteab TA : Therapeutic Electricity. In. Physical Agents : A Comprehensive Text for Physical Therapists. Hecox B, Mehreteab TA, Weisberg J(Ed), Appleton & Lange, Norwalk, p. 255-272, 1994.

Nolan TP : Electrotherapeutic Modalities : Electrotherapy and Iontophoresis. In : Modalities for Therapeutic Intervention. Michlovitz SL, Nolan TP (Ed), 4th ed, F A Davis, Philadelphia, p. 97-121, 2005.

Nolan Jr TP : Choosing electrotherapeutic devices. PT Magazine 1:43-49, 92, 1993.

Patterson RP : Instrumentation for Electrotherapy. In : Therapeutic Electricity and Ultraviolet Radiation. Stillwell GK(Ed), 3rd ed., Williams & Wilkins, Baltimore, p. 98-102, 1983.

Prentice WE : Basic Principles of Electricity. In : Therapeutic Modalities for Physical Therapists. Prentice WE(Ed), 2nd ed., McGraw-Hill, New York, p. 51-71, 2002.

Robinson AJ : Basic Concepts and Terminology in Electricity. In : Clinical Electrophysiology, Electrotherapy and Electrodiagnostic Testing. Snyder-Mackler L, Robinson AJ(Ed), Williams and Wilkins, Baltimore, p. 9-19, 1987.

Scott BO : The Principles and Practice of Electrotherapy and Actinotherapy. William Heinemann, London, p. 10-26, 1959.

Section on Clinical Electrophysiology : Electrotherapeutic Terminology in Physical Therapy. Section on Clinical Electrophysiology, American Physical Therapy Association. Alexandria, 1990.

Selkowitz DM : Electrical Currents. In : Physical Agents in Rehabilitation. From Research to Practice. Cameron MH(Ed), W B Saunders, Philadelphia, p. 345-427, 1999.

Shriber WS : A Manual of Electrotherapy. 4th ed., Lea & Febiger, Philadelphia, p. 110-112, 1975.

ter Haar G : Electrophysical and Thermal Principles. In : Electrotherapy. Evidence-Based Practice. Kitchen S(Ed), 11th ed., Churchill Livingstone, Edinburgh, p. 3-30, 2002.

Watkins AL : A Manual of Electrotherapy. 2nd ed., Lea & Febiger, Philadelphia, p. 111-113, 1962.

Wadsworth H, Chanmugam APP : Electrophysical Agents in Physiotherapy. 2nd ed., Science Press, Marrickville, p. 200-202, 1983.

제 04 장 전기치료 기기

1 전기치료기기

전기치료에서 사용하는 전기자극기(electrotherapeutic instrument)는 전원공급회로, 발진회로, 출력증폭회로의 세 가지 기본요소로 구성되어 있다(그림 4-1).

2 전력원

전력은 전압과 전류가 발생되는 것으로 전기치료에서 사용하는 두 가지 기본적인 전력원은 전지(battery)와 가정용 전기(conventional home current)이다.

2.1. 전지

축전기(capacitor, condenser)는 전기를 저장하는 도구이다. 볼타가 황산 속에 구리(copper)와

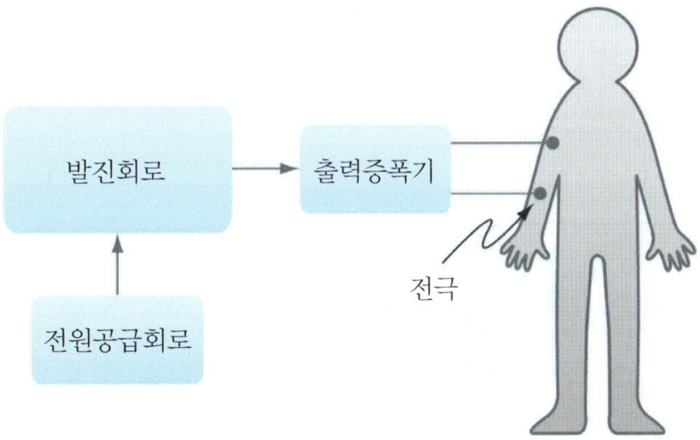

그림 4-1 전기자극기의 기본 구성요소

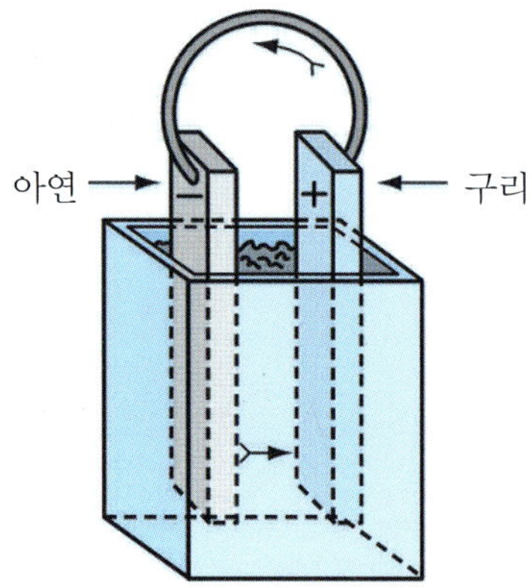

그림 4-2 볼타전지의 원리

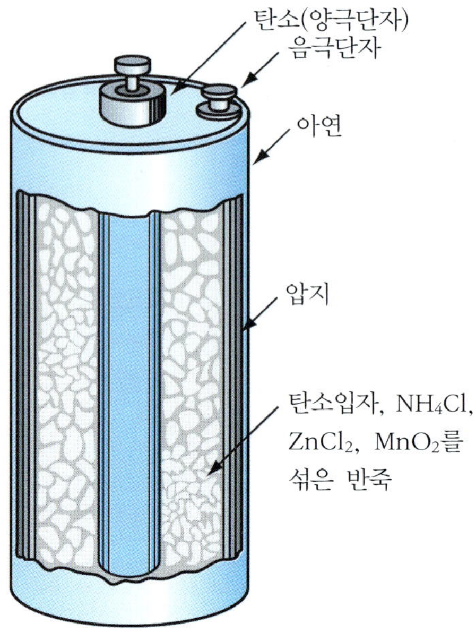

그림 4-3 망간건전지의 구조

아연(zinc)을 넣고 외부에서 구리와 아연판을 전선으로 연결하여 구리판에서는 양전기, 아연판에서는 음전기를 얻는 화학전지를 만들어(그림 4-2) 이를 볼타전지(Voltaic file, cell)라 하였다. 망간건전지는 끈적끈적한 염화암모늄($NH_4^+Cl^-$) 및 염화아연($ZnCl_2$) 전해액속에 이산화망간(MnO_2)과 흑연가루로 중심부에 있는 탄소막대를 감싸서 만든 건전지이다(그림 4-3). 망간건전지를 실용화시키는데 크게 공헌한 르클랑셰(G. Leclanché)의 이름을 따서 르클랑셰전지라고도 하며 일반적으로 가장 많이 사용한다.

2.2. 가정용 전기

전력회사로부터 일반 가정에 공급되는 전기는 전압이 110 V 또는 220 V이고 기본 주파수가 60 Hz로 고정된 교류전류이다.

3 전원공급회로

전기자극기는 치료목적에 따라 직류전원으로부터 공급된 직류전류를 교류전류로, 교류전류를 직류로 변환시키거나 또는 전압, 파형 등을 변환시켜 사용하는데 이는 전원공급회로에서 이루어지며 전원공급회로(power supply circuit)는 변압기, 정류기, 여과기 및 조절기의 네 가지 요소로 구성되어 있다.

3.1. 변압기

변압기(transformer)는 전자유도작용을 이용하여 교류의 전압 또는 전류를 변환시키는 장치이다. 변압기의 구조는 그림 4-4와 같이 자속을 통과하는 철심과 기전력을 유도하기위해 감은 두개의 코일로 되어 있다. 일차코일(primary coil)에 교류전류가 흐르게 되면 철심에 자속이 통과하고 이차코일(secondary coil)에서 유도전류가 발생된다. 이차코일에 유도되는 전압은 코일의 감은 횟수 즉 권수에 비례한다. 일차코일의 권수를 N_1, 이차코일의 권수를 N_2, 일차코일에 공급된 전압을 e_1, 이차코일에 유도되는 전압을 e_2라 하면 다음과 같은 공식이 성립된다.

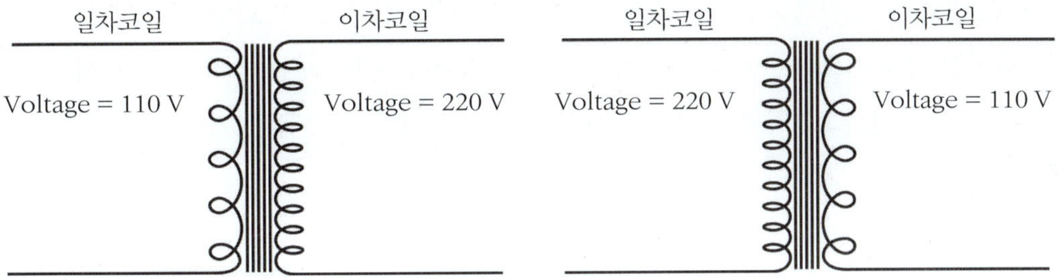

그림 4-4 변압기의 기본구조

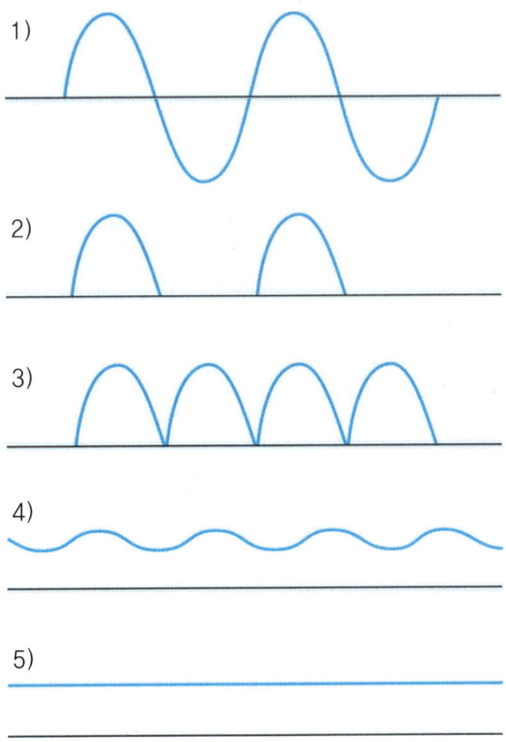

1) 교류전류가 2) 반파장 정류, 3) 완파장 정류, 4) 부분 여과 및 5) 완전 여과되는 과정을 거쳐 직류전류로 전환되는 과정

그림 4-5 정류기를 사용하여 교류전류를 직류전류로 변환시키는 과정

$$e_2 = e_1 \frac{N_2}{N_1}$$

N_2/N_1을 권수비(turns ratio)라 하는데 권수비가 1보다 크면 일차코일에 비해 이차코일에 유도된 전압(e_2)이 크고, 권수비가 1보다 작으면 이차코일에 유도된 전압(e_2)은 작다.

변압기는 두 종류가 있는데 유도전압을 높여주는 변압기를 승압변압기(step-up transformer), 전압을 낮게 하는 변압기를 감압변압기(step-down transformer)라 한다.

3.2. 정류기

정류기(rectifier)는 전원으로부터 공급된 교류전류를 직류전류 또는 단상 맥동전류로 전환시키는 장치이다. 반파장 정류기(half-wave rectifier)는 양전위가 걸릴 때만 전류가 흐르게 하여 일정한 방향의 반파 전류를 만들고, 완파장 정류기(full-wave rectifier)는 음전위까지 양전위로 전환시켜 일정한 방향으로 전류가 흐르게 한다(그림 4-5).

3.3. 여과기

여과기(filter)는 정류기를 거쳐 만들어진 전류를 부드러운 직류(smooth DC)로 변환시키는 장치이다.

3.4. 조정기

조정기(regulator)는 정류의 마지막 단계에서 매우 부드러운 전류와 전압이 발생되도록 전류와 전압을 조정하고, 전류가 조직을 통과할 때 조직의 임피던스에 따라 변화되는 전류 또는 전압을 일정하게 고정한다.

4 발진회로

발진회로(oscillator circuit)는 여러 개의 발진기(oscillator)가 서로 작용하여 주파수, 맥동기간, 맥동열의 강도, 맥동열의 주기 등을 변화시켜 여러 가지 형태의 전류를 발생시킨다. 발진회로를 거쳐 최종적으로 만들어진 전류를 운반파(carrier frequency)라 하며 이를 증폭기로 보낸다.

5 출력증폭회로

출력증폭회로(output amplifier circuit)는 증폭기(amplifier) 또는 출력증폭기(output amplifier)로 이루어지며, 발진회로에서 만들어진 운반파의 전류, 전압, 주파수 등의 강도를 최종적으로 조절, 증폭하는 장치이다. 출력증폭기에서 나온 전류는 출력부(outlet)에서 전선을 타고 전류를 송전시켜 전극을 통해 신체에 전달되는데 이를 환자회로(patient circuit)라 한다.

6 조절 스위치

전기자극기의 외부에는 파형, 주파수 또는 맥동빈도, 강도, 맥동기간, 맥동변조, 순환주기 등의 조절 스위치, 극선택 스위치, 시간조절기, 주전원 스위치 등 여러 가지의 자극조건을 선택하고 조절할 수 있는 스위치들이 부착되어 있다(그림 4-6).

6.1. 파형선택 스위치

치료목적에 따라 전류와 파형을 선택하는 스위치가 있다. 전류의 파형이 한가지로 고정된 자극기에는 파형선택 스위치가 필요하지 않다.

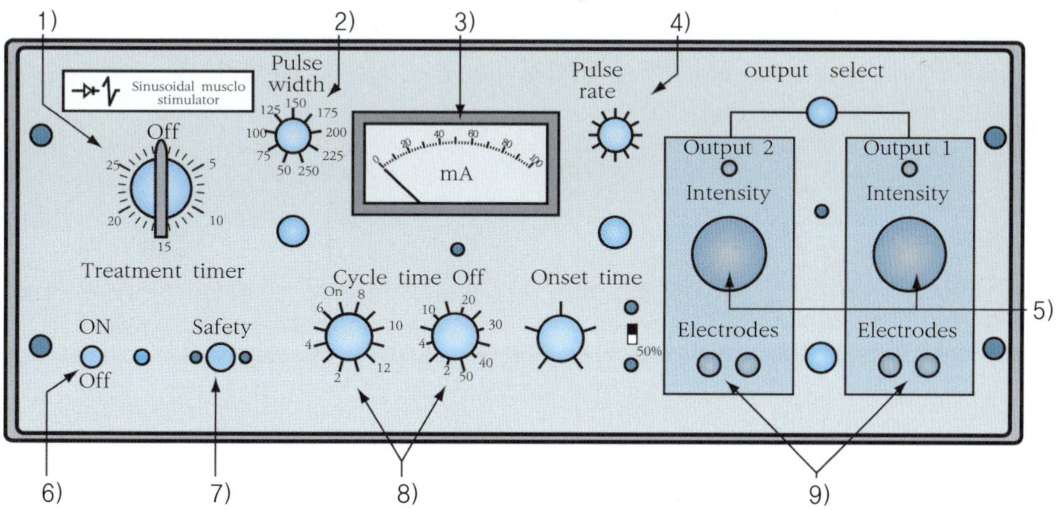

1) 시간조절기, 2) 맥동기간 조절 스위치, 3) 전류계, 4) 주파수 또는 맥동빈도 조절 스위치, 5) 강도 조절 스위치, 6) 주전원 스위치, 7) 안전 스위치, 8) 단속시간비 조절 스위치, 9) 출력단자

그림 4-6 전기자극기에 부착된 여러 가지의 조절 스위치

6.2. 주파수조절 스위치

주파수조절 스위치는 발진회로에서 나오는 맥동, 돌발, 맥놀이의 빈도를 선택 고정하는 스위치로 흔히 R로 표시되어 있다. 출력되는 주파수를 Hz, pps, bps로 직접 표시하는 경우도 있지만 대개는 0에서 10까지의 눈금크기를 황금분할하거나 또는 대수(logarithm)로 분할하여 표시한다.

6.3. 강도조절 스위치

강도를 조절하는 장치는 저항기(rheostat, potentiometer)이다. 강도조절 스위치는 전류 또는 전압의 크기를 조절하는 스위치로 I(intensity) 또는 V(voltage)로 표시하고 있다. 출력되는 전류 또는 전압의 크기를 mA나 V로 직접 표시하는 경우도 있지만 대개는 0에서 10까지의 눈금크기를 황금분할하거나 또는 대수분할하여 표시한다. 예를 들어 황금분할의 경우는 한 눈금마다 10%씩 일정하게 강도를 증가시키고, 대수식 조절방법은 처음에는 한 눈금에 5%씩 증가시키다가 나중에는 25%씩 증가시킨다. 갑작스럽게 전류가 흘러 쇼크나 놀람을 방지하기 위하여 대수식 조절방법을 많이 쓰고 있다.

6.4. 맥동기간조절 스위치

맥동기간조절 스위치는 흔히 pulse width로 표시되어 있으며 맥동기간을 조절한다. 맥동기간은 ㎲나 ms로 직접 표시하는 경우와 0에서 10까지의 눈금크기를 황금분할하거나 또는 대수분할하여 표시한다.

6.5. 맥동간 간격조절 스위치

맥동간 간격조절 스위치는 발진회로에서 나오는 맥동전류의 맥동간 간격을 조절한다. 맥동간 간격을 ㎲나 ms로 직접 표시하는 경우와 0에서 10까지의 눈금크기를 황금분할하거나 또는 대수분할하여 표시한다.

6.6. 단속시간비 조절 스위치

단속시간비 또는 순환주기 조절 스위치는 통전시간과 비통전시간을 선택하는 스위치로 흔히 1에서 60 s까지 지정된 통전시간(on time) 눈금판과 비통전시간(off time) 눈금판으로 구분되어 있다.

6.7. 시간조절기

치료시간을 설정하는 조절기로 공급전원에 따라 눈금이 50 Hz용과 60 Hz용의 두 종류로 표시되어 있다. 주전원 스위치가 없는 경우에는 시간조절기(timer)가 주전원 스위치의 역할을 한다.

6.8. 주전원 스위치

주전원 스위치는 전원공급회로에 외부 전력원의 전원을 공급해주는 스위치이다.

6.9. 극선택 스위치

극선택 스위치는 전극의 극을 결정하는 스위치로 특히 직류전류, 단상맥동전류에서 중요하다. 그러나 교류전류에서는 극선택 스위치가 필요하지 않다.

6.10. 안전 스위치

전기자극 중 문제가 생겼을 때 환자가 원격에서 전원을 차단시킬 수 있는 안전 스위치이다.

7 계기

전기자극기의 외부에는 출력되는 전류와 전압을 검출하는 계기판과 출력되는 전류의 파형, 주파수, 전류강도, 맥동주기 등 여러 가지의 조건을 확인하는 오실로스코프 등이 부착되어 있다.

7.1. 전류계와 전압계

전기치료기기에서 가장 많이 사용되고 있는 전기측정 또는 검출 계기로 전류계(ammeter)와 전압계(voltmeter)가 있다. 전류계는 회로에 직렬로 연결하여 전류를 나타내고, 전압계는 회로에 병렬로 연결하여 전압을 나타낸다(그림 4-7). 이러한 검류계의 형태는 눈금형(analog)과 숫자표시형

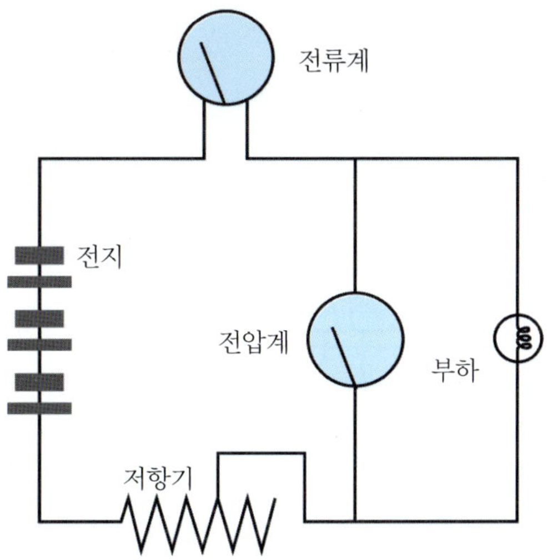

그림 4-7 회로에 직렬로 연결한 전류계와 병렬로 연결한 전압계

(digital)이 있으며 최근에는 숫자표시형이 많이 쓰인다.

7.2. 오실로스코프

오실로스코프(oscilloscope)는 전기적으로 조절되는 영상을 얻는 장치로 음극선관으로 구성되어 있다. 모든 전기치료기기에 다 부착된 것은 아니지만 근전도와 같은 전기진단기기에는 필수적이며 몇몇 전기치료기에도 오실로스코프를 부착하여 파형, 주파수, 진폭, 맥동폭 등 전기신호의 상세한 조건을 화면으로 보여준다.

8 출력부

출력부(outlet)는 전기자극기에서 발생한 전류 출력하는 지점으로 전선을 연결하는 부분이다. 일반적인 전기자극기에서는 2개의 단자(terminal)가 짝으로 구성된 단자쌍이 전기회로를 형성한다. 전기자극기의 채널 수에 따라 단자쌍을 가지고 있다. 단일 채널일 때는 두 개의 단자, 즉 한 개의 단자쌍을 가지며, 이중채널일 때는 네 개의 단자, 즉 두 개의 단자쌍을 가지며, 다채널일 때는 채널의 수만큼 단자쌍을 가진다.

특정한 전기자극기는 한 개의 단자에 두 개의 전선을 연결하여 두 개의 전극을 사용하는 경우도 있다. 이는 한 단자를 두 갈래로 나눈 것이기 때문에 두 갈래 전극(bifurcated electrode)에서 나온 두 개의 전극(A1, A2)끼리는 전기회로를 만들지 못한다. 다른 단자에 연결한 전극이 있어야 전기회로가 이루어진다(그림 4-8).

직류전류, 단상 맥동전류, 고전압맥동전류에서는 두 단자 중 한쪽이 양극(anode)단자이고 다른 한쪽이 음극(cathode)단자이다.

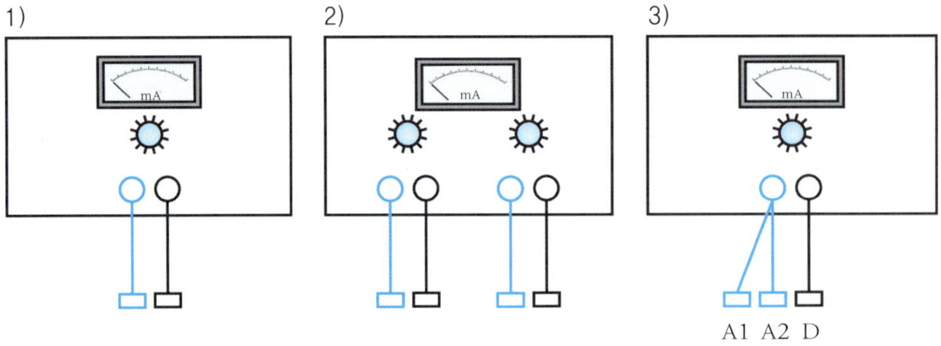

1) 단일채널의 전기회로, 2) 이중채널의 전기회로, 3) 두 갈래 단자의 전기회로.

그림 4-8 출력부 단자와 전기회로

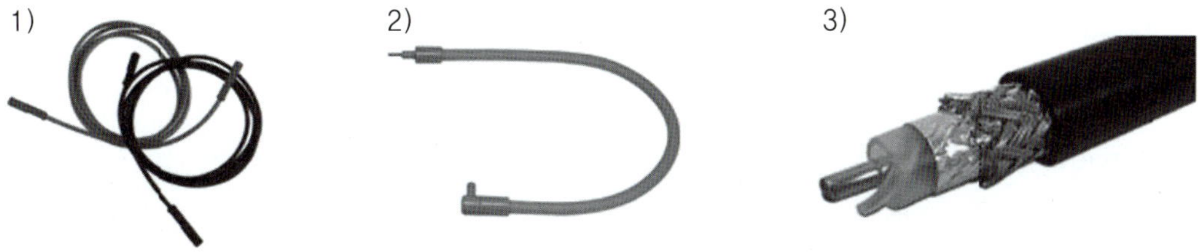

1) 전깃줄, 2) 전도 케이블, 3) 동축 케이블

그림 4-9 전깃줄과 케이블

9 전선

전기치료기기에서 전류를 전달하는데 사용하는 전선은 전기의 저항이 작고, 전도도가 좋은 유연한 금속선(flexible metal wire)을 고무, 폴리에틸렌 등과 같은 절연체로 피복한 것으로 전압부하의 허용한계에 따라 전깃줄과 케이블의 두 종류가 있다(그림 4-9).

9.1. 전깃줄

전깃줄(conducting cord)은 유연한 구리선을 고무 또는 폴리에틸렌 등과 같은 절연체로 피복한 것으로 저전압전류를 전송하는데 사용한다.

9.2. 전기 케이블

전기 케이블(electric cable)은 전도 케이블과 동축 케이블이 있다.

1) 전도 케이블(conducting cable)

전도 케이블은 고전압전류를 전송, 유도하는데 사용하는 전선으로 구리선을 고무 또는 폴리에틸렌 등과 같은 절연체로 감싼 전기 케이블로 주로 단파투열기에서 많이 사용한다.

2) 동축 케이블(coaxial cable)

동축 케이블은 은선 (silver wire)을 은판과 구리그물망(copper braid)으로 싸고 이를 폴리에틸렌으로 피복한 전기 케이블로 극초단파투열기 및 초음파치료기에 사용한다.

10 전극

전극(electrode)은 생체조직을 자극하기 위하여 전깃줄 및 케이블과 신체 사이에서 전기에너지를 전달하는 매개체로 모두 도체로 만들어졌으며 재료 및 형태, 치료기의 종류, 치료부위, 치료목적, 치료방법 등에 따라서 여러 가지 전극을 사용한다(그림 4-10).

10.1. 재료에 따른 전극의 종류

전극의 재료는 금속, 탄소-실리콘, 전도성 중합체 등이 사용된다. 전극재료의 조건으로는 전류가 일정하고 균일하게 흐르고, 전기저항이 적은 전도성이 좋은 양도체이고, 유연하고 내구성이 좋아야 하며, 피부에 접촉이 잘 유지되고 또한 독성이 없어야 하며, 분극(polarization)이 적어야 한다.

1) 금속전극(metal electrode)

금속전극은 주석, 납, 강철, 알루미늄, 구리, 은 등을 사용한다. 금, 백금은 전극의 매우 좋은 재료이지만 가격이 비싸서 많이 사용되지는 않는다. 금속전극은 원형 또는 사각형의 금속 판전극(metal plate electrode), 금속 굴림전극(metal roller electrode) 등의 형태가 있다.

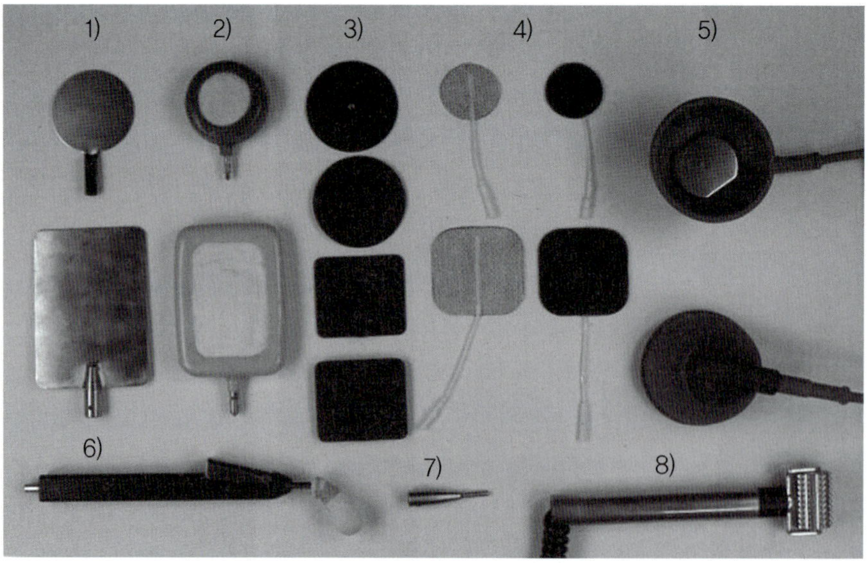

1) 금속전극, 2) 습식패드전극, 3) 탄소실리콘전극, 4) 자가접착전극, 5) 흡인전극,
6) 단속손잡이전극, 7) 탐침전극, 8) 금속굴림전극

그림 4-10 전기치료 및 진단에 사용하는 여러 가지 전극

2) 습식패드전극(moist pad electrode)

습식패드전극은 금속판 또는 탄소실리콘판의 한 쪽은 부드러운 거즈, 면, 스펀지, 펠트(felt) 등을 대고 다른 한 쪽은 고무, 비닐, 플라스틱 덮개로 싼 전극으로 부드러운 쪽을 물에 적시어 신체에 접촉시키는 전극으로 전통적 전기자극치료에 많이 사용한다.

3) 탄소실리콘전극(carbon filled silicone electrode)

탄소실리콘전극은 실리콘고무에 작은 탄소분자를 채워 만든 전극이다. 전기전도성이 좋고 유연하며 피부자극이 적어 근래에 경피신경전기자극 등에 많이 사용한다. 탄소실리콘전극은 자가접착성 중합체전극에 비교해 시간이 소요되며, 움직일 때 접촉유지가 어렵고, 어깨, 목, 골반 등 불규칙한 부위는 접촉유지가 어렵고 균일하게 접촉되지 않는다.

4) 자가접착전극(self-adhesive electrode)

자가접착전극은 면이나 고무 등에 접착력이 좋은 끈끈한 전도성 겔(conductive gel)을 바른 전극이다. 전도성 겔은 은, 니켈, 흑연 등 금속 함유 중합체 분자로 만든다. 천연 수지를 사용하는 자가접착전극으로 카라야고무전극이 있다.

5) 일회용 종이전극(disposable paper electrode)

종이전극은 특수종이에 전도액을 적셔 만든 전극이다. 종이전극은 일회용이어서 위생적이다.

10.2. 적용부위에 따른 전극의 종류

1) 표면전극(surface electrode)

표면전극은 피부를 통해 전기에너지를 전달한다. 이상적인 표면전극은 전기저항이 적고 자극 시 감각이 좋아야 하며 피부자극이 적고 사용이 간편해야 한다. 대부분의 전기자극은 표면전극을 사용하며 주로 탄소실리콘전극, 자가접착전극, 습식패드전극을 사용한다.

2) 피하전극(subcutaneous electrode)

피하전극은 백금, 백금-이리듐, 강철 등을 절연체로 감싸서 전선의 끝을 피하조직에 매입하여 사용한다. 흔히 매입전극(implanted electrode)이라 한다. 일반적인 전기자극에서는 거의 사용하지 않고 주로 매입식 기능적전기자극(FES), 저강도직류전류를 사용한 골절치유 등에 사용한다.

3) 침전극(needle electrode)

침전극은 다양한 직경과 길이의 금속전극을 피부를 관통하여 조직 내로 삽입하여 전기에너지를 전달하는 전극이다. 주로 통피전기자극, 근전도검사에서 사용한다.

10.3. 활성전극과 비활성전극

전극은 사용방법에 따라 활성전극과 비활성전극으로 구분한다.

1) 활성전극(active electrode)

활성전극은 자극전극(stimulating electrode), 치료전극(treatment electrode)이라 하며 근육, 신경, 운동점, 유발점, 경혈, 통증부위, 상처 등 치료부위에 배치하는 전극이다. 단극배치에서는 전류밀도를 집중시키기 위해 작은 크기의 전극을 사용한다.

2) 비활성전극(dispersive electrode)

비활성전극은 기준전극(reference electrode), 복귀전극(return electrode), 무관전극(indifferent electrode), 비치료전극(nontreatment electrode)이라 하며 치료부위에서 적절한 거리를 두고 활성전극과 같은 쪽에 배치하는 전극이다. 단극배치에서는 전류밀도를 분산시키기 위해서 큰 전극을 사용한다. 전류밀도가 낮으면 상대적으로 전류의 작용이 낮아 생리적 효과가 적게 나타난다.

10.4. 전극의 모양과 크기

1) 전극의 모양(shape of electrode)

일반적으로 흔히 사용하는 전극은 원형, 타원형, 정사각형, 직사각형, 긴 직사각형이다. 그러나 특정 전기자극기에서는 단속손잡이전극, 흡인전극, 탐침전극, 원추형, 나비형, 탈(mask)모양, 장갑모양 등 여러 가지 모양의 전극을 사용한다.

단속손잡이전극(interrupted handle electrode)은 습식 패드전극의 긴 손잡이에 단속단추(interrupted key)를 달아 수동적으로 전류를 차단할 수 있는 전극으로 주로 단속직류전류로 작은 근육을 자극하거나 전기생리학적 검사에 사용한다. 흡인전극(suction electrode)은 여러 크기의 금속 전극판을 고무, 파이렉스 등의 절연덮개로 감싸고 공간에 스펀지를 끼워 사용하는 전극으로 간섭전류치료 때 사용한다. 탐침전극(probe electrode)은 끝부분을 제외한 손잡이 부분을 절연체로 싼 긴 막대 전극으로 통증점, 유발점, 경혈 등 작은 국소부위를 자극할 때 쓴다. 원추형 은전극은 금속전극으로 은추전극전기자극(SSP)에 사용한다.

2) 전극의 크기(size of electrode)

전극의 크기는 치료부위의 크기, 치료부위의 깊이, 치료목적, 환자의 반응정도, 치료방법에 따라 결정한다.

전극의 크기는 피부 임피던스, 전류밀도에 큰 영향을 준다. 전극의 크기가 크면 피부 임피던스가 작아진다. 피부 임피던스가 낮으면 전류의 침투깊이가 깊고, 피부 임피던스가 높으면 전류의 침투깊이가 낮아지기 때문에 치료부위의 깊이에 따라 치료부위가 깊을 때는 큰 전극을 쓰고, 표면일 때는 작은 전극을 사용한다.

큰 전극은 피부 임피던스가 낮기 때문에 불편감 없이 강한 근육수축을 일으키지만 작은 전극을 사용하면 통증이 유발될 수 있다. 따라서 근육수축 시 또는 후에 통증이 나타나면 큰 전극을 사용한다. 또한 운동단위를 동시에 동원할 수 있어 강한 수축반응을 일으킬 수 있다.

넙다리네갈래근, 척주세움근(erector spinae), 배근육(abdominalis) 등과 같이 큰 근육을 자극할 때는 200~250 cm^2의 전극을 흔히 사용한다. 무릎이나 엉덩이 등 큰 관절에는 5×5 cm(25 cm^2)의 전극을 흔히 사용한다.

크기가 작은 전극은 개개의 작은 근육을 효과적으로 자극할 수 있으나 통증이 동반될 수 있다.

10.5. 전류밀도

전류밀도(current density)란 단위 면적당 흐르는 전류의 양, 즉 신체 조직의 특정한 횡단면을 통과한 전하의 양으로 단위는 mA/cm^2이다. 전류밀도는 전기자극에서 생물학적, 임상적 효과에 영향을 주는 중요한 요소이다. 전류밀도는 전류의 진폭, 전극의 크기 및 모양, 전극배치방법에 의해서 결정된다. 전류밀도(J)는 전류진폭(I)에 비례하고 전극의 단면적(S)에 반비례한다.

$$J = \frac{I}{S}$$

따라서 전류의 진폭이 크고 전극의 크기가 작으면 전류밀도가 증가한다. 전류밀도에 영향을 주는 전극의 크기, 전극위치와 전극과 전극의 거리와 같은 전극배치방법은 전기자극에서 매우 중요한 요소이다.

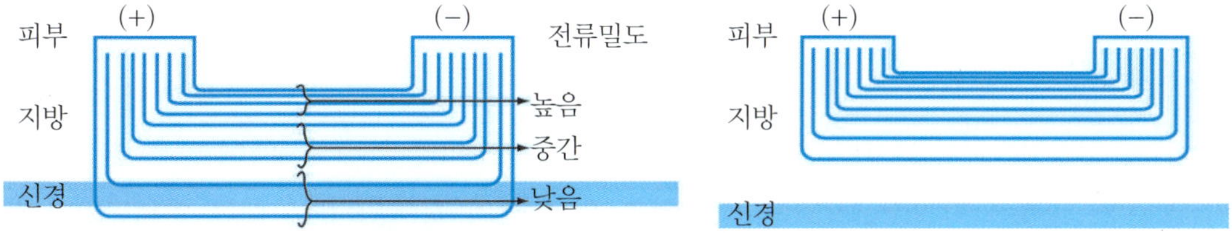

그림 4-11 조직의 깊이에 따른 전류밀도 형성

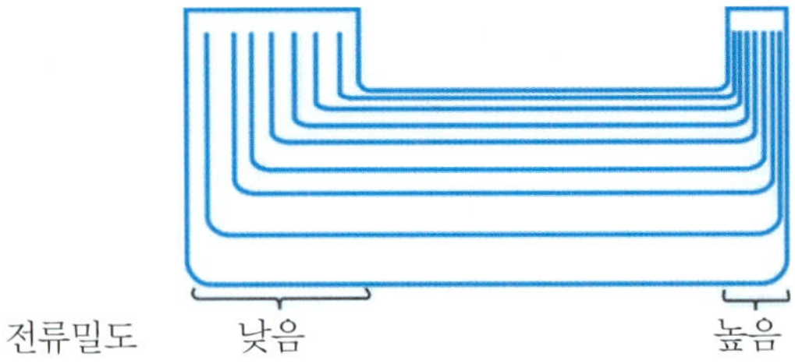

그림 4-12 크기가 다른 전극을 배치했을 때 조직에서의 전류밀도 형성

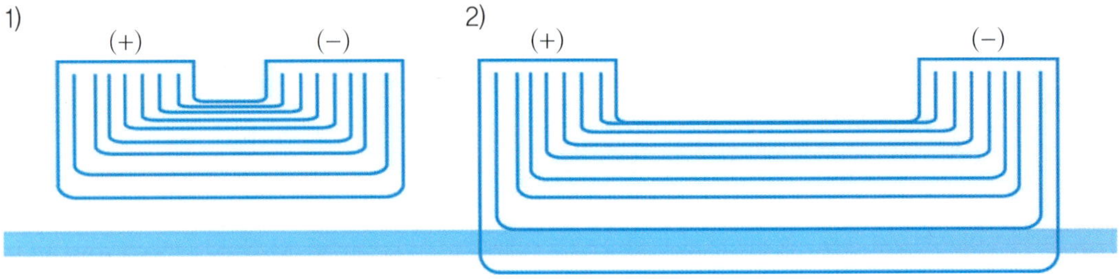

1) 근접배치, 2) 원격배치.

그림 4-13 같은 크기의 전극을 배치했을 때 조직에서의 전류밀도 형성

피부위에 전극을 올려놓고 전류를 흘리면 두 전극사이에 전기력선이 형성된다. 전류밀도는 전극 바로 아래의 표면조직에서 가장 높고 깊이가 깊은 심부조직에서는 전류밀도가 낮게 형성된다. 그러나 피부밑지방이 많은 경우에는 신경과 같은 심부조직에서 전기력선이 형성되지 못한다(그림 4-11).

크기가 서로 다른 전극을 사용하면 큰 전극 아래에서는 전류밀도가 낮아지고 작은 전극 아래에서는 전류밀도가 높아지기 때문에 선택적인 효과를 얻을 수 있다(그림 4-12).

전극과 전극의 거리는 전류의 침투깊이를 결정한다. 같은 크기의 전극을 가까이 근접배치하면 표면조직에서 전류밀도가 높게 형성된다. 같은 크기의 전극을 멀리 원격배치하면 심부조직에서 전류밀도가 높게 형성되기 때문에 신경이나 근육을 자극할 수 있다(그림 4-13).

10.6. 피부 임피던스

피부 임피던스(skin impedance)는 부위, 피부의 상태, 피부밑지방의 양, 피부손상 및 병변 유무, 나이, 성별, 시간, 개인차에 따라 다르다. 또한 전류의 종류, 주파수, 위상기간, 전류 또는 전압 진폭의 크기, 전극의 크기에 영향을 받는다.

인체의 임피던스는 부위와 상태에 따라 다르다. 피부, 지방조직, 뼈 등은 근육이나 신경보다 임피던스가 높다. 일반적으로 몸의 내부저항은 500Ω 정도로 매우 낮지만 전해액이 많은 혈관은 몇 Ω에 지나지 않는다. 피부는 각질(keratin)을 함유하고 있고 물이 적어 전류에 대한 임피던스가 높다.

표 4-1. 주파수에 따른 피부 임피던스

주파수(Hz)	계산식					저항(Ω)
			π	f	C	
1	1	/2	x 3.14	x 1	x 0.000001	= 159235.67
10	1	/2	x 3.14	x 10	x 0.000001	= 15923.57
100	1	/2	x 3.14	x 100	x 0.000001	= 1592.36
2,500	1	/2	x 3.14	x 2500	x 0.000001	= 31.85
4,000	1	/2	x 3.14	x 4000	x 0.000001	= 19.90

피부의 임피던스는 부위와 땀 및 습기 등의 수화상태, 피부온도에 따라 다르다. 마른 피부는 15 kΩ ~1 MΩ (500 kΩ) 정도로 높지만 젖은 피부는 1 kΩ 정도로 낮다. 피부밑지방의 양이 많으면 임피던스가 증가한다. 찰과상, 찢김, 면도 등으로 각질층이 손상되면 피부 임피던스가 50~100% 감소한다. 그러나 건선, 비늘증(ichthyosis) 등 특정한 피부질환, 말초신경병변, 중추신경병변, 말초순환장애, 정서장애 등이 있으면 피부의 임피던스가 비정상적으로 증가한다.

직류전류는 피부에서 화학작용을 일으켜 일시적으로 피부 임피던스를 증가시킨다. 교류전류는 주파수가 증가함에 따라 임피던스가 낮아진다. 교류전류에서 임피던스(Z)는 저항(R), 유도 리액턴스(X_L), 용량 리액턴스(X_C)가 복합적으로 작용하지만 생체조직에서는 용량 리액턴스만 영향을 주기 때문에 유도 리액턴스를 무시해도 된다. 따라서 피부 임피던스는 다음과 같이 구할 수 있다.

$$Xc = \frac{1}{2\pi fC}$$

f = 주파수, C = 정전용량(1 μF)

주파수가 높아질수록 피부 임피던스가 현저하게 감소됨을 알 수 있다(표 4-1).

전류 또는 전압 진폭의 크기가 크면 피부 임피던스가 감소한다. 강도증가시간이 느리면 피부 임피던스가 증가된다. 전극접촉면적에 반비례하므로 크기가 큰 전극을 사용하면 피부 임피던스가 감소하고, 크기가 작은 전극을 사용하면 피부 임피던스가 증가한다. 전류가 지속적으로 흐르면 피부 임피던스가 감소한다. 전기자극 전 100 kΩ/cm^{2}이던 피부저항이 전류가 흐르면서 감소하기 시작하여 몇 분 내에 1~10 kΩ/cm^2 정도로 감소된다(Vanbever와 Preat, 1999). 따라서 전기자극 후 시간이 약간 지난 후에 진폭을 설정해야 하며 초기 몇 분 동안에는 자주 진폭을 확인해야 한다. 주파수가 높고, 위상기간이 짧고, 진폭이 크고, 진폭증가시간이 빠르고, 크기가 큰 전극을 사용하면 피부 임피던스가 감소한다. 피부밑지방이 많은 경우에는 이러한 조건으로 자극하는 것이 좋다.

피부 임피던스가 높으면 높은 강도로 자극해야 되기 때문에 피부저항을 적절히 감소시켜야 한다. 피부저항을 감소시키는 방법은 다음과 같다.

(1) 피부 탈락세포, 기름, 먼지 등을 알코올, 비눗물 또는 물로 깨끗이 닦아 전기자극부위의 피부를 청결하게 한다.

(2) 물리적으로 경미하게 각질층을 제거한다.

(3) 필요한 경우 적외선 등, 회전욕, 온습포 등으로 5~10분간 예열(preheat)을 가한다. 온도상승으로 피부가 수화되고 전해질의 양이 증가되어 피부 임피던스가 감소된다. 파라핀은 절연작용을 하기 때문에 파라핀욕은 예열도구로 사용하지 않는다.

(4) 전극을 습하게 하거나 전극풀 등을 사용한다. 습식패드전극은 전도액을 사용하고, 탄소실리콘 전극은 전극풀을 사용한다.

(5) 전극의 크기를 크게 하거나 전극과 전극의 거리를 좁혀준다.

11 전도물질

전극과 조직 사이에서 전자-이온교환을 촉진시키기 위해서는 전도액, 전도풀, 전도지 등과 같은 전도매개물질(conductive coupling media)이 필요하다.

11.1. 전도액

전도액(conductive liquid)은 습식패드전극 쓸 때 사용하며 보통물, 따뜻한 물(37~40℃), 소금물이나 생리식염수(0.9% NaCl용액) 등을 사용한다. Signa® Spray electrode solution 등 전해용액 상품이나 사인(sine)용액 또는 차(tea)를 사용하기도 한다.

표 4-2. 여러 가지 전극풀 및 전도지 상품

제 제	상 품 명	제 조 회 사
겔 제	Signa gel® Electrode Gel	Parker Laboratories, Inc.
	Spectra® 360 Electrode Gel	Parker Laboratories, Inc.
	Ceptor gel™ Electrical Gel	Parker Laboratories, Inc.
	Lectron Ⅱ™ Conductivity Gel	Pharmaceutical Innovations, Inc.
	TAC gel™ Conductive Adhesive	Pharmaceutical Innovations, Inc.
	Empi® Electrode Gel	Empi, Inc.
된연고제	Signacream® Electrode Cream	Parker Laboratories, Inc.
	After-TENS™ Care cream	Pharmaceutical Innovations, Inc.
전도지	Signa pad® premoistened electrode pad	Parker Laboratories, Inc.
	Spectra pad premoistened electrode pad	Parker Laboratories, Inc.

11.2. 전극풀

전극풀은 금속전극, 탄소실리콘전극 등을 쓸 때 사용한다. 전극풀은 겔(gel), 크림(cream), 된연고(paste)의 형태로 만든다. 전극풀은 전기전도성이 매우 좋고 또한 소금성분이 없기 때문에 전기자극 시 Na이온의 이동이 없어 체내 전해질 농도에 영향을 주지 않고 금속전극의 경우 녹이 슬지 않는다. 대부분 수용성이어서 사용 후 피부관리가 쉬우며, 피부자극 및 알레르기 등의 부작용이 없고 무균이다. 전극풀 상품은 표 4-2와 같다.

11.3. 전도지

전도지(electrode paper)는 종이를 습하게 하여 만든 습전도지(premoistened paper)로 전기전도성이 매우 좋고, 피부자극 및 알레르기 등의 부작용이 없을 뿐 아니라 전극풀과 같이 사용 후 물로 피부를 씻지 않아도 되기 때문에 매우 간편하게 사용할 수 있다.

12 전극연결고리

전극연결고리(electrode connector)는 전극의 특징에 따라 여러 가지 종류가 있다(그림 4-14). 전선은 두께와 장력이 충분하여 내구성이 좋아야 하며 동시에 유연성이 좋고 길이도 충분히 길어야 한다.

12.1. 바나나형

바나나형(banana type)은 표준 콘센트 또는 소켓형(standard receptacle) 전극의 연결에 사용한다.

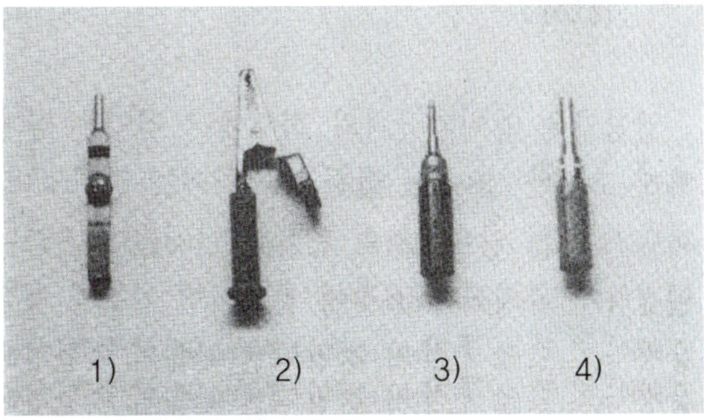

그림 4-14 여러 형태의 전극연결 고리

12.2. 전화형

전화형(telephone type)은 핀형(pin receptor) 전극의 연결에 사용한다.

12.3. 집게형

집게형(alligator type)은 알루미늄판 등 금속판전극, 일회용 종이전극의 연결에 사용한다.

12.4. 매킨토시형

매킨토시형(MacIntosh type)은 딱단추형(snap button type) 전극의 연결에 사용한다.

13 전기자극기의 종류

13.1. 휴대용 자극기와 병원용 자극기

자극목적, 자극방법, 자극시간 등에 따라 휴대용 자극기와 병원용 자극기를 선택하여 사용해야 한다.

1) 휴대용 자극기(portable battery operated stimulator)

휴대용 자극기는 크기가 매우 작고 주로 건전지를 전원으로 사용한다. 경피신경전기자극과 같이 낮은 출력이 필요하거나, 기능적전기자극기를 사용하여 보행훈련을 할 때와 같이 자극 시 환자가 움직일 때 휴대용자극기가 유용하다.

2) 병원용 자극기(line powered stimulator)

병원용 자극기는 크기가 크고 가정용 전기를 전원으로 사용한다. 치료시간이나 검사시간이 오래 소요되는 경우, 치료 시 한 자세로 오래 동안 있어야 되는 경우, 전기진단과 같이 출력이 항상 일정해야 하는 경우에 유용하다.

13.2. 정전류 자극기와 정전압 자극기

1) 정전류 자극기(constant current stimulator)

전류를 일정하게 고정한 정전류 자극기는 조직의 임피던스와 관계없이 전류가 동일한 진폭으로 흐른다. 저항이 변해도 출력되는 전류는 변화하지 않고 그대로 유지되나 전압은 조직의 저항에 따라 변화한다. 저항이 감소되면 전압과 전력이 감소되고, 저항이 증가되면 전압과 전력이 증가한다. 정전류 자극기의 출력은 mA로 판독한다.

2) 정전압 자극기(constant voltage stimulator)

정전압 자극기는 조직의 임피던스 또는 임피던스의 변화와 관계없이 전압이 일정하게 유지되나 조직에 전달되면 피부의 정전용량 특성으로 전류가 편향되어 전류의 맥동형태가 변화한다. 저항이 감소되면 전류와 전력이 증가되고, 저항이 증가되면 전류와 전력이 감소한다. 정전압 자극기의 출력은 V로 판독한다.

14 전기의 위험 및 안전관리

14.1. 전류의 영향

충분한 양의 전류가 몸에 흐르면 조직과 전류의 상호작용으로 전기사고가 발생할 수 있다. 전기사고의 유형을 세 가지 측면에서 살펴볼 수 있다.

1) 화상(burn)

생체조직에 전기회로가 형성되어 전류가 흐르면 조직에서 전기저항이 발생한다. 저항에 의해 전기에너지가 충분히 높게 온도를 상승시키면 화상이 일어난다. 가정용 전기에 의한 화상은 국소적이거나 접촉점부근에 한정되지만 고전압전류는 심한 화상을 일으킬 수 있다.

2) 활동전위 유발(produce action potential)

몸에 전류가 흐르면 활동전위 및 국소전류에 의해 감각신경 및 운동신경, 근육이 자극된다. 감각신경이 자극되면 찌릿한 감각, 따갑거나 찌르는 듯한 감각을 느낄 수 있으며, 운동신경이나 근육이 자극되면 근육수축 또는 근육경련 등을 일으킨다. 감전으로 인한 과도하고 급격한 근육수축은 골절을 일으킬 수 있고, 가슴부위의 근육수축은 호흡마비를 일으킬 수 있을 뿐 아니라 특히 심장에 민감하게 작용한다. 전류밀도가 충분히 크면 과도한 심실수축이 일어나고 전류밀도가 계속 증가하면 심실세동으로 심장활동이 정지되어 죽음에 이르게 될 수 있다. 특히 심장박동조율기를 사용하는 사람은 고주파 교류전류에 주의해야 한다.

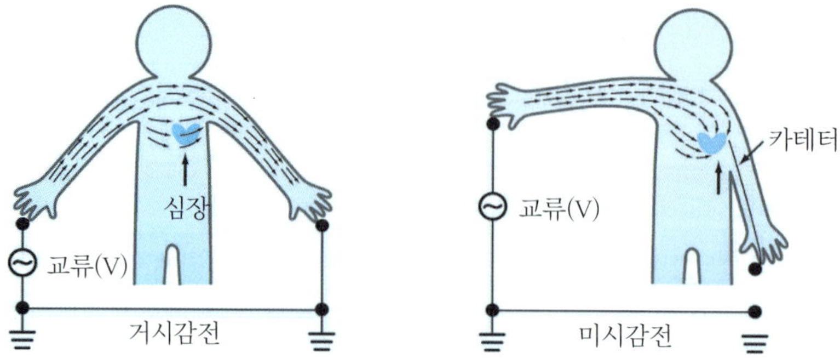

그림 4-15 접촉점에 따른 전류경로

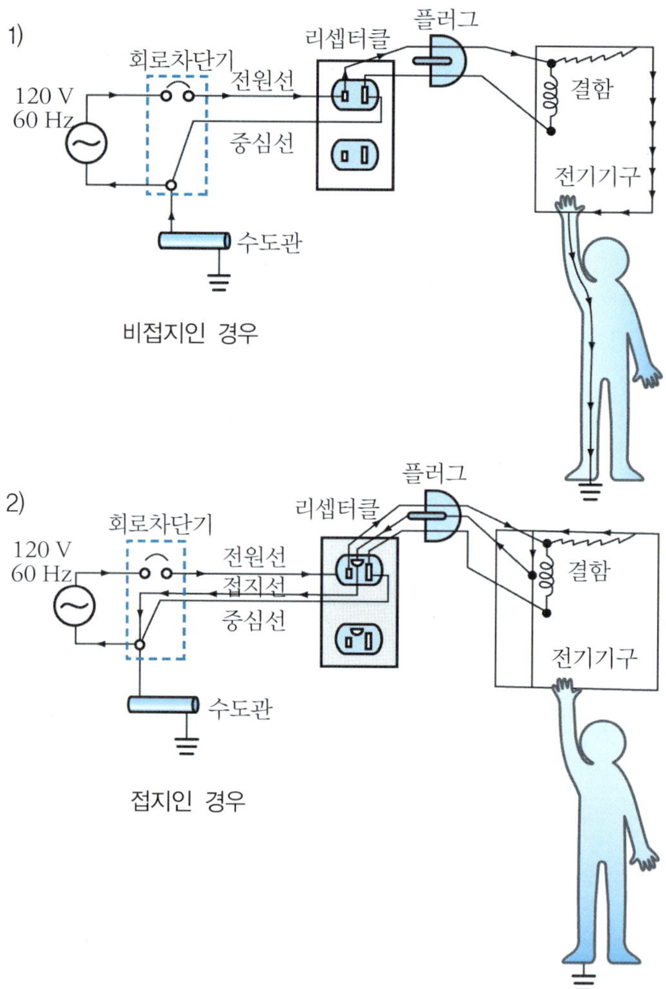

그림 4-16 전원선이 새시에 접촉되어 일어나는 거시감전 사고

3) 전기화학화상(electrochemical burn)

전류에 의한 전기화학화상은 특히 직류전류에서 일어날 수 있다. 직류전류는 낮은 강도에서도 쉽게 조직손상을 받을 수 있다. 5 mA 이하에서도 피부에서 산-알칼리 반응으로 전해질화상이 생길 수 있으며, 특히 양극에서 허혈로 인한 조직괴사가 일어나기도 한다.

14.2. 전기사고

1) 거시감전(macroshock)

전류가 몸 표면의 두 지점에 연결되었을 때 전체전류 중 적은 부분이 심장으로 흐르게 된다(그림 4-15). 이와 같이 외부에서 크게 가해진 전류에 의한 사고를 거시감전이라 한다. 피부가 물에 젖어 있을 때에는 보호능력이 없어진다. 실제로 전기자극 때 피부저항을 감소시키기 위해서 전극과 피부에 전도액이나 전극풀을 사용하기 때문에 전류가 증가하여 거시감전을 입기 쉽다.

그림 4-16 1)과 같이 새시가 접지되어있지 않으면 전원선과 새시 사이에 전원이 걸리게 되고 사람이 새시와 어떤 접지체에 동시에 접촉되면 거시감전이 일어난다. 그러나 그림 4-16 2)와 같이 접지가 되어있고 접지선 저항이 매우 낮다면 새시와 다른 접지체 사이의 전압은 무시할 정도여서 문제가 되지 않는다. 거시감전은 접지선 불량, 콘센트 연결 결함, 배전반과 의료장비의 결함 등이 원인이 되기 때문에 주기적으로 점검해야 한다.

2) 미시감전(microshock)

전류의 한 점은 몸의 표면에 연결되고 다른 한 점은 심장에 연결되어 감전되는 것을 미시감전이라 한다. 미시감전은 교류전류를 사용하는 의료장비와 접지에서의 누설전류로 인한 접지 반도체 표면 사이의 전위차로 일어난다.

(1) 누설전류(leakage current)

누설전류는 서로 다른 전위차를 갖는 인접한 부도체 사이에 불가피하게 흐르는 μA 단위의 미세전류이다. 새시로 흐르는 누설전류는 접지선으로 안전하게 흘러나가지만 접지의 결함이 있으면 심장을 통해 흘러 미시감전사고를 당하게 된다. 그림 4-17과 같이 100 μA의 누설전류가 전원선에서 새시로 흐른다고 가정했을 때 접지가 잘된 경우에는 99.8 μA의 누설전류가 접지선을 타고 빠져 나가지만, 접지가 안된 경우에는 100 μA의 누설전류가 심장으로 흐르거나 또는 심장반대쪽으로 흘러 미시감전사고가 일어난다.

(2) 전도체 표면(conductor surface)

환자 주위에 있는 두 개의 전도체 표면 사이의 작은 전위차가 한쪽 표면은 심장에 연결되고 다른

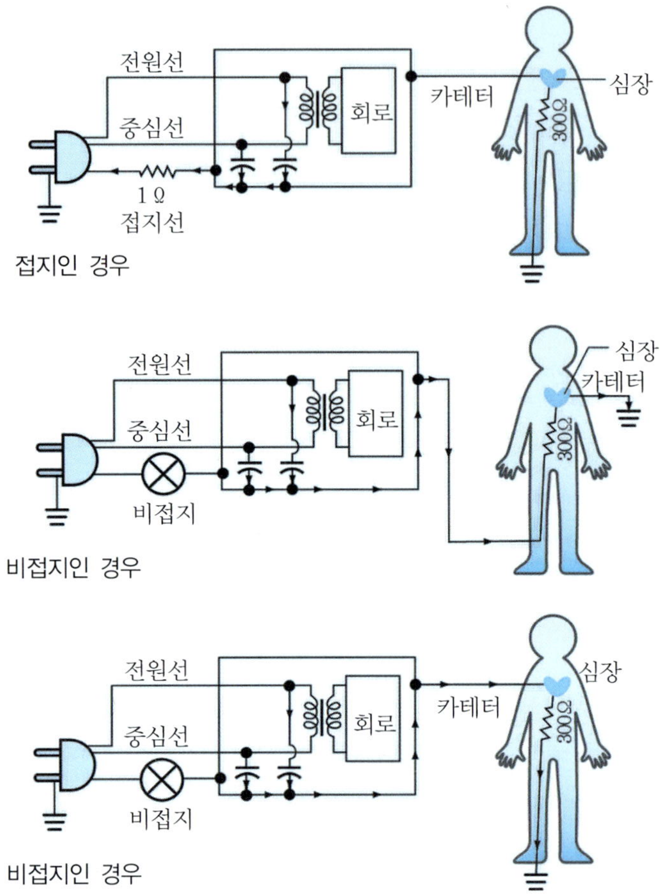

그림 4-17 누설전류의 통로

표 4-3. 감지전류와 탈출전류

종 류	여 자	남 자	평 균
감지전류			
직류전류	3.5 mA	5.2 mA	4.4 mA
교류전류 (60 Hz)	0.7 mA	1.1 mA	1 mA
탈출전류	10.5 mA	16 mA	16 mA

한쪽 표면은 몸의 다른 부위에 연결되어 있을 때 미시감전 사고를 일으킬 수 있다. 특히 심장박동조율기의 전극, 심장 안에 전극이 있을 때, 용액을 채운 카테터가 심장에 연결되어 있을 때 미시감전사고를 쉽게 당할 수 있다.

14.3. 전기안전에 영향을 미치는 요인

1) 감지전류(perceptual current)와 탈출전류(let go current)

감지전류는 전류가 흘러 저림감각(tingling sensation)을 느끼는 전류이며, 탈출전류는 근육을 급격히 수축시켜 전원을 쥐고 있는 손을 놓을 수가 없는 근육수축 전류를 말한다. 성별 감지전류와 탈출전류는 표 4-3과 같다.

2) 주파수(frequency)

탈출전류는 주파수와 관계가 있다. 50~60 Hz의 전원 주파수에서 탈출전류값이 가장 낮고 10 Hz 이하 및 수백 Hz 이상에서는 탈출전류가 증가한다.

14.4. 전기설비 및 의료장비의 안전대책

1) 등전위접지(isopotential ground)

접지(ground, earth)는 거시감전 및 미시감전을 방지하는데 필수적이다. 의용전류를 사용할 때는 환자접지점, 기준접지점 및 연결단자를 가지는 등전위접지가 필요하다.

접지가 안된 콘센트로 전원을 공급받는 경우, 예를 들어 치료사의 저항이 8,000 Ω, 환자의 저항이 2,000 Ω이고, 치료사의 한 손은 5 V의 전압이 흐르는 치료기에 접촉하고 다른 한 손은 난방용 방열기(radiator)에 접촉된 환자의 몸에 접촉했을 때 발생되는 누설전류는 500 μA가 된다(그림 4-18).

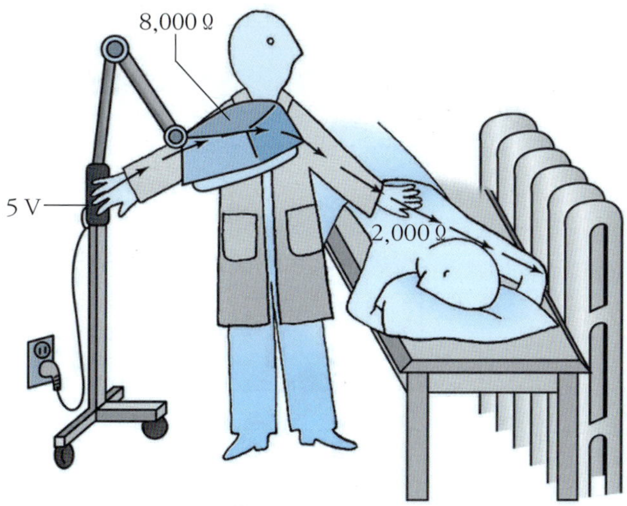

그림 4-18 콘센트 접지가 불량할 때의 누설전류

2) 분리전원시스템(line isolation monitor)

분리전원시스템은 분리변압기(power isolation transformer)를 사용하여 접지로부터 양쪽 전도체를 분리하고, 연속적인 전원분리변압기(line isolation monitor)로 비접지 발생 및 누설전류를 감시하고 경고하는 구조로 되어 있다. 분리전원 시스템은 누설전류를 줄일 수 있으나 미시감전 한계값인 10 μA 이하로는 줄일 수 없다. 그러나 특히 수치료시설과 같이 젖은 환경에서 거시감전을 예방할 수 있다.

3) 비접지회로차단기(ground fault circuit interrupter, GFCI)

차동변압기와 전자회로를 사용하는 비접지회로차단기는 두 전류사이의 차이를 감지하여 6 mA이상의 비접지가 생겼을 때 전원을 차단시킨다. 비접지회로차단기는 1차적으로 거시감전을 방지하기 위한 장치이다. 누설전류 등에 의한 미시감전을 방지할 만큼 민감하지는 않지만 접지잘못으로 인해 발생할 수 있는 전위차가 생기지 않도록 하여 미시감전을 일부 방지할 수 있다.

4) 전자의료장비의 안전대책(safety considerations)

대부분의 전자의료장비는 접지안정성, 누설전류 감소, 이중절연, 저전원 사용, 전류제한기, 전기분리 등의 방법으로 전기사고를 최소화하도록 만들고 있다. 옛날 장비나 고전압 교류전원을 사용하는 장비는 접지의 상태를 자주 점검하는 등 전기사고에 주의해야 한다.

5) 전자의료장비사용의 주의사항(precautions)

① 전원공급은 전원선, 중심선, 접지선이 있는 접지 콘센트와 접지 플러그(그림 4-19)를 사용한다.
② 주전원 스위치가 제대로 작동되는지 확인한다.
③ 주전원 스위치를 켜놓은 상태에서 전원선을 뽑지 않는다.
④ 강도조절 다이얼이 안전하고 순서대로 작동하는지 점검한다.

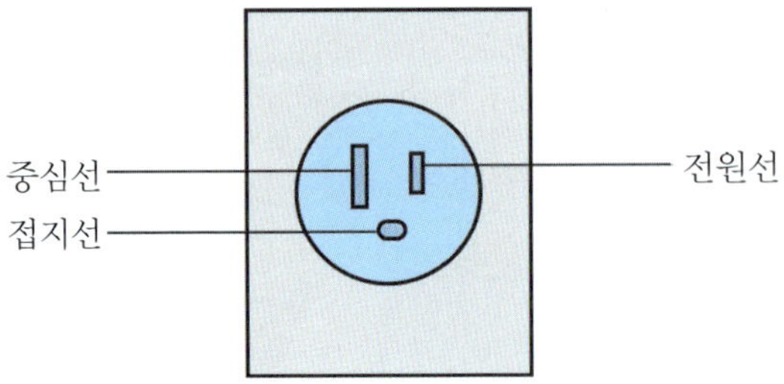

전원선(hot line, black wire)
중심선(neutral line, white wire)
접지선(ground line, green wire)

그림 4-19 접지 플러그(3 prong plug)

⑤ 비접지회로차단기를 사용한다.

⑥ 분리전원시스템을 사용한다.

⑦ 공신력 있는 회사의 제품을 사용한다.

⑧ 전기회로 내에 쇠붙이가 없도록 한다.

⑨ 전자의료장비를 난방용 방열기나 수도관 옆에 두지 않는다.

⑩ 결함이 있는 플러그 및 전선을 사용하지 않는다.

⑪ 전원선을 잡아당겨 플러그를 뽑지 않는다.

⑫ 전자의료장비 안으로 물이 스며들어 갔을 때는 반드시 서비스를 받은 후 사용한다.

⑬ 접지, 콘센트, 플러그, 전원선 및 전자의료장비를 정기 점검한다.

⑭ 항상 접지를 염두한다.

⑮ 연 1회 이상 전문가에게 전기안전검사를 의뢰한다.

15 전류의 효과

15.1. 전류의 물리적 효과

전류가 흐르면 회로 내에서 전기는 여러 가지 일을 한다. 열효과, 화학 효과, 전자기효과가 나타나며 이 세 가지를 전류의 3대 효과라 한다.

1) 열효과(thermal effect)

열효과는 전류가 저항체를 통과할 때 저항을 받아 전기에너지가 열에너지로 전환되어 발생한다. 전자는 전압에 의해서 물질의 분자나 원자의 사이를 뚫고 일정한 방향으로 이동하는데 이 때 전자가 마찰력을 받아서 에너지를 소모하게 되고 이 에너지가 열로 전환되어 온도상승을 일으킨다. 따라서 전류가 저항을 지날 때 소비하는 전력량은 모두 열로 바꾸어진다. 단위시간(t) 동안 저항(R)을 가진 도체에 전류(I)가 흐를 때 전류가 도체에서 일을 하며 이때 일의 양(W)은 다음과 같이 표현한다.

$W = VIt,\ V = IR$이므로

$W = I^2Rt$ (J) 또는 (Wh, kWh)

일에 소비된 I^2Rt(J)의 전력량은 모두 열로 바꾸어진다. 이와 같은 관계는 1877년 줄(James Prescott Joule)에 의해 정립되어 이를 줄법칙(Joule's law)이라 한다. 이 때 발생된 열을 주울열 또는 저항열이라 한다. 도체 내에 발생된 총 열량(H)은 전류의 세기(I)의 제곱에 비례하고, 저항(R)에 비례하며, 통전시간(t)에 비례한다.

$$H = I^2Rt \ (J)$$

열량은 1 g의 물을 1℃ 올리는데 필요한 열량으로 단위는 칼로리(cal)를 사용한다. 1 cal는 4.184 J이므로 1 J은 0.2388 cal, 약 0.24 cal이다.

$$H = 0.24I^2Rt \ (cal)$$

300 W의 적외선등을 25분간 조사했을 때 적외선등에서 발생된 열량은 다음과 같이 구할 수 있다.

$$W = VIt = 300 \times 25/60 = 125 \ Wh = 0.125 \ kWh$$

1 kWh는 860 kcal이므로

$$H = 0.125 \times 860 = 107.5 \ kcal$$이다.

전류의 열작용은 직류전류, 맥동전류, 교류전류 모두에서 나타난다. 주울법칙에 따르면 전류의 크기가 클수록 열발생이 많기 때문에 실효값전류가 큰 전류는 열이 많이 발생하나 실효값전류가 낮은 맥동전류는 열효과가 적게 발생한다.

피부와 지방은 임피던스가 높기 때문에 전극 아래의 피부 및 피부밑지방에서는 상대적으로 열이 많이 발생한다.

전극의 크기도 열발생에 영향을 미친다. 전극의 크기가 작아지면 저항이 높아지기 때문에 열발생량이 많아진다.

조직에서의 열발생은 수분함량과 관계가 있다. 근육과 같이 혈관분포가 많은 조직은 상대적으로 물함량이 많아 저항이 매우 낮고 전류의 전도도가 매우 높다. 따라서 근육에서 상대적으로 전류량이 많아지기 때문에 열발생이 많아진다.

고전압 고주파 교류전류를 사용하는 단파 및 극초단파 심부투열치료는 조직심부에서 선택적으로 열발생을 유발시켜 전류의 열효과를 이용하는 치료방법이다.

2) 화학효과(chemical effect)

산, 염, 염기류의 물질을 물에 녹이면 해리(dissociation)되어 음이온과 양이온으로 나누어진다. 물에 녹아서 이온화(ionization)되는 물질을 전해질(electrolyte)이라 하며 전해질의 수용액을 전해액이라 한다. 전해질은 전해액 중에 음이온과 양이온으로 나누어지므로 전기의 좋은 도체이다. 전해질용액에 전류를 흐르게 하면 기본적인 두 가지 현상이 나타난다.

(1) 일차반응(primary reaction)

전해질용액에 전류를 흐르게 하면 일차반응으로 이온의 재분포 현상이 나타난다. 염화나트륨(NaCl)을 물에 녹이면 Na 양이온과 Cl 음이온으로 해리되어 존재하고 이 전해용액에 그림 4-20과 같이 전류를 흐르게 하면 일차 화학반응으로 H_2O는 H 양이온과 OH 음이온으로 전리된다. 아직 전리되지 않은 염소분자는 이동하지 않지만 이온화된 Na^+는 음극으로, Cl^-는 양극으로 끌리게 된다.

(2) 이차반응(secondary reaction)

전해질용액에 전류를 흐르게 하면 일차반응에 따라 음, 양 이온이 각각 양, 음극에 도달하여 새로운 화학물질이 생성되는 이차 화학반응이 일어난다.

음극에 도달한 Na^+는 중화되어 물(H_2O)과 작용, 새로운 화합물인 수산화나트륨(sodium hydroxide, NaOH)과 유리 수소(free hydrogen)를 만든다.

$$4Na + 4H_2O \rightarrow 4NaOH + 2H_2$$

양극에 도달한 Cl^-는 중화된 후 물과 작용하여 새로운 화합물인 염산(hydrochloric acid, HCl)과 유리 산소(free oxygen)를 만든다.

$$4Cl + 2H_2O \rightarrow 4HCl + O_2$$

이때 음극과 양극에서 발생되는 유리 수소와 유리 산소의 발생비는 2 : 1이다.

(3) 전자기효과(electromagnetic effect)

직선 도체, 원형코일, 원통형코일에 전류가 흐를 때 전류의 수직방향으로 동심원 모양의 자기장이 형성된다. 코일 속을 지나는 자속이 변화하면 코일에 기전력이 유도되는 전자기유도에 의해 유도전류가 발생한다. 자기장 안에서 도체를 움직이거나, 도체에 형성된 자기장을 빠르게 변화시킬 때 전자

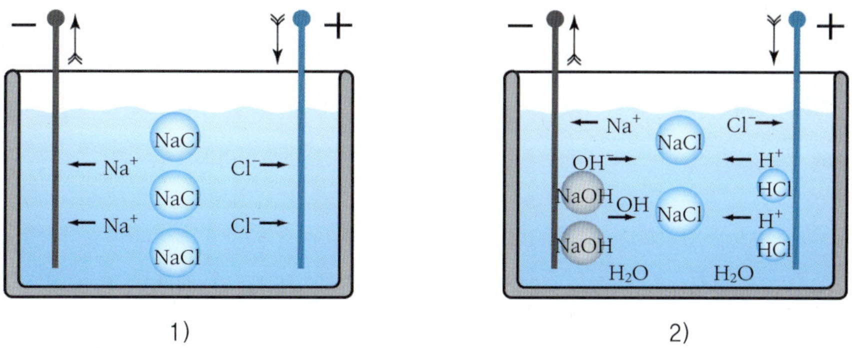

1) 일차 화학적 효과, 2) 이차 화학적 효과

그림 4-20 전해질의 전기분해

기유도 효과에 의해 도체에서 소용돌이 형태의 맴돌이전류가 발생한다. 맴돌이전류는 주울의 법칙에 의거하여 열을 발생한다.

15.2. 의용전류의 생리적 효과

전류의 도체로 구성된 인체에 전류를 통전시키면 전류의 직접효과로 전기화학효과, 전기물리효과, 전기열효과가 나타난다.

1) 전기화학효과(electrochemical effect)

(1) 화학반응(chemical reaction)

전해질용액으로 이루어진 인체에 직류전류를 통전시키면 음극에서 수산화나트륨과 수소가 발생하여 알칼리 쪽으로 기울게(alkalinity)되어 단백질을 액화(liquification)시켜 조직을 부드럽게(softening tissue)한다. 반면 양극에서 염산과 산소에 의해 산성 쪽으로 기울게(acidity)되어 단백질을 응고(coagulation)시키고 조직을 딱딱하게(hardening tissue)한다.

직류전류의 양극에서는 산성반응, 금속 및 알칼로이드 반발, 미열효과, 조직의 경화, 흥분성 감소, 역치 증가, 진정효과, 통증 감소, 혈관 수축, 국소빈혈, 지혈효과 등이 나타난다. 음극에서는 알칼리 반응, 산 및 산기 반발, 미열효과, 조직의 연화, 흥분성 증가, 역치 감소, 자극효과, 통증유발, 혈관확장, 국소충혈, 출혈효과 등이 나타난다.

분자수준에서 전기화학효과는 사립체에서 ATP생산, DNA합성 및 구연산합성효소(citrate synthase), 3-히드록시아실 CoA 탈수소효소, 시토크롬 C 산화효소, ATPase 등 효소활성을 촉진시킨다. 또한 세포수준에서 신경, 근육, 뼈 등에서 Ca^{2+}이온에 영향을 미쳐 근육수축, 신경흥분, 결합조직 및 뼈의 재형성 등을 촉진시킨다.

(2) 이온이동(ion transfer)

같은 극끼리 반발하고 다른 극끼리 끌어당기는 전기의 성질에 의해 전하를 띤 분자 의 이동이 일어난다. 직류전류를 사용하여 이온화된 약물을 조직으로 침투시키는 이온도입의 성질을 갖게 한다. 또한 전리되지 않는 지방, 단백질 등과 같은 콜로이드 분자도 음극쪽으로 이동시키는 전기이동(cataphoresis)의 특성도 있다.

(3) 체액이동 증진(fluid shift out of area)

정상 혈액의 pH(7.4)에서 모든 혈구, 알부민(albumin) 등의 혈장단백은 음전하를 띠고 있음으로 음극을 활성전극으로 하여 자극하면 부종부위에서 체액을 반발하게 된다. 따라서 체액의 이동으로 부종이 감소된다.

(4) 살균효과(bacteriocidal effect)

전류의 물리화학적 효과(physicochemical effect)에 따른 특별한 이차반응에 의해 살균효과가 나타난다. 6 μA~1.4 mA 정도의 낮은 강도의 음극 직류전류(cathodal DC)가 미생물의 성장을 억제하는 것으로 알려져 있으며 이는 pH의 변화 보다는 전기화학적 반응(elcetrochemical reaction)에 의한 것으로 본다.

Wheeler 등(1971)은 전기자극으로 세균의 성장속도가 저하되는 기전으로 첫째는 미생물의 항상성(homeostasis)이 깨져 세균이 죽게 되고, 둘째는 세포막 수송 등의 조절기전 및 효소활성을 비가역적으로 파괴하여 세포내활성(intracellular activity)이 억제되기 때문이라 하였다.

2) 전기물리효과(electrophysical effect)

(1) 전기역학효과(electrokinetic effect)

신경 및 근육의 세포막에서 활동전위를 만들어 골격근육과 혈관의 수축-이완 등 생리적 반응을 일으킨다. 반복적인 근육수축에 의한 근력증강, 근섬유 직경의 증가에 의한 근섬유의 비후, 호박산탈수소효소 등과 같은 근육 내 효소의 활성 증진, 관절운동 증진 등의 효과가 있다.

(2) 통증조절(pain modulation)

감각신경섬유 또는 운동신경섬유의 세포막에서 Na^+, K^+ 이온을 이동시켜 활동전위를 만들어 통각을 전달하는 신경섬유의 활동전위의 전파를 차단하거나, 베타 엔도르핀, 엔케팔린, 세로토닌, 노르에피네프린, 도파민, 부신피질자극호르몬 등의 물질의 방출을 촉진 시켜 통증을 조절한다.

(3) 조직치유촉진(promote tissue healing)

세포막에서 Na^+, K^+, Ca^{2+} 등 이온을 이동시켜 손상부위와 정상조직 사이에서 형성된 손상전위차 회복, 손상 주위 조직의 미세순환 증진 및 림프순환의 촉진에 따른 대사활동 증진, 세포의 이동, 증식, 활성을 유발시켜 치유를 촉진시킨다.

(4) 부종흡수촉진(edema absorption)

전기자극으로 근육을 수축시킴에 따라 근육의 펌프작용 증진에 의해서 정맥의 순환이 촉진되고, 근육의 펌프작용없이 감각자극을 하여 부종흡수를 현저하게 촉진한다.

3) 전기열효과(electrothermal effect)

전기열효과는 직류전류, 맥동전류, 교류전류에서 나타난다. 생체조직에서 발생되는 열효과는 전류의 직접효과와 간접효과에 의해서 일어난다. 전류의 직접효과에 의해 열을 발생시키는 직류전류는 전기화학화상의 위험이 있고, 맥동전류와 교류전류는 실효값전류가 낮아서 열발생량이 많지 않다. 따라서 치료목적으로 열을 발생시키기 위해서는 간접효과에 의해 열을 발생시키는 고전압 고주파 교류전류를 사용한다.

국소온도상승
- 대사증진 → 산화율 증가, 에너지소비 증가
- 혈관효과
  - 동맥확장 → 혈관확장 → 산소, 영양, 항체, 백혈구 공급증가
    - 만성염증완화
    - 급성염증유발
    - 화학전달물질
    - 축삭반사
    - 척수반사
    - 대사조절
  - 모세혈관 확장
    - 모세혈관 여과 증진 → 대사산물 흡수 → 부종 완화
    - 모세혈관 정수압 증가 → 부종, 림프순환 증가
- 신경근육효과
  - 진통작용
    - 자유신경종말 자극
  - 근육연축 완화
    - Ⅱ군 신경섬유의 흥분발사율 감소
      - 알파 운동신경섬유의 흥분발사율 감소
    - 감마 운동신경섬유 활성 감소
      - 알파 운동신경섬유의 활성 감소
  - 신경전도속도 변화
  - 근력 및 지구력 변화
- 결합조직에 미치는 효과
  - 결합조직의 신장력 증가
- 심맥관계에 미치는 효과
  - 맥박수 증가
  - 심박출 증가
  - 혈압저하–Na농도 감소, 요소(urea) 소실, 질소화 물질 소실
- 호흡에 미치는 효과
  - 호흡수 증가
- 포식작용 증가
- 배출작용 증가
  - 발한 증가, 신장배출 증가
- 혈액 수소이온농도(pH) 변화
- 막 투과성 증가

그림 4-21 국소열의 생리학적 효과

전기열효과에 따른 일차적인 생리적 효과는 조직의 국소온도(local temperature) 상승이며 온도 상승에 따라 대사가 증진된다. 혈관이 확장되어 혈류량이 증가함에 따라 산소, 영양, 백혈구, 항체 등의 공급이 증가하며 포식작용이 증가한다. 한편 모세혈관압의 상승으로 국소 부종이 생기기도 한다. 국소온도 상승은 피부의 수소이온농도(pH)를 변화시키고 막 투과성을 증가시키는 효과가 있으며 이 외에도 진통 및 진정작용 등 여러 가지 효과들이 나타나게 된다(그림 4-21).

15.3. 열의 생리적 효과

조직에 열을 가하면 국소조직의 온도가 상승하여 여러 생리적 반응이 나타난다.

1) 대사에 미치는 효과(metabolic reaction)

국소 조직의 온도가 상승하면 세포에서 화학 반응(chemical reaction), 대사율(metabolic rate), 에너지 소비가 증가한다. 화학반응의 증가는 세포의 산소섭취(uptake)를 증가시켜 영양을 증진하고 세포활성을 촉진시켜 조직의 치유를 증진시키는 등 인체기능에 양성효과(positive effect)를 준다. 반트 호프 법칙(Van't Hoff's law)에 따르면 대사율은 온도가 10℃ 상승함에 따라 2~3(2.5)배 증가한다. 그러나 광범위하게 장시간 온도가 상승되면 신진대사가 감소하는데 이는 온도가 상승함에 따라 화학반응이 증가하여 효소활성이 변화하기 때문이다.

2) 혈관에 미치는 효과(vascular effect)

조직온도의 상승은 혈관확장을 일으키고 이에 따라 모세혈관의 혈류량이 증가된다. 조직의 국소온도가 42℃ 이상 올라가면 직접효과에 의해 동맥 및 모세혈관 확장이 일어나고 혈류량이 증가한다. 모세혈관의 혈류량은 휴식할 때 보다 4~5배 정도 증가된다. 혈관확장으로 모세혈관의 정수압이 증가되어 부종이 생길 수 있다. 피부 혈류와 골격근육 혈류의 조절기전은 서로 다르다.

(1) 피부혈류의 조절(skin blood flow)

동맥과 정맥이 서로 연결되어 특이한 동정맥연결(arteriovenous, A-V, anastomosis)을 이루는 피부의 혈류는 중심온도를 유지하는데 중요한 구실을 하고 이는 일차적으로 아드레날린 동작성 교감신경(sympathetic adrenergic nerve)에 의해서 조절된다. 피부에서 온도 상승에 따른 피부 혈관확장 기전은 국소작용인 화학전달물질 방출, 반사작용인 축삭반사 및 척수반사 등 세 가지 요인이 작용하여 일어난다.

① 화학전달물질(neurotransmitter)

국소작용인 화학전달물질에 의한 기전은 피부의 국소 온도 상승으로 히스타민류 물질의 방출이 증가되어 모세혈관을 확장시킨다.

② 축삭반사(axon reflex)

반사기전에 따른 피부혈관 확장은 축삭반사 및 척수반사에 의해 이루어지는데, 축삭반사에 의한 혈관확장은 피부에 열이 가해지면 열수용체가 자극되고 이 자극은 구심성 감각섬유를 통해 척수에 전달되는 한편, 몇몇 감각섬유는 이를 혈관에 전달하여 혈관확장을 유발시킨다(그림 4-22).

③ 척수반사(spinal reflex)

국소 척수반사는 열이 피부의 원심성 자극을 일으켜 아드레날린 동작성 교감신경의 절후신경 활성이 감소되어 유발된다(그림 4-23). 동맥혈관의 민무늬근육은 교감신경의 절후신경 말단에서 유리되는 아드레날린, 노어아드레날린에 반응하는 α-수용체와 β-수용체를 모두 가지고 있는데 α-수용체는 혈관수축, β-수용체는 혈관확장을 일으킨다. 따라서 절후신경섬유의 흥분이 감소되어 낮은 농도로 존재하던 노어아드레날린이 β-수용체에 작용하여 혈관을 확장시킨다. 반사성 혈관확장 효과는 직

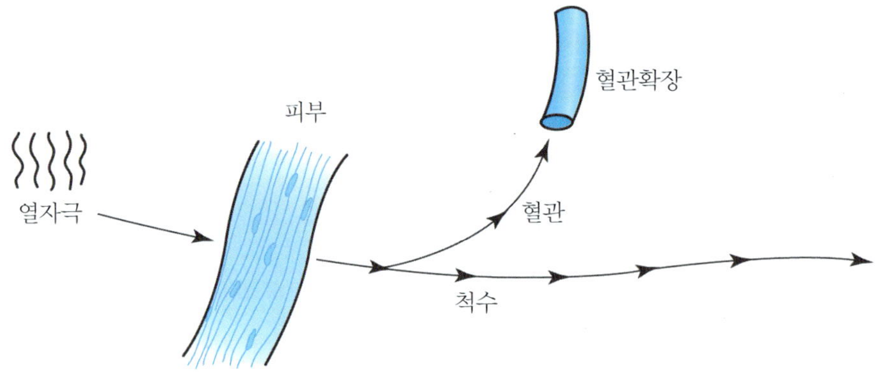

그림 4-22 축삭반사에 의한 피부 혈관확장

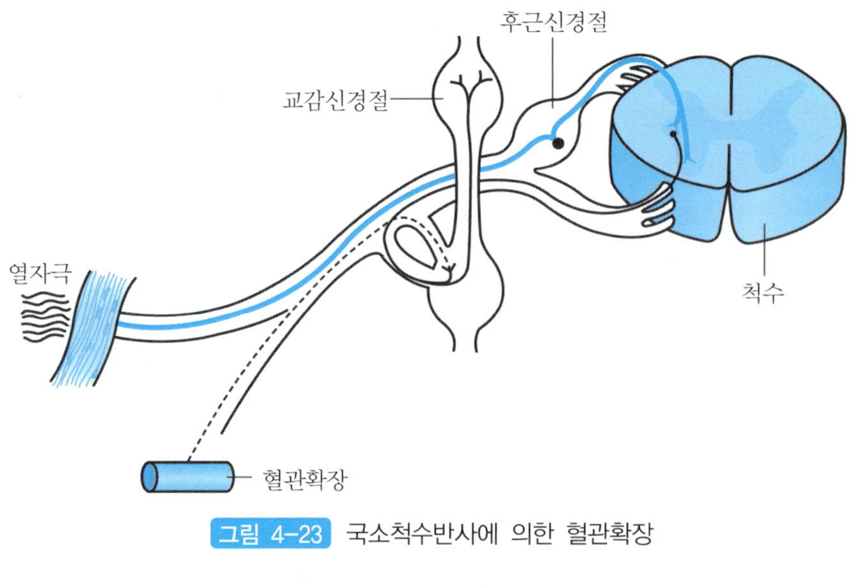

그림 4-23 국소척수반사에 의한 혈관확장

접 열치료를 하기 어려운 부위에 열을 가하지 않고 원위부를 가열하여 치료효과를 얻을 수 있는 원격 가열(remote heating)에 이용할 수 있다.

(2) 근육혈류의 조절(muscular blood flow)

뼈대근육의 혈류량은 외부에서 가해진 열보다는 일차적으로 대사조절에 영향을 받는다. Crockford와 Hellon(1959)은 아래팔에 20~30분간 적외선등을 조사하고 산소량을 측정한 결과 표면의 정맥에서는 산소량이 증가하였으나 심부 정맥에서는 산소량의 변화가 없어 근육의 혈류량에 변화가 없음을 시사했으며, Wyper와 McNiven(1976)도 적외선 조사가 뼈대근육의 혈류량에 영향을 미치지 못했다고 하였다. Greenberg(1972)는 20분간 표면열을 가한 군과 1분 동안 운동을 시킨 군을 비교해본 결과 운동을 시킨 군에서 현저한 혈류량 증가가 있었음을 보고하는 등 뼈대근육의 혈류량 증가는 근육수축에 따른 산소요구량 증가에 기인하여 뼈대근육의 혈관확장은 주로 대사작용에 영향을 받는 것으로 알려져 있다.

3) 신경근육에 미치는 효과(neuromuscular effect)

(1) 진통작용(analgesic effect)

통증부위에 직접 열을 가하거나 말초신경에 열을 가하면 통증문턱값(pain threshold)이 상승되어 진통작용이 나타난다. 허혈로 인한 통증의 경우 열에 의한 국소충혈로 통증이 완화된다. 또한 열자극에 의한 반자극으로 관문에 영향을 미치거나 또는 엔도르핀의 분비에 영향을 줄 수 있다.

(2) 근육연축 완화(muscle spasm relief)

근육연축은 근육의 무리한 사용, 근육뼈대계통의 조직손상, 염증, 통증 등이 있을 때 주위의 조직을 보호하기 위한 보호기전의 활성화로 나타나는 일시적인 정상 생리반응이다. 어느 부위에 통증이 있으면 긴장성 근육수축 반사가 격발되어 통증-연축-통증 악순환(pain-spasm-pain cycle, closed loop cycle)이 시작된다.

열에 의한 근육연축 완화는 두 가지 기전으로 설명한다.

하나는 근육의 온도가 상승되면 Ⅱ군 신경섬유의 흥분발사율이 감소되고 이에 따라 알파 운동신경섬유의 흥분발사율이 감소되어 근육연축이 완화되는 기전이다. 긴장성 또는 정적 신장(tonic or static stretch)에 일차적으로 반응하여 흥분발사율을 변화시키는 근방추의 날신경섬유는 Ⅱ군 신경섬유이다. 근육의 온도가 약 42℃ 정도 상승하면 Ⅱ군 신경섬유의 흥분발사율이 감소되고 골지힘줄기관(Golgi tendon organ, GTO)의 Ⅰb섬유의 흥분발사율은 증가된다. Ⅱ군 신경섬유의 흥분발사율 감소와 골지힘줄기관의 활성 증가는 날신경섬유인 알파 운동신경섬유의 흥분발사율을 감소시키고, 이에 따라 긴장성 근육섬유의 활성이 감소된다.

또 다른 기전은 근육위의 피부온도가 상승되면 Ⅱ군 신경섬유의 흥분발사율이 감소되고 이에 따라 알파 운동신경섬유의 활성이 감소되어 근육연축이 완화되는 기전이다. 날신경섬유인 감마 운동신경섬유가 활성화되면 방추속근육세포의 수축력이 증가된다. 그러나 근육 위의 피부온도가 상승되면 감마 운동신경섬유의 활성이 감소되고 이에 따라 근방추로부터 구심성 흥분발사가 감소되며, 이와 같은 간접적인 방법도 종국에는 알파 운동신경섬유의 흥분발사를 감소시켜 근육연축이 완화된다.

(3) 신경전도속도 변화(changes nerve conduction velocity)

국소온도의 변화는 말초신경의 시치와 기전류를 상승시키고, 신경전도속도를 변화시키는데 대개는 조직온도가 1.0℃ 상승함에 따라 신경전도속도는 1.8~4 m/s 정도 빨라진다. 특히 처음 1.5℃에서 2.0℃ 상승할 때 현저한 변화가 나타난다.

(4) 근력 및 지구력 변화(strength & endurance change)

Chastain(1978)은 넙다리네갈근에 단파심부투열치료를 한 후 근력을 측정한 결과 처음 30분간은 등척성 근력(isometric strength)이 저하되었으나 2시간 후 근력이 증가했음을 보고하였다. Edwards 등(1972)도 국소온도 상승이 근력 및 지구력을 감소하였음을 보고하는 등 근육의 온도상승은 근력(strength) 및 지구력(endurance)에 영향을 미친다.

4) 결합조직에 미치는 효과(connective tissue effect)

조직의 국소온도가 상승됨에 따라 결합조직의 탄력성(viscoelastic property)이 변화한다. 근육, 힘줄, 관절주머니 등 결합조직의 고정, 유착, 흉터 형성 등으로 관절운동능력이 상실되면 결합조직이 점점 섬유성 변화를 일으켜 단축(shortening)된다. 이와 같은 결합조직에 열을 가하면 섬유성조직의 물리적 성질이 현저하게 변화하여 신장력이 증가된다. 결합조직은 국소온도 40~45℃에서 신장운동(stretching)시켰을 때 조직손상없이 최대 신장이 유발된다.

16 전기자극의 직접 및 간접효과

16.1. 직접효과

전류의 흐름에 따른 직접효과(direct effect)는 세포수준과 조직수준에서 일어난다. 세포수준에서는 전류의 형태와 관계없이 전극 밑에서 항상 직접효과가 나타난다. 그러나 조직수준에서의 직접효과는 직류전류, 맥동기간이 매우 긴(50~300 ms) 단상파에서 나타나며 단위 면적 당 전류가 매우 높을 때에는 대칭성 이상파 및 다상파에서도 나타난다. 맥동빈도가 수백 또는 수천 Hz 이상으로 매우 높으면 맥동기간이 짧더라도 조직수준에서 직접효과가 나타나지만 실제 임상적으로는 사용하지 않는다.

16.2. 간접효과

간접효과(indirect effect)는 세포수준, 조직수준, 분절수준, 계통수준에서 일어난다. 세포, 조직, 분절, 계통의 간접적인 기능변화는 직접효과에 따른 생리학적 반응 및 반작용에 의해서 일어나므로 간접효과는 전류가 흐른 부위뿐만 아니라 원격 부위에서도 나타날 수 있다.

16.3. 직-간접효과

직-간접효과(direct and indirect effect)는 세포, 조직, 분절, 계통수준에서 직접효과와 간접효과가 동시에 일어난다. 전기자극의 경우 세포수준에서 직접효과로 운동신경세포가 흥분하고, 간접효과로 SDH, ATP 등의 효소활성이 증진된다. 조직수준에서는 간접효과에 의해 근육섬유의 수축이 유

표 4-4. 전기자극에 따른 생리학적 효과

1. 세포수준(cellular level)에서의 효과
① 말초신경의 흥분
② 비흥분성 세포의 막투과성 변화
③ 섬유모세포(fibroblast)의 활성
④ 뼈모세포(osteoblast)와 뼈파괴세포(osteoclast)의 활성의 변화
⑤ 모세혈관, 동맥, 정맥, 림프 등 미세순환(microcirculation) 증진
⑥ 혈액의 단백질 및 혈구함량의 변화
⑦ 효소활성(SDH, ATPase 등)의 변화
⑧ 단백질합성(protein synthesis) 증가
⑨ 사립체의 크기 및 양의 변화

2. 조직수준(tissue level)에서의 효과
① 골격근육 수축과 이에 따른 근력, 수축속도, 반응시간, 피로도 등의 변화
② 민무늬근육 수축 및 이완과 이에 따른 동맥 및 정맥 혈류의 변화
③ 뼈, 인대, 결합조직, 피부 등 조직의 재생
④ 연화(softening), 신장(stretching), 점성 감소 등 조직의 성질 변화
⑤ 관절액 및 조직의 간질액 등 흡수
⑥ 조직의 온도(열) 및 화학적 균형의 변화

3. 분절수준(segmental level)에서의 효과
① 근육군 수축 및 이에 따른 관절운동과 협동근의 운동
② 근육의 펌프작용으로 동맥, 정맥 등 혈관의 혈류증진(macrocirculation)과 림프관의 림프 흐름 증진
③ 골격근육 수축과 관계없이 림프 흐름 및 동맥혈류 증진

4. 계통수준(systemic level)에서의 효과
① 베타-엔도르핀, 엔케팔린, 디놀핀(dynorphin), 도파민 등 내재성 폴리펩티드 분비에 따른 진통효과
② 세로토닌, P 물질 등 신경전달물질 분비에 따른 진통 효과
③ 혈관작용소장펩티드(VIP)와 같은 폴리펩티드 분비에 따른 순환 증진 효과
④ 신장, 심장 등 내장기의 활동 변화

발되며, 모세혈관의 혈류량이 증진된다. 분절수준에서의 간접효과로 근육 및 근육군이 수축하여 관절 운동이 일어나는 한편 근육수축에 따른 펌프작용으로 큰 혈관에서도 혈류량이 증가한다.

경피신경전기자극의 경우 직간접효과가 연합하여 작용하는데, 세포수준에서의 직접효과로 말초의 감각신경세포가 흥분하고, 계통수준의 간접효과에 의해 베타 엔도르핀, 엔케팔린, 세로토닌 등의 내재성 아편물질의 분비가 촉진되어 통증을 완화시키게 된다. 전기자극에 따른 생리학적 효과는 세포, 조직, 분절, 계통의 4가지 수준에서 직접, 간접, 직간접장용에 의하여 다음과 같이 다양하게 나타난다(표 4-4).

참고문헌

Albisser AM : Functional Anatomy of Selected Medical Instruments. In : Medical Engineering. Ray CD (Ed), Year Book Medical Publishers, Chicago, p. 1029-1053, 1974.

Alon G : Principles of Electrical Stimulation. In : Clinical Electrotherapy. Roger M. Nelson RM, Hayes KW, Currier DP (Ed), 3rd ed., Appleton & Lange, Norwalk, p. 55-139, 1999.

Binder SA : Applications of low-and high-voltage electrotheraspeutic currents. In : Electrotherapy. Wolf SL (Ed), Churchill Livingstone, New York, p. 1-24, 1981.

Cook TM : Instrument. In : Clinical Electrotherapy. Nelson RM & Currier DP (Ed), Appleton-Century-Crofts, East Norwalk, p. 11-27, 1987.

Devey GB, Montgomery LH : Electrical Harzards and Safety in the Hospital, Laboratory and Patiebt Settings. In : Medical Engineering. Ray CD (Ed), Year Book Medical Publishers, Chicago, p. 1090-1096, 1974.

Electrotherapeutic Terminology in Physical Therapy. Section on Clinical Electrophysiology and American Physical Therapy Association. Alexandria, 1990.

Forster A and Palastanga N : Clayton's Electrotherapy : Theory & Practice. 9th ed., Balliere Tindall, London, p. 97-98, 1984.

Gerleman DG, Barr JO : Instrumentation and Product Safety. In : Clinical Electrotherapy. Roger M. Nelson RM, Hayes KW, Currier DP (Ed), 3rd ed., Appleton & Lange, Norwalk, p. 15-53, 1999.

Greathouse DG, Matulionis DH : Effects of Neuromuscular Electrical Stimulation on Skeletal Muscle Ultrastructure. In : Dynamics of Human Biologic Tissues. Currier DP, Nelson RM (Ed), F A Davis, Philadelphia, p. 114-133, 1992.

Griffin JE, Karselis TC : Physical Agents for Physical Therapist. 3rd ed., C C Thomas, Springfield, p. 313-336, 431-444, 1988.

Heilmann C, Pette D : Molecular transformations in sarcoplasmic reticulum of fast-twitch muscle by electrical stimulation. Eur J Biochem 93:437-446, 1979.

Johnson KS : Transcutaneous Electrical Nerve Stimulation. In : Practical Management of Pain. Raj PP (Ed). Year Book Medical Publishing, Chicago, p. 783-795, 1986.

Kahn A, Greatbatch W : Physiologic Elecrodes. In : Medical Engineering. Ray CD (Ed), Year Book Medical Publishers, Chicago, p. 1073-1082, 1974.

Kahn J : Principles & Practice of Electrotherapy. Churchill Livingstone, New York, p. 95-104, 1987.

Krusen FH, Kottke FJ, Ellwood PM : Handbook of Physical Medicine and Rehabilitation. 2nd ed., WB Saunders, Philadelphia, p. 259-256, 1971.

Liberson WT : Electrotherapy. In : Current Therapy in Physiatry. Ruskin AP (Ed), WB Saunders, Philadelphia, p. 161-191, 1984.

Low J, Reed A : Electrotherapy. Butterworth Heinemann, London, p. 50-65, 91-96, 1990.

Mebreteab TA : Therapeutic Electricity. In : Physical Agents : A Comprehensive Text for Physical Therapists.

Hecox B, Mehreteab TA, Weisberg J (Ed), Appleton & Lange, Norwalk, p. 255-272, 1994.

Michlovitz SL : Biophysical principles of heating and superficial heat agents. In : Thermal Agents in Rehabilitation. Michlovitz SL (Ed). FA Davis, Philadelphia, p. 99-106, 1988.

Myklebust BA, Robinson AJ : Instrumentation. In : Clinical Electrophysiology ; Electrotherapy and Electrophysiologic Testing. Snyder-Mackler L and Robinson AJ (Ed), Williams & Wilkins, Baltimore, p. 23-33, 1989.

Myklebust BA, Kloth LC : Electrodiagnostic and Electrotherapeutic Instrumentation. In : Electrotherapy in Rehabilitation. Gersh MR (Ed), F A Davis, Philadelphia, p. 49-100, 1992.

Nolan Jr TP : Choosing electrotherapeutic devices. PT Magazine 1:43-49, 92, 1993.

Patterson RP : Instrumentation for Electrotherapy. In : Therapeutic Electricity and Ultraviolet radiation. Stillwell GK (Ed), 3rd ed, Williams & Wilkins, Baltimore, p. 65-108, 1983.

Prentice WE : Basic Principles of Electricity. In : Therapeutic Modalities for Physical Therapists. Prentice WE (Ed), 2nd ed, McGraw-Hill, New York, p. 51-71, 2002.

Reed BV : Peripheral Vascular Effects of Electrical Stimulation. In : Dynamics of Human Biologic Tissues. Currier DP, Nelson RM (Ed), F A Davis, Philadelphia, p. 134-162, 1992.

Ritter HTM : Instrumentation Consideration : Operating Principles, Purchase, Management, and Safety. In : Thermal Agents in Rehabilitation. Michlovitz SL (Ed). FA Davis, Philadelphia, p. 49-72, 1988.

Scott BO : The Principles and Practice of Electrotherapy and Actinotherapy. William Heinemann, London, p. 27-61, 1959.

Selkowitz DM : Electrical Currents. In : Physical Agents in Rehabilitation. From Research to Practice. Michelle H. Cameron, W B Saunders, Philadelphia, p. 345-427, 1999.

Sigdell JE : Properties and Limitations of Electronic Instrumentation. In : Medical Engineering. Ray CD (Ed), Year Book Medical Publishers, Chicago, p. 974-1003, 1974.

Shriber WS : A Manual of Electrotherapy. 4th ed, Lea & Febiger, Philadelphia, p. 110-123, 124-135, 1975.

ter Haar G : Electrophysical and Thermal Principles. In : Electrotherapy. Evidence-Based Practice. Kitchen S (Ed), 11th ed, Churchill Livingstone, Edinburgh, p. 3-30, 2002.

Threlkeld AJ : Electrical Simulation of Articular Cartilage. In : Dynamics of Human Biologic Tissues. Currier DP, Nelson RM (Ed), F A Davis, Philadelphia, p. 255-270, 1992.

Wadsworth H and Chanmugam : Electrophysical Agents in Physiotherapy. 2nd ed., Science Press, Marrickville, p. 212-213, 1983

Watkins AL : A Manual of Electrotherapy. 2nd ed.,Lea & Febiger, Philadelphia, p. 95-125, 187-189, 1962.

Wheeler PC, Wolcott LE, Morris JL, Spangler MR : Neural Considerations in the Healing of Ulcerated Tissue by Clinical Electrotherapeutic Application of Weak Direct Current : Findings and Theory. In : Neuroelectric Research. Reynolds DV, Sjoberg AE (Ed). Charles C Thomas, Springfield, p. 83-89, 1971.

제 05 장 전기생리학

1 세포의 구조와 기능

세포(cell)는 생명활동을 나타내는 기능적, 구조적 기본 단위이다. 인체는 약 100조 개 이상의 독립적으로 생존한 세포로 이루어져 있다. 세포는 핵, 세포질, 세포막으로 구성되었다(그림 5-1).

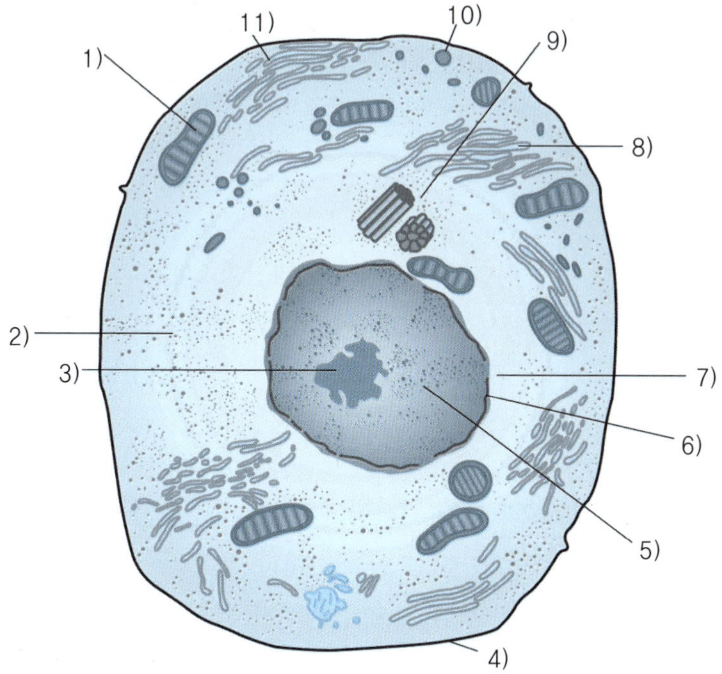

1) 사립체, 2) 세포질액, 3) 핵소체, 4) 세포막, 5) 염색질, 6) 핵막, 7) 핵막구멍, 8) 골지장치, 9) 중심소체. 10) 용해소체, 11) 세포질그물

그림 5-1 세포의 구조

1.1. 핵

핵(nucleus)에는 핵소체, 염색질이 있고, 핵과 세포질 사이에 8 nm 두께의 이중막인 핵막으로 둘러싸여 있다. 핵소체(nucleolus)는 세포에 따라서 핵 속에 한 개 또는 여러 개가 있다. 핵소체는 리보핵산(RNA)과 염기성 단백질로 구성되어 있으며, 리보핵산 중합효소, 디옥시리보핵산(DNA) 합성효소계 등의 효소가 존재한다. 핵소체에서 리보솜 리보핵산(rRNA)을 합성한다. 리보솜 리보핵산은 핵소체에서 전사된 다음 단백질과 결합하여 리보솜을 만들어 핵공을 통해 세포질로 내보낸다. 염색질(chromatin)은 반유동성 매질로 안에는 염색체(chromosome)를 담고 있으며, 염색체는 DNA와 단백질로 구성되어 있다. 핵막(nuclear membrane)에는 핵막구멍(nuclear pore)이 여러 개 있으며 리보핵산을 포함한 커다란 과립이 핵막구멍을 통해 세포질로 이동하여 나오게 된다.

1.2. 세포질

세포질(cytoplasm)은 핵을 제외한 세포 내의 모든 것을 말하며 투명한 세포질액과 세포소기관 등으로 매우 복잡하게 구성되어 있다.

1) 세포질액(cytosol)

세포질액은 세포소기관을 담고 있는 유동액으로 물, 이온, 지질, 단백질, 탄수화물 등 5 종류의 성분으로 구성되어 있다. 물이 약 70~85%를 차지하고 있으며 물속에는 칼륨(K^+), 마그네슘(Mg^{2+}), 인산염(PO_4^{3-}), 황산염(SO_4^{2-}), 중탄산염(HCO^{3-}), 소량의 나트륨(Na^+), 염소(Cl^-), 칼슘(Ca^{2+}) 이온이 함유되어 있다.

2) 소기관(organelle)

소기관 중 사립체, 골지장치, 세포질그물, 용해소체, 과산화소체는 막을 가지고 있으며 리보소체, 중심소체, 미세관 및 미세섬유는 비막성 구조로 되어 있다.

1.3. 세포막

1) 세포막의 구조(structure of cell membrane)

세포막은 세포질 전체를 둘러싸고 있는 지질 이중막(lipid bilayer)에 구형 단백질이 끼어 있는 구조로 이루어져 있다. 세포막의 성분은 단백질 55%, 인지질 25%, 콜레스테롤 13%, 당지질 4%, 탄수화물 3%로 구성되어 있다. 일반적으로 단백질과 지질의 함량이 거의 1 : 1이지만 사립체는 단백질이 함량이 75% 정도로 높은 반면 신경세포를 둘러싸고 있는 말이집(myelin sheath)은 20% 이하의 단백질 함량을 가진다.

지질 이중막은 두께 7.5~10 nm 정도이며 인지질, 당지질, 콜레스테롤로 구성되어 있다. 지질 이중막의 기본 구성요소인 인지질에서 인산으로 구성된 친수성 극성 머리부분은 물과 접촉하여 세포질액 쪽과 세포외액 쪽에 나란히 늘어서게 되고, 지방산으로 구성된 소수성 비극성 꼬리부분은 막의 가운데로 향하게 되어 이중막을 만들어 세포질을 감싸고 있다. 콜레스테롤은 막에 녹아 있는 지질 상태로 존재하며 지질 이중막의 유동성을 조절한다. 탄수화물이 지질과 연결하여 당지질의 형태로 존재한다. 당에 해당하는 부분이 세포막 바깥쪽의 표면에 느슨하게 연결되어 당질층(glycocalyx)을 형성하며 시알지방산(sialic fatty acid)으로 구성되어 있어 음전하를 띠고 있기 때문에 세포를 전체적으로 음전하를 띠게 하여 음전하를 띤 물질을 밀어내는 역할을 한다. 지질 이중막에는 구성 단백질(integral protein)과 주변 단백질(peripheral protein)이 박혀있다. 구성 단백질의 소수성 부분은 지질 이중막 안에 분포하며 친수성 부분은 세포질액과 세포외액으로 돌출되어 있어 지질 이중막을

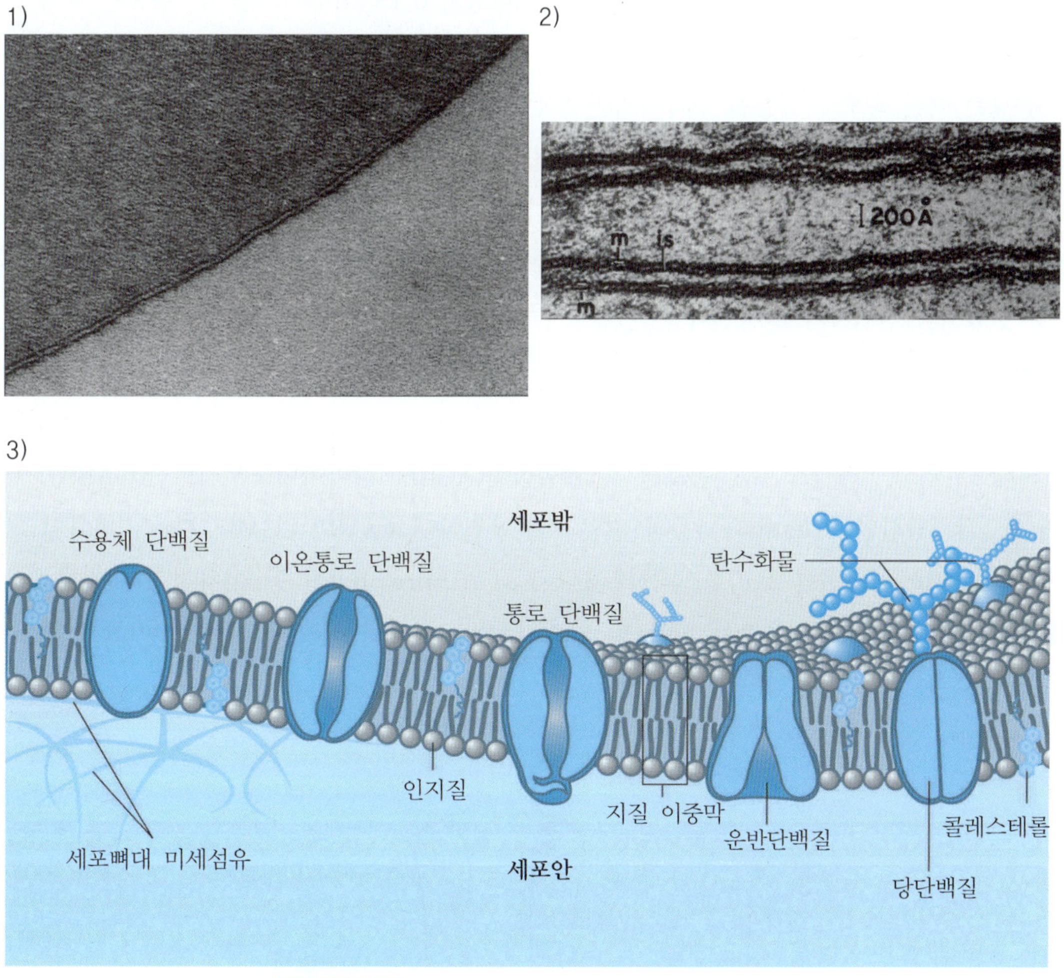

그림 5-2 세포막의 전자현미경 사진과 모식도

1) 세포막의 전자현미경 사진, 2) 세포막의 전자현미경 사진(240,000x). m은 세포막, is는 세포사이공간이며 진한 선은 지질의 친수성 머리부분이고 밝은 부분은 소수성 꼬리부분이다. 3) 세포막의 모식도.

관통하며 기능에 따라 수용체 단백질, 이온통로 단백질, 운반 단백질로 구분한다. 주변 단백질은 지질 이중막을 관통하지 않고 주로 세포질 쪽으로 분포하며 이차전령계의 역할을 한다(그림 5-2).

세포막의 지질과 단백질은 고정된 구조가 아니라 물속에 서로 끼어 떠있으면서 유동성을 가지는 유동모자이크모델(fluid mosaic model)의 구조를 가지고 있다. 인지질은 측면운동(lateral movement)을 하여 세포막 재형성, 물질의 세포내이입 및 세포외유출과 같은 중요한 기능을 하고, 막단백질은 회전, 막면 위의 병진, 부침 등의 운동을 하며 물질 수송의 통로 기능을 한다.

2) 이온통로(ion channel)

이온통로는 세포의 지질 이중막을 관통하고 있는 통로단백질이다. 소수성 부분은 지질 이중막 안에 분포하며, 세포질액과 세포외액으로 돌출된 부분과 이온이 통과하는 부분은 친수성이다. 이온통로는 선택성을 가진다. K^+이온통로의 경우 여과장치(filter)의 길이가 0.12 nm, 직경이 0.25 nm이다. 수화되지 않은 Na^+은 직경이 0.095 nm이고 K^+은 직경이 0.133 nm이지만 K^+ 통로는 K^+만 선택적으로 투과시킨다(그림 5-3).

이온통로는 빠른 속도로 이온을 투과시키면서 전기신호를 발생한다. K^+통로가 초 당 10^7개의 이온을 투과시킬 때 10 pA의 전류가 발생하며 만약 100개의 통로가 열리면 1 nA의 전류가 발생하게 된다. Na^+통로는 보통 140 nm 간격으로 분포하며 세포막의 경우 1~50/μm^2, 민말이집 축삭(nonmyelinated axon)의 경우 35~500/μm^2의 밀도로 분포한다. 따라서 활동전위가 발생하는 동안 초당 500 V의 전위차가 발생된다.

이온통로는 작동기전에 따라 전압작동 통로(voltage-gated channel), 리간드관문 통로(ligand-gated channel), 신장관문 통로(stretch-gated channel)가 있다. 전압작동 통로는 탈분극에 의해 열리고, 리간드관문 통로는 아세틸콜린(ACh), 감마아미노부티르산(GABA), 글리신(glycine), 글루탐산염(glutamate) 등과 같은 이온운반체나 cAMP, cGMP, Ca^{2+}, 디아실글리세롤(diacylglycerol), 이노시톨 트리포스페이트(inositol triphosphate) 등 이차전령과 결합하여 열리는 이온통로이며, 신장관문 통로는 신장 및 압력과 같은 기계적 신장에 의해 열린다(그림 5-4).

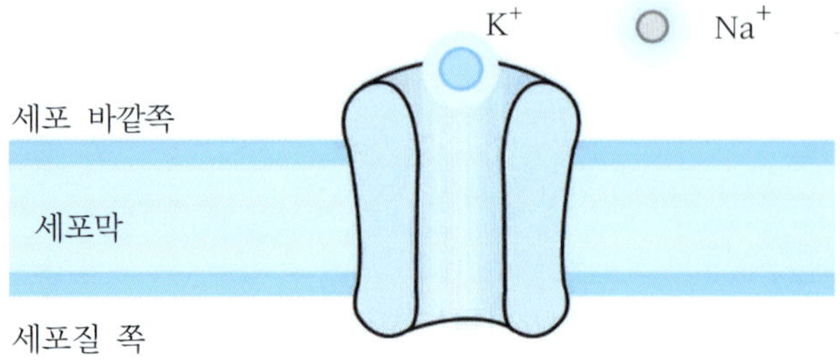

그림 5-3 이온통로의 선택적 투과성 모식도(Kandel et al., 1995)

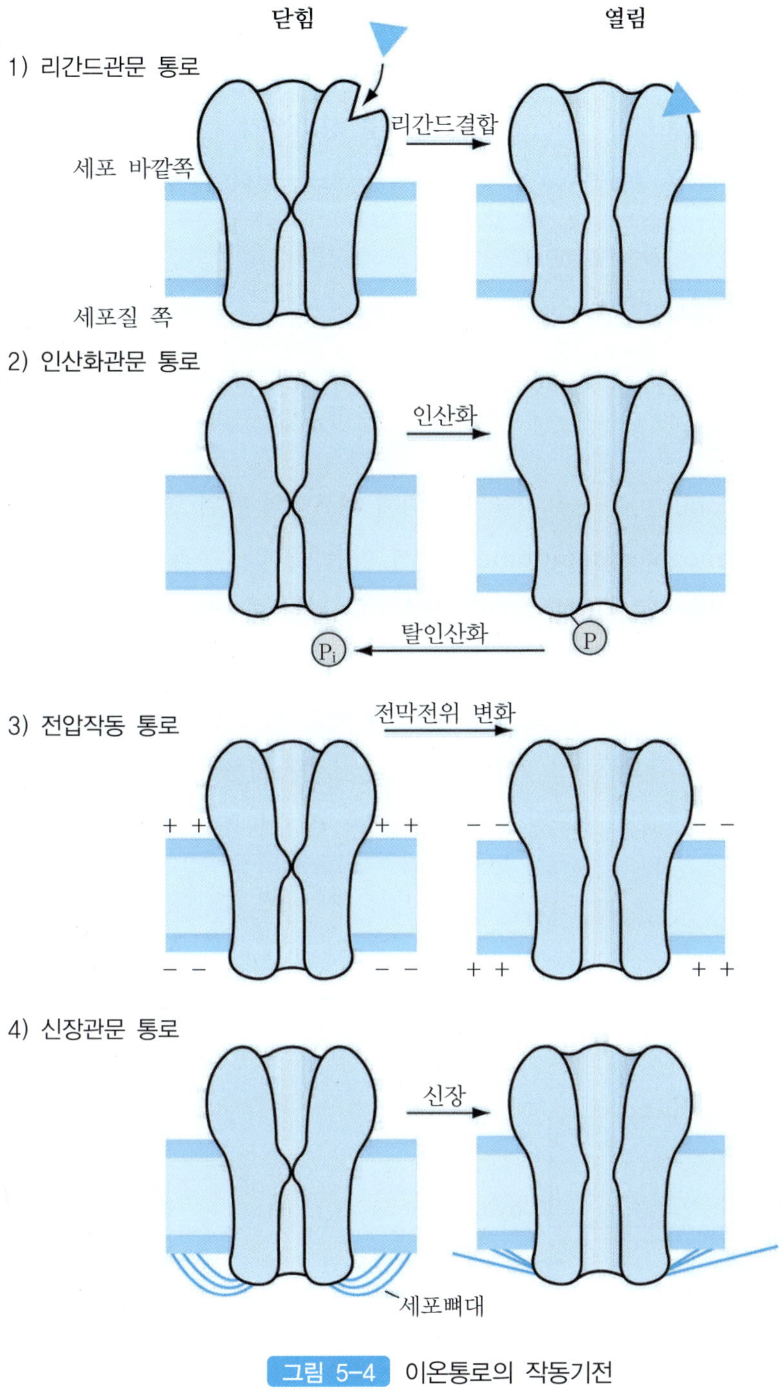

그림 5-4 이온통로의 작동기전

1) 리간드관문 통로. 화학물질이 이온통로에 결합하여 열린다. 2) 통로단백질의 인산화에 의해 통로가 열리고 탈인산화에 의해 닫힌다. 3) 전압작동 통로. 막전압의 변화에 의한 관문의 형태변화에 의해 열린다. 4) 신장관문 통로. 기계적 힘에 의해 통로를 고정하는 세포골격의 변화에 의해 통로가 열린다(Kandel et al., 1995).

전압작동 K^+통로(voltage-gated K^+ channel)와 전압작동 Na^+통로(voltage-gated Na^+ channel)는 신경세포와 근육세포 등 흥분성 조직의 막전위 형성과 변화에 중요한 역할을 하고, 전압작동 Ca^{2+}통로(voltage-gated Ca^{2+} channel)는 칼슘을 통과시켜 신경전달물질 분비, 근육세포 수축, 분비세포의 분비 작용을 조절하는 등 중요한 역할을 하고 있다.

2 세포막의 물질수송

2.1. 세포막의 투과성

세포막의 투과성(permeability)은 농도기울기에 의해 세포막의 단위 영역을 통과한 운반속도이다. 세포막은 반투막(semipermeable membrane)이어서 어떤 물질은 통과시키지만 어떤 물질은 통과시키지 않는 선택적 투과성을 갖는다. 질소(N_2), 산소(O_2), 이산화탄소(CO_2), 벤젠, 탄수화물, 스테로이드 등 소수성 비극성 물질과 전하를 갖지 않은 작은 극성물질인 물(H_2O), 글리세롤, 요소, 에탄올 등은 지질 이중막을 쉽게 통과할 수 있다. 그러나 포도당, 단당류, 이당류 등 전하를 띠지 않은 큰 극성분자와 Na^+, K^+, Ca^{2+}, Mg^{2+}, Cl^-, H^+, HCO^{3-} 등 무기이온과 단백질, 아미노산 등 유기 이온은 지질 이중막의 투과성이 없어 통로단백질을 통해 투과한다(그림 5-5).

2.2. 세포막의 물질수송

세포는 세포막을 통하여 산소, 유기물질 등을 흡수하고 대사산물을 방출해야 한다. 세포막의 물질수송(membrane transport)은 수동수송, 능동수송, 대량수송의 방법이 있다.

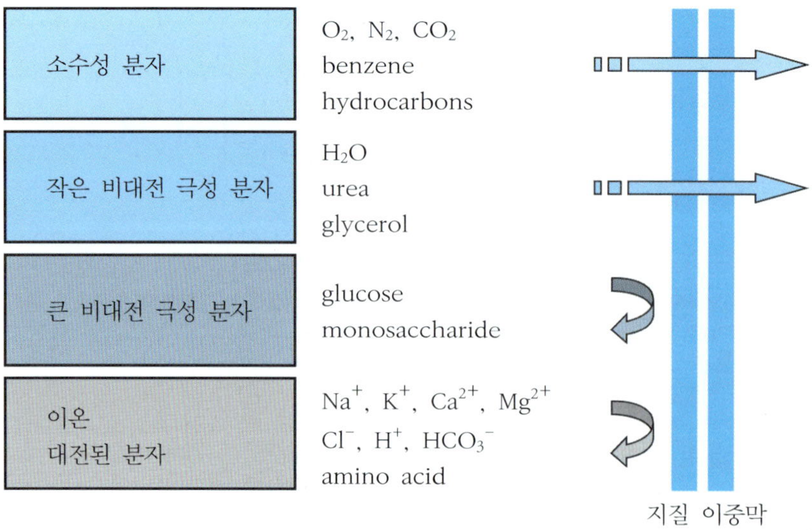

그림 5-5 지질 이중막의 선택적 투과성

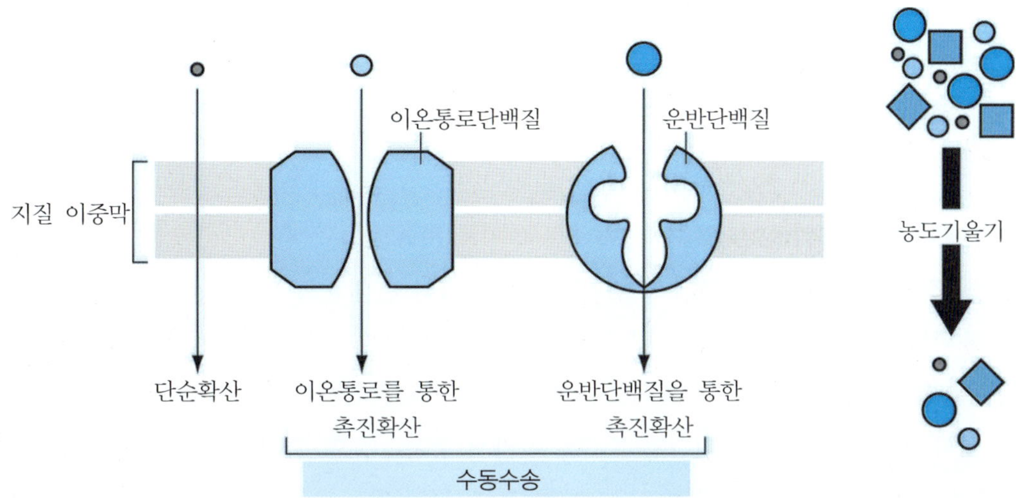

그림 5-6 농도기울기에 의한 수동수송

1) 수동수송(passive transport)

물질이 에너지를 사용하지 않고 농도 기울기(concentration gradient)에 의해 농도가 높은 곳에서 농도가 낮은 곳으로 세포막을 통과하는 현상을 확산(diffusion)이라 한다. 확산에 의한 물질수송은 수동수송이다. 수동수송은 지질 이중막을 통한 단순확산과 운반단백질 및 통로단백질을 통한 촉진확산방법이 있다(그림 5-6).

(1) 단순확산(simple diffusion)

① 세포막을 통한 단순확산

단순확산은 물질이 농도가 높은 곳에서 농도가 낮은 곳으로 세포막을 통과하는 현상이다. 산소, 질소, 탄수화물 등 소수성 비극성분자와 물, 이산화탄소, 글리세롤 등 작은 극성분자는 단순확산을 통해 인지질 이중층을 쉽게 통과할 수 있다. 온도와 농도가 높으면 확산이 촉진된다.

② 이온통로를 통한 단순확산

세포는 물에 둘러싸여 있고 물속에는 여러 무기이온이 존재하고 있다. 지질 이중막은 유전율이 낮아 전하를 띤 이온을 통과시키지 못한다. 크기가 작은 Na^+, K^+, Ca^{2+} 등 수용성 무기 이온은 세포막의 지질 이중막에 끼어 있는 이온통로를 통해 농도기울기에 의해 확산된다.

(2) 촉진확산(facilitated diffusion)

① 운반단백질에 의한 촉진확산

지질 이중막은 대부분의 극성분자를 투과시키지 않는다. 따라서 극성분자가 세포막을 투과하기 위해서는 운반단백질(carrier protein)이 필요하다. 극성분자가 세포막에 있는 운반단백질과 결합하여 농도기울기에 의해 세포막을 가로질러 수송한다. 당, 아미노산, 세포대사물질 등과 같은 전하를 띠지 않은 큰 극성분자와 Cl^-, HCO^{3-} 등 무기이온을 수송한다. 촉진확산은 에너지를 사용하지 않기 때문에 전기화학 기울기(electrochemical gradient)를 거슬러 수송할 수 없다. 그러나 운반체에 의한 물질이동이므로 초기에는 상당히 빠르게 물질을 투과시키다가 농도가 높아지면 투과속도가 느려진다.

2) 능동수송(active transport)

물질은 막에 작용하는 모든 확산력, 즉 전기화학 기울기의 반대쪽으로는 확산을 일으키지 못한다. 전기화학 기울기를 거슬러 농도가 낮은 쪽에서 높은 쪽으로 분자나 이온을 수송하는 기전을 능동수송이라 한다. 능동수송에는 특정한 분자하고만 결합할 수 있는 결합부위를 갖는 효소단백분자인 운반단백질과 화학 에너지가 필요하다(그림 5-7). 따라서 능동수송도 특이성, 경쟁성, 포화성을 갖는다. 세포막에서 능동수송을 하는 물질은 Na^+, K^+, Ca^{2+}, H^+, Cl^-, I^-, Fe^{2+}, 요산염, 당류 및 아미노산 등이다.

(1) 직접능동수송(direct active transport)

① 나트륨칼륨펌프(Na^+–K^+ pump)

사람 몸의 가장 흔한 능동수송기전은 이온을 교환 수송하는 나트륨칼륨펌프이며 흔히 나트륨펌프(Na^+ pump)라 한다. Na^+은 세포밖의 농도가 세포안보다 높고, K^+은 세포안의 농도가 세포밖보다 높다. 따라서 Na^+을 세포안쪽으로부터 농도가 높은 바깥쪽으로 퍼내고 K^+을 세포 바깥쪽으로부터 농도가 높은 안쪽으로 운반하기 위해서는 펌프작용이 있어야 하며 이때 에너지가 필요하다. Na^+ 펌프에서는 농도차를 거슬러 3개의 Na^+과 2개의 K^+을 교환 운반한다. 3개의 Na^+이 운반단백질과 결합하면 APTase 활성으로 ATP가 ADP로 분해되는 인산화에 의해 발생한 에너지에 의해 운반단백질이 구조변화를 일으켜 Na^+이 세포 밖으로 운반되고, 2개의 K^+이 운반단백질과 결합한 다음 ATP의

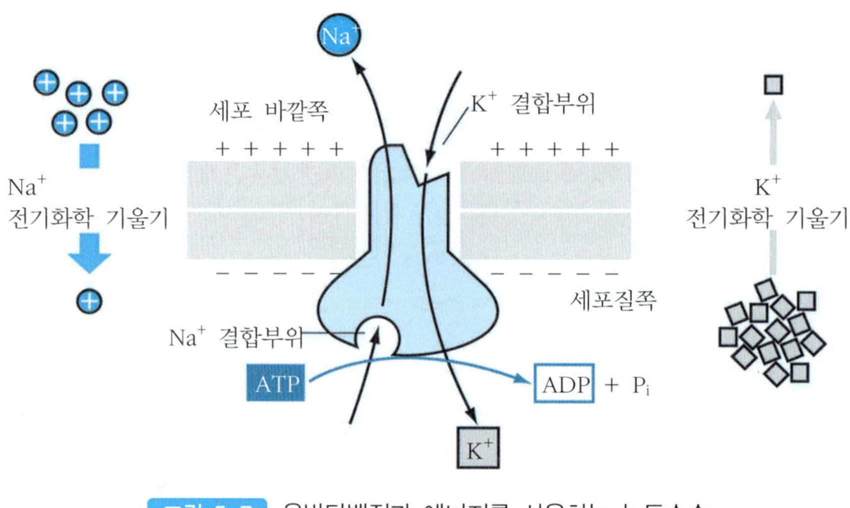

그림 5-7 운반단백질과 에너지를 사용하는 능동수송

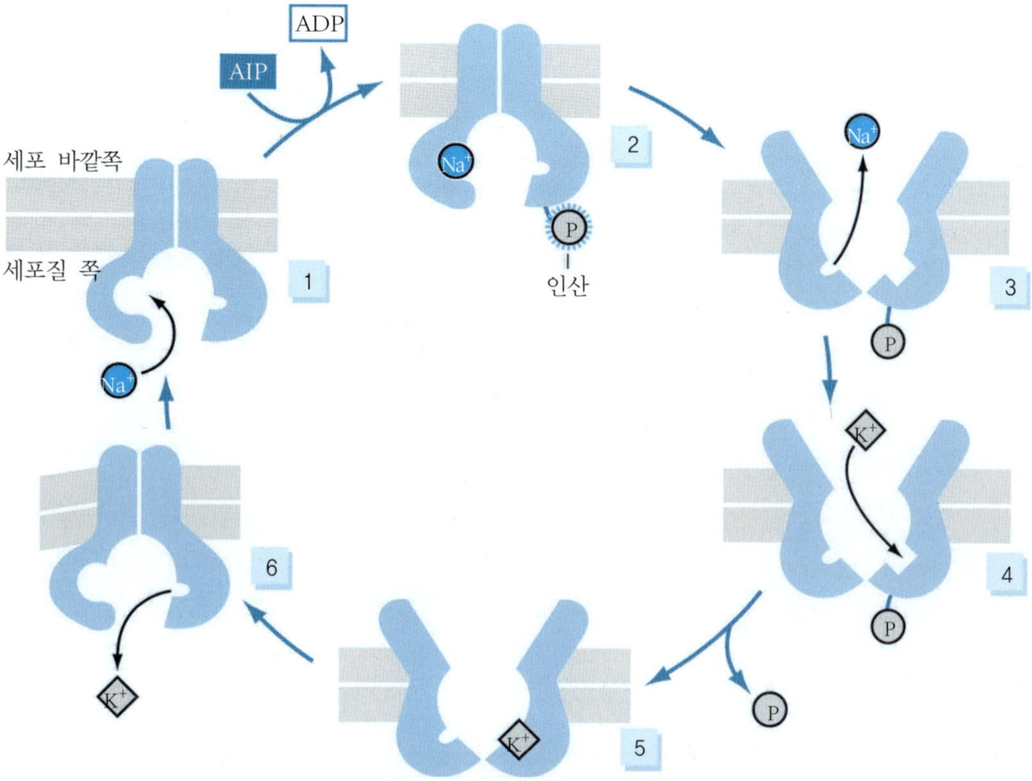

그림 5-8 나트륨칼륨펌프의 능동수송 모형 그림

탈인산화에 의해 운반단백질이 구조변화를 일으켜 K^+이 세포 안으로 운반된다. ATP 한 분자를 사용할 때마다 3개의 Na^+이 세포 밖으로 운반되고, 2개의 K^+이 세포 안쪽으로 들어가기 때문에 세포 안쪽은 K^+의 농도가 높고, 세포 밖은 Na^+의 농도가 높아 세포 안쪽은 양이온을 잃고 세포 바깥쪽은 양이온을 얻어 세포 안을 음전위, 바깥쪽을 양전위로 만들고 세포막 양쪽의 Na^+와 K^+의 농도차를 유지한다(그림 5-8). Na^+ 펌프는 거의 모든 포유동물의 세포막에 존재하며 특히 신경과 근육의 세포막에서 안정막전위를 유지한다. Na^+ 펌프의 일차 기능은 세포내 이온농도를 낮추고 세포외 이온농도를 높여 세포용적을 일정하게 유지하는 것이다. 이차 기능은 세포 밖 Na^+농도를 세포 안의 농도보다 10~15배 정도 높게 유지하고, 세포 안 K^+농도를 세포 밖보다 30~40배 정도 높게 유지지하여 세포막의 전위차를 유지하는 것이다. Na^+ 펌프는 전체 ATP의 30% 또는 그 이상을 사용하고 있다.

② 칼슘펌프(Ca^{2+}-ATPase pump)

많은 동물세포는 칼슘 이온을 능동적으로 수송해 약 1,000배 정도의 농도기울기를 유지한다. 정상적으로 Ca^{2+}은 세포 안에서는 농도가 매우 낮고 세포 밖에는 매우 높은 농도로 존재한다. 세포 내 Ca^{2+}농도가 올라가면 칼슘펌프가 작동하여 Ca^{2+}을 세포 밖으로 퍼내 세포 안 Ca^{2+} 농도를 낮게 유지한다. 또 근육세포질그물(sarcoplasmic reticulum) 및 모든 세포의 사립체 등과 같은 소포성 기관에 펌프질하는 것으로 에너지원은 나트륨 펌프와 마찬가지로 ATP를 사용한다.

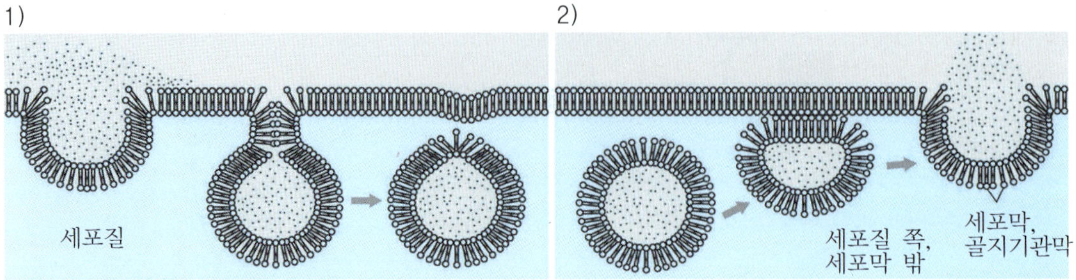

1) 세포내이입, 2) 세포외유출.

그림 5-9 세포내이입과 세포외유출의 모식도

③ 수소펌프(H^+−ATPase pump)

위벽 세포에서 분비되는 염산은 위벽 세포의 막에 존재하는 수소 이온 펌프에 의해 혈액으로부터 생산 및 방출되며, 거의 100만 배 이상의 수소 이온 농도기울기가 이 펌프의 ATPase에 의해 이루어진다. 수소 이온 펌프는 세포 내 세포소기관의 막, 효모, 세균, 식물 세포 등에도 존재한다.

(2) 간접능동수송(indirect active transport)

포도당(glucose)은 나트륨 의존성 공동수송(Na^+−dependent symport)을 한다. Na^+이 운반단백과 결합하여 운반단백질의 형태변화에 의해 농도가 낮은 세포 안으로 유입될 때 포도당이 운반단백질에 결합하여 Na^+과 함께 농도가 높은 세포 안으로 유입된다.

3) 대량수송(bulk transport)

다량의 분자나 거대분자는 세포막을 변형시켜 세포막 안팎으로 운반되는데 이를 세포내이입(endocytosis) 및 세포외유출(exocytosis)이라 한다. 세포막의 일부가 물질을 둘러싼 후 세포막의 양끝이 융합되는 함입(invagination)에 의해 물질을 세포 안으로 받아들이는 현상을 세포내이입이라 한다. 세포내이입은 액체성분이나 분자차원의 물질들을 이입시키는 세포흡수작용(pinocytosis)과 고체성분을 이입시키는 포식작용(phagocytosis)이 있다. 반대로 호르몬, 신경전달물질, 소화효소, 노폐물 등을 세포 밖으로 내보내는 현상을 세포외유출이라고 한다(그림 5-9).

3 세포의 전기

세포는 물질로 구성되며 물질은 원자로 구성되어 있다. 따라서 동물과 식물의 살아있는 세포는 전하를 가지고 있으며 전하의 주위에 전기장을 형성하게 된다. 또한 세포막의 분극현상으로 전위차가 유지되며 전위차가 변화하면 기전력과 전압이 유도되어 도체를 따라 이동하여 전류가 형성된다. 또한 세포는 도체(conductor), 절연체(insulator), 저항(resistance), 교류저항(impedance), 인덕턴스(inductance), 정전용량(capacitance)의 성질을 가진다. 생물의 세포 또는 조직에서 발생하는 내재전기(endogenous electricity)는 손상, 병변, 심리적 자극 등이 있을 때 변화하며, 세포의 활성, 조직의 성장, 수복, 재생 과정에서 영향을 주고 있다.

3.1. 세포 전기장

세포 전기장(electric field of cell)현상은 기본적으로 이온과 관련이 있다. 세포질액과 세포외액은 많은 이온을 포함하고 있는 전해질 용액으로 이루어져 있으나 세포막의 지질 이중막은 이온을 투과시키지 않는 절연체 역할을 한다. 따라서 세포막을 경계로 이온을 분리시키는 분극(polarization) 현상을 가지게 된다. 특히 세포막 밖에는 Na^+ 이온과 Cl^-이온이 다량 분포하고 있고 K^+이온은 소량이 분포하고 있다. 이러한 이온분포의 차이는 세포의 전기현상을 밀접한 관계를 가지게 된다. Charman(2002)은 세포의 전기층(electrified zone)을 다음과 같이 4층으로 구분하였다(그림 5-10).

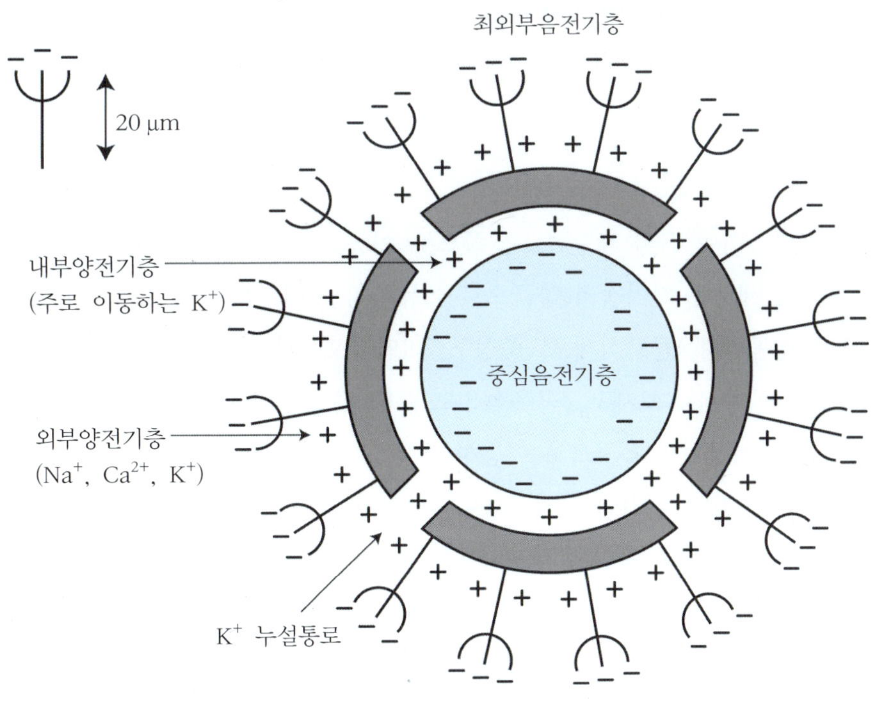

그림 5-10 세포의 전기층 구조

1) 중심음전기층(central negative zone)

중심음전기층은 세포막의 안쪽으로 인산 음이온(PO_4^{3-})과 음전하를 띤 단백질 및 아미노산 유기분자가 있어 음전기를 띤다.

2) 내부양전기층(inner positive zone)

내부양전기층은 중심음전기층과 세포막 내측 사이의 얇은 층으로 K^+과 소량의 Ca^{2+}이 이동하면서 양전기를 띠나 변화할 수 있다.

3) 외부양전기층(outer positive zone)

외부양전기층은 세포막의 바깥부위로 많은 양의 Na^+, Ca^{2+}과 소량의 K^+이 분포하고 있어 양전기를 띠고 있다.

4) 최외부음전기층(outermost negative zone)

최외부음전기층은 탄수화물과 당지질 및 당단백질이 연결되어 세포막 표면에서 20 μm 정도 돌출되어 있는 당질층(glycocalyx)으로 시알산과 지방산(sialic acid and fatty acid)으로 구성되어 있어 음전하를 띠고 있기 때문에 세포를 전체적으로 음전하를 띠는 전기장을 형성한다. 세포 표면에 형성되는 전기장은 세기는 약하지만 반발력에 의해 세포간격을 유지하며 혈관 내피에서 음전하를 띠는 혈구, 혈소판, 혈장단백질이 혈관벽에 붙는 것을 방지하는 등 중요한 역할을 한다.

3.2. 세포의 전기쏠림성

세포는 전기장에 반응하여 음극 또는 양극 쪽으로 이동하는 전기쏠림성(galvanotaxis, electrotaxis)을 가진다. 몇몇 세포는 전기장의 양극으로 이동하지만 대부분의 세포는 1 mV/mm의 낮은 전기장에서 음극으로 이동한다. 큰포식세포, 중성구, 비만세포, 뼈파괴세포는 전기장에서 양극으로 이동한다. 활성화된 중성구, 섬유모세포, 근육섬유모세포, 각질형성세포, 내피세포, 뼈모세포, 연골세포, 신경능선 세포는 전기장에서 음극으로 이동하는 특성을 보인다(표 5-1). 세포 이동은 염증, 창상치유, 배아형성, 악성종양세포의 전이 등과 같은 생리적 과정과 피부, 연골 등 조직의 재생과정에 중요한 역할을 한다. 세포의 전기쏠림성은 세포막 당단백질의 측부 재배열, 세포 형태 변화와 세포골격 재구성, 단백질키나아제의 활성, 세포 내 Ca^{2+}이온 농도의 증가에 의해 일어난다(Mycielska와 Djamgoz, 2002).

표 5-1. 세포들의 전기쏠림성

세포(cells)	전기쏠림 극성(polarity)
큰포식세포(macrophage)	+
중성구(neutrophil)	+
비만세포(mast cell)	+
뼈파괴세포(osteoclast	+
활성화된 중성구(activated neutrophil)	−
섬유모세포(fibroblast)	−
근육섬유모세포(myofibroblast)	−
각질형성세포(keratinocyte)	−
내피세포(endothelial cell)	−
뼈모세포(osteoblast)	−
연골세포(chondrocyte)	−
신경능선세포(neural crest cell)	−

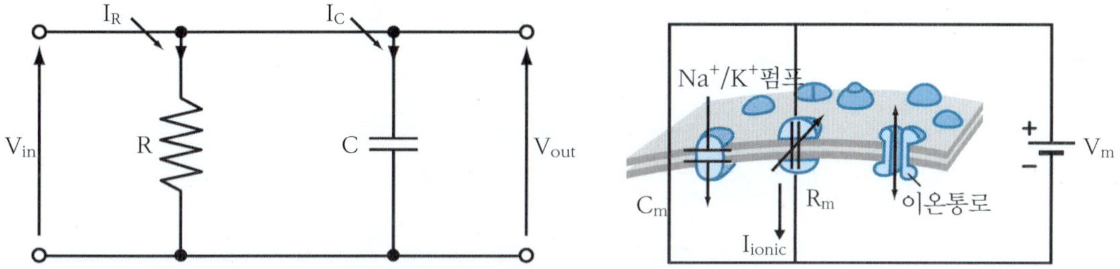

V : 전압, I : 전류, R : 저항기, C : 정전용량기, V_m : 막전위, I_{ionic} : 이온전류, R_m : 막저항, C_m : 막정전용량.

그림 5-11 병렬 전기회로와 세포막의 등가회로

3.3. 세포막의 전기 성질

세포막은 안정상태에서 극성을 유지하고 전기를 저장하는 축전기 역할을 하며 전류에 대한 저항을 가지는 수동적 전기성질(electrical properties)을 가지고 있다. 세포막은 정전용량기, 전지, 저항기 또는 도체로 이루어지는 등가회로(equivalent circuit)에 발전기(current generator)를 추가한 모형으로 설명할 수 있다(그림 5-11).

전자의 질량은 무시할 정도로 낮고 직경은 원자핵보다 100,000배 작기 때문에 운동성이 매우 높다. 일반 전기회로에서는 전자의 이동에 의해 전하가 이동하기 때문에 반응속도가 빠르고 전도요소와 절연요소가 구분되어 있어 누설되지 않고 전하를 저장하고 이동시킬 수 있으며 회로가 형성되었을 때만 에너지가 필요하기 때문에 효율이 높다. 세포의 전기회로는 10~20 nm 정도로 매우 짧지만 회로가 물속에 형성되기 때문에 일반 전기회로와 여러 가지 차이가 있다. 세포의 전기회로에서는 전하를 띠고 있는 원자, 즉 이온을 사용한다.

세포의 전기회로는 세포막이 완전한 절연을 하지 못하여 전하가 누설되기 때문에 끊임없이 기전력

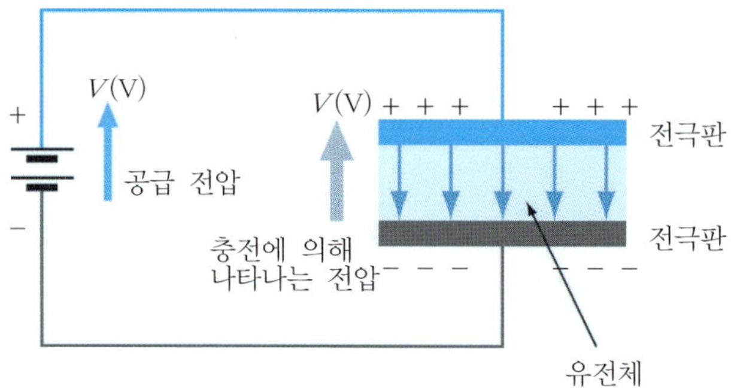

그림 5-12 전기회로의 정전용량

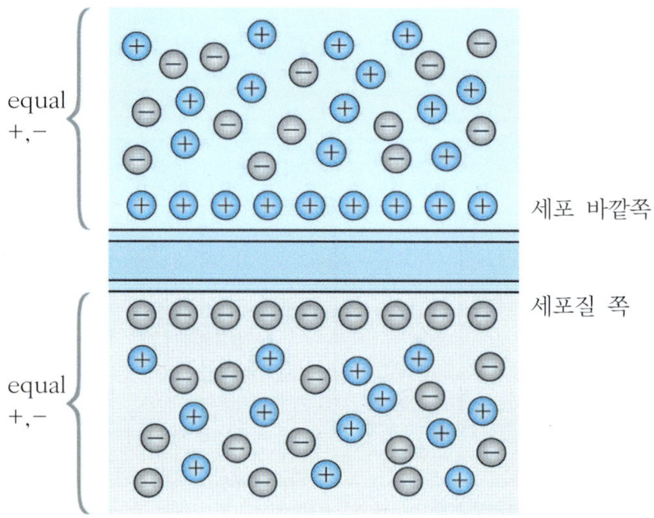

그림 5-13 세포막의 전하 분리에 의한 분극현상(Kandel et al., 2000)

을 만들어 전위차를 유지해야 하기 위해 끊임없이 에너지를 사용한다. 전기현상을 유지하기 위해 세포 대사 에너지의 50~60%를 사용하고 있다(Alberts et al., 1989).

1) 정전용량기(capacitor)

두 개의 전극판 사이에 유전체를 넣고 전압을 가하면 분극작용에 의하여 전극에 전하가 축적된다(그림 5-12). 즉, 두 도체가 절연체에 의해 분리되어 있어 정전용량기의 역할을 한다. 세포질액과 세포외액은 이온을 포함하고 있는 전해질 용액으로 이루어져 있고 상대적으로 단면적이 크기 때문에 매우 좋은 도체의 역할을 한다. 안정 시 세포막은 K^+통로, Na^+통로, Na^+/K^+펌프를 통해 끊임없이 이온을 확산시키고 있으나 이온을 확산시키지 않는 지질 이중막은 절연체 역할을 하여 세포막 바깥쪽은 양전하가 쌓이게 하고 안쪽은 음전하가 쌓이게 하는 분극상태를 만들어 극성을 유지한다(그림 5-13). 지질 이중막을 경계로 전하를 분리시킬 수 있음으로 세포막은 전기에너지를 저장할 수 있는

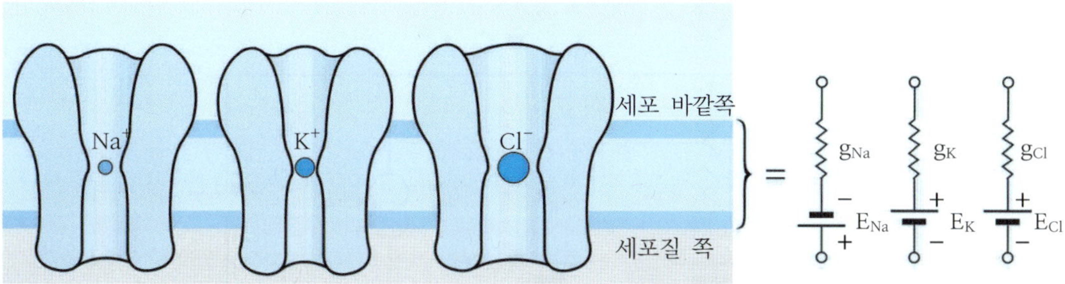

그림 5-14 세포막의 이온통로 모식도와 Na전지(E_{Na}), K전지(E_K), Cl전지(E_{Cl})와 Na저항기(g_{Na}), K저항기(g_K), Cl저항기(g_{Cl})가 각각 직렬로 연결된 회로모형(Kandel et al., 2000)

정전용량기 또는 콘덴서의 역할을 한다.

대개 세포막의 두께는 10 nm 정도이며 지질이 탄소 18개의 지방산으로 되어 있다고 보면 유전상수는 3이므로 세포막의 정전용량은 약 1 μF/cm^2 정도가 된다. 세포막 10 nm에 85 mV 정도의 막전압이 걸리게 되므로 세포막 1 m당 850만 V가 걸리는 셈이다. 보통 좋은 절연체가 1 m당 100만 V를 견디는 것에 비하면 세포막은 매우 큰 전압을 견디고 있어 세포막의 전기 절연성이 좋다.

2) 전지(battery)

세포는 전지역할을 한다. 이온의 확산을 유도하기 위해서는 전위차가 필요하며 전위차를 만들어주는 기전력이 필요하다. 전기회로에서 기전력을 제공하는 장치는 전지이다. 세포에서는 이온통로를 통한 이온의 확산에 의해 전위차가 발생하기 때문에 이온의 확산과정이 전지의 역할을 한다. 지질 이중막에 끼어 있는 Na^+통로, K^+통로, Cl^-통로가 각각 Na전지(E_{Na}), K전지(E_K), Cl전지(E_{Cl})의 역할을 하며 세포외액과 세포질액으로 구성된 도체에 직렬로 연결된 회로모형을 이룬다. Na^+통로는 세포막안쪽이 양극, K^+통로와 Cl^-통로는 세포막안쪽이 음극을 띠는 전지역할을 한다(그림 5-14).

3) 저항기(resistor)

이온은 세포막의 이온통로를 통해 확산하기 때문에 어느 정도의 저항을 가진 도체의 특성을 가진다. 세포막을 통한 이온의 확산, 즉 이온 투과성을 세포막의 전도도(conductance, g)라 한다. 세포막의 전도도는 이온의 종류에 따라 다른데 전도도가 클수록 단위 시간당 막을 투과하는 이온의 양이 많아진다. 저항은 전도도의 역수이다. 따라서 저항이 적을수록 이온통로를 통해 확산하는 이온의 양이 많아지고 전위차가 크게 발생한다. 이온통로가 닫혀있을 때는 이온이 확산되지 않지만 열림의 정도에 따라 이온의 확산 정도가 다르기 때문에 이온통로는 전기회로의 가변 저항기의 특성을 가진다.

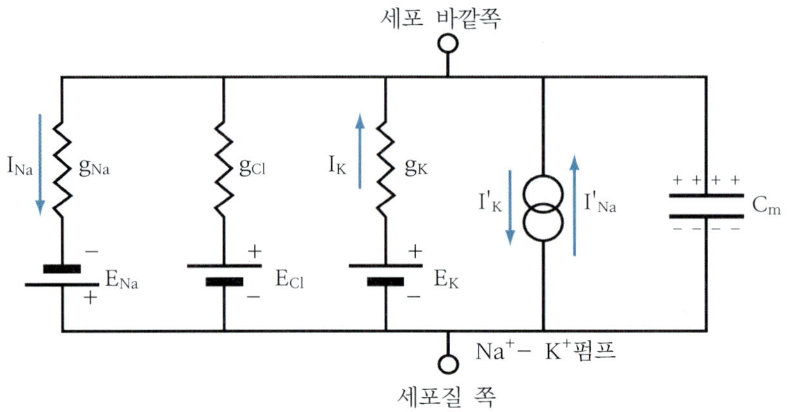

그림 5-15 안정 상태의 신경세포막에서 각각 직렬로 연결된 Na전지(E_{Na}), K전지(E_K), Cl전지(E_{Cl})와 Na저항기(g_{Na}), K저항기(g_K), Cl저항기(g_{Cl})가 정전용량기(C_m)에 병렬로 연견된 회로에 전류발생기(Na^+/K^+ pump)가 추가된 모형(Kandel et al., 2000)

4) 전류발생기(current generator)

세포막의 지질 이중막 사이에 끼어있는 Na^+/K^+펌프는 끊임없이 K^+을 세포막 안으로 확산시키고 Na^+을 세포막 밖으로 확산시켜 세포막 밖을 양전위로, 세포막 안을 음전위를 유지시킨다. Na^+/K^+펌프에 의한 전위차에 의해 전하가 이동하여 전류가 발생한다. 세포막에서 이온통로를 통한 이온 확산이 전지와 가변 저항기의 역할을 하고, 지질 이중막이 정전용량기 역할을 하며 Na^+/K^+펌프가 전류발생기의 역할을 한다. 안정 상태에서 신경세포막은 직렬로 연결된 가변 저항기(g_{Na}, g_K, g_{Cl})와 전지(E_{Na}, E_K, E_{Cl})가 정전용량기(Cm)에 병렬로 연결된 전기회로에 전류발생기(Na^+/K^+ pump)가 추가된 모형으로 설명할 수 있다(그림 5-15).

3.4. 세포 막전위

세포막을 가로질러 발생하는 전위차를 막전위(membrane potential, Vm)라 한다. 자극을 받지 않은 상태에서 발생하는 막전위를 안정막전위라 하고, 자극에 의해 유발되는 막전위의 변화를 활동전위라 한다.

1) 안정막전위(resting membrane potential)

생물의 세포는 자극을 받지 않은 상태에서 세포막 안과 밖의 전위차(potential difference)를 일정하게 유지하며 이를 안정막전위라 한다. 개체나 조직에 따라서 약간씩 다르지만 일반적으로 신경세포막에서는 −60~−100 mV, 골격근육 세포막에서 −70~−100 mV, 민무늬근육 세포막에서는 −30 mV의 안정막전위가 발생하며 평균 −85 mV 정도이다.

안정막전위는 세포막 안과 밖의 이온 농도차와 이에 따른 전하의 불균형, 세포막을 통한 이온의 투

표 5-2. 세포막 안과 밖의 이온농도

이온	세포외액 (mM)	세포내액 (mM)	평형전위 (mV)
양이온			
Na^+	145	12	−98 mV
K^+	5	155	+71 mV
Mg^{2+}	2	15	
Ca^{2+}	2	0.0002	
합계	154	182	
음이온			
Cl^-	110	4	−97 mV
HCO_3^-	27	8	
$Protein^-$	15	64	
PO_4^{3-}	2	90	
기타 음이온		16	
합계	154	182	

과성이 다르기 때문에 발생한다. 세포막 밖에는 Na^+, Ca^{2+}, Cl^-, HCO_3^- 등이 많고 K^+, Mg^{2+}, PO_4^{3-}, SO_4^{2-}이 적은 반면 세포막 안에는 K^+, PO_4^{3-}, Mg^{2+}, SO_4^{2-}, 단백질 음이온의 농도가 높고 Na^+, Ca^{2+}, Cl^-, HCO_3^-의 농도가 낮다(표 5-2).

안정막전위는 주로 K^+통로와 Na^+/K^+펌프에 의해 발생 유지된다. 단백질 등 대부분의 음이온들은 세포막의 투과성이 매우 낮은 반면 안정상태에서 K^+은 투과성이 매우 높아 Na^+ 투과성보다 약 100배 빠르다. 따라서 K^+은 K^+ 누설통로(leak channel)를 통해 세포막 밖으로 빠르게 유출되는 반면 Na^+은 Na^+통로를 통하여 세포막 안으로 느리게 유입된다. K^+은 전기화학 기울기가 평형을 이룰 때까지 확산된다. K^+의 수동수송을 상쇄하기 위해 Na^+/K^+펌프가 작동한다. Na^+/K^+펌프는 K^+을 세포막 안으로 운반하고 Na^+을 세포막 밖으로 운반하여 세포막안팎의 K^+과 Na^+의 농도기울기를 일정하게 유지시킨다. 이때 Na^+펌프가 2개의 K^+을 안으로, 3개의 Na^+을 밖으로 퍼내기 때문에 결과적으로 세포막 밖에 양전하가 더 많아져 막전위의 차가 더욱 커지며 세포막 안이 일정한 음전위를 띠게 된다. 이외에도 Ca^{2+}통로 및 Ca^{2+}펌프가 작동하여 세포 내 Ca^{2+}농도를 조절하고, 수소이온농도(pH)가 낮을 때 Na^+/H^+펌프가 H^+을 유출시키거나, pH가 높을 때 Cl^-/HCO_3^- 펌프가 HCO_3^-를 유출시켜 pH를 조절한다.

2) 활동전위(action potential)

일반적으로 흥분성(excitability)은 외적 및 내적 환경의 변화에 대한 생체의 반응능력이라고 정의하고, 좁은 의미로는 활동전위를 일으키는 능력을 말한다. 따라서 활동전위를 일으키는 능력이 있는

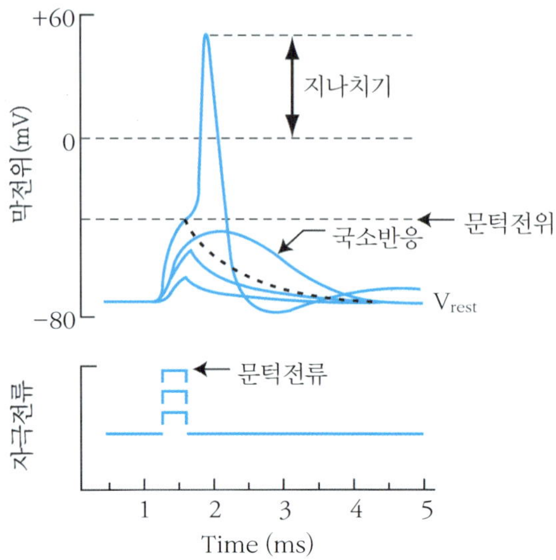

그림 5-16 전기자극에 따른 신경세포의 활동전위

조직을 흥분성 조직 또는 흥분성 세포라 한다. 대표적인 흥분성 조직은 신경과 근육이며, 감각세포, 분비세포들도 잘 알려진 흥분성 조직이다. 흥분성 조직이 기능을 발휘하기 위해서는 능동적인 전기현상이 일어나야 한다. 흥분성조직이 자극을 받으면 세포막의 특성이 일시적으로 변화를 일으켜 활동전위가 발생되고 이에 따라 신호전달, 신경전달물질의 분비, 근육수축 등과 효과기 반응이 나타난다. 신경과 근육의 활동전위는 다소 다르지만 기본적인 작용은 매우 비슷하다.

신경 또는 근육에 짧은 기간 동안 전기자극을 가하면 탈분극(depolarization)이 일어나 활동전위를 일으킨다(그림 5-16). 활동전위는 탈분극을 일으키는 경계전위인 문턱전위(threshold, critical potential)에 도달해야 일어난다. 문턱전위를 일으키는 전류를 문턱전류(threshold current)라 하며 세포막의 조건, 막저항, 환경조건, 전류의 맥동기간 등에 따라 다르다. 문턱전위 이하에서는 활동전위가 일어나지 않고 전도도 되지 않는 국소반응(local response)만 일어난다. 막전위가 문턱전위에 도달하면 활동전위가 재생적(regenerative)으로 상승하여 세포막 안쪽의 음전위가 상실되고 +30~+60 mV(+45 mV)에 이르는 양전위를 띠게 된다. 이때 0 이상의 양전위를 띠는 활동전위의 부분을 지나치기(overshoot)라 한다. 지나치기의 정점에 도달하면 급격히 재분극(repolarization)되어 안정막전위의 수준으로 돌아간다. 활동전위의 기간은 신경에서는 약 1 ms, 골격근육은 1~5 ms, 심장근육 경우 약 500 ms에 달한다.

(1) 활동전위의 기전(mechanism of action potential)

활동전위는 Na^+과 K^+의 세포막 투과성 변화에 의해 발생된다. 흥분성 조직이 자극을 받으면 전압의존성 Na^+이온통로가 열려 Na^+이 세포막 안으로 확산하여 탈분극 전류가 발생된다. 음전위를 띠고 있던 안정막전위가 문턱전위로 감소되고 이에 따라 Na^+투과성(gNa)이 증가하여 상당량의 Na^+가 세

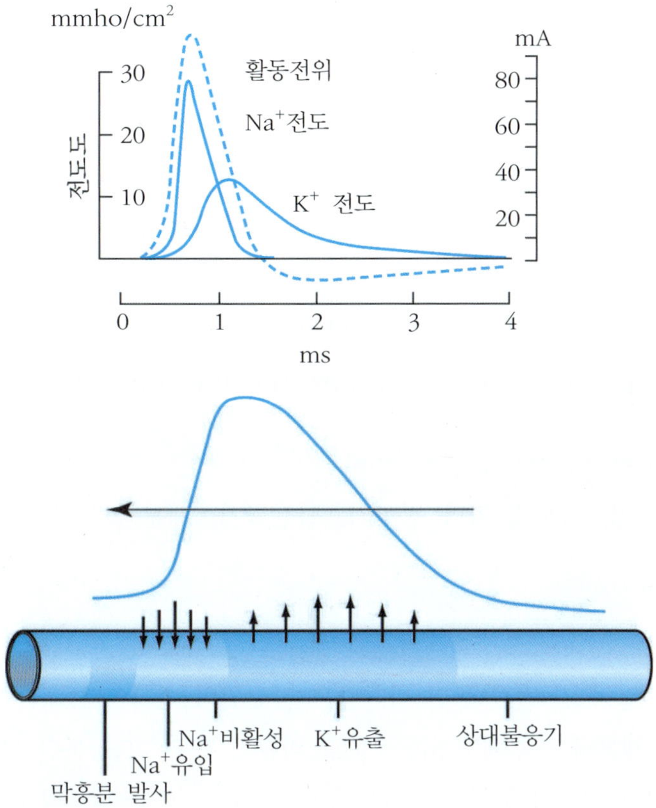

그림 5-17 활동전위 기간 동안 세포막의 Na^+과 K^+의 변화

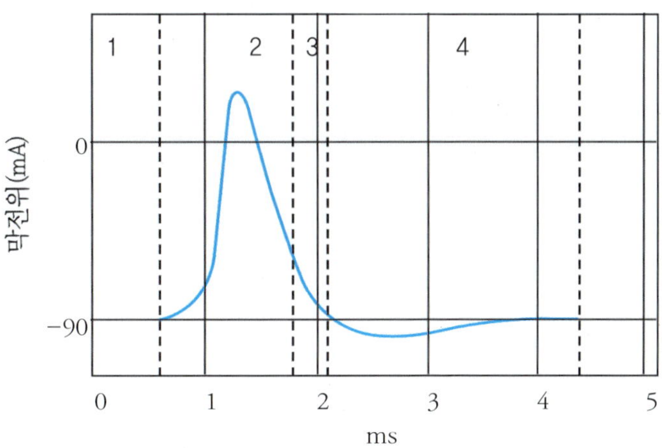

1. 잠복기, 2. 탈분극 및 재분극기(절대불응기), 3. 음성후전위(상대불응기), 4. 양성후전위.

그림 5-18 활동전위의 시기

포막 안으로 유입된다. Na^+ 통로가 더욱 많이 열려 Na^+의 투과성이 커지고 탈분극은 더욱 빠르게 일어나는데 이를 재생성 탈분극(regenerative depolarization)이라 한다. 막전위가 0 mV에 도달하여 탈분극상태가 되어도 Na^+의 농도기울기로 인하여 Na^+가 계속 세포막 안으로 확산되어 세포막 안의 전위가 30~60 mV의 양전위를 띠게 된다. 탈분극이 절정에 도달하면 Na^+통로가 닫혀 Na^+의 투과성이 비활성화되고, K^+통로가 열려 K^+의 투과성(gK)이 증가하며 농도기울기에 따라 세포막 밖으로 이동하여 원래의 안정막전위에 도달할 때 까지 막전위가 감소되는 재분극이 일어난다. 재분극이 일어나면서 K^+의 투과성이 비활성화되기 전에 세포막의 전위는 수 초 동안 원래의 안정막전위보다 더 낮은 전위를 나타내는 과분극(hyperpolarization)상태가 나타난다(그림 5-17).

(2) 활동전위의 시기(stages of action potential)

활동전위는 모양의 차이 및 기전에 따라 잠복기, 탈분극기, 재분극기, 후전압기로 나눈다(그림 5-18).

(3) 후전위(afterpotential)

후전위는 재분극 후에 비교적 긴 기간 동안 나타나는 막전위의 변화이다(그림 5-19). 후극파양성(postspike positivity)은 재분극 직후에 5 ms 정도로 비교적 짧은 기간 동안 나타나는데 막전위가 K^+의 평형전위에 가까워져서 발생한다. 이 때문에 음성후전위의 모양이 불명료하게 나타나기도 한다. 음성후전위(negative afterpotential, depolarizing afterpotential)는 완전하게 재분극 상태로 복귀하지 않고 정상 안정막전위보다 더 탈분극된 상태로 약 30 ms 정도 지속되는 상태이다. 재분극 시기 때 K^+ 투과성이 증가하여 세포막 안에서부터 유출된 K^+이 세포막 외부의 적은 조직 간격 속에 축적되어 유발된다. 양성후전위(positive afterpotential, hyperpolarizing afterpotential)는 음성후전위가 지난 다음 막전위가 안정막전위를 지나 더욱 과분극상태가 되어 300 ms 정도의 상당기간 동안 지속되며 Na^+/K^+ 펌프의 활성화에 따라 나타난다.

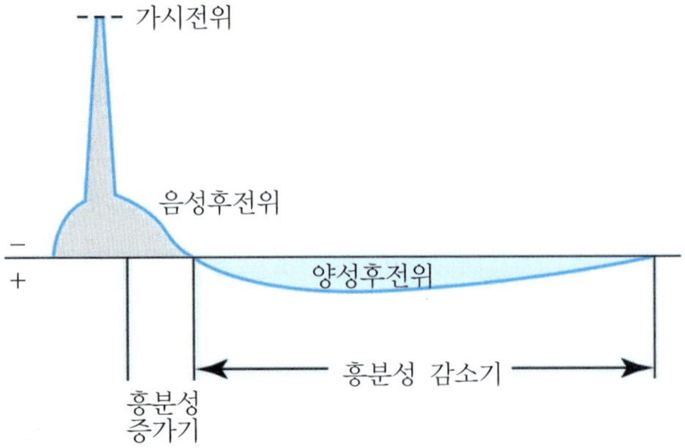

그림 5-19 후전위

(4) 활동전위의 특성(characteristics of action potential)

① 잠복기(latent period, latency)

안정막전위에서 자극이 문턱에 도달하는데 걸리는 기간이다. 즉, 자극이 주어진 때로 붙어 활동전위가 나타나기까지의 시간이다. 자극강도가 크면 잠복기가 감소한다.

② 문턱전위(threshold potential)

활동전위를 일으킬 수 있는 경계전위를 문턱전위라 한다. 문턱밑(subthreshol)전위 이하에서는 아무리 자극해도 활동전위가 유발되지 않고 국소반응에 머무르게 된다.

③ 실무율(all or none principle)

문턱전위 이상에서는 아무리 큰 자극을 주어도 같은 크기의 활동전위가 유발되는 현상이다. 실무율은 신경섬유에서 매우 중요한 법칙이며 지나치기전위의 크기는 조건에 따라서 변화할 수 있으나 실무율에 어긋나지는 않는다.

④ 가중(summation or tatent addition)

흥분성조직을 문턱밑 강도로 자극하면 자체로부터는 흥분을 일으키지 못하더라도 짧은 시간에 여러 번 자극을 하면 반응이 누적되어 활동전압이 유발될 수 있다.

⑤ 순응(accommodation)

흥분성 조직을 자극할 때에는 충분한 크기의 강도로 자극해야 한다. 만일 일정한 크기 또는 서서히 증가시키는 문턱밑 강도로 장시간에 걸쳐 자극을 하면 문턱값도 이에 따라 점점 증가하여 세포막의 흥분성이 감소되고 활동전위의 발생이 어렵게 된다(그림 5-20).

⑥ 불응기(refractory period)

불응기는 절대불응기와 상대불응기로 구분하며 불응기의 존재는 두 개의 활동전위가 융합되는 것

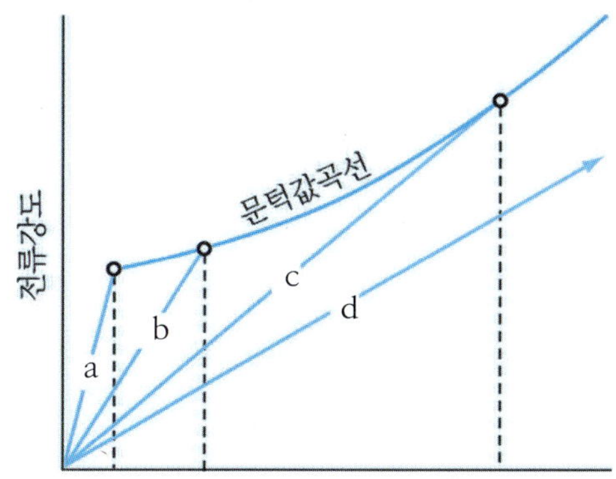

그림 5-20 순응현상

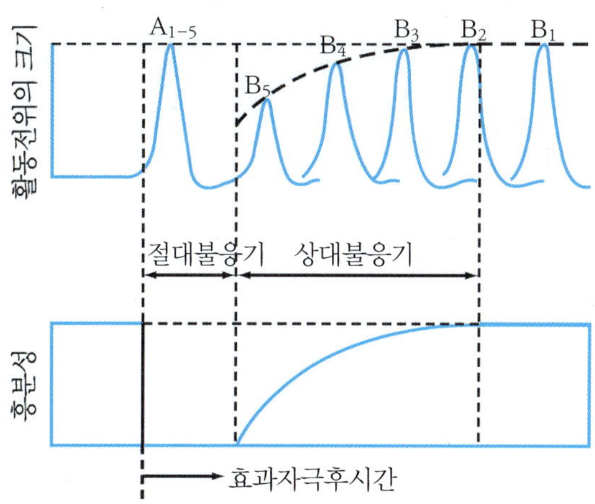

그림 5-21 활동전위 후에 나타나는 불응기

을 방지하여 독립된 활동전위로 전도된다(그림 5-21).

a. 절대불응기(absolute refractory period)

두 활동전위 사이의 간격이 줄어들면 두 번째 활동전위의 크기가 점차로 줄어들어 마침내는 활동전위가 발생하지 않게 된다. 그 기간이 너무 짧으면 두 번째 자극이 아무리 크더라도 활동전위가 발생하지 않는다. 즉 활동전위가 발생하고 있는 어느 시기에서는 아무리 큰 자극을 반복해서 주더라도 전혀 반응을 하지 않는데 이 시기를 절대불응기라 한다. 문턱값을 넘어선 후 급속하게 탈분극이 일어나고 이어서 재분극이 일어난 후 재분극이 거의 끝나는 시기이다.

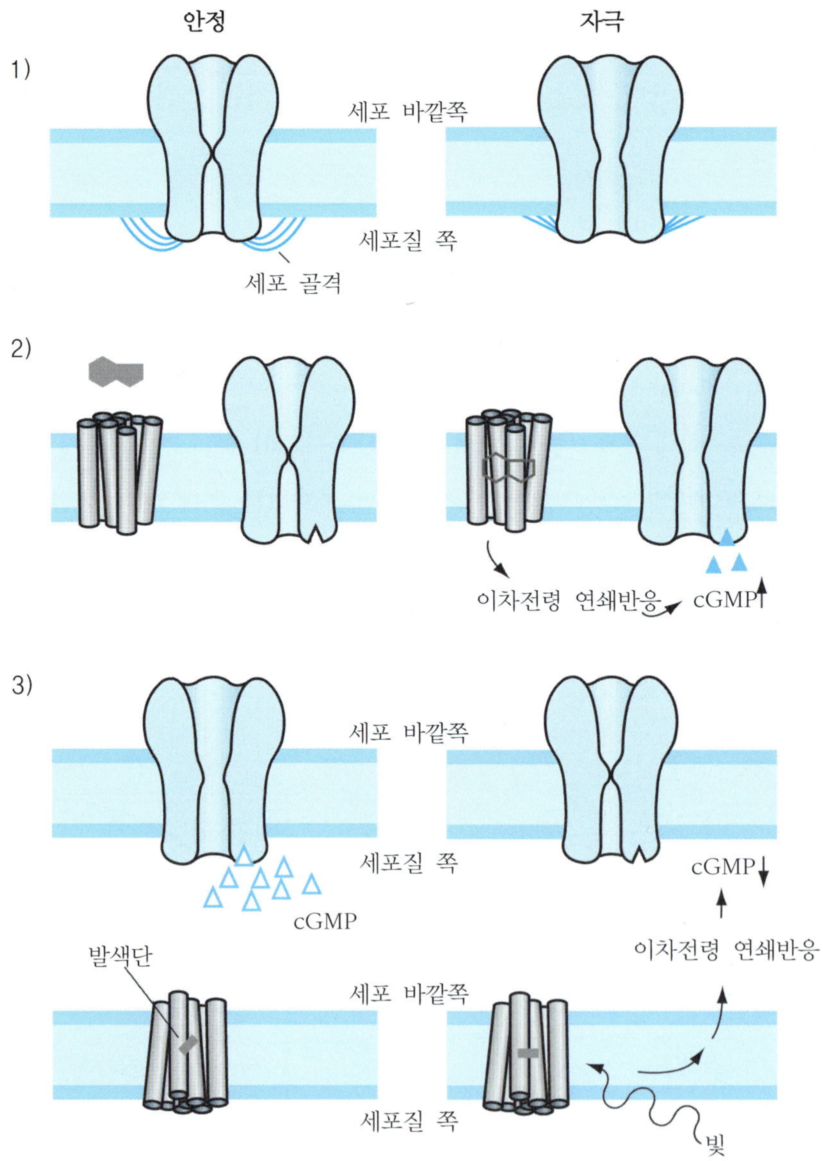

1) 기계수용체, 2) 화학수용체, 3) 빛수용체(Kandel et al., 2000).

그림 5-22 수용체의 이온통로

b. 상대불응기(relative refractory period)

활동전위 기간이 지난 다음 시기에서는 보통 크기의 강도로는 반응을 하지 않으나 매우 큰 강도로 자극하면 반응하는 시기를 상대불응기라 한다. 상대불응기의 특성은 활동전위를 일으키는데 많은 전류가 필요하고, 활동전위의 크기, 즉 지나치기전위가 작아진다.

3) 수용체전위(receptor potential)

사람 몸에는 몸감각과 고유수용성감각을 담당하는 기계수용체(mechanoreceptor), 미각 및 후각을 담당하는 화학수용체(chemoreceptor), 시각을 담당하는 빛수용체(photoreceptor) 등 많은 수용체가 분포하여 자극을 받게 되면 해당 에너지를 전기신호로 변환시켜서 여러 자극을 감지하여 환경변화에 대처한다.

기계적 자극을 받으면 기계수용체의 세포막에 분포한 Na^+통로가 형태변화를 일으켜 Na^+이온을 세포막 안으로 확산시키고 이어서 K^+통로를 통해 K^+이온을 세포막 밖으로 확산시켜 수용체에서 국소적으로 탈분극이 일어나 수용체전위가 발생된다(그림 5-22).

문턱밑자극은 수용체 세포막을 저분극시킨다. 자극의 크기가 문턱값에 도달하면 −10 mV의 낮은 수용체전위가 발생한다. 수용체전위가 시간 공간적으로 가중되면 방아쇠영역(trigger zone)에서 20~50 mV의 발생전위(generator potential)를 만들어 첫 번째 신경섬유마디로 확산되며 여기에서 활동전위를 만들어 축삭에 전도하게 된다(그림 5-23). 수용체전위는 연접전위와 마찬가지로 자극의 크기가 점점 커질수록 저분극이 점점 증가하는 점진반응을 하며, 국소에서 발생하여 곧 소멸되는 국소전위이고 활동전위와 달리 실무율법칙이 적용되지 않으며 축삭을 향해 한 방향으로 전도한다.

4) 연접전위(synaptic potential)

대부분 신경세포와 신경세포, 신경세포와 근육세포 사이에서는 전기적으로 흥분을 전달시키지 못

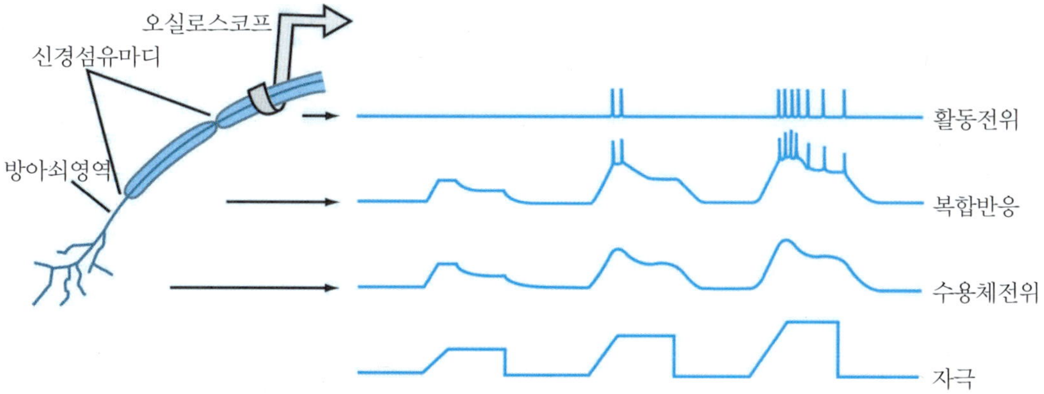

그림 5-23 감각신경세포의 부위에 따른 막전위 변화(Kandel et al., 2000)

하고 화학전달물질을 이용하는 화학연접을 통해 흥분을 전달한다. 안정상태에서 신경세포의 말단에 저장되어 있는 일부 소포에서 4,000개 정도의 아세틸콜린이 양자적으로 유리되어 탈분극의 성질을 띠는 종판전위(endplate potential, EPP)를 일으키고 있으나 크기가 작아서 활동전위를 일으키지는 못한다. 그러나 자극에 의해 신경세포에서 형성된 활동전위가 신경말단의 연접이전 세포막에 도달하면 전압의존성 Ca^{2+}통로가 열려 Ca^{2+}이 세포막 안으로 확산되어 연접소포를 연접이전 세포막과 융합시켜 1010양자 정도의 많은 양의 아세틸콜린을 세포막 밖으로 방출시킨다. 방출된 아세틸콜린이 연접이후 세포막의 아세틸콜린 수용체에 결합하면 수용체 통로를 통해 Na^{+}이 세포막 안으로 확산되어 국소적으로 탈분극이 일어나는 흥분연접후전위(excitatory postsynaptic potential, EPSP)가 발생한다.

한편 신경말단에서 감마아미노부티르산(gamma aminobutyric acid, GABA)이나 글리신(glycine)과 같은 억제 신경전달물질이 방출되면 연접 후 세포막에서 Cl^{-}통로가 열려 Cl^{-}이 세포막

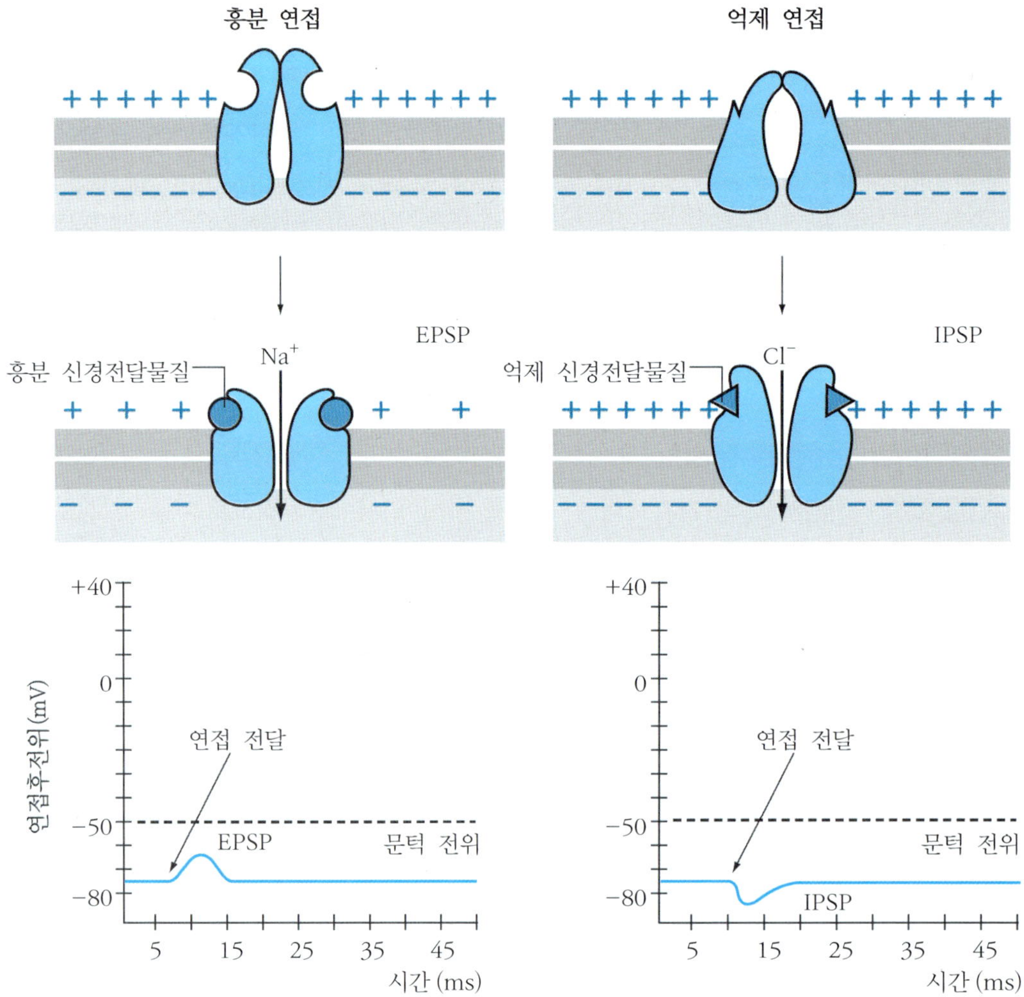

그림 5-24 흥분연접과 억제 연접에서 발생하는 흥분연접후전위(EPSP)와 억제연접후전위(IPSP)

안으로 확산되어 세포막 안이 더 음으로 대전되는 과분극이 유발된다. 이러한 현상을 억제연접후전위(inhibitory postsynaptic potential, IPSP)라 하며 −80 mV까지 내려간다. 따라서 과분극된 세포막은 높은 문턱값을 가지기 때문에 탈분극이 어려워져 쉽게 자극되지 않는다(그림 5−24).

4 조직의 전기

피부조직, 힘줄, 인대, 뼈, 연골 등 결합조직, 근육조직, 신경조직은 부위, 손상 및 병변, 발생, 발달, 치유, 재생 과정에 따라 다른 전위차를 보이는 내재생물전기(endogenous bioelectricity)현상이 나타난다. 내재생물전기는 심리적 요인에 의해서도 변화되며, 성장, 치유, 재생 과정에서 개시, 조절, 조정 역할을 하는 것으로 알려지고 있다.

4.1. 피부전지전위

상피조직과 결합조직으로 이루어진 피부는 생물전기현상이 전형적으로 나타난다. 피부의 두 지점에서 전위차를 유지하고 있어 마치 전지와 같은 성질이 있어 이를 피부전지전위(skin battery potential) 또는 경상피전위(transepithelial potential, TEP)라 한다. 사람의 정상 피부 표면은 음전위를 띠고 있고 안쪽인 표피−진피 경계면은 양전위를 띠고 있으며 20~50 mV의 전위차를 나타낸다(그림 5−25). Foulds와 Barker(1983)는 표피−진피 경계면에 기준전극을 매입하고 여러 부위에서 전위차를 측정한 결과 피부전지전위는 부위에 따라 다르며 평균 −23.4 mV의 전위차를 띠고 있음을 보고하였다(표 5−3). 사람의 경우 털이 없는 손과 발에서 전위차가 크게 형성되고, 기니픽에서도 털이 있는 피부표면이 −4(0~−10) mV, 털이 없는 피부표면에 −80(−30~−100) mV의 전위차를 보여 피부전지전위는 털의 유무에 따라 큰 차이를 보인다. 피부전지전위는 Na^+이온의 확산에 의해서

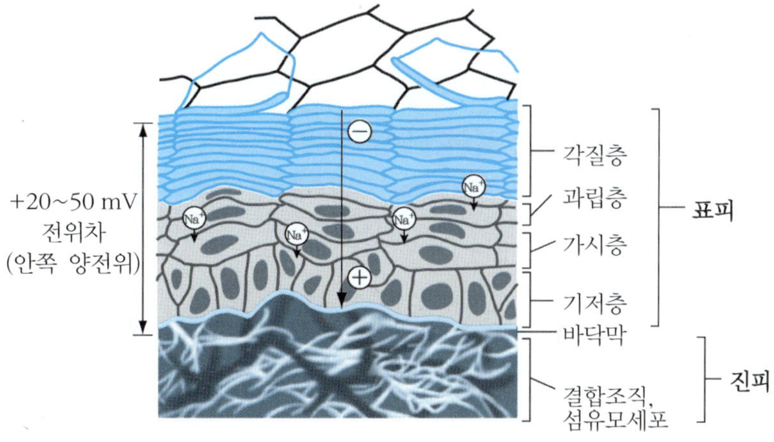

그림 5−25 정상피부의 피부전지전위(Ojingwa와 Isseroff, 2003)

표 5-3. 사람 피부의 부위에 따른 평균 피부전지전위(mV)

부위	평균+표준편차
발	−39.0±3.4
오른손	−36.9±8.8
왼손	−36.9±8.1
엉덩이	−24.7±1.5
오른발	−24.1±4.0
왼발	−23.4±4.5
앞면	−18.8±3.5
등	−17.5±3.1
머리	−16.3±5.4
오른팔	−14.7±3.2
왼팔	−14.7±3.2
평균	−23.4±8.6

* Foulds와 Barker (1983).

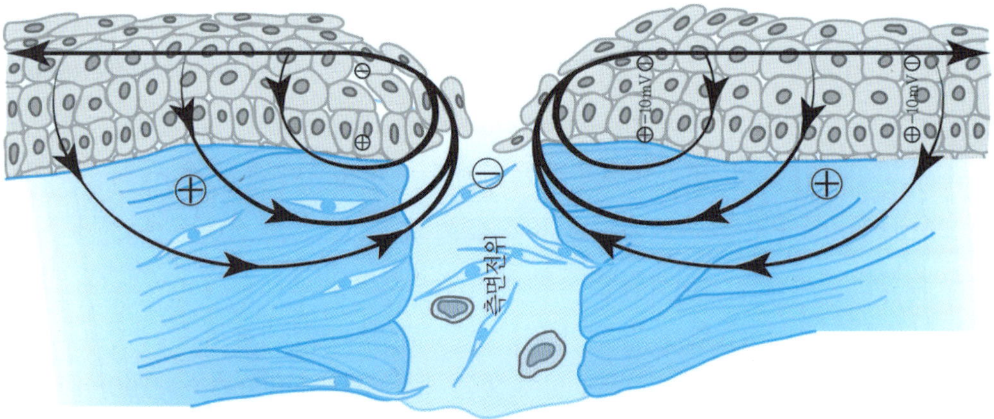

그림 5-26 피부 상처에서 형성되는 전류의 순환경로. 피부전지전위를 유지하는 Na^+내향전류가 저항이 낮은 상처부위를 통과하는 순환경로를 만든다(Jaffe와 Vanable, 1984).

발생한다. 피부 표면의 땀에 있는 Na^+이온은 각질층의 세포막에서 Na^+통로를 통해 안쪽의 세포층으로 확산된다. 반면 표면에는 Cl^- 이온이 많이 남게 된다. 또한 기저층 각질형성세포의 세포막에서 Na^+/K^+펌프가 작동하여 Na^+이온을 세포막 밖으로 확산시키고, K^+이온을 세포막 안으로 확산시켜 표피-진피 경계면에서는 양전하가 증가하여 표피 표면과 내부에 전위차를 유지한다.

4.2. 손상전위 또는 손상전류

손상전위(injury potential) 또는 손상전류(injury current)는 피부, 뼈, 근육, 신경 등의 조직손상 시 손상부위의 조직에서 발생하는 생물전기현상이다. 피부가 손상되면 상처부위에서 자연적으로 생물전기가 발생한다. 피부에 상처가 발생하면 상처 모서리를 따라 음전위를 띠는 측면전위(lateral potential)가 나타나고 주위의 정상피부는 양전위를 띠게 된다(그림 5-26). 상처부위에서 발생하는 손상전류는 피부전지전위를 유지하는 Na^+내향전류가 세포막의 손상으로 저항이 낮아진 상처부위를 통해 순환경로를 만들기 때문에 발생한다. 사람 손가락 끝의 피부 상처에서 1 μA/mm^2의 손상전류가 나타나고(Herlitzka, 1910), 손가락 끝마디의 절단부위에서 10~30 μA/cm^2의 손상전류가 나타난다(Illingworth와 Barker, 1980).

근육이나 신경과 같은 흥분성 조직이 손상되면 손상부위가 정상부위에 비해 음전위를 나타내고 이들 두 부위를 전선으로 연결하면 전류가 흐르며 이를 손상전류라 한다. 신경이나 근육조직이 손상을 받게 되면 손상부위의 세포막이 파괴되어 세포막 밖의 K^+ 농도가 상승되어 세포막 안과 밖에 형성되는 전위차가 상실되어 정상부위에 형성되어 있는 전위차가 손상부위를 통하여 외부로 유도됨에 따라 전위차의 크기가 감소되어 손상부위가 음전위를 띠게 된다. 골격근육의 손상전위는 40~80 mV, 척수신경의 손상전위는 10~50 mV으로 평균 50 mV이다.

골절이 유발되면 현저한 전위변화가 나타난다. 골절 직후에는 골절부에서 강한 양전위를 띠는 손상전류가 흐르다가 1시간이 경과한 후에는 골절부에서 1~2 cm 떨어진 조직에 비해 10~30 mV의 높은 음전위가 나타난다. 손상 전에 존재하던 근위·원위 전압경사가 크게 감소하고 또한 몸쪽 뼈끝판(epiphyseal plate)에 나타나던 음전위가 증가한다.

4.3. 긴장관련전위

긴장관련전위(strain related potential, SRP) 또는 부하관련전위(stress related potentials, SRP)는 압전기와 유동전위에 의해서 발생된다. 긴장관련전위는 힘줄, 인대, 관절주머니, 근막, 연골, 뼈 등 아교질, 탄력소, 각질과 같은 긴 사슬 단백질분자를 가진 결합조직에서 나타난다. 특히 뼈에서 긴장관련전위가 전형적으로 나타난다. 일반적으로 무기질의 유무와 관계없이 건조한 뼈에서는 압전기가, 이동체액이 있는 조직에서는 유동전위가 발생한다.

1) 압전기(piezoelectricity)

긴장에 의해서 발생되는 전압(stress-generated voltage)을 압전기라 하며 압전기를 발생시키는 물질을 압전재라 한다. 뼈에서는 아교질이 압전재 역할을 한다.

뼈에 압력을 가하면 조직에 있는 이온분자들이 운동을 하여 한쪽 면에는 음전하를 띤 이온들이 모여 음전위(-)를 띠고 다른 한쪽 면에는 양전하를 띤 이온들이 모여 양전위(+)를 띠게 된다. 물과 같은 분극분자도 압력을 받으면 자유자재로 뒤섞여 있던 상태에서 벗어나 한쪽 면에는 쌍극자의 음극쪽이 일정하게 배열되어 음전위를 띠고 다른 한쪽 면에는 양극쪽이 일정하게 정렬하여 양전위를 띠게 된다(그림 5-27).

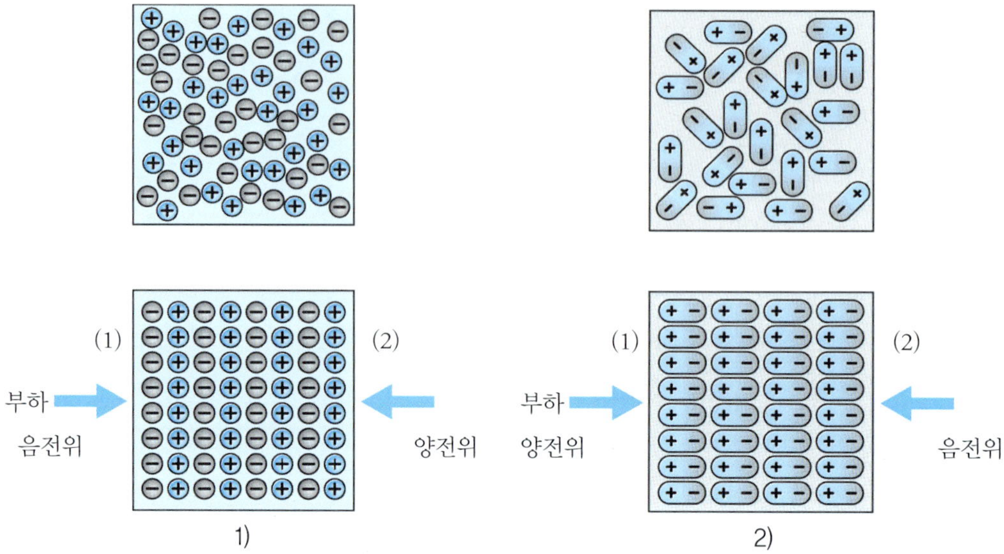

그림 5-27 압전기 현상. 압력이 없을 때 무질서하게 분포하고 있던 이온분자들이(1, 위) 압력이 가해지면 이온분자의 운동으로 양쪽 표면에서 각각 음전위와 양전위가 대전된다(1, 아래). 무질서하게 뒤섞여 있던 분극분자도(2, 위) 마찬가지로 압력에 의해 양쪽표면에서 각각 음전위와 양전위가 대전된다(2, 아래)(Pollack, 1984).

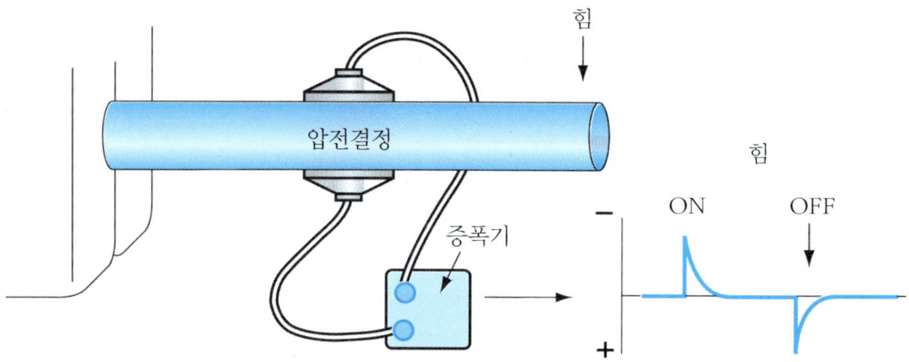

그림 5-28 기계적 압력에 의한 압전기 현상(Becker와 Selden, 1985)

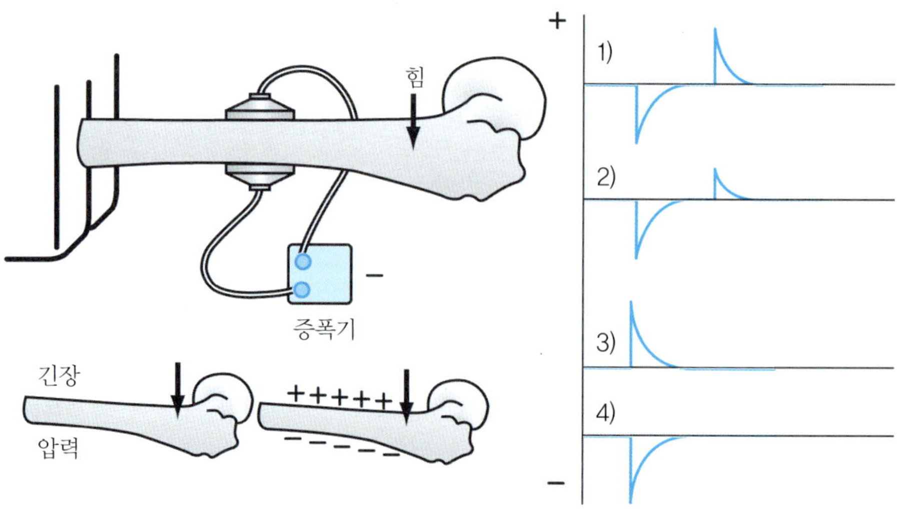

1) 압전기, 2) 부분정류 압전기, 3,4) 완전 정류 압전기.

그림 5-29 뼈의 압전기 현상(Becker와 Selden, 1985)

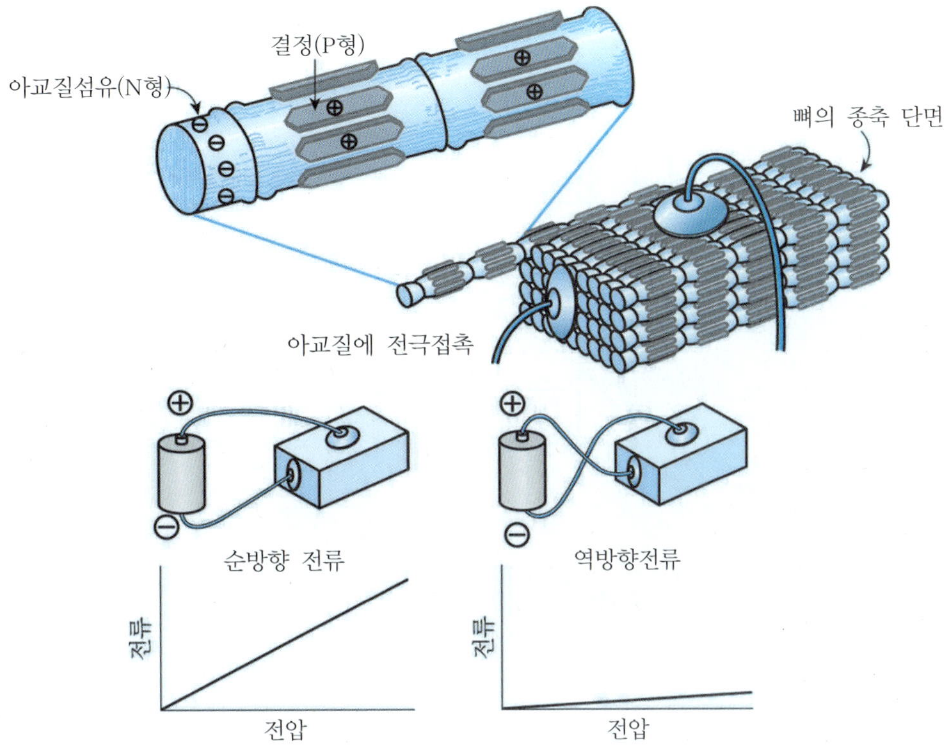

칼슘 수산화인회석은 p형 반도체, 아교질은 n형 반도체의 역할을 한다.

그림 5-30 뼈의 압력감수성 반도체 접합 모형(Becker와 Selden, 1985)

비대칭구조를 가진 결정에 압력을 가하면 변형으로 인해 결정 속의 자유전자가 이동하여 압력을 가한 쪽 표면이 음으로 분극된다. 압력을 풀어주면 반대로 양으로 분극된다(그림 5-28). 뼈에 부하를 가하면 아교질이 변형을 일으켜 순방향분극(forward polarization)과 역방향분극(reverse polarization)이 나타나며 순방향분극이 역방향분극보다 크다. 변형량과 변형속도가 크면 분극의 크기도 커진다. 분극에 의해 발생된 이상파 신호(biphasic signal)는 정류과정을 거쳐 직류신호로 바뀌어 압력(compression)을 받는 오목한 쪽의 표면에서는 음전위를 나타나며 긴장(tension)을 받는 볼록한 쪽의 표면에는 양전위가 나타난다(그림 5-29).

뼈의 바탕질은 칼슘 수산화인회석(hydroxyapatite)과 아교질이 고도로 배열되어 있으며 칼슘 수산화인회석은 p형 반도체, 아교질은 n형 반도체의 역할을 하여 p-n 접합점에서 압전기를 직류전류로 정류한다(그림 5-30). 국소부위의 최대 압전기는 200-500 mV/cm이나 평균 압전기는 2 mV/cm이다. 토끼의 뼈에서 오목한 쪽이 볼록한 쪽에 비해 -13.6 mV의 음전기를 띠고 있다.

2) 유동전위(streaming potential)

유동전위는 전도성 체액이 표면전하를 가진 고형체의 표면을 따라서 흐를 때 일어나며, 흐름의 방향에 따라 전압 또는 분극현상을 발생 시킨다(Pollack, 1984). 유동체액과 고정체액이 분리되는 경

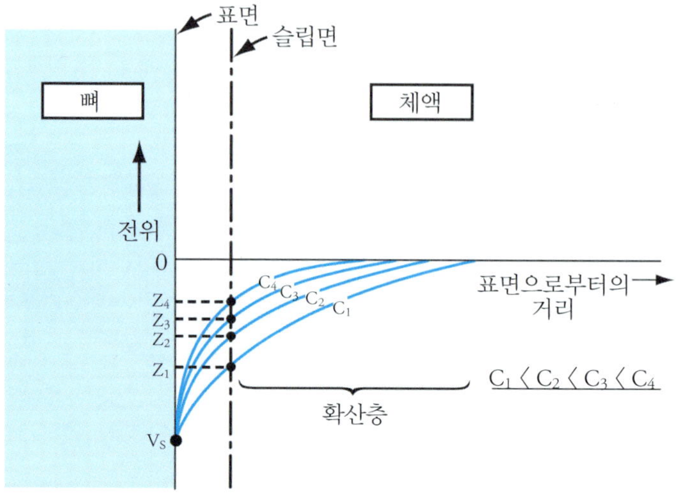

A

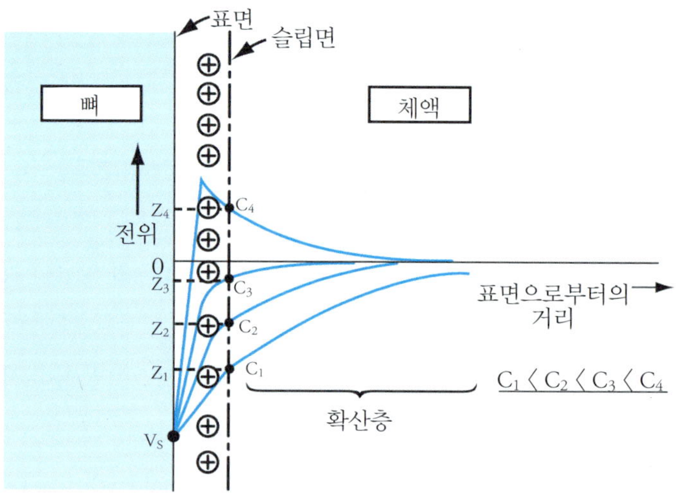

B

그림 5-31 이온농도에 따른 뼈의 고형질표면-체액 경계면의 전위변화. 이온흡착층이 없을 때의 이온농도가 증가하면 전위의 진폭이 감소한다(위). 이온흡착층이 있을 때 이온농도가 충분히 증가하면 흡착면의 전하밀도가 증가하여 전위의 극성이 역전된다(아래). Ci, 이온농도 ; Vs, 표면전위 ; Zi, 제타전위(Pollack, 1984)

계면(slip plane)과 뼈의 고형면 사이는 약 100 nm의 틈을 이루고, 경계면을 넘어서면 많은 이온을 가지고 있는 확산층(diffuse layer)이 있어 이를 전기적 이중층(electrical double layer)이라 하며 유동전위 및 전기영동과 같은 전기운동(electrokinetics)이 발생한다. 그림 5-31은 뼈의 고형질 표면으로부터의 거리, 이온농도, 흡착면 전하밀도에 따른 전위변화를 보여주고 있다. 체액이 차있는 뼈가 변형되면 압력경사가 발생되고 고형상태의 여러 부위에 체액이 이동하게 된다. 압력에 의해 체액이 뼈의 고형질 표면에 접선(tangent)방향으로 흐르게 되며 고형질 표면에 이온이 흡착된다. 고체-액체 경계면에서 멀어질수록 전위가 지수 함수적으로 감소하여 거의 0에 가까워진다. 특수흡착이 없이 이온농도가 증가하면 전위가 매우 빠르게 떨어져 고체-액체 경계면에 가까울수록 전위가 0에 접근한다. 그러나 이온이 흡착되고 이온농도가 충분히 증가하면 흡착면의 전하밀도가 증가하여 전위의 극성이 역전된다. 전기이중층의 경계면에서 전기운동현상을 가지는 제타전위(zeta potential, Z)가 발생한다. 확산층에 압력이 가해지면 접선운동(tangential motion)이 일어나고 체액 이온의 전도전류가 역전되어 대류전류(convection current)가 발생하게 된다. 안정상태에서는 전도전류와 대류전류가 같고 이때의 전위를 유동전위라 한다.

유동전위는 뼈를 비롯하여 연골 등과 같은 연부조직에서 볼 수 있으며 이온강도, pH, 점성, 유동속도 또는 유동을 일으키는 압력차에 영향을 받는다. 유동전위는 체액이 이동해야 발생하며, 체액의 점성도가 크면 이동속도가 작아져 전위가 감소하고, 체액의 전도도가 높으면 전도전류와 대류전류를 같게 하는데 적은 유동전류가 필요하기 때문에 전위가 감소한다.

4.4. 생체전기

1966년 Friedenberg와 Brighton은 한 전극을 뼈몸통(diaphysis) 또는 골수강에 고정하고 뼈의 표면에서 전극을 이동하면서 뼈의 전위를 측정한 결과 긴장 없이도 몇 mV의 전위차가 있음을 관찰하고 이를 생체전위(bioelectric potential)라 하였다. 즉 생체전류는 살아있는 조직에서 특정한 자극 없이 자발적으로 존재하는 미세한 전위(freestanding potential)로 범위는 10 mV이다. 정상적인 뼈의 겉질(cortex)은 골수강보다 상대적으로 양전위를 띠고, 뼈몸통부위는 근위부 및 원위부의 뼈몸통끝(metaphysis)보다 양전위를 띠고, 뼈끝(epiphysis)부위는 음전위를 띈다(그림 5-32). 생체전위는 말초부위에 가까울수록 음전기를 띠고 있다. 뼈의 뼈몸통을 중심으로 비교적 일정하게 양전위를 띠게 되나 말초부위로 갈수록 대략 1 mV/cm의 기울기로 음전기를 띠게 된다.

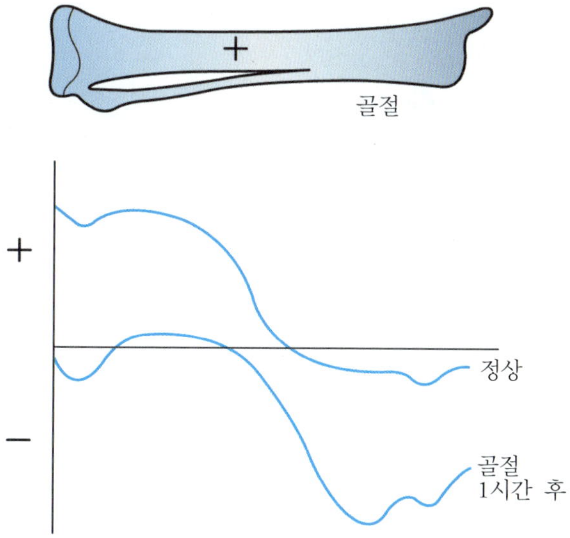

그림 5-32 정상 뼈의 생체전기와 골절에 의한 변화(Black, 1987)

생체전기(bioelectricity)의 극성(polarity)과 전위차의 크기는 대사과정, 성장, 재생, 질병, 손상, 배란, 마취깊이, 외재전기 등에 영향을 받으며 의식상태, 최면, 정신분열증과도 관계가 있다. 생체전위는 호기성 대사를 활발히 하는 동물 및 식물 조직에서 일반적으로 나타나는 현상이다. 세포의 호기성 해당과정이 차단되면 생체전기는 빠르게 소실되며 호기성 대사가 증가하면 이에 따라 음전기가 증가한다. 뼈의 생체전위는 병변이 있을 때 감소하고, 골절부위에서는 현저한 음전위를 띠며, 성장속도가 빠를수록 뼈끝 성장판에서 음전위가 증가한다. 탈신경이나 혈액공급차단에 영향을 받지 않지만 조직이 죽으면 전위가 소실되기 때문에 생체전위는 조직이 살아있다는 증거가 될 수 있다. 비흥분성 조직의 생체전위는 전기장, 무기질이온, 음전하를 가진 단백질 및 아미노산과 다당류와 같은 유기질 분자, 유기화합물, 쌍극자 등에 의해 발생하는 것으로 보인다.

5 흥분전도와 전달

신경의 기본적인 기능은 신호 전도(conduction)와 신호 전달(transmission)이다.

5.1. 신경의 흥분전도

신경은 기능적으로 입력부위(input region), 통합부위(integrative region), 전도부위(conductile region), 출력부위(output region)로 나눈다. 감각신경의 수용체, 운동신경과 사이신경세포(interneuron) 및 신경분비세포의 가지돌기(dendrite)가 입력부위에 해당하며, 세포체(cell body, soma)는 통합부위, 축삭은 전도부위, 축삭종말은 출력부위에 해당한다. 국소전위인 수용체전위 및 연접전위는 방아쇠영역인 첫 번째 신경섬유마디에서 활동전위를 만들어 축삭을 따라 전도한다

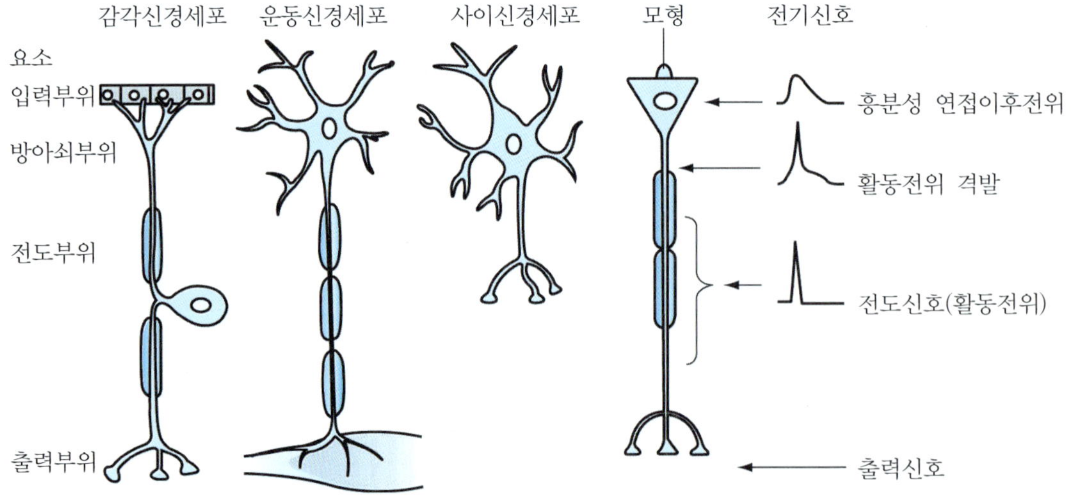

그림 5-33 신경세포의 기능적 4부위(Kandel et al., 2000)

(그림 5-33). 입력부위, 통합부위, 전도부위에서는 전기적으로 신호를 선도하고, 출력부위에 도달한 전기신호는 신경전달물질을 방출시켜 화학적으로 신호를 전달한다.

1) 국소전류(local current, eddy current)

민말이집신경섬유의 축삭에서는 탈분극되어 있는 부위와 정상 안정부 사이에 국소전류회로가 형성되어 흥분이 전도된다. 그림 5-34에서 보는 바와 같이 양전위를 띠고 있던 안정부위의 세포막 밖이 흥분된 인접부의 음전위에 의하여 일부가 중화되고 음전위를 띠고 있던 세포막 안은 흥분된 인접부 내부의 양전위에 의하여 중화되어 이 부위의 안과 밖의 전위차가 줄어든다. 안정부위 세포막 안과 밖의 전위차가 감소하여 문턱값에 도달하면 Na^+이 급작스럽게 세포막 안으로 확산되고 세포 안에 Na^+ 전류가 증가되어 활동전위가 발생한다. 전류가 국소부위로 흘러 들어가면 그 부위에서 양전하가 감소되어 막의 탈분극이 일어나고 양전하가 인접부위로 이동하여 국소전류가 형성된다. 국소전류에 의해 인접부위의 막전위가 저분극되면 Na^+이 세포 안으로 확산된다. 이 결과 거리에 관계없이 같은 크기의 재생성 활동전위가 발생하고 이 전위가 다시 인접한 세포막으로 전도되어 막전위를 저분극시키고 Na^+전도도가 증가되어 다시 거리에 관계없이 같은 크기의 활동전위가 발생되어 다음 인접부위로 전도된다.

2) 도약전도(saltatory or jumping conduction)

거의 모든 척수신경은 말이집신경섬유로 되어 있으며 말이집은 절연체 역할을 하여 세포막을 통해

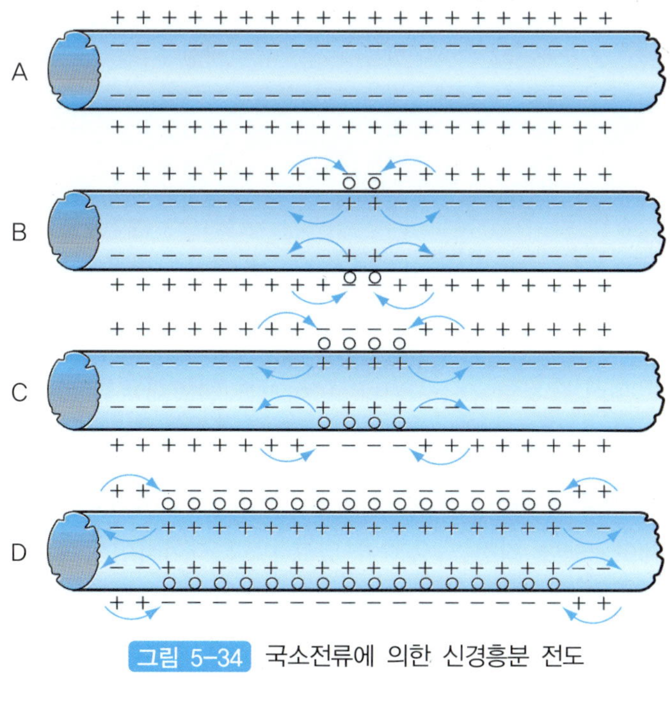

그림 5-34 국소전류에 의한 신경흥분 전도

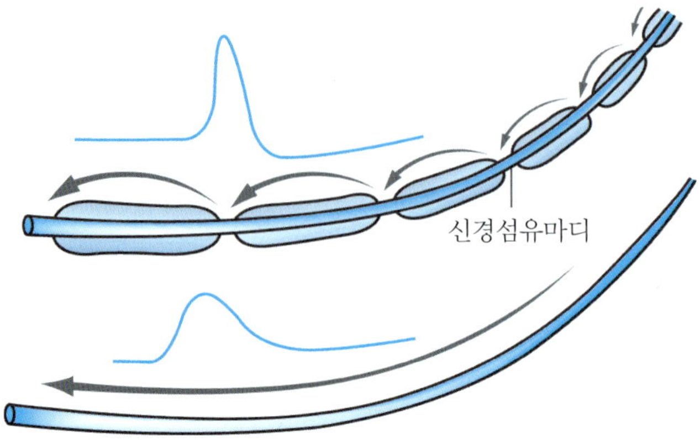

그림 5-35 도약전도에 의한 신경흥분 전도

표 5-4. 신경섬유별 전도속도와 특징

군	전도속도(m/s)	직경(μm)	말이집	기 능	분 포
Erlanger & Gasser(1937)					
A alpha(α)	60~120	10~20	매우 두꺼움	원심성	골격근육
				구심성	근육방추
beta(β)	40~90	7~15	두꺼움	구심성	기계수용체
gamma(γ)	15~30	4~8	있음	원심성	근육방추속근육세포
delta(δ)	5~25	3~5	얇음	구심성	유해수용체, 냉수용체
B	3~15	1~3	불완전	원심성	자율신경 신경절이전섬유
C	0.5~2	0.3~1	없음		
d.r.f	0.5~2	0.4~1.2		구심성	유해수용체, 열수용체
s.c.f.	0.7~1.3	0.3~1.3		구심성	자율신경 신경절이후섬유
Lloyd(1943)					
Ia	90~120	18~22	있음	구심성	근육방추
Ib	60~90	15~18	있음	구심성	골지힘줄기관
II	40~90	7~15	있음	구심성	근육방추(신장수용체)
III	3~25	1~5	불완전	구심성	유해수용체, 기계수용체
IV	0.5~2	0.1~1	없음	구심성	유해수용체

d.r.f. : dorsal root fiber, s.c.f. : sympathetic C fiber
* Ia, Ib : Aα II : Aβ III : Aδ IV : C

서 전류가 새어 나가는 것을 어느 정도 감소시킨다. 말이집은 신경세포를 여러 겹으로 둘러싸 세포막의 전기저항을 크게 하고 전기절연도를 높여 거리정수를 크게 하여 전도속도를 빠르게 한다. 말이집 신경섬유는 축삭을 따라 약 0.2~1 mm의 간격을 두고 일정하게 신경섬유마디를 형성하고 있으며 신경섬유마디의 축삭막은 세포외액에 직접 노출되어 있고 마디 사이사이의 축삭막은 Na^+전류를 운반할 Na^+통로가 없는 것으로 알려져 있다. 신경섬유마디 사이에서 절연성 저항이 높기 때문에 활동전위를 앞서가는 국소전류가 신경섬유마디에서 축삭을 떠나 다음 마디로 뛰어 넘고 활동전위는 신경섬유마디에 노출된 적은 면적에서만 발생하게 된다. 따라서 각 신경섬유마디에서 하나씩 불연속적인 활동전위가 나타나 다음 마디로 건너뛰는 도약전도를 하게 된다(그림 5-35).

3) 전도속도(conduction velocity)

활동전위는 신경섬유를 따라 전도되는데 섬유의 종류에 따라 전도속도가 다르다. 큰 신경섬유는 전도속도가 120 m/s로 매우 빠르고 가는 신경섬유는 수 cm/s 정도로 느리다. 대개 말이집신경섬유는 전도속도가 가장 빠른 민말이집신경섬유보다 전도속도가 50배 이상 빠르다. 전도속도는 절연도와 관계되는 거리정수에 영향을 받는다. 거리정수가 크면 흥분이 일어나는 부위가 넓어져 전도속도가 빨라진다. 진화과정에서 보면 오징어 거대축삭의 경우 신경섬유의 굵기를 크게 하여 세포내 전기저항을 줄이거나, 축삭을 말이집으로 둘러싸 전기절연도를 높여 거리정수를 크게 하여 전도속도를 빠르게 한다. 신경섬유별 전도속도와 특징은 표 5-4와 같다.

5.2. 연접전달

연접(synapse)은 두 개의 흥분성 세포 사이의 흥분전달을 위해 분화된 구조로 연접의 특성에 따라 화학연접(chemical synapse)과 전기연접(electrical synapse)으로 나눈다.

1) 화학연접 전달(chemical synaptic transmission)

흥분은 신경섬유를 따라 전기적으로 전달되지만 신경계의 많은 연접에서는 전기적으로 전달되지 못한다. 연접틈새가 20 nm(10~40 nm) 정도인 대부분의 신경연접과 연접틈새가 70 nm 정도인 신경근육이음부에서는 신경전달물질의 방출에 의해서 흥분이 전달된다.

화학연접의 대표적인 예로 골격근육의 신경근육이음부(neuromuscular junction)를 들 수 있다. 신경근육이음부의 구조는 운동신경 말단이 근육에 많은 가지를 내어 분포하고 이들 가지가 각각 한 가닥의 근섬유에 들어가 운동종말판(motor end-plate)을 이룬다. 운동종말판에서는 근육형질이 융기하여 종판형질(sole plasm, Doyére's hill)을 이루고 표면에는 주머니 모양의 접합 주름(junctional fold)이 있으며 여기에 말이집이 없는 종말축삭이 근육섬유 안으로 들어간다(그림 5-36).

운동신경 말단인 종말축삭의 끝 부위에 연접이전막(presynaptic membrane)이 있고 맞은편 근육섬유의 표면에 주머니 모양의 연접후주름(postsynaptic fold)이 있는 연접이후막(postsynaptic membrane)이 있으며 연접이전과 이후 막 사이에 일정한 틈을 가지고 있는데 이를 연접틈새(synaptic cleft)라 한다. 연접틈새 사이에 바닥막(basement membrane)이 있으며 여기에 아세틸콜린에스테라아제(acetylcholinesterase, AChE)가 있다. 연접이전 막의 활성대(active zone)에 신경전달물질인 아세틸콜린(acetylcholine, ACh)이 저장되어 있는 소포들이 정렬되어 있으며, 연접이

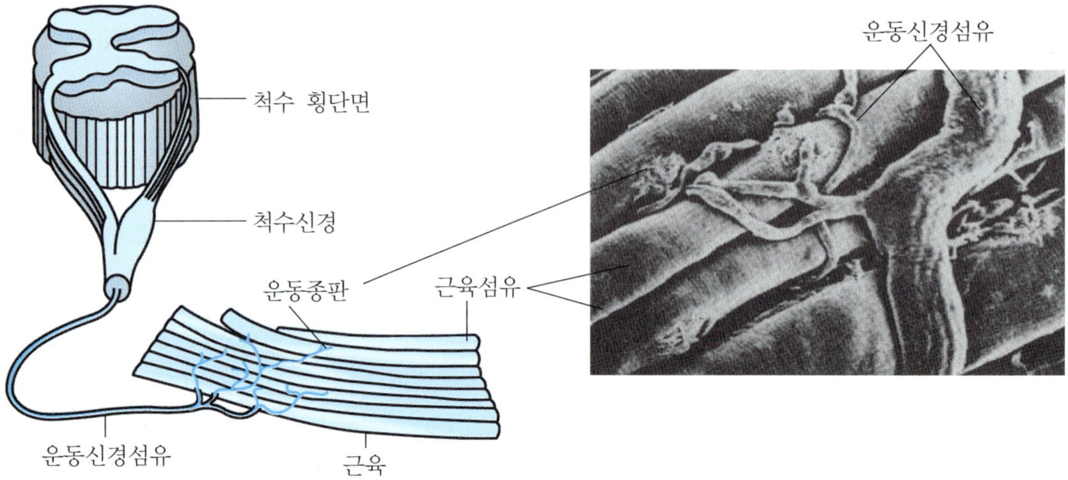

그림 5-36 신경근육이음부의 구조. 종단면의 모식도와 주사전자현미경 사진(900x)

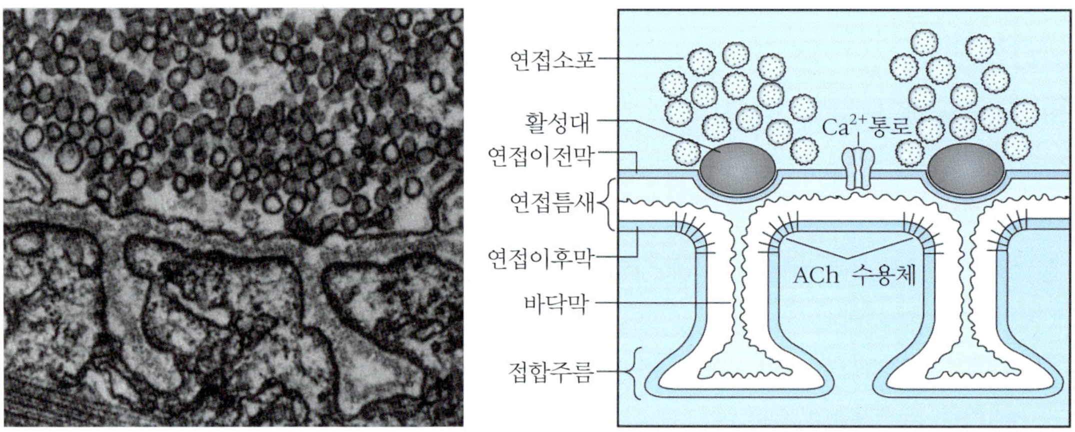

그림 5-37 신경근육이음부의 전자현미경 사진과 모식도(Kandel et al., 2000)

후 막의 주름에 아세틸콜린수용체(acetylcholine receptor, AChR)가 10,000/μm^2의 밀도로 분포하고 있다(그림 5-37).

활동전위가 신경섬유를 따라 운동신경 말단인 종말축삭의 끝 부위에 도달하면 연접이전막에서 전압의존성 Ca^{2+}통로가 열려 Ca^{2+}이 세포 안으로 확산되면 아세틸콜린을 함유한 연접소포가 연접이전막에 융합하여 아세틸콜린을 방출한다. 아세틸콜린이 연접이후세포막의 아세틸콜린수용체와 결합하면 아세틸콜린수용체 통로의 관문이 열려 Na^{+}이 세포막 안으로 확산되고 K^{+}이 세포막 밖으로 확산된다. Na^{+}과 K^{+}의 확산에 의해 국소적으로 탈분극이 일어나 흥분연접후전위(EPSP)가 발생한다. 한 개의 연접에서 발생하는 흥분연접후전위는 크기가 너무 작기 때문에 활동전위를 일으키지 못한다. 따라서 여러 연접에서 동시에 생성된 흥분연접후전위가 공간적 가중(spatial summation)을 통하여 문턱전위를 만들어서 활동전위를 유발시키거나 또는 몇 개의 연접이 단속적으로 반복 흥분하여 흥분

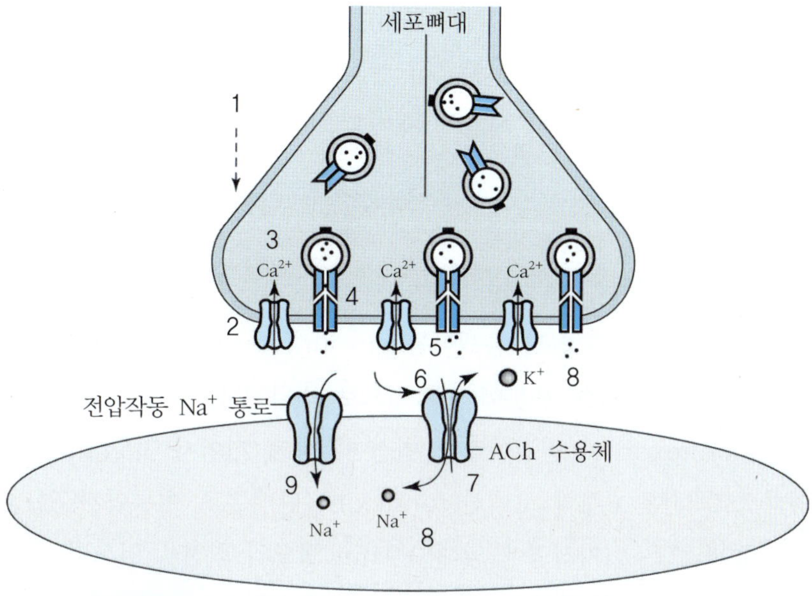

그림 5-38 신경근육 이음부에서의 흥분전달 과정. 연접이전막

1. 신경말단에 활동전위 전도, 2. 활성대에서 전압의존성 Ca^{2+}통로 열림, 3. 연접이전막 안으로 Ca^{2+}확산, 4. 연접소포와 연접이전막 융합, 5. 연접틈새로 아세틸콜린 방출. 연접이후막. 6. 아세틸콜린(ACh)과 아세틸콜린수용체 결합, 7. 아세틸콜린수용체 통로 열림, 8. Na^{+}의 세포막 안 확산과 K^{+}의 세포막 밖 확산으로 종판전위 생성, 9. 전압의존성 Na^{+}통로가 열려 탈분극 유발 – 활동전위 생성.

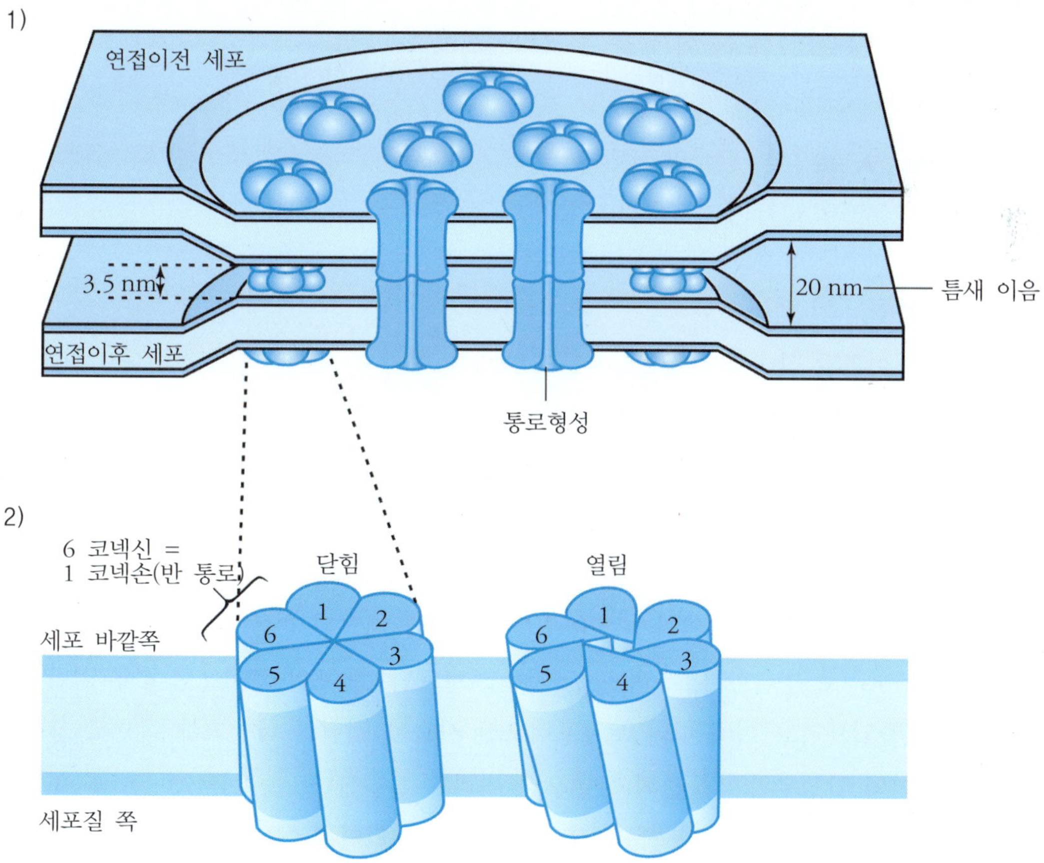

그림 5-39 틈새 이음의 구조(Kandel et al., 2000)

연접후전위가 합쳐지는 시간적 가중(temporal summation)이 일어나 문턱전위에 도달하면 연접이전막에 분포한 전압의존성 Na^+통로가 열려 Na^+이 세포막 안으로 확산됨에 따라 탈분극이 유발되고 이어서 전압의존성 K^+통로가 열려 K^+이 세포막 밖으로 확산됨에 따라 재분극이 일어나 활동전위가 격발된다(그림 5-38).

2) 전기연접 전달(electrical synaptic transmission)

전기연접에서는 20 nm의 거리를 가진 틈새이음(gap junction)으로 이루어져 있는 두 개의 흥분성 세포사이에서 국소전류에 의하여 흥분이 연속적으로 전달된다. 틈새이음은 길이 7.5 nm, 직경 1.5~2 nm의 코넥손(connexon)이 연접이전과 연접이후막에 끼어서 3.5 nm의 간격을 두고 서로 통로를 이루고 있다. 코넥손은 6개의 코넥신(connexin) 단백질로 이루어져 있으며 이온이동이나 IP3, cAMP, 펩티드 등과 같은 이차전령에 의해 0.9 nm 정도의 회전을 일으켜 통로를 만든다. 코넥신의 형태변화로 통로가 열리면 탈분극 전류가 연접이전막에서 연접이후막으로 전달된다(그림 5-39). 전기연접에서는 연접이전막에 도달한 활동전위는 화학연접과 달리 연접지연 시간을 두지 않고 거의 동시에 연접이후막에 전달하며 전기긴장적으로 전달된다. 전기연접은 심장근육, 민무늬근육, 간의 상피세포, 부신 및 생식샘의 상피세포, 망막의 수평세포에 존재하며 지렁이나 가재, 바다 달팽이 등과 같은 무척추동물의 신경삭에서 볼 수 있다.

6 근육의 수축

6.1. 근육 수축기전

뼈대근육세포는 이완된 상태에서 섬유형액틴의 고랑을 따라 감겨있는 트로포미오신사슬이 구형액틴분자가 연결다리인 미오신의 둥근 머리와 물리적으로 접촉하는 것을 방해하고 있다. 활동전위가 신경근육이음부에 도달하여 아세틸콜린을 방출시키면 근육의 활성화가 시작된다. 근육세포막에서 발생한 흥분성 연접이후전위가 근형질막(sarcolemma)의 표면에서 활동전위를 격발시키면 탈분극 신호가 가로세관(transverse tubule)을 따라 빠르게 근육세포질그물(sarcoplasmic reticulum)로 전도되면 전압의존성 Ca^{2+}통로가 열려 수조(cristern) 안에 저장된 Ca^{2+}을 근육세포질에 잠겨있는 근육원섬유(myofibril)로 방출한다. 유리된 Ca^{2+}이 트로포닌복합체의 트로포닌 C에 결합하면 트로포닌의 형태변화를 일으키고 이에 따라 트로포미오신 사슬이 액틴의 나선고랑 속으로 깊숙이 이동하여 구형액틴분자의 활성부위가 노출되고 미오신 머리와 결합한다(그림 5-40). 이때 미오신 머리의 ATP결합부위에서 ATP가 ADP와 인산기(Pi)로 가수분해 되면서 에너지를 방출시키고 이 에너지에 의해서 미오신의 목과 머리가 비틀어지면서 노 젓듯이 움직이게 된다. 이와 같이 미오신 머리의

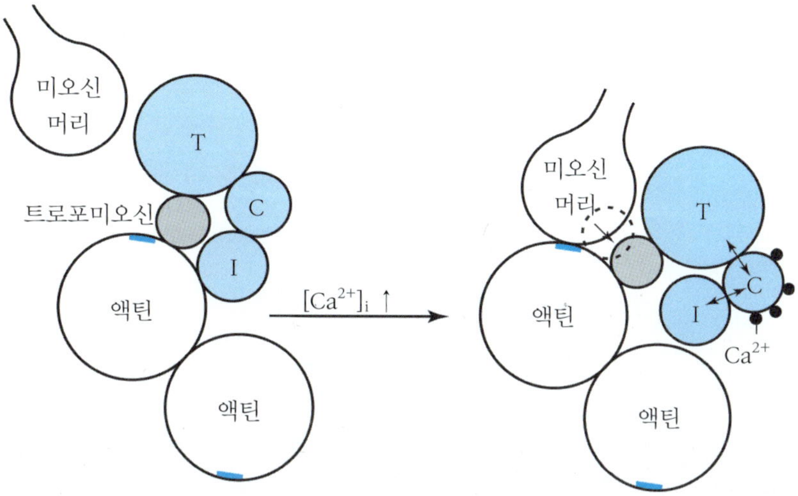

T : 트로포닌 T, C : 트로포닌 C, I : 트로포닌 I.

그림 5-40 유리 Ca^{2+}의 트로포닌 C 결합에 의한 액틴과 미오신 머리의 결합

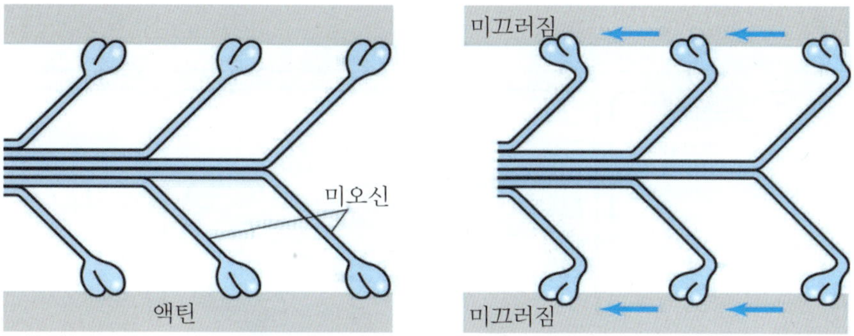

그림 5-41 근육수축의 미끄럼설 모형 그림

액틴 결합부위가 구형액틴분자와 결합한 상태에서 연속적으로 움직이므로 결과적으로 액틴이 미오신 안으로 더 깊숙이 손가락 깍지 끼듯 미끄러져 들어가며 이를 미끄럼설(sliding theory, sliding filament mechanism)이라 한다(그림 5-41). 근육수축 때 액틴과 미오신의 길이는 변화하지 않기 때문에 A띠는 길이의 변화가 없지만 겹치기 정도가 증가하여 I띠와 H띠가 짧아지고 Z선이 서로 가까워져 근육원섬유마디(sarcomere)가 짧아진다. 근육이 늘어났을 때는 액틴과 미오신의 겹치기 정도가 감소한다. 탈분극이 중지되면 트로포닌 C에서 Ca^{2+}이 떨어지고 트로포미오신 사슬이 액틴의 나선고랑을 덮어 액틴의 활성부위를 덮는다. 또한 미오신 머리의 ATP결합부위에 ATP가 결합하여 탈인산화를 일으키면서 에너지를 방출하면 액틴과 미오신의 결합이 분리되어 다음 수축을 위하여 대기하게 된다. Ca^{2+}은 근육세포질그물에서 Ca^{2+}펌프에 의해 저장장소인 근육세포질그물의 수조 안으로 회수된다. 골격근육의 흥분수축연결(excitatory-contraction coupling) 과정은 표 5-5와

표 5-5. 뼈대근육의 수축-이완 단계

근육수축 단계

① 신경말단에 활동전위 도달
신경근육이음부에서 아세틸콜린방출 →
근세포막에서 아세틸콜린수용체와 결합 →
Na^+ 및 K^+ 전도 증가 → 종판전위 발생
② 근육세포막에서 활동전위 발생
③ 가로세관을 따라 탈분극 전도
④ 근육세포질그물의 수조에서 근육원섬유로 Ca^{2+}방출
⑤ 유리 Ca^{2+}이 트로포닌 C에 결합
⑥ 액틴의 노출 부위가 미오신 머리와 결합
⑦ 미오신 머리-ATP가 액틴과 결합하여 복합체 형성
근육잔섬유 활주로 근육수축 유발

근이완 단계

① 트로포닌 C에서 Ca^{2+}탈락
② ATP 탈인산화로 액틴과 미오신 결합 분리
③ 근육세포질그물로 Ca^{2+} 회수

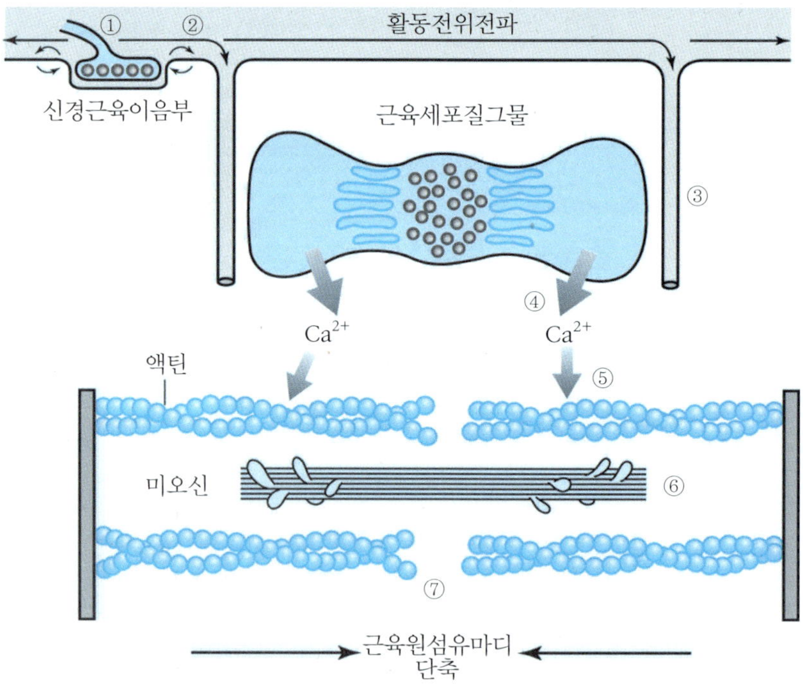

그림 5-42 근육수축의 흥분수축연결 그림

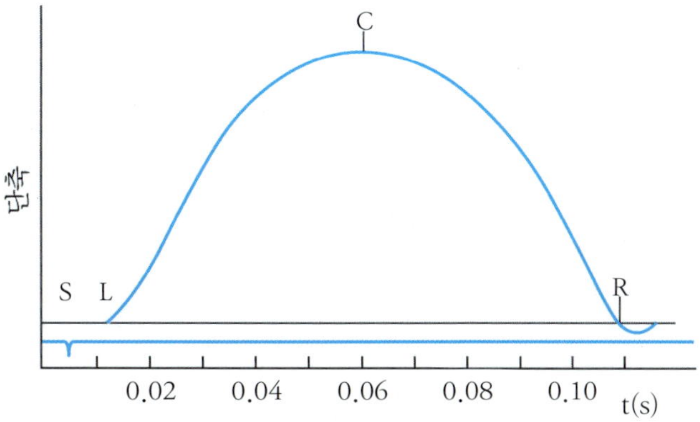

S : 자극, L : 잠복기, C : 수축기, R : 이완기

그림 5-43 뼈대근육의 연축 과정

표 5-6. 뼈대근육의 종류에 따른 수축시간

근 육	우세섬유	특 징	수축시간
내측곧은근	제 II형	빠른 수축근육	7.5 ms
장딴지근	제 II형	빠른 수축근육	25 ms
가자미근	제 I형	느린 수축근육	49~120 ms

그림 5-42와 같다.

6.2. 근육수축의 특성

1) 연축(twitch)

뼈대근육은 한 개의 자극에 한 개의 흥분 반응을 하는 성질이 있으며 이를 단일 연축(single twitch)이라 한다. 연축의 과정은 수축의 시기에 따라 3기로 나눌 수 있다. 자극(S)을 가하면 곧바로 수축이 유발되지 않고 0.01 s(10 ms) 정도의 잠복기(latent period, L)가 필요하며 이를 1기라 한다. 2기는 수축기(contractive period, C)로 0.04 s(40 ms), 3기는 이완기(relax period, R)로 0.05 s(50 ms) 정도의 시간이 걸린다(그림 5-43).

연축이 일어나는 시간은 대략 0.1 s 정도이지만 표 5-6에서 보는 바와 같이 근육에 따라 큰 차이가 난다. 제 II형 섬유가 우세한 안구운동을 하는 내측곧은근(internal rectus)에서는 7.5 ms(0.0075 s), 장딴지근(gastrocnemius)에서는 25 ms(0.025 s) 정도로 매우 빠른 반면 제 I형 섬유가 우세한 가자미근(soleus)에서는 100 ms(49~120 ms) 정도로 매우 느리다.

2) 강축(tetanus, tetanic contraction)

단일 연축이 끝나기 전에 두 번째 자극을 가하면 이완기에 들어가지 못하고 두 번째 연축이 첫째

연축에 중첩된다. 자극빈도를 높이면 수축력이 점점커지는 단계적 가중현상, 즉 계단효과(Treppe, staircase effect)가 나타나고 이어 개개의 연축들이 거의 융합되어 지속적인 수축상태가 일어난다. 이와 같이 최대장력을 유지하는 지속적 수축상태를 강축이라 한다. 강축시의 장력은 연축시의 장력보다 3~4배 정도가 크다.

자극빈도가 비교적 적을 때에는 개개의 연축들이 어느 정도 융합되지만 장력이 약간의 파동을 유지하게 되며 이 상태를 불완전 강축(incomplete tetanus)이라 한다. 자극빈도가 20 pps 이상으로 충분히 높으면 근육세포질그물의 Ca^{2+}펌프가 모든 Ca^{2+}을 회수할 시간이 충분하지 못하기 때문에 반복적으로 자극하는 동안 근육세포질그물 안의 Ca^{2+}농도가 높게 유지되어 개개의 연축들이 거의 완전히 융합되어 평행하게 최대장력을 유지하게 되는데 이러한 상태를 완전 강축(complete tetanus)이라 한다(그림 5-44).

강축을 일으키는 조건은 자극빈도, 근육의 종류, 근육의 병변 유무에 따라 다르다. 탈신경근육은 1~10 pps의 자극빈도로 강축이 유발되지만 일반적으로 강축을 일으키는 자극빈도는 20~25 pps 정

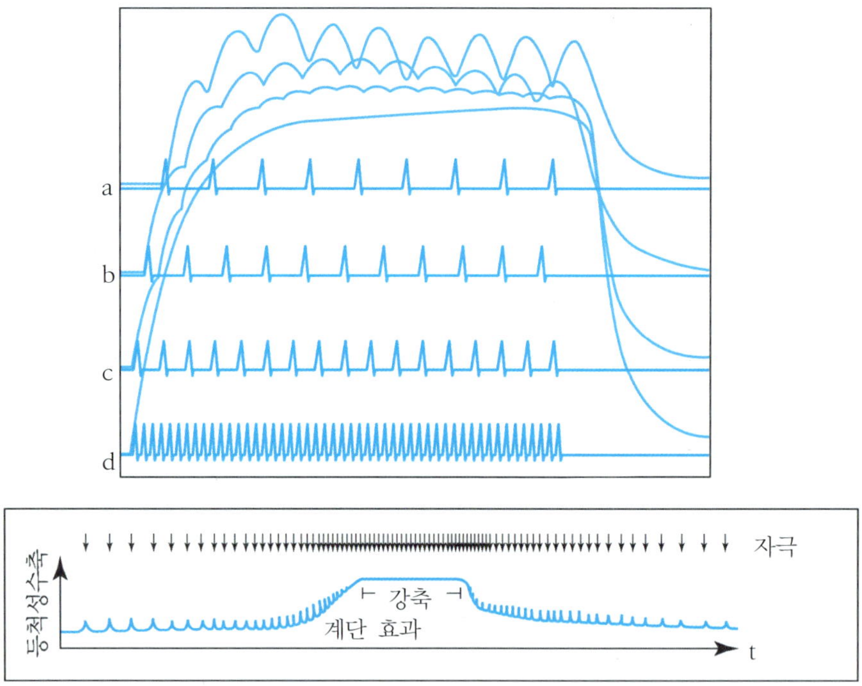

그림 5-44 자극빈도에 따른 강축의 양상

표 5-7. 근육의 완전강축을 유발시키는 자극빈도

근육	우세섬유	강축빈도
내측곧은근	제 II형	350 pps
장딴지근	제 II형	100 pps
가자미근	제 I형	31~33 pps

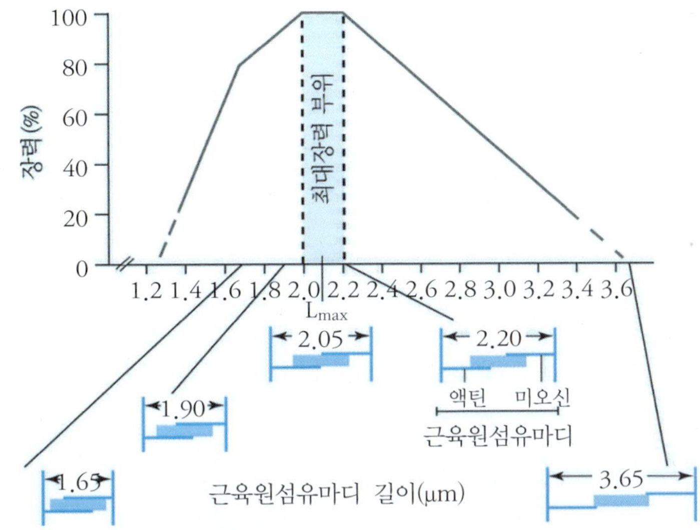

그림 5-45 근육의 길이-장력곡선

도이며 30 pps 이상의 빈도는 근피로를 일으킨다. 가자미근은 30 pps 정도의 자극빈도로 충분하게 완전강축이 일어나지만, 장딴지근은 100 pps 정도, 눈의 내직근은 350 pps의 빈도로 완전강축이 일어난다(표 5-7).

3) 길이-장력 곡선(length-tension curve)

근육의 활동 시 장력(tension)이 발생하며 이는 근육원섬유마디의 길이에 따라 변화한다. 근육에서 발생하는 총 장력(total tension)은 활성장력(active tension)과 안정장력(resting tension)으로 구분한다. 활성장력은 근육원섬유마디의 길이에 따라 변화한다(그림 5-45). 최대 활성장력(maximal active isometric tension, P_o)은 액틴과 미오신 사이에 형성된 연결다리의 수가 최대로 많아진 안정 시의 길이(resting length, L_o)에서 발생한다.

근육원섬유마디가 안정 시의 길이(L_o)보다 짧아짐에 따라 가는잔섬유가 더 중첩되어 장력이 감소하기 시작하고, 안정 시 길이의 70% 정도로 더욱 더 짧아지면 가는잔섬유가 Z선의 판에 접촉되어 휘어지므로 장력은 더욱더 감소된다.

근육원섬유마디가 안정 시의 길이(Lmax)보다 길어지면 가는잔섬유의 중첩이 적어지므로 연결팔의 수가 줄어들어 장력이 감소한다. 안정장력은 근육섬유가 안정상태에서 신전될 때 발생한다. 근육원섬유마디가 안정 시 길이(Lmax)의 125%로 신장되었을 때 발생한 안정장력은 활동장력의 3% 수준에 지나지 않는다. 130% 이상 신장되면 평행탄성요소(parallel elastic component)가 커져서 신장을 방해하게 되고, 165%에 도달하면 잔섬유의 연결이 거의 완전히 해체되어 신장의 한계에 이르게 된다. 길이 장력관계는 세포내액의 전해질 조성에 의해 영향을 받는데 특히 Ca^{2+}농도 변화가 길이-장력곡선의 모양과 크기를 변화시킨다.

표 5-8. 조직화학적 및 기능적 특성에 따른 뼈대근육섬유의 종류

특성 / 종류	제 I 형	제 IIa 형	제 IIb 형
다른 이름	긴장근육		위상근육
Henneman과 Olson의 분류	B	C	A
기계적 및 대사특성에 따른 분류	SO	FOG	FG
색에 따른 이름	적색근육	적색근육	백색근육
수축속도에 따른 이름	느린수축근육(STM)	빠른수축근육	빠른수축근육(FTM)
대사 특성	산화	산화-해당	해당
조직화학적 특성			
ATPase활성 (pH 9.4)	약	강	강
(pH 4.5)	강	약	중간
(pH 4.3)	강	약	중간
SDH활성	강	중간	약
NADH-TR* 활성	강		중간
생화학적 특성			
산화효소 함량	많다	중간~많다	적다
당원분해효소 함량	적다	중간~많다	많다
당원함량(PAS#)	적다	중간~많다	많다
Ca^{2+}펌프 능력	중간	높다	높다
조직학적 특성			
섬유 직경	중간	작다	크다
섬유 수	적다	중간	많다
모세혈관 밀도	높다	높다	낮다
사립체 양	많다	많다	적다
사립체 크기	작다	크다	크다
근색소 양	많다	많다	적다
Z선	넓다	중간	좁다
연접후 주름	얕다		깊다
전위 특성			
안정막전위	작다		크다
활동전위	작다		크다
종판전위	작다		크다
기계적 특성			
수축속도	느리다	빠르다	빠르다
수축력	낮다	중간	높다
지구력	높다		낮다
피로	느리다	중간	빠르다

* NADH-TR : reduced nicotinamide adeninedinucleotide tetrazolium reductase
# PAS : Periodic acid-Schiff

6.3. 뼈대근육섬유의 종류

뼈대근육섬유는 조직화학적 특성, 조직학적 특성, 기계적 특성에 따라 제 I형 섬유, 제 IIa형 섬유, 제 IIb형 섬유로 분류한다(표 5-8).

1) 제 I형 섬유(type I fiber)

제 I형 섬유는 느린수축근육섬유(slow twitch fiber), 긴장근육(tonic muscle)이라 한다. 제 I형 섬유는 제 IIb형 섬유에 비해 수축 속도가 느리고 구조적으로 작은 운동신경섬유가 지배하고 있다. 조직화학적으로 근육원섬유 아데노신삼인산효소(myofibrillar ATPase, M-ATPase)의 활성 및 당원분해효소(glycogenolytic enzyme)활성이 낮으며, 사립체의 효소 활성은 높다. 당원함량은 적은 편이고, 근색소(myoglobin)함량 및 모세혈관의 밀도가 높아 근육색이 붉은 빛을 띠고 있어 적색근육(red muscle)이라고 부른다. 지방을 에너지원으로 하여 주로 세포내에서 호기성 산화대사과정을 통해 생산된 에너지를 사용하므로 지구력이 크고 피로에 강한 특징이 있다. 주로 등척성 수축을 하는 자세유지근에 우세하게 분포되어 있다.

2) 제 IIa형 섬유(type IIa fiber)

제 IIa형 섬유는 제 I형 섬유에 비해 수축 속도가 빠르고 구조적으로 큰 운동신경섬유가 지배하고 있다. 조직화학적으로 M-ATPase 활성이 높고, 당원분해효소 활성은 높거나 중간이며, 미토콘드리아의 산화효소 활성은 중간 또는 낮다. 당원함량은 중간이다. 근육섬유 직경은 중간이며 모세혈관 밀도는 높고 사립체 양 및 근색소 함량이 높아 붉은 빛을 띠고 있는 적근이다. 산화 및 해당대사 과정에서 생산된 에너지를 사용하며 수축 속도는 빠르고 피로도는 중간이다. 세포학적으로 제 I형과 제 IIb형 섬유의 중간 특성을 가지고 있으며 인체의 근육에서는 분포가 많지 않다.

3) 제 IIb형 섬유(type IIb fiber)

제 IIb형 섬유는 빠른수축근육섬유(fast twitch fiber), 위상근육(phasic muscle)이라고 한다. 제 IIb형 섬유는 제 I형 섬유에 비해 수축 속도가 빠르고 구조적으로 큰 운동신경섬유가 지배하고 있다. 조직화학적으로 M-ATPase의 활성 및 당원분해효소 활성이 높으며, 산화효소 활성은 낮다. 당원함량은 많은 편이고, 근색소 함량 및 모세혈관의 밀도가 낮아 근육색이 흰 빛을 띠고 있어 백색근육(white muscle, pale muscle)이라고 부른다. 당원을 에너지원으로 하여 혐기성 해당과정에서 생산된 에너지를 사용하기 때문에 지구력이 낮아서 쉽게 피로해진다. 따라서 짧은 시간동안 강한 수축을 하는 근육 즉 순발력을 요하는 근육에 많이 분포해 있다.

4) 근섬유형의 분포(distribution of fiber type)

제 I형 섬유와 제 II형 섬유는 사람의 근육에 50 : 50으로 비교적 균등하게 분포되어 있지만 상대적 분포비율은 개인, 근육의 종류에 따라 다르다. 주로 자세유지근 등과 같이 오랜 시간 수축을 해야 하는 근육에는 제 I형 섬유가 우세하고, 위치변동을 시키는데 주된 작용하는 근육은 제 IIb형 섬유가 우세하다. 이와 같은 근섬유비의 차이는 출산 전에 임박하여 유전적으로 결정되며, 근육섬유에 분포하는 운동신경섬유에 의해 좌우된다.

제 I형과 제 IIb형 섬유비는 고정된 것이 아니고 운동, 전기자극 등과 같은 근육활동 증가, 석고고정, 관절질환, 신경병변 등으로 인한 근육활동 감소, 테스토스테론, 안드로겐, 갑상선 호르몬 등과 같은 호르몬 및 약물 투여 등에 따라서 변화된다. 태어날 때 섬유비가 이미 결정된 근육에서도 단거리선수는 제 IIb형 섬유가, 장거리선수는 제 I형 섬유가 많아지는 섬유비의 변화가 나타난다. 예를 들면 다리의 근육에서 단거리선수는 제 IIb형 섬유가 80~90%를 차지하고, 장거리선수는 제 I형 섬유가 75~90%를 차지하는 등 근육에서의 섬유비가 운동의 양상에 따라 변화한다. 전기자극으로 섬유비의 변화가 나타나는데 일반적으로 제 IIb형 섬유가 제 I형 섬유의 특성으로 변화된다. 석고고정, 관절질환 등으로 인한 근육활동 감소 때에는 제 I형 섬유에서 단백질합성능 및 섬유직경이 감소하여 위축이 현저하게 나타나지만 비교적 안정되어 있어 제 IIb형 섬유로 변화되지는 않는다.

6.4. 근육의 신경지배

1) 신경지배(innervation)

뼈대근육에는 운동신경섬유와 감각신경섬유가 분포하고 있다. 운동신경섬유가 근육을 지배하는 형태는 특수한 부위에서 이루어지고 있으며 이를 신경근육이음부(neuromuscular junction, myoneural junction) 또는 운동종말판(motor end-plate)이라 부른다.

2) 신경지배비(innervation ratio)

신경지배비는 한 개의 운동신경 대 지배하는 근육섬유의 수를 말한다. 한 개의 축삭은 많은 가지를 내어 여러 개의 근육섬유를 지배하며 신경지배비는 신경과 근육의 기능에 따라 다르다. 안구, 손가락, 혀 등과 같이 정밀한 작은운동(fine motor)을 하는 근육은 신경지배비가 낮다. 신경지배비는 눈의 외측곧은근(external rectus)이 1 : 9, 제 1 벌레모양근이 1 : 108, 저작근은 1 : 640이다. 다리근육과 같이 큰운동(gross motor)을 하는 근육은 신경지배비가 높아 장딴지근은 1 : 1,000~2,000에 달한다.

표 5-9. 운동단위의 종류와 특성

특성 / 종류	큰 운동단위	중간 운동단위	작은 운동단위
다른 이름	FF	FR	S
	FG	FOG	SO
기계적 특성			
수축 속도	빠르다	빠르다	느리다
연축 시간	짧다	짧다	길다
최대수축력	높다	중간	낮다
불완전강축의 늘어짐	있음	있음	없음
수축 효율	중간	크다	작다
연축강축비	0.58	0.43	0.31
피로도	빠르다	느리다	느리다
사용빈도	낮다	중간	높다
구조적 특성			
세포체 크기	크다	중간	작다
근육섬유 수	많다	중간	적다
신경지배비	1 : 700	1 : 500	1 : 550
근섬유면적(μm^2)	5,290	2,890	1,730
지배 근육섬유형	IIb	IIa	I

3) 운동단위의 종류(types of motor unit)

신경근육 수축의 기본적인 기능단위를 운동단위(motor unit, MU)라 하며, 신경근육단위(neuromuscular unit, nmU)라고도 한다. 운동단위는 척수앞뿔세포(anterior horn cell, AHC)와 여기에서 나온 축삭(axon) 및 운동신경이 지배하는 근육섬유(muscle fiber)로 구성된다. 운동단위는 근육수축의 속도와 수축력, 피로도, 대사, 기계적 특성, 구조적 특성 등에 따라 큰운동단위(FF, fast-twitch fatigable, FG, fast, glycolytic motor unit), 중간운동단위(FR, fast-twitch fatigue resistance, FOG, fast, oxidative glycolytic motor unit), 작은운동단위(S, slow twitch, SO, slow, oxidative)로 나누며 특성은 표 5-9와 같다. 뼈대근육은 운동신경의 명령에 의해서만 수축하는 수의근육으로 한 개의 근육에 여러 종류의 운동단위가 섞여 있으며, 한 운동단위는 한 종류의 근육섬유만 지배하는 것이 특징이다.

4) 운동단위의 보강(recruitment of motor unit)

근육의 수축력은 운동단위의 보강 수와 발사빈도에 영향을 받는다. 뼈대근육은 개개의 운동단위가 활성화될 때와 전체 운당단위가 보강될 때의 힘이 10,000배 이상 차이가 날 수 있다. 운동단위의 보강 순서는 신경세포체의 크기, 축삭의 직경, 전도속도, 근육세포의 크기와 높은 상관관계가 있다. 작은 운동단위는 표면적이 작고 이온통로의 분포가 낮기 때문에 전체 저항이 높다. 옴법칙에 따르면 같은 사이신경세포(interneuron)에서 흥분이 전달될 때 세포막저항이 높은 작은 신경세포에서 흥분연접후전위(EPSP)가 크게 발생하여 탈분극의 문턱값에 쉽게 도달하기 때문에 작은 운동단위가 먼저 보강되는 반면, 세포막저항이 낮은 큰 신경세포에서는 흥분연접후전위(EPSP)가 문턱값보다 작게 발생하기 때문에 활동전위를 쉽게 발생시키지 못하여 보강이 느리게 일어난다(그림 5-46).

반사수축이나 수의수축 때는 크기원칙(size principle)에 따라 작은 운동단위가 제일 먼저 보강되고 중간 운동단위와 큰 운동단위 순으로 보강된다. 신경섬유의 직경이 작고 신경지배비가 낮으며 제 I형 근육섬유를 지배하는 작은 운동단위는 일상생활에서 사용빈도가 많지만 수축력은 강하지 못하다. 신경섬유의 직경이 크고 신경지배비가 높은 큰 운동단위는 맨 나중에 보강되지만 수축력이 강하다. 큰 강도의 수축이 필요할 때는 큰 운동단위가 흥분되어야 한다.

그러나 전기자극 때에는 제 IIb형 근육섬유를 지배하는 큰 운동단위가 먼저 흥분되고 자극 강도가

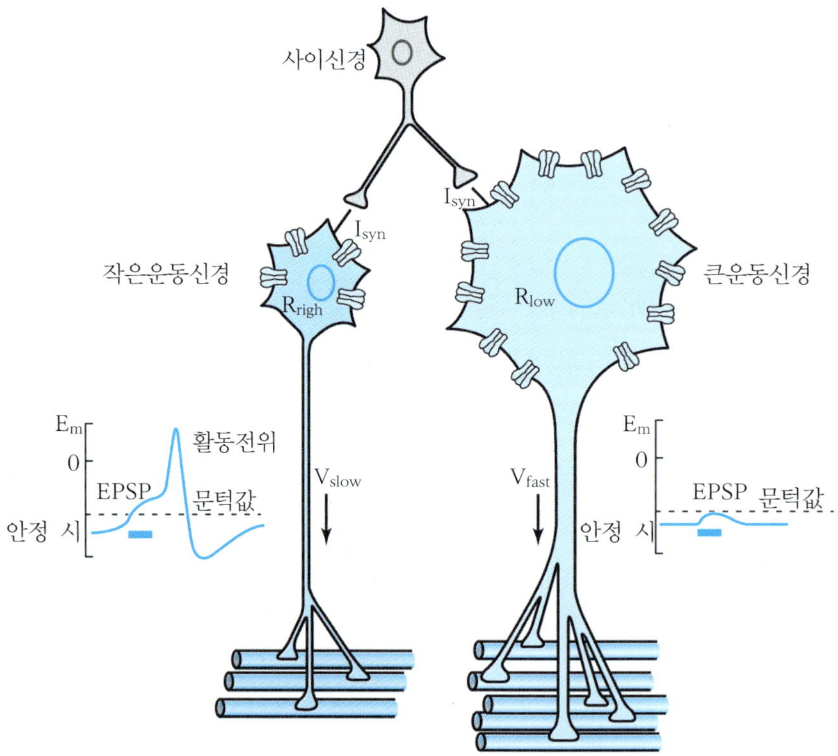

그림 5-46 작은 운동단위와 큰 운동단위의 모식도(Kandel et al., 2000)

표 5-10. 수의수축과 전기자극에 의한 운동단위 보강 특성

	수의수축	전기자극에 의한 수축
보강순서	작은 운동단위	큰 운동단위
탈분극	비동시성	동시성
발사 특성	간헐적	연속적
발사 빈도	10~20/s 이하	30~60/s

높아짐에 따라 전극에 가까이 있는 작은 운동단위들이 점점 보강되어 수축력이 증가한다(표 5-10).

7 흥분성 조직의 전기자극 특성

7.1. 전기자극의 3대 조건

신경 및 근육 세포막의 전기적 흥분성은 기본적으로 전류강도(current intensity), 전류의 통전시간(duration of current flow), 전류의 변화속도 즉 정점강도에 도달하는 속도(speed of peak intensity reach) 등 세 가지 조건을 갖추어야 한다. 뒤부아 레몽 법칙(law of DuBois-Reymond)에 따르면 자극이 유효하기 위해서는 충분한 통전시간과 문턱값 이상의 충분한 강도로 자극해야 하며 정점 강도에 도달하는 시간이 빨라야 한다.

위상기간이 길면 낮은 강도의 자극으로 근육수축이 일어나고 위상기간이 짧으면 더 높은 강도로 자극해야 근육수축이 일어난다. 일반적으로 0.02 ms에서 1 ms의 짧은 위상기간을 가진 맥동전류로 신경을 자극하면 자극과 동시에 한계흥분수준(critical excitatory level)에 도달하여 탈분극되어 활동전위가 일어나 근육이 수축하게 된다. 예를 들어 위상기간 1 ms를 기준으로 0.1 ms 이하에서는 더 높은 전류강도를 필요로 하고 100 ms 이상에서는 낮은 강도로 자극해도 근육수축이 일어난다. 그러나 전류강도가 서서히 증가하는 톱니형, 삼각형 등의 파형에서는 위상기간이 100 ms 정도로 충분히 길어도 더 높은 전류강도가 요구된다. 근육섬유를 0.02 ms에서 1 ms의 짧은 위상기간으로 자극하면 근육수축이 일어나지 않는다. 그러나 100~1,000 ms의 긴 위상기간에서는 비교적 낮은 강도의 자극으로도 근육수축이 일어난다(그림 5-47). 즉, 위상기간이 짧을 때에는 더 높은 전류강도로 자극해야 하고 위상기간이 길면 자극강도를 상쇄할 수 있기 때문에 낮은 강도로 자극해도 반응이 일어난다.

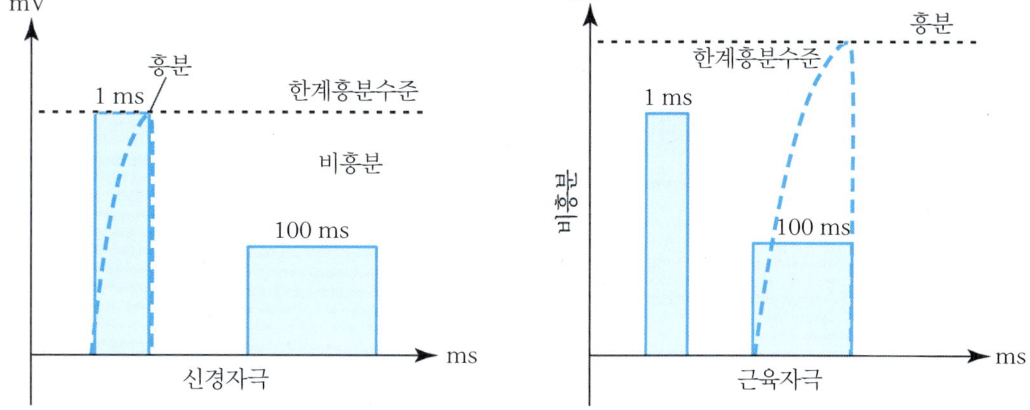

그림 5-47 신경 및 근육의 자극시간과 강도에 따른 흥분의 특성(Wadsworth, 1983)

7.2. 전기긴장

플뤼거(Pfluger)의 제이법칙에 의하면 단속직류전류로 신경섬유를 활동전위가 발생하지 않을 정도로 약하게 자극할 때 안정막전위와 흥분성 등 세포막의 수동적인 성질과 관련된 전기현상이 변화되는데, 이를 전기긴장(electrotonus)이라 하며 양극에서의 변화를 양극전기긴장(anelectrotonus), 음극에서의 변화를 음극전기긴장(catelectrotonus)이라 한다.

신경섬유의 표면에 일정한 거리를 두고 양극과 음극을 배치하여 전류를 흘리면 양극에서 양전기(+)가 신경의 세포막 밖에 공급되어 신경섬유의 표면을 통하여 주위에 퍼지고 일부는 세포막 안으로 침입하여 주위에 퍼진 후 음극 쪽으로 흘러 회로를 만든다.

양극에 접촉된 부위에서는 양전기로 대전되어 있는 세포막 밖에 양전기가 축적되어 세포막 안밖의 전위차가 더욱 커져 본래의 안정 막전위보다 분극이 더욱 증가하여 과분극(hyperpolarization)현상이 일어난다. 이러한 현상을 양극전기긴장이라 하며 양극전기긴장상태에서는 탈분극이 쉽게 일어나지 못한다.

반면 음극에 접촉된 부위에서는 양전기로 대전되어 있는 세포막 밖에 음전기가 축적되어 세포막 안밖의 전위차가 작아져 막전위보다 저분극(hypopolarization)이 일어나 쉽게 탈분극이 유발될 수 있으며 이를 음극전기긴장이라 한다(그림 5-48). 따라서 신경섬유나 근육을 자극할 때, 음극에서는 상대적으로 막전위를 0으로 만드는데 필요한 전위차가 적기 때문에 약한 전류로도 쉽게 신경흥분을 일으켜 근육수축을 할 수 있는 특징이 있다.

7.3. 순응

순응(accommodation)은 지속적인 환경변화에 형태, 구조, 기능이 변화하는 현상이다. 신경이나 근육 등의 흥분성 조직은 자극강도를 서서히 증가시키면 이에 적응하는 순응능력이 있다. 만일 문턱

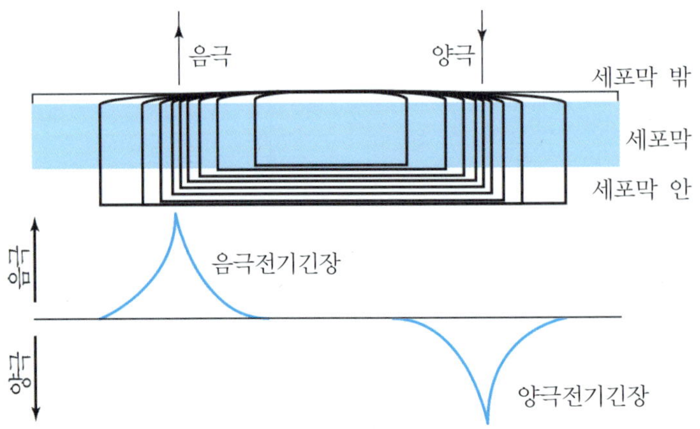

그림 5-48 세포막의 전기긴장

밑(subthreshold)강도로 자극하거나 또는 삼각형파, 톱니형파, 부등사변형파 등 정점진폭이 서서히 증가되는 전류로 자극하면 문턱값, 즉 한계흥분수준도 이에 따라 점점 증가하여 쉽게 흥분이 일어나지 않고 한계흥분수준에 도달하기 위해 많은 시간이 필요해진다. 이와 같은 한계흥분수준의 변화를 순응이라 한다.

일반적으로 신경섬유의 순응률(accommodation rate)은 높고, 근육의 순응률은 낮은 편이다. 100~2,000 ms 등과 같이 위상기간이 긴 전류로 자극하면 흥분성이 감소된다. 따라서 신경을 자극할 때 위상기간이 너무 길면 신경의 순응률이 증가하여 흥분이 유발되지 않으며, 삼각형파, 톱니형파, 부등사변형파 등 정점강도가 지수함수적으로 증가되는 전류로 자극할 때에는 충분히 큰 강도로 자극해야 한다. 즉 흥분성 조직을 자극할 때에는 위상기간이 너무 크지 않고, 정점강도에 빠르게 도달해야 하며, 충분한 크기의 강도로 자극해야 한다.

7.4. 문제점

1) 근육피로(muscular fatigue)

근육의 반복적인 활동으로 인해 다음 반응능력이 감소되는 현상을 근육피로라 한다. 대개는 근육에 불쾌감 및 통증이 따르며, 근피로의 발생기전은 근육의 수축양상에 따라 다르다.

등장성수축(isotonic contraction)에서는 과도한 근육수축으로 대사산물 특히 젖산(lactic acid)의 축적과 에너지원의 고갈로 피로현상이 나타난다. 따라서 등장성수축을 많이 하는 동적 작업(dynamic work)에서는 근육피로 없이 최소한 8시간 작업할 수 있는 수준인 인내수행한계(endurance performance limit) 이상으로 일을 하면 대사산물의 분해 및 에너지원을 회복하는데 충분한 시간이 되지 않아 근육피로가 발생한다.

등척성수축(isometric contraction)에서는 근육장력을 특정수준으로 유지하지 못할 만큼 오랜 기간 등척성수축으로 근육피로가 생기며 이는 혈류량이 부족해서 나타나는 것으로 본다. 사람의 근육은 최대 100% 등척성수축을 유지할 수 있는 시간이 2~3 s, 최대 등척성수축의 50%를 유지할 수 있는 시간은 1분, 15%를 유지할 수 있는 시간이 10분 이상에 지나지 않는다(그림 5-49). 따라서 등척성 수축을 주로 하는 정적 작업(static work)에서는 최대 등척성수축의 15% 이상의 크기로 무리하게 작업하면 근피로가 나타난다.

신경근육피로(neuromuscular fatigue)는 신경-근육 흥분전달과정에서 아세틸콜린의 생산 및 유리가 원활히 이루어지지 못하여 생기는 것으로 특히 큰 운동단위에서 흔히 볼 수 있다. 이러한 근피로가 나타나는 부위는 신경근육이음부(NMJ)로 알려져 있다.

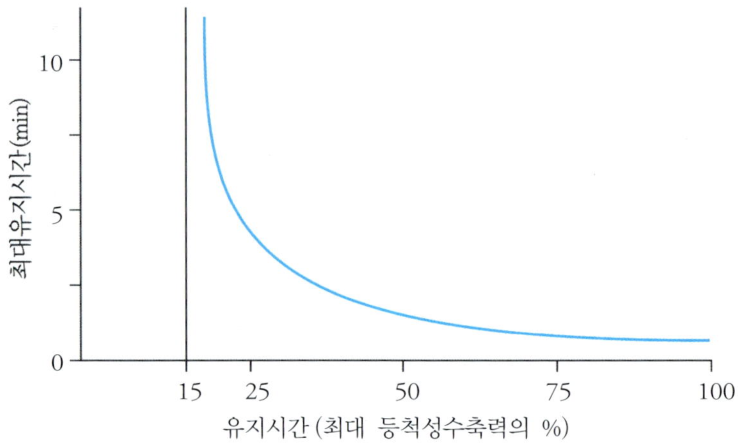

그림 5-49 등척성수축력과 유지시간과의 관계

2) 근육통(muscle soreness)

근육통은 근육에 통증이 생기는 현상으로 일반 근육통과 국소 근육통으로 구분하며 그 원인이 완전하게 규명되지는 않고 있다.

일반 근육통(general soreness)은 격렬한 운동 후 광범위하게 근육통이 나타났다가 대개는 3~4 시간이 지난 후 사라지는데 원인은 광범위한 대사산물 생성(diffuse metabolic waste product)에 의한 것으로 생각된다.

국소 근육통(local soreness, lameness)은 격렬한 운동 후 움직이기가 어려울 정도로 해당 근육에서 심한 통증과 딱딱함을 느끼게 되는데 이는 운동 후 12(8~24) 시간이 지난 다음 나타났다가 다음날 더욱 심해지기도 하며 4~6일이 지나 증상이 없어진다. 국소 근육통의 원인은 근육섬유 또는 근형질막의 파열에 따른 것으로 본다.

3) 근육경련(muscle cramp)

근육경련은 자발적으로 통증성 근육수축이 유발되는 현상이다. 근육경련은 장딴지(calf), 발(foot), 다리(leg, thigh) 등과 같은 몸무게가 실리는 근육에서 흔히 발생하며, 잠을 자다 갑자기 나타나기도 하고, 근피로 상태에서 가볍게 근육수축을 하거나, 과도한 근육수축 후, 심한 운동 후에 발생하나 특별한 원인이나 전조가 있는 경우도 있으나 전혀 없이 나타나기도 한다. 근육경련의 원인은 과도한 발한에 따른 염분부족으로 인한 전해질균형의 장애, 혈류량 감소, 콜린에스테라아제의 국소 축적 또는 결핍 등이다.

4) 근육위축(muscular atrophy)

근육이 소모되어 크기가 감소한 것을 근육위축이라 하며, 근육의 흥분성이 소실되어 수의적으로나 반사적으로 수축을 하지 못하게 됨에 따라 근육의 무게, 단면적, 섬유직경의 감소 등과 같은 구조적인 변화와 당원함량, 단백질함량, 단백질 합성능, 수축능력, 사립체활성 등의 저하와 근육섬유내 지방량 증가와 같은 기능적인 변화가 초래된다. 근위축은 신경절단, 석고고정 및 관절 핀고정, 지체현수, 힘줄의 절단, 인대손상 및 관절질환, 뇌손상 등 여러 요인에 의하여 야기된다.

참고문헌

Alberts B, Bray D, Lewis J, Raff M, Roberts K, Watson D : Molecular Biology of the Cell. 4td Ed., Galtan Publishing, New York, 2002.

Becker RO, Selden G : Body Electric. Electromagnetism and The Foundation of Life. William Morrow, New York, p. 123–129, 1985.

Binder–Macleod SA : Applications of low–and high–voltage electrotheraspeutic currents. In : Electrotherapy. Wolf SL (Ed). Churchill Livingstone, New York, p. 1–24, 1981.

Binder–Macleod SA : Force–Frequency Relation in Skeletal Muscle. In : Dynamics of Human Biologic Tissues. Currier DP, Nelson RM (ed), F A Davis, Philadelphia, p. 97–113, 1992.

Charman RA : Electrical Propeerties of Cells and Tissues. In : Electrotherapy. Evidence–Based Practice. Kitchen S (Ed), 11th ed, Churchill Livingstone, Edinburgh, p. 31–44, 2002.

Fischer E : Physiology of skeletal muscle. In : Electrodiagnosis and Electromyography. Licht S (Ed). 2nd ed., Elizabeth Licht, Baltimore, p. 66–112, 1961.

Forster A and Palastanga N : Clayton's Electrotherapy : Theory & Practice. 9th ed., Balliere Tindall, London, p. 1–39, 1984.

Foulds IS, Barker AT : Human skin battery potentials and their possible role in wound healing. Br J Dermatol. 109(5):515–522, 1983.

Friedenberg ZB, Brighton CT : Bioelectric potentials in bone. J Bone Joint Surg Am 48(5):915–923, 1966.

Ganong WF : Review of Medical Physiology. 14th ed., Appleton & Lange, East Norwalk, 1989.

Gordon AM, Rosse C : Skeletal Muscle. In : The Musculoskeletal System in Health and Disease. Rosse C and Clawson DK (Ed), Haroer & Row, New York, p. 33–55, 1980.

Guyton AC : Textbook of Physiology. 6th ed., WB Saunders, Philadelphia, 1981.

Hooker DN : Electrical Stimulating Currents. In : Therapeutic Modalities for Physical Therapists. Prentice WE(Ed), 2nd ed, McGraw–Hill, New York, p. 72–132, 2002.

Jaffe LF, Vanable JW Jr. : Electric fields and wound healing. Clin Dermatol. 2(3):34–44, 1984.

Illingworth CM, Barker AT : Measurement of electrical currents emerging during the regeneration of amputated finger tips in children. Clin Phys Physiol Meas 1:87–89, 1980.

Kandel ER, Schwartz JH, Jessel TM : Principles of Neural Science. 4th ed., MaGraw–Hill, New York, 2000.

Kandel ER, Schwartz JH, Jessel TM : Essentials of Neural Science and Behavior. 4th ed., Appleton & Lange, Stamford, 1995.

Kukulka CG : Human Skeletal Muscle Fatigue. In : Dynamics of Human Biologic Tissues. Currier DP, Nelson RM (ed), F A Davis, Philadelphia, p. 163–181, 1992.

Kukulka CG : Principles of Neuromuscular Excitation. In : Electrotherapy in Rehabilitation. Gersh MR (Ed), F A Davis, Philadelphia, p. 3–25, 1992.

Low J, Reed A : Electrotherapy. Butterworth Heinemann, London, p. 1–11, 1990.

McComas AJ, Galea V, de Bruin H : Motor unit populations in healthy and diseased muscles. Phys Ther 73:868–877, 1993.

Mycielska ME, Djamgoz MB : Cellular mechanisms of direct–current electric field effects : galvanotaxis and metastatic disease. J Cell Sci. 117(Pt 9):1631–1639, 2004.

Ojingwa JC, Isseroff RR : Electrical stimulation of wound healing. J Invest Dermatol. 121(1) : 1–12, 2003.

Pollack SR : Bioelectrical properties of bone. Endogenous electrical signals. Orthop Clin North Am. 15(1):3-14, 1984.

Robinson AJ : Physiology of Muscle and Nerve. In : Clinical Electrophysiology : Electrotherapy and Electrophysiologic Testing. Snyder-Mackler & Robinson AJ (Ed), Williams & Wilkins, Baltimore, p. 59-94, 1989.

Sheeler P, Bianchi DE : Cell Biology : Structure, Biochemistry, and Function. John Wiley & Sons, New York, p. 23-37, 1980.

Sinacore DR, Delitto A, King DS, Rose SJ : Type II fiber activation with electrical stimulation. Phys Ther 70(7):416-422, 1990.

Soderberg GL : Skeletal Muscle Function. In : Dynamics of Human Biologic Tissues. Currier DP, Nelson RM (ed), F A Davis, Philadelphia, p. 74-96, 1992.

Urbscheit NL : Review of physiology. In : Clinical Electrotherapy. Nelson RM & Currier DP (Ed). Appleton-Century-Crofts, East Norwalk, p. 1-9, 1987.

Williams RS, Garcia-Moll M, Mellor J, Salmons S, Harlan W : Adaptation of skeletal muscle to increased contractile activity. J Biol Chem 262:2764-2767, 1987.

제 06 장 조직치유

1 조직손상과 치유

조직이 외상 또는 질병으로 인해 손상을 받게 되면 치유과정이 일어난다. 치유(healing)는 손상부위가 새로운 조직으로 대치되는 과정이다. 조직의 대치는 복구 또는 재생의 두 가지 방법으로 이루어진다. 복구(repair)는 손상 부위의 조직이 흉터(scar)조직으로 대치되는 현상이며, 재생(regeneration)은 새로운 조직의 형성에 의해 상실 또는 손상 부위가 정상상태로 대치되는 현상이다. 치유과정은 분자, 세포, 조직 수준에서 형태학적, 생리학적, 생화학적 반응들이 고도로 통합된 역동적인 일련의 과정에 의해 일어난다(그림 6-1). 일반적으로 치유과정은 기본적으로 염증기(inflammatory phase), 증식기(proliferative phase), 재형성기(remodeling phase)로 나누며 시간적으로 중첩되기도 하지만 염증기는 손상직후부터 3(2~5)일, 증식기는 3(2~5)일부터 20일, 재형성기는 9일부터 18~24개월까지 진행된다(그림 6-2).

1.1. 염증기

염증(inflammation)은 조직의 손상, 자극, 감염에 대한 생체조직의 국소적인 보호반응이다. 염증은 물리적 요인, 화학적 요인, 자가면역질환, 생물학적 요인 등 여러 가지 원인에 의해 발생한다(표 6-1).

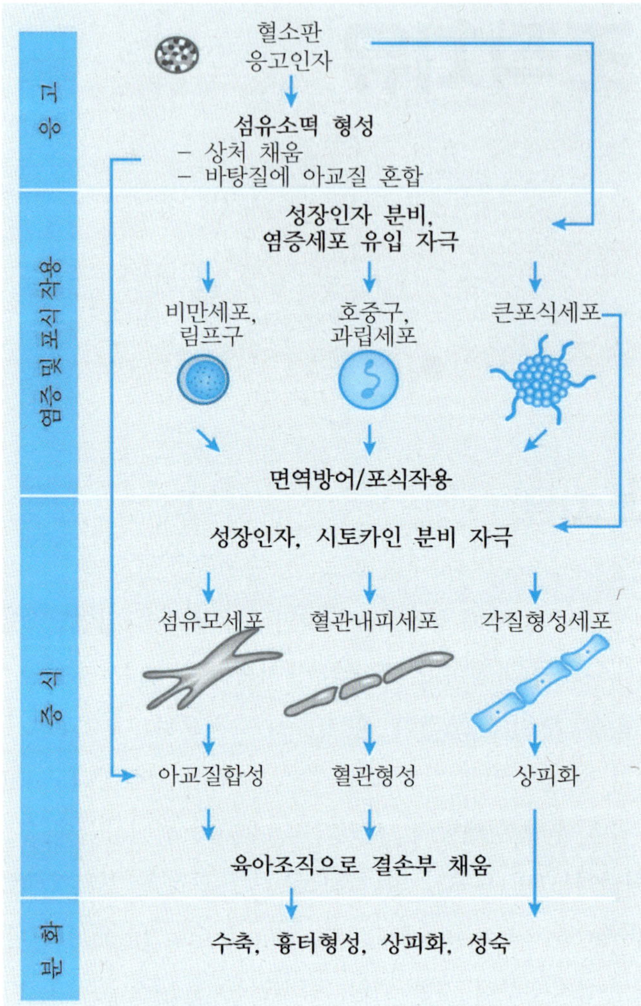

그림 6-1 조직손상의 치유과정 모식도

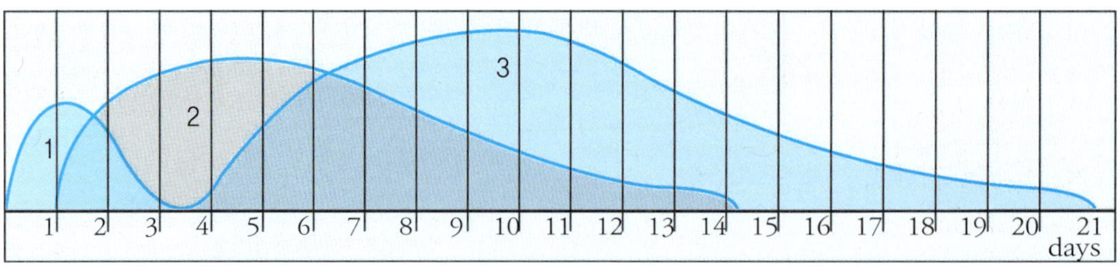

그림 6-2 조직치유의 단계. 1. 염증기, 2. 증식기, 3. 재형성기

표 6-1. 염증의 원인

요 인	예
물리적 요인	
기계적 손상	외상, 수술, 타박상, 삠, 골절 등
열 및 냉 손상	화상, 동상
전기적 손상	전기화상
방사선 및 자외선 조사	화상
화학적 요인	강산, 강알칼리
면역학적 요인	자가면역질환(류마티스관절염 등)
생물학적 요인	세균, 진균, 바이러스, 기생충 감염

표 6-2. 염증의 5대 기본징후(cardinal signs)

증 상	영 문(라틴어)	원 인
발적	redness(rubor)	국소충혈
발열	heat(calor)	국소충혈
종창	swelling(tumor)	투과성 증가
통증	pain(dolor)	압박, 화학자극
기능상실	loss of function(functio laesa)	통증, 종창

외상에 의해 조직이 물리적으로 파열되면 손상부위에서 곧바로 염증반응이 나타난다. 염증반응은 손상부위에서 최초로 나타나는 반응으로 손상 직후부터 정상 생리적 조건에서 3(2~5)일 정도 진행된다. 염증기에는 염증의 5대 기본징후가 나타난다(표 6-2). 발적은 화학매개물질과 신경요인으로 혈관이 확장되어 혈류량이 증가함에 따라 국소충혈이 발생하여 나타난다. 발열은 혈류의 증가로 인하여 열이 체표 부위로 이동하기 때문에 발생한다. 종창은 국소혈관의 투과성 증가와 확장으로 손상조직의 사이질 공간으로 삼출액이 침윤되거나 울혈이 형성되어 일어난다. 통증은 삼출물로 인한 종창이 감각신경을 물리적으로 압박하거나 손상된 세포에서 분비된 화학물질이 유해수용체를 자극하여 통증이 유발된다. 종창, 통증, 염증으로 인한 세포 및 조직의 정상기능 파괴, 정상 신경지배의 방해 등은 기능상실을 일으킨다.

1) 혈관반응(vascular reaction)

염증기는 세동맥의 일시적 수축, 혈관 확장 및 혈류 증가, 혈류속도 감소, 미소혈관계의 투과성 증가, 백혈구의 변연화 및 유주 등의 순서로 혈역동학적 반응이 일어난다. 혈관은 혈액이 다니는 통로이며 혈액은 전신 조직으로 산소와 영양분을 공급하고 불필요한 물질을 배설기관으로 운반하고, 내부환경의 항상성을 유지하며, 면역에 관여하며 생체 방어 기능을 한다. 혈액의 구성과 기능은 표 6-3과 같다.

표 6-3. 혈액의 구성과 기능

성 분	구 성		기 능
혈장	물(90%)		수분과 전해질 균형
	전해질		유지 및 조절
	양이온	음이온	
	Na^+	Cl^-	
	K^+	HCO_3^-	
	Ca^{2+}	PO_4^{3-}	
	Mg^{2+}	SO_4^{3-}	
	유기질 성분		
	단백질(7~8%)		삼투압 유지, 단백질 운반
	알부민, 글로불린		
	섬유소원		응고
	지질		
	포도당		
혈소판			응고
백혈구	과립구		면역
	호염기구(1%)		
	호산구(4%)		
	호중구(65%)		
	단핵구(6)		
	림프구(25%)		
적혈구			산소운반, 호흡

(1) 혈관수축(vasoconstriction)

혈관수축은 조직손상의 일차반응이다. 조직손상 직후 혈관이 손상됨에 따라 짧은 기간 동안 출혈이 있으나 축삭반사와 노르에피네프린(norepinephrine)에 의해 일시적으로 국소 세동맥이 수축을 일으켜 출혈을 최소화시킨다.

곧 손상된 혈관내피에서 노출된 아교질에 부착한 혈소판에서 ADP를 분비하여 혈소판 응집을 증가시키고, 손상 시 음전하를 띠는 혈관내피에 접촉하여 활성화된 하게만인자(Hageman factor)가 응고인자(XI, IX)들을 활성화시켜 피를 응고시키는 한편, 트롬빈을 활성화시켜 피떡(blood clot)을 형성한다. 섬유소(fibrin)와 섬유결합소(fibrinectin)가 손상부위로 들어가 아교질과 교차 결합하여 섬유소격자(fibrin lattice)를 만든다. 섬유소격자에 혈소판이 더 많이 부착하고 수축이 일어나 단단한 피떡이 되어 손상된 혈관과 림프관을 막아 출혈과 체액 누출을 제한시켜 손상부위를 보호하고 세균의 침범에 대한 장벽으로써 작용하고 탐식작용을 돕는다. 지혈은 손상정도에 따라 3~4초에서 5~10분 이내에 일어난다. 삼출액내의 섬유소는 손상된 조직 사이를 결합해주는 섬유소격자를 형성하여 세균 침입에 대한 장벽으로써 작용하고 포식작용(phagocytosis)을 돕는다.

(2) 혈관확장(vasodilation)

조직손상의 이차반응은 혈관확장이다. 조직 손상 후 몇 초 이내에 손상부위 주위의 손상 받지 않은 세동맥이 확장되고 이어서 모세혈관 및 세정맥을 포함한 미소혈관(microvasculature)들이 확장되고 혈류량이 증가된다. 혈류량의 증가는 임상적으로 충혈, 발적, 발열을 일으킨다. 또한 혈류량 증가는 혈관 내 정수압을 상승시키고 이에 따라 혈관의 투과성이 증가되어 혈장 및 세포의 삼출이 일어난다. 혈관확장은 히스타민(histamine)과 세로토닌(serotonin), 프로스타글란딘(prostaglandins, PGs)이 관여한다. 또한 혈관내피세포에서 아주 짧은 기간 동안 산화질소(nitric oxide)를 분비하여 민무늬근을 이완시켜 수 초정도의 혈관확장을 유도한다.

(3) 투과성 증가(increase permeability)

혈류량 증가는 혈관 내 정수압 상승과 삼투압 감소를 일으켜 혈관의 투과성을 증가시킨다. 혈관 투과성 증가는 단백질 함량이 낮은 혈장 및 세포의 삼출을 일으킨다. 또한 혈관내피의 파괴된 공간을 통하여 세포와 단백질 함량이 높은 혈장성분과 세포가 빠져나간다. 혈관내피의 투과성은 염증매개체, 혈관내피의 수축, 혈관내피의 직접 손상, 백혈구 의존성 혈관내피 손상, 신생모세혈관형성의 다섯 가지 요인에 의해 증가한다. 모세혈관의 투과성을 증가시키는 인자는 히스타민과 세로토닌과 같은 활성아민류, 브라디키닌(bradykinin) 등과 같은 혈장 단백 분해효소, 프로스타글란딘 및 류코트리엔(leukotriene) 등의 아라키돈산 대사산물, 아나필락시스독소(anaphylatoxin)로 작용하는 C3a, C4a 및 C5a 등의 보체 유도체 등 크게 4종류로 구분한다. 투과성 인자는 혈관 내피세포의 미세구조 변화를 일으켜 간격을 넓히는 것으로 알려져 있다.

급성 염증에서는 혈관내피세포에서 혈소판 활성물질(platelet-activating factor, PAF)이 분비되어 혈관의 투과성이 증가된다. 히스타민은 손상부위에 분포한 비만세포(mast cell), 혈소판, 호염기구(basophil)에서 분비되며 손상 약 1시간 후 활성화되어 혈관확장과 혈관투과성을 증가시키고, 손상부위로 백혈구를 유인한다. 브라디키닌 등과 같은 키닌(kinin)은 혈장에서 유래한 단백 분해효소로 특히 염증 초기에 혈관 투과성을 현저하게 증가시킨 후 곧 조직 단백분해효소 또는 키닌효소(kininase)에 의해 빠르게 분해된다. 하게만인자는 혈장의 칼리크레인(kallikrein)을 전환시켜 브라디키닌 등과 같은 키닌을 생성하며, 플라스미노겐(plasminogen)을 플라스민(plasmin)으로 전환시켜 혈관 투과성을 증진시킨다. 프로스타글란딘은 조직 손상으로 세포막의 인지질이 인지질 분해효소-A2에 의하여 유리된 아라키돈산(arachidonic acid)의 대사산물 중 사이클로옥시게나제(cyclooxygenase, COX)에 의하여 형성된 물질이다. 여러 종류의 프로스타글란딘 중 PGE_1과 PGE_2가 염증기에 관여한다. PGE_1은 혈관 투과성을 증가시키며, PGE_2는 백혈구를 유인하고 브라디키닌 등과 같은 다른 염증매개체의 작용을 상승시킨다. 보체계통에서 생산된 아나필락시스독소(anaphylatoxin) C3a, C4a, C5a는 비만세포와 호염기구의 탈과립을 유도하여 히스타민을 분비시켜 혈관 투과성을 증가시킨다(표 6-4).

표 6-4. 염증반응에 관여하는 매개체

반 응	매개체	유 래
혈관확장	Histamine	비만세포, 혈소판, 호염기구
	Serotonin	혈소판, 창자친크롬세포
	Prostaglandins	세포막 손상 세포
	Nitric oxide	혈관내피세포, 큰포식세포
혈관투과성 증가	Histamine, Serotonin	
	Bradykinin	혈장
	Prostaglandins	
	C3a, C5a	보체계통
	Platelet-activating factor(PAF)	혈관내피세포
화학쏠림성	Histamine	
	C5a	
	Monokines	림프구
	Kallikrein	혈장
	Lymphokines	림프구
	Bacterial product	
열	Prostagrandins	
	IL-1, IL-6,	큰포식세포, 단핵구, 가지세포
	Tumor necrosis factor(TNF)	큰포식세포, 비만세포, 섬유모세포, 내피세포 등
통증	Prostagrandins	
	Bradykinin	
	Hageman factor	간

물리적 요인도 혈관반응에 관여한다. 정상 생리적 조건에서 혈관 벽이 음전하를 띠는 혈구, 혈소판 등 세포들과 반발하여 혈관벽에 붙는 것을 방지하나 손상 후 세포의 극성이 반전됨에 따라 반발력이 약해져 혈관벽에 세포들이 부착하게 된다.

모세혈관 내 정수압 증가로 혈장의 삼출이 일어난다. 또한 미소혈관의 투과성 증가, 사이질의 삼투압 증가, 화학유인물질에 의한 세포의 삼출로 손상부위에 종창이 형성된다. 손상 후 10분에 첫 삼출이 나타났다가 1~2시간 후 두 번째 삼출이 일어난다. 초기에는 세포의 수와 단백질이 적고 전해질과 물로 구성된 누출액(transudate)의 형태이나, 후기에는 투과성이 증가함에 따라 세포의 수와 알부민과 감마글로불린 등 혈장단백질을 많이 함유하고 점성이 높고 혼탁한 삼출물(exudate)이 된다. 삼출로 인한 조직액의 증가는 국소 산증(acidosis)을 일으켜 독성산물을 제거하고 세균을 희석하는 역할을 하고 또한 삼출물에는 특이 항체와 보체와 같은 항균성 물질을 포함하고 있어 자극성의 화학물질이나 세균성 독소를 희석하는 작용을 하고 삼출액에 있는 섬유소원(fibrinogen)이 조직 트롬보플라스틴(thromboplastin)의 작용으로 섬유소로 전환되어 섬유소 그물망을 형성하여 세균 침입에 대한 장벽으로써 작용하고 탐식작용을 돕는다. 그러나 종창으로 인해 신경종말이 압박받아 통증을 유발하기도 한다.

2) 세포반응(cellular reaction)

염증기에 손상부위에 여러 세포들을 끌어들이고 활성화한다. 특히 백혈구가 변연화, 잡기 및 구르기, 부착, 유출의 단계를 거쳐 혈관에서 손상부위로 유주한다.

(1) 변연화(margination)

정상적으로 혈구세포는 혈류의 중심부로 흐르나 염증이 유발되면 혈류속도 감소에 따른 혈류정체에 의해 무게에 따라 백혈구가 혈관내피 표면을 향해 모여드는 변연화가 일어나 손상 1시간 이내에 혈관 내피막을 거의 완전히 덮는다.

(2) 잡기 및 구르기(trapping and rolling)

혈관 내피막에 도달한 백혈구는 백혈구의 세포표면에 있는 올리고당이 내피세포의 부착분자인 셀렉틴(selectin)과 약하게 결합하여 포착된 후 혈관내피를 따라 구르기 운동을 한다.

(3) 부착(adhesion)

백혈구의 세포막에 PAF수용체와 부착분자인 인테그린(integrin)이 분포하고 있다. 백혈구의 PAF 수용체가 혈관 내피의 PAF와 결합하여 인테그린을 활성화시킨다. 활성화된 인테그린이 혈관 내피의 세포간부착분자(intercellular adhesion molecule, ICAM)와 강하게 결합한다.

(4) 유출(transmigration, diapedesis)

혈관내피세포의 수축으로 틈새이음의 간격이 증가하면 백혈구가 틈새이음을 통해 혈관 밖으로 유출되어 손상부위 사이질로 빠져나가는 유주(emigration)현상이 일어난다. 백혈구 유주는 손상부위에서 방출된 PAF, IL-1, TNF-α, 히스타민, 세로토닌, 브라디키닌, 아라키돈산 대사물, 보체유도체 등 화학유인물질(chemoattractant)을 향해 이동한다(그림 6-3). 혈관내피 손상이 심할 때는 적혈구도

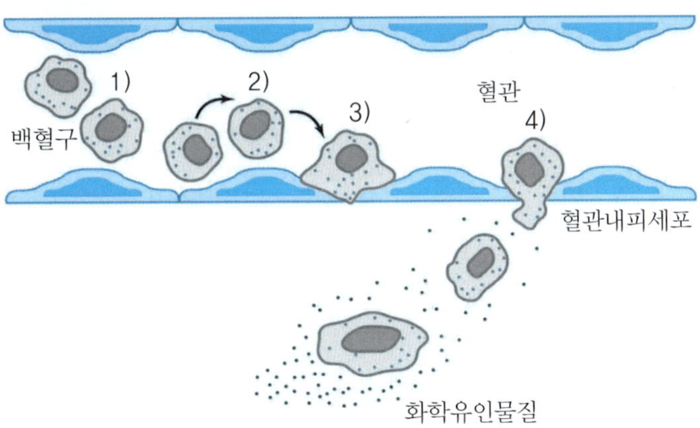

그림 6-3 백혈구의 유주과정. 1) 변연화, 2) 잡기 및 구르기, 3) 부착, 4) 유출

혈관을 빠져 나오는데 이것을 출혈이라고 한다.

3) 면역반응(immune responses)

(1) 세포 매개 면역(cell-mediated immunity)

세포매개성 면역은 포식세포, 림프구, 세포독성세포, 부차적 세포(auxiliary cell) 등 면역세포에 의해 이루어진다. 염증기 초기 2~4시간 후 화학쏠림인자(chemotactic agent)에 의해 손상부위로 유주한 호중구는 조직파편(debris), 이물질, 세균을 포식하여 용해소체에서 단백분해효소(protease)와 아교질분해효소(collagenase)를 분비하여 죽은 조직을 제거하고 24시간 후 소멸된다. 단핵구는 손상 24~48시간 후 손상부위로 유주하여 큰포식세포(macrophage)로 분화되어 염증기가 끝날 때까지 매우 중요한 역할을 한다. 큰포식세포는 단백분해효소를 분비하여 세균, 이물질, 죽은 조직을 제거하여 손상부위를 깨끗하게 하고 염증과정을 국소화 한다. 항원의 자극에 의해 감작된 림프구가 생성되어 병원체나 이물질을 특이적으로 인식하여 제거하는 면역반응을 개시한다. B 림프구는 항원을 특이적으로 인식하고 그에 대한 항체를 만들어 유리하며, T 림프구는 B 림프구의 증식과 활성을 촉진시키거나, 포식세포가 인식한 이물질 침입을 특이적으로 인식하여 포식세포의 포식작용을 하거나, 감염된 세포를 인식하여 제거한다.

(2) 체액 면역(humoral immunity)

체액성 면역은 항원의 자극에 의해 생성된 항체가 혈액과 체액으로 분비되는 과정이다. 체액 내의 항체는 탐식작용을 강화하기 위해 세균을 둘러쌈으로써 세균 독소와 결합하고 중화하는 기능을 한다.

(3) 보체계통(complement system)

보체계통은 효소를 생산하여 세포 매개 면역과 체액 면역을 증진시킨다. 보체계통은 고전경로(classical pathway), 대체경로(alternative pathway), 렉틴경로(lectin pathway)를 통해 활성화된다.

보체가 활성화되면 보체에 의하여 미생물이 파괴되어 제거된다. 보체는 세포에 막공격복합체를 형성하여 직접적으로 세포를 분해하는 보체유도분해(complement mediated lysis), 보체의 활성 과정에서 만들어진 여러 가지의 보체 단백질이 숙주의 면역세포에 의하여 미생물을 쉽게 제거시키는 옵소닌화(opsonization), 염증반응 활성화(activation of inflammation), 항원-항체 복합체 청소(clearance of immune complex)를 한다(그림 6-4).

(4) 막공격복합체(membarne attack complex, MAC)

고전경로, 대체경로, 렉틴경로를 통하여 활성화된 C5 전환효소는 모두 같은 형태의 막공격복합체의 형성을 유도한다. C5 단백질은 C5 전환효소의 C3b에 결합하여 C5a와 C5b로 분해된다. C5a 조

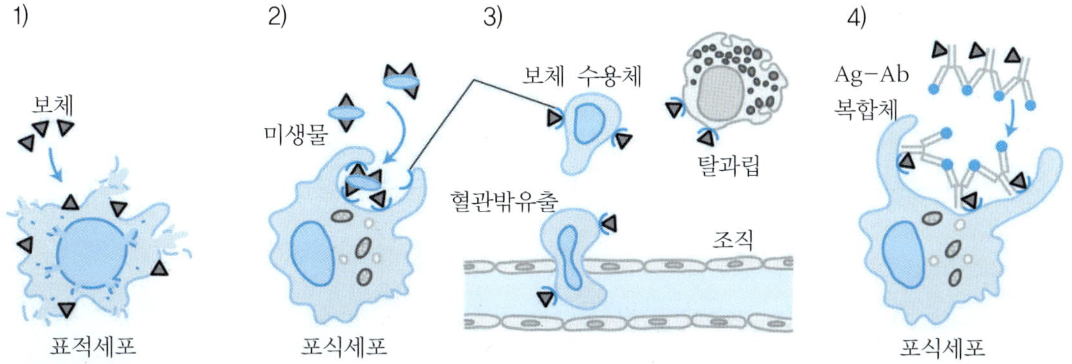

그림 6-4 보체의 기능. 1) 보체유도분해, 2) 옵소닌화, 3) 염증반응 활성, 4) 항원-항체 복합체 청소

각은 확산되어 이동하며, C5b 조각은 근처에 세포 표면에 결합한다. 세포 표면에 결합된 C5b에 C6, 7, 8, 9 단백질들이 연쇄적으로 결합하도록 유도하며, 이들이 모여서 세포에 구멍을 만드는 막공격복합체를 형성한다. 미생물의 표면에 형성된 막공격복합체로 인해 미생물이 삼투압을 견디지 못하고 분해되어 죽게 된다.

1.2. 증식기

치유의 제 2단계인 증식기는 3(2~5)일부터 시작하여 20일까지 진행되며 상피화, 섬유증식, 아교질축적, 혈관신생, 상처수축이 동시에 일어나는 시기이다.

1) 상피화(epithelialization)

상피화는 세포의 증식과 이동에 의해 새로운 상피조직이 상처 표면을 덮는 과정이다. 정상피부의 기저층 각질형성세포(keratinocyte)는 휴식상태에서 끊임없이 유사분열을 하지만 상피 바깥층에서 칼론(chalone)을 생성하여 기저층 세포의 유사분열을 억제하고 있다. 손상으로 세포가 탈락되면 억제능력이 상실되어 손상 모서리의 2 mm 내에 있는 기저층 세포에서는 세포분열이 평상시 보다 40배까지 증가된다. 손상 후 수 시간부터 기저층 세포가 분열하기 시작하여 24~48시간이 지나면 손상부 표면이 덮이기 시작한다. 기저층의 건전한 세포는 바닥막과 붙어있는 반결합체(hemidesmosome)가 분리되면서 세포의 크기가 커지고 유사분열하여 세포를 대치한다. 분열된 세포는 바닥막에 붙어있는 반결합체와 분리, 위족 형성(lamellipodia)과 접촉 과정을 통해 임시로 생성된 바닥막과 결손부위를 채운 섬유소그물을 따라 상처 중심부를 향해 지퍼식으로 이동한다. 각질형성세포의 이동은 접촉억제(contact inhibition)로 중지된다. 상처 모서리 양쪽에서 이동해오던 세포가 서로 만나게 되면 접촉억제가 일어나 이동을 멈추고 두께가 정상이 될 때까지 유사분열을 계속하여 세포의 밀도를 증가시킨다. 상처부위가 완전히 덮이면 세포가 분화하여 정상적인 공간배열을 이루고 성숙된 형태로 된다(그림 6-5). 각질형성세포의 이동에는 큰포식세포자극단백(macrophage

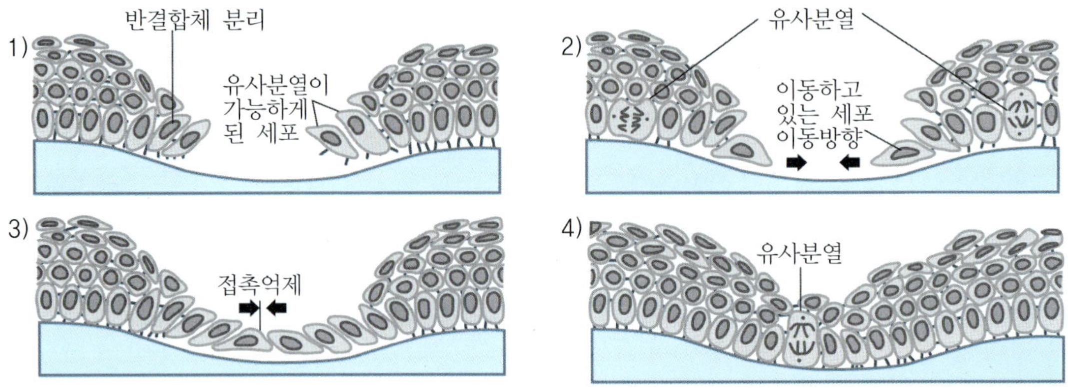

그림 6-5 상피화 단계. 접촉억제. 반결합체 분리, 유사분열 가능 상태(1), 유사분열 및 이동(2), 접촉억제(3), 분열 및 증식(4)

stimulating protein, MSP), TGF-β1 등 성장인자, 기질금속단백분해효소(matrix metallo-protease, MMP), 인테그린, 라미닌(laminin) 등이 밀접하게 관여한다. 세포의 증식은 손상부위에서 분비된 여러 성장인자들 특히 EGF, TGF-α, KGF, IGF가 관여한다(표 6-7).

상피화는 물리적 방어 장벽을 만들어 체액 및 전해질 상실, 감염을 방지하는 역할을 한다. 만일 상처부위가 생리학적으로 습기를 유지하지 못하면 혈액성분과 혈청이 건조해져 창상부위에 딱지(scab)가 형성된다. 딱지는 주위 환경으로부터 화학적, 기계적 및 열적 장벽역할을 하여 상피세포를 보호한다. 딱지가 형성된 상태에서는 딱지와 흉터(scar)조직 바로 밑에서 기저층 세포가 이동한다. 따라서 표면에서의 이동보다 느리게 진행되어 상피화가 지연된다. 표피조직은 진피층의 치유과정에 영향을 준다. 표피로 덮이지 않는 상처는 치유되는데 오랜 시간이 필요하고 흉터가 많이 생긴다.

2) 섬유증식(fibroplasia)과 아교질축적(collagen deposit)

육아조직(granulation tissue)은 국소 복원의 중간과정에서 중요한 역할을 하며 여러 바탕질과 세포들로 구성된다(표 6-5). 섬유소-섬유결합소로 구성된 섬유소격자에 제 Ⅲ 및 Ⅰ형 아교질을 비롯하여 소량의 탄력소, 레티쿨린 등 여러 가지 세포외 바탕질을 축적하여 육아조직을 형성하기 시작한다. 초기에는 혈소판, 호중구, 림프구, 큰포식세포 등 염증세포가 우세하지만 손상 2~3일 후부터 섬유모세포가 섬유소격자를 따라 창상부위로 이동하고 증식하여 4일째 육아조직의 주세포가 되고 7~14일에 최대로 수가 많아진다. 또한 모세혈관 내피세포의 수도 많아진다.

섬유모세포의 이동, 증식, 단백질합성은 섬유결합소, 응고인자, 화학쏠림인자, 아라키돈산 대사물, TNF-α, IL-I, IL-II 등 염증조장 시토카인과 PDGF, TGF-β, IGF, TGF-α, TNF-α, bFGF, EGF 등과 같은 성장인자에 의해 조절된다(표 6-5). 섬유모세포는 아교질을 비롯하여 글리코사미노글리칸, 프로테오글리칸, 탄력소, 레티쿨린, 당단백질 등을 합성하여 바탕질로 분비한다. 특히 치유과정에서 중요한 역할을 하는 아교질을 분비하여 축적한다. 섬유모세포에서 펩티드사슬인 전알파사슬

표 6-5. 육아조직을 구성하는 바탕질과 세포

바탕질	세 포
효소(enzymes)	혈소판(platelet)
글리코사미노글리칸(glycosaminoglycan, GAG)	림프구(lymphocyte)
프로테오글리칸(proteoglycan)	호중구(neutrophil)
탄력소(elastin)	큰포식세포(macrophage)
레티쿨린(reticulin)	내피세포(endothelial cell)
당단백질(glycoprotein)	표피세포(epidermal cell)
제 Ⅲ, Ⅰ형 아교질(collagen Ⅲ, Ⅰ)	섬유모세포(fibroblast)
섬유소(fibrin)	근육섬유모세포(myofibroblast)
섬유결합소(fibrinectin)	
아라키돈산(arachidonic acid)	

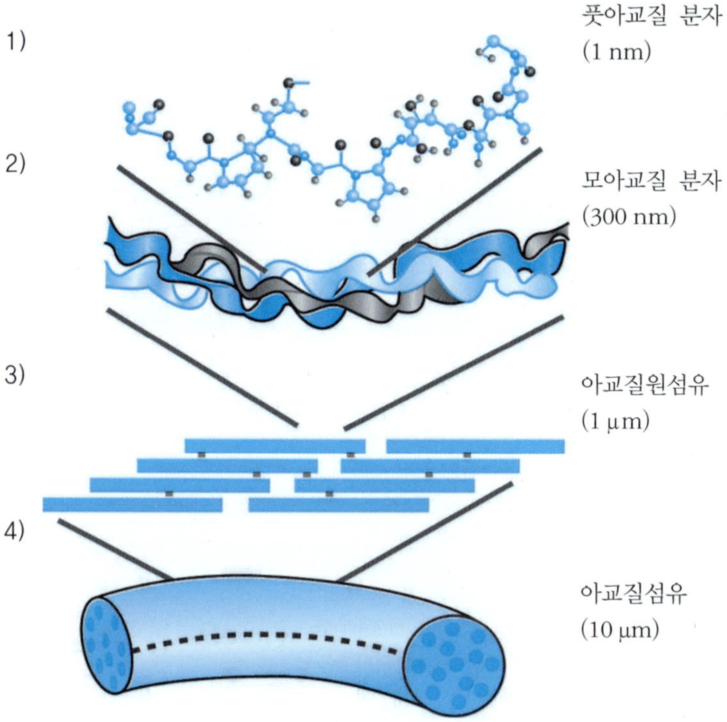

그림 6-6 아교질섬유의 계층 구조. 1) 섬유모세포의 리보솜에서 아미노산을 전알파사슬을 합성하여 과립 세포질그물에서 풋아교질분자를 만들어 세포외유출한다. 2) 세포외 바탕질에서 모아교질분자를 만든다. 3) 교차결합을 하여 아교질원섬유를 만든다. 4) 아교질원섬유들이 중합하여 아교질섬유를 만든다.

(pro-α chain)을 합성한다. 전알파사슬은 과립 세포질그물의 수조에 모여 3개 사슬씩 나선으로 꼬여 풋아교질(procollagen)분자를 형성한다. 풋아교질분자들은 운반소포로 옮겨져 골지장치에서 분비소포를 형성하여 세포막으로 이동한 다음 세포외작용에 의해 바탕질로 분비된다. 세포외바탕질로 분비된 수용성 풋아교질은 조밀하게 응축되어 직경 1.4 nm, 길이 300 nm의 모아교질(tropocollagen)분자를 만든다. 인접한 모아교질분자들이 교차결합을 하여 직경 0.3~2 μm의 아교질원섬

표 6-6. 상처치유에 관여하는 성장인자

성장인자	주 분비세포	표적세포와 주 기능
EGF군	혈소판	표피와 중간엽조직 재생
EGF	큰포식세포, 표피세포	표피세포, 섬유모세포, 내피세포 이동 및 증식
TGF-α	큰포식세포, 표피세포, 혈소판	호중구 활성화, 섬유모세포 분열, 혈관형성 자극
HB-EGF	큰포식세포	여러 세포의 이동 및 증식
FGF군		혈관형성
bFGF	큰포식세포, 내피세포	혈관형성, 섬유모세포 증식
산성 FGF	큰포식세포, 내피세포	혈관형성, 섬유모세포 증식
KGF	섬유모세포	표피세포 이동 및 증식
TGF-β군		섬유증, 장력 증가
TGF-β1, 2	혈소판, 큰포식세포	표피세포 이동 큰포식세포와 섬유모세포 화학유인 세포외바탕질 합성 및 재형성
TGF-β3	큰포식세포	흉터 감소
PDGF	혈소판, 큰포식세포, 내피세포 표피세포	호중구, 섬유모세포, 내피세포 화학유인 섬유모세포 증식, 평활근 증식 세포외바탕질 합성 및 재형성
VEGF	표피세포, 큰포식세포	혈관형성, 혈관투과성 증가
TNF-α	단핵구, 호중구	섬유모세포 증식, 호중구 활성화
IL-I	림프구, 호중구	표피세포, 호중구, 단핵구, 림프구 화학유인 아교질합성 증진
IGF-I	간	섬유모세포 증식, 상피화, 육아조직형성
CSF-I	여러 세포	큰포식세포 활성화, 육아조직 형성

EGF : 표피성장인자(epidermal growth factor)
HB-EGF : 헤파린결합표피성장인자유사성장인자(heparin-binding epidermal growth factor-like growth factor)
KGF : 각질형성세포성장인자(keratinocyte growth factor)
CSF I : 집락자극인자(colony-stimulating factor)
FGF : 섬유모세포성장인자(fibroblast growth factor)
bFGF : 기본섬유모세포성장인자(basic fibroblast growth factor)
IGF-I : 인슐린유사성장인자-I(insulin-like growth factor-I)
IL-I : 인터루킨-I(interleukin-I)
PDGF : 혈소판유래성장인자(platelet-derived growth factor)
TGF-β: 베타-전환성장인자(transforming growth factor β)
TGF-α: 알파-전환성장인자(transforming growth factor α)
TNF-α: 알파-종양괴사인자(tumor necrosis factor α)
VEGF : 혈관내피성장인자(vascular endothelial growth factor)

유(collagen fibril)를 만들고 아교질원섬유들이 중합하여 다발을 만들어 물에 녹지 않고 장력이 높은 굵기 5~15 μm의 아교질섬유(collagen fiber)를 만든다(그림 6-6).

3) 혈관신생(neovascularization)

모세혈관 내피세포(endothelial cell)가 육아조직으로 이동하고 증식한다. 내피세포에서 새싹이 성장하여 새로운 모세혈관 그물을 형성한다. 모세혈관의 작은 배아가 성장하여 기존의 세동맥 및 세정맥과 연결(anastomosis)하고, 이들이 서로 결합하여 새로운 혈관을 형성한다. 손상 후 5일째에 모세혈관이 최대로 형성된다. 혈관형성(angiogenesis)에는 헤파린, 아민류, 섬유결합소, 트롬보스폰딘, 젖산, 산소장력 등 여러 요인이 영향을 주고 있다. 특히 VEGF와 염기성 bFGF에 주로 영향을 받아 내피세포의 이동, 증식, 성숙, 분화과정을 거쳐 모세혈관을 형성한다. 혈관신생은 대사가 활발한 세포에 산소와 영양을 공급하는데 중요하게 작용한다.

4) 수축(contraction)

손상부위에서 주위의 정상 조직이 결손 부위로 당겨지는 수축이 일어난다. 섬유모세포, 근육섬유모세포(myofibroblast), 바탕질이 수축에 기여한다. 수축을 주도하는 세포는 근육섬유모세포이다. 섬유모세포가 근육섬유모세포로 분화되어 근육잔섬유 등과 같은 세포골격의 양이 증가된다. 육아조직의 섬유모세포와 근육섬유모세포는 유착 당단백질인 섬유결합소로 덮여있다. 섬유결합소는 치유과정에 관여하는 여러 분자들인 아교질, 액틴, 섬유소, 히알루론산, 헤파린, 섬유결합소 자체와도 결합하고 섬유모세포의 세포 표면 유착수용체인 인테그린과 결합한다. 근육섬유모세포의 세사가 섬유결합소에 의해 섬유연결체(fibronexus)를 형성하여 아교질섬유에 부착한 다음 수축한다. 근육섬유모세포가 상처 중심부로 이동할 때 상처 모서리를 끌고 들어가는 방법과 중심부로 이동한 후에 상처 모서리를 끌어당기는 방법으로 수축한다. 동물의 피부상처에서 하루에 0.74 mm의 속도로 수축하는 것으로 알려져 있다. 수축은 손상 5일 후부터 시작하여 14일 후 최대로 나타나며 근육섬유모세포의 수에 비례하고 아교질격자의 양에 반비례한다. 수축은 손상부의 표면적을 줄여서 흉터를 최소화시킨다. 그러나 피부 주름이나 관절방향에 직각으로 수축이 일어나면 구축변형(contracture deformity)이 초래된다.

1.3. 재형성기

재형성기는 손상 후 9일에 시작하여 수개월에서 18~24개월까지 지속한다. 재형성기는 아교질 재구성, 아교질 교차결합 증가, 장력강도(tensile strength) 증가, 흉터성숙이 일어난다. 손상부위가 완전히 덮이게 되면 손상 후 6~8주 사이부터 아교질의 합성과 분해의 균형에 의해서 아교질이 재구성되어 더욱 단단해지며 세포외바탕질의 재형성이 시작된다. 이 시기에는 섬유모세포 수가 감소하고 증가되었던 모세혈관이 폐쇄된다. 손상부위의 바탕질이 성숙해짐에 따라 아교질의 분해가 증가된다. 아교질 분해는 과립세포, 큰포식세포, 섬유모세포, 상피세포 등에서 분비한 아교질분해효소(collagenase)에 의해 이루어진다. 재형성기 초기에 무질서하게 생성된 제 3형 아교질이 제 1형 아교질로 대치되어 조직의 긴장선을 따라 배열되고 교차결합이 증가하여 더욱 구조화되면서 손상부위의 장력강도가 증가한다. 손상 후 1~6주 사이에 장력이 급속히 증가하며 3주후에 정상 장력강도의 30%에 이르고, 아교질 합성과 분해가 항상성을 유지하는 60일 정도에서 최대에 달한 이후 손상 후

1년까지 아주 서서히 증가한다. 손상 후 피부의 장력강도는 정상피부의 장력강도의 약 80%까지 회복될 수 있다. 성숙한 아교질 섬유 1 mm는 40 kg까지 지탱할 수 있는 장력을 가진다. 재형성기 초기에는 흉터가 붉게 튀어 올라오다가 차츰 아교질이 성숙되고 혈관이 압박됨에 따라 흉터가 얇아지고 색이 연하게 된다.

2 만성 염증

염증은 기간에 따라 2주 이내의 급성염증, 2~4주 지속하는 아급성 염증, 수개월 또는 수년 이상 지속하는 만성염증(chronic inflammation)으로 구분한다. 만성염증은 지속적으로 조직손상과 염증반응이 일어나고 치유과정이 동시에 진행하는 반응이다. 한편에서는 조직의 손상이 계속 진행되며, 다른 한편에서는 조직손상을 일으키는 요인이 제거되며 치유되는 현상이 동시에 나타난다. 만성 염증의 원인은 지속적인 급성염증, 반복적인 급성염증, 세균감염, 장기간 화학물질 노출, 류마티스관절염과 같은 자가면역반응 등이다.

만성염증은 기본 염증반응, 면역반응, 탐식작용, 치유과정이 동시에 나난다. 림프구, 큰포식세포, 단핵구 등이 침윤된다. 만성 염증부위에 침윤된 큰포식세포는 산소 라디칼 또는 단백분해효소를 방출하여 세균이나 주변결합 조직을 용해시키며 화학쏠림인자, 혈관신생인자, 섬유모세포 증식인자 등 많은 생물학적 활성물질을 분비하여 혈관 내피세포의 증식과 혈관형성, 섬유모세포의 증식과 아교질 축적에 의한 섬유증 형성, 흉터조직 증가 및 유착형성을 유도하여 이차적으로 염증 주변 조직의 손상과 기능장애를 초래한다.

3 피부 상처의 치유

3.1. 일차 유합

수술절개상처와 같이 상처 모서리가 깨끗하고 밀착되어 있는 상처는 일차 유합(primary intension)과정으로 치유된다. 손상 1시간 이내에 피떡과 섬유소그물이 결손부위를 채운다. 2~3시간 후 조기 염증반응이 진행되고 24시간 내에 유약한 육아조직이 형성되며 새로운 모세혈관이 형성된다. 2~3일 후에는 큰포식세포가 나타나서 피떡을 흡수하고 섬유모세포의 활동이 활발해지고 상피세포의 분열도 활발하게 진행된다. 10~14일 후에는 상처부위가 완전히 막히게 되고 상처의 간격이 없어지며 상처 표면을 상피세포가 완전히 덮고 괴사딱지(eschar)가 떨어진다. 상처 부위 양 끝은 섬유성 조직으로 결합되고 선상흉터(linear scar)를 남기고 치유된다. 수주가 지나 상처 부위의 섬유성

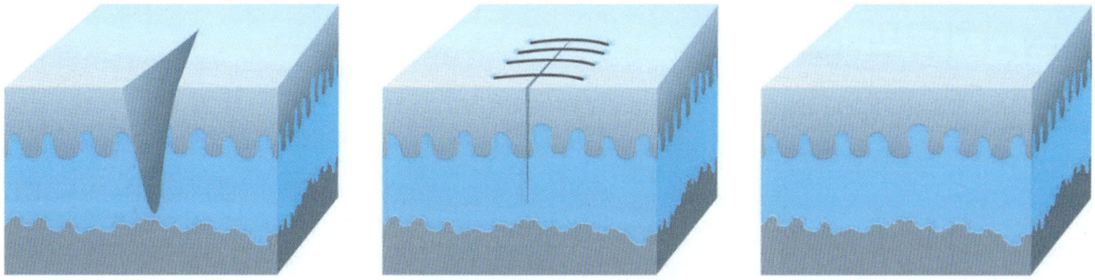

그림 6-7 일차유합

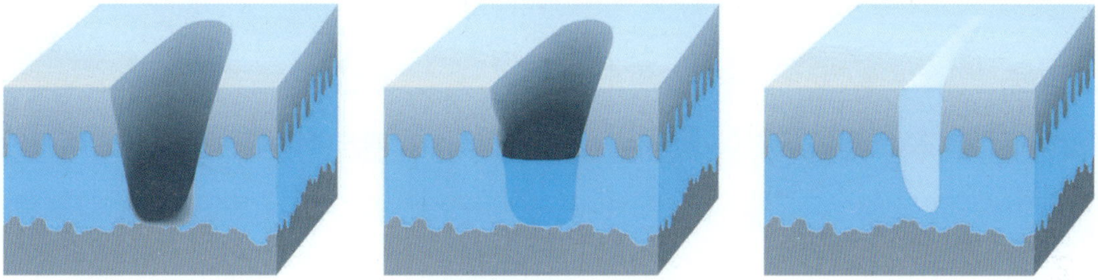

그림 6-8 이차유합

결합이 잘 이루어지지만 완전한 장력을 갖지 못하며 흉터조직은 약간 충혈된 상태로 남게 된다. 수개월에서 수년에 걸쳐 혈관이 제거되고 아교질섬유가 재배열되며 흉터도 거의 없어져 주위 조직과 융합된다(그림 6-7).

3.2. 이차 유합

개방된 상처가 크고 조직 결손이 많거나 손상 후 치료시간이 지연되어 괴사 또는 감염이 있을 때에는 2차 유합(secondary intension)에 의해 치유된다. 손상 직후 피떡과 섬유소그물로 결손부위가 메워지고 급성 염증반응이 일어난다. 수일 후 세포의 침윤과 새 모세혈관이 형성되며 상처의 수축이 일어난다. 상피세포는 분열이 활발해지는 한편 한 층의 상피세포가 표면의 괴사딱지와 살아있는 조직 사이로 밀고 들어가고 괴사딱지가 건조하게 된다. 약 1주 후에는 다량의 육아조직이 형성되어 진피의 결손 부위를 채우는 한편, 상피가 계속 증식하며 표면의 괴사딱지가 떨어지게 된다. 2주 후 상처 부위에는 아교질섬유가 횡으로 배열되며 상피세포가 계속 증식하여 상처표면을 완전히 덮는다. 수개월이 지나 상처부위의 두꺼운 흉터조직에서 혈관분포가 감소되고 상피의 전층이 재생되어 수복된다(그림 6-8). 그러나 피지샘, 땀샘, 털집 등은 재생되지 않는다.

4 상처치유의 합병증

4.1. 상처구축

상처수축은 모든 상처에서 어느 정도 일어난다. 그러나 말기수축은 아교질섬유가 두꺼워지고 짧아지는 수축현상으로 특히 근육의 심한 손상을 동반하는 광범위한 상처가 관절주위에 있을 때 잘 발생하며 상처구축(wound contracture)변형으로 인한 기능장애와 미용 문제가 남는다.

4.2. 췌육

췌육(proud flesh)은 상처 모서리와 기저부에서 육아조직이 과도하게 증식된 것으로 상처의 치유를 방해한다.

4.3. 비대흉터

비대흉터(hypertrophic scar)는 손상부위에서 아교질 합성과 분해의 균형이 깨져 아교질이 과도하게 축적되어 섬유조직으로 대치되어 치유된 것이다. 주위 피부의 긴장 증가에 의해 발생하며 붉고 넓은 흉터가 정상 피부면 보다 높이 튀어 올라오며 본래 상처의 한계를 넘지 않는다. 보통 6~18개월이 지나면 성숙하여 자연적으로 손실이다.

4.4. 흉터종

흉터종(keloid)은 아교질 합성과 분해의 균형이 깨져 6개월 이후에도 계속 아교질합성이 진행하여 아교질섬유가 과도하게 증식되어 섬유종이 융기되는 것이다. 흉터가 단단하고 반질반질한 표면을 가진 불규칙한 모양의 붉은 색 발진 또는 판으로 나타난다. 비대흉터와 달리 본래 손상 받은 부위보다 더 넓게 형성된다.

5 치유에 영향을 주는 요인

5.1. 국소요인

1) 손상의 종류, 크기, 부위(type, size, location of injury)

날카롭고, 크기가 작고, 혈관분포가 좋은 부위의 손상이 빠르게 치유된다. 외과적 절개상처와 같이 작은 상처는 둔기에 의한 무딘 손상보다 치유가 빠르다. 머리덮개(scalp)와 같이 혈관분포가 좋은 부위의 조직은 치유가 빠르며, 동맥폐쇄 등으로 인한 허혈부위는 치유가 느리다.

2) 감염(infection)

감염은 상처합병증의 50%를 차지하는 가장 큰 문제점이다. 감염은 염증기의 진행기간을 길게 하고, 아교질의 합성 감소 및 분해 증가를 유발시키며, 육아조직을 과도하게 형성하여 지연치유(delayed healing)를 초래하거나 치유과정을 방해한다.

3) 혈액공급(blood supply)

손상부위는 충분한 혈액공급을 통해 영양과 산소장력을 제공해야 하고 염증반응을 원활하게 유발시켜야 한다. 산소장력의 감소는 혈관형성, 상피화를 방해하고 섬유모세포의 이동과 아교질합성 능력을 억제하여 장력강도를 감소시키며 감염의 위험을 증가시킨다.

5.2. 전신요인

1) 나이(age)

어린이는 성인보다, 성인은 노인보다 치유속도가 빠르다. 나이가 많아질수록 대사기능이 감소하고 혈관기능이 퇴행되며 섬유모세포와 비만세포 등의 세포의 수와 활성이 감소되어 아교질의 합성능, 밀도, 교차결합, 장력강도가 감소하고 상피화 속도가 감소한다.

2) 영양(nutrition)

(1) 탄수화물(carbohydrate)

상처가 발생하면 영양의 추가 공급이 필요하며 작은 절개상처에서는 대사량이 10% 정도 상승하며 심한 화상의 경우 대사량이 100% 이상 증가한다. 탄수화물은 모든 세포 내 활동의 에너지원으로 쓰이는 ATP생산에 필요하다.

(2) 단백질(protein)

단백질은 세포의 분열과 이동, 면역반응, 단백질의 합성과 분비, 성장인자의 합성과 분비 등에 관여하여 조직 치유에 중요한 역할을 한다. 또한 삼출물을 통해 손실된 단백질을 보충해야 하기 때문에 요구량이 늘어난다. 단백질 결핍은 섬유모세포 증식, 혈관형성, 프로테오글리칸 및 아교질 등 단백질 합성, 아교질 재형성 등의 감소, 포식작용 감소에 따른 감염 위험이 초래된다.

(3) 비타민(vitamin)

비타민 C는 세포의 증식과 이동, 아교질 합성, 면역기능에 관여한다. 비타민 C 결핍은 섬유모세포 증식 감소, 아교질 합성 감소 및 교차결합 감소, 모세혈관 형성 감소, 감염 위험 등으로 치유의 지연을 초래할 수 있다. 비타민 A 결핍은 상피화 지연, 프로테오글리칸 및 당단백 합성 감소, 아교질합성 감소를 초래한다. 비타민 B1 결핍은 아교질 합성 감소, 비타민 B5 결핍은 섬유모세포 활동 감소와 아교질섬유의 장력강도 감소를 초래한다.

(4) 무기물(mineral)

아연(zinc)은 세포분열, 성장인자 발현, 단백질 합성, 아교질의 강화 및 성숙에 필요하다. 아연 결핍은 상피화 지연, 아교질합성 감소, 장력강도 감소를 초래한다. 마그네슘(magnesium) 결핍은 아교질합성 감소를 초래하고, 구리(copper) 결핍은 아교질 교차결합을 변화시켜 장력강도를 감소시킨다. 철(iron)은 산소를 운반하는데 필요하다.

3) 질병(disease)

당뇨병과 같은 대사장애는 아교질합성 감소, 면역반응 감소, 백혈구 기능변화에 따른 포식작용 감소, 감염 위험을 초래하며 치유가 지연되거나 궤양이 발생할 수 있다. 죽상동맥경화증, 낫적혈구병, 고혈압 등 순환계통 질환, 말초동맥부전, 말초정맥부전 등 말초혈관질환은 저산소혈증으로 인해 섬유모세포 이동, 증식, 합성 능력이 감소되어 치유가 지연되거나 궤양이 발생할 수 있다. AIDS 등과 같은 면역기능의 저하는 포식작용, 섬유모세포 활성, 아교질 합성능력의 감소를 초래한다.

4) 약물(medication)

프레드니솔론, 덱사메타손 등의 부신피질호르몬제, 면역억제제, 항응고제 등의 약물은 응고, 염증반응 진행, 육아조직 형성, 세포 증식을 지연시킨다.

5) 방사선 치료(radiotherapy)

조직손상 전 또는 조직손상 후 방사선 조사는 혈관형성 장애, 조직 저산소증, 아교질 축적 및 교차결합 감소를 초래한다.

6) 기타(miscellaneous)

알코올 섭취, 흡연은 치유를 지연시킨다.

참고문헌

Byl NN : Electrical Stimulation for Tissue Repair : Basic Information. In : Clinical Electrotherapy. Nelson R, Currier DP, Hayes KW (Ed), 3rd ed, Appleton & Lange, Stamford, pp. 183-227, 1999.

Canaday DJ, Lee RC : Scientific basis for clinical applications of electric fields in soft-tissue repair. Electromagnetics in Biology and Medicine, San Fransisco Press, San Fransisco, p. 275-291, 1991.

Daly TJ : Contraction and Re-epithelialization. In : Wound Healing : Alternatives in Management. McCulloch JM, Kloth L, Feedar JA (Ed), 2nd ed, FA Davis, Philadelphia, pp. 32-46, 1995.

Davis SC, Ovington LG : Electrical stimulation and ultrasound in wound healing. Wound Healing 11(4):775-781, 1993.

Gentzkow GD : Electrical stimulation to heal dermal wound. J Dermatol Surg Oncol 19: 753-758, 1993.

Harding KG, Morris HL, Patel GK : Science, medicine and the future : healing chronic wounds. BMJ. 324(7330):160-163, 2002.

Kitchen S, Young S : Tissue Repair. In : Electrotherapy. Evidence-Based Practice. Kitchen S (Ed), 11th ed, Churchill Livingstone, Edinburgh, pp. 45-55, 2002.

Kloth L, McCulloch JM : The Inflammatory Response to Wounding. In : Wound Healing : Alternatives in Management. McCulloch JM, Kloth L, Feedar JA (Ed), 2nd ed, FA Davis, Philadelphia, pp. 3-15, 1995.

Kloth LC : Physical modalities in wound management : UVC, therapeutic heating and electrical stimulation. Ostomy Wound Manag 41(5):18-26, 1995.

Kloth LC, McCulloch JM : Promotion of wound healing with electrical stimulation. Adv Wound Care 9(5):42-45, 1996.

Mulder GD, Brazinsky BA : Factors Complicating Wound Repair. In : Wound Healing : Alternatives in Management. McCulloch JM, Kloth L, Feedar JA (Ed), 2nd ed, FA Davis, Philadelphia, pp. 47-59, 1995.

O'Kane S, Ferguson MW : Transforming growth factor beta s and wound healing. Int J Biochem Cell Biol. 29(1):63-78, 1997.

Prentice W : The Healing Process and Guidekines for Using Therapeutic Modalities. In : Therapeutic Modalities for Physical Therapists. Prentice WE(Ed), 2nd ed, McGraw-Hill, New York, p. 14-27, 2002.

Pryde JA : Inflammation and Repair. In : Physical Agents in Rehabilitation From Research to Practice. Cameron MH (Ed), WB Saunders, Philadelphia, pp. 13-38, 1999.

Sussman C : Wound Healing Biology and Chronic Wound Healing. In : Wound Care. A Collaborative Practice Manual for Physical Therapists and Nurses. Sussman C, Bates-Jensen BM (Ed), Aspen Publishers, Gaithersburg, pp. 31-47, 1998.

Thomas DW, Harding KG : Wound healing. Br J Surg. 89(10):1203-1205, 2002.

Kitchen S, Young S : Tissue Repair. In. Electrotherapy. Evidence-Based Practice. Kitchen S (Ed), 11th ed, Churchill Livingstone, Edinburgh, p. 45-55, 2002.

Weiss EL : Connective Tissue in Wound Healing. In : Wound Healing : Alternatives in Management. McCulloch JM, Kloth L, Feedar JA(Ed), 2nd ed, FA Davis, Philadelphia, pp. 16-31, 1995.

이재형 : 조직치유전기자극. 고려의학, 서울, 1999.

제 07 장 전기진단학

1 전기진단학

전기진단학(electrodiagnosis)은 근육과 신경의 전기자극에 따른 운동단위의 전기활동 변화를 관찰하여 신경근육계통의 질환 및 손상을 진단하고 병변의 정도 및 진행과정을 파악하고 예후를 예측하는 분야이다.

전기자극에 대한 반응은 양적변화(quantitative changes), 질적변화(qualitative changes), 질적양적변화(quanlitative-quantitative changes)가 나타나며 양적변화는 과흥분 및 저흥분과 같은 흥분성이 변화하고, 질적변화는 수축의 특성이 변화하며, 질적양적변화는 두 가지 요소가 다 같이 변화한다(표 7-1).

표 7-1. 전기반응의 변화

변 화	특 성
양적변화	과흥분(hyperexcitability) 저흥분(hypoexcitability)
질적변화	느린 수축(sluggish contraction) 꿈틀거리는 수축(worm-like contraction) 강축(tetanic contraction) 지속적인 수축(persist contraction) 빠르게 멈추는 수축(contraction with quickly ceases)
양적-질적변화	테타니전류에 무반응(no response to tetanizing current) 직류에 느린 수축(sluggish contraction to DC)

2 운동점

운동점(motor point)은 전기자극에 민감하게 반응하는 근육 위 피부의 한 지점으로 대개는 근육의 기시부에 가까운 근육 힘살(belly)의 표면에 위치한다. 모든 근육은 다른 근육에 깊이 덮여지지 않고 적은 양의 자극을 주어도 매우 쉽게 반응이 나타나는 작은 부위가 있으며 이 부위를 운동점이라 한다. 대부분은 한 근육에 한 개의 운동점이 있지만 장딴지근이나 넙다리네갈래근과 같이 근육 힘살이 두 개 또는 이상인 근육에서는 운동점도 2개 또는 그 이상 존재한다.

운동점 아래의 근육 다발에서 근육섬유의 방향에 거의 수직으로 신경이 들어가며 이 부위가 흥분문턱값이 낮은 최대흥분역(maximum excitability zone)이다. 피부에 있는 최대흥분역의 바로 밑의 표면근육에는 운동종판이 특히 근육섬유의 중앙부에 밀집되어있고 분리된 한 개의 축삭이 한 개의 운동종판을 이루고 있다(그림 7-1, 2).

운동점은 근육의 생리학적 특성이 아니라 실제로 존재하는 해부학적 단위이다. 완전 탈신경근육(complete denervated muscle)에서는 운동점이 없어진다. 탈신경근육에서는 근전체가 고르게 흥분하지만 임상적으로 기시부 쪽의 위축된 부위보다는 원위부의 건이 부착하는 정지부 쪽의 근육이 더 잘 반응한다.

우리 몸에는 운동신경이 표면으로 주행하는 부위가 여러 곳이 있다. 이 부위는 상대적으로 적은 양의 전류로 자극을 해도 지배하는 근육들이 한꺼번에 쉽게 수축하는데 이 부위를 운동선(motor line)이라 한다. 운동선은 길이가 운동점보다 작은 경우도 있지만 대부분의 운동선은 1.25~2.5 cm 정도이다.

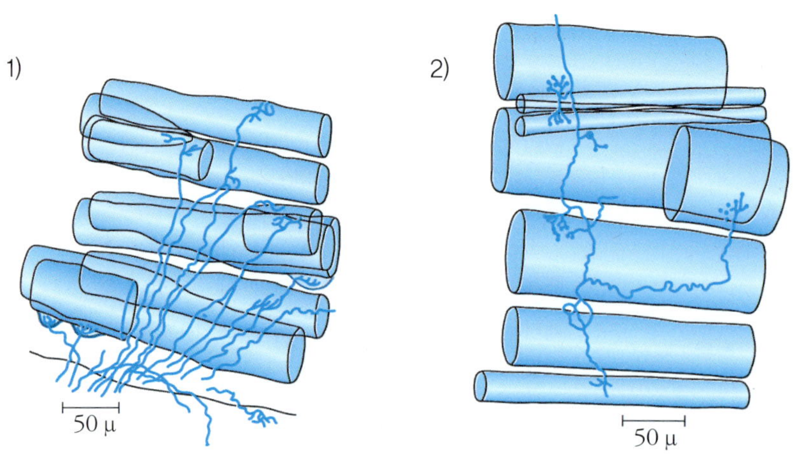

그림 7-1 위팔두갈래근 운동점 바로 밑 근육의 은염색 결과 모식도. 1) 정상 위팔두갈래근 운동점 바로 밑 표면 근육은 운동종판(motor end-plate)이 근섬유의 중앙부에 많이 형성되어 있으며 분리된 한 개의 축삭이 한 개의 운동종판을 이루고 있다. 2) 신경재지배가 일어나고 있는 경우에는 한 개의 축삭이 여러 개의 운동종판을 이루고 있다.

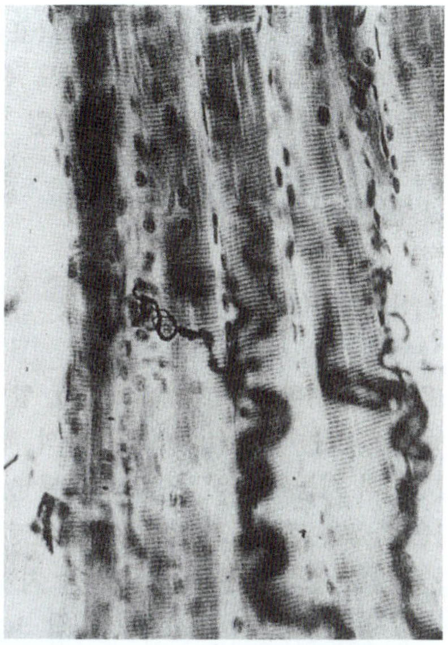

그림 7-2 골격근의 운동종판 사진(silver stain)

각각의 근육과 신경에서 운동점 및 운동선의 위치를 제시한 운동점지도(motor point topograph)는 부록 1과 같다.

3 신경손상

말초신경은 척수앞뿔세포(anterior horn cell)에서부터 근육이나 피부 등의 말단 조직까지 연결된 신경세포 및 세포질의 돌출을 말한다. 말초신경은 단절, 압박, 견인 등과 같은 외상, 화학적 자극, 감염 등에 의해 손상을 받으며 세든은 손상의 정도에 따라 다음과 같이 세 가지로 분류하였고(표 7-2), 선더랜드(1990)는 1~5도 손상까지 5가지로 구분하였다(표 7-3, 그림 7-3).

표 7-2. 세든(Seddon HJ, 1943)이 분류한 신경손상의 세 종류와 특징

	신경차단	축삭절단	신경절단
축삭	건재	변성	변성
신경집	경한 변성	건재	변성
마비	운동마비	감각 및 운동마비	완전마비
전기반응	가능	초기 음성, 후기 양성	음성(2주 후)
근전도	경한 변성	잔떨림전위(2~3주 후)	퇴행성 변화
회복	완전회복(6주내)	회복	불량
예후	매우 양호	양호	불량

표 7-3. 선더랜드(Sunderland S, 1990)가 분류한 신경손상의 5종류와 특징

	1도 손상	2도 손상	3도 손상	4도 손상	5도 손상
신경전도	일시적 차단	차단	차단	차단	차단
축삭	건재	단절	단절	단절	단절
신경집	건재	건재	단절	단절	단절
신경속막	건재	건재	단절	단절	단절
신경다발막	건재	건재	건재	단절	단절
신경바깥막	건재	건재	건재	건재	단절
신경다발	건재	건재	단절	단절	단절
회복	완전	양호	부분양호	불량	불량

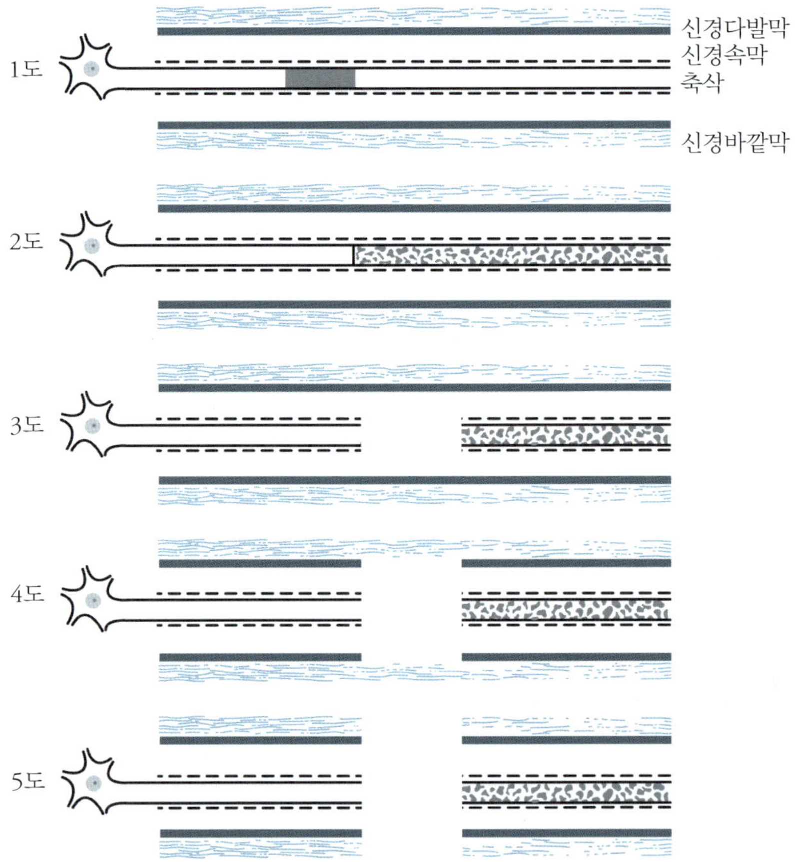

그림 7-3 선더랜드의 5가지 신경손상 유형(Sunderland, 1990)

3.1. 신경손상의 분류

1) 신경차단(neuropraxia)

신경차단은 가벼운 타박상(contusion), 압박(compression) 또는 당김(traction) 등의 원인으로 신경전도의 기능이 일시적으로 차단된 상태이다. 특징은 축삭은 건재하고 신경집이 가벼운 부종이나 또는 국소적 손상으로 가볍게 차단되어 있으며 감각소실보다는 운동마비가 잘 나타난다. 전기자극에 반응이 나타나기도 하며 회복은 빠르게 이루어지고 거의 완전한 회복이 가능하다. 예후는 아주 양호하다.

2) 축삭절단(axonotmesis)

축삭절단은 신경차단보다 강한 외상으로 생기며 신경집은 건재하나 축삭이 차단된 상태이다. 감각 및 운동마비가 나타나고, 2~3주 지나 원위부에서 왈러변성(Wallerian degeneration)이 진행되면서 근전도에서 잔떨림전위(fibrillation)가 나타난다. 초기에는 전기자극에 반응이 나타나지 않지만 후기에는 반응이 나타난다. 신경집이 건재하기 때문에 대개는 만족할 만큼 회복이 되나 몇 개월에서 몇 년, 경우에 따라서는 3년에 걸쳐 이루어지며 예후도 양호한 편이다.

3) 신경절단(neurotmesis)

신경절단은 열상(laceration)에 의해 신경이 완전히 절단되거나 심한 찢김손상, 장시간 국소 저혈증, 높은 농도의 화학약품 등에 의해서 축삭과 신경집이 단절 또는 변성되어 신경전도기능이 완전히 차단된 상태로 신경손상 중 가장 심한 손상이다. 특징은 축삭과 신경집이 모두 차단되고, 지배근육의 완전마비 및 감각소실이 나타나며 2주 후부터는 전기자극에 반응하지 않는다. 근전도상 전형적인 퇴행성 변화를 보이고 회복 및 예후는 불량하다.

3.2. 신경손상의 병리학적 변화

신경이 완전 절단되면 몸쪽끝(proximal end)과 먼쪽끝(distal end)이 서로 수축하여 절단부위에서 틈(gap)이 생긴다. 시간이 흐름에 따라 몸쪽끝에서는 축삭과 주위의 결합조직막이 증식되어 둥글게 팽창된 큰 신경종(neuroma)이 생기고 먼쪽끝에서는 몸쪽끝에서 생기는 것 보다는 적지만 축삭의 증식없이 슈반세포 및 주위의 결합조직의 증식으로 슈반종(Schwannoma) 또는 신경아교종(glioma), 거짓신경종(pseudoneuroma)이 생긴다.

신경손상 후 시간이 지나면 신경의 먼쪽끝에서 왈러변성이 일어나는데 때로는 몸쪽끝의 말단부에서도 나타나기도 한다. 신경절단 후 처음 3일까지는 자극이 전달되며 대개 3일에서 7일 또는 경우에 따라서 14일 후에 축삭과 수초의 변성이 일어나고 슈반세포(Schwann cell)가 증식하기 시작한다.

축삭은 점차로 자극전도 기능이 상실되고 굵기도 가늘어진다.

신경손상 후 시간이 흐름에 따라 먼쪽끝에서 슈반세포가 계속 증식하여 슈반종을 만들고 몸쪽끝에서는 축삭이 재생되기 시작한다. 몸쪽끝에서 재생되기 시작한 축삭이 점점 원위부로 증식하면서 틈을 메우고 먼쪽끝의 신경섬유 내초 안으로 들어가 새로운 축삭을 만든다. 이때 한 개의 축삭에서 여러 개의 축삭싹(axon bud)이 자라나서 점점 먼쪽끝으로 향하게 된다. 축삭의 재생이 이루어지면서 큰포식세포가 증가하여 축삭 파편과 말이집파편들을 청소하고 축삭은 점점 성숙되며 수초가 축삭을 싸게 된다. 대개는 21~24개월에 걸쳐 축삭과 수초가 정상적인 두께로 회복된다.

3.3. 신경의 재생 및 회복

말초신경이 손상되면 재생과정이 일어나는데 축삭의 재생속도는 하루에 1 mm(1~2 mm) 정도이다. 신경의 재생 및 회복은 신경의 종류, 신경손상의 종류, 손상부위, 나이, 절단단의 간격, 절단단의 상태, 연부조직의 동반손상 유무 및 정도 등 여러 가지 조건에 따라 다르다. 신경의 회복은 신경손상 초기가 신경손상 후기 보다 빠르고, 축삭의 굵기가 굵고 수초가 두꺼운 신경이 축삭이 가늘고 수초가 얇은 신경보다 회복이 불량하다. 통각기능이 제일 먼저 회복되고 촉각, 고유수용성감각을 담당하는 섬유의 순서로 회복이 이루어지며, 운동신경섬유는 회복이 가장 느리고 불완전하다. 운동신경과 감각신경이 함께 있는 혼합신경은 예후가 좋지 않고 단일신경은 예후가 좋다. 따라서 비골신경은 예후가 좋지만 좌골신경은 말초신경 중 예후가 가장 좋지 않다.

4 극성공식

1860년 플뢰거가 동물실험에서 폐쇄전류가 개방전류보다 더 강하게 자극됨을 보고한 이래 전기생리학의 기본법칙인 극성흥분법칙(polar excitation law)을 제시하였다. 플뢰거에 의하면 흥분을 일으키는데 필요한 전류의 크기는 음극폐쇄전류(cathode closing current, CCC)가 가장 적고 양극폐쇄전류(anode closing current, ACC)가 다음으로 적으며 양극개방전류(anode opening current, AOC), 음극개방전류(cathode opening current, COC)의 순서로 전류강도가 커짐을 밝혔고 이를 Pflüger의 제일법칙 또는 Pflüger의 연축법칙이라 한다.

음극에 접촉된 부위에서는 음극전기긴장이 일어나기 때문에 약한 전류로도 쉽게 흥분을 일으키는 특징이 있으며, 양극에서는 문턱값이 높아 반응이 감소되는 양극전기긴장이 일어나는데 이를 Pflüger의 제이법칙이라 한다.

그림 7-4와 같이 정현파의 한 주기에서 양극(A)부분과 음극(C)부분으로 나눌 수 있다. 이를 1/4로 나누면 양극부분의 반은 폐쇄전류(C)이고 반은 개방전류(O)이며, 음극부분의 반은 폐쇄전류(C)이

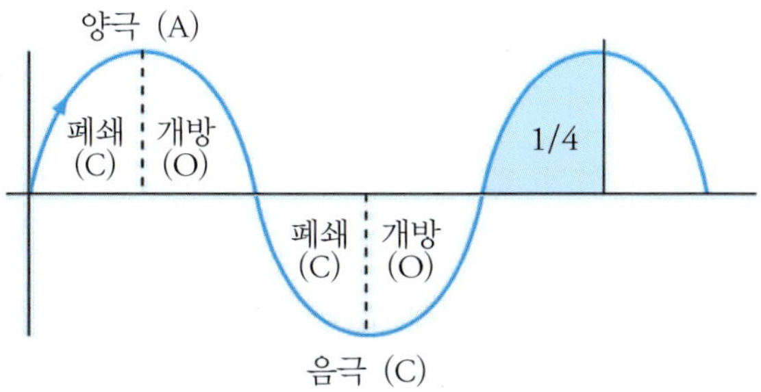

그림 7-4 정현파전류 주기의 특성

표 7-4. 정상인 근육의 자극 문턱값

전류의 종류	자극문턱값(mA)
음극폐쇄전류(CCC)	3.0
양극폐쇄전류(ACC)	4.0
양극개방전류(AOC)	5.5
음극개방전류(COC)	6.0

표 7-5. 정상 근육 및 탈신경 근육의 극성공식

정상근육	CCC 〉 ACC 〉 AOC 〉 COC
탈신경근육	CCC 〈 ACC 〈 AOC 〈 COC

고 반은 개방전류(O)이다. 이를 각각 음극폐쇄전류(CCC), 음극개방전류(COC), 양극폐쇄전류(ACC), 양극개방전류(AOC)라고 이름 한다.

Erb는 신경지배가 정상인 근육에 네 종류의 전류로 자극을 하여 문턱값을 구한 결과 음극폐쇄전류(CCC), 양극폐쇄전류(ACC), 양극개방전류(AOC), 음극개방전류(COC)의 순서로 높은 강도로 수축하였고(표 7-4) 이를 토대로 정상근육의 극성공식(polar formula, formular of Erb)을 정립하였다(표 7-5).

극성공식은 정현파전류(sinusoidal current)를 사용하여 검사한다. 정현파전류는 한 주기에서 1/4만 자극에 쓰이므로 1,000 Hz의 정현파전류로 자극하면 음극폐쇄전류의 통전시간이 0.25 ms, 250 Hz의 경우 0.625 ms여서 탈신경근육은 반응을 하지 못한다. 그러나 10 Hz의 느린 정현파전류(slow sinusoidal current)로 자극하면 음극폐쇄전류의 통전시간이 25 ms가 되기 때문에 반응이 일어난다.

정상에서는 극성반전이 없으나 탈신경이 되면 극성공식이 바뀌게 되기도 한다(표 7-5). 정상적으로는 음극을 활성전극으로, 즉 음극폐쇄전류(CCC)로 자극했을 때가 양극을 활성전극으로 했을 때보다 반응이 잘 일어난다. 부분 또는 완전 탈신경되었을 때는 음극폐쇄전류(CCC) 자극이 효과적이지만 때로는 양극폐쇄전류(ACC)가 음극폐쇄전류(CCC)보다 반응을 잘 유발시키거나 거의 같은 반응을 나타내게 되는 극성반전이 일어나기도 한다. 그러나 변성으로 근위축이 되었을 때는 양극을 활성전극으로 자극하면 음극을 활성전극으로 했을 때 보다 낮은 강도로 반응을 일으킬 수 있다.

단속직류전류 및 정현파전류를 사용하여 각각 음극과 양극을 활성전극으로 자극해서 근수축이 일어나는 전류량을 비교하여 극성반전(polarity reversal)이 나타나는지의 여부로 신경손상을 검사할 수는 있으나 신뢰할 수 있는 검사는 못된다.

5 변성반응검사

5.1. 변성반응검사

변성반응검사(reaction of degeneration test, RD test)는 직류전류와 감응전류로 신경 및 근육을 자극하여 나타나는 반응의 질적 변화 특성을 분석하여 운동단위의 손상 및 질병을 진단하고 예후를 파악하는 전기생리학적 검사이다. 흔히 직류감응전류검사(galvanic faradic test) 또는 에르브검사(Erb's test)라고도 한다.

신경의 질병 또는 외상은 신경과 근육의 구조적 변화 및 기능적 변화를 일으킨다. 해부학적 변화로는 신경의 연속성이 깨지고 근육위축, 지방변성(fatty degeneration) 등의 변화를 가져온다. 기능적으로는 신경의 전기전도(electric conductivity) 능력이 상실되어 흥분전도를 하지 못하고 이로 인해 근육의 수축이 일어나지 않게 된다. 이러한 변화를 변성반응(RD)이라 하며 탈신경(denervation)이라는 용어로 사용한다.

신경지배가 정상일 때 단속직류전류로 신경을 자극하면 신경이 지배하는 모든 근육들이 곧바로 흥분하여 단일수축(brisk single contraction)이 일어나고 감응전류로 자극하면 강축(tetanic contraction)이 일어난다. 또한 단속직류전류로 근육을 자극하면 곧바로 연축이 일어나고 감응전류

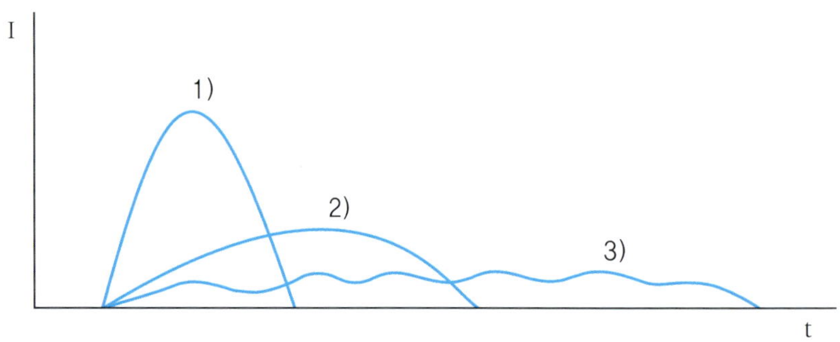

그림 7-5 단속직류전류로 자극했을 때 근육의 수축 반응. 1) 정상근육의 수축 반응, 2) 부분변성에 의한 느린 수축 반응, 3) 완전변성에 의한 벌레가 꿈틀거리는 듯한 느리고 완만한 수축 반응

표 7-6. 변성정도에 따른 신경과 근육의 전기반응의 특징

구 분	감응전류	직류전류
신경		
정상	강축 (+)	단일수축 (+)
부분변성	반응감소 (−)	반응감소 (−)
완전변성	반응없음 (0)	반응없음 (0)
절대변성	반응없음 (0)	반응없음 (0)
근육		
정상	강축 (+)	연축 (+)
부분변성	반응감소 (−)	느린 수축 (+)
완전변성	반응없음 (0)	느리고 굼뜬 수축 (+)
절대변성	반응없음 (0)	반응없음 (0)

로 자극하면 강축이 일어난다. 그러나 신경이 손상되면 위상기간이 짧은 감응전류에는 반응을 하지 않고 단속직류전류에서만 전극 바로 밑에 있는 근육섬유가 느리게 반응한다(그림 7-5). 변성반응은 신경손상 10일 후에 나타나며 이는 신경과 근육의 구조적 기능적 변화가 있음을 의미한다.

5.2. 변성반응의 종류

변성반응은 정도에 따라 부분변성, 완전변성, 절대변성으로 구분하고 전기자극에 대한 반응의 특징은 표 7-6과 같다.

1) 부분변성(partial reaction of degeneration, PRD)

부분변성은 부분탈신경된 상태이다. 감응전류 및 단속직류전류로 신경을 자극하면 반응이 감소된다. 근육에서는 감응전류 흥분성(faradic excitability)이 저하되어 반응이 감소되어 불규칙한 경우도 있지만 직류 흥분성(galvanic excitability)은 증가된다. 따라서 감응전류로 근육을 자극하면 강축반응이 감소되고 단속직류전류로 근육을 자극하면 잠복기가 비교적 길어지는 느린 수축(sluggish contraction)을 한다. 또한 종축반응(longitudinal reaction)이 나타나기도 하며 극성공식(polar formula)이 바뀔 수도 있다.

부분변성은 신경의 일부는 근육섬유를 지배하고 일부는 지배하지 못하는 부분적 근육지배가 이루어지고 있는 상태로 신경손상 후, 신경의 부분차단 등과 같은 부분적인 신경지배(partial innervation)나 신경재분포(reinnervation) 때 나타난다.

2) 완전변성(complete or full reaction of degeneration, CRD)

완전변성은 완전탈신경 상태이다. 감응전류 및 단속직류전류로 신경을 자극하면 반응이 없다. 감응

전류로 근육을 자극하면 손상 10일 후부터는 반응이 없으나 높은 강도의 단속직류전류로 근육을 자극하면 굼뜨고 느리게(sluggish and slow) 반응하며 잠복기가 길어지고 마치 벌레가 꿈틀거리는 듯한 수축(worm-like contraction)을 한다. 신경손상의 범위에 따라 다르지만 위상기간이 매우 긴 직사각형파 또는 서서히 증가되는 톱니형파 및 삼각형파로 자극하면 반응이 나타난다. 따라서 완전변성이 있을 때에는 1000 ms의 기간을 가진 톱니형파 또는 부등사변형파로 자극하는 것이 가장 효과적이다. 완전변성이 되면 원위부의 건이 부착하는 정지부 쪽의 근육이 전기자극에 더 잘 반응하는 종축반응(longitudinal reaction)이 나타난다. 또한 음극보다는 오히려 양극에서 반응이 잘 나타나는 극성공식(polar formula)의 반전이 나타나는데 이러한 변화는 지속적인 현상은 아니다.

3) 절대변성(absolute reaction of degeneration, ARD)

절대변성은 감응전류 및 단속직류전류로 신경이나 근육을 자극해도 전혀 반응을 하지 않는 상태로 완전변성의 마지막 시기에 나타나며 예후가 불량하다. 절대변성은 신경손상이 오래 동안 경과하여 근섬유가 섬유성 조직으로 대치되고 신경의 전도성이 없어져 아무리 전기자극을 해도 전혀 반응을 하지 않는다.

그러나 때때로 2,000 ms 정도로 위상기간이 매우 긴 삼각형파로 자극하면 느린 반응(sluggish reaction)을 하기도 한다.

5.3. 변성의 경과

부분변성과 완전변성은 항상 다음과 같은 세 가지 과정을 거치며 그림 7-6과 같은 경과를 거쳐 회복 또는 절대변성이 일어난다.

1) 초기(initial stage)

변성과정의 초기는 신경손상 후 10일부터 14일까지에 해당된다.

2) 완전변성기(full RD stage)

완전변성기는 몇 주에서부터 신경손상의 정도에 따라 1년 또는 그 이상 지속된다.

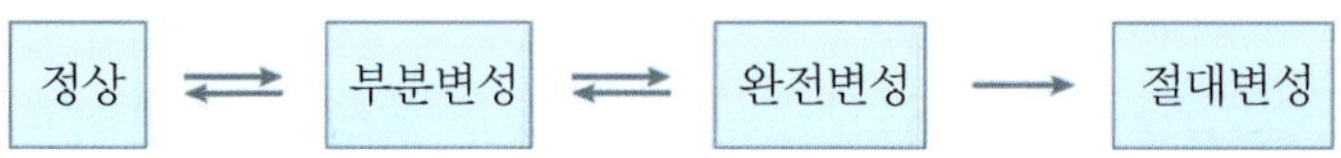

그림 7-6 부분변성 및 완전변성의 경과 모식도

표 7-7. 전기반응의 변화가 있는 신경계통의 질병 및 손상

전기반응변화	질병 및 손상의 종류
반응증가	편마비초기, 신경손상 첫날, 테타니, 경련체질, 무도병 척수질환 초기
반응감소	진행된 편마비, 척수로, 진전마비, 척수손상 후기, 관절염 및 근육염 등으로 인한 불용성 근위축
변성반응 부분, 완전	말초신경의 병변 열상 등으로 인한 신경의 완전, 불완전 단절 가골 및 흉터조직 등에 의한 신경압박 과도한 신장에 의한 신경의 견인 진탕 등 말초신경의 기계적 손상 여러신경염 등 원발성 신경염 알코올, 납 등에 의한 중독 신경염 티프테리아, 티브스, 인플루엔자, 결핵 등의 감염 신경염 얼굴신경마비 척수신경뿌리 손상 척추 골절 및 탈구, 척추종양, 척추결핵, 추간판 수핵탈출증 등 척수의 병변 척수앞뿔세포병변 급성, 아급성, 만성 소아마비 및 성인의 앞뿔세포염 진행성근위축증 척수앞뿔세포를 포함한 척수 병변 아급성 근육위축가쪽경화증, 횡단성척수염, 파종성경화증 척수내출혈, 척수구멍증, 신생물 수막병변 매독성 수막염, 경수막염 뇌신경핵의 병변 순설후두마비, 뇌연화증, 뇌종양, 뇌출혈, 연수마비
절대변성	진행성근위축증의 말기, 말초신경손상 또는 소아마비 등이 오랫동안 경과했을 때

3) 말기(final stage)

이 시기는 완전변성 상태에서 수의적 근육수축 기능 및 전기반응이 점점 회복되거나 또는 완전변성에서 절대변성으로 넘어가 회복이 불가능해지는 시기이다.

5.4. 변성반응의 진단가치

손상 및 질환의 종류, 경과 등에 따라 전기자극반응이 증가 또는 감소하거나 부분, 완전, 절대변성이 나타나거나 나타나지 않기 때문에 변성반응검사는 진단과 감별에 이용된다. 히스테리성 마비(hysterical paralysis)와 같은 기능적 마비(functional paralysis), 꾀병(malingering), 뇌에 기인

한 마비는 전기반응의 변화가 없어 변성반응이 나타나지 않기 때문에 이들을 감별하는데 사용한다. 변성반응이 나타나는 신경계의 질병 및 손상은 표 7-7과 같다.

5.5. 변성반응검사의 제한점(diagnostic limitation)

변성반응검사는 진단의 결정요인은 되지만 절대적인 것은 아니며 정확성이 부족하다.

5.6. 변성반응의 예후가치(prognostic significance of the RD)

변성반응검사는 안면신경마비, 압박 등에 의한 말초신경마비, 소아마비 등의 예후를 판단하는데 가치가 높다. 변성이 나타나면 척수앞뿔세포, 척수앞뿌리, 말초신경의 손상을 의미하고 신경 및 근육의 변화가 있음을 시사한다. 변성반응검사로 정확한 손상부위는 알 수 없지만 경도, 중등도, 중증으로 손상정도를 구분할 수 있다.

변성반응검사는 신경손상 또는 발병 10일 후에 시행하는데 변성반응이 나타나지 않으면 2~4주 이내에 회복이 된다. 부분변성이 나타나면 신경의 근육지배가 부분적으로 이루어지고 있으므로 예후가 양호하며 6~12주 이내에 회복된다. 완전변성이 나타나면 최소 6개월에서 12개월에 걸쳐 회복이 이루어진다.

6 기전류 검사

6.1. 기전류

기전류(rheobase)는 흥분성 조직의 흥분을 일으킬 수 있는 최소의 전류강도를 말한다. 즉 기전류는 최소가시수축(minimal visual contraction, mvc)을 유발시키는데 필요한 최소한의 전류강도이다. 기전류는 mA 또는 V를 단위로 하며, 기전류는 신경과 근육에 따라 차이가 있으나(표 7-8) 정상 근육의 평균 기전류는 2~18 mA(5~35 V)이다.

6.2. 기전류에 영향을 미치는 요인

다음과 같은 여러 가지 요인이 기전류에 영향을 미친다.

1) 피부 및 피부밑조직의 저항(resistance of skin, subcutaneous tissue)

2) 부종(edema)

3) 염증(inflammation)

4) 국소빈혈(ischemia)

5) 통증(underlying pain)

6) 온도(temperature)

7) 피부밑지방의 양(amount of subcutaneous fat)

8) 탈신경(denervation)

9) 신경재지배(reinnervation)

10) 극(polarity)

7 시치검사

7.1. 시치

1909년 라피크 부부(Lapicques)는 흥분성 조직의 흥분을 일으킬 수 있는 최소의 전류강도를 기전류라 하였으며, 기전류 두 배($2I_o$)의 강도로 자극하여 흥분이 일어나는데 걸리는 시간을 시치(chronaxy, chronaxie)라 하였다. 시치는 흥분성 조직의 흥분성(excitability)을 나타내는 척도이며, 조직의 흥분성은 시치와 반비례관계를 이룬다. 단위는 ms(millisecond)를 쓴다. 시치는 신경과 근육에 따라 차이가 있으나(표 7-8) 정상 근육의 평균 시치는 1 ms(0.05~0.5 ms) 이하이다.

7.2. 시치에 영향을 미치는 요인

다음과 같은 여러 가지 요인이 시치에 영향을 미친다.

1) 피부 및 피부밑조직의 저항(resistance of skin, subcutaneous tissue)

손바닥이나 발바닥과 같이 외부환경에 노출되는 부위의 피부는 저항이 높아서 높은 강도로 자극해야 반응이 일어난다. 신경손상으로 교감신경의 기능이 상실되어 영양성 변화(trophic change)가 나타난 부위의 피부나 건조하고 탈피된 피부(dry, scaly skin)에서도 시치가 변화하게 된다.

표 7-8. 전압 및 전류고정 시 정상 근육의 기전류와 시치 값

근육	전류고정		전압고정	
	기전류(mA)	시치(ms)	기전류(V)	시치(ms)
팔				
어깨세모근	5 (3~7)	0.11 (0.06~0.20)	14 (10~22)	0.01 (0.008~0.013)
큰가슴근	7 (4~11)	0.08 (0.04~0.12)	12 (4~20)	0.011 (0.008~0.015)
위팔두갈래근	4 (2~6)	0.11 (0.08~0.20)	8 (4~13)	0.009 (0.007~0.01)
위팔세갈래근	5 (2~8)	0.14 (0.05~0.30)	18 (13~24)	0.023 (0.01~0.05)
얕은손가락굽힘근	4 (2~6)	0.13 (0.08~0.30)	13 (3~20)	0.014 (0.008~0.02)
노쪽손목굽힘근	6 (4~8)	0.09 (0.07~0.10)	13 (5~20)	0.011 (0.007~0.02)
얕은손가락폄근	7 (3~8)	0.18 (0.09~0.30)	18 (9~25)	0.04 (0.015~0.10)
긴노쪽손목굽힘근	6 (3~9)	0.19 (0.07~0.40)	18 (10~28)	0.03 (0.01~0.07)
등쪽뼈사이근	6 (5~9)	0.11 (0.05~0.20)	35 (20~50)	0.05 (0.01~0.10)
새끼벌림근	5 (2~7)	0.22 (0.10~0.40)	30 (15~53)	0.04 (0.01~0.08)
다리				
넙다리곧은근	9 (5~14)	0.07 (0.06~0.09)	17 (9~22)	0.026 (0.01~0.05)
안쪽넓은근	8 (4~12)	0.08 (0.07~0.10)	18 (12~26)	0.02 (0.01~0.05)
넙다리두갈래근	2 (6~18)	0.15 (0.02~0.30)	22 (13~29)	0.085 (0.018~0.20)
장딴지근	6 (3~9)	0.12 (0.10~0.17)	18 (14~20)	0.066 (0.05~0.10)
앞정강근	5 (2~9)	0.10 (0.02~0.15)	19 (14~22)	0.042 (0.01~0.08)
긴종아리근	5 (4~7)	0.25 (0.06~0.50)	19 (13~24)	0.082 (0.02~0.17)
긴발가락폄근	10 (8~11)	0.13 (0.08~0.22)	21 (18~23)	0.068 (0.025~0.10)
얼굴				
이마근	4 (3~6)	0.18 (0.08~0.30)	14 (8~24)	0.07 (0.02~0.20)
눈둘레근	3 (2~5)	0.18 (0.10~0.25)	10 (6~18)	0.11 (0.04~0.30)
턱끝근	4 (2~6)	0.16 (0.10~0.30)	18 (7~25)	0.076 (0.02~0.10)

2) 부종 및 염증(edema, inflammation)

국소 또는 전신 부종이 있을 때에는 피부저항이 높아져 기전류가 상승한다. 실험적으로 운동점에 생리식염수를 주입하고 전기자극을 가한 결과 기전류가 상승하였으나 상대적으로 시치는 영향을 덜 받는다. 그러나 시치를 구할 때 기전류의 두 배 강도로 자극해야 하기 때문에 근육수축을 일으키기 위해서는 견디기 어려울 정도의 높은 전류강도가 필요하므로 시치를 구하기가 어렵다.

3) 혈류 양(amount of blood supply)

국소빈혈(ischemia)이 있는 부위는 흥분문턱값이 상승되고 근육의 흥분성이 감소되어 시치가 올라간다. 실험적으로 국소혈류를 차단하고 기전류와 시치의 변화를 관찰한 결과 기전류는 10~20%까지 올라갔고, 시치는 100%까지 올라가 혈류의 양이 시치에 영향을 주고 있음을 알 수 있다.

운동은 국소혈류를 증진시켜 문턱값을 10% 정도 감소시키나 시치에는 큰 영향을 주지 않는다. 그러나 근육피로를 유발시킬 정도로 운동을 하면 시치가 두 배 정도까지 올라가지만 곧 정상으로 돌아

온다.

4) 근육피로(muscular fatigue)

근육피로는 시치를 두 배까지 올라가게 하지만 피로가 없어지면 곧 정상으로 되돌아온다.

5) 전극의 위치(positioning of electrode)

전극의 위치는 시치에 큰 영향을 준다. 검사전극을 운동점에 대지 않았을 때는 운동점을 자극했을 때보다 10배 이상 올라간다. 큰 근육에서는 운동점에서 2~3 cm 정도 벗어나 자극했을 때에는 기전류에 큰 영향을 주지 않지만 적은 근육에서는 기전류가 25%, 시치는 400% 정도 올라간다. 따라서 검사전극을 운동점에 정확히 대주는 것은 매우 중요하다.

비활성전극을 검사전극과 가까이 해서 회로 내에 저항이 떨어지면 문턱값이 떨어져 기전류와 시치가 100%까지 변하게 된다. 따라서 비활성전극은 검사전극의 반대쪽에 대주고, 반대쪽에서 다시 검사를 할 때에는 비활성전극을 다시 반대로 옮겨주어야 한다.

6) 나이(age)

신생아의 모든 근육과 신경의 시치는 어른의 시치보다 10배 정도 높으나 생후 3개월부터 신경이 점점 성숙됨에 따라 시치가 변화하여 7~8개월부터 어른의 시치값에 이른다.

7.3. 시치의 변화

1) 탈신경(denervation)

신경손상으로 신경이 근육을 지배하지 못하면 탈신경 10~14일 후 시치가 빠르게 올라가 정상의 50~100배 올라 25 ms에 이른다. 시치는 신경손상 21일째에는 최고에 도달했다가 서서히 떨어져 100배에 머무른다. 시치가 50배 이상이 되면 완전히 탈신경된 것으로 보며 회복이 시작되면 30~40일에 이르러 15 ms 정도로 떨어진다.

부분 탈신경 때에는 손상정도에 따라 다르지만 일부의 근섬유는 신경지배를 받고 있기 때문에 기전류값이 대개는 변화하지 않고 시치도 크게는 변하지 않아 시치검사가 큰 의미가 없다.

2) 신경재지배(reinnervation)

신경이 재지배되고 있을 때에는 시치가 점점 떨어지기 시작하는데 강시곡선에서 마루턱(kink)이 나타나듯 불규칙하나 대개는 10 ms 이내가 된다. 신경재지배가 이루어져 근육이 수의적으로 수축하게 되면 시치는 정상으로 돌아온다.

3) 신경뿌리손상(nerve root injury)

척수신경뿌리가 손상되면 신경뿌리가 지배하는 근육의 시치가 올라간다.

4) 말초신경병증(peripheral neuropathy)

감염 신경염, 독신경염 등의 말초신경질환이 있을 때에는 흥분성이 증가하여 시치 및 기전류가 낮아진다.

5) 상위신경원 질환(upper motor neuron lesion)

시치는 운동신경, 감각신경을 비롯 중추신경이 서로 유기적으로 작용할 때 정상을 유지할 수 있다. 따라서 상위신경원 질환이 있으면 시치가 변화한다. 예를 들어 추체로(pyramidal tract) 손상이 있을 때 굽힘근육들은 시치가 약간 감소하지만 폄근육들은 2배 정도 증가한다. 그러나 이와 같은 시치의 변화는 적거나 거의 정상범위 안에서 이루어지는 것이 보통이며 진단가치는 크지 않다.

6) 근육병증(myopathy)

근육질환에서는 시치의 유의한 변화가 없다. 중증근무력증의 경우 운동을 한 다음에는 시치가 2~3배 올라가나 보통 때에는 정상을 유지한다. 근이영양증에서는 시치의 변화가 없지만 후기에 가서 근육이 섬유조직으로 대치되면 근육의 흥분성이 없어져 시치가 올라간다. 그러나 긴장성 근이영양증에서는 시치가 40~80 ms까지 올라가기도 한다.

8 강시곡선 검사

8.1. 강시곡선

신경 및 근육과 같은 흥분성 조직을 전기자극할 때 전류의 강도와 통전시간은 대략 역상관관계를 이루며 반응을 하는데 반응의 정도는 자극의 강도와 시간의 크기에 따라 결정된다. 강도와 시간이라는 두 변수의 관계를 그래프로 나타낸 것이 강시곡선인데 가로좌표(abscissa)를 따라 긴 통전시간에서 부터 짧은 통전시간에 이르기까지 여러 시간대별로 자극했을 때 흥분이 일어나는 문턱값강도, 즉 최소가시수축(mvc)이 일어나는 전류강도를 세로좌표(ordinate)에 따라 점으로 표시하여 이를 연결한 곡선을 강시곡선(SDC)이라 하고 intensity time curve(ITC), intensity duration curve(IDC)라고도 한다. 이러한 강시곡선은 신경 및 근육의 흥분성의 상태를 파악할 수 있기 때문에 진단 가치가 있다.

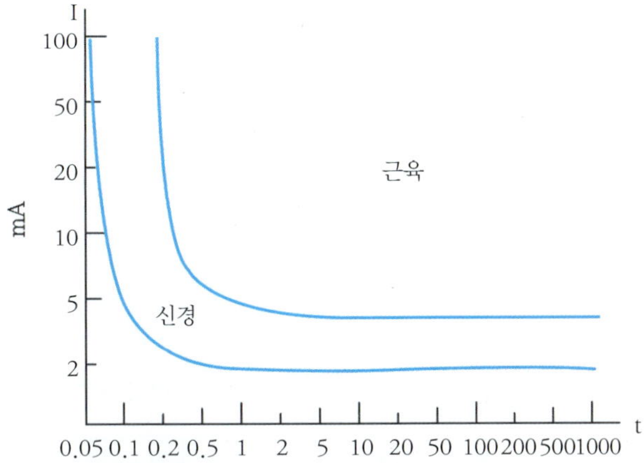

그림 7-7 정상 근육과 신경의 강시곡선

강시곡선은 한 장의 검사지에 연속적으로 곡선을 그려 진행 상태를 일목요연하게 볼 수 있고 근전도에 비해 경피적 검사이므로 불편이 적으며 간편하게 검사할 수 있는 전기진단 방법이다.

8.2. 강시곡선의 특징

1) 정상 근육의 강시곡선(normal SD curve)

신경은 근육보다 자극문턱값이 낮아서 적은 양의 전류로 자극해도 상대적으로 근육보다 반응이 잘 나타난다. 또한 근섬유는 비교적 긴 통전시간으로 자극해야 반응이 잘 나타나지만 신경섬유는 짧은 통전시간에서도 반응이 잘 일어난다. 그러나 정상근육을 전기자극하면 근육 안에 분포된 신경섬유와 근섬유자체가 다같이 흥분하기 때문에 짧은 통전시간으로 자극해도 반응이 잘 일어나고 통전시간이 변화함에 따라 문턱값 강도의 변화가 비교적 적다. 통전시간이 길 때에는 가중현상에 의해 거의 같은 전류강도로 반응이 일어나기 때문에 수평선을 유지하다가 0.1~0.01 ms 사이에서 높은 전류강도로 자극해야 반응이 일어나기 때문에 하방 좌편향(left and downward)된 평탄한 연속곡선(continous flat curve)을 갖게 된다(그림 7-7).

2) 탈신경근육의 강시곡선(SD curve of denervated muscle)

신경이 손상되면 신경의 흥분성이 감소되고 근섬유 자체만 전기자극에 반응을 나타낸다. 근섬유는 비교적 긴 통전시간으로 자극해야 반응이 잘 나타나기 때문에 탈신경근육은 긴 통전시간으로 자극해야 하며, 특히 1~10 ms의 통전시간부터는 문턱값 강도가 가파르게 높아지기 때문에 상향 우편향(right and upward)된 연속성을 유지하는 포물선(parabola)을 갖게 된다(그림 7-8).

위축(atrophy)이 진행되었을 때는 통전시간이 짧으면 반응이 일어나지 않기 때문에 수평부분은

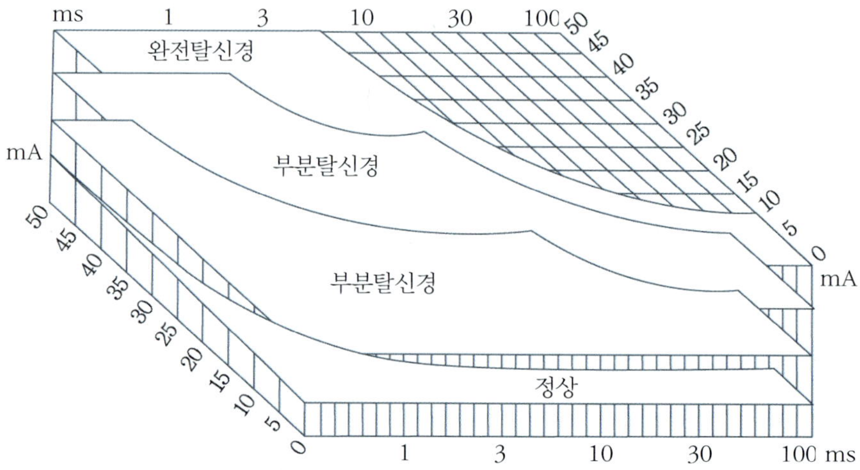

그림 7-8 탈신경근육의 강시곡선

없고 30~1,000 ms 사이에서 급속히 상방으로 비탈을 이루는 곡선(sharply upward slope curve)을 보인다.

3) 부분 탈신경 근육의 강시곡선(SD curve of partial denervated muscle)

부분 탈신경에서는 신경손상 직후 또는 서서히 신경섬유가 변성됨에 따라 신경섬유의 흥분성이 부분적으로 상실 또는 감소된다. 탈신경 근육섬유와 정상 근육섬유 중 어느 한 가지 요소가 우세함에 따라 강시곡선은 불연속 곡선(discontinuted curve)이 나타난다. 강시곡선에서 불연속선(discontinuity), 마루턱(kink) 및 고원(plateau)의 출현은 탈신경의 초기 징후이며, 특히 신경의 병변이 점진적으로 진행될 때는 근전도보다 쉽게 파악할 수 있다.

대개는 3~10 ms 사이에서 마루턱 및 불연속선이 나타난다(그림 7-8). 곡선의 형태로 부분 탈신경의 정도를 알 수 있는데 부분 탈신경의 범위가 클 때는 전반적으로 탈신경 때의 강시곡선과 비슷하게 곡선이 생기면서 마루턱이 나타나고, 탈신경의 범위가 작을 때는 정상 강시곡선과 비슷한 곡선에 마루턱이 나타난다.

4) 신경 재지배의 강시곡선(SD curve of reinnervated muscle)

신경재지배 때는 강시곡선에서 마루턱이 나타나고 하향 좌편향(left and downward)되는 불연속곡선을 갖게 된다. 불연속선 또는 마루턱은 강시곡선의 어느 부위에서 나타나건 회복의 첫 징후이다. 신경이 재지배될 때는 대개 3~10 ms 사이에서 마루턱이 처음으로 나타나고 10~30 ms 또는 1~3 ms 부위에서 다음으로 많이 마루턱이 나타난다. 때때로는 마루턱이 1~3 ms에서 먼저 나타나기도 한다. 어쨌든 거의 대부분이 30~1 ms 사이에서 첫 마루턱이 나타난다(그림 7-8).

마루턱이 나타나면 일반적으로 6주면 임상적 회복이 이루어지는 것으로 알려지고 있으며 대개는 근육의 수의수축능력이 돌아오기 3~4개월 전에 마루턱이 나타난다.

8.3. 강시곡선에 영향을 미치는 요인

강시곡선은 피부온도, 혈류량, 부종, 전극위치 등 여러 가지 요인에 영향을 받는다.

1) 피부온도(skin temperature)

피부온도의 변화는 기전류에 영향을 미친다. 피부온도가 상승하면 기전류가 낮아지고 피부온도가 떨어지면 기전류는 올라간다. 대개는 피부온도가 3℃ 또는 그 이상 변화하면 기전류 값이 변화하기 때문에 검사 전 피부온도를 일정하게 유지하는 것은 중요한 요인이다.

2) 습도(humidity)

주위 환경의 습도는 기전류 값을 변화시킨다.

3) 근육의 깊이(deeply placed muscle)

표면조직 및 피부밑지방이 많은 부위는 전기저항이 높고, 깊이 자리한 근육은 바르게 찾아서 자극할 수 없기 때문에 정확한 결과를 얻기 어렵고 표면 근육만 정확하게 측정할 수 있다.

4) 부종(edema)

국소 또는 전신 부종이 있을 때에는 피부저항이 높아져 기전류가 상승하고 근수축 반응을 일으키기 위해서는 견디기 어려울 정도의 높은 전류강도가 필요하므로 강시곡선을 구하기가 어렵다.

5) 혈류 양(amount of blood supply)

국소빈혈이 있는 부위는 흥분 문턱값이 상승되고 근육의 흥분성이 감소되며 높은 전류강도로 자극하면 통증 및 불편감이 심해져서 강시곡선을 구하기 어렵다.

6) 전극의 위치(positioning of electrode)

검사전극 및 비활성전극의 위치는 강시곡선에 큰 영향을 준다. 검사 근육 외의 주위 근육이나 속에 있는 근육이 자극되지 않도록 검사전극을 운동점 또는 근육에 정확하게 대야 하며 비활성전극도 충분한 거리를 두고 대주어야 한다.

7) 압력(pressure)

검사전극을 대고 누르는 압력에 따라 값이 달라질 수 있다.

8.4. 강시곡선의 임상응용

강시곡선은 말초신경손상, 말초신경질환, 얼굴신경마비 등의 말초신경 병변, 소아마비, 근육위축가쪽경화증, 횡단척수염 등의 척수앞뿔세포병변의 진단 및 예후를 판정하는데 가치가 있다. 근육질환에서는 정상 강시곡선을 보이지만 후기에 섬유증이 생기면 비정상 곡선을 보이며, 근육퇴행위축(progressive familial muscular dystrophy)에서는 비정상 곡선을 나타낸다. 상위신경원질환에서는 유의성이 없다.

9 직류강축비검사

9.1. 직류강축비(galvanic tetanus ratio, GTR)

직류강축비는 최소가시수축을 일으키는 전류강도와 강축을 일으키는 전류강도의 관계를 비로 나타낸 것으로 강축을 일으키는데 필요한 전류량을 단일수축을 일으키는데 필요한 전류량으로 나눈 값이 강축비이다.

$$\text{직류강축비} = \frac{\text{강축을 일으키는 전류량}}{\text{단일수축을 일으키는 전류량}}$$

신경과 근육의 순응능력이 다르기 때문에 연축 및 강축을 일으키는 전류강도가 정상 근육과 탈신경근육에서 뚜렷한 차이가 있어 평류강축비를 진단목적으로 사용할 수 있다.

직류강축비검사는 정확도가 떨어지고 사람에 따라서는 매우 높은 강도로 자극해야 하기 때문에 오늘날 널리 사용되지 않고 있다.

9.2. 정상 근육의 직류강축비

정상 근육의 직류강축비는 3.5~6 : 1이다. 신경지배가 정상인 근육을 전기자극하면 흥분문턱값가 낮은 신경이 먼저 반응하므로 비교적 낮은 강도로 자극해도 연축이 잘 일어난다. 그러나 강축을 일으키기 위해서는 연축을 일으키는 강도보다 3.5~6배의 강도로 자극해야 하는데 이는 신경이 순응률이 높기 때문이다(표 7-9).

표 7-9. 직류강축비

신경상태	직류강축비
정상	3.5~6 : 1 12.5 mA : 2.5 mA
변성	10 : 1
탈신경	1~1.5 : 1
재생	1~20 : 1

9.3. 탈신경근육의 직류강축비

신경손상 직후 변성이 됨에 따라 직류강축비가 올라가기 시작해서 손상 후 30일에서 최고 10 : 1까지 올라갔다가 점점 떨어진다.

탈신경근육의 직류강축비는 1~1.5 : 1이다. 탈신경근육에서는 전기자극으로 근육 자체가 반응하므로 비교적 높은 강도로 자극해야 단일수축이 일어나고, 여기에서 거의 같은 강도 또는 약간만 강도를 높이면 강축이 일어나며 강축의 형태는 벌레가 꿈틀거리는 듯한 불완전 강축이다.

9.4. 신경재생의 직류강축비

신경의 재생이 일어나면 직류강축비가 20 : 1까지 올라갔다가 점점 재생이 될수록 떨어져 정상치로 돌아온다. 직류강축비가 정상으로 돌아오기 전에 수의적으로 근육수축을 할 수 있게 된다.

10 맥동비검사

맥동비(pulse ratio)는 1 ms와 100 ms의 통전시간으로 근육을 자극했을 때 근육수축이 일어나는 강도를 비로 나타낸 것이다. 1 ms에서 근육수축을 일으키는데 필요한 전류량을 100 ms에서 근육수축을 일으키는데 필요한 전류량으로 나눈 값이 맥동비이다. 맥동비검사는 정확하지는 않지만 손상의 진행정도를 알 수 있는 검사이다.

1 ms 및 100 ms의 통전시간으로 정상근육의 운동점을 자극했을 때에는 같거나 거의 비슷한 전류강도에서 근육수축이 일어나고 경우에 따라서는 약간 높을 수도 있지만 2.2 : 1은 넘지 않는다. 탈신경근육은 1 ms에서 근육수축이 일어나기 위해서는 높은 강도를 필요로 하기 때문에 맥동비가 2.5 : 1 이상이 된다. 완전 탈신경근육은 1 ms에서는 반응이 일어나지 않는다.

11 신경흥분성검사

신경흥분성검사(nerve excitability test)는 위상기간이 짧은 낮은 주파수의 전류로 표면부로 주행하는 신경을 자극하여 신경이 지배하는 근육을 수축시키는데 필요한 전류강도의 변화를 관찰하여 신경줄기(nerve trunk)의 흥분성과 전도도를 파악할 수 있는 검사이다. 오늘날 신경흥분성검사는 주로 안면신경 손상의 조기진단 목적으로 많이 사용하지만 큰 신경은 정확도가 떨어져 별로 사용하지 않는다.

0.1 ms 또는 1 ms의 직사각형파 전류로 신경줄기를 자극하여 신경이 지배하는 근육들의 최소가시수축(mvc)이 일어나는 전류강도를 구하고 반대쪽에서도 마찬가지로 자극하여 전류강도를 구하여 비교한다. 양쪽을 비교하여 3 mA(8 V) 또는 그 이상 차이가 나면 탈신경으로 간주할 수 있다. 신경에 따른 정상치는 표 7-10과 같고 신경손상의 정도에 따른 값은 표 7-11과 같다.

신경손상 3일째부터 10일째까지는 매일 검사를 한다. 만일 변화가 있으면 14일째까지 검사한다. 처음 6일 이내에 전류강도가 점점 증가하면 신경주위에서 부종이 증가함을 시사하는데 이때는 감압술(decompression)이나 스테로이드 치료가 필요하므로 의뢰한 의사에게 알리도록 한다.

표 7-10. 신경에 따른 신경흥분성검사의 정상값

신 경	흥분성
얼굴신경	2~16 mA(8~25 V)
노신경	0.9~2.7 mA
정중신경	0.3~1.5 mA
자신경	0.2~0.55 mA
정강신경	0.28~0.5 mA

표 7-11. 신경손상 정도에 따른 신경흥분성의 변화

신경손상의 정도	흥분성의 변화
신경차단(neuropraxia)	정상 1~2 mA(2~4 V)
축삭협착(axonostenosis)	정상보다 3~4 mA(8~12 V) 높다.
축삭절단(axonotmesis)	정상보다 5~7 mA(12~18 V) 높다.
신경절단(neurotmesis) 또는 심한 축삭절단	반응없음

12 근전도

12.1. 근전도

근전도검사(electromyography, EMG)는 근육섬유막의 구조와 기능에 관련된 근육의 미세한 전기활동을 탐지하고 기록하여 말초신경, 신경근육이음부, 골격근육에서 일어나는 병변을 진단하고 경과 및 예후를 판정하는 전기생리학적 검사의 한 종류이다.

12.2. 기기

1) 근전도기록계(electromyograph)

근전도기록계는 근육의 전기활동을 탐지하는 전극과 전기활동을 증폭시키는 증폭기 및 이를 표시하고 기록하는 음극관과 확성기 및 기록장치로 구성되어 있다(그림 7-9).

(1) 증폭기(amplifier)

증폭기는 표면전극 및 침전극으로 탐지된 아주 작은 근육의 전기활동을 증폭시키는 장치이다. 근전도기록계에 사용하는 증폭기는 2~10,000 Hz의 주파수 범위를 갖고 있어야 하며 높고 균일한 전압을 얻을 수 있어야 한다(표 7-12).

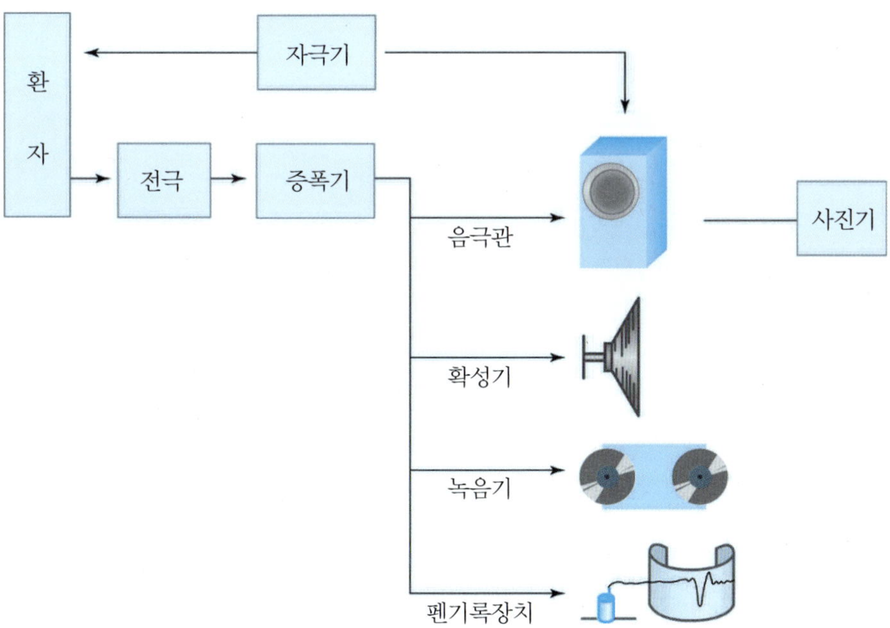

그림 7-9 전형적인 근전도기록계의 기본 구성요소

표 7-12. 근전도, 뇌파, 심전도 기록에 필요한 전기적 특성

종 류	전압범위	주파수반응
근전도(EMG)	0.003~15.0 mV	2~10,000 Hz
뇌 파(EEG)	0.001~0.10 mV	0.02~100 Hz
심전도(ECG)	0.02~5.0 mV	0.1~30 Hz

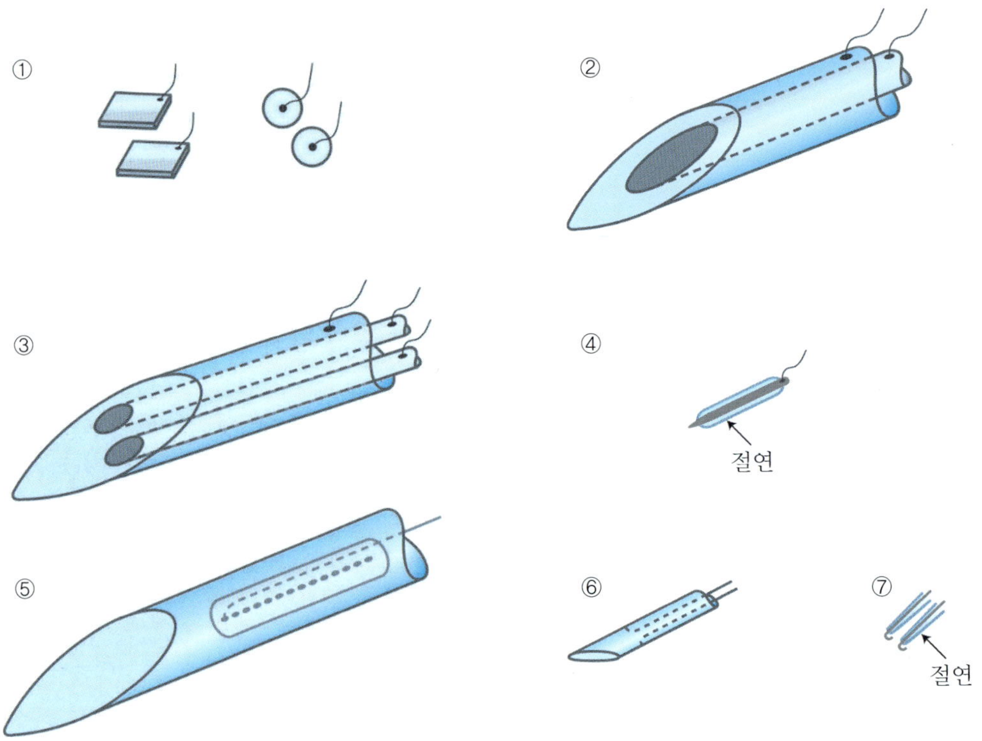

그림 7-10 근전도에 사용하는 여러 종류의 전극

(2) 감시장치(monitoring devices)

증폭기에서 증폭된 근육의 전기활동은 음극관, 확성기, 기록장치에 연결된다.

① 음극선관(oscilloscope)

증폭된 근육의 전기활동은 음극선관에 표시되어 그때그때 나타나는 전위를 곧바로 확인 감시할 수 있다.

② 확성기(speaker)

확성기는 청각증폭기(audioamplifier)로 근육에서 발생한 전위의 크기 및 이상 등을 청각에 의해 감시할 수 있는 장치이다.

③ 기록장치(recording devices)

음극관 및 확성기를 통해 표시된 근육활동을 영구하게 보존할 수 있는 기록장치이다. 기록방법은

펜기록장치, 자기테입, 사진 등의 장치로 기록한다.

(3) 전극(electrode)

근전도에 사용하는 전극은 근육의 전기활동을 탐지하는 도구로 여러 가지 형태가 있다(그림 7-10).

① 표면전극 또는 피부전극(surface or skin electrode)
② 동심형침전극(concentric needle electrode)
③ 쌍극침전극(bipolar needle electrode)
④ 단극침전극(monopolar needle electrode)
⑤ 다전극(multielectrode)
⑥ 야누스전극(janus electrode)
⑦ 연성금침전극(flexible wire electrode)

12.3. 정상 근전도

1) 안정상태의 정상 근전도(normal EMG at rest)

(1) 삽입활동(insertional activity)

삽입활동은 침전극이 근육 안으로 들어갈 때와 근육 안에서 침전극을 이동할 때 근섬유가 파열되거나 기계적 자극에 의한 근육손상으로 인해 일어나는 자발적인 돌발파를 삽입활동 또는 삽입활동전위라 한다. 정상근육의 삽입활동의 특징은 진폭이 크고 불규칙하며 큰 가시파가 자주 나타나고 300 ms의 짧은 기간을 갖는다(그림 7-11).

(2) 자발활동(spontaneous electrical activity)

삽입활동이 나타난 다음 이완된 근육에서는 전기활동이 없어야 한다. 즉 안정 시 정상근육은 전기적으로 활동이 없지만 실제로 완전한 이완을 기대할 수 없기 때문에 병적의의가 없는 낮은 주파수의 돌발파가 발생한다. 그러나 예외적으로 두 종류의 종판잡음이 발생한다(그림 7-12).

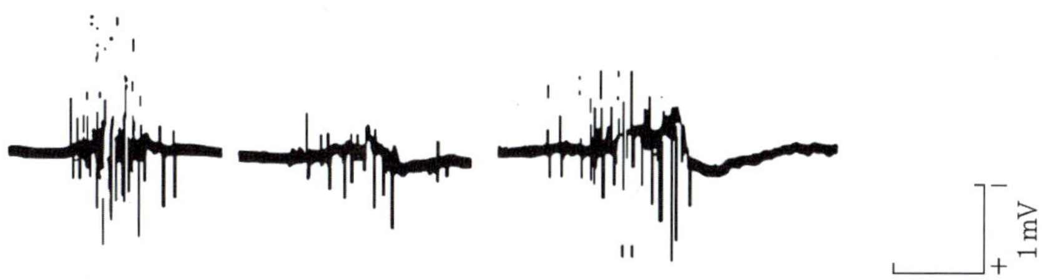

그림 7-11 정상근육의 삽입활동

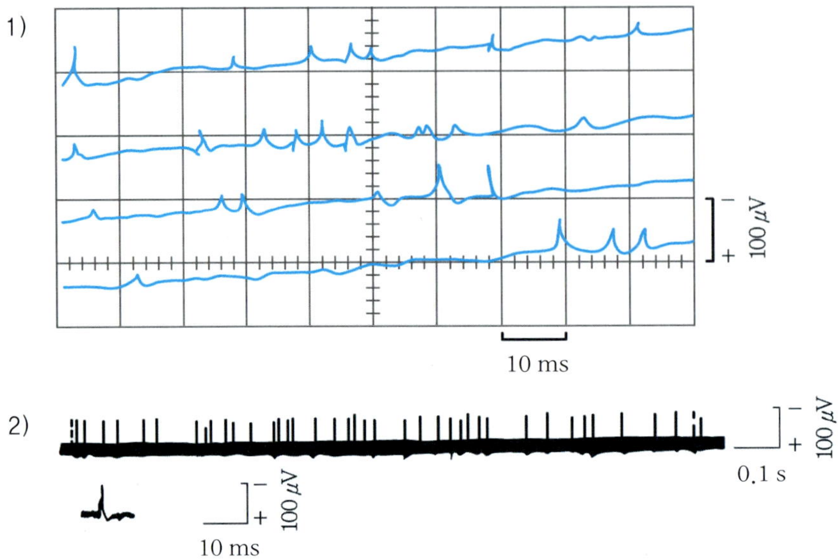

그림 7-12 정상근육의 종판부위에서 기록된 종판잡음. 1) 자발활동, 2) 신경전위

표 7-13. 신경전위와 종판전위의 특성

특 징	신경전위	종판전위
빈도수(frequency)	규칙적(30~150/s)	규칙적, 높다
진폭(amplitude)	낮다(200 μV 이하)	낮다(10~100 μV)
시간(duration)	짧다(1~3 ms)	짧다(1~2 ms)
파형(wave form)	이상파	음위상이 많은 단상파
소리(speaker sound)	높은음	조가비(seashell)소리

① 신경전위(nerve potential)

신경전위는 종판잡음의 한 유형으로 빈도가 30~150/s이나 비교적 규칙적이고 침전극을 움직이면 없어진다. 진폭은 최고 200 μV로 낮고 지속시간이 3~5 ms로 짧다. 파형은 음성에서 위상이 먼저 나타났다가 양성으로 편향된 이상파이며 소리는 높게 들린다(표 7-13). 주로 근육의 신경지배대에서 나타나며 임상적으로 환자가 심한 통증을 호소하며 침전극을 뽑거나 움직이면 전위가 작아지고 통증이 없어진다. 원인은 침전극의 끝이 근육내신경을 자극하기 때문이다.

② 종판전위(end-plate potential)

종판전위는 종판부위에서 발생하는 자발전위이다. 빈도는 높고, 진폭은 최고 10~100 μV로 낮으며 지속시간은 1~2 ms로 짧다. 파형은 음위상으로 편향된 단상파이며 소리는 조가비를 귀에 가까이 댔을 때의 특징적인 소리가 들린다(표 7-12). 침전극을 움직이면 전위가 없어진다. 원인은 침전극이 종판부위를 자극하기 때문이다.

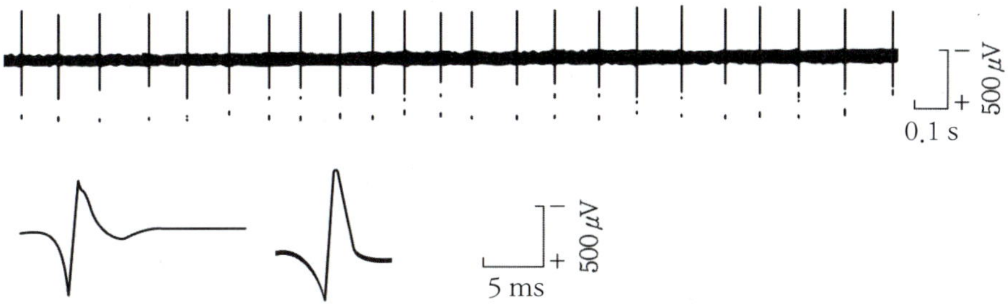

그림 7-13 정상 위팔두갈래근에서 기록한 단일 운동단위활동전위

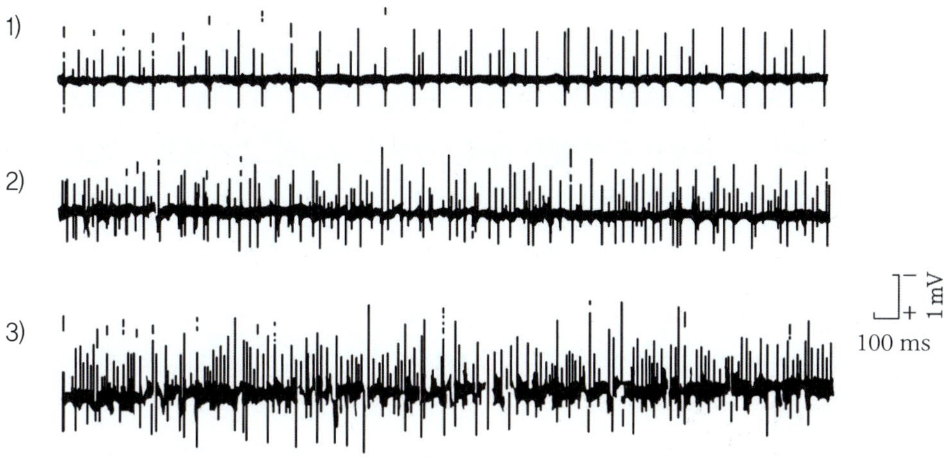

그림 7-14 간섭파형. 1) 단일운동단위파형, 2) 불완전간섭파형, 3) 완전간섭파형

2) 근육수축 때의 정상 근전도(normal EMG at contraction)

(1) 운동단위활동전위(motor unit action potential)

운동단위활동전위(MUAP)는 근육을 수의 수축할 때 나타나는 전위이다. 발사빈도는 5~50/s이고, 진폭은 300 μV~5 mV이며, 지속시간은 3~16 ms이고, 파형은 이상파 또는 삼상파이다(그림 7-13). 소리는 날카롭게 탁탁거리는 소리가 들린다. 운동단위에서 한 개의 신경섬유는 여러 개의 근섬유를 지배하고 있다. 운동단위활동전위는 여러 개의 근섬유에서 발생하는 활동전위가 합해진 것이다.

(2) 간섭파형(interference pattern)

근육을 가볍게 수축하면 5~15/s의 발사빈도를 보이고 한 개 또는 두 개의 가시전위가 명확하게 분리되는 단일운동단위파형(single motor unit pattern)이 나타난다. 수축력을 점점 증가시키면 발사빈도가 증가하고 부가적으로 운동단위가 보강되어 비동기성으로 많은 가시파가 발생하는 불완전간섭파(partial interferential pattern)가 나타나고, 근육을 최대로 수축하면 발사빈도는 25~50/s로 더욱 더 증가하고 전위가 서로 간섭하여 각각의 전위가 구분되지 않는 완전간섭파(complete interferential pattern)가 나타난다(그림 7-14).

12.4. 이상 근전도

1) 안정상태의 이상 근전도(abnormal EMG at rest)

정상근육의 종판대에서 신경전위 및 종판전위와 같이 침전극삽입으로 일어나는 자발활동은 정상적이지만 종판대 이외에서 자발활동이 일어나면 임상적 의의가 있고 이상을 의미한다. 안정시 근육에서 나타나는 자발활동은 잔떨림전위, 양성예파, 섬유연축 및 고주파발사 등이 있다.

(1) 잔떨림전위(fibrillation potential)

잔떨림전위는 이완된 근육에서 나타나는 자발활동이다. 발사빈도가 1~30/s로 매우 불규칙하고, 진폭은 20~300 μV로 낮으며, 지속시간이 1~5 ms로 짧다. 파형은 이상파 또는 삼상이며 소리는 달걀을 튀길 때 나는 높은 소리가 들린다(그림 7-15). 잔떨림전위가 나타나면 종판대 이외의 부위에서 적어도 두 곳, 가능하면 세 곳에서 확인해야 한다. 침전극 주위를 손가락으로 가볍게 두들겨 기계적 자극을 주면 잔떨림전위가 더 잘 나타나며 눈으로 볼 수는 없으나 혀로 발견할 수 있다. 잔떨림전위는 탈신경근에서 나타난다. 특히 왈러변성이 일어나는 말초신경손상 1~3주 후부터 나타난다. 또한 진행성근이영양증, 여러근육염(polymyositis), 보툴리눔독소증(botulism), 가족성 사지마비 등과 같은 원발성 근육질환에서 나타나며 정상근육에서도 10% 정도가 나타나기도 한다.

(2) 양성예파(positive sharp wave)

양성예파는 이완된 근육에서 자발적으로 불규칙하게 나타난다. 발사빈도가 2~100/s로 매우 불규칙하나 보통 10/s로 나타나고, 진폭은 30 μV~1 mV이며, 지속시간이 10 ms 이상이나 때로는 100 ms에 이르기도 한다. 파형은 양위상으로 예리하게 편향된 이상파이며 쿵하는 둔한 소리가 들린다(그림 7-16). 양성예파는 손상 받은 근육섬유의 부근에서 탐지되며 침전극을 삽입한 직후 몇 초 동안 나타났다가 곧 소실된다. 양성예파는 탈신경근육에서 나타나는데 잔떨림전위보다 먼저 나타난다. 드물게는 원발성 근육질환에서 나타나기도 하며 정상근육에서는 보이지 않는다.

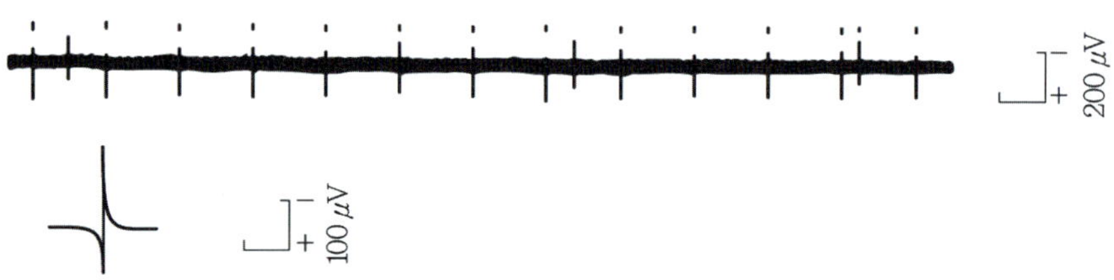

그림 7-15 잔떨림전위.

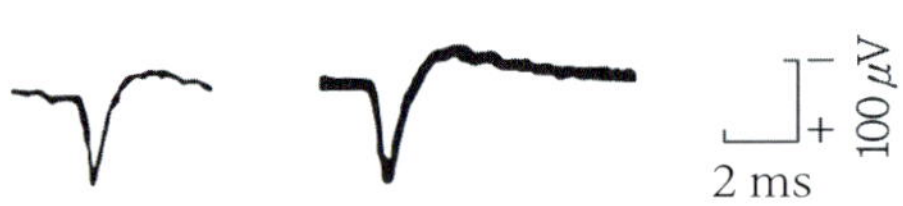

그림 7-16 전형적인 양성예파

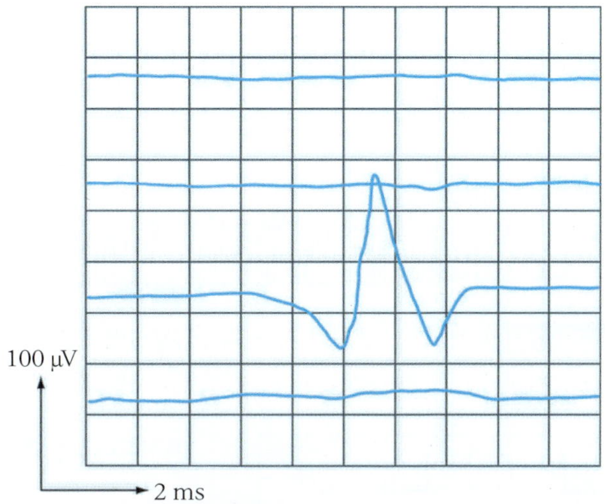

그림 7-17 섬유다발연축전위

(3) 섬유다발연축전위(fasciculation potential)

섬유다발연축전위는 이완된 근육에서 나타나는 근섬유속의 자발적 불수의적 단일수축으로 관절 운동은 없지만 피부의 움직임을 관찰할 수 있다. 발사빈도는 1~50/min으로 불규칙한 율동을 보이고 진폭 및 지속시간은 정상 운동단위활동전위와 비슷하다. 파형은 이상파, 삼상파 또는 복잡한 다상파이다(그림 7-17). 섬유다발연축전위는 단일 근섬유의 자발수축인 잔떨림, 진전, 간대성경련과 구분해야 한다. 섬유다발경련은 정상근육에서도 흔히 나타나며, 운동신경질환이나 척수성근육위축증과 같은 척수앞뿔세포질환에서 가장 빈번하게 나타나고 염증 및 압박 또는 갑상선중독 등으로 인한 척수신경뿌리병증(radiculopathy)에서도 나타난다. 원발성 근육질환에서는 볼 수 없다.

(4) 고빈도 발사(high frequency discharge)

고빈도 발사는 이완된 근육에서 나타나는 발사빈도와 진폭 및 지속시간이 불규칙한 특이 발사현상이다. 근육긴장증(myotonia)에서는 발사빈도가 150/s에서부터 20/s까지 연속적으로 증감하며 진폭이 점점 커졌다 점점 작아지는 현상(wax & wane)이 보이고 지속시간은 짧거나 거의 정상 운동단위전위와 비슷하며(그림 7-18), 확성기에서는 급강하 폭격음(divebomber)과 같은 소리가 들리는 근육긴장 반응(myotonic response)이 나타난다. 근육긴장 고빈도발사는 진행성근이영양증의 긴장형, 선천성 근육긴장증 등 원발성 근육질환에서 볼 수 있으며 침전극의 이동, 타진, 수의수축으로 잘 유발된다. 여러 근육염에서는 지속시간이 짧은 다상성 고빈도발사가 나타난다. 신경질환에서 나타나는 경우도 있다.

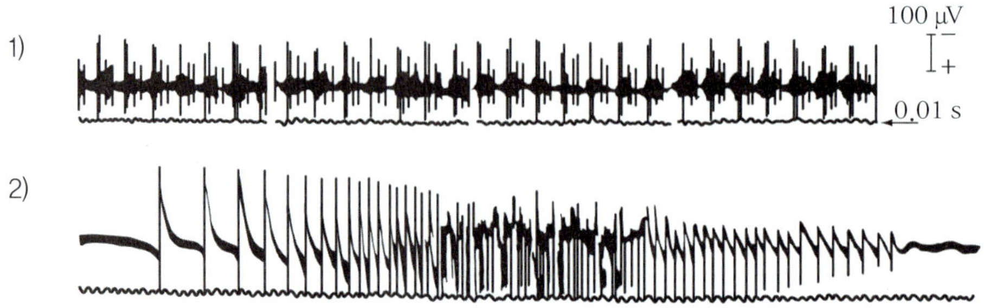

그림 7-18 1) 고빈도발사와 2) 근육긴장성 고빈도발사

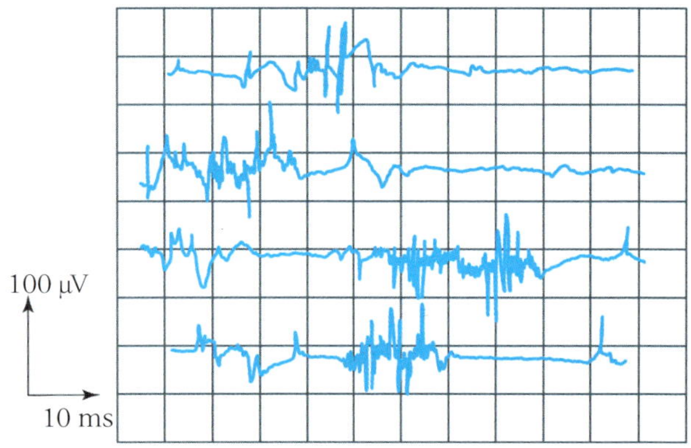

그림 7-19 다상전위

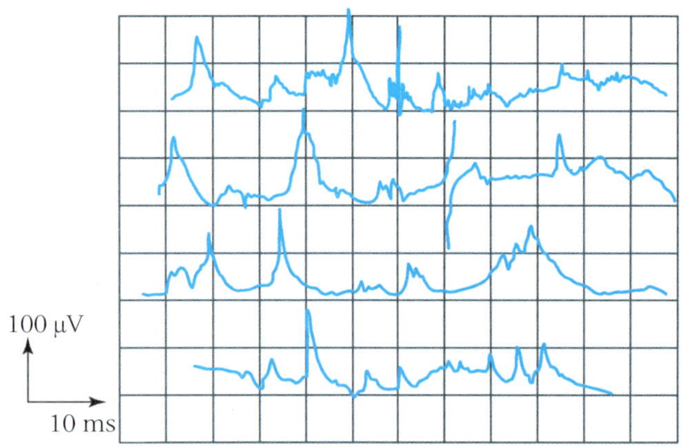

그림 7-20 거대전위

2) 근육수축 때의 이상 근전도 (abnormal EMG at contraction)

(1) 다상전위(polyphasic potential)

다상전위는 근육수축시 나타나는 이상 전위이다. 발사빈도는 2~20/s, 진폭은 10~1,500 μV, 지속시간이 5~15 ms, 파형은 5~25개의 가시파가 나타난다(그림 7-19). 확성기에서는 마차가 비포장도로를 갈 때처럼 거칠게 덜컹대는 소리(rattling)가 들린다. 특히 신경재지배때 특징적으로 나타나며, 척수신경뿌리병증, 온도 감소 때를 비롯하여 정상근육의 5~10%에서 나타난다.

(2) 거대전위(giant potential)

거대전위는 근육수축시 나타나는 이상 전위이다. 진폭이 정상보다 50배 정도 높은 4~25 mV이고, 지속시간은 12 ms 이상이며, 2~7개의 가시파가 나타난다(그림 7-20). 확성기에서는 천둥치는 듯한 소리가 들린다. 척수신경뿌리병증, 근육위축가쪽경화증 및 소아마비와 같은 척수앞뿔세포병증에서 특징적으로 나타난다.

(3) 단시운동단위활동전위(short duration motor unit action potential)

단시운동단위활동전는 근육수축시 나타나는 이상 전위이다. 진폭은 100~500 μV이고, 지속시간은 4~6 ms이며, 파형은 이상파 또는 삼상파이다(그림 7-21). 원발성 근질환에서 특징적으로 나타난다.

13 신경전도속도

13.1. 신경전도속도

신경전도속도(nerve conduction velocity, NCV) 측정은 방법이 간단하고 불편감이 적어서 환자가 참기 좋고 협조가 거의 필요하지 않은 장점이 있어 말초신경의 병변 여부와 부위 및 정도, 예후 등을 파악하는데 널리 사용되고 있다. 특히 신경전도속도는 근전도에 변화가 나타나기 이전에 신경의 병변을 포착할 수 있어 말초신경병변, 비골근위축증(peroneal muscular dystrophy), 신경염 등 말초신경질환의 조기진단에 매우 유효하다.

13.2. 기기

신경전도속도의 측정에는 근전도기록계, 전기자극기 및 전극이 필요하다.

1) 근전도기록계(EMG)

근전도기록계는 근전도에서 사용하는 일반적인 기록계를 사용한다.

2) 전기자극기(stimulator)

전기자극기는 주파수가 50 Hz까지 나오고, 맥동기간은 0.1~3 ms이고, 진폭은 500 V까지, 전류는 100 mA까지 가능한 직사각형파의 자극기를 사용한다. 직사각형파는 맥동기간과 진폭을 쉽게 변화시킬 수 있는 장점이 있다. 전기자극시 인공물(artifact)을 줄이기 위해 차폐된 격리변압기(isolated

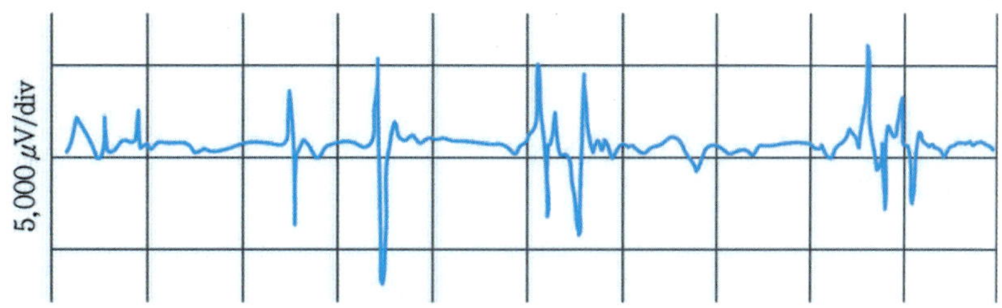

그림 7-21 단시운동단위활동전위

transformer)를 사용한다.

3) 전극(electrode)

신경전도속도의 측정에는 자극전극과 기록전극을 사용한다.

(1) 자극전극(stimulate electrode)

전기자극에 사용하는 전극은 팔찌모양의 청소기형(pipe cleaner) 전극, 전위계가 달려있는 손잡이형(hand-held unit) 전극 등 모양과 형태가 여러 가지가 있다. 대개 한 쪽 면에 두 개의 금속막대가 달려있는 손잡이형을 사용한다. 때때로 궁둥신경의 경우 침전극을 자극전극으로 사용하기도 하며, 감각신경은 은선(silver wire) 또는 식염수에 적신 면(flannel)을 사용하기도 한다.

(2) 기록전극(recording electrode)

반응을 기록하는 기록전극은 활성기록전극(active recording electrode)과 기준전극(reference electrode)이 있다. 기록전극은 원형의 주석 또는 은판을 전선에 연결한 표면전극을 사용한다. 때로는 침전극을 사용하기도 한다.

(3) 접지전극(ground electrode)

접지전극은 아연과 납의 합금으로 만든 전극이다.

13.3. 운동신경전도속도 검사방법

팔과 다리에서 표 7-14와 같이 전극을 부착하고 전기자극을 가하여 운동신경전도속도를 측정한다 (그림 7-22).

표 7-14. 팔와 다리의 운동신경전도속도 측정 시 전극의 위치

검사신경	활성기록전극	기준전극	접지전극
자신경	새끼벌림근 운동점	근육 정지부 건	손등
정중신경	짧은엄지벌림근 운동점	근육 정지부 건	손등
노신경	집게폄근 운동점	근육 정지부 건	손등
	긴엄지폄근 운동점	근육 정지부 건	손등
뒤정강신경	엄지벌림근 운동점	근육 정지부 건	발등
	새끼벌림근 운동점	근육 정지부 건	발등
종아리신경	짧은발가락폄근 운동점	근육 정지부 건	발등
궁둥신경	엄지벌림근 운동점	근육 정지부 건	발등
	짧은발가락폄근 운동점	근육 정지부 건	발등

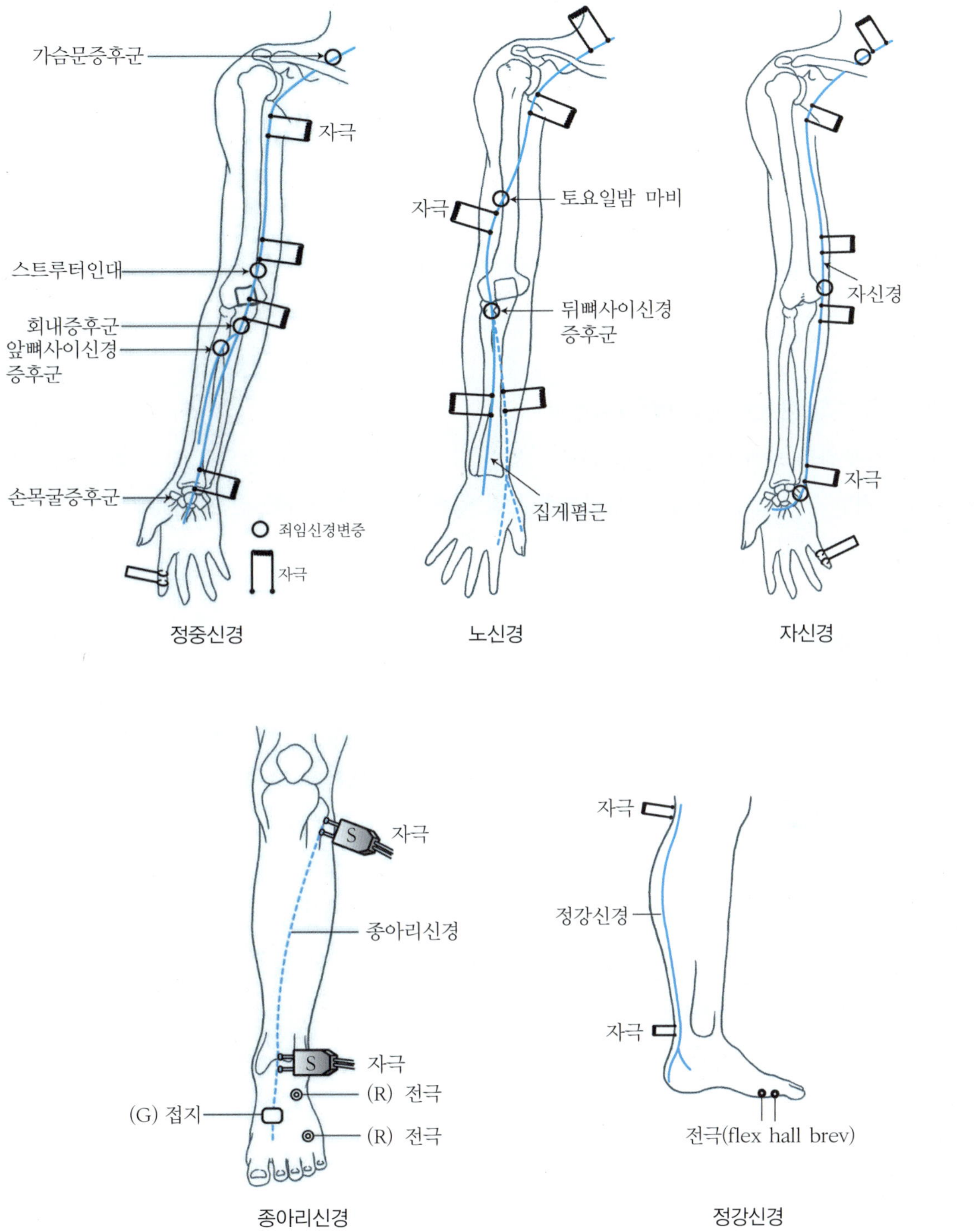

그림 7-22 팔 및 다리의 운동신경전도속도 검사의 자극부위와 전극위치

표 7-15. 팔와 다리의 운동신경전도속도 측정 때 전기자극의 부위

검사신경	자극부위 1	자극부위 2
자신경	손목관절 위	팔꿉관절 아래(위, 겨드랑)
정중신경	손목의 긴손바닥근 힘줄과 노쪽손목굽힘근 사이	팔꿉관절 아래
노신경	아래팔 위	노신경고랑(또는 에르브점)
뒤정강신경	발목 안쪽복사뼈 뒤	다리오금 안쪽
종아리신경	발목 앞정강근 힘줄	종아리뼈머리 가쪽
궁둥신경	넙다리뼈 큰결절과 궁둥뼈결절의 중간과 큰결절과 궁둥뼈결절 사이	다리오금 정점을 연결한 선의 근위부

1) 전극부착(electrode placement)

전극부착부위를 모래포(sand paper)로 가볍게 문지른 다음 알코올 솜으로 닦고 전극풀을 발라 피부의 전기저항을 감소시킨 다음 활성기록전극 및 기준전극을 검사하는 신경이 지배하는 근육의 힘살 및 힘줄에 부착하고 적절한 부위에 접지전극을 부착한다.

2) 전기자극(stimulating placement)

자극전극의 금속막대에 전극풀을 바르고 음극이 기록전극에 가깝게 위치시켜 검사하는 신경을 자극한다(표 7-15). 이때 전극풀이 피부표면에 퍼지면 두 전극 사이에서 전기단락(short circuit)현상이 생길 수 있으므로 주의해야 한다. 자극전극의 준비가 끝나면 전기자극기의 주파수를 1 Hz로 고정하고 처음에는 맥동기간을 0.1 ms로 짧게 하고 반응이 나타날 때까지 강도를 천천히 올리다가 활동전위의 진폭이 더 이상 증가하지 않는 지점에 도달하면 최대강도보다 25% 정도 더 증가시킨 최대강도(supramaximal intensity)로 자극한다.

13.4. 운동신경전도속도

원위부의 자극전극의 음극 지점과 근위부의 자극전극의 음극 지점을 줄자로 재서 거리를 측정하고, 화면에 나타난 근육활동전위를 보정하여 원위 잠복기와 근위 잠복기(latency)를 구한 후 그 차이를 구한다. 운동신경전도속도는 자극을 한 두 지점의 거리 (d)를 잠복기의 차이(Δt)로 나눈 값이며 단위는 m/s이다.

$$CV = \frac{d}{\Delta t}\,(m/s)$$

잠복기는 전기자극을 가한 시점에서부터 근육활동전위가 최초로 나타날 때 까지 걸리는 시간이다. 감각신경전도속도검사에서는 대개 반응전위가 크지 않기 때문에 최초 편향이 명백하게 나타나지 않

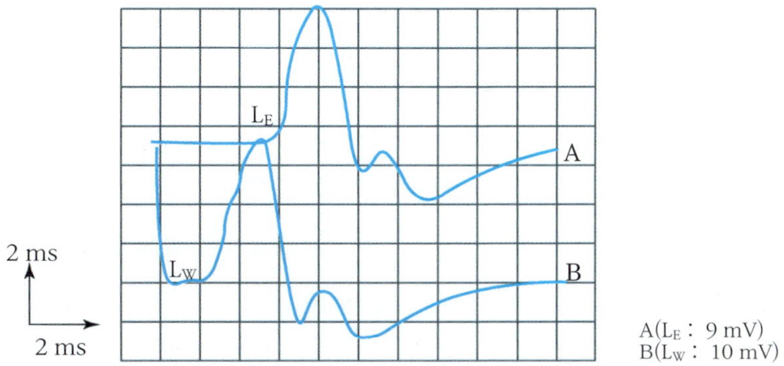

그림 7-23 팔꿉관절 위와 손목관절 위에서 자극하여 새끼벌림근에서 기록한 활동전위

표 7-16. 팔과 다리의 신경전도속도(m/s)와 잠복기(ms)

신경	운동신경섬유			감각신경섬유		
	전도속도	원위잠복기	근위잠복기	전도속도	원위잠복기	근위잠복기
자신경	58.7±5.1	6.10±0.69	2.59±0.39	64.7±5.4	5.67±0.59	2.54±0.29
정중신경	57.7± 4.9	7.39±0.69	3.49±0.34	61.9±4.2	6.46±0.71	2.84±0.34
노신경	62.0±5.1			69.0±5.7		
정강신경	48.5±3.6	12.05±1.53	3.96±1.00			
종아리신경	48.3±3.9	10.79±1.06	3.77±0.86			

는 경우가 있지만 운동신경의 경우에는 근육활동전위가 비교적 크고 기본선에서부터 최초 편향이 예리하게 나타나기 때문에 잠복기를 쉽게 판정할 수 있다.

그림 7-23은 팔꿉관절 위와 손목관절 아래에서 전기자극하여 자신경의 활동전위를 기록한 것이다. 손목관절과 팔꿉관절의 자극부위 거리(d)는 19.5 cm이다. 팔꿉관절 부위에서 자극한 후 소지외전근에서 근육활동전위를 기록하여 구한 잠복기(LE)는 5.7 ms이고, 손목관절 부위에서 자극한 후 새끼벌림근에서 얻은 잠복기(LW)는 2.3 ms이며, 잠복기의 차이(Δt)는 3.4 ms이다. 거리(d) 19.5 cm를 잠복기의 차이(Δt) 3.4 ms로 나누고 단위를 m와 s로 변환하면 자신경의 전도속도는 57.4 m/s가 된다. 정상성인 팔의 신경전도속도 범위는 40~75 m/s이며 다리는 38~60 m/s이다. 팔 및 다리의 운동 및 감각 신경전도속도는 표 7-16과 같다.

13.5. 신경전도속도에 영향을 미치는 요인

정상적으로 운동 및 감각 신경전도속도는 영향을 미치는 요인은 온도, 나이, 신경의 굵기 및 수초의 유무이며 이외에도 자극강도, 기록전극의 위치, 분석방법 등에 따라서도 신경전도속도가 다르게 나타난다.

1) 온도(temperature)

온도가 1℃ 변화함에 따라 전도속도는 1.8~4 m/s 변화한다. 대개 온도가 1℃ 내려가면 전도속도는 2~2.4 m/s 느려진다. 예를 들어 소아마비의 다리에서 전도속도를 측정하면 속도가 느리지만 다리를 따뜻하게 한 후 측정하면 전도속도가 거의 정상으로 된다. 그러므로 검사부위가 차가울 때 등 필요에 따라서 적외선 등으로 예열하여 따뜻하게 하고 검사실의 온도를 일정하게 유지해야 한다.

2) 나이(age)

영아, 유아, 노인의 운동신경전도속도는 성인보다 느리다. 자신경의 운동 전도속도를 예로 들어보면 생후 1주 32 m/s, 1주~4개월 42 m/s, 4개월~1년 49 m/s, 1~3년 59 m/s, 3~8년 66 m/s, 8~16년 68 m/s, 성인 63 m/s, 51~80년 58 m/s의 분포를 보인다. 전도속도는 한살 이전에는 서서히 증가하다 한살 이후부터 세살까지 급격히 증가하며 4~5살에는 성인값에 도달하여 16살까지 성인값을 약간 넘는다. 30~40살에 이르면 전도속도가 감소하고 60살 이후에는 10년마다 10%씩 감소한다. 감각신경전도속도도 아주 큰 차이는 아니지만 유의하게 감소한다.

3) 신경의 굵기(diameter of axon)

직경이 12~20 μm인 A-α 신경섬유의 전도속도는 72~100 m/s이고, 직경이 6~12 μm인 A-β섬유는 36~72 m/s, 직경이 0.4~1.2 μm인 C 섬유는 0.5~2 m/s에 지나지 않는 등 신경전도속도는 축삭의 굵기에 따라 다르다. 대개 축삭이 1 μm 굵어질수록 전도속도는 6 m/s 빨라진다.

13.6. 신경전도속도의 이상

말초신경손상, 손목굴증후군(carpal tunnel syndrome)이나 발목굴증후군(tarsal tunnel syndrone) 등과 같은 죄임신경병증(entrapment neuropathy), 여러 신경염, 당뇨병신경염, 중독성신경염, 샤르코-마리-투스병(Charcot-Marie-Tooth disease) 등이 있을 때 정도에 따라서 신경전도속도가 측정되지 않거나 느려지며 잠복기의 지연 등을 보인다. 신경이 절단된 직후에는 신경전도속도가 정상이나 축삭 및 신경초가 변성되는 7~10일 후부터는 신경전도를 하지 못한다.

부분탈신경 때는 손상 받지 않은 신경섬유가 자극을 전도하기 때문에 전도속도가 정상으로 나타날 수 있다. 물론 이때는 진폭이 감소되거나 활동전위의 기간이 길어지게 된다. 척수 신경뿌리병증(radiculopathy)에서도 신경전도속도는 정상이나 병변이 진행되면서 진폭이 작아지거나 활동전위의 기간이 길어진다.

소아마비, 근육위축가쪽경화증, 척수염 등 척수앞뿔세포병변에서는 운동신경전도속도가 정상적이다.

13.7. 감각신경전도속도

감각신경전도속도(sensory nerve conduction velocity, SNCV)는 운동신경전도속도검사, 근전도와 함께 전기진단에 사용하는 검사이다. 감각신경전도속도와 운동신경전도속도는 거의 같기 때문에 임상적으로는 운동신경전도속도보다 덜 이용되고 있다. 그러나 여러 신경염 초기에 운동신경보다 감각신경이 먼저 손상을 나타내는 경우가 많고 수근관증후군 등에서도 운동신경전도속도보다 감각신경전도속도가 보다 빨리 이상을 나타내기 때문에 이들의 조기진단에 유용하며, 팔신경얼기손상의 병변부위가 신경절이전(preganglionic)인지 신경절이후(postganglionic)인지를 감별할 수 있다. 감각신경 활동전위의 측정방법은 역방향측정법과 정방향측정법이 있으며 두 방법의 측정치는 같다.

역방향측정법(antidromic technique)은 감각신경의 전도방향과 반대로 근위부에서 자극하여 원위부에서 활동전위를 탐지하는 방법이다. 감각신경활동전위의 역방향측정 때 자극부위와 전극의 위치는 표 7-17과 같다(그림 7-24). 역방향측정은 통증을 덜 느끼고 보다 큰 진폭을 얻을 수 있으며 기술적으로 검사가 용이한 장점이 있어 임상에서 흔히 사용하고 있으며 다리에서는 거의 이용되지 않고 주로 팔에서 이용한다. 팔 감각신경의 정상 잠복기는 4 ms이며, 진폭은 10~60 μV이다.

정방향측정법(orthodromic technique)은 감각신경의 전도방향과 같은 방향으로 원위부에서 자극하여 근위부에서 활동전위를 탐지하는 방법이다. 정방향측정은 통증을 많이 느끼고 진폭이 적기 때문에 거의 사용하지 않는다.

표 7-17. 감각신경 활동전위의 역방향측정 시 자극부위와 전극의 위치

검사신경	자극부위	측정부위	접지전극
자신경	손목	다섯째 손가락	손등
정중신경	손목	둘째 손가락	손등
노신경	아래팔 하 1/3지점	엄지 손가락	손등

1)

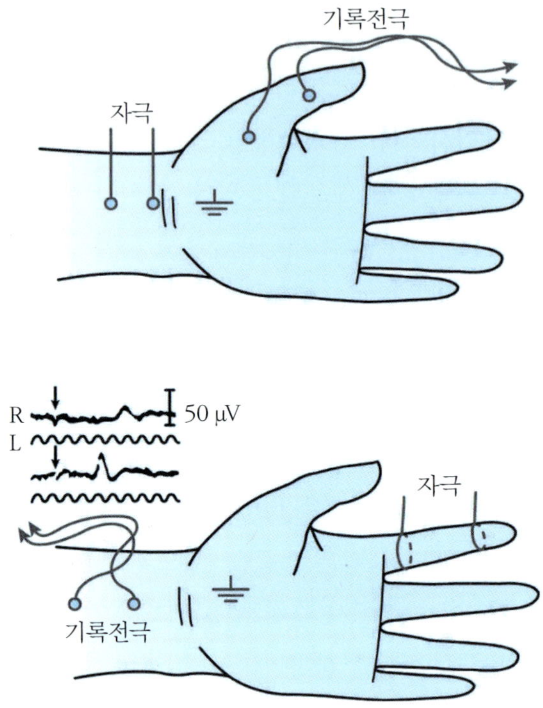

2)

그림 7-24 감각신경 활동전위. 1) 역방향측정법과 2) 정방향측정법

참고문헌

Basford JR : Electrical Therapy. In : Handbook of Physical Medicine and Rehabilitation. Kottke FJ, Lehmann JF (Ed), 4th ed., WB Saunders, Philadelphia, p. 375–401, 1990.

Basmajian JV, De Luca CJ : Muscle Alive. Their Functions Revealed by Electromyography. Williams & Wilkins, Baltimore, 1985.

Bradley WG : Disorders of Peripheral Nerves. Blackwell Scientific Publications, Oxford, 1974.

Delagi EF, Perotto A, Iazzetti J, Morrison D : Anatonic Guide for the Electromyographer, Charles C Thomas, Springfield. 1975.

Echternach JL : The Use of Conduction Velocity Measurements as an Evaluated Tool. In : Electrotherapy. Wolf SL (Ed). Churchill Livingstone, New York, p. 73–97, 1981.

Eddy JG, Snyder–Mackler L : Clinical Electrophysiologic Testing. In : Clinical Electrophysiology ; Electrotherapy and Electrophysiologic Testing. Snyder–Mackler L and Robinson AJ (Ed), Williams & Wilkins, Baltimore, p. 261–292, 1989.

Forster A and Palastanga N : Clayton's Electrotherapy : Theory & Practice. 9th ed., Balliere Tindall, London, p. 70–80, 1984.

Gilliatt RW : Nerve Conduction : Motor and Sensory. In : Electrodiagnosis and Electromyography. Licht S (Ed). 2nd ed., Elizabeth Licht, Baltimore, p. 385–411, 1961.

Goodgold J, Eberstein A : Electrodiagnosis of Neuromuscular Diseases. 2nd ed., Williams & Wilkins, Baltimore, 1977.

Gutman E : Histology of degeneration and regeneration. In : Electrodiagnosis and Electromyography. Licht S (Ed). 2nd ed., Elizabeth Licht, Baltimore, p. 113–133, 1961.

Harris R : Chronaxy. In : Electrodiagnosis and Electromyography. Licht S (Ed). 2nd ed., Elizabeth Licht, Baltimore, p. 218–240, 1961.

Kahn J : Principles & Practice of Electrotherapy. Churchill Livingstone, New York, p. 173–184, 1987.

Kimura J : Electrodiagnosis in Diseases of Nerve and Muscle. 2nd ed., FA Davis, Philadelphia, 1989.
Liveson JA, Spielholz NI : Peripheral Neurology. FA Davis, Philadelphia, 1979.
Low J, Reed A : Electrotherapy. Butterworth Heinemann, London, p. 99-119, 1990.
Myklebust BA, Robinson AJ : Instrumentation. In : Clinical Electrophysiology ; Electrotherapy and Electrophysiologic Testing. Snyder-Mackler L and Robinson AJ (Ed), Williams & Wilkins, Baltimore, p. 33-58, 1989.
Nelson RM : Electrophysiologic Evaluation. In : Clinical Electrotherapy. Nelson RM & Currier DP (Ed). Appleton-Century-Crofts, East Norwalk, p. 243-257, 1987.
Nelson RM : Electrical Evaluation of Nerve and Muscle Excitability. In : Electrotherapy in Rehabilitation. Gersh MR (Ed), F A Davis, Philadelphia, p. 101-148, 1992.
Parry CBW : Strength-Duration Curves. In : Electrodiagnosis and Electromyography. Licht S (Ed). 2nd ed., Elizabeth Licht, Baltimore, p. 241-271, 1961.
Rodriquez AA, Oester YT : Fundamentals of Electromyography. In : Electrodiagnosis and Electromyography. Licht S (Ed). 2nd ed., Elizabeth Licht, Baltimore, p. 286-341, 1961.
Sunderland S : Nerves and Nerve Injuries. Churchill Livingstone, Edinburgh, 1979.
Sunderland S : Anatomy and physiology of nerve injury. Muscle Nerve 13:771-784, 1990.
Wadsworth H, Chanmugam APP : Electrophysical Agents in Physiotherapy. 2nd ed., Science Press, Marrickville, p. 294-356, 1983.
Walathard KM, Tchicaloff M : Motor Points. Electrodiagnosis & Elecrtomyography. Licht S ed., Elizabeth Licht, New Haven, pp. 153-170, 1961.
Watkins AL : A Manual of Electrotherapy. 2nd ed., Lea & Febiger, Philadelphia, p. 152-179, 1962.
Wiechers DO, Johnson EW : Electrodiagnosis. In : Krusen's Handbook of Physical Medicine and Rehabilitation. Kottke FJ and Lehmann JF (Ed). 4th ed., WB Saunders, Philadelphia, p. 72-107, 1990.
윤승호, 박해근 : 임상근전도. 신진각, 서울, 1979.
이재학, 박찬의 : 전기치료학. 2판, 대학서림, 서울, p. 79-101, 1983.

제 08 장 직류전류자극

1 직류전류자극

직류전류자극(direct current, DC stimulation)은 연속직류전류를 사용하는 전기치료의 한 방법이다. 연속직류전류는 순환증진, 염증완화, 통증조절 등의 목적으로 사용하는 흔히 의용직류치료(medical galvanism)라고 부르는 직류전류자극, 전기소작(cauterization)에 사용하는 외과직류치료(surgical galvanism), 경피약물전달 목적으로 사용하는 이온도입(iontophoresis), 매우 낮은 강도를 사용하여 피부 상처의 치유, 뼈 및 신경 재생 등 조직치유 목적으로 사용하는 저강도직류전류(low intensity direct current, LIDC)자극에 사용하고 있으나 사마귀 등을 제거하기 위해 조직을 파괴하는 외과직류치료는 물리치료에서는 거의 사용하지 않는다.

2 직류전류자극의 특성

2.1. 직류의 특성

직류전류는 전류가 1초 또는 그 이상 한 방향으로 일정하게 흐르는 전류이다. 흔히 갈바니전류(galvanic current), 평류전류(smooth current)라 부르는 경우가 있으나 직류전류라는 표현이 바르다.

2.2. 직류의 전원

1) 전지(battery)

전지는 전류의 흐름이 가장 유연한 직류전류를 발생시키는 전기의 저장도구이다.

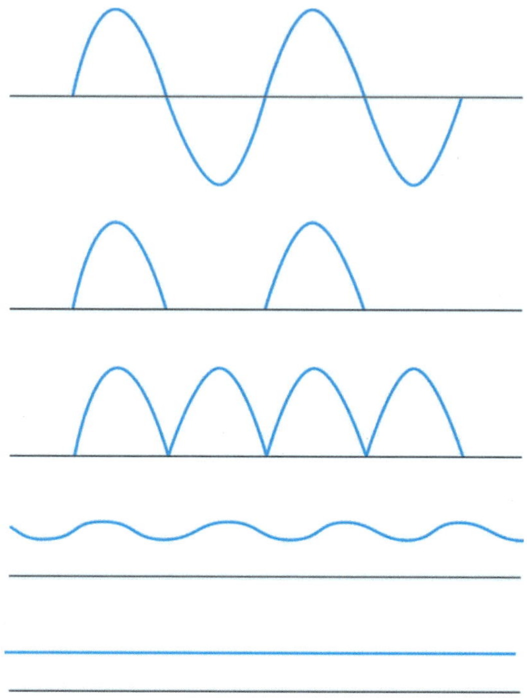

그림 8-1 진공관식 정류기를 통한 교류전류의 직류전류로의 변환

2) 교류정류(AC rectification)

교류전류를 정류하여 직류전류로 변환시키는 장치를 정류기(rectifier)라 하며 많은 치료기들은 정류기를 사용하여 직류전류를 얻고 있다. 정류기는 진공관식 정류기와 반도체 다이오드 정류기가 있다.

진공관식 정류기(vacuum, valve-tube rectifier)는 열이온관(thermoionic tube)과 저항기(rheostat)로 구성되어 있으며 교류전류를 흘리게 되면 변압기를 거쳐 정류기, 정전용량기, 초크코일 가변저항기를 거치면서 두 단자에서 직류전류가 발생된다(그림 8-1).

3) 직류발전기(DC motor generator)

직류발전기는 직류전류를 얻을 수 있는 직접적인 전원이지만 특수한 분야에서만 사용하고 전기치료기구에서 직류전원으로 사용하지 않는다.

3 직류전류자극의 효과

3.1. 직류전류자극의 효과

직류전류의 물리화학적 및 생리적 효과는 표 8-1과 같다.

3.2. 직류전류자극의 치료 효과

직류전류자극의 치료효과는 표 8-2와 같다.

표 8-1. 직류전류의 극성에 따른 물리화학학적, 생리학적 효과

	양 극	음 극
물리화학적 효과	산성반응 금속 및 알칼로이드 반발 미열효과	알카리반응 산 및 산기 반발 미열효과
생리적 효과	조직의 경화 흥분성 감소 문턱값 증가 진정효과 통증감소 혈관수축 (혈관운동 증진) 국소빈혈 지혈효과	조직의 연화 흥분성 증가 문턱값 감소 자극효과 통증유발 혈관확장 (혈관운동 증진) 국소충혈 출혈효과

표 8-2. 직류전류자극의 치료효과

치료효과
국소 순환증진
국소 혈류증진
영양증진
세포의 대사 항진
염증산물 흡수 촉진
기능활동자극
피부기름샘 등 각종 샘의 분비활동 촉진
반사 자극효과
통증완화 효과 (양극)
흉터조직 연화 (음극)

4 적용방법

4.1. 적용방법

1) 환자의 치료자세를 결정한다.
2) 전극접촉면에 생리식염수를 적절히 적신다.
3) 치료목적과 부위에 알맞은 크기의 전극을 선택하여 배치를 한다.
   주로 두 개의 습식패드전극을 사용하여 양극배치를 한다. 세로배치(longitudinal application) 또는 가로배치(trans application)한다.
4) 치료목적에 따라 활성전극을 극(polarity)을 선택한다.
5) 전류의 진폭조절 다이얼을 천천히 올린다.
   전류의 진폭은 치료목적과 전극의 크기에 따라 30 mA까지 사용하니 기본적으로 전류밀도가 1 mA/cm^{2}를 넘지 않아야 한다.
6) 치료시간은 치료목적에 따라 설정한다.
   15~20분에서 시작하여 점점 20~40분까지 치료시간을 늘린다.
   진정효과로 통증을 조절하기 위해 양극을 활성전극으로 0.3 mA/cm^2, 30분 치료한다. 국소충혈효과로 통증을 조절하기 위해 음극을 활성전극으로 0.8 mA/cm^{2}의 전류밀도를 사용한다.

4.2. 직류욕

직류욕(Galvanic bath)은 절연체로 된 욕조에 33.3~37.8℃의 물을 채우고 치료부위 또는 전신을 물에 넣어 직류전류를 통전시키는 방법이다. 물 자체가 활성전극이 되어 전류를 넓게 분산시키며, 비활성전극은 물 밖의 몸에 대준다. 손이나 발과 같이 불규칙한 부위, 매우 넓은 부위 또는 류마티스관절염 등과 같이 여러 관절을 치료할 필요가 있을 때 이 방법을 사용한다. 전기치료와 수치료를 동시에 할 수 있는 방법이다.

4.3. 새직류통전치료

새직류통전치료(new galvanization)는 연속직류전류의 음극전류를 통전시키는 방법으로 피부의 전기저항의 변화에 대응하여 자동적으로 전압을 변화시켜 항상 일정한 전류가 지속적으로 흐르도록 하는 것이 특징이다. 주로 운동계질환의 압통부위, 경직 관절뻣뻣함(joint stiffness)부위, 전기저항이 약한 부위에 한 지점(point)마다 10~30초 정도 음극통전을 한다.

5 적응증

1) 외상 및 급성 염증 질환(trauma, acute inflammatory conditions)

타박상(contusion), 삠(sprain & strain), 근육염(myositis), 섬유조직염(fibrositis), 윤활낭염(bursitis)

2) 만성 염증 질환(chronic inflammatory conditions)

관절염(arthritis), 힘줄윤활막염(tenosynovitis), 신경염(neuritis)

3) 통증(pain)

근육통(myalgia), 신경통(neuarlgia), 관절통(arthralgia)

4) 혈관질환(vascular disease)

레이노병(Raynaud disease)

5) 감각과민(hypersensitivity)

6) 정신치료(psychotherapy)

신경증(neurosis), 히스테리(hysteria) 등의 정신치료 효과

6 금기증 및 주의

1) 피부감각 결핍(lack of skin sensation)

2) 피부 손상(skin lesion) 부위

열린상처(open wound), 피부절개(cut), 개갠상처(abrasion), 최근 2~3일 내 면도에 의한 피부 손상, 새피부(new skin), 최근에 생긴 흉터조직(recent scar tissue)

3) 금속삽입부위(metal implant)

금속판, 핀, 치과보철물 등

4) 과민피부(hypersensitive skin)

딸기코(rosacea), 피부염(dermatitis), 모세혈관확장증(telangiectasis), 고름물집여드름(pustular acne) 등

5) 활동성 소모성 질환(active wasting diseases)

열성질환(febrile disease), 결핵, 악성종양, 기타

6) 출혈성 경향이 있는 경우

뇌출혈 직후(1~2주 이내), 객혈 및 토혈직후, 기타 출혈성 경향이 있는 경우

7 위험 및 주의사항

7.1. 화상

전류의 세기를 너무 높고 전류밀도가 과도하게 형성되면 화상이 발생할 수 있다. 특히 음극전극 밑에서 통증, 작열감을 느끼다가 화상이 나타난다. 따라서 직류전류자극에서는 화상을 예방하기 위해서 전류의 세기, 전극의 크기, 전극의 습기와 접촉을 고려해야 한다.

7.2. 쇼크

쇼크가 생기지 않도록 전기자극기와 전선을 점검하고 전극접촉을 잘 유지해야 하며 진폭조절 다이얼을 천천히 올리고 내려야 한다.

참고문헌

Downer AH : Physical Therapy Procedures. 4th ed., Charles C Thomas, Springfield, pp. 183-188, 1988.
Low J, Reed A : Electrotherapy. Butterworth Heinemann, London, pp. 12-18, 1990.
Shriber WS : A Manual of Electrotherapy. 4th ed., Lea & Febiger, Philadelphia, pp. 124-132, 1975.
Smith LE : Medical galvanism in the treatment of acute myositis. Phys Ther Rev 39:680, 1959.
Wadsworth H, Chanmugam APP : Electrophysical Agents in Physiotherapy. 2nd ed., Science Press, Marrickville, pp. 182-198, 1983.
Watkins AL : A Manual of Electrotherapy. 2nd ed., Lea & Febiger, Philadelphia, pp. 77-94, 1962.
森 和, 高橋光正, 物理療法の實際. 南山堂, 東京, pp. 57-66, 1988.
松村秩, 理學療法. 醫齒藥出版株式會社, 東京, pp. 156-157, 1991.
이재학, 박찬의 : 전기치료학. 대학서림, 서울, pp. 102-106, 1983.

제 09 장 이온도입치료

1 이온도입치료

이온도입(iontophoresis, iontransfer)치료는 전류를 이용해서 약물 이온을 피부 또는 점막을 통해 신체의 안으로 침투시켜 질병을 치료하는 방법이다. 이온도입은 전류를 사용하여 약물의 경피전달을 촉진시키는 전기 경피약물전달체계(electrical transdermal drug delivery system)이다. 이온도입은 음이온, 양이온, 전리되지 않은 콜로이드분자를 경피적으로 침투시킬 수 있다.

전류에 의해 이온이 이동하는 것을 전기영동(electrophoresis) 또는 이온이동(ion transfer)이라 한다. 전리되지 않는 지방, 단백질 등과 같은 콜로이드 분자도 음극 쪽으로 이동시키는 특성이 있으며 이를 전기이동(cataphoresis)이라 한다.

피부를 통해 약물을 전달하는 경피약물전달체계는 위장관 및 간에서의 대사과정을 거치지 않고 농도를 일정하게 유지할 수 있어 구강투여의 문제점인 낮은 생체이용률을 해결할 수 있으며 환자의 투약 편의성이 좋다. 그러나 500 Da 이하의 분자량이 작은 지용성 용질에 한정되고 약물의 피부통과 속도가 느리며 안정상태에 도달하는 시간도 지연된다.

1970년대에 이르러 효율적으로 경피약물전달을 강화시키는 여러 방법이 개발되기 시작하였으며, 특히 약물의 투과성 강화제를 사용하는 화학적 강화 방법(chemical enhancer)이 주종을 이루었다. 최근에 이르러 전기적 및 기계적 방법과 초음파 등의 물리적 강화 방법에 대한 관심이 고조되고 있으며 특히 이온도입, 고전압맥동전류를 사용하는 전기침투(electroporation), 초음파를 사용하는 음파영동(sonophoresis)이 21세기 차세대 경피약물전달체계의 한 방법으로 떠오르고 있다. 이온도입과 화학강화제, 전기침투, 음파영동을 병행하기도 한다.

2 이온도입치료의 역사

1748년 Pivati가 전기에 의해 물질을 몸에 전달할 수 있을 것이라고 발표한 이래 1800년대 초반까지 50년 이상 이온도입에 대한 문헌이 발표되어 오다가 침체되었다. 1879년 Munck가 토끼실험을 통해 전류로 스트리크닌이 피부를 통해 체내로 전달될 수 있음을 제시하였으며, 1898년 Morton이 미세한 흑연가루의 이온도입 실험을 발표하였다. 1908년 Leduc가 스트리크닌황산염과 시안화칼륨을 사용한 토끼실험을 통해 전류로 특정 분자를 피부를 통해 체내로 전달시킬 수 있음을 제시하고 이온도입을 정립하여 책을 출간하면서 이온도입은 새로운 전기를 맞이하였다. 1946년 Abramowitsch와 Neuossikine이 새로운 기계, 약물, 방법을 사용한 이온도입치료의 목록을 제시하여 여러 임상분야에서 치료목적으로 이온도입을 사용하였다.

3 이온도입의 특성

3.1. 이온이동의 경로

경피약물전달은 세공경로, 세포사이경로, 횡세포경로를 통해 이루어진다(그림 9-1). 털집과 땀샘 등 세공은 각질층의 장벽과 달리 저항이 낮아 이온이나 분자가 쉽게 이동할 수 있으나 피부 1 cm^2 당 땀샘관 200~250개, 털집 40~70개의 밀도로 분포하여 피부 표면을 차지하는 비율이 0.1%에 지나지 않아 약물의 투과 효율이 낮다. 또한 두께 6.9~16.2 μm에 지나지 않는 피부 표피 각질층에

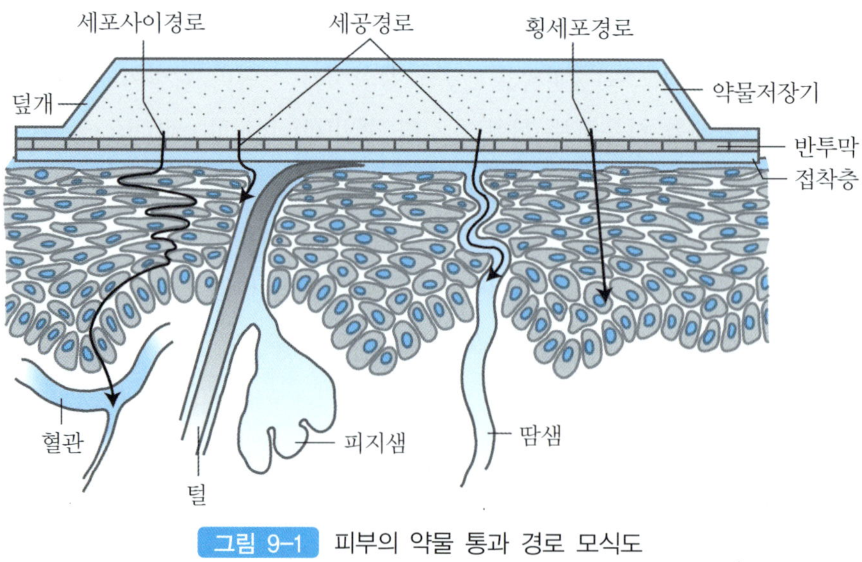

그림 9-1 피부의 약물 통과 경로 모식도

14~40층으로 배열되어 있는 각화세포(corneocyte)의 막이 일반 세포막과 달리 지질로 싸여 있으며 각화세포 사이에는 치밀한 지질층판이 쌓여 있어 마치 지질 회반죽에 단백질 벽돌이 끼어있는 벽돌-회반죽(brick-mortar) 구조를 하고 있기 때문에 실제로 세포사이경로와 횡세포경로를 통해 약물이 전달되는 것은 매우 어렵다.

1) 세공경로(pore pathway)

털집과 땀샘은 피부에 수직으로 분포하며 표피 각질층에 세공을 형성한다. 이들 세공은 각질층의 장벽과 달리 저항이 낮아 이온이나 분자가 쉽게 이동할 수 있다(Schaefer와 Lademann, 2001; Guy, 1998).

2) 세포사이경로(intercellular pathway)

이온도입은 이온이나 분자를 표피 각질층의 세포 사이를 통해 이동시킨다. 피부에 전류가 흐르면 각화세포 사이 지질층판의 구조를 변화시켜 전압의존성 수용성 세공통로가 형성된다. 또한 전기장은 피부의 수화증가, 피부저항의 감소를 유발시킨다. 전기전도도 및 투과성이 좋은 새로 형성된 수용성 통로를 통해 이온이나 분자 전체가 이동된다. 세포사이경로는 이온 및 분자의 주요 이동 통로이다.

3) 횡세포경로(transcellular pathway)

이온이나 분자는 표피 각화세포의 세포막을 가로질러 이동한다. 피부에 전기장이 형성되면 각화세포막의 재배열이 일어나고 피부의 수분함량이 증가하여 지질층판이 동요된다. 전류밀도가 증가할수록 각질층의 수화가 증가하고 지질 이중층에 물이 많아져 지질의 동요가 잘 유발된다(Guy 등, 2001).

3.2. 이온도입의 기전

이온도입은 다음 세 가지 기전으로 경피약물전달을 강화시킨다.

1) 이온효과(ionic effect)

전기와 이온의 상호작용으로 약물 이온에 추진력이 부가되어 수동적으로 표피 각질층의 세포막 투과를 촉진시키며 이를 이온효과 또는 네른스트-플랭크효과(Nernst-Planck effect)라 한다. 농도차에 의해 확산하는 약물 이온에 전류를 가하면 전기반발(electrorepulsion)에 의해 이온의 수동적 이동이 유발된다. 이온의 극성과 동일한 극으로 전류를 통전시키면 전기의 반발하는 힘이 약물 이온에 가해져 추진력이 부가된다. 전기와 이온의 상호작용에 의한 경피 약물전달은 크기가 작은 이온의 이

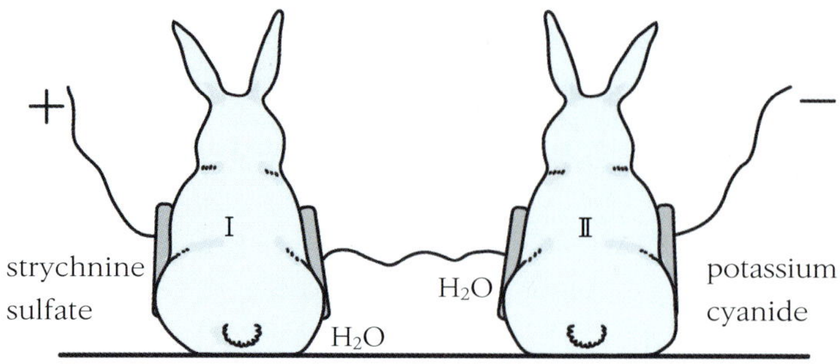

그림 9-2 르뒤크 실험

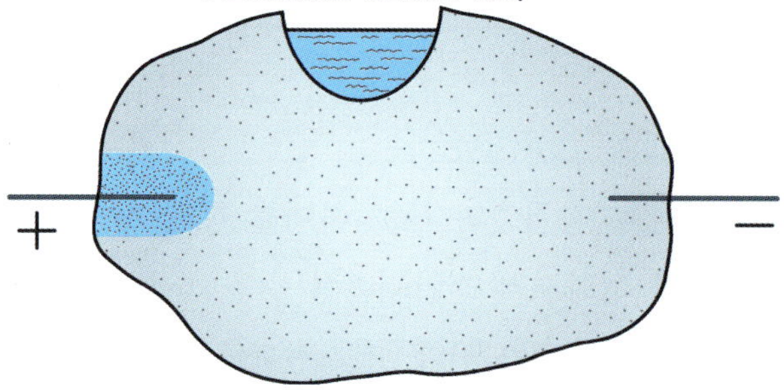

그림 9-3 감자 실험

동에 더 효과적이다(Guy 등, 2000).

전기와 이온의 상호작용에 의한 경피 약물전달 강화는 르뒤크실험(Le Duc's classic experiment)과 감자실험(potato experiment)에서 잘 증명되고 있다.

르뒤크실험은 첫째 토끼의 피부에 스트리크닌 황산염(strychnine sulfate)을 적신 패드를 댄 다음 양극에 연결하고, 둘째 토끼의 피부에 시안화칼륨(potassium cyanide)을 적신 패드를 대고 음극에 연결하고, 두 토끼의 다른 쪽 피부에 물을 적신 패드를 대서 서로 연결한 다음 직류전류를 통전시키면 첫째 토끼는 강축경련을 일으키고 둘째 토끼는 죽게 되지만 극성을 바꾸었을 때는 두 토끼에 아무런 변화가 없다. 이러한 결과는 양극에서 스트리크닌 양이온을, 음극에서는 시안화물 음이온을 반발하여 이들 약물 이온을 조직 내로 침투시켰기 때문이며, 극성을 바꾸었을 때는 음극에서 스트리크닌 양이온을, 양극에서는 시안화물 음이온을 전극 쪽으로 끌어당겨져 약물이온이 조직 내로 침투되지 못했기 때문이다(그림 9-2).

감자실험에서도 이온도입의 원리를 잘 보여주고 있다. 감자에 홈을 만들고 요오드화칼륨(potassium iodide)용액을 부은 다음 감자의 양쪽에 전극을 삽입하고 직류전류를 통전시키면 양극 전극을 삽입한 부위의 색이 파랗게 변화되는데 이는 양극전극이 요오드 음이온을 끌어당겨 청색 녹말 요오드(blue starch iodine)를 만들었기 때문이다(그림 9-3).

2) 전기삼투(electro-osmosis)

피부가 전기장의 영향을 받으면 전기삼투가 증가하여 분자의 이동이 원활해진다. 전기삼투는 하전된 세포막을 가로질러 전위차가 발생했을 때 액체가 일괄적으로 흐르는 현상이다. 피부에 전류가 통전되면 전류의 방향을 따라 전기삼투가 흐르게 되어 용매자체가 용적이동(volume flow)을 한다. 전기삼투의 흐름이 용매를 이동시킬 때 용매에 용해되어 있던 이온과 비이온 분자가 농도기울기와 관계없이 용매를 따라 이동된다.

전기삼투는 조건에 따라 양이온과 음이온의 이동을 촉진시키며(Pikal, 2001), 비이온 분자의 이동을 강화한다. 특히 크기가 큰 음이온이나 음으로 하전된 분자량이 큰 단백질의 이동에 기여한다. 전기삼투는 전기반발과 함께 이온도입과 전기침투에 중요한 영향을 미친다.

3) 투과성 증가(permeability)

피부에 전류를 흘리면 시간이 경과함에 따라 피부저항이 현저히 감소하고 투과성이 증가된다. 투과성 증가는 피부저항 감소와 피부의 구조변화에 기인한다. 이온도입 전 100 KΩ/cm^2의 저항을 가진 피부는 전류가 흐르면서 피부저항이 감소하기 시작하여 몇 분 내에 1~10 KΩ/cm^2 정도로 감소된다(Vanbever와 Preat, 1999). 또한 피부에 전류가 통전되면 지질층판의 동요에 의해 피부 각질층의 구조변화가 일어난다. 피부의 구조변화는 부분적 비가역적으로 일어나기 때문에 이를 손상효과(damage effect)라 하며 전류밀도가 높아지면 손상효과가 증가한다(Pikal과 Shah, 1990). 투과성 증가는 비이온 분자의 이동을 강화한다.

4 이온도입의 약물

4.1. 약물의 조건

1) 이온화(ionization)

약물이 피부를 통과하기 위해서는 선택적 투과성을 가진 각질층의 투과장벽을 통과해야 한다. 화합물이 단백질과 지질로 구성된 세포막을 통과하기 위해서는 물과 지질에 용해되는 이상성 특성이 있어야 한다. 극성 친수성인자는 이온화 용액을 만드는데 필요하고 비극성 지용성인자는 세포막을 투과시키는데 필요하다. 경피전달을 위한 이상적인 화합물은 지질-물 분배계수가 높고 수산기와 메틸기를 적게 가진 극성-비극성이 균형을 이루어야 한다. 이온도입에 사용하는 화합물은 물에 해리되어 이온화가 일어나야 한다.

2) 약물의 전도도(conductivity of drug)

약물이온의 전도도는 이온의 전기적 특성이다. 약물이온의 전도도는 약물의 종류와 농도에 따라 다르다. 이온도입에는 전도도가 좋은 약물을 선택하는 것이 바람직하다.

3) 약물의 수소이온농도(pH of drug)

이온도입에 사용하는 약물제제의 pH 조절이 중요하다(Guy 등, 2000). 약물용액의 pH가 높으면 이온화 분자의 수가 감소하고 전도도가 떨어지므로 약물은 적절한 pH를 유지해야 한다. 전도도가 가장 우수하고 이온화가 최대로 일어나는 pH 5~6 사이의 농도가 적당하다.

4) 이온농도(concentration of ion)

이온도입에서는 약물을 주로 수용액의 형태로 사용하고 있으며 연고나 젤리의 형태로도 사용한다. 약물용액의 농도는 이온도입에 중요한 영향을 미친다. 약물용액의 농도가 높으면 한정된 세공에 이온이 몰리는 병목현상(bottleneck effect)이 발생하여 조직에서의 약물이온의 전도도가 감소되기 때문에 대부분 약물은 1~2% 정도의 낮은 농도를 사용해야 하나 국소마취제의 경우에는 5% 정도의 농도를 사용해야 한다.

5) 경쟁이온(presence of competitive ions)

약물을 용해하는 용매에 불필요한 경쟁이온이 없어야 약물의 이온이 효율적으로 조직에 침투된다. 보통물(tap water)에는 무기 이온이 함유되어 있어 용매로 사용하기에 부적합하다. 생리식염수를 용매로 사용하여 procaine용액을 만들었다면 이 용액에는 Na^+이 혼재하기 때문에 이온도입시 $procaine^+$과 Na^+이 동시에 조직 내로 이동하게 된다. 그러나 탈이온 증류수를 용매로 사용하여 procaine용액을 만들어 이온도입을 했다면 $procaine^+$만 조직 내로 이동하게 된다. 따라서 수용액을 만들 때는 경쟁이온이 없는 탈이온 증류수를 용매로 사용해야 한다.

4.2. 약물의 전기화학적 특성

약물을 용해했을 때 생기는 이온의 종류, 이온의 극성, 원자 량 및 분자량, 원자가 및 분자가, 수소이온 수 및 수산이온 수 등의 전기화학적 특성을 알아야 한다. 약물의 전기화학적 특성(electrochemical property)은 표 9-1과 같다.

표 9-1. 약물의 전기화학적 특성

약 물	약물이온	화학식	극 성	원(분)자량
아세트산(acetic acid)	Acetate	CH_3COO	Negative	59.044
항생제(antibiotics)				
Silver	Silver	Ag	Positive	107.87
Penicillin G potassium	Penicillin G	$C_{16}H_{18}N_2O_4S$	Negative	334.39
Gentamicin sulfate	Gentamicin	$C_{21}H_{43}N_5O_7$	Positive	477.597
Cefoxitin sodium	Cefoxitin	$C_{16}H_{17}N_3O_7S_2$	Negative	427.454
항콜린제(anticholinergics)				
Aluminium chloride hexahydrate	Aluminium	Al	Positive	26.982
Atrophine sulfate	Atrophine	$C_{17}H_{23}NO_3$	Positive	289.369
Benzazoline HCl(tolazoline)	Priscoline	$C_{10}H_{12}N_2$	Positive	160.216
Glycopyrrolate	Glycopyrrolate	$C_{19}H_{28}NO_3$	Positive	318.431
Poldine methylsulfate	Poldine	$C_{20}H_{23}NO_3$	Positive	325.402
항구토제(antiemetics)				
Domperidone(morillium)	Domperidone	$C_{22}H_{24}ClN_5O_2$	Positive	425.44
Metoclopramide hydrochlorise	Metoclopramide	$C_{14}H_{22}ClN_3O_2$	Positive	299.79
항대사물질(antimetabolite)				
Methotrexate(MTX)	Methotrexate	$C_{20}H_{22}N_8O_5$	Negative	454.44
Methoxsalen(8-methoxypsoralen)	Meladinine	$C_{12}H_8O_4$	Negative	216.19
항암제(antineoplastic agents)				
Cyclophosphamide	Cyclophosphamide	$C_7H_{15}Cl_2N_2O_2P$	Positive	261.085
Bleomycin	Bleomycin	$C_{55}H_{84}N_{17}O_{21}S_3$	Positive	1415.56
Doxorubicin	Doxorubicin	$C_{27}H_{29}NO_{11}$	Positive	543.52
Cisplatin	Cisplatin	$H_6Cl_2N_2Pt$	Positive	300.05
항바이러스제(antiviral agents)				
Acyclovir	Acyclovir	$C_8H_{11}N_5O_3$	Positive	225.21
Idoxuridine	Idoxuridine	$C_9H_{11}IN_2IO_5$	Positive	354.095
Vidarabine	Vidarabine	$C_{10}H_{15}N_5O_5$	Positive	285.258
칼슘(calcium)				
Calcium chloride	Calcium	Ca	Positive	40.078
구리(copper)				
Copper sulfate	Copper	Cu	Positive	63.546
콜린약물(cholinergic agents)				
Pilocarpine	Pilocarpine	$C_{11}H_{16}N_2O_2$	Positive	208.257
도파민작용제(dopamin agonists)				
Apomorphine sulfate	Apomorphine	$C_{17}H_{17}NO_2$	Positive	267.323
Ropinirole hydrochlorise		$C_{16}H_{24}N_2O$	Positive	260.375
히알우로니다제(hyaluronidase)	Hyaluronidase	$C_{2455}H_{3775}N_{617}O_{704}S_{21}$	Positive	53870.5
리튬(lithium)				
Lithium carbonate or chloride	Lithium	Li	Positive	6.941
국소마취제(local analgesics)				
Procaine hydrochloride	Procaine	$C_{13}H_{20}N_2O_2$	Positive	236.31
Lidocaine hydrochloride	Xylocaine	$C_{14}H_{22}N_2O$	Positive	234.34
마그네슘(magnesium)				
Magnesium sulfate	Magnesium	Mg	Positive	24.305
비스테로이드항염제(NSAIDs)				
Sodium salicylate	Salicylate	$C_7H_6O_3$	Negative	138.123
Diclofenac sodium	Diclofenac	$C_{14}H_{11}Cl_2NO_2$	Negative	296.148
Ibuprofen	Ibuprofen	$C_{13}H_{18}O_2$	Negative	206.3
Naproxen sodium	Naproxen	$C_{14}H_{14}O_3$	Negative	230.259

표 9-1. 약물의 전기화학적 특성 (계속)

약 물	약물이온	화학식	극 성	원(분)자량
아편유사제(opioids)				
Morphine hydrochloride	Morphine	$C_{17}H_{19}NO_3$	Positive	285.34
Fentanyl hydrochloride	Fentanyl	$C_{22}H_{28}N_2O$	Positive	336.471
Buprenorphine	Buprenorphine	$C_{29}H_{41}NO_4$	Positive	467.64
Hydromorphone hydrochloride	Hydromorphone	$C_{17}H_{19}NO_3$	Positive	258.338
Nalbuphine hydrochloride	Nalbuphine	$C_{21}H_{27}NO_4$	Positive	357.444
요오드(iodine)				
Potassium iodide	Iodine	I	Negative	126.90
레노틴(renotin)				
Renotin hydrochloride	Ethylmorphine	$C_{19}H_{23}NO_3$	Positive	313.391
염화물(chlorine)				
Sodium chloride	Chlorine	Cl	Negative	35.4453
부신피질호르몬제(steroids)				
Hydrocortisone sodium phosphate	Cortisone	$C_{21}H_{28}O_5$	Negative	360.46
Dexamethasone sodium phosphate	Dexamethasone	$C_{22}H_{29}FO_5$	Negative	392.464
Triamcinolone acetonide	Triamcinolone	$C_{21}H_{27}FO_6$	Negative	394.434
Prednisolone sodium phospate	Prednisolone	$C_{21}H_{28}O_5$	Negative	360.444
Methylprednisolone sodium succinate	Methylprednisolone	$C_{22}H_{30}O_5$	Negative	374.471
혈관수축제(vasoconstrictors)				
Epinephrine bitartrate	Epinephrine	$C_9H_{13}NO_3$	Positive	183.204
Levarterenol bitartrate	Norepinephrine	$C_8H_{11}NO_3$	Positive	169.18
Phenylephrine HCl	Phenylephrine	$C_9H_{13}NO_2$	Positive	167.205
혈관확장제(vasodilators)				
Histamine	Histamine	$C_5H_9N_3$	Positive	111.146
Methacholine chloride	Methacholine	$C_8H_{18}NO_2$	Positive	160.234
Bretylium	Bretylium	$C_{11}H_{17}BrN$	Positive	243.163
비타민(vitamins)				
Ascorbic acid	Ascorbate	$C_6H_8O_6$	Negative	176.124
Nicotinic acid	Nicotinate	$C_6H_5NO_2$	Negative	123.11
Xanthinol Nicotinate	Nicotinate	$C_6H_5NO_2$	Negative	123.11
Potassium citrate	Citrate	$C_6H_5O_7$	Negative	189.10
아연(Zinc)				
Zinc oxide, zinc sulfate	Zinc	Zn	Positive	65.409

4.3. 약물제제의 조제

이온도입에서는 약물을 주로 수용액의 형태로 사용하고 있으며 연고나 젤리의 형태로도 사용한다. 이온도입에 적정한 농도의 약물제제가 상품으로 시판되는 경우에는 문제가 없지만 그렇지 않을 때에는 이온도입에 적합한 약물제제를 조제해야 한다.

1) 1% w/v 수용액 조제방법(preparation of weight per volume solution)

1% 수용액 100 mL를 조제 하려면 먼저 약물 1 g을 저울로 달아 삼각 플라스크에 담고 약간의 증류수로 용해시킨 다음 용량 플라스크에 총량이 100 mL가 되도록 증류수를 채워 잘 혼합한다.

2) 2% v/v 수용액 조제방법(preparation of volume per volume solution)

2% 수용액 100 mL를 조제 하려면 눈금 실린더로 증류수 98 mL와 약물 2 mL를 칭량한 다음 용량 플라스크에 증류수를 충분히 넣고 약물을 천천히 첨가하면서 혼합한다.

3) 3% 젤리 조제방법(preparation of jelly)

3% 젤리 100 g을 조제 하려면 윤활 젤리(lubricating jelly) 97 g을 저울로 달아 교반기에 넣고 약물 3 g을 교반기에 부어 혼합하거나 쟁반(tray) 위에서 주걱(spatula)으로 충분히 혼합한다.

4) 5% 연고 조제방법(preparation of ointment)

기초연고(base ointment) 95 g을 쟁반 위에 올려두고 약물 5 g을 기초연고위에 부은 다음 주걱으로 골고루 섞일 때까지 충분히 배합한다.

5 이온도입 치료

5.1. 이온도입 기기

이온도입은 직류전류가 발생되는 전기치료기는 어느 것이나 사용할 수 있다. 이온도입기기에는 주전원 스위치, 파형, 전류강도조절, 시간조절, 극성 등의 조건을 선택하고 조절할 수 있는 스위치가 부착되어 있다. 전력원은 주로 건전지를 사용하고 상업용 전기를 사용하는 경우도 있다.

5.2. 전류

1) 연속직류전류(continuous direct current)

연속직류전류는 전통적으로 이온도입에 사용하는 전류이다. 전기화학화상을 유발시킬 수 있기 때문에 장시간 적용할 때는 주의해야 한다. 단속직류전류는 연속직류전류에 비해 피부자극이 적어 만성질환의 이온도입에 사용할 수 있다.

2) 맥동전류(pulsed current)

한 방향으로 흐르는 전류를 주기적으로 단절시키는 단상 맥동전류를 사용한다. 연속 직류전류에 비해 피부자극이 적어 만성질환의 이온도입에 사용한다.

5.3. 전극

1) 활성전극(active electrode)

활성전극은 약물을 전달시키는 전극이다. 금속전극, 습식패드전극, 탄소실리콘전극, 이온교환 반투막전극 등을 사용한다.

2) 비활성전극(dispersive electrode)

비활성전극은 습식패드전극, 탄소실리콘전극, 자가접착전극을 사용한다. 습식패드전극은 따뜻한 식염수에 충분히 적시어 사용하고, 탄소실리콘전극은 전극풀을 충분히 발라 사용한다. 자가접착전극은 접착이 간편하나 전해질의 농도가 생리적 농도와 차이가 많을 경우 피부가 자극될 수 있다.

5.4. 전극의 전류밀도

이온도입치료 시 최대 전류밀도는 활성전극의 표면적 1 cm^2당 0.5~1 mA 정도이다. 음극은 0.5 mA/cm^2, 양극은 1.0 mA/cm^2를 최대 전류밀도로 한다(Henley, 1991). 전류강도가 4 mA일 때 전극면적이 8 cm^2이면 전류밀도는 0.5 mA/cm^2 전극면적 4 cm^2이면 전류밀도는 1 mA/cm^2이다.

5.5. 이온도입 용량

이온도입의 용량(dosage)은 전류강도(mA)와 치료시간(min)으로 결정하며 mA·min로 표시한다. 이온도입의 용량은 일반적으로 40~80 mA·min를 권장한다. 전류강도가 4 mA일 경우 10분 치료하면 40 mA·min, 20분 치료하면 80 mA·min가 된다.

1) 전류강도(current strength)

전류강도는 5 mA 이하의 낮은 강도를 사용한다. 전류 강도가 높을수록 조직으로 전달되는 약물의 양이 많아지지만 너무 높은 전류강도에서는 이온상호현상(interionic phenomenon)과 역침투(hinder penetration)가 일어난다.

2) 치료시간(duration of current flow)

이온도입 시간은 10~20분이다. 그러나 점막은 1~3분, 피부는 5~20분, 심부조직은 30~60분 등 부위에 따라 치료시간은 다양하게 제시되고 있다. 치료시간이 길수록 조직으로 전달되는 약물의 양이 많아지지만 치료시간이 너무 길면 수산이온에 의해 전기화학 화상이 유발될 수 있으며, 약물이온이 조직 혈관의 혈류를 따라 다른 곳으로 분산된다.

3) 이온도입의 양(amount of transferred ions)

이온도입에 의해 조직으로 침투되는 약물이온의 양은 전류의 강도, 통전시간, 이온의 농도에 따라 결정된다. 따라서 조직으로 침투된 약물의 양은 다음과 같은 기본적인 공식(basic formula)으로 구할 수 있다.

$$I \times t \times ECE = (\quad\quad) \text{ grams}$$

I는 전류강도(A), t는 시간(s), ECE는 전기화학당량(electrochemical equivalent)이다. 전기화학당량은 화학당량을 패러데이상수(Faraday's constant, 96,487±1.6 C/mol)로 나눈 것이다.

5.6. 이온도입의 침투깊이

예전에는 전류에 의한 약물이온의 침투 깊이는 1 mm 이하로 알려져 왔다. 그러나 Singh와 Roberts(1993)는 3~4 mm 깊이에서 살리실산이 검출되었다 하였고, Costello와 Jeske(1995)는 리도카인이 근육층 10 mm까지 침투된다 하였으며, Glass 등(1980)은 덱사메타손이 17 mm까지 침투되어 엉덩관절의 관절주머니까지 도달한다고 하는 등 이온도입은 심부조직까지 약물이온을 침투시킨다고 보고하고 있다. 이 등(2007)은 메틸렌블루를 5분, 10분, 20분, 40분 간 직류전류로 이온도입한 결과 각각 208.92 μm, 281.59 μm, 349.22 μm 깊이까지 전달되었고 적용시간이 침투깊이에 영향을 주고 있음을 보고하였다(그림 9-4). 일반적으로 이온도입에 의한 경피약물전달의 깊이는 약물을 외용하는 것 보다 더 깊이 침투되고, 피하주사와 거의 비슷하다.

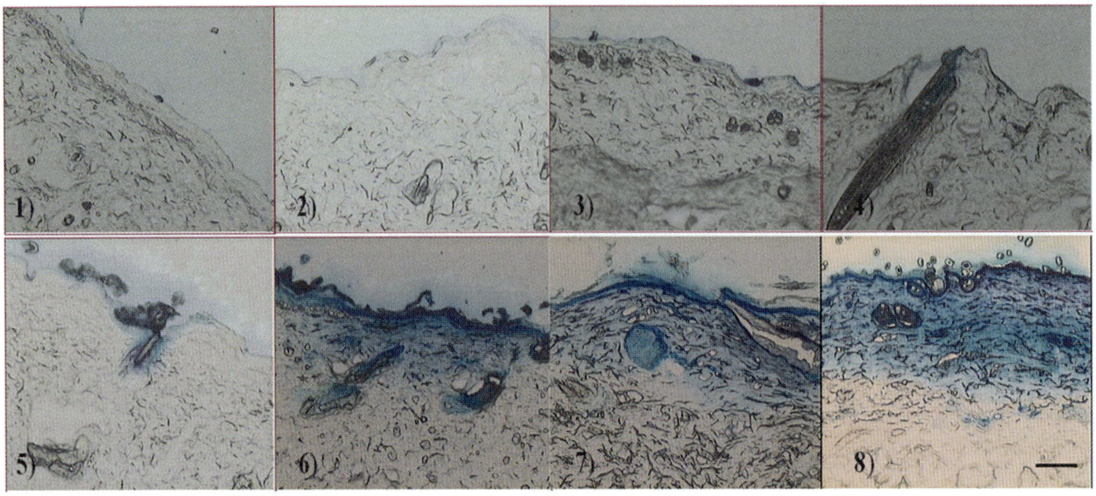

1) 외용 5분, 2) 외용 10분, 3) 외용 20분, 4) 외용 40분, 5) 이온도입 5분, 6) 이온도입 10분, 7) 이온도입 20분, 8) 이온도입 40분. bar=100 μm.

그림 9-4 이온도입 시간에 따른 메틸렌블루의 침투 깊이. 100x

5.7. 이온도입에 영향을 주는 요인

1) 약물이온농도(concentration of ion in solution)
2) 약물용액의 수소이온농도(pH of drug solution)
3) 용매의 경쟁이온 유무(presence of competitive ions)
4) 전류강도(strength of current)
5) 통전시간(duration of current flow)
6) 개인차(individual difference)

6 적용 방법

6.1. 약물선택

치료에 사용할 약물을 결정한다. 환자가 약물에 과민반응이 있는지 확인한다. 치료사가 약물에 과민반응이 있을 경우에는 장갑을 끼고 약물을 취급하도록 한다.

6.2. 약물저장기 준비

활성전극과 피부사이에 약물을 저류시키는 약물저장기(drug reservoir)는 1~2 cm 두께의 면패드를 사용한다. 여러 겹의 거즈를 사용해도 되지만 접촉면이 고르지 않을 수 있다. 면패드나 거즈에 약물용액, 연고, 크림 또는 젤리를 충분히 적시거나 바른다. 약물을 포함한 수화겔(hydrogel)을 만들어 사용하면 약물용액이 흐르지 않고 접촉면이 고르게 유지된다. 면패드, 거즈, 수화겔은 원하는 대로 크기를 만들 수 있다. 이온교환 반투막전극은 자체를 활성전극 및 약물저장기로 사용할 수 있으나 크기를 조절할 수 없고 값이 비싸다.

6.3. 적용방법

① 환자의 치료자세를 결정한다.

② 치료부위를 비눗물로 씻고 알코올솜으로 깨끗이 닦는다.

③ 비활성전극은 자가접착전극, 전극풀을 충분히 바른 탄소전극 또는 생리식염수에 충분히 적신 습식패드전극을 사용한다. 치료부위와 같은 쪽의 적절한 부위에 올려놓고 전극접촉이 잘 유지되도록 고정한다. 활성전극과의 거리는 치료부위의 깊이에 따라 결정하지만 일반적으로 5 cm의 거리를 둔다. 약물이온과 반대되는 극의 단자에 연결한다.

④ 준비한 약물저장기를 치료부위에 배치하고 탄소전극, 패드전극 또는 금속판 전극에 연결하고 접촉이 잘 유지되도록 고정한다. 약물이온과 같은 극의 단자에 연결한다.

⑤ 주전원 스위치를 켜고 전류의 진폭조절 다이얼을 천천히 올린다. 일반적으로 5 mA 이하의 낮은 강도를 사용하며 특히 최대 전류밀도를 음극은 0.5 mA/cm^2, 양극은 1.0 mA/cm^{2}를 넘지 않도록 한다.

⑥ 치료시간에 도달하면 진폭조절 다이얼을 천천히 내린 다음 주전원 스위치를 끄고 전극을 뗀다.

⑦ 피부에 남아 있는 약물을 깨끗이 닦고 전극을 댔던 부위의 이상유무를 확인한다.

7 약물의 종류와 효과 및 적응증

이온도입에 사용하는 약물은 종래에 사용해왔던 약물과 새롭게 소개된 여러 가지의 약물이 있다(표 9-2, 3). 많은 약물 중 어느 것을 선택해야 하는지는 이온의 근원과 극성, 전기화학적 특성을 비롯하여 환부의 병리, 약물의 효과와 금기증 등의 여러 가지 조건을 고려하여 결정해야 한다.

두 가지 약물을 혼합하여 이온도입을 하거나 두 가지 약물을 교대로 사용하는 경우도 있다. 리도카인 이온도입에 의한 마취기간은 평균 15분 정도이나 에피네프린을 1 : 1,000~1 : 50,000 혼합하면 마취기간이 160분까지 지속되기도 한다(Kalia 등, 2004). 대상포진으로 인한 통증에 리도카인과 1 : 12,000 에피네프린 혼합용액을 6~8분간 양극 이온도입한 결과 통증이 유의하게 감소하였다. 4% 염산리도카인 2 mL와 0.4% 덱사메타손 1 mL 혼합용액을 양극을 활성전극으로 5 mA, 10~ 15분 적용하기도 한다(DeLacerda, 1982). Chang 등(1993)은 피부암환자 11명에게 시스플라틴에 염산 에피네프린을 1 : 1000의 비율로 혼합하여 1 mA로 주 당 5일, 2주간 양극 이온도입하여 11명에서

암의 크기가 50% 이상 감소하였거나 완전히 없어졌다고 보고하였다.

8 금기증

8.1. 이온도입치료의 금기증

약물 과민 반응 환자, 심장박동조율기 등 전자의료장치를 사용하는 사람, 가슴주위, 임신부의 배, 악성종양 부위 등은 금기증이다.

8.2. 약물의 금기증

이온도입 전 약물의 금기증, 부작용, 주위 사항을 확인해야 한다.

페니실린계 항생제는 페니실린 과민반응검사를 해야 한다. 쇼크나 과민증의 병력이 있는 환자에게는 사용하지 않는다. 치료 중 불쾌감, 입안 이상감, 천명, 어지러움, 귀울림, 변의 등 쇼크 증상이 나타나거나 발열, 발진, 두드러기 등의 과민반응이 나타날 경우에는 투여를 중지한다.

글라이코파이로늄은 백내장, 전립선비대, 관상동맥질환, 심부전증, 변비, 무력창자막힘증(paralytic ileus), 항히스타민제나 항울제 및 정온제등의 약물치료중인 환자, 브롬화나 할로겐화물(halide) 계열 약품에 과민반응이 있는 환자는 금기증이다. 부작용으로 입안마름증(mouth dryness)이 흔하게 나타날 수도 있으며 드물게는 위장장애 및 청색증이 나타날 수도 있고 아주 드물게는 배뇨장애, 뇨저류가 나타날 수 있다. 이외에도 시야 혼탁, 안압증가, 빈박, 심계항진, 발한 감소, 미각상실, 두통, 신경과민, 졸음, 쇠약, 어지러움, 불면증, 구역, 구토, 변비 등의 일반적인 부작용을 나타날 수 있다.

폴딘은 눈자극증상(eye irritation), 입안마름증(xerostomia) 등의 부작용이 나타나기도 한다.

레노틴은 위궤양, 혈우병 등 출혈성 질환과 천식, 알레르기 건초열, 알레르기 피부염 등 알레르기 질환이 금기증이다. 레노틴의 부작용으로 심박동수가 분 당 8회 이상 증가, 목이나 귀에 홍조 발생, 치료 중에 온감, 눈의 이상, 어지러움, 졸리움, 두통 등의 일반적 증상이 나타나는 경우도 있다.

히스타민의 부작용으로 두통, 어지러움, 가려움, 종창 등이 나타나기도 하며, 활성전극 부착 부위에서 국소충혈, 물집, 두드러기, 3~5°F 정도의 피부온도 상승이 나타난다.

황산아연은 천식, 호흡기 감염, 굴염(sinusitis), 후비루(post-nasal drips), 재채기발작(sneezing fits) 등이 금기증이다.

9 위험 및 주의사항

9.1. 화상

직류전류의 통전에 따른 문제점으로 화학화상을 들 수 있다. 화학화상은 특히 음극에서 알칼리반응에 따른 화상(alkaline chemical burn)이 생기게 된다. 그러나 농도가 진한 식염수를 사용할 때에는 양극에서 산성반응에 의한 화상(acidic chemical burn)이 생기기도 한다. 화상의 원인은 금속전극의 피부접촉, 용량과다, 전류밀도의 집중으로 발생될 수 있다.

1) 금속전극의 피부접촉(metal contact)

금속전극이 피부에 직접 접촉되면 화상이 생길 수 있다.

2) 용량과다(overdose)

너무 높은 전류강도와 오랜 시간 통전은 화상을 유발시킬 수 있다.

3) 전류밀도 집중(excess current density)

전극의 크기, 전극의 상태, 습기유지, 피부손상 유무는 전류밀도의 정도를 결정하는 요인이 된다.

① 전극의 크기(size of electrode)

직류전류의 음극에서는 부식성 수산화나트륨이 발생하고 수소이온 농도가 높고 반응속도가 빠르기 때문에 양극보다 화상의 가능성이 많다. 특히 작은 크기의 음극전극을 사용하여 통전시키면 음극에서 전류밀도가 집중되어 화상이 생길 수 있다. 이를 피하기 위해서는 음극전극을 양극전극과 같은 크기로 하거나 또는 2배 정도 크게 하여 전류밀도를 낮추어 주어야 한다.

② 전극의 상태(condition of electrode)

전극표면이 고르지 못하고 울퉁불퉁하거나, 주름이 잡혀있거나, 패드 모서리가 벗어졌거나, 소금덩어리가 붙어있는 등 전극의 상태가 불량하면 전류밀도가 증가하여 피부자극 및 화상이 생길 수 있다.

③ 전극의 습기(moisture of electrode)

전극 패드가 고르고 충분하게 습기가 유지되지 않으면 전류밀도가 증가하여 피부자극 및 화상이 생길 수 있다.

④ 전극의 접촉(contact of electrode)

전극이 피부에 잘 접촉되어 있지 않으면 접촉이 잘되지 않은 부위에서 전류집중이 일어난다.

⑤ 피부손상(skin lesion)

열린 상처, 찰과상, 면도 등으로 피부가 손상되었거나, 새로 형성된 피부, 최근에 형성된 흉터조직, 여드름 등 피부병변 부위에 전극을 대면 전류밀도가 증가한다.

⑥ 금속(metal)

치료부위의 표면조직에 핀, 후크 등이 있으면 전류밀도가 증가한다.

⑦ 전극배치(electrole placement)

전극배치를 잘못하면 전극접촉이 잘못된 쪽, 전극의 크기가 작은 쪽, 전극간격이 좁은 쪽에서 전류밀도의 집중이 일어난다. 국소부위에 전류밀도가 집중되면 전기화학화상에 의해 피부손상이 유발되기 때문에 전류가 고르게 분포되어야 한다(Hage 등, 1997).

9.2. 과민반응

약물에 따라 전신반응, 알레르기 등이 일어날 수 있으며 페니실린과 같은 약물은 드물기는 하지만 과민성 쇼크(anaphylactic shock)가 나타날 수 있기 때문에 환자가 특정 약물에 대해 과민반응이 있는지 확인해야 한다.

9.3. 전기쇼크

전기치료기의 접지가 되지 않아 있거나 바닥이 젖어있는 부위에 접지시켰을 때, 출력 판독 계기판이 망가져 출력을 제대로 판독하지 못하고 강도를 올렸을 때, 강도조절 스위치를 올려놓은 상태에서 주전원스위치를 올렸을 때, 강도를 갑작스럽게 올리거나 내릴 때, 치료 중 극성을 바꿀 때, 치료 중 환자가 치료기 등 금속을 만졌을 때 전기 쇼크가 생길 수 있다.

9.4. 국소 충혈

전극 부착부의 피부에 국소충혈이 나타날 수 있지만 이는 전류에 의한 모세혈관 확장에 의한 일시적인 현상이다.

9.5. 감각자극

열감, 찌릿함(tingling), 가려움(itching), 따끔함(pricking), 통증에 이르기까지 다양한 감각자극을 느낄 수 있다(Ledger, 1992). 이온도입 중 통증을 호소하면 전류강도를 감소시킨다. 그래도 통증이 지속되면 이온도입을 멈춘다.

9.6. 근육수축

전류강도가 높을 경우 운동신경의 자극으로 근수축이 일어날 수 있다.

10 이온도입의 장점

이온도입은 간초회통과와 위장관 흡수가 없어 전신부작용 및 위험성이 적으며 비침습적으로 약물을 투입하기 때문에 주사에 의한 투약보다 통증 및 불안감이 없고, 치유속도가 빠르며 흉터조직의 형성이 없다. 경피약물전달은 분자가 500 Da 이하로 작아야 각질층의 장벽을 가로질러 확산하지만(Bos와 Meinardi, 2000), 이온도입은 이온을 비롯하여 7,000 Da 이하의 거대분자를 확산시킬 수 있으며(Kanikkannan 2002), 특히 표적조직에 직접 전달할 수 있고, 혈관분포가 없는 국소부위에 약물투여가 가능하며, 다른 방법으로도 투약하기 어려운 경우에도 쉽게 적용할 수 있는 장점이 있다(Zeltzer 등, 1991; Costello와 Jeske, 1995).

표 9-2. 약물에 따른 치료효과 및 적응증

약 물	이 온	효 과	적응증
아세트산(acetic acid)		칼슘흡수	칼슘침착성 힘줄염, 골화근육염
Acetic acid 2% sol.	Acetate−	근육연축완화	굳은어깨, 근육연축
항생제(antibiotics)		살균	
Silver wire	Silver+		골수염
Penicillin 5000 U/mL	Penicillin−		화상 괴사딱지
Gentamicin sulfate 5−10 mg/mL	Gentamicin+		화농성 연골염
항콜린제(anticholinergics)			
Aluminium chloride 20% sol.	Aluminium+	발한억제	땀과다증
Atrophine sulfate	Atrophine+	발한억제	땀과다증
Benzazoline HCl 2% sol.	Priscoline+	말초혈관확장	무통성 궤양
Glycopyrrolate 0.1% sol.	Glycopyrrolate+	발한억제	땀과다증, 프라이증후군
Poldine methosulphate 0.05−0.5 %	Poldine+	발한억제	땀과다증, 프라이증후군
항구토제(antiemetics)		항구토	
Domperidone(morillium)	Domperidone+		멀리, 구토
Metoclopramide hydrochlorise	Metoclopramide+		
항대사물질(antimetabolite)			
Methotrexate(MTX)	Methotrexate−	DNA합성억제	건선
Meladinine 1% sol.	Methoxsalen−	착색, DNA합성억제	백반증, 건선
항암제(antineoplastic agents)			

약 물	이 온	효 과	적응증
Cyclophosphamide	Cyclophosphamide+	항암	평편세포암
Bleomycin	Bleomycin+		기저세포암
Doxorubicin(adriamycin)	Doxorubicin+		
Cisplatin	Cisplatin+		
항바이러스제(antiviral agents)		항바이러스	단순포진
Acyclovir hydrochloride	Acyclovir+		아프타궤양
Idoxuridine 0.1% sol.	Idoxuridine+		
Vidarabine monophosphate	Vidarabine+		
칼슘(Calcium)		자극역치 안정	근육연축, 굳은관절
Calcium chloride 2% sol.	Calcium+		방아쇠손가락, 경한 떨림
구리(Copper)		항진균	
Copper sulfate 1-2% sol.	Copper+		진균감염, 알레르기성 비염
콜린약물(cholinergic agents)		발한	
Pilocarpine hydrochloride	Pilocarpine+		췌장섬유낭종 진단
도파민작용제(dopamin agonists)			
Apomorphine sulfate	Apomorphine+	프로테아솜 억제	파킨슨병, 알츠하이머병
Ropinirole hydrochlorise	Ropinirole+		
히알루로니다제(Hyaluronidase)		섬유용해 흡수	부종(삠, 혈종, 림프부종, 관절혈증,
Hyaluronidase in 0.1 M acetate buffer	Hyaluronidase+		혈전정맥염, 윤활낭염), 피부경화증
리튬(Lithium)			
Lithium chloride 2% sol.	Lithium+	통풍결절완화	통풍결절
Lithium carbonate 2% sol.			
국소마취제(local analgesics)			
Procaine HCl 4-5% sol.	Procaine+	국소마취 진통	소수술, 대상포진, 신경염, 윤활낭염, 삠, 관절염, 힘줄윤활막염, 위관절융기염, 근육염, 요통, 턱관절기능장애 등 통증 동반 질환
Lidocaine HCl 4-5% sol.	Xylocaine+		
마그네슘(Magnesium)		항경련(근이완)	관절염, 신경염, 근육염
Magnesium sulfate 2% sol.	Magnesium+	진통, 혈관확장	경련성, 부종, 유착
비스테로이드항염제(NSAIDs)			
Sodium salicylate 2% sol.	Salicylate-		
Methyl salicylate 10% oint.			
Diclofenac sodium	Diclofenac-	항염 진통	신경염, 윤활낭염, 힘줄윤활막염, 관절염, 근육염, 삠, 근육통
Ketoprofen	Ketoprofen-		
Ibuprofen	Ibuprofen-		
Naproxen sodium	Naproxen-		
아편유사제(opioids)			
Morphine hydrochloride	Morphine+		
Fentanyl hydrochloride	Fentanyl+		
Buprenorphine	Buprenorphine+	진통	통증
Hydromorphone hydrochloride	Hydromorphone+		
Nalbuphine hydrochloride	Nalbuphine+		
요오드(iodide)			
Potassium iodide 2% sol.	Iodine-	섬유용해, 방부	흉터, 섬유조직염, 삠, 유착

약 물	이 온	효 과	적응증
Potassium iodide 4.7% oint.		진통	유착성 관절낭염
레노틴(Renotin)			
Renotin HCl 2% cream	Renotin+	치유촉진	인대, 힘줄손상
염화(chloride)			
Sodium chloride	Chlorine−	섬유용해	흉터, 유착, 신경통, 땀과다증
부신피질호르몬제(steroids)			
Hydrocortisone sodium phosphate 1%	Cortisone−	항염	외상관절염, 퇴행관절염
Dexamethasone sodium phosphate	Dexamethasone−	진통	류마티스관절염, 힘줄염
Triamcinolone acetonide	Triamcinolone−		윤활낭염, 페로니병 등
Prednisolone sodium phospate	Prednisolone−		
Methylprednisolone sodium succinate	Methylprednisolone−		
혈관수축제(Vasoconstrictors)			
Epinephrine bitartrate	Epinephrine+		
Levarterenol bitartrate	Norepinephrine+	혈관수축	
Phenylephrine HCl	Phenylephrine+		
혈관확장제(Vasodilators)			
Histamine 1% oint.	Histamine+	혈관확장	혈관장애, 신경염, 부종, 섬유조직염, 류마티스성관절염, 외상성관절염, 윤활낭염, 근육염, 근육통, 삠
Methacholine HCl 0.25% oint.	Methacholine+	혈관확장 근육이완 진통	혈관장애, 버거병, 레이노병 만성정맥염, 신경염, 삠, 부종 추간반수핵탈출증, 반사성교감신경위축
Bretylium	Bretylium+	혈관확장	땀과다증
비타민(Vitamins)			
Ascorbic acid 5% sol.	Ascorbate−	항산화 교원질합성 촉진	색소침착질환(기미)
Nicotinic acid	Nicotinate−	모세혈관 확장, 섬유용해 증진, 측부순환 증진, 창상치유 촉진	만성피부궤양, 당뇨병성 궤양, 동맥궤양, 정맥궤양, 욕창, 피부이식 후 순환증진
Xanthinol nicotinate	Nicotinate−		
Potassium citrate 2% sol.	Citrate−	항산화	류마티스관절염
아연(Zinc)			
Zinc oxide 20% oint.	Zinc+	치유촉진	궤양, 개방상처, 피부염, 중이염
Zinc sulfate 1% sol.	Zinc+	혈관수축	혈관운동성 비염
Zinc sulfate 2% jelly			

표 9-3. 질병에 따른 약물의 선택

조　건	이온 및 약물의 선택
통증(pain)	Local anesthetics (procaine 등)
	Steroids
	NSAIDs
염증(inflammation)	Steroids
	NSAIDs
근육연축(muscle spasm)	Magnesium (magnesium sulfate)
	Calcium (calcium chloride)
칼슘침착(calcific deposits)	Acetate (acetic acid)
통풍결절(gouty tophi)	Lithium (lithium chloride, carbonate)
인대, 건손상(ligament lesion)	Renotin (renotin HCl)
땀과다증(hyperhidrosis)	Tap water with alternating polarity
	Bromide (glycopyrronium bromide)
	Glycopyrrolate (glycopyrrolate sol)
	Poldine (poldine methosulphate)
	Aluminium (aluminium chloride hexahydrate)
	Atrophine (atrophine sulfate)
허혈(ischemia)	Mecholyl (methacholine chloride)
	Magnesium (magnesium sulfate)
	Iodine (potassium iodide)
부종(edema), 림프부종(lymphedema)	Hyaluronidase (Wydase)
	Mecholyl (methacholine chloride)
	Salicylate (sodium salicylate)
	Magnesium (magnesium sulfate)
피부경화증(scleroderma)	Hyaluronidase (Wydase)
표피 사상균증(epidermophytosis)	Copper (copper sulfate)
아프타입안염(aphthous stomatitis)	Triamcinolone (triamcinolone acetonide)
편평태선(lichen planus)	Methylprednisolone (methylprednisolone sodium succinate)
각화과다증(hyperkeratosis), 손바닥, 발바닥	Salicylate (sodium salicylate)
발바닥사마귀(plantar warts)	Salicylate (sodium salicylate)
백반증(vitiligo)	Meladine
궤양(ulcers)	Histamine
허혈궤양(ischemic ulcer)	Zinc (zinc oxide)
상처(open lesion)	Zinc (zinc oxide)
감염상처(infected wound)	Penicillin
단순포진(herpes simplex)	Idoxuridine
흉터조직(scar tissue), 유착(adhesion)	Iodine (potassium iodide)
	Salicylate (sodium salicylate)
	Chloride (sodium chloride)
스포로트릭스증(sporotrichosis)	Iodine (potassium iodide)

참고문헌

Chang BK, Guthrie TH Jr, Hayakawa K, Gangarosa LP Sr : A pilot study of iontophoretic cisplatin chemotherapy of basal and squamous cell carcinomas of the skin. Arch Dermatol. 129(4):425–427, 1993.

Bos JD, Meinardi MM : The 500 Dalton rule for skin penetration of chemical compounds and drugs. Exp Dermatol. 9:165–169, 2000.

Costello CT, Jeske AH : Iontophoresis : Applications in transdermal medication delivery. Phys Ther. 75:554–563, 1995.

Cummings J : Iontophoresis. In : Clinical Electrotherapy. Nelson RM & Currier DP (Ed). Appleton–Century–Crofts, East Norwalk, p. 231–241, 1987.

Delacerda FG : lontophoresis for Treatment of Shinsplints. J Orthop Sports Phys Ther. 3(4):183–185, 1982.

Downer AH : Physical Therapy Procedures. 4th ed., Charles C Thomas, Springfield, pp. 177–182, 1974.

Glass JM, Stephen BL, Jacobsen SC : The quantity and distribution of radiolabelled dexamethasone delivered to tissues by iontophoresis. Int J Dermatol. 19:519–525, 1980.

Glick E, Snyder–Mackler L : Iontophoresis. In : Clinical Electrophysiology ; Electrotherapy and Electrophysiologic Testing. Snyder–Mackler L and Robinson AJ (Ed), Williams & Wilkins, Baltimore, p. 245–260, 1989.

Greminger RF, Elliott RA, Rapperport A : Antibiotic iontophoresis for the management of burned ear chondritis. Plast Reconst Surg. 66:356–360, 1980.

Guy RH : Iontophoresis–recent developments. J Pharm Pharmacol. 50(4):371–374, 1998.

Guy RH, Delgado–Charro MB, Kalia YN : Iontophoretic transport across the skin. Skin Pharmacol Appl Skin Physiol. 14(S1):35–40, 2001.

Guy RH, Kalia YN, Delgado–Charro MB, Merino V, Lopez A, Marro D : Iontophoresis : electrorepulsion and electroosmosis. J Control Release. 64(1–3):129–132, 2000.

Hage M, Akatani M, Kikuchi J, Ueno Y, Hayashi M : Transdermal iontophoretic delivery of insulin using a photoetched microdevice. J Control Rel. 43:139–149. 1997.

Harris R : Iontophoresis. In : Therapeutic Electricity and Ultraviolet Radiation. 2nd ed., Licht S (Ed).Elizabeth Licht, New Haven, p. 156–178, 1967.

Henley E : Transcutaneous drug delivery : Iontophoresis and phonophoresis. Crit Rev Phys Rehabil Med. 2:139–151, 1991.

Kahn J : Principles & Practice of Electrotherapy. Churchill Livingstone, New York, p. 153–172, 1987.

Kalia YN, Naik A, Garrison J, Guy RH : Iontophoretic drug delivery. Adv Drug Deliv Rev. 27;56(5):619–658, 2004.

Kanikkannan N : Iontophoresis based transdermal delivery systems. Biodrugs. 16:339–347, 2002.

Ledger PW : Skin biological issues in electrically enhanced transdermal delivery. Adv Drug Deliv Rev. 9:289–307, 1992.

Lee, Jae–Hyoung, Kim, Joo–Young Jekal, Seung–Joo : Effective concentration of procaine solution for iontophoresis. J Kor Soci Phys Ther. 10(1):1–7, 1998.

Low J, Reed A : Electrotherapy. Butterworth Heinemann, London, p. 12–26, 1990.

Pikal MJ : The role of electroosmotic flow in transdermal iontophoresis. Adv Drug Deliv Rev. 46(1–3):281–305, 2001.

Pikal MJ, Shah S : Transport mechanism in iontophoresis II. Electroosmotic flow and transference number measurements for hairless mouse skin. Pharm Res. 7:213–221, 1990.

Singh P, Roberts MS : Iontophoretic transdermal delivery of salicylic acid and lidocaine to local subcutaneous structures. J Pharm Sci. 82(2):127–131, 1993.

Schaefer H, Lademann J : The role of follicular penetration. Skin Pharmacol Appl Skin Physiol. 14:S1:23–27, 2001.

Vanbever R, Preat VV : In vivo efficacy and safety of skin electroporation. Adv Drug Deliv Rev. 35(1):77–88, 1999.

Wadsworth H, Chanmugam APP : Electrophysical Agents in Physiotherapy. 2nd ed., Science Press, Marrickville, p. 182-198, 1983.

Watkins AL : A Manual of Electrotherapy. 2nd ed.,Lea & Febiger, Philadelphia, p. 126-140, 1962.

이재형, 김주영, 제갈승주 : 은 이온도입이 세균성장에 미치는 효과. 대한물리치료학회지 7(1): 5-15, 1995.

이재형, 송인영, 국지연 : 전극배치가 Procaine 이온도입에 미치는 영향. 대한물치료사학회지 9(1): 71-79, 1997.

이종숙, 김경원, 이재형, 최영욱, 이재휘 : 이온도입에 의한 염산프로카인의 경피전달 증대-고전압전류 및 초음파 병행의 상승효과 비교. 약제학회지, 36(3):185-192, 2006.

제 10 장 탈신경근육의 전기자극

1 탈신경근육의 전기자극

말초신경의 이환으로 신경이 정상적으로 근육을 지배하지 못하는 상태를 탈신경근육(denervated muscle)이라 한다. 탈신경 근육은 흥분성이 소실되어 수의적으로나 반사적으로 수축을 하지 못하게 됨에 따라 구조적, 기능적 변화가 일어난다. 이에 따라 근육이 약화되고 탈신경 위축(denervated atrophy)이 야기되기 때문에 말초신경이 재생되어 근육수축 능력이 회복될 때까지 수동운동, 전기자극 등으로 근육수축을 유발시켜야 한다.

신경지배근육과 탈신경근육은 전기자극에 의한 근육수축기전이 다르다. 근육 위의 피부에 전기자극을 하면 신경지배근육은 흥분성이 높은 신경이 먼저 탈분극을 일으켜 근육수축을 유발시키지만 탈신경근육은 근육 자체에서 탈분극이 일어나 근육수축이 유발된다. 따라서 탈신경근육의 전기자극을 근육전기자극(electrical muscle stimulation, EMS)이라 한다.

2 탈신경근육의 원인

탈신경근육은 말초신경 손상 및 병변 등으로 신경이 근육을 지배하지 못하여 일어난다. 말초신경은 노신경, 궁둥신경, 자신경, 종아리신경, 정중신경, 팔신경얼기 순으로 손상이 많이 발생한다. 말초신경병증, 좌임신경병증, 이중찢이김증후군, 척수앞뿔세포병변에 의해서 탈신경이 초래될 수 있다(표 10-1).

표 10-1. 탈신경근육을 일으키는 말초신경 이환

급성손상

1. 말초신경손상(peripheral nerve injury)
   타박상(contusion), 압박(compression), 마찰(friction), 당김(traction), 찢김(laceration)등 외상
   신경차단(neuropraxia)
   축삭절단(axonotmesis)
   신경절단(neurotmesis)

만성손상

2. 신경병증(neuropathy)
   1) 신경뿌리병증(radiculopathy)
      추간판수핵탈출증(HNP)
      신경뿌리종양(nerve root tumor)
   2) 말초신경병증(peripheral neuropathy)
      여러신경염(polyneuritis)
      급성특발여러신경염(길랑-바레증후군, Guillain-Barrè syndrome)
      원발성 말초신경염(idiopathic peripheral neuritis)
      외상신경염(traumatic neuropathy)
   3) 감염신경염(infectious neuritis)
      디프테리아(diphtheria), 나병(lepsory) 등
   4) 독성신경염(toxic neuritis)
      납(lead), 비소(alsenic), 알코올(alcohol) 등
   5) 대사장애에 의한 신경병증(metabolic neuropathy)
      당뇨병(diabetic neuropathy), 급성 포르피린증(acute porphyria) 등
   6) 유전신경병증(hereditary neuropathy)
   7) 신경종양(nerve tumor) 등
3. 죄임신경병증(entrapment neuropathy)
   1) 흔한 죄임신경병증(common entrapment neuropathy)
      손목굴증후군(carpal tunnel syndrome)
      자뼈굴증후군(ulnar tunnel syndrome)
      목발마비(crutch palsy), 토요일밤마비(saturday night palsy)
      온종아리신경압박(common peroneal nerve lesion)
   2) 덜 흔한 죄임신경병증(less common entrapment neuropathy)
      원엎침근(pronator teres)에 의한 정중신경 압박
      정중신경의 앞뼈사이 가지(anterior interosseous branch) 압박
      노신경의 뒤뼈사이 가지(posterior interosseous branch) 압박
      발목굴(tarsal tunnel)에서 뒤정강신경(posterior tibial nerve) 압박
      넙다리감각이상증(meralgia paresthetica)
4. 이중짓이김증후군(double crush syndrome)
   팔꿉터널증후군(cubital tunnel syndrome)과 손목굴증후군
5. 척수앞뿔세포병변(anterior horn cell lesion)
   소아마비(poliomyelitis)
   진행성근위축증(progressive muscular atrophy)
   척수구멍증(syringomyelia)
   근육위축가쪽경화증(myotrophic lateral sclerosis)

3 탈신경근육의 특성

말초신경의 병변 및 손상으로 신경의 연속성이 단절되면 근육의 신경지배가 이루어지지 않아 신경지배근과는 달리 수의적으로나 반사적으로 수축을 하지 못하게 된다. 근육의 수축기능 상실은 근육의 무게, 단면적, 섬유직경, 섬유형, 글리코겐 함량, 단백질합성능, 수축능력, 효소 활성 등이 변화하여 구조적, 생화학적, 기계적, 전기적 변화가 일어난다.

3.1. 근육의 구조변화

1) 운동단위 상실(loss of motor unit)

말초신경손상 후 왈러변성이 일어나 신경이 없어짐에 따라 운동종판의 단절로 신경근육이음부의 통합이 깨지게 된다. 완전탈신경된 근육은 모든 근육섬유에서 신경근육이음부가 상실되어 운동단위를 전혀 이루지 못하나, 부분탈신경일 때는 일부 근육섬유는 신경지배를 받지 못하지만 일부 근육섬유는 신경지배를 받게 되어 부분적으로 운동단위를 가진다.

2) 근육섬유의 변화(change of muscle fiber)

정상 신경지배근은 근육섬유 형태가 다각형이거나 원형에 가깝고 핵이 근육섬유의 가장자리에 위치하나 탈신경근육에서는 위축된 근육섬유가 각을 형성하여 집단적으로 출현하고 핵이 근육섬유 중심부로 이주하며 간질조직의 증식과 근육형질의 위축으로 핵의 증대 등이 나타난다. 탈신경 초기에 근육세포질, 근육원섬유가 감소하고 근형질막(sarcolemma)에 가까이 있는 핵이 변화된다.

3) 초미세구조 변화(change of ultrastructure)

말초신경손상으로 인한 근육의 초미세구조변화는 주로 사립체에서 나타난다. 탈신경근육에서 사립체의 수 및 체적이 감소된다. 탈신경근육에서는 근육원섬유마디(sarcomere)의 수 및 길이의 변화는 없다. 그러나 탈신경근육을 4주 동안 단축자세로 고정하면 근육원섬유마디가 35% 감소하고 신장자세로 고정하면 근육원섬유마디가 25% 증가한다.

3.2. 마비

말초신경이 손상되면 손상부위 아래에서 운동마비, 감각마비, 혈관운동마비가 나타난다. 마비의 정도는 신경손상의 정도에 따라 다르다.

1) 운동마비(motor paralysis)

말초신경이 지배하는 모든 근육이 이완마비(flaccid paralysis)되어 근육긴장이 상실되고, 반사수축과 수의수축 능력이 없어진다.

2) 감각마비(sensory paralysis)

손상정도에 따라 통각, 촉각, 압각, 온각, 두점판별감각(2 point discrimination) 등 몸감각(somatic sensation)과 운동, 위치, 속도 등 고유감각(proprioception)이 상실된다. 말초신경이 부분적으로 손상되었을 때는 심한 통증이 나타나기도 한다.

3) 혈관운동마비(vasomotor paralysis)

교감신경의 손상에 따른 혈관운동의 마비가 나타나고 이로 인해 영양성 변화가 나타난다. 때때로 수덱위축(Sudecks atrophy) 또는 반사교감신경이상증(reflex sympathetic dystrophy)이 초래되기도 한다.

3.3. 탈신경 위축

근육위축(muscular atrophy)은 근육이 소모되어 크기가 작아지는 것으로 외관적으로 근육이 마르고 평편해지고 뼈가 돌출되어 보이며 근육의 횡단면, 섬유직경 및 무게의 감소가 나타난다. 탈신경위축(denervated atrophy)은 형태학적, 전기적, 기계적, 생화학적으로 하위신경원이 건재한 불용성위축(disuse atrophy)과 다르다.

1) 근육무게(weight) 감소

탈신경근육의 무게감소는 특히 신경손상 초기 2달 안에 현저하게 나타난다. Sunderland는 탈신경 29일 안에 30%, 60일 안에 50~60% 정도의 무게감소가 나타나며 120일에 이르면 60~80% 정도로 감소되고 무게 감소율은 안정된다. 그림 10-1에서 보는바와 같이 탈신경 초기에 빠르게 무게감소가 나타나다가 3개월 후에는 무게감소가 거의 정체되고 있는데 이는 지방, 결합조직, 혈관, 남아있는 근육의 무게이다. 정상근육은 결합조직이 10~25%를 차지하는데 탈신경으로 근육이 위축되면 지방, 결합조직이 증가된다.

2) 근육섬유직경(fiber diameter) 감소

근육위축으로 근육섬유 직경이 감소한다. 고정으로 인한 불용성위축은 제 I형 섬유의 위축이 현저하지만, 탈신경근육은 제 I형 및 IIa형 섬유보다 제 IIb형 섬유의 위축이 현저하게 나타난다.

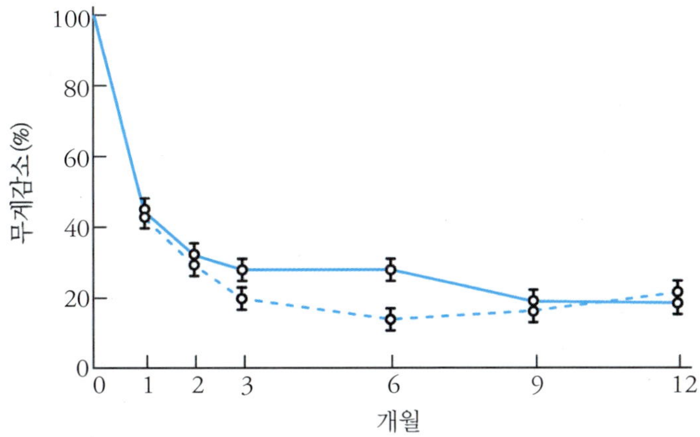

그림 10-1 시기에 따른 탈신경 근육의 무게감소 변화

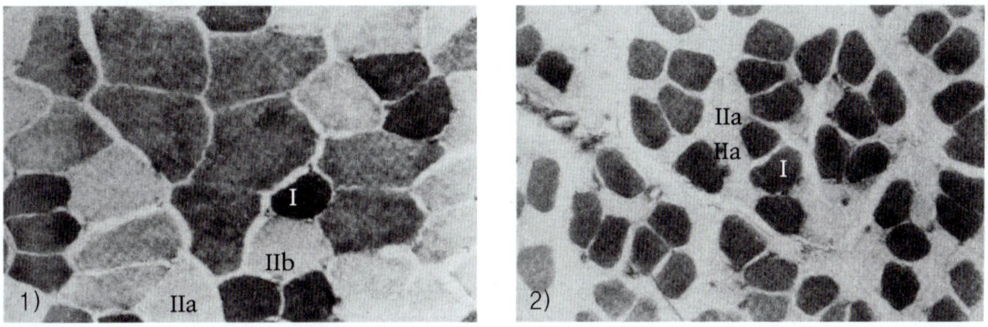

그림 10-2 기니픽 장딴지근의 섬유형별 위축정도. 1) 정상 근육, 2) 탈신경 17주 후 약하게 반응하는 제 II형 섬유의 위축이 현저하다(ATPase stain, pH 4.6).

Kraft(1990)는 기니픽의 궁둥신경을 손상시키고 제 IIb형 섬유가 우세한 장딴지근을 관찰한 결과 제 I형 섬유는 위축이 느리게 나타나고 제 IIb형 섬유는 위축이 현저하고 빠르게 나타났음을 보고하였다(그림 10-2).

3) 횡단면(cross sectional area, CSA) 감소

초음파영상(ultrasonography)을 이용하여 농도차에 의해 구분되는 근육의 횡단면을 비디오 모니터를 통하여 계측하여 건측과 비교하면 탈신경근육의 횡단면이 감소됨을 알 수 있다.

3.4. 변성

신경손상 후 시간이 흐름에 따라 탈신경근육은 변성(degeneration)되고 섬유증이 일어난다. 신경이 재생됨에 따라 근육섬유가 다시 비대(hypertrophy)해지기 때문에 탈신경으로 근육섬유가 위축되는 것 자체는 큰 문제가 되지 않는다. 그러나 변성과 섬유증이 비가역적(irreversible) 근육기능 상실을 일으키기 때문에 변성과 이에 따른 섬유증은 가장 큰 문제가 된다. 탈신경근육의 변성은 근육, 신경손상 경과 시간 등에 따라 다르다. 일반적으로 신경손상 70일 후부터 시작되어 수개월 동안 진행된다.

근육섬유의 퇴행은 장기간 근육 내 혈관정체(intramuscular vascular stasis)와 외상(trauma)으로 인해 일어난다. 신경손상으로 혈관운동이 마비되고, 근육의 펌프작용이 안되어 근육에 혈액이 저류(pooling)되어 근육 내 혈류정체가 일어난다. 장기간의 혈류정체, 울혈(congestion) 및 혈전(thrombosis) 등은 근육섬유의 혈액공급에 지장을 주어 영양공급을 방해하기 때문에 궁극적으로 근육섬유가 퇴행된다. 몸쪽 근육보다 손, 발과 같은 먼쪽 근육이 더 큰 문제이다. 탈신경근육은 정상근육보다 외상에 대한 감수성이 높아서 조금만 강한 자극이 가해져도 쉽게 손상을 입게 된다. 또한 근육이 손상을 받아도 정상근육은 빠르게 회복되지만 영양공급이 좋지 않은 탈신경근육은 회복이 어렵다. 탈신경근육은 쉽게 손상을 받을 뿐 아니라 작은 손상(minor trauma)이 가중되어 시간이 흐를수록 근육의 퇴행을 증폭시킨다.

3.5. 섬유증

근육수축능력의 상실은 근육섬유막 및 근육다발막 사이에 조직액을 축적시키고 섬유소들에 의해 근육뻣뻣함이 나타난다. 탈신경으로 근육의 단백질변성이 증가함에 따라 근육의 총 아교질 함량은 증가한다. 탈신경 초기 4주에는 아교질 함량이 감소하지만 탈신경위축이 되면서 8~12주 사이에 근육섬유막 및 근육다발막에서 제 I형 및 III 아교질이 증가하여 섬유증(fibrosis)이 일어난다. 또한 힘줄, 널힘줄(aponeurosis), 인대, 관절주머니 등 연부조직에서도 섬유증도 일어난다. 섬유증은 여러 근육섬유들이 함께 수축하는 조절활동(coordinated activity)을 방해하며 관절운동제한, 관절불안정, 관절구축을 일으킨다.

3.6. 생리적 변화

1) 잔떨림(fibrillation)

탈신경근육에서 종종 자발적 근수축이 유발되는 근육섬유 잔떨림이 나타난다. 근육섬유 잔떨림은 근육섬유가 비동시성으로 잔물결과 같이 빠르고 미세한 율동적 수축을 하는 현상이다. 피부 때문에 눈으로 관찰하기는 쉽지 않지만 혀(tongue)로 발견할 수도 있으며 근전도로 명확하게 확인된다. 탈신경근육의 잔떨림발생 원인은 근육세포질그물에서 Ca^{2+}결합의 증가와 탈분극이 문턱값에 달하여 항상 전파되는 가시파(spike)를 야기시키기 때문으로 보고 있다.

2) 전기적 변화(electrical change)

말초신경이 손상되면 정도에 따라 신경의 흥분성이 감소되고 신경의 전기전도 능력이 상실되기 때문에 신경을 통한 자극전달이 이루어지지 못하고 근육섬유 자체가 직접 전기자극에 반응하여 근육수축이 일어난다. 따라서 탈신경근육에서는 여러 가지 전기적 특성이 신경지배근과는 다르게 나타난다.

신경손상의 정도에 따라 다르지만 탈신경근육은 맥동기간이 짧은 감응전류에 반응하지 않고 맥동기간이 충분히 긴 단속직류전류에만 느리게 수축하거나 반응하지 않는다.

정상근은 시치가 1 ms 이하이나 탈신경근육은 시치가 올라간다. 신경손상 10~14일 후 정상의 50~100배까지 올라 25 ms에 이르고 신경손상 21일째에는 최고에 도달했다가 서서히 떨어져 100배에 머무르다 회복이 시작되면 30~40일에 이르러 15 ms 정도로 떨어진다. 탈신경근육은 특히 10~1 ms의 통전시간부터는 문턱값 강도가 가파르게 높아져 강시곡선이 상향 우편향된 연속성을 유지하는 포물선을 갖게 된다. 이외에도 극성공식의 반전이 나타나기도 하고, 직류강축률이 변화하며, 흥분성이 감소되는 등 전기적 변화가 나타난다.

3) 기계적 특성의 변화(change of mechanical properties)

탈신경근육은 최대단일수축장력(Pt) 및 최대강축장력(Po)이 현저하게 감소하고, 근육수축시간(CT) 및 절반이완시간(HRT)이 길어지며, 피로지수가 현저하게 감소한다(Gorza 등, 1988; Nix, 1990; 김, 1991).

4) 막의 변화(change of membrane properties)

탈신경근육은 아세틸콜린 과민반응(acetylcholine hypersensitivity)이 나타나는데 이를 탈신경과민반응법칙(law of denervation supersensitivity)이라 한다. 정상 신경지배근에서는 종판대에서 아세틸콜린 감수성이 높다. 그러나 신경손상 후 시간이 경과하면 근육섬유 전체에서 아세틸콜린 감수성이 높아지는데 이는 탈신경근육에서는 아세틸콜린 수용체가 근육섬유막 전장에 걸쳐 확산되어 존재하기 때문이다.

탈신경근육은 K^+이 감소하기 때문에 안정막전위는 정상근육보다 떨어져 음전위를 덜 띠게 되고 막저항이 증가된다.

3.7. 조직화학적 변화

1) 근육섬유형의 변화

탈신경은 근육섬유형의 구성비를 크게 변화시키지는 않고 위축정도에 차이가 있어 제 IIb형 섬유가 선택적으로 현저한 위축을 나타낸다.

2) 효소활성 변화

① 아데노신삼인산효소(adenosine triphosphotase, ATPase) 활성 감소

② 숙신산탈수소효소(succinic dehydrogenase, SDH) 활성 감소

③ NADH전이효소(reduced nicotinamide adenine dinucleotide transferase, NADH−TR) 활성 변화

④ 알칼리인산분해효소(alkaline phosphatase, AlP) 활성 증가

⑤ 인산화효소(phosphorylase, PH) 활성 감소

3.8. 생화학적 변화

탈신경으로 근육의 활동이 없어짐에 따라 크레아티닌(creatinine), ATP, K^+이 감소되고 결합조직이 증가됨에 따라 아교질, Cl^-, Na^+, Ca^{2+}이 증가된다.

3.9. 단백질 합성능 및 아교질 합성능의 변화

탈신경으로 근육의 단백질 합성능의 저하보다는 단백질변성(protein degradation)이 일어나고 탈신경 후기에 근육의 단백 농도는 증가하지만 결합조직의 총 단백질량은 감소된다.

3.10. 기타

뼈막, 뼈속질공간(bone marrow cavity), 뼈겉질(cortex)에는 감각신경섬유와 교감신경섬유가 분포하고 있다. 장기간 탈신경상태에 있거나 또는 탈신경부위가 넓을 때 뼈겉질에서 칼슘이 빠져나와 뼈엉성증(osteoporosis)을 일으킨다. 뼈엉성증은 특히 손과 발에서 흔히 생기며 근육수축이 일어나지 못하여 발생한다. 성장기 뼈의 경우 성장장애를 일으키기도 한다.

4 탈신경근육의 전기자극 효과

4.1. 근육위축 지연 또는 예방

탈신경근육에 강한 강도로 반복적인 전기자극을 가하면 근육섬유 직경이 증가하여 팔다리둘레가 증가되고 근육무게 감소율이 지연(Halback과 Straus, 1980; Ohira, 1989)되어 위축이 예방된다(Bohannon, 1983; Williams와 Street, 1976). 전기자극에 의한 탈신경위축 지연의 기전에 대해서는 논란이 많지만 반복적인 근육수축에 따라 탄수화물 산화 증가, 효소활성 변화, 단백질 합성능 증가, 글리코겐 합성율 정상화 등 근육의 대사 증진에 따른 것으로 본다.

4.2 조직화학적 변화

1) 근육섬유형의 변화(change of fiber type)

탈신경근육의 전기자극은 섬유형을 변화시키며 근육섬유형의 변화는 자극주파수와 관계가 있다. 높은 주파수의 전기자극은 제 I형 섬유를 제 II형 섬유로 변화시키고, 낮은 주파수의 전기자극은 정도는 약하지만 제 II형 섬유를 제 I형 섬유로 부분적으로 변화시킨다.

2) 효소활성 변화(change of enzyme activity)

① ATPase 활성 증가

② SDH 활성 증가

③ NADH-TR활성 증가

④ 인산화효소(phosphorylase, PH) 활성 증가

4.3. 생화학적 변화

탈신경근육을 전기자극하여 근육수축을 일으킴에 따라 탈신경으로 인해 활성이 감소된 포스포프룩토키나아제(phosphofructokinase, PFK), 피루빈산염키나아제(pyruvate kinase, PK), 글리세르알데히드-인-탈수소효소(glyceraldehydephosphate dehydrogenase, GAPDH), 젖산탈수소효소(lactate dehydrogenase, LDH), 말레이트탈수소효소(malate dehydrogenase, MDH), 시트르산합성효소(citrate synthase, CS), 크레아틴키나아제(creatine kinase, CK) 등 효소의 활성이 증가되고 대사 및 기능의 증진이 이루어진다.

4.4. 단백질 합성능 증진

신경손상 직후에 단백질 합성능이 저하되다가 시간이 흐름에 따라 반전되어 단백질 합성능이 증가된다(Goldspink, 1978). 골격근의 전기자극으로 DNA농도가 변화하고 단백질 합성능이 2~5배 증가하며 이러한 증가는 단백분해에 대해 보상적으로 더 많이 합성되기 때문이다(Chi 등, 1986; Joplin 등, 1987; Pette, 1984; Salmons 등, 1978). 전기자극이 핵내의 핵소체 형성부위(nucleolar organizer region, NOR)를 활성화시켜 단백질 합성능이 증가된다(그림 10-3).

4.5. 초미세구조의 변화

탈신경근육은 사립체의 수 및 체적이 감소되나, 전기자극을 가하면 사립체 수 및 체적이 증가한다(그림 10-4). 전기자극으로 근육의 수축을 유발시키면 사립체가 영향을 많이 받아 산화대사가 증가

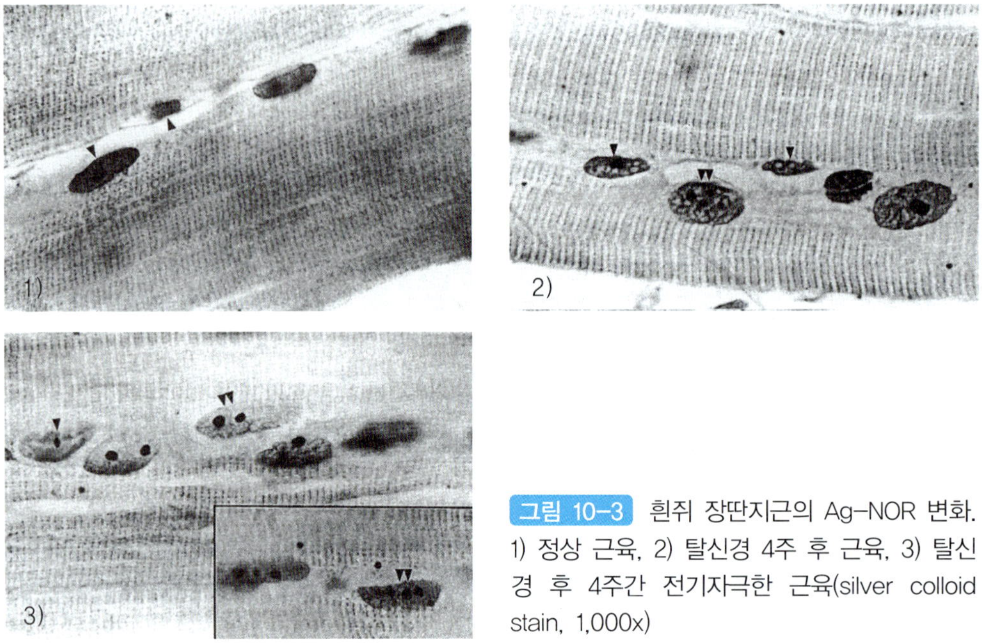

그림 10-3 흰쥐 장딴지근의 Ag-NOR 변화. 1) 정상 근육, 2) 탈신경 4주 후 근육, 3) 탈신경 후 4주간 전기자극한 근육(silver colloid stain, 1,000x)

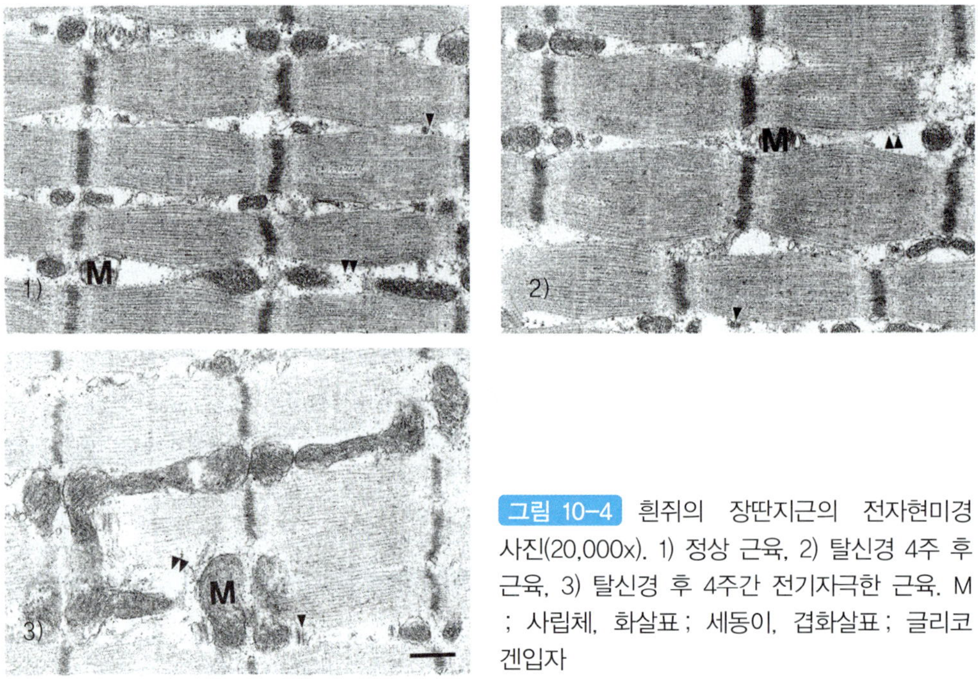

그림 10-4 흰쥐의 장딴지근의 전자현미경 사진(20,000x). 1) 정상 근육, 2) 탈신경 4주 후 근육, 3) 탈신경 후 4주간 전기자극한 근육. M ; 사립체, 화살표 ; 세동이, 겹화살표 ; 글리코겐입자

되어 기능적 요구 변화에 대한 적응과정에 따라 사립체 수 및 체적이 증가된다. Greathouse 등 (1986)에 의하면 전기자극에 따른 세동이(triad) 수와 체적은 근육에 따라 증감양상이 다르다 하였으나 일반적으로 큰 변화는 없고, 근육원섬유마디의 길이도 유의한 차이가 없다.

4.6. 모세혈관 분포 및 혈류량의 증가

탈신경 초기 1~5개월, 특히 3개월에 모세혈관 분포가 증가하여 근육의 혈류량이 증가되다 5개월 이후에는 혈류량이 감소된다. 탈신경 초기에 근육의 혈액공급량은 풍부하나 근육수축이 일어나지 않아 여러 대사물질을 사용하지 못하기 때문에 대사장애 및 세포의 투과성 장애가 초래되어 근육위축을 촉진하는 요인이 된다. 탈신경근육을 전기자극하면 인공적인 근육수축이 유발되어 대사물질을 사용하게 되고 혈류량이 증가하여 근의 영양을 유지하게 된다.

4.7. 기계적 특성의 변화

탈신경근육의 전기자극은 근육수축력 및 근피로지수를 증가시키고, 근육수축시간과 절반이완시간 등 골격근의 기계적 특성을 정상과 유사하게 회복시킨다. 이러한 변화는 인공적인 근육수축으로 근육의 호기성대사가 활발해져 근육의 혈류량, 산소소모량, 포도당 소모량이 증가되고 젖산 생성이 감소되기 때문인 것으로 보인다.

4.8. 정맥순환 증진

탈신경으로 근육수축이 유발되지 않으면 근육 펌프작용이 되지 않아 정맥혈 및 림프의 정체가 일어나고, 근막 및 근육 주위의 조직액 축적이 증가되어 근육 및 근육주위 연부조직의 구축의 원인이 되기도 한다. 전기자극으로 근육 펌프작용이 이루어져 삼출물 흡수가 촉진되고 정맥 및 림프순환이 증진된다.

5 탈신경근육의 전기자극

5.1. 탈신경근육의 전기자극 목적

인공적으로 근육수축을 유발시켜 유착 방지, 흥분성 유지, 순환 증진, 탈신경위축을 방지 또는 지연시키고 신경이 재생될 때까지 가능한대로 근육을 건강하게 유지할 목적으로 전기자극을 한다(표 10-2). 일반적인 근육전기자극(EMS)은 신경재생에 영향을 주지 않는다. 조직치유에 사용하는 전류는 신경재생을 촉진한다.

표 10-2. 탈신경근육의 전기자극 목적

근육섬유막, 근육섬유다발막, 인접조직의 유착(adhesion) 방지
근육뻣뻣함(muscular stiffness) 방지
구축(contracture) 방지
근육의 흥분성(excitability) 유지
고유수용감각(proprioception) 유지
긴장(tension) 유지
수축성(contractability) 유지
탄력성(elasticity) 감소 방지
근육의 순환(circulation) 증진
혈류(blood flow) 증진
정맥순환(venous circulation) 증진
림프순환(lymphatic circulation) 증진
근육영양(muscular nutrition) 유지 및 증가
탈신경위축(denervated atrophy) 방지 또는 지연

표 10-3. 탈신경근육의 전기자극 전류 종류

전 류	종 류
직류	단속직류전류(interrupted direct current, IDC)
교류	정현파전류(sinusoidal current, SC)
맥동전류	단상 맥동전류(monophasic pulsed current, MPC)

5.2. 탈신경근육의 전기자극전류와 종류

근육전기자극(EMS)에는 단속직류전류(IDC), 교류전류(AC), 맥동전류(PC)를 사용한다. 전통적으로 단속직류전류를 사용했으나 불편감이 많고 또한 화상의 위험이 있다. 정현파 교류전류와 맥동전류는 탈신경근육의 시치보다 맥동기간이 길어야 한다. 정현파 교류전류는 주파수를 낮게 하면 맥동기간이 길어진다. 맥동기간이 μs 단위로 고정된 전기자극기는 근육전기자극에 사용할 수 없지만 ms 단위에서 조절할 수 있는 전기자극기는 탈신경근육을 자극할 수 있다.

5.3. 탈신경근육의 전기자극의 조건

전류의 선택은 탈신경근육의 전기자극에 중요한 조건이다. 따라서 탈신경근육 전기자극의 전류는 신경손상 정도, 맥동기간, 파형, 정점진폭에 도달하는 시간, 근육수축을 유발시키는데 필요한 전류강도 등을 고려하여 선택한다. 근육전기자극의 전기자극 조건은 표 10-4와 같다.

표 10-4. 근육전기자극(EMS)의 전기자극 조건

전류(current)	단속직류전류(IDC) 교류전류(AC) 단상 맥동전류(MPC)
맥동빈도(frequency)	5~10 Hz, 100 pps
맥동기간(pulse duration)	시치 이상(10 ms)
단속시간비(on off ratio)	5~10 s : 60 s
경사증감(ramp up/down)	5 s
진폭(amplitude)	최대 근육수축(견딜 수 있는 범위)
변조(modulation)	없음
전극배치	단극배치 흥분성이 가장 좋은 부위
치료시간(tx. duration)	20~30분
치료빈도(tx. frequency)	1일 2~4회

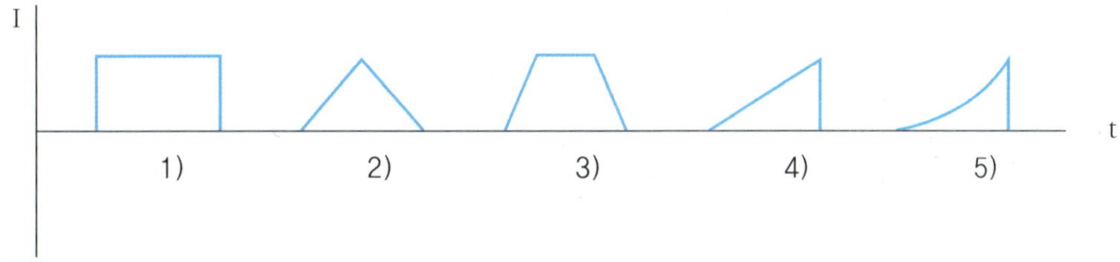

그림 10-5 전류의 파형. 1) 직사각형파, 2) 삼각형파, 3) 부등사변형파, 4) 톱니형파, 5) 지수함수점증파

1) 전류(current)

단속직류전류(IDC), 교류전류(AC), 맥동전류(PC)를 사용한다.

2) 파형(waveform)

교류전류(AC)는 정현파를 사용한다. 단상 맥동전류(PC)는 직사각형파, 삼각형파, 부등사변형파, 톱니형파, 지수함수점증파 등 여러 가지 파형을 사용할 수 있다(그림 10-5). 정점진폭에 느리게 도달했다. 비교적 빠르게 감소하는 지수함수점증파가 통각전달 신경섬유를 덜 자극하기 때문에 느낌이 좋다.

파형은 신경손상의 정도에 따라 선택한다. 대개 신경차단은 직사각형파, 경한 축삭절단은 삼각형파 또는 부등사변형파, 축삭절단 및 신경절단은 삼각형파 또는 톱니형파, 신경재생 때에는 직사각형파를 사용한다.

표 10-5. 신경손상의 정도에 따른 맥동기간 및 파형의 선택

신경손상의 정도	맥동기간	파 형
신경차단	100 ms	직사각형파
경한 축삭절단	100~600 ms	삼각형파 또는 부등사변형파
축삭절단	100~2,000 ms	삼각형파 또는 톱니형파
신경절단	100~2,000 ms	삼각형파 또는 톱니형파
신경재생	1~100 ms	직사각형파
부분탈신경	1~100 ms	직사각형파

3) 주파수 또는 맥동빈도(frequency, pulse rate)

단속직류전류는 주파수가 없다. 정현파 교류전류는 5~25 Hz의 주파수가 불편감이 적고 탈신경근육을 강하게 수축시킬 수 있다. 최대 근육수축을 일으키는 조건은 25 Hz로 알려져 있다. 그러나 탈신경근육은 수축-이완 속도가 느리기 때문에 5~10 Hz의 낮은 주파수를 사용한다. 단상 맥동전류는 250 pps까지 사용하나 100 pps의 맥동빈도가 탈신경근육을 효과적으로 수축시킬 수 있다. 단상 맥동전류는 기본적으로 위상기간이 ms 단위로 충분히 길어야 한다.

4) 맥동기간(pulse duration)

맥동기간은 기본적으로 탈신경근육의 시치보다 길어야 한다. 신경손상 후 처음 며칠 동안은 효과 위상기간이 1 ms인 감응전류로 근육을 수축시킬 수 있다. 그러나 왈러변성과 신경재생이 진행되면서 시치가 변화하기 때문에 신경손상 정도와 경과에 따라 맥동기간을 결정해야 한다. 탈신경근육은 신경손상의 정도에 따라서 100~2,000 ms까지 맥동기간이 긴 전류를 사용한다. 맥동기간 및 파형은 신경의 회복 경과에 따라 변화시킨다(표 10-5).

단속직류전류는 수동으로 자극시간을 조절할 수 있다. 교류전류는 맥동기간이 주파수에 반비례하기 때문에 주파수를 조절하여 맥동기간을 선택한다. 단상 맥동전류는 맥동빈도와 관계없이 맥동기간을 임의로 선택할 수 있다.

5) 단속시간비(on-off ratio)

단속시간비는 5~10초 : 60초를 사용한다. 탈신경근육은 근육피로가 빨리 오기 때문에 5~10초 자극한 다음 1분간 자극을 하지 않는다.

6) 경사증감(ramp up & down)

경사증감에 대한 문헌이 없으나 지수함수점증파가 느낌이 좋다고 알려져 있어 경사증가시간을 약 5초로 한다.

표 10-6. 탈신경근육의 전기자극 방법

수축횟수	수축특성
2~3회	짧게 최대 등척성 수축
10~20회	1초 간격으로 강한 수축
20~30회	강한 등척성 수축
30~40회	신장자세에서 저항을 주면서 강한 수축
200회	중립자세에서 30회 묶음으로 수축
90~200회	중등도의 강도로 수축
25~50회	강한 수축

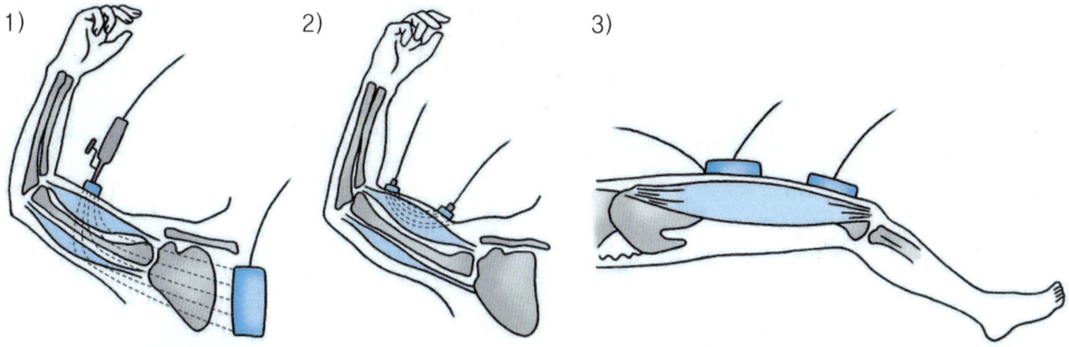

그림 10-6 전극배치방법. 1) 단극배치방법, 2) 양극배치방법, 3) 근육군배치방법

7) 변조(modulation)

탈신경근전기자극에서는 변조를 사용하지 않는다.

8) 진폭(amplitude)

탈신경근육 전기자극의 진폭은 여러 방법이 제시되고 있으나 기본적으로 최소 진폭으로 견딜 수 있는 범위에서 최대 등척성수축을 일으키는 진폭을 사용한다. 큰 근육이나 심부 근육은 선택적으로 전기자극하기가 어렵고 높은 진폭을 사용해야 하지만 작은 근육 특히 먼쪽의 근육은 비교적 낮은 진폭으로 쉽게 최대 근육수축이 일어난다.

탈신경근육의 수축 정도와 빈도는 여러 방법이 제시되고 있다(표 10-6). 일반적으로 강한 등척성 수축을 20~30회씩 일어나게 하루에 두 번 전기자극하는 방법이 이상적인 치료방법(optimal treatment)이다.

9) 전극배치(electrode placement)

전극배치는 주로 단극배치방법을 사용하나 양극배치를 하기도 한다(그림 10-6).

(1) 단극배채방법(monopolar technique)

크기가 큰 비활성전극은 자극하는 근육의 수축을 방해하지 않을 정도로 거리를 두고 활성전극과 같은 쪽에 대준다. 비활성전극은 너무 멀리 대지 않아야 하며 자극하는 근육의 길항근에 대지 않아야 한다. 크기가 작은 활성전극을 근육 중 흥분성이 가장 좋은 부위에 대고 충분한 근육수축이 일어나도록 자극한다. 정지부에 가까운 쪽 근육에서 반응이 잘 나타나기도 한다. 단속직류전류나 단상맥동전류를 사용할 때는 활성전극을 음극을 사용하나 극성반전이 있을 경우 양극을 사용한다.

(2) 양극배치방법(bipolar technique)

같은 크기와 형태의 전극 두 개를 각각 기시부와 종지부 쪽의 근육에 대고 자극한다. 큰 근육이나 근육군을 자극할 때 사용한다.

10) 치료시간(treatment duration)

탈신경근육의 전기자극 시간은 일반적으로 20~30분 정도가 적합하다. 신경손상 부위에 따라서 마비되는 근육의 수가 다르기 때문에 전기자극해야 할 근육의 수로 치료시간을 결정한다.

11) 치료빈도(treatment frequency)

치료빈도는 1일 2회이다. 그러나 한 번에 많은 시간을 자극하는 것 보다 조금씩 여러 차례 자극하는 것이 위축을 지연시키는데 이상적이나 매일 병원에서 하루에 여러 차례 치료하기 어렵기 때문에 환자 및 가족에게 정확한 치료방법을 교육하여 가정치료를 하는 것이 바람직하다.

12) 치료의 시작 및 마침(start and end of treatment)

말초신경이 손상되면 첫 3개월 동안 탈신경위축이 최대로 진행된다. 따라서 탈신경근육의 전기자극은 가능한 조기에 시작할수록 좋은 결과를 얻을 수 있다. 조기에 치료빈도를 많이 하여 회복기간을 단축시킬 수 있다. 몸쪽의 큰 근육은 섬유증이 덜 생기고 회복기간도 빠르다. 그러나 먼쪽의 작은 근육은 섬유증이 잘 발생하고 회복기간이 많이 소요된다. 따라서 먼쪽의 작은 근육의 기능유지는 매우 중요하기 때문에 조기에 먼쪽의 작은 근육을 선택적으로 전기자극해야 하며, 특히 치료가치가 높다. 근육의 수의수축이 충분히 일어나면 인공적인 근육수축이 큰 가치가 없다. 따라서 충분한 능동수축(good active contraction)이 일어나면 전기자극을 하지 않아도 된다.

6 적용방법

필요한 준비물을 준비하고 장비를 점검한 후 병력과 금기사항 유무, 치료부위의 감각 기능을 점검하고 치료목적과 치료과정을 설명한다. 치료 중 불편감을 느끼면 곧바로 치료사를 부르도록 설명한다. 전류강도조절 다이얼이 0에 있는지, 주전원 스위치가 꺼져있는지 확인 점검한다.

① 환자는 치료에 적합하고 편안한 자세를 취하게 한다.
② 치료근육의 근육수축 능력을 점검한다. 수축능력이 있으면 교류전류를 사용해도 되지만, 약화가 심하거나 완전탈신경근육은 단속직류전류, 맥동기간이 긴 맥동전류를 사용한다.
③ 치료목적과 부위에 알맞은 전극배치한다.
④ 전극연결 및 접촉이 견고한지 확인 점검한다.
⑤ 주전원 스위치를 켜고 진폭변조주파수, 변조방식 등의 자극조건을 치료목적에 알맞게 선택한다.
⑥ 환자의 감각을 파악하면서 근육수축이 일어날 때 까지 강도를 천천히 올린다.
계속해서 다른 근육을 자극한다.
⑦ 전류강도를 천천히 0으로 내린다.
⑧ 주전원 스위치를 끈다.
⑨ 전극을 떼고 물을 닦는다.
⑩ 치료부위의 피부를 점검한다.

6.1. 팔신경얼기 손상의 전기자극

팔신경얼기(brachial plexus) 손상은 종류와 마비근육은 표 10-7과 같다.

팔신경얼기손상은 신경뿌리, 신경줄기, 신경다발 등 손상부위에 따라 치료 가능성이 다르며 일반적으

표 10-7. 팔신경얼기 손상의 종류와 마비근육

종 류	손상부위	마비근육
에르브-뒤시엔느마비	C 5,6	어깨세모근(deltoid) 어깨 벌림근육(abductor) 위팔두갈래근(biceps barchii) 위팔근(brachialis) 손뒤침근(supinator) 위팔노근(bracioradialis)
클룸프케마비	C 8, T 1	손의 내재근(intrinsic muscles) 손가락의 긴굽힘근육(때때로)
전형마비	C 5 - T 1	

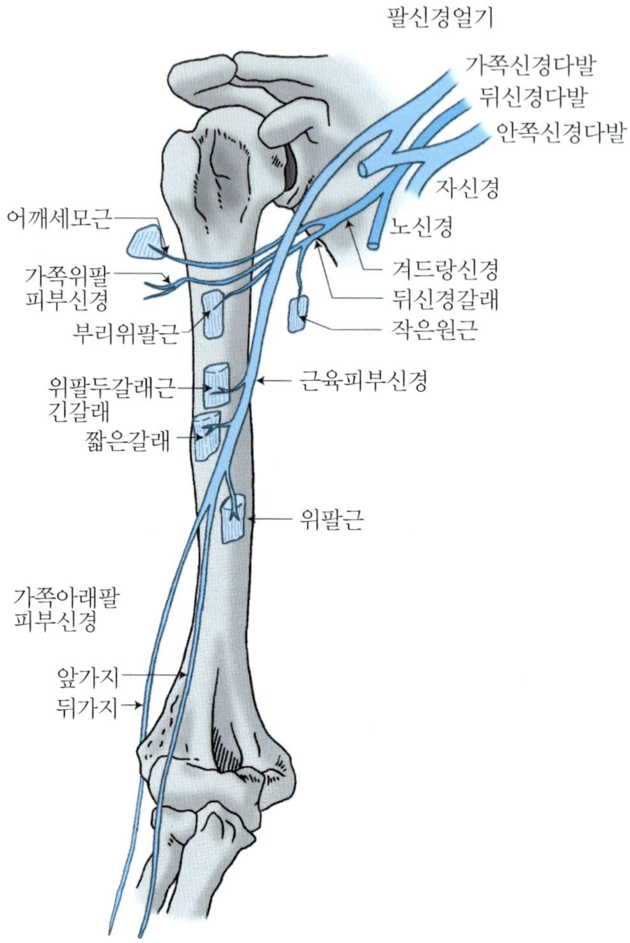

그림 10-7 팔신경얼기, 겨드랑신경과 근육피부신경의 지배근육

로 2~3년에 걸쳐 신경이 재생되기도 하나 대개는 치료가 어렵고 예후가 불량하여 완전회복을 기대하기 어렵다. 손상자체의 치유가 이루어지면 조기부터 수동운동 및 능동운동, 저항운동, 마사지, 보조기 착용을 비롯하여 마비된 근육을 전기자극한다. 에르브-뒤시엔느마비는 어깨관절 벌림근육, 가돌림근육, 위팔 굽힘근육, 아래팔 손뒤침근육을 전기자극하고 클룸프케마비는 손의 고유내재근 및 손가락의 긴굽힘근육을 전기자극한다(그림 10-7).

6.2. 겨드랑신경 손상의 전기자극

겨드랑신경(axillary, circumflex nerve)은 어깨관절 가쪽돌림(외회전)에 작용하는 작은원근(teres minor)과 벌림(외전)에 작용하는 어깨세모근(deltoid) 윗 섬유를 지배한다(그림 10-7). 겨드랑신경은 6~18개월에 걸쳐 신경이 재생되며, 수의운동이 일어날 때까지 작은원근과 어깨세모근을 전기자극한다.

6.3. 근육피부신경 손상 전기자극

근육피부신경(musculocutaneous nerve)은 위팔 굽힘(굴곡)에 작용하는 부리위팔근(coraco-brachialis), 위팔두갈래근, 위팔근을 지배한다(그림 10-7). 근육피부신경 손상은 불완전손상이 많고 6~9개월에 걸쳐 회복된다. 부리위팔근, 위팔두갈래근, 위팔근을 전기자극한다.

6.4. 노신경 손상의 전기자극

노신경(radial nerve)이 지배하는 근육은 표 10-8, 그림 10-8과 같다. 노신경 손상 때에는 전형적인 손목처짐(wrist drop)이 나타난다. 신경손상의 정도와 부위에 따라 회복기간이 다르나 대개는 18개월에 걸쳐 회복된다. 만약 위팔뼈몸통골절로 인해 손상 받았을 때는 노신경이 지배하는 근육 거의 모두 전기자극한다.

6.5. 자신경 손상의 전기자극

자신경(ulnar nerve)이 지배하는 근육은 표 10-9, 그림 10-9와 같다. 자신경 손상의 변형은 갈퀴손(claw hand)이다. 손상 부위 아래의 모든 근육을 전기자극한다.

6.6. 정중신경 손상의 전기자극

정중신경(median nerve)이 지배하는 근육은 표 10-10, 그림 10-10과 같다. 정중신경이 손상 받으면 원숭이손(ape hand) 변형이 나타난다. 위팔에서 손상되면 모든 근육을 전기자극해야 하며, 손목부위에서 손상되면 엄지두덩(thenar)근육을 전기자극한다.

6.7. 넙다리신경 및 폐쇄신경 손상의 전기자극

넙다리신경(femoral nerve)이 지배하는 근육은 표 10-11, 그림 10-11과 같고, 폐쇄신경(obturator nerve)이 지배하는 근육은 표 10-12, 그림 10-10과 같다. 넙다리신경 손상은 예후가 좋은 편이나 발생빈도는 드물다. 넙다리신경 및 폐쇄신경은 대개 6~9개월에 걸쳐 회복된다.

6.8. 궁둥신경 손상의 전기자극

궁둥신경(sciatic nerve)은 무릎 바로 위에서 정강신경과 온종아리신경으로 갈라지며 완전손상 시에는 손상 부 이하의 모든 지배근육이 마비되고, 부분손상 시에는 대개 종아리신경이 손상 받는다. 궁둥신경은 무릎관절 굽힘(굴곡) 작용하는 뒤넙다리근(hamstring)을 지배한다(그림 10-12).

표 10-8. 노신경의 지배근육

아래팔 폄(신전)근육(forearm extensor)
- 위팔세갈래근(triceps)의 가쪽갈래(lateral head)와 긴갈래(long head)
- 팔꿈치근(anconeus)

아래팔, 손목 및 손가락의 폄(신전)-회외(손뒤침)근육
- 얕은폄근육(superficial extensor muscles)
    - 위팔노근(brachioradialis),
    - 긴노쪽손목폄근(extensor carpi radialis longus, ECRL)
    - 짧은노쪽손목폄근(extensor carpi radialis brevis, ECRb)
    - 자쪽손목폄근(extensor carpi ulnaris, ECU)
    - 얕은손가락폄근(extensor digitorum communis, EDC)
    - 새끼폄근(extensor digiti quinti, EDQ)
- 깊은폄근육(deep extensor muscles)
    - 손뒤침근 (supinator)
    - 긴엄지폄근(extensor pollicis longus, EPL)
    - 짧은엄지폄근(extensor pollicis brevis, EPB)
    - 긴엄지벌림근(abductor pollocis longus, Abd PL)
    - 집게폄근(extensor indicis, EI)

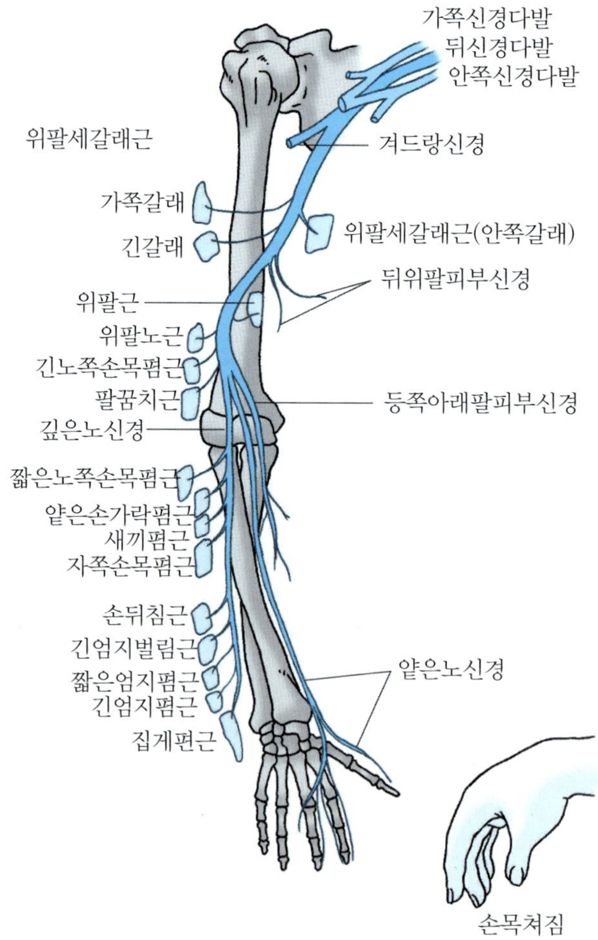

그림 10-8 노신경의 지배근육

표 10-9. 자신경의 지배근육

손목 및 손가락 굽힘(굴곡)근육
- 자쪽손목굽힘근(flexor carpi ulnaris, FCU)
- 제 4, 5 손가락의 깊은손가락굽힘근(flexor digitorum profundus, FDP)
- 바닥쪽뼈사이근(palmar interossei)
- 등쪽뼈사이근(dorsal interossei)
- 벌레모양근 안쪽 2개(medial lumbricales)
- 엄지모음근(adductor pollicis)
- 짧은엄지굽힘근(flexor pollicis brevis, FPB)
- 새끼맞섬근(opponens digiiti quinti)
- 짧은새끼굽힘근(flexor digiti quinti brevis)
- 새끼벌림근 (abductor digiti quinti)
- 짧은손바닥근(palmaris brevis)

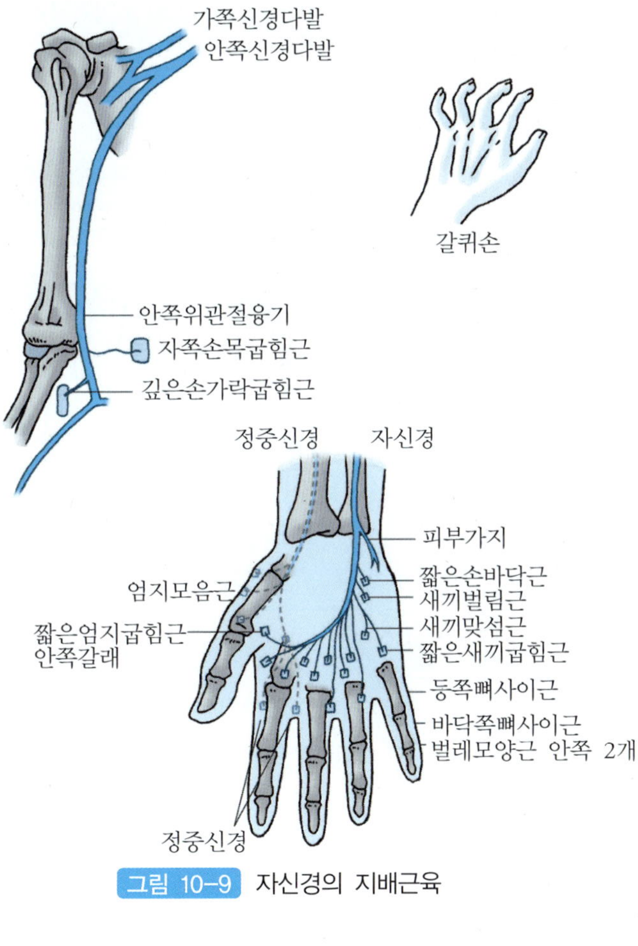

그림 10-9 자신경의 지배근육

표 10-10. 정중신경의 지배근육

아래팔 엎침(회내)
원엎침근(pronator teres)
방형엎침근(pronator quadratus)
손목 굽힘(굴곡)
노쪽손목굽힘근(flexor carpi radialis, FCR)
긴손바닥근(palmaris longus, PL)
손가락 굽힘(굴곡)
얕은손가락굽힘근 (flexor digitorum sublimis, FDS)
노쪽 깊은손가락굽힘근(flexor digitorum profundus, FDP)
손가락 폄(신전) 및 굽힘(굴곡)
제 1, 2 벌레모양근(lumbricalis)
엄지두덩(thenar eminence)
긴엄지굽힘근근(flexor pollicis longus, FPL)
엄지맞섬근(opponenspollicis, OP)
짧은엄지굽힘근(flexor pollicis brevis, FPB)의 얕은갈래(superficial head)
짧은새끼굽힘근(abductor pollicis brevis)

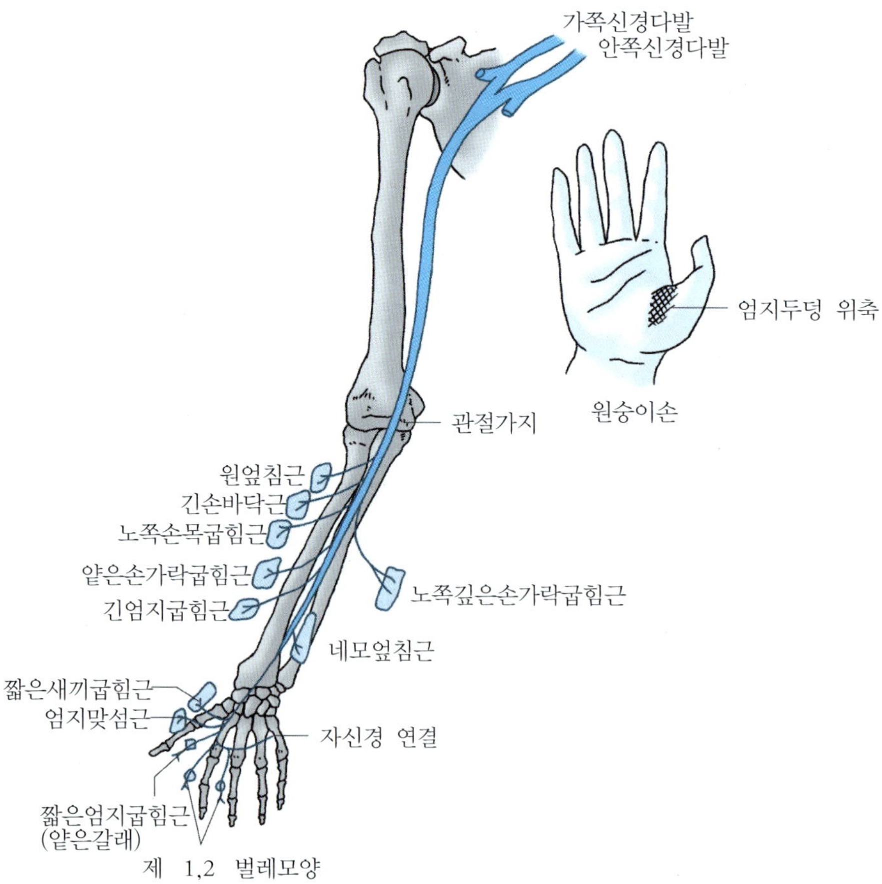

그림 10-10 정중신경의 지배근육

표 10-11. 넙다리신경의 지배근육

넙다리관절 굽힘(굴곡) 근육
큰허리근(psoas major)
작은허리근(psoas minor)
엉덩근(iliacus)
넙다리관절과 무릎관절 굽힘(굴곡) 및 회전
넙다리근(sartorius)
무릎관절 폄(신전)
넙다리네갈래근(quadriceps)

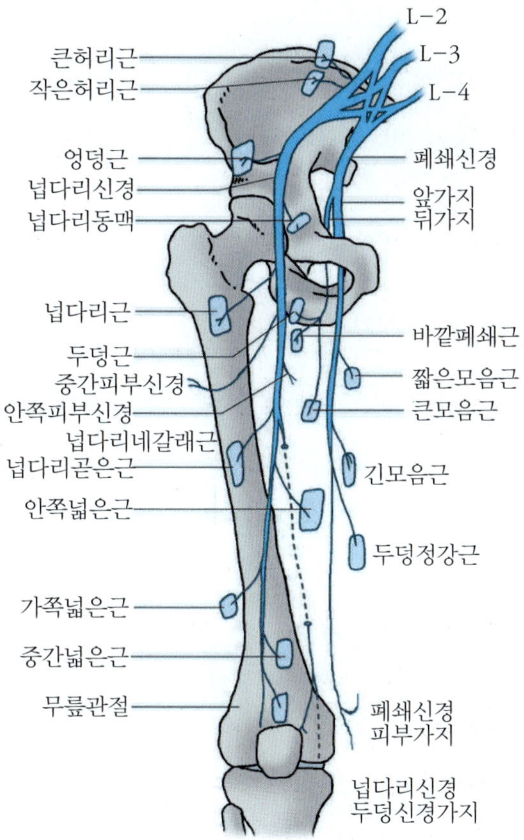

그림 10-11 넙다리신경과 폐쇄신경의 지배근육

표 10-12. 폐쇄신경의 지배근육

넙다리관절 굽힘(굴곡) 및 모음(내전)
두덩근(pectineus)
긴모음근(adductor longus)
짧은모음근(adductor brevis)
큰모음근(adductor magnus)
넙다리관절 모음(내전) 및 무릎관절 굽힘(굴곡)
두덩정강근(gracilis)
넙다리관절 가쪽돌림(외회전)
바깥폐쇄근(obturator externus)

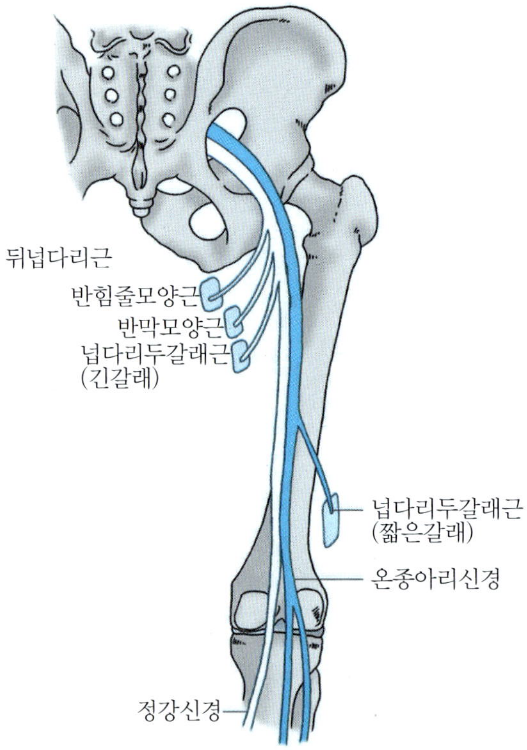

그림 10-12 궁둥신경의 지배근육

1) 온종아리신경 손상의 전기자극

온종아리신경(common peroneal nerve)은 무릎관절 바로 위에서 궁둥신경으로부터 갈라져 나온 신경이다. 온종아리신경은 얕은종아리신경(superficial peroneal nerve), 깊은종아리신경(deep peroneal nerve), 장딴지신경(sural nerve)으로 다시 갈라진다. 온종아리신경이 지배하는 근육은 표 10-13, 그림 10-13과 같다. 온종아리신경이 손상되면 발처짐(foot drop)이 나타난다. 종아리뼈 목에서 손상 받았을 때는 얕은종아리신경 및 깊은종아리신경이 지배하는 모든 근육을 전기자극하며 대개는 6~12개월에 걸쳐 회복된다.

표 10-13. 종아리신경의 지배근육

얕은종아리신경(superficial peroneal nerve)
긴종아리근(peroneus longus)
단비골근(peroneus brevis)
깊은종아리신경(deep peroneal nerve)
앞정강근(tibialis anterior)
긴발가락폄근(extensor digiti longus)
긴엄지폄근(extensor hallucis longus)
짧은발가락폄근(extensor digiti brevis)
셋째종아리근(peroneus tertius)

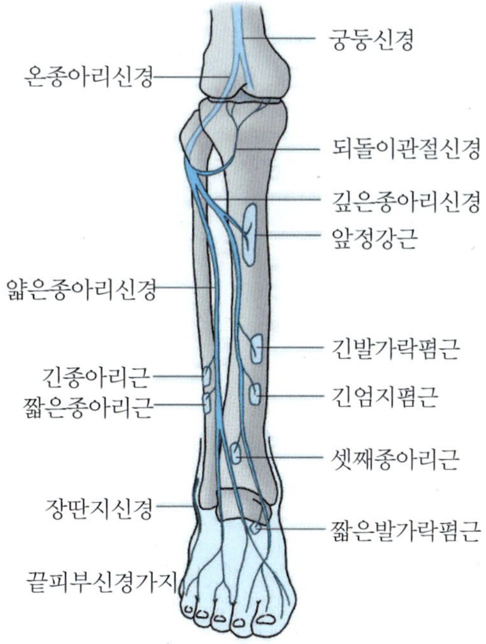

그림 10-13 종아리신경의 지배근육

표 10-14. 정강신경의 지배근육

- 정강신경(tibial nerve)
  - 장딴지근(gastrocnemius)
  - 오금근(popliteus)
  - 장딴지빗근(plantaris)
  - 가자미근(soleus)
  - 뒤정강근(tibialis posterior)
  - 긴발가락굽힘근(flexor digiti longus)
  - 긴엄지굽힘근근(flexor hallucis longus)
- 안쪽발바닥신경(medial plantar nerve)
  - 짧은발가락굽힘근(flexor digiti brevis)
  - 엄지벌림근(abductor hallucis)
  - 짧은엄지굽힘근(flexor hallucis brevis)
  - 제 1 벌레모양근(lumbricalis)
- 가쪽발바닥신경(lateral plantar nerve)
  - 발바닥네모근(quadratus plantae)
  - 짧은새끼벌림근(abductor digiti quinti)
  - 제 2, 3, 4 벌레모양근(lateral lumbricalis)
  - 엄지모음근(adductor hallucis)
  - 발바닥쪽뼈사이근(plantar interossei)
  - 등쪽뼈사이근(dorsal interossei)
  - 짧은새끼굽힘근(flexor digiti quinti brevis)
  - 새끼맞섬근(opponens digiti quinti)

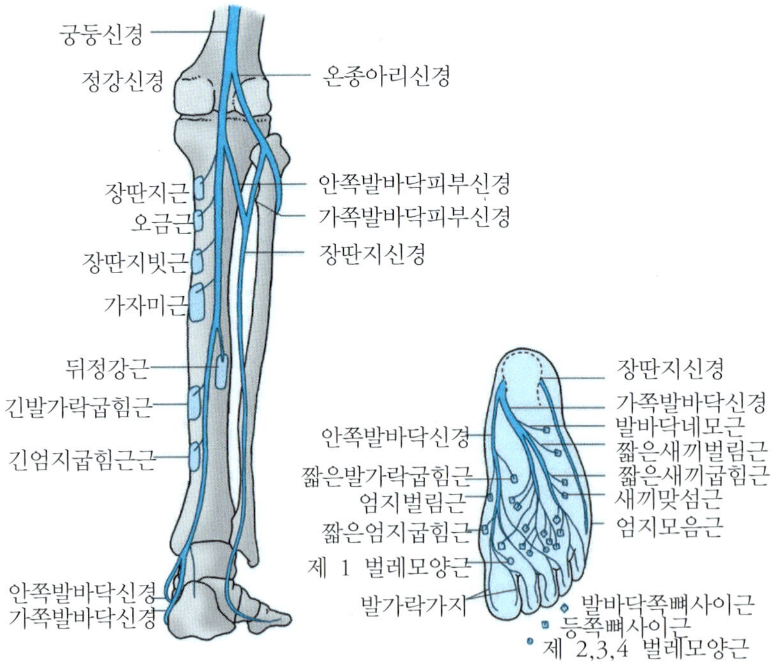

그림 10-14 정강신경의 지배근육

2) 정강신경 손상의 전기자극치료

무릎관절 바로 위에서 궁둥신경으로부터 갈라져 나온 정강신경은 발목관절부근에서 안쪽발바닥신경과 가쪽발바닥신경으로 갈라진다. 정강신경이 지배하는 근육은 표 10-14, 그림 10-14와 같다. 정강신경이 손상되면 갈퀴발(claw foot)변형이 나타나며 회복기간은 24개월이 소요된다.

6.9. 얼굴신경 마비의 전기자극

얼굴신경(facial nerve)은 제 7뇌신경이다. 좁고 긴 길을 통과하므로 외상, 감염, 대사질환, 혈관질환, 수술 등으로 쉽게 손상 받으며 안면신경마비의 대부분인 75% 이상이 특발성얼굴신경마비인 벨마비(Bells palsy)이다. 얼굴신경이 지배하는 근육은 표 10-15, 그림 10-15와 같다. 얼굴신경마비 발생 3일후부터 얼굴근육을 매일 전기자극하다가 1~2주 후부터는 격일로 전기자극한다. 한 근육을 계속 자극하기보다는 자주 돌아가며 자극한다.

표 10-15. 얼굴신경의 지배근육
이마근(frontalis)
눈썹주름근(corrugator)
눈둘레근(orbicularis oculi)
눈살근(procerus)
입둘레근(orbicularis oris)
위입술올림근(levator labii superioris)
입꼬리올림근(levator anguli oris)
입꼬리내림근(depressor anguli oris)
아래입술내림근(depressor labii inferioris)
입꼬리당김근(risorius)
큰광대근(zygomaticus major)
작은광대근(zygomaticus minor)
볼근(buccinator)
넓은목근(platysma)
붓목뿔근(stylohyoid muscle)
등자근(stapedius)
두힘살근 뒤힘살(posterior belly of digastric muscle)

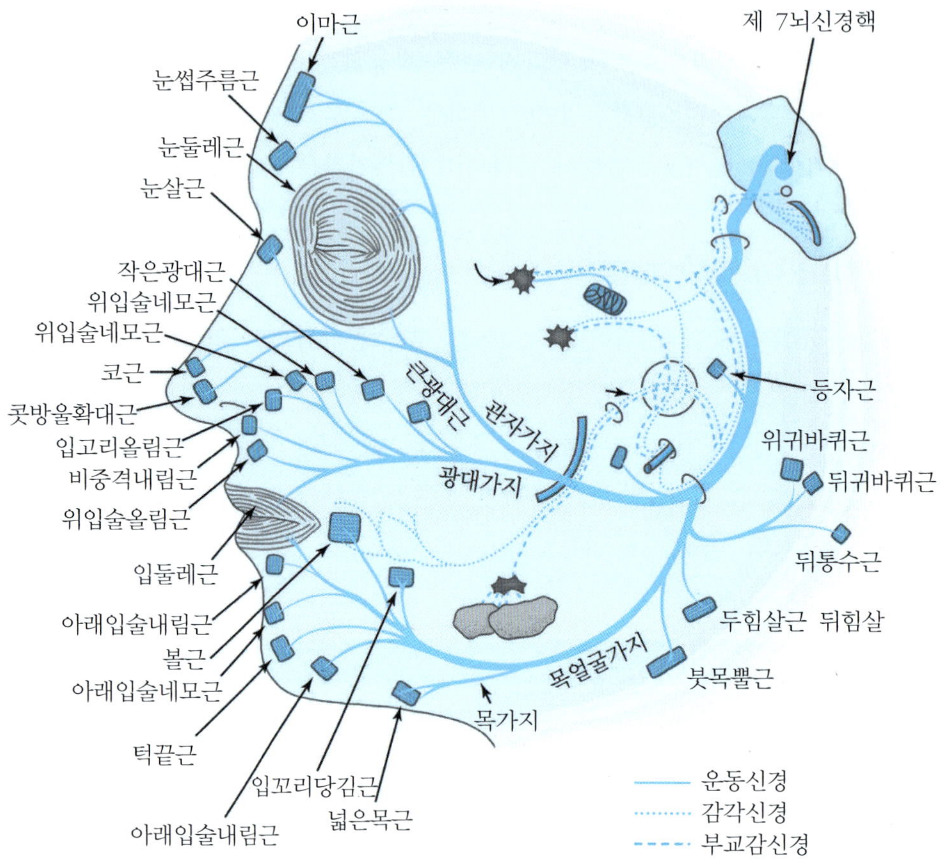

그림 10-15 얼굴신경의 지배근육

7 적응증

말초신경의 손상 및 병변 등으로 인한 탈신경근육이 적응증이다.

8 금기증

8.1. 수요형 심장박동조율기를 착용한 사람

8.2. 급성 심장질환

8.3. 혈전증 및 혈전정맥염

8.4. 활동성 결핵 부위

8.5. 악성종양 부위

8.6. 감염

9 주의사항

9.1. 부종 부위

9.2. 피부손상 부위

9.3. 감각마비부위

9.4. 금속

9.5. 흉터조직 및 유착

9.6. 의사전달 장애

10 문제점

10.1. 문제점

탈신경근육전기자극의 문제점은 근피로와 근육섬유통증이다. 근피로와 근육섬유통증은 장시간 강한 강도로 과도자극하여 발생한다. 근피로를 예방하기 위해서는 근육수축 시 충분한 휴식기간을 두어야 한다. 수축군간 적어도 1분 이상의 휴식시간을 가져야 한다. 예를 들어 25~40회 수축시킨다면 10회 자극하고 1~2분 휴식 한 다음 다시 10회 자극하고 1~2분 휴식한다. 만약 중등도의 강도로 90~200회 수축시킬 때는 30회 자극하고 1~2분 휴식한 다음 다시 30회 자극하고 1~2분 휴식하는 방법으로 자극한다. 특히 전기자극시 충분한 근육수축이 일어나도록 강도를 천천히 올리면서 근피로

징후가 나타나는지를 주의 깊게 살펴야 한다.

10.2. 치료시 주의사항

① 과도자극하면 안 된다.
② 탈신경근육은 근피로가 빨리 온다.
③ 탈신경근육 및 약화가 심한 근육은 전극을 자주 옮기면서 자극한다.
④ 치료 중 근피로의 징후가 나타나면 다른 근육으로 옮겨 자극한다.
⑤ 치료 중 발적이 나타나면 다른 근육으로 옮겨 자극한다.
⑥ 과신전자세(over-stretched position)에서 자극하지 않는다.
⑦ 최소강도로 최대 수축을 유발시킨다.
⑧ 강도는 충분히 높아야 한다.
⑨ 위상기간을 충분히 길어야 한다.
⑩ 경사증가시간이 충분히 빨라야 한다.

10.3. 위험 및 주의사항

1) 화상(burn)

전기자극으로 전기화상(electric burn) 또는 화학화상(chemical burn)이 생길 수 있으므로 주의해야 한다. 화상을 예방하기 위해서는 찰과상, 절개상, 새피부, 최근에 생긴 흉터조직 위에 전극을 대지 않아야 하며 피부는 건조하지 않고 습해야 하고 전극이 피부에 잘 접촉되어야 한다. 또한 전류가 통전되는 부위의 표면에 금속이 없어야 한다.

2) 쇼크(shock)

쇼크를 방지하기 위해서 전기접지가 잘 되어 있어야 하고 전선은 플러그에 연결이 견고해야 하며 전류강도 조절스위치가 꺼져 있어야 한다. 피부를 습하게 하거나 전극풀을 충분히 발라야 한다.

3) 조직손상(tissue damage)

탈신경근육을 과도자극하면 쉽게 근피로가 야기되기 때문에 과도자극을 피하는 것은 매우 중요하다. 과도하고 급격한 전류의 통전은 과격한 근육수축은 일으켜 골절이 유발되기도 한다. 최근에 생긴 골절부위나 불유합 골절부위를 전기자극하면 근육수축으로 인하여 골절편의 전위가 일어나 골유합이 방해된다.

참고문헌

Basford JR : Electrical therapy. In : Krusen's Handbook of Physical Medicine and Rehabilitation. Kottke FJ and Lehmann JF (Ed). 4th ed., WB Saunders, Philadelphia, p. 375-401, 1990.

Baker LL : Electrical Stimulation of denervated muscles. In : Electrotherapy. Nelson RM & Currier DP (Ed). Appleton-Century-Crofts, East Norwalk, p. 97-113, 1987.

Benton LA, Bajer LL, Bowman BR, Waters RL : Functional Electrical Stimulation. Rancho Los Amigos Rehabilitation Engineering Center, Downey, CA, 1981.

Bohannon RW : Effect of electrical stimulation to the vastus medialis muscle in a patient with chronically dislocating patellae. Phys Ther 63:1445-1447, 1983.

Bradley WG : Disorders of Peripheral Nerves. Blackwell Scientific Publications, Oxford, 1974.

Chi MM-Y, Hintz CS, Salmons S, Hellendahl RP, Park JL, Nemeth PM, Lowry OH : Chronic stimulation of mammalian muscle : enzyme changes in individual fibres. Am J Physiol 251:C633-C642, 1986.

10. Constable SH, Favier RJ, Carter GD, Young DA, Holloszy JO : Muscle glucose transport : interactions of in vitro contractions, insulin, and exercise. J Appl Physiol 64:2329-2332, 1988.

Cummings JP : Electrical Stimulation of Denervated Muscle. In : Electrotherapy in Rehabilitation. Gersh MR (ed), F A Davis, Philadelphia, p. 269-290, 1992.

Delitto A, Robinson AJ : Electrical stimulation of muscle. In : Clinical Electrophysiology ; Electrotherapy and Electrophysiologic Testing. Snyder-Mackler L and Robinson AJ (Ed), Williams & Wilkins, Baltimore, p. 128-131, 1989.

Downer AH : Physical Therapy Procedures. 4th ed., Charles C Thomas, Springfield, p. 163 -176, 1988.

Eisenberg BR, Gilai A : Structural changes in single muscle fibers after stimulation at low frequency. J Gen Physiol 74:1-16, 1979.

Forster A and Palastanga N : Clayton's Electrotherapy : Theory & Practice. 9th ed., Balliere Tindall, London, p. 40-69, 1984.

Goldspink DF : The influence of passive stretch on the growth and protein turnover of the denervated extensor digitorum longus muscle. Biochem J 174:595-602, 1978.

Gorza L, Gundersen K, Lømo T, Schiaffino S, Westgaard RH : Slow-to-fast transformation of denervated soleus muscles by chronic high frequency stimulation in the rat. J Physiol 402:627-649, 1988.

Greathouse DG, Nitz AJ, Matulionis DH, Currier DP : Effect of short-term electrical stimulation on rat skeletal muscle. Phys Ther 66:946-953, 1986.

Griffin JE, Karselis TC : Physical Agents for Physical Therapist. 3rd ed., C C Thomas, Springfield, p. 65-81, 1988.

Halbach JW, Straus D : Comparison of electro-myo-stimulation to isokinetic training in increasing power of the knee extensor mechanism. J Orthop Sports Phys Ther 2:20-24, 1980.

Joplin RE, Franchi LL, Salmons S : Changes in the size and synthetic activity of nuclear populations in chronically stimulated rabbit skeletal muscle. J Anat 155:39-50, 1987.

Kahn J : Principles & Practice of Electrotherapy. Churchill Livingstone, New York, p. 118-121, 1987.

Kraft GH : Fibrillation potential amplitude and muscle atrophy following peripheral nerve injury. Muscle Nerve 13:814-821, 1990.

Low J, Reed A : Electrotherapy. Butterworth Heinemann, London, p. 55-59, 1990.

Nitz AJ : Effects of Acute Pressure on Peripheral Nerve Structure and Function. In : Dynamics of Human Biologic Tissues. Currier DP, Nelson RM (ed), F A Davis, Philadelphia, p. 205-230, 1992.

Nix WA : Effects of intermittent high frequency electrical stimulation on denervated muscle of rabbit. Muscle Nerve 13:580-585, 1990.

Ohira Y : Effects of denervation and deafferentation on mass and enzyme activity in rat skeletal muscles. Jpn J Physiol 39:21-31, 1989.

Pette D : Activity induced fast to slow transitions in mammalian muscle. Med Sci Sports Exer 16:517-528, 1984.

Salmons S, Gale DR, Sreter FA : Ultrastructural aspects of the transformation of muscles fibre type by long-term stimulation : changes in Z disk and mitochondria. J Anat 127:17-31, 1978.
Selkowitz DM : Electrical Currents. In : Physical Agents in Rehabilitation. From Research to Practice. Michelle H. Cameron, W B Saunders, Philadelphia, p. 384-385, 1999.
Spielholz NI : Electrical Stimulationof Denervated Muscle. In : Clinical Electrotherapy. Roger M. Nelson RM, Hayes KW, Currier DP (Ed), 3rd ed., Appleton & Lange, Norwalk, p. 411-446, 1999.
Sunderland S : Nerves and Nerve Injuries. Churchill Livingstone, Edinburgh, 1979.
Sunderland S : Anatomy and physiology of nerve injury. Muscle Nerve 13:771-784, 1990.
Wadsworth H, Chanmugam APP : Electrophysical Agents in Physiotherapy. 2nd ed., Science Press, Marrickville, p. 242-265, 1983.
Watkins AL : A Manual of Electrotherapy. 2nd ed., Lea & Febiger, Philadelphia, p. 180-208, 1962.
Williams JGP, Street M : Sequential faradism in quadriceps rehabilitation. Physiotherapy 62:252-254, 1976.
이재형, 이경로 : 전기자극이 흰쥐 탈신경근육의 위축에 미치는 영향. 대한물리치료학회지 2:47-63, 1990.
이재형, 제갈승주, 양연옥 : 전기자극이 흰쥐 골격근의 핵소체형성부위 활성에 미치는 영향. 대한물리치료학회지 11(2): 83-91, 1990.

제 11 장 신경근육전기자극

1 신경근육전기자극

신경은 근육보다 흥분성이 높다. 신경지배근육(innervated muscle) 위의 피부에 전극을 배치하고 전기자극을 하면 흥분성이 높은 신경이 먼저 탈분극을 일으켜 근육수축을 유발시킨다. 신경지배근육의 전기자극을 신경근육전기자극(neuromuscular electrical stimulation, NMES)이라 한다.

2 신경지배근육의 전기자극 효과

반복적인 전기자극 및 근육수축 운동은 골격근육의 활성을 증가시키며 장기간의 근육활성 증가는 팔다리둘레의 증가, 근육무게 감소의 지연, 근육섬유직경 증가, 모세혈관 분포 및 혈류량의 증가, 근육수축력의 증가, 효소 활성도 증진, 글리코겐 변화 증가, 산화대사의 증진, 근육섬유형의 변화, 단백질합성능의 증가, 위축예방, 사립체 수 및 체적의 증가 등 근육의 조직화학적, 생화학적, 생리적, 구조적 변화를 가져온다.

2.1. 조직화학적 변화

1) 근육섬유형의 변화(change of fiber type)

뼈대근육은 활성양상, 훈련에 따라 적응하는 능력이 있어 근육의 특성이 변화된다. 전기자극으로 근육섬유비가 변화하는데, 특히 제 II형 섬유가 더 민감하게 변화한다. 제 II형 섬유에 수 주 동안 낮은 주파수로 전기자극하면 생화학적, 생리적으로 제 I형 섬유의 특성을 띠게 된다. 이러한 변화는 주파수보다는 자극기간과 관계가 있어 최소한 2주 이상의 장기간 전기자극하면 근육섬유형이 변화한다.

2) 효소활성 변화(change of enzyme plasticity)

① ATPase 활성 증가 (그림 11-1)

② SDH 활성 증가

③ NADH-TR 활성 증가 (그림 11-2)

④ 글리코겐(glycogen) 감소 (그림 11-3)

⑤ 인산화효소 활성 증가

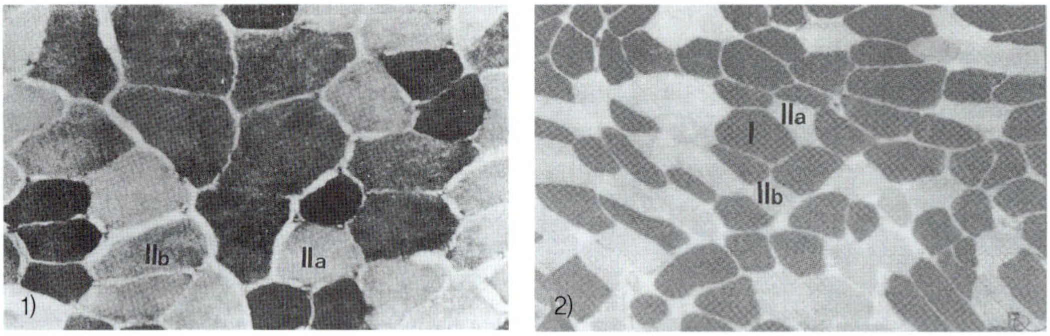

그림 11-1 안쪽넓은근의 ATPase염색 비교. 1) 전기자극 전, 2) 전기자극 후. 전기자극 후 진하게 반응하는 제 I형 섬유가 많아졌다.

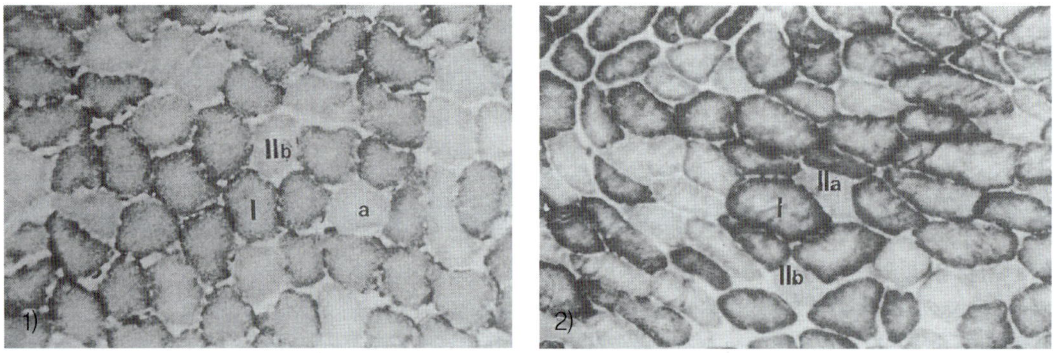

그림 11-2 안쪽넓은근의 NADH-TR염색 비교. 1) 전기자극 전, 2) 전기자극 후. 전기자극 후 진하게 반응하는 제 I형 섬유가 많아졌다(165x).

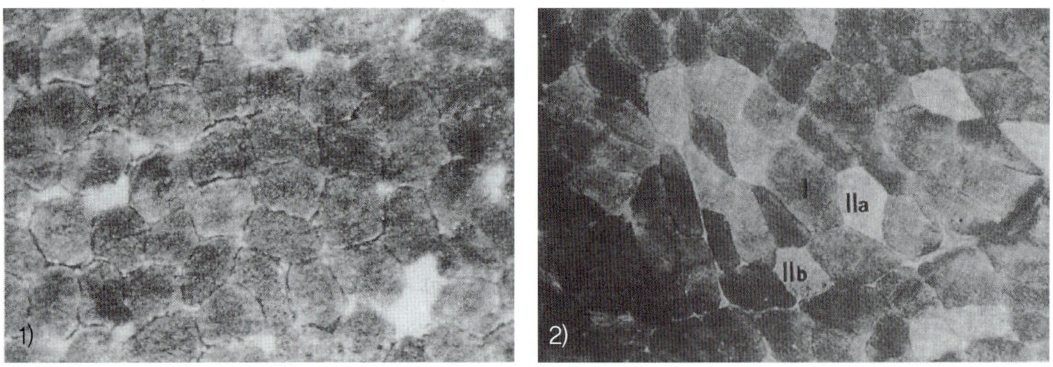

그림 11-3 안쪽넓은근의 PAS염색 비교. 1) 전기자극 전, 2) 전기자극 후. 전기자극 후 제 IIa형 섬유는 글리코겐 고갈로 약하게 염색되어 있으며, 제 IIb형 섬유는 중간으로 반응하였다(165x).

2.2. 생화학적 변화

2~4주 정도의 장기간의 전기자극은 근육의 대사에 관여하는 여러 가지 효소의 활성을 변화시킨다. 전기자극 초기에는 인산화효소, 락트산탈수소효소(lactate dehydrogenase, LDH) 등 사립체외 효소의 활성이 감소하며 인산의 전달이 감소되고, 헥소키나아제(hexokinase) 및 지방산을 활성화하는 palmitoyl-CoA synthetase 등의 활성이 증가한다. 후기에는 시트르산합성효소(citrate synthase)가 증가하고 지방산 산화에 관계하는 효소의 활성 증가, 케톤체사용(ketone body utilization)이 현저하게 증가한다.

2.3. 생리적 변화

전기자극은 근육수축력과 수축 지구력을 증가시키고, 절반이완시간(HRT)이 느려져 피로지수(FI)가 증가하여 근육피로에 대한 저항이 증가한다.

2.4. 단백질합성능 변화

전기자극으로 뼈대근육 세포핵에서 mRNA합성이 증가하여 리보소체에서 단백질합성능이 증가하게 된다.

2.5. 막 변화

근육의 흥분활동(impulse activity)은 근육의 막 특성을 유지하는데 중요하게 작용한다. 장기간의 전기자극으로 아세틸콜린 감수성의 확산이 방지되는데 이는 전기자극으로 근육수축활동이 유발되기 때문이다.

2.6. 혈관 변화

전기자극은 모세혈관의 분포를 증가시키고 혈관을 확장하며 이에 따라 혈류량이 증가되고 피부온도의 상승이 나타난다.

2.7 초미세구조 변화

제 II형 섬유에 낮은 주파수로 장기간 전기자극하면 생화학적 및 대사의 변화가 일어나고 사립체, 가로세관, 근육형질세망 등 근육의 초미세구조가 변화된다.

1) 사립체의 변화(mitochondria change)

전기자극으로 근육수축을 유발시키면 사립체가 영향을 많이 받아 산화대사가 증가되어 기능적 요구 변화에 대한 적응과정에 따라 사립체의 수 및 체적이 증가된다.

2) 가로세관과 근육세포질그물 변화(transverse-tube, sarcoplasmic reticulum change)

전기자극을 가하여 근육의 수축을 유발시키면 가로세관 및 근육세포질그물이 감소된다. 가로세관의 변화에 맞추어 근육세포질그물도 감소된다.

3) 세동이의 변화(triad change)

세동이의 수가 감소한다는 주장과 세동이의 수가 증가한다는 주장이 있지만 세동이의 수와 체적의 증감은 유의한 차이가 없는 것으로 알려져 있다.

4) 근육원섬유마디의 변화(sarcomere change)

근육원섬유마디의 길이는 전기자극에 큰 영향을 받지 않는다.

2.8. 근육기능 증가

전기자극이 근력, 근육수축력, 근육섬유의 크기를 증가시키는 등 전반적인 근육기능(muscle performance)을 증진 또는 유지시킨다.

1976년 몬트리올 올림픽에서 소련선수에게 근력을 증가시키기 위해 전기자극을 하는 소련 물리치료사들이 주목을 끌게 되었고 1977년 12월에 몬트리올의 콩코디아(Concordia)대학에서 개최된 뼈대근육 전기자극에 대한 캐나다-소비에트연방공화국 교환심포지움에서 Kots는 신경지배근육의 전기자극방법으로 러시아치료법(Russian technique)을 소개했으며 전기자극이 운동선수의 근력을 증강시키는데 점진적 저항운동만 했을 때보다 더불어 전기자극을 했을 때 근력이 30~40% 더 증가한다고 주장하였다. Delitto 등(1988)은 역도선수에게 높은 강도로 4주간 전기자극하여 20 kg 이상을 더 들어 올릴 수 있을 정도로 근력이 증가되었다고 보고하였다.

전기자극에 따른 근력증가의 기전에 대해서 두 가지 이론이 제시되고 있다. 하나는 전기자극이 운동과 같은 기전으로 근력을 증가시킨다는 이론이다. 전기자극에 따른 근력증가는 수의수축(voluntary contraction) 때와 마찬가지로 기능부하(functional load)에 의한 것으로 간주한다. 다른 하나는 전기자극에 따른 근력증가는 운동에 의한 근력증가와 다르다는 이론이다. 수의수축 때는 제 I형 섬유를 지배하고 있는 작은 운동단위가 큰 운동단위보다 앞서 활성화되기 때문에 탈분극이 동시에 일어나지 못하고 발사빈도(firing rate)도 간헐적이고 낮은 반면 전기자극으로는 제 II형 섬유를 지배하는 큰 운동단위가 먼저 흥분하여 근육섬유들이 동시에 탈분극을 일으키고 발사빈도는 높고 지속적이다. 따라서 전기자극은 제 II형 섬유를 선택적으로 활성화 시키는 특성이 있어 전기자극에 의한 근력증강은 운동에 의한 것과 다르게 보고 있다.

2.9. 팔다리둘레의 변화

신경지배근육의 전기자극은 근육섬유의 비대를 일으켜 팔다리둘레(limb girth)를 증가시킨다.

3 신경근육전기자극의 조건

신경근육전기자극(NMES)은 여러 파형의 교류전류와 맥동전류를 사용한다. 따라서 치료목적에 적합한 전류, 파형, 주파수 또는 맥동빈도, 맥동기간, 진폭, 단속시간비, 경사증감시간, 변조 방법 등 변수를 선택해야 한다.

3.1. 전류와 파형

1) 전류(current)

전류는 교류전류(AC), 시간변조교류전류(TMAC), 맥동전류(PC)를 사용한다.

2) 파형(waveform)

교류전류는 정현파, 대칭 및 비대칭 이상파를 사용한다. 시간변조교류전류는 다상 대칭 정현파를 사용한다. 맥동전류는 여러 형태의 단상 및 이상파를 사용하나 대부분 신경근육전기자극에서는 직사각형 대칭 이상파를 많이 사용한다.

3.2. 맥동빈도

맥동빈도는 근육수축의 형태와 근육피로 유발에 영향을 미친다. 신경근육전기자극은 다양한 목적으로 사용하기 때문에 치료목적에 적합한 주파수 또는 맥동빈도를 선택하여 사용한다.

3.3. 맥동기간

맥동기간이 길 때에는 낮은 진폭으로 자극해도 근육수축이 일어나지만 맥동기간이 짧을 때에는 높은 진폭으로 자극해야 근육수축이 일어난다(그림 11-4). 진폭이 높으면 총 전하량이 많아져 불쾌감이나 통증이 동반된다. 맥동기간이 긴 전류로 자극하면 신경의 순응률이 증가하여 흥분성이 감소되

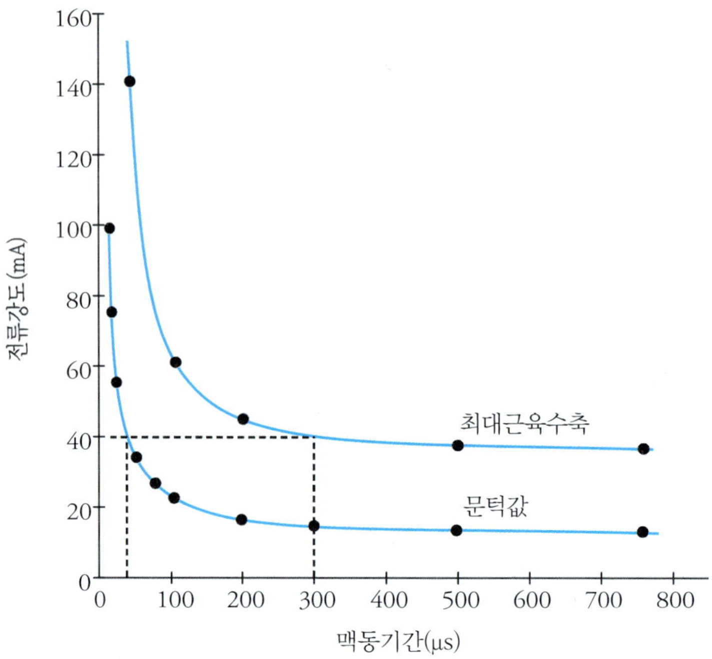

그림 11-4 맥동기간과 진폭의 변화에 따른 근육수축 양상(Baker et al., 1993)

고 총 전하량이 많아 불편감이 동반된다. 맥동기간이 길면 통증 전달 신경섬유가 자극된다. 통증 전달 신경섬유를 자극하지 않고, 적은 전하량으로 편안하게 근육수축을 일으키는 데는 200~450 μs의 맥동기간이 효율적이다.

3.4. 진폭

진폭은 맥동기간과 밀접한 관계를 이루고 있다. 맥동빈도 35 pps, 맥동기간을 300 μs로 고정하고 전류의 진폭을 올리면 특징적인 S자 모양의 토크(torque)변화를 볼 수 있다(그림 11-5). 전류의 세기를 천천히 올리면 문턱값에 도달하기까지는 근육수축이 일어나지 않는다. 그러나 문턱값에 도달하면 전극 바로 아래에서 큰 신경섬유가 흥분하여 근육수축이 일어나고 전류의 세기를 조금만 높여도 전극 주위의 작은 신경섬유까지 흥분하여 급격하게 근육수축이 일어나 거의 최대수축을 하게 되며 최대수축에 다다르면 전류의 진폭을 더 높여도 더 이상 동원될 운동단위가 없어 수축력은 증가하지 않는다(그림 11-6). 신경근육전기자극은 치료목적에 따라 전류의 진폭을 다르게 사용한다.

3.5. 단속시간비

단속시간비(on off time ratio)는 근육재교육, 관절운동범위증진, 정맥순환증진 등에 있어 임상적으로 중요하며, 근력증강을 목적으로 하는 신경근육전기자극에서는 근육피로 유발의 변수로 작용한다.

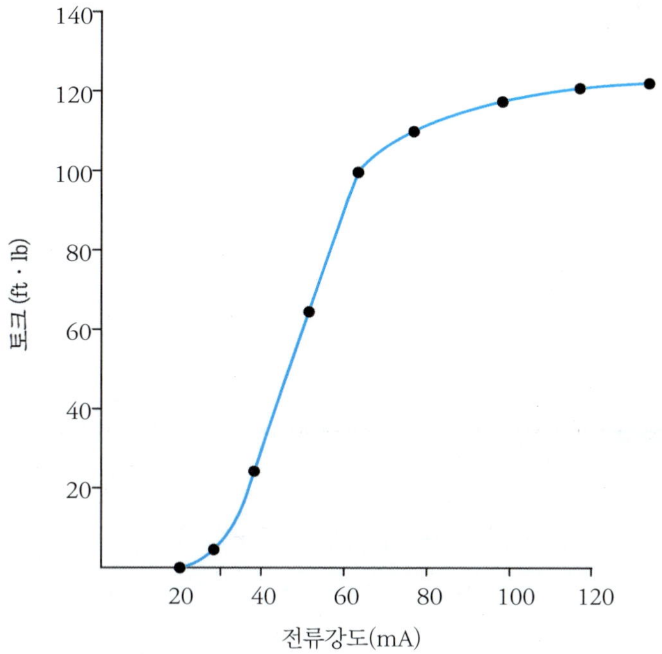

그림 11-5 전류의 세기에 따른 근육수축력의 변화(Baker et al., 1993)

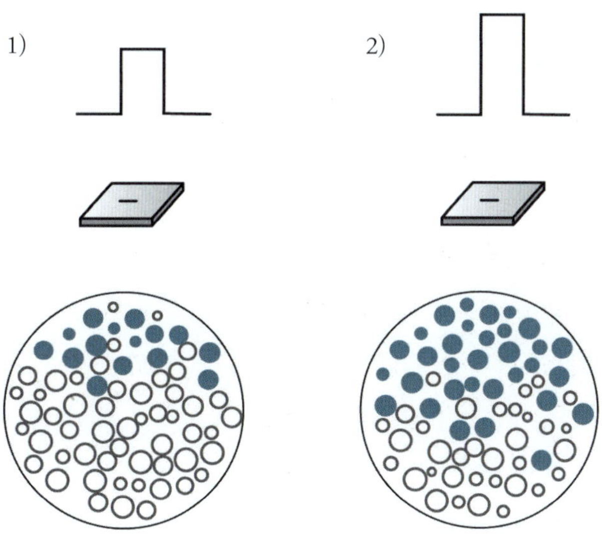

그림 11-6 전류강도에 따른 신경섬유의 동원. 1) 맥동기간과 전류강도가 문턱값에 이르면 전극에 가까이 있는 큰 신경섬유가 흥분한다. 2) 전류강도를 높이면 전극에 가까이 있는 작은 신경섬유와 전극에서 멀리 떨어진 큰 신경섬유가 흥분한다(Baker et al., 1993).

3.6. 경사변조

치료목적에 따라 경사증가와 경사감소시간을 선택한다. 경사증가 시간이 짧으면 낮은 진폭에서 근육수축이 유발되지만 경사증가시간이 길면 순응현상이 일어나 높은 진폭으로 자극해야 한다. 맥동기간이 짧은 전류는 정점진폭에 도달하는 속도가 순응현상에 영향을 미치지 않는다. 일반적으로 신경근육전기자극은 맥동기간이 짧은 직사각형파를 많이 쓰고 있음으로 정점진폭에 도달하는 시간이 빠르기 때문에 경사증가시간을 길게 해도 순응현상이 일어나지 않고 효율적으로 근육수축을 일으킨다.

4 전극배치방법

신경근육전기자극의 기본적인 전극배치방법은 단극배치와 양극배치이다.

4.1. 단극배치방법

작은 활성전극을 치료 또는 표적 부위에 배치한다. 크기가 큰 비활성전극은 자극부위와 같은 쪽의 한 부위에 충분한 거리를 두고 배치한다. 활성전극은 한 개를 사용하지만 경우에 따라서는 한 개의 단자에 두 개의 전선을 연결하여 두 개의 전극을 사용하는 경우도 있다(그림 11-7). 단상 맥동전류는 활성전극을 음극에 연결한다.

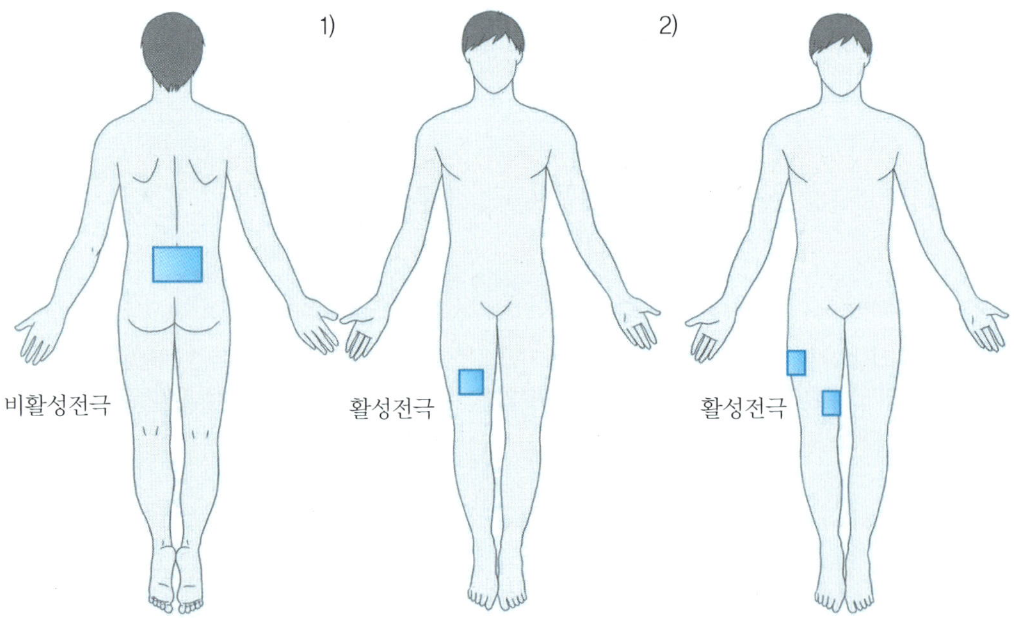

그림 11-7 단극배치방법. 1) 활성전극 한 개를 사용한 단극배치방법, 2) 활성전극 두 개를 사용한 단극배치방법

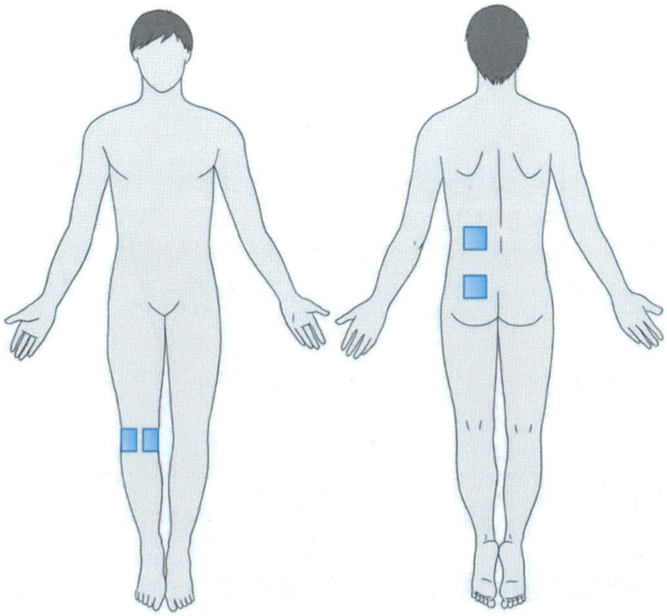

그림 11-8 양극배치방법

4.2. 양극배치방법

같은 크기의 전극 두 개를 치료 또는 표적 부위의 좌우 또는 위아래에 배치한다(그림 11-8). 한 단자에 두 개의 전선을 연결하여 네 개의 전극을 사용하는 경우도 있다.

5 신경근육전기자극의 문제점

5.1. 근육피로

신경근육전기자극에서 가장 큰 문제점은 지나친 전기자극에 따른 근육피로이다. 신경지배근육을 오랫동안 전기자극하면 근육피로가 나타날 수 있고 과도한 전기자극은 근육에 노폐물 등을 축적되게 하여 심각한 근육손상을 일으킬 수도 있음으로 주의해야 한다. 전기자극에 따른 근육피로 및 지나친 전기자극의 징후(sign)는 근육수축능력(briskness of contraction)의 저하, 수축 시 경한 떨림(mild tremor), 전기자극 후 근육통증(muscle soreness) 또는 근육뻣뻣함(muscle stiffness) 등이다.

근육피로는 맥동빈도, 단속시간비, 통전시간, 치료기간과 관련이 있다.

1) 맥동빈도(pulse rate)

낮은 맥동빈도의 전기자극이 높은 맥동빈도보다 근육피로를 덜 일으킨다. Baker 등(1993)은 손목폄근육에 맥동기간을 300 ㎲로 설정하여 여러 맥동빈도로 자극하고 회전력(torque)을 비교한 결과

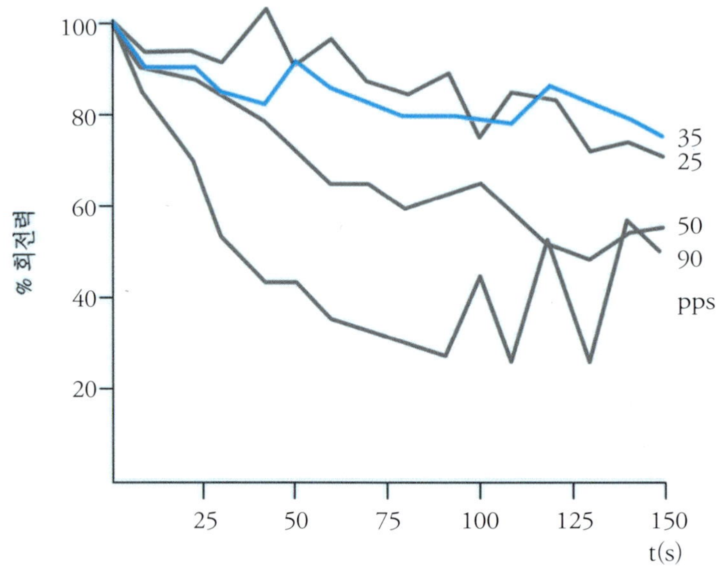

그림 11-9 맥동빈도에 따른 근육피로(Baker et al., 1993)

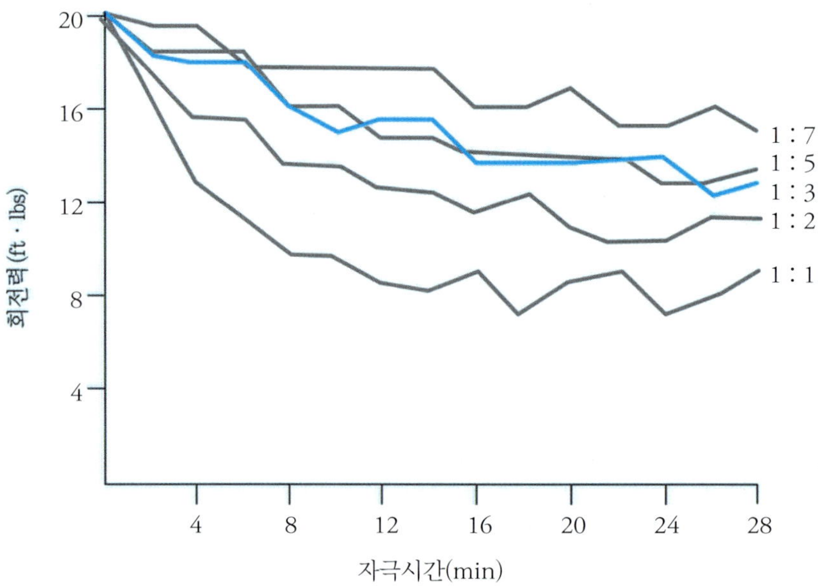

그림 11-10 단속시간비에 따른 근육피로 (Baker et al., 1993)

35 pps에서 근육피로가 낮고 최대 강축이 유발되었으나 50 pps에서는 시간이 경과할수록 회전력이 감소하며, 90 pps에서는 현저하게 감소했다고 하였다(그림 11-9).

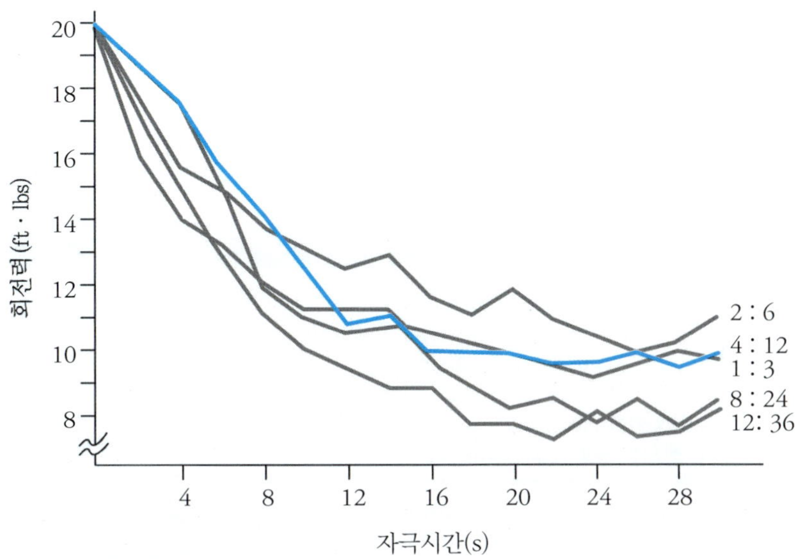

그림 11-11 통전시간에 따른 근육피로(Baker et al., 1993)

2) 단속시간비(on off time ratio)

근력증강 목적의 신경근육전기자극에서는 근피로를 최소화하고 최대 강축을 유발시키는 단속시간비는 1 : 3~1 : 5이다. 넙다리네갈래근에 맥동기간을 300 µs, 맥동빈도 35 pps, 통전시간 4초로 설정하여 여러 단속시간비로 자극하고 회전력을 비교한 결과는 그림 11-10과 같다(Baker 등, 1993). 또한 단속시간비를 1 : 3으로 고정하고 통전시간을 1초에서 12초의 회전력을 비교한 결과 통전시간이 길수록 회전력의 감소변화가 작아졌다(그림 11-11).

3) 치료기간(treatment duration)

적어도 2주 이상 장기간의 전기자극이 근육피로에 대한 저항을 증가시킨다. Pette 등(1973), Hudlicka 등(1982)은 제 II형 섬유에 5~10 Hz의 낮은 주파수로 장기간 전기자극한 결과 제 I형 섬유로 변화되고 이에 따라 근육피로도가 감소하였으며, 이는 장기간의 전기자극에 의해서 근육의 호기성 산화대사 능력이 증가하기 때문인 것으로 설명하고 있다.

6 신경근육전기자극의 목적

신경근육전기자극은 여러 가지 목적으로 사용한다(표 11-1).

표 11-1. 신경근육전기자극의 목적

근력 증강(muscle strengthening)
근지구력 증강(improve muscle endurance)
근육 재교육(muscle re-education)
　수의운동 촉진(facilitate voluntary control)
　운동범위 증진(increase range of motion, ROM)
경직 완화(spasticity management)
순환증진(increase circulation)
구축 교정(correct contracture)
　척주옆굽음증 교정(reduce or retard scoliosis)
어깨 부분탈구 정복(reduction of shoulder subluxation)
요실금 개선(improve urinary incontinence)
변실금 개선(improve fecal incontinence)
보장구 대치(substitute orthotics)
다리기능 회복(restoration of lower limb function)
팔기능 회복(restoration of upper limb function)
삼킴곤란 개선(improve dysphagia)

7 신경근육전기자극 적용방법

7.1. 근력 증강

절대침상안정, 통증, 석고고정, 관절핀고정, 퇴행성관절염과 류마티스관절염 등 관절질환, 힘줄절단, 인대손상, 앞십자인대 재건술, 무릎관절성형술 등 수술 후, 척수손상 초기 및 뇌손상 등 여러 요인으로 초래된 위축 및 약화된 근육의 근력을 강화시키기 위해 신경근육전기자극을 사용한다. 근력증강의 전기자극 조건은 표 11-2와 같고 전극배치는 그림 11-12와 같다.

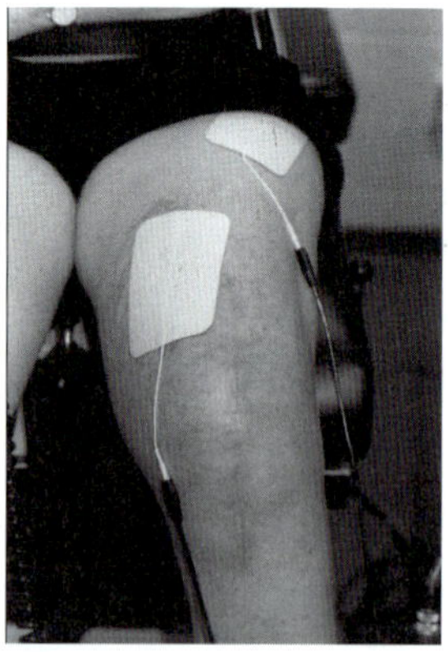

그림 11-12 넙다리네갈래근의 근력 증강을 위한 전극배치(Lewek et al., 2001)

표 11-2. 근력증강의 전기자극 조건

전류(current)	대칭 이상 직사각형 맥동전류 시간변조 교류전류(러시아전류) 교류전류
맥동빈도(frequency)	35~50 pps(bps)
맥동기간(pulse duration)	100~600 μs
진폭(amplitude)	근육수축 (〉50% of MVC), 정상근육 근육수축 (〉10% of MVC), 손상근육
단속시간비(on off ratio)	1 : 3~1 : 5
통전시간(on time)	6~10 s
비통전시간(off time)	50~120 s
순환주기(duty cycle)	50%(러시아전류)
경사증감(ramp up/down)	1~5 s / 1~5 s
변조(modulation)	없음
전극배치(electrode)	단극배치, 양극배치 근육의 운동점 또는 근육주행과 평행 작은 근육 : 1채널 큰 근육 : 2채널
치료시간(tx. duration)	10~20분(10~20회 수축)
치료빈도(tx. frequency)	1일 1회, 주당 3~4회, 6주 이상

표 11-3. 근육지구력 증진의 전기자극 조건

전류(current)	대칭 이상 직사각형 맥동전류 시간변조 교류전류(러시아전류)
맥동빈도(frequency)	50~80 pps(bps)
맥동기간(pulse duration)	100~600 μs
진폭(amplitude)	근육수축(25~50% of MVC)
단속시간비(on off ratio)	1 : 1
통전시간(on time)	6~15 s
비통전시간(off time)	6~15 s
순환주기(duty cycle)	50%
경사증감(ramp up/down)	1~5 s / 1~5 s
변조(modulation)	없음
전극배치(electrode)	단극배치, 양극배치 근육의 운동점 또는 근육주행과 평행 작은 근육 : 1채널 큰 근육 : 2채널
치료시간(tx. duration)	5~20분에서 수 시간
치료빈도(tx. frequency)	1일 1회, 주당 3~4회, 6주 이상

표 11-4. 근육재교육의 전기자극 조건

전류(current)	연속전류 단상파
맥동빈도(frequency)	1 pps
맥동기간(pulse duration)	50~300 μs
진폭(amplitude)	중등도(moderate) 근육수축
단속시간비(on off ratio)	수동조절
순환주기(duty cycle)	–
경사증감(ramp up/down)	–
변조(modulation)	–
전극배치(electrode)	단극배치, 양극배치 운동점
치료시간(tx. duration)	필요에 따라
치료빈도(tx. frequency)	필요에 따라

7.2. 근육지구력 증진

근육의 지구력 증진을 위한 전기자극 변수는 근육수축 정도와 횟수를 제외하고 기본적으로 근력 증강의 조건과 같으며 표 11-3과 같다.

7.3. 근육 재교육

편마비, 뇌성마비, 다발경화증 등 중추신경장애, 근육뼈대계통 질환 및 수술 후 수의수축 능력, 질, 타이밍을 개선시키기 위해 신경근육전기자극을 사용한다. 전기자극의 조건은 표 11-4와 같다.

7.4. 경직 완화

경직(spasticity)은 근육의 긴장이 증가된 과긴장의 상태로 길항근의 과도한 동시수축, 심부건반사 항진, 수동운동에 대한 저항 증가 등이 나타나 관절운동제한, 위축, 구축, 수의운동 방해로 인해 운동 및 일상생활 수행의 장애를 초래한다. 경직은 뇌졸중, 외상성 뇌손상, 다발경화증, 뇌성마비, 척수손상 후 흔히 나타나는 증상으로 추체로 병변의 주요한 증후 중 하나이다. 다발경화증의 경우 37~78%, 척수손상 40%, 뇌졸중 35%, 뇌성마비 90% 이상, 외상성 뇌손상 50%에서 경직이 동반된다. 경직을 감소시키기 위해 주동근 또는 길항근 전기자극, 말초신경전기자극, 척수후주자극, 뇌자극(대뇌피질, 시상, 치상핵) 등의 전기자극이 시행되고 있다.

경직완화의 전기자극 조건은 표 11-5 및 표 11-6과 같고 전극배치는 그림 11-13과 같다.

표 11-5. 경직 완화의 운동수준 전기자극 조건

전류(current)	대칭 이상 직사각형 맥동전류 시간변조 교류전류(러시아전류)
맥동빈도(frequency)	30~50 pps(bps)
맥동기간(pulse duration)	100~600 μs
진폭(amplitude)	운동문턱값(motor threshold) 이상(견딜 수 있는 범위)
단속시간비(on off ratio)	1 : 1(6~15 s : 6~15 s)
통전시간(on time)	2~10 s 또는 반응에 따라
비통전시간(off time)	2~10 s 또는 반응에 따라
순환주기(duty cycle)	50%(러시아전류)
경사증감(ramp up/down)	가능한 길게 증가
변조(modulation)	없음
전극배치(electrode)	경직 근육 위 또는 길항근
치료시간(tx. duration)	5~20분에서 수 시간
치료빈도(tx. frequency)	1일 1회, 주당 3~4회, 6주 이상

표 11-6. 경직 완화의 감각수준 전기자극 조건

전류(current)	단상 직사각형 맥동전류 이상 맥동전류 시간변조 교류전류(러시아전류) 진폭변조 교류전류(간섭전류)
맥동빈도(frequency)	50~200 pps(bps)
맥동기간(pulse duration)	20~100 μs
진폭(amplitude)	운동문턱값(motor threshold) 이하
단속시간비(on off ratio)	1 : 1(6~15 s : 6~15 s)
통전시간(on time)	2~10 s 또는 반응에 따라
비통전시간(off time)	2~10 s 또는 반응에 따라
순환주기(duty cycle)	50%(러시아전류)
경사증감(ramp up/down)	가능한 길게 증가
변조(modulation)	없음
전극배치(electrode)	경직 근육 지배 신경 또는 길항근
치료시간(tx. duration)	30~60분
치료빈도(tx. frequency)	1일 3회, 필요에 따라

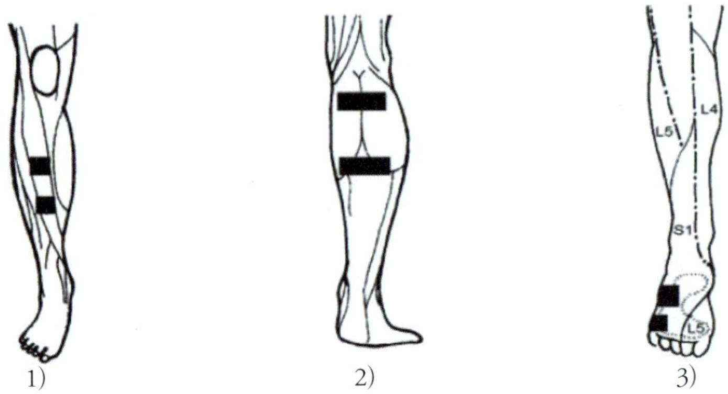

그림 11-13 종아리세갈래근의 경직 완화를 위한 전극배치

1) 길항근 자극: 앞정강근(tibialis anterior) 운동점의 근위부와 원위부
2) 주동근 자극: 종아리세갈래근(triceps surae) 운동점의 근위부와 원위부
3) 피부분절 자극: 동측 S1 피부분절(van der Salm et al, 2006)

표 11-7. 순환증진의 전기자극 조건(운동수준자극)

전류(current)	단상 또는 이상 맥동전류 시간변조 교류전류(러시아전류) 진폭변조 교류전류(간섭전류)
맥동빈도(frequency)	〈 20 pps, 30~50 pps
맥동기간(pulse duration)	100~600 μs,
단속시간비(on off ratio)	〈 20 pps : 없음, 30~50 pps : 2~10 s : 2~10 s
순환주기(duty cycle)	50%
경사증감(ramp up/down)	20 pps : 없음, 30~50 pps : 1~2 s/1~2 s
진폭(amplitude)	최대 수축(견딜 수 있는 범위)
변조(modulation)	없음 또는 선택
전극배치	운동신경 위, 또는 근육 위, 경혈
치료시간(tx. duration)	15~60분
치료빈도(tx. frequency)	1회 45분, 1일 1회, 주 당 5회, 1~2주

표 11-8. 순환증진의 전기자극 조건(감각자극)

전류(current)	단상 또는 이상 맥동전류 시간변조 교류전류(러시아전류) 진폭변조 교류전류(간섭전류)
맥동빈도(frequency)	50~200 pps, bps
맥동기간(pulse duration)	20~100 μs
단속시간비(on off ratio)	없음
순환주기(duty cycle)	50%
경사증감(ramp up/down)	없음
진폭(amplitude)	최대 감각(tingling) (견딜 수 있는 범위)
변조(modulation)	선택
전극배치	감각신경 위(신경뿌리, 말초신경, 교감신경절)
치료시간(tx. duration)	20~60분
치료빈도(tx. frequency)	1회 20분, 1일 1회, 주 당 5회, 1개월 이상

7.5. 순환 증진

수의적으로 운동을 하지 못하거나, 일정기간 이상 적절한 활동을 하지 못하거나 또는 능동운동으로 순환이 증진되지 못하는 경우, 정맥기능부전, 수술 후 깊은정맥혈전증, 반사교감신경이상증, 레이노병, 허혈, 당뇨병다발신경병증 등이 전기자극의 적응증이다.

순환증진을 위한 운동수준 전기자극 조건은 표 11-7과 같고 감각수준 전기자극의 조건은 표 11-8과 같다.

7.6. 척주옆굽음증의 치료

전기자극으로 특발성 척주옆굽음증(idiopathic scoliosis)과 같은 구축으로 인한 변형을 교정할 수 있다. 특발성 척주옆굽음증은 전체 척주옆굽음증의 75~80%를 차지하고 있으며 성장이 빠른 14세 이전에 발생하고 여자가 3~5배 더 많이 발생한다. 1974년 Bobechko 등(1979)이 척추 주위근육에 전극을 삽입하고 전기자극을 하여 경도 및 중등도 척주옆굽음증의 치료를 시도한 후 1976년 Axelgaard 등(1977)이 체간 근육에 경피적으로 전기자극하여 치료한 이래 측부표면전기자극(lateral electrical surface stimulation, LESS)이 척주옆굽음증의 치료방법으로 사용되고 있다. 특히 20~45도의 진행성 특발성 척주옆굽음증에 효과적이다.

측부표면전기자극(LESS)의 조건은 표 11-9와 같다.

전극은 볼록한 만곡첨을 중심으로 하여 몸통 옆면의 위 아래에 위치시키는데 전극사이의 거리는 몸통의 크기 및 만곡정도에 따라 다르나 반드시 만곡부 안에 전극을 위치시켜야 한다. 위아래 전극사이의 거리는 최대 16 cm, 최소 6 cm로 제한하지만 환자의 체격에 따라 결정한다. 평균체격의 청년이 8개 이상의 추체에 만곡이 생겼을 때는 보통 16 cm 정도, 5~7개의 추체에 만곡이 생겼을 때는 10 cm 정도, 비교적 체격이 작은 청년의 경우에는 8 cm 정도, 5개 이내의 추체에 만곡이 생겼을 때

표 11-9. 척주옆굽음증의 전기자극 조건

전류(current)	직사각형 맥동전류
맥동빈도(frequency)	25 pps
맥동기간(pulse duration)	220 μs
단속시간비(on off ratio)	1 : 1
통전시간(on time)	6 s
비통전시간(off time)	6 s
경사증감(ramp up/down)	–
진폭(amplitude)	근육수축 및 척주운동 (견딜 수 있는 범위)
변조(modulation)	선택
전극배치	근육
치료시간(tx. duration)	8시간
치료빈도(tx. frequency)	필요에 따라

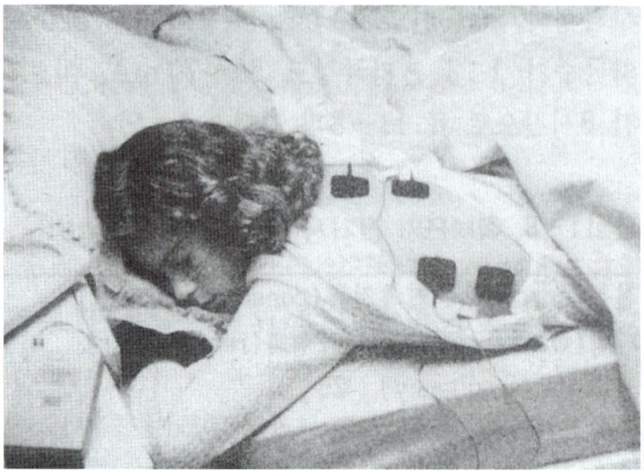

그림 11-14 등만곡 및 허리만곡의 전극배치

는 6 cm 정도 거리를 두어 전극을 배치한다. 단일만곡의 경우에는 한 채널을 사용하나 이중만곡의 경우에는 두 채널을 사용하여 각각의 만곡첨을 중심으로 전극을 위아래로 배치한다(그림 11-14).

7.7. 어깨관절 부분탈구의 치료

탈구(dislocation)는 관절의 파열이나 붕괴로 인해 관절면의 접촉이 소실되는 것이다. 탈구는 정도에 따라 관절면이 완전히 이탈된 것을 완전탈구라 하고, 관절면의 일부가 접촉되어 있는 것을 부전탈구 또는 부분탈구(subluxation)라 한다. 탈구는 약 85%가 상지에서 나타나고 반 정도는 어깨관절에서 나타난다. 어깨의 봉우리(acromion)와 위팔뼈머리(head of humerus)의 정상거리는 7~11(9) mm이며, 11 mm 이상일 때 어깨관절 탈구 또는 부분탈구로 간주한다. 뇌졸중으로 인한 편마비 환자의 17~81%에서 어깨관절 부분탈구가 일어난다.

편마비 환자의 어깨관절 부분탈구는 이완기에 몸통이 마비 쪽으로 기울어짐에 따라 어깨뼈가 아래로 떨어지고, 어깨세모근(deltoid)과 앞톱니근(serratus anterior)의 이완성 마비로 어깨뼈가 하방으로 회전되며, 근육둘레띠(rotator cuff)의 긴장감소로 어깨관절의 안정성이 유지되지 못하여 발생한다. 경직기에는 큰가슴근(pectoralis major), 작은가슴근(pectoralis minor, 마름모근(rhomboid), 어깨올림근(levator scapulae), 넓은등근(latissimus dorsi)의 긴장 증가로 어깨뼈가 하방으로 회전되어 부분탈구의 원인이 된다. 또한 부적절한 자세, 지지 부족, 환자 이동시 팔을 잡아당기는 경우에도 요인이 된다. 어깨관절 부분탈구는 관절낭과 인대 등 관절주위조직과 가시위근, 어깨세모근, 위팔두갈래근(biceps brachii)을 과신장시키고 이에 따라 이들 근육의 기시부의 허혈과 유착성 피막염(adhesive capsulitis), 힘줄염(tendinitis) 등이 유발되어 어깨통증이 발생된다. 어깨관절 부분탈구 환자에게 근력과 수의조절능력을 증가시키고 어깨의 바른 정렬을 유지하기 위해 전기자극 한다.

어깨관절 부분탈구의 전기자극 조건은 표 11-10과 같다.

표 11-10. 어깨관절 부분탈구의 전기자극 조건

전류(current)	단상, 대칭 또는 비대칭 이상 맥동전류 시간변조 교류전류(러시아전류)
맥동빈도(frequency)	30 pps(bps)
맥동기간(pulse duration)	300 μs
단속시간비(on off ratio)	10 s : 30 s, 초기 20 s : 10 s, 중기 30 s : 10 s, 후기
순환주기(duty cycle)	3 s / 2 s
경사증감(ramp up/down)	근육수축 (견딜 수 있는 범위)
진폭(amplitude)	없음 또는 선택
변조(modulation)	뒤 어깨세모근 또는 가시위근
전극배치(electrode)	가시위오목
치료시간(tx. duration)	30~60분
치료빈도(tx. frequency)	1일 1~4회, 주 당 3~7회, 4~6주

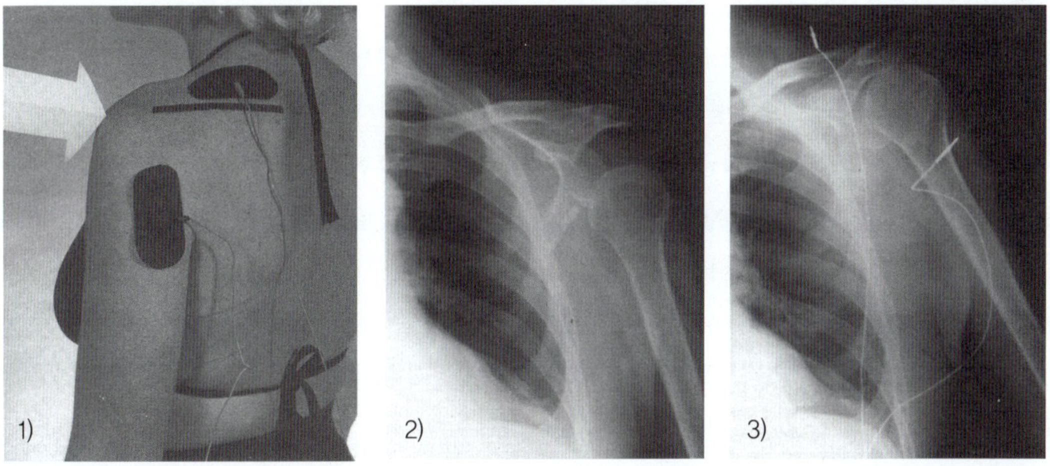

그림 11-15 어깨관절 부분탈구 전기자극의 전극배치(1)와 전기자극 전(2), 전기자극 중(3) 어깨의 봉우리와 위팔뼈머리의 거리 변화(Baker et al., 1993)

전극부착부위의 피부를 알코올 솜으로 닦고 충분한 크기의 전극(3.5×4.0 cm)을 사용하여 활성전극을 뒤 어깨세모근(posterior deltoid)이나 가시위근(supraspinatus)에 부착하고 비활성전극은 가시위오목(supraspinatus fossa)에 부착한다(그림 11-15).

7.8. 요실금과 대변실금의 치료

요실금(오줌새기, urinary incontinence)은 요의 불수의적 유출이 객관적으로 관찰되고 사회적 혹은 위생적으로 문제가 되는 상태를 말한다. 전 세계 인구 중 약 2억 명이 요실금을 경험하고, 우리나라에는 약 300백만 명으로 추정하고 있다. 요실금의 빈도는 60세 이상에서 15~30%이며, 특히 여

자가 85%로 높다.

요실금의 종류는 복압, 절박, 범람, 기능 요실금으로 크게 나눈다.

복압요실금(복압찔끔증, stress incontinence)은 복압이 증가할 때 순간적으로 소량의 요가 배출된다. 골발바닥근육의 약화로 인해 요도의 지지가 약해져 발생한다. 여자에게 가장 흔한 요실금이다.

절박요실금(절박찔끔증, urge incontinence)은 반사성, 불안정성, 경직성, 과활동방광(over-active bladder; OAB)이라고도 한다. 배뇨근의 불수의적, 부적절한 수축으로 인해 갑작스럽게 요의를 느껴 요가 배출된다. 특발성 배뇨근 과활동성은 방광 또는 주위의 감염, 염증, 자극으로 일어나며, 신경성 배뇨근 과활동성은 방광의 근육 및 말초신경 손상, 척수 및 뇌 등 중추신경계 손상으로 발생하고 다발경화증, 파킨슨병, 알츠하이머병, 뇌졸중에서 볼 수 있다.

범람요실금(overflow incontinence)은 방광에 요가 과도하게 저류되어 있다가 저장용량을 넘는 순간 멈추지 못하고 지속적으로 배뇨가 일어나는 요실금이다. 당뇨 등으로 인한 신경병증으로 방광의 감각 신호전달기능이 저하되거나, 배뇨근 약화, 전립선 종양 등에 의한 요도 차단으로 발생한다. 척수손상, 말초신경손상에서도 볼 수 있다.

기능요실금(functional incontinence)은 시간과 장소를 구별하지 못하고 배뇨하는 요실금이다. 원인은 치매, 뇌졸중, 우울증, 노령 등으로 인한 인지장애와 의사전달 장애, 기능장애로 인한 화장실 접근 곤란 등이다. 기타 복압요실금과 절박요실금이 혼합된 혼합요실금(mixed incontinence), 약물, 요로감염, 운동제한, 정신장애, 심한 변비 등으로 인해 일시적으로 발생하는 일과성 요실금(transient incontinence)이 있다.

대변실금(대변새기, fecal incontinence)은 항문조임근의 수의적 조절이 되지 않아 고형 또는 액상의 대변이나 방귀가 불수의적으로 누출되는 것이다. 엄격하게 정의하면 3~4세 이상의 나이에서 적어도 한 달 이상의 기간 동안 지속적 또는 반복적으로 10 mL 이상의 변이 누출될 때 대변실금이라 한다. 유병률은 성인에서 2%, 65세 이상에서 7% 정도로 보고되고 있으나 심리적으로 노출을 꺼려하기 때문에 실제 유병률이 더 높을 것으로 추정한다.

대변실금의 원인은 다양하나 크게 항문조임근의 손상에 의한 구조적인 실금과 항문조임근의 손상은 없으나 조절이 어려운 기능적 실금으로 나눌 수 있다. 항문조임근의 손상은 치루수술, 수지항문확장술, 항문종양 등 항문주위 수술, 분만, 외상 등으로 인해 근육 자체가 손상받을 수 있다. 기능적 실금은 신경성, 특발성, 곧창자기능 저하, 골반바닥기능장애 등이 원인이다. 머리손상, 뇌졸중, 척수손상, 다발경화증 등 뇌척수의 손상이나 질환, 분만, 곧창자탈출, 장기간 변비 등으로 인한 말초신경손상, 당뇨병신경병증과 같은 말초신경변성질환 등으로 항문조임근의 조절이 이루어 지지 않아 발생한다. 곧창자 및 항문의 감각장애, 항문관 압력 감소, 곧창자탈출 등 골반바닥기능장애, 염증창자질환도 원인이 된다. 선천성 항문폐쇄증이나 히르슈슈프룽병의 수술 후, 척추갈림증과 같은 선천성 장애에서 대변실금이 동반된다. 나이, 진행전신경화증, 골반부위 방사선치료 등으로 속항문조임근이 얇아지거나 섬유증이 발생하여 발생하기도 한다.

요실금과 대변실금의 물리치료방법은 전기자극, 생체되먹임근전도, 골반바닥근육운동이 유용하다. 전기자극은 골반바닥근육자극, 뒤정강신경자극, 엉치신경자극 방법이 사용된다.

복압요실금, 절박 및 혼합 요실금, 기능성 대변실금의 전기자극 목적은 골반바닥근육의 근력을 강화시키고, 흥분성 및 억제성 신경충동을 조절하여 비정상 배뇨 및 배변 등 병적 구심정보 전달을 억제시키고, A-δ 유해수용체의 구심입력을 억제하여 통증을 완화시키는데 있다.

1) 골반바닥근육전기자극(pelvic floor muscle electrical stimulation, PFES)

골반바닥근육전기자극은 바깥요도조임근, 바깥항문조임근, 항문올림근 등 골반바닥근육의 근력을 증진시키기 위해 사용한다. 복압요실금과 대변실금의 질전극과 항문전극을 사용한 자극조건은 표 11-11과 같다.

질전극 또는 항문전극(그림 11-16)을 질 내 또는 항문 내에 배치한다. 근육이 매우 약할 때에는 비통전시간을 15초, 근육피로에 대한 내성이 증가했을 때에는 10초로 한다. 진폭은 통증이 없는 범

표 11-11. 요실금의 전기자극 조건

전류 (current)	비대칭, 대칭, 교대대칭 이상파 맥동전류
맥동빈도(frequency)	20~50 (35) pps
맥동기간 (pulse duration)	250 μs
단속시간비(on off ratio)	1 : 2~3
통전시간(on time)	5 s
비통전시간(off time)	10~15 s
경사증감(ramp up/down)	0.5~1 s
진폭(amplitude)	운동강도(근육수축유발)
전극배치(electrode)	질 또는 항문 내 삽입
치료시간(tx. duration)	15~40분
치료빈도(tx. frequency)	1일 1~2회, 주당 5회, 4~12주

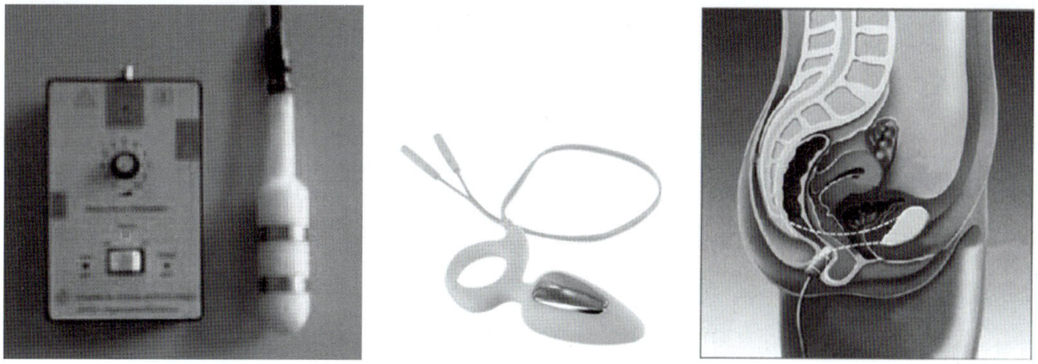

그림 11-16 요실금 및 대변실금의 골반바닥근육전기자극기와 전극 및 배치

표 11-12. 요실금 및 대변실금의 골반바닥근육전기자극 조건

전류(current)	진폭변조교류전류(간섭전류)
운반주파수(carrying frequency)	2,000 또는 4,000 Hz
진폭변조주파수(AMF)	50 pps
경사증감(ramp up/down)	4 s
진폭(amplitude)	운동자극 (견딜 수 있는 범위)
전극배치(electrode)	항문 주위와 두덩결합 위
치료시간(tx. duration)	15~20분
치료빈도(tx. frequency)	1일 1~2(2)회, 주당 3회, 4~12주

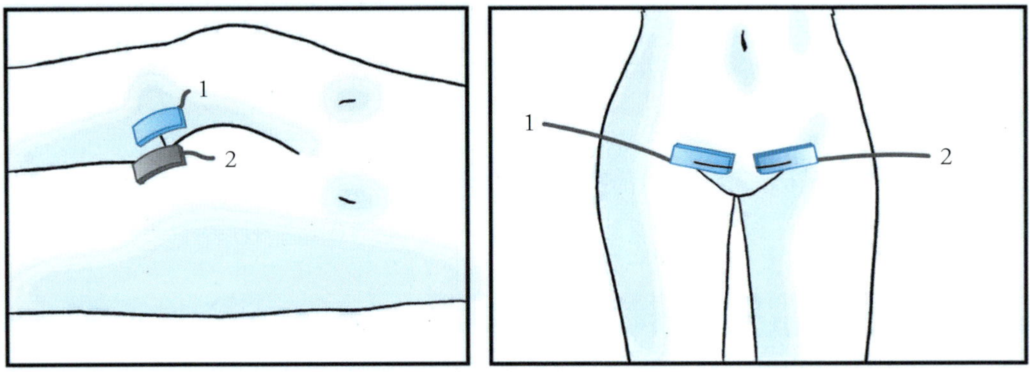

그림 11-17 골반바닥근육전기자극기의 전극배치

위에서 견딜 수 있는 최대 강도를 사용하여 근육수축이 일어나도록 한다. 첫 치료에서는 5분간 적용하다가 20분까지 점점 시간을 늘린다. 대변실금의 경우 치료시간을 초기 1~4주에 20분으로 하다가 4~8주에는 40분으로 늘리기도 한다. 수의수축능력이 돌아오면 운동을 하도록 한다.

표면전극을 사용한 골반바닥근육전기자극조건은 표 11-12와 같다. 표면전극 또는 흡인전극을 그림 11-17과 같이 4극 교차배치하고 통증이 없는 범위에서 견딜 수 있는 최대 강도를 사용한다. 4초 간격으로 강도를 올리고 내린다.

2) 뒤정강신경자극(posterior tibial nerve stimulation, PTNS)

뒤정강신경자극은 표면전극을 사용하는 경피전기자극과 바늘전극을 사용하는 심부전기자극이 있다. 절박요실금과 기능성 대변실금에 적용한다.

뒤정강신경의 경피전기자극(transcutaneous electrical stimulation) 조건은 표 11-13과 같다. 한쪽 또는 양쪽 안쪽복사뼈 뒤와 안쪽복사뼈 10 cm 위의 뒤정강신경 주행부위에 표면전극을 부착하여 전기자극한다(그림 11-18). 강도를 천천히 올려 발가락의 바닥쪽굽힘이 일어나거나 또는 벌어져 뒤정강신경이 자극되는지 확인한 후 발목, 발, 발가락에서 저림(tingling)감각이 유발되는 감각강도

표 11-13. 절박요실금 및 대변실금의 뒤정강신경 경피전기자극 조건

전류(current)	비대칭 이상파 맥동전류
맥동빈도(frequency)	10~20 pps
맥동기간(pulse duration)	200 μs
진폭(amplitude)	감각강도 (운동수준 이하)
전극배치(electrode)	안쪽복사뼈 뒤의 뒤정강신경과 10 cm 위
치료시간(tx. duration)	30분
치료빈도(tx. frequency)	1일 1회, 주당 5회, 12주

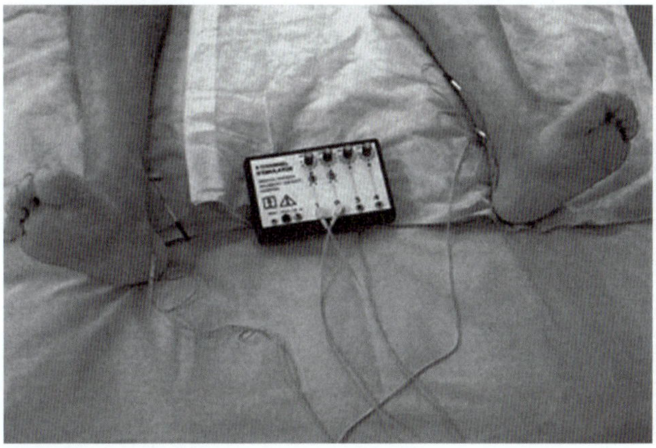

그림 11-18 뒤정강신경 경피전기자극의 전극배치 (Andrews와 Reynard, 2003)

표 11-14. 절박요실금 및 대변실금의 뒤정강신경 심부전기자극 조건

전류(current)	비대칭 이상파 맥동전류
맥동빈도(frequency)	20 pps
맥동기간(pulse duration)	200 μs
진폭(amplitude)	감각강도 (운동수준 이하)
전극배치(electrode)	바늘전극: 안쪽복사뼈 뒤의 뒤정강신경 표면전극: 발궁
치료시간(tx. duration)	30분
치료빈도(tx. frequency)	주당 3회, 12주

로 자극한다. 대변실금의 경우 20분씩 1일 2회 적용하기도 한다.

뒤정강신경의 심부전기자극(precutaneous electrical stimulation) 조건은 표 11-14와 같다. 전극배치부위를 알코올솜으로 닦고 발목 안쪽복사뼈 위 약 5 cm 지점에서 정강뼈 뒤 2 cm 지점의 뒤정강신경에 34 G 바늘전극을 60° 각도로 삽입하고, 발궁(foot arch) 부근에 표면전극을 배치한다(그림 11-19). 강도를 천천히 올려 발가락의 바닥쪽굽힘이 일어나거나 또는 벌어져 뒤정강신경이 자극되는지 확인한 후 발목, 발, 발가락에서 저림감각이 유발되는 감각강도로 자극한다.

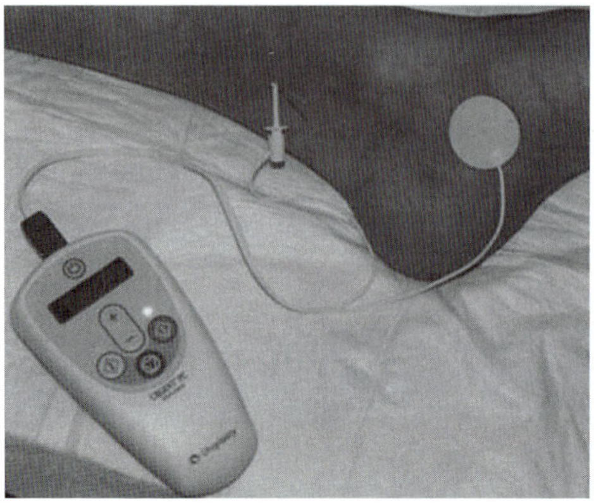

그림 11-19 뒤정강신경 심부전기자극의 전극배치 (Govaert 등, 2010).

표 11-15. 절박요실금 및 대변실금의 엉치신경뿌리 경피전기자극 조건

전류(current)	비대칭 이상파 맥동전류
맥동빈도(frequency)	10 pps / 2 bps (burst)
맥동기간(pulse duration)	200 μs / 150 μs
진폭(amplitude)	최대로 견딜 수 있는 강도
전극배치(electrode)	양측 제 3 또는 2 엉치신경 뿌리 위 피부
치료시간(tx. duration)	2시간
치료빈도(tx. frequency)	주 당 5회, 6~12주

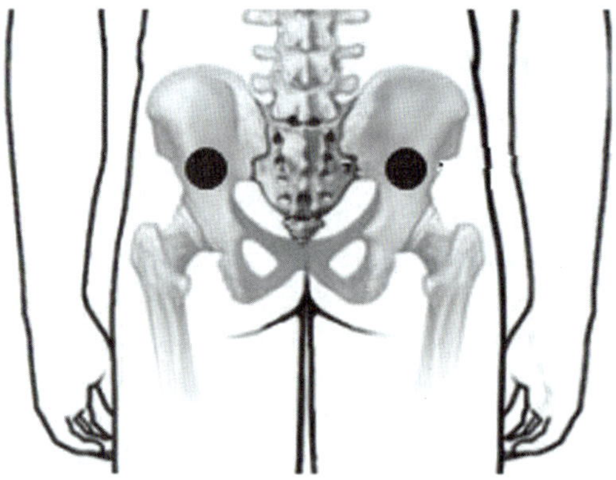

그림 11-20 엉치신경뿌리 경피전기자극의 전극배치.

3) 엉치신경자극(sacral nerve stimulation, SNS)

엉치신경자극은 신경뿌리와 피부분절에서 전기자극한다. 절박요실금과 기능성 대변실금에 적용한다.

엉치신경뿌리(nerve root) 전기자극 조건은 표 11-15와 같다. 큰궁둥패임(greater sciatic notch) 높이의 제 3 엉치뼈 가시돌기 중앙에서 외측으로 2 cm 떨어진 피부 표면에 전극을 배치한다

표 11-16. 절박요실금 및 대변실금의 엉치신경 피부분절 경피전기자극 조건

전류(current)	비대칭 또는 대칭 이상파 맥동전류
맥동빈도(frequency)	10~20 pps
맥동기간(pulse duration)	200 μs
진폭(amplitude)	감각자극 (운동수준 이하)
전극배치(electrode)	양측 제 2, 3 엉치신경 피부분절
치료시간(tx. duration)	2~6시간
치료빈도(tx. frequency)	주 당 5회, 6~12주

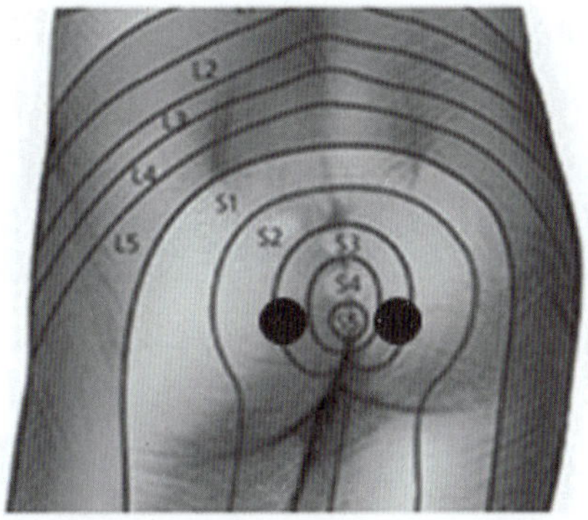

그림 11-21 엉치신경 피부분절 경피전기자극의 전극배치.

(그림 11-20).

엉치신경 피부분절(dermatome) 전기자극 조건은 표 11-16과 같다. 제 2, 3 엉치신경의 피부분절에 해당되는 항문주위의 볼기사이틈새(natal cleft) 양쪽에 표면전극을 배치한다(그림 11-21).

뒤정강신경 심부전기자극의 경우 바늘삽입 부위에 불편감, 통증, 발적, 염증 등이 발생할 수 있다.

심장박동조율기를 사용하는 환자, 비뇨기계 감염증이나 질이나 항문 출혈이 있는 경우, 임신 중 또는 임신 가능성이 있는 경우, 요도폐쇄, 심한 흉터가 있는 요도, 심한 생식기 탈출 혹은 질외번증, 잔뇨가 100 mL 이상인 경우에는 전기자극을 하지 않는다.

7.9. 기능적전기자극

기능적전기자극(functional electrical stimulation, FES) 또는 기능적신경근육자극(functional neuromuscular stimulation, FNS)은 신경의 조절기능이 상실된 근육이나 신경을 전기자극하여 근수축을 유발시키고 기능적으로 유용한 동작을 만들어내는 전기치료이다. 여러 개의 전극으로 여러 근육을 시간 간격을 두고 연속적으로 자극하여 특정 동작을 수행시키는 점이 신경근전기자극(NMES)과 차이점이다. 1961년 Liberson 등이 뇌졸중으로 인한 편마비환자의 발처짐을 개선하기

위해 종아리신경을 전기자극한 이래, 1962년 Moe와 Post가 기능적전기자극(FES)이라는 용어를 소개하였으며 걸음능력, 팔 및 다리 기능회복, 보장구 대체 등을 목적으로 사용하고 있다.

1) 발처짐 전기자극(foot-drop stimulation)

발처짐(foot-drop)은 보행 시 발과 발가락이 들리지 않는 상태를 말한다. 발처짐은 상위운동신경원 손상과 말초신경손상 등에 의해 유발되어 걸음장애가 초래된다.

상위신경원손상을 일으키는 주요 질환 및 손상은 뇌졸중, 머리손상, 뇌성마비, 다발경화증, 척수손상이며 유병률은 각각 1.2%, 1%, 0.3%, 0.2% 및 0.08%이다. 뇌졸중의 경우 생존자 중 10~20%가 장기간 발처짐이 지속된다. 상위신경원손상은 경직을 동반하고 이로 인해 신장 또는 경련수축에 대한 과잉반응으로 디딤기(stance phase)에 원심성 수축을 방해하며 장딴지근의 경직은 지속적 발목 발바닥쪽굽힘을 유도한다. 넙다리네갈래근과 장딴지근의 경직으로 다리가 펴지고, 앞정강근과 넙다리뒤근육(hamstrings)의 약화 또는 불능으로 발목이 발바닥쪽굽힘되며, 무릎 굽힘 상실, 발밀기(push-up) 불능과 흔듦기(swing phase)에 발처짐이 나타나 걸음장애를 초래한다.

Liberson 등(1961)이 종아리신경을 자극하는 발처짐전기자극기를 개발하여 신경의지(neuroprosthesis)의 개념을 소개한 이래 표면전극과 매입전극을 사용하는 전기자극방법이 사용되고 있다. 표면전극을 사용하는 전기자극기는 Vodovnik 등(1978)이 소개한 기능적종아리신경전기자극보장구(functional electrical peroneal orthosis, FEPO), 슬로베니아 죠셉스테판연구소에서 개발한 Mikro-FES, ODFS(Odstock dropped foot stimulator), WalkAid 등이 보급되고 있다.

발처짐의 전기자극은 종아리신경 또는 앞정강근을 자극하여 발목에서 등쪽굽힘(dorsiflexion), 안쪽번짐(inversion), 가쪽번짐(eversion)을 유발시켜 발처짐을 개선하기 위한 목적으로 시행한다. 뇌졸중, 머리손상, 뇌성마비, 다발경화증, 척수손상 등이 발처짐 전기자극의 적응증이다.

발처짐 개선 및 보행훈련의 전기자극 조건은 표 11-17과 같다.

전극은 근육내전극(intramuscular electrode), 신경내전극(intraneural wire electrode), 신경외전극(extraneural electrode) 등 매입전극을 사용하기도 하나 대개 습식패드전극, 카라야전극 등

표 11-17. 발처짐 개선 및 보행훈련의 전기자극 조건

전류(current)	단상 직사각형파, 대칭 또는 비대칭 이상파 맥동전류
맥동빈도(frequency)	25~40 (35) pps
맥동기간(pulse duration)	150~350 μs
단속시간비(on off ratio)	없음
경사증감(ramp up/down)	3 s / 2 s
진폭(amplitude)	근수축 유발 (견딜 수 있을 범위)
전극배치(electrode)	종아리신경, 앞정강근 운동점
치료시간(tx. duration)	15~30분
치료빈도(tx. frequency)	1일 2회, 주 당 5회, 6~12주

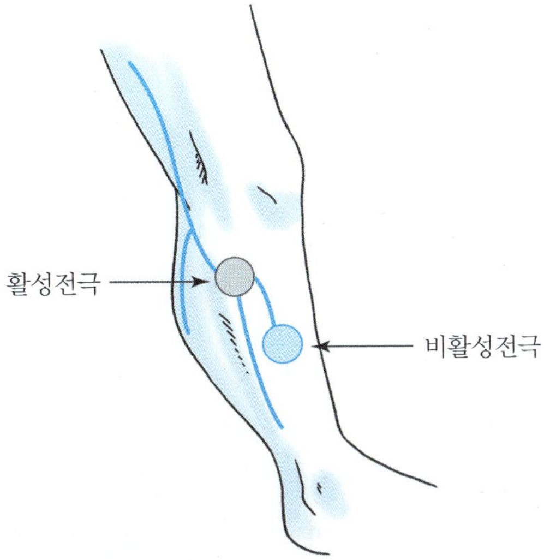

그림 11-22 발처짐의 전극배치

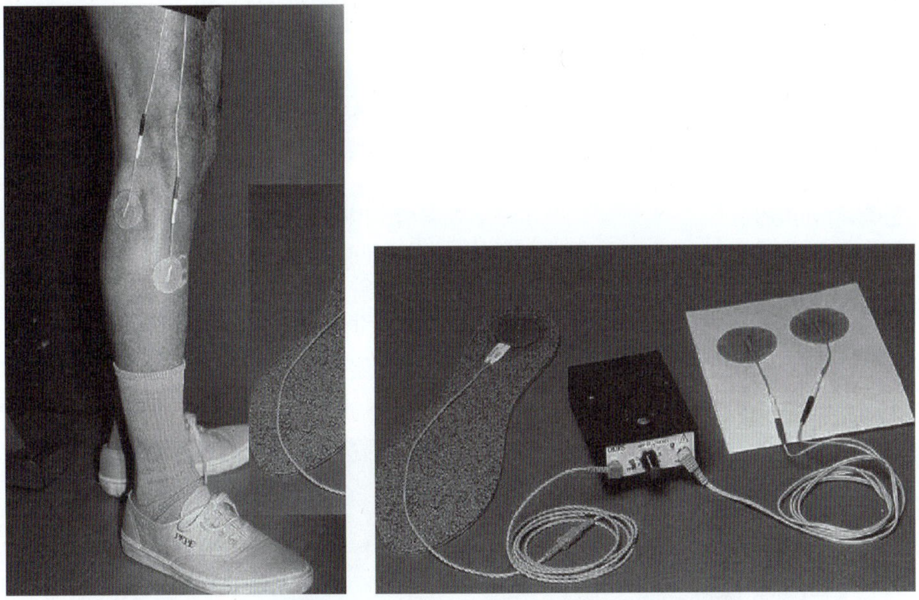

그림 11-23 기능적종아리신경전기자극기

표면전극을 사용한다. 활성전극을 종아리뼈 머리 아래 종아리신경 또는 앞정강근의 운동점에 부착하고 비활성전극을 적절한 부위에 부착한다(그림 11-22). 흔듦기(swing phase)에 전류가 흐르고 디딤기(stance phase)에 전류가 차단되는 발스위치를 신발 안에 집어넣고 보행을 한다(그림 11-23).

2) 다리기능 회복의 기능적전기자극(FES for restoration of lower limb function)

상위운동신경원 손상, 특히 척수손상으로 다리마비가 초래된 환자의 말초신경에 전기자극하여 사이신경세포의 기능적 재구성, 신호전달의 대체경로 형성, 중추신경계의 세포형태 변화를 유발시켜 서기, 걷기 등 다리의 기능동작을 회복시키기 위해 기능적 전기자극을 시행한다. 반복적인 전기자극은 근력, 근육 협응능력, 운동성을 증진시키고 순환 증진, 경련성 완화, 근육위축 방지의 효과를 얻을 수 있다.

다리기능 회복의 전기자극 조건은 표 11-18과 같다.

다리근력강화 훈련과 서기 훈련을 단계적으로 실시한 후 보행훈련을 시행한다. 4채널의 기능적 전기자극기를 사용할 때는 제 1채널의 전극을 넙다리네갈래근과 무릎뼈 위에 배치하여 무릎관절을 펴게 하여 서게 한 후 제 2채널의 두 전극을 종아리신경과 앞정강근에 배치하여 굴곡도피반사를 유발

표 11-18. 다리기능 회복의 전기자극 조건

전류(current)	단상 직사각형파, 대칭 또는 비대칭 이상파 맥동전류
맥동빈도 (frequency)	20~50 pps
맥동기간(pulse duration)	100~600 μs
단속시간비(on off ratio)	6~15 s : 6~15 s (컴퓨터제어)
순환주기(duty cycle)	50%
경사증감(ramp up/down)	반응에 따라(3 s / 2 s)
진폭(amplitude)	근수축 유발(최대수축력의 25~50%)
전극배치	넙다리네갈래근과 무릎뼈(patella) 상방 종아리신경과 앞정강근
치료시간(tx. duration)	큰볼기근과 중간볼기근(gluteus medius)
치료빈도(tx. frequency)	점진적 증가

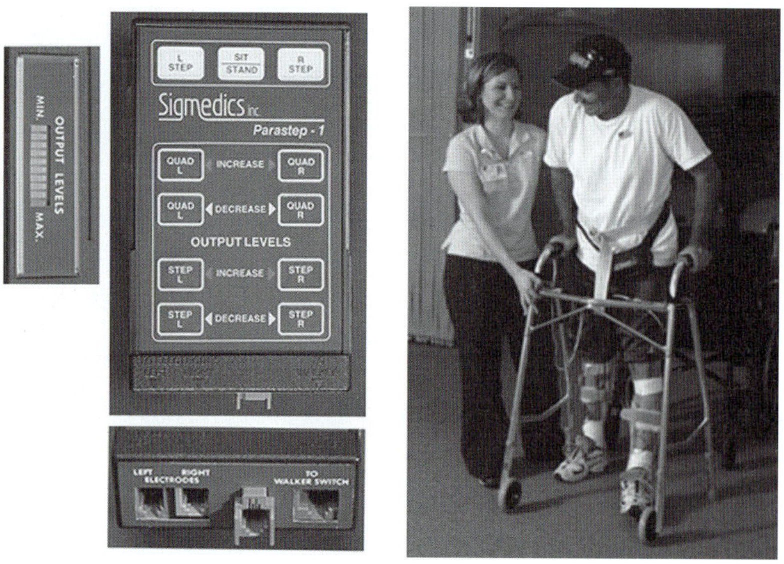

그림 11-24 다리기능 회복을 위한 기능적전기자극기

시켜 엉덩관절, 무릎, 발목을 굽혀 발을 바닥에서 들어 올리게 한 다음 보행기를 앞으로 밀거나 평행봉 안에서 몸통을 앞으로 밀어 전진한다(그림 11-24). 6채널 자극기를 사용할 때는 제 3채널의 두 전극으로 큰볼기근과 중간볼기근을 자극하여 엉덩관절을 신전시킨다. 전극을 좌우에 대칭으로 배치하여 보행양상에 맞추어 교대로 자극한다. 무릎-발목-발보장구(knee-ankle-foot orthosis, KAFO)나 왕복보행보장구(reciprocating gait orthosis, RGO)를 착용하고 기능적 전기자극을 시행하기도 한다. 제1~3가슴척수(T1~T3) 손상 환자는 체간의 안정성이 낮아 보행훈련이 어렵고 주로 제4~12가슴척수(T4~T12) 손상환자에게 적용한다.

3) 팔기능 회복의 기능적 전기자극(FES for restoration of upper limb function)

상위운동신경원 손상, 특히 사지마비와 뇌졸중 편마비환자의 말초신경 및 근육에 전기자극하여 손목 신전, 물건잡기, 들기, 운반하기 등의 동작을 반복하여 손의 기능을 증진시킨다. Rebersek와 Vodovnik(1973)이 3채널의 기능적 전기자극기를 사용하여 손가락 굽힘근육(굴곡근)과 폄근(신전근), 엄지손가락의 굽힘근을 자극하여 움켜잡기(grasp) 동작을 유발시킨 이래 1997년 미국 식품의약품안전청에서 사지마비의 손기능을 개선하기 위한 신경의지로 Freehand system을 승인하였으며 오늘날 환자나 치료사가 직접 조절하거나 또는 근전도와 관절운동 및 압력신호 등을 탐지하여 마이크로프로세서로 제어하는 여러 종류의 기능적 전기자극기와 전기자극기가 장착된 손-팔목보장구(hand-wrist othosis, WHO) 등이 소개되고 있다.

팔기능 회복의 기능적전기자극의 자극변수는 다리기능 회복의 기능적 전기자극과 유사하다. 손가락과 엄지손가락의 굽힘근을 자극하여 움켜잡기 동작을 유발시키고, 손가락 폄근과 엄지손가락의 폄근을 자극하여 주먹 펴기 동작을 유발시킨다(그림 11-25).

제 5~7목척수(C5~C7) 손상으로 인한 사지마비, 뇌졸중 편마비 환자에게 적용한다.

7.10. 운동능력 증진의 전기자극

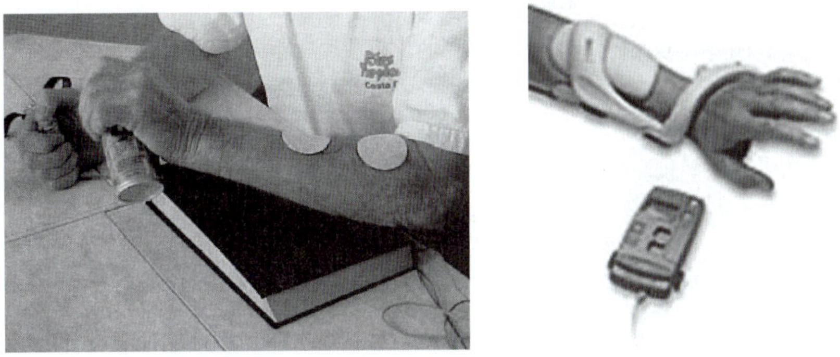

그림 11-25 손기능 회복을 위한 기능적 전기자극.

표 11-19. 운동능력 증진의 전기자극 조건

전류(current)	대칭 또는 비대칭 이상파 맥동전류
맥동빈도(frequency)	10~50 pps
맥동기간(pulse duration)	300 500 μs
단속시간비(on off ratio)	5~20 s : 5~20 s
경사증감(ramp up/down)	반응에 따라 (3 s / 2 s)
진폭(amplitude)	근육수축 유발
전극배치	양쪽 넙다리네갈래근, 장딴지근 양쪽 넙다리네갈래근, 넙다리뒤근육
치료시간(tx. duration)	20~60분
치료빈도(tx. frequency)	주 당 5~7회, 6~8주

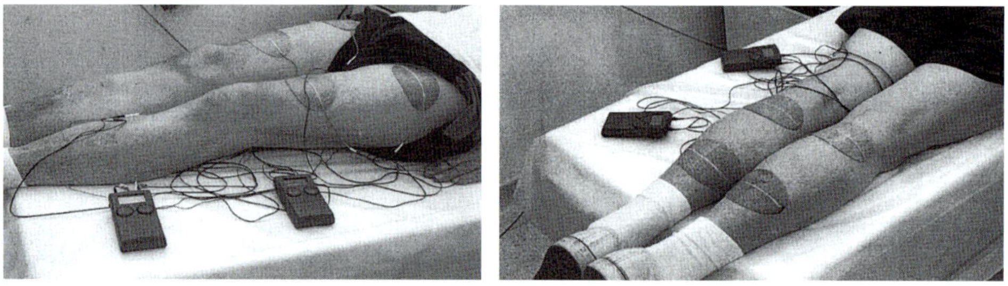

그림 11-26 운동능력 증진을 위한 넙다리네갈래근과 장딴지근의 전기자극(Dobsák et al., 2006)

만성폐쇄폐질환, 기관지확장증, 호흡곤란, 만성심부전증, 심장이식수술 환자 등은 심폐기능의 제한으로 인해 강한 운동에 참여하지 못하여 근력, 운동능력, 심폐기능이 감소된다. 이들 환자의 보행거리, 운동시간, 작업부하 등 운동능력의 증가, 근력 증가, 혈류 증진, 환기 및 산소 섭취량 증가, 심리적 안정 등의 목적으로 다리에 전기자극을 시행한다.

운동능력 증진의 전기자극 조건은 표 11-19와 같고, 전극배치는 그림 11-26과 같다.

7.11. 삼킴곤란 치료

삼킴곤란(dysphagia)은 음식이나 물을 삼키기 어려운 식도통과 장애이다. 삼킴곤란은 인구의 7%에서 발병하며 모든 나이에서 나타날 수 있으나 나이가 많을수록 발병률이 증가한다. 원인은 악성 및 양성 종양, 협착, 반흔, 압박 등의 구조적 원인, 중증근육무력증, 다발경화증, 파킨슨병, 뇌졸중, 말초신경 질환 등의 신경근육질환, 위식도역류 질환 등이다. 특히 뇌졸중 환자의 30~75%, 두경부암 방사선치료 환자의 60~70%, 파킨슨병과 근위축가쪽경화증 환자의 90%에서 삼킴곤란이 발생된다.

삼킴곤란의 증상은 음식물을 씹거나 삼킬 때 지나친 입운동, 침흘림, 음식물의 입 및 코 역류, 목의 이물감, 가슴의 불쾌감, 기침, 기도폐색, 쉰소리, 영양부족, 체중감소 등이며 폐렴 등 호흡기감염이 동반되기도 한다.

표 11-20. 시기에 따른 생리학적 및 해부학적 특성과 문제점, 치료방법

생리학적 요소	해부학적 구조	문제점	치료방법
구강기 1. 먹기 의지 식욕 맛, 냄새, 온도 위 비움 침 분비	조직 : 입천장, 혀, 볼, 위, 침샘 신경계 : 삼차신경(V), 안면신경(VII), 혀인두신경(IX), 후각신경(I)	섭취개시 곤란 섭취량 제한 동기 제한	음식 크기 조절 맛, 질, 온도 조절 약물치료
2. 입다물기 능력 입근육수축	근육 : 입둘레근 신경 : 안면신경	음식 흘림 입술다물기 곤란 혀돌출 곤란 압력발생 곤란	운동치료 신경근전기자극
3. 씹기 능력 턱관절운동 턱근육수축	관절 : 턱관절 근육 : 깨물근, 관자근, 날개근육 신경 : 삼차신경	통증, 두통 관절 잡음 턱관절운동 감소 구강기 기간 감소	교합판 가동화 운동치료 신경근전기자극
4. 입안음식덩이 관리 능력 혀운동 볼근육수축	근육 : 내재혀근육, 외재혀근육, 볼근육 신경 : 혀밑신경(XII), 안면신경(VII)	씹기 곤란 구강기 기간 증가 인두기로 이행 곤란 혀돌출 곤란	운동치료 신경근전기자극
인두기 1. 후두 들기 및 닫기 능력 후두운동 후두근육수축	뼈 : 방패연골, 반지연골, 모뿔연골, 목뿔뼈 근육 : 내재후두근육, 외재후두근육 신경 : 삼차신경(V), 혀인두신경(IX), 미주신경(X)	계곡 잔류 후두 침투 기관 흡입 찔끔찔끔 삼키기 인두조임근 시간조절 곤란	음식 크기 조절 운동치료 신경근전기자극
2. 인두 수축 능력 인두수축	근육 : 인두수축근 신경 : 혀인두신경(IX), 미주신경(X)	계곡 잔류 후두 침투 기관 흡입 찔끔찔끔 삼키기 인두조임근 시간조절 곤란	음식 크기 조절 운동치료 신경근전기자극
식도기 1. 위식도조임근 이완, 개방 능력 위식도조임근수축	근육 : 아래인두수축근육, 반지인두근육, 위식도근육 신경 : 혀인두신경(IX), 미주신경(X)	계곡 저류 및 잔류 후두 침투 기관 흡입 찔끔찔끔 삼키기 역류 삼킴시간조절 곤란	음식 종류, 크기 조절 운동치료 신경근전기자극 확장술 근육절개술
2. 식도근육 수축 능력 식도근육수축	근육 : 식도가로무늬근육, 식도 민무늬근육 신경 : 미주신경(X)	역류 계곡 저류 후두 침투 기관 흡입	음식 종류, 크기 조절 약물치료

표 11-21. 삼킴곤란의 전기자극 조건

전류(current)	교대대칭 또는 대칭 이상 직사각형 맥동전류
맥동빈도(frequency)	70~80 pps
맥동기간(pulse duration)	700~800 (300/300) μs
단속시간비(on off ratio)	60 s : 3 s
진폭(amplitude)	근육수축유발
전극배치	삼킴곤란의 특성에 따라 배치
치료시간(tx. duration)	30~60분
치료빈도(tx. frequency)	1일 1회 또는 격일

삼키기(swallowing)과정은 음식을 씹고 분쇄하여 혀 중안으로 모으는 준비기(oral preparatory phase), 음식을 모아 인두로 넘기는 구강기(oral phase), 후두를 닫고 인두를 통해 빠른 속도로 식도로 이동하는 인두기(pharyngeal phase), 식도를 통해 위로 이동하는 식도기(esophageal phase)로 나눈다. 준비기와 구강기는 수의적으로 조절되나 인두기와 식도기는 불수의적으로 진행된다. 삼킴과정은 50여 쌍의 근육과 여러 신경의 복잡한 활동에 의해서 이루어진다.

삼킴곤란의 치료는 약물치료, 수술, 경피위장삽관술, 적절한 음식물의 선택, 연하 관련 근육의 수축능력을 강화하기 위한 운동 및 전기자극, 냉자극, 촉각자극 등의 방법이 있다. 시기에 따른 생리학적 및 해부학적 특성과 문제점, 치료방법은 표 11-20과 같다.

신경근육전기자극 치료는 2002년 미국 식품의약품안전청에서 특정 전기자극기가 승인된 이래 삼킴곤란의 치료방법으로 사용되고 있다.

삼킴곤란의 전기자극 조건은 표 11-21과 같다.

전극부착부위의 피부를 알코올솜으로 닦고 직경 2 cm 내외 전극을 삼킴곤란의 특성에 따라 배치한다. 근육수축이 명백하게 유발되고 삼키는 소리가 들릴 때까지 천천히 강도를 올린다. 치매 환자, 쉬지 않고 말을 하는 환자, 약물중독으로 인한 삼킴곤란 환자는 물을 흡인할 수 있기 때문에 치료 시 충분히 주의를 해야 한다.

전극배치 1. 목수직중앙배치

채널 1의 전극을 목뿔뼈(posthyoid) 위(C3)와 방패패임(thyroidal notch) 위(C4~5)에 부착하여 목뿔위근육(suprahyoid)과 목뿔아래근육(infrahyoid)을 자극하고, 채널 2의 전극을 앞 채널 전극과 동일한 거리로 아래에 배치하여 목뿔아래근육을 자극한다. 제일 아래 전극을 반지연골(cricoid cartilage)(C6)보다 낮은 곳에 배치하지 않는다. 심한 삼킴곤란과 대부분 삼킴곤란에 적용한다(그림 11-27).

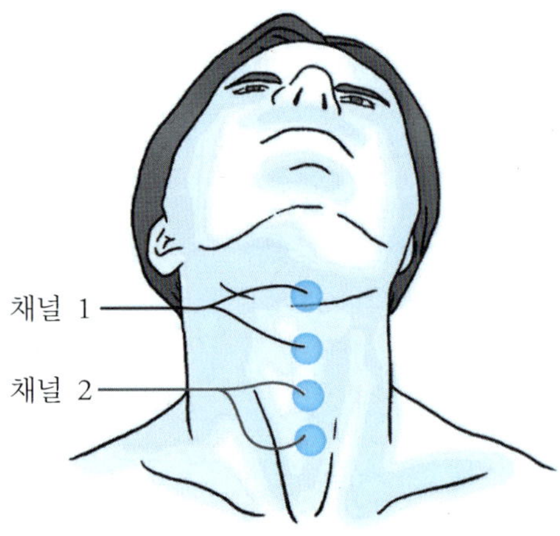

그림 11-27 삼킴곤란의 목 얼굴수평배치

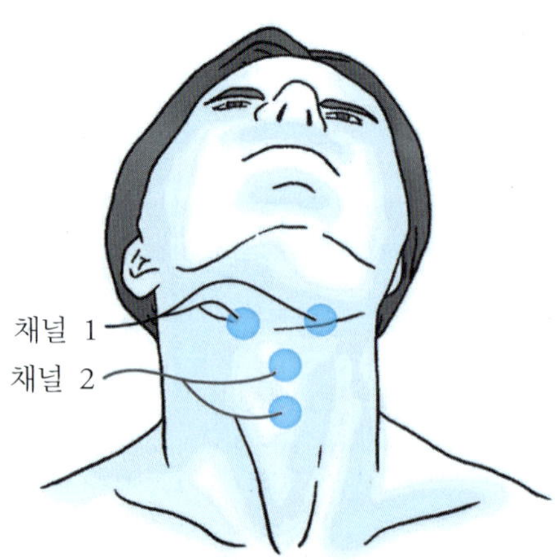

그림 11-28 삼킴곤란의 목수평수직배치

전극배치 2. 목수평수직배치

채널 1의 두 전극을 목뿔뼈 위에서 양 옆에 수평으로 부착하여 혀근육과 혀계곡(valleculae)을 자극하고, 채널 2의 전극을 방패패임위와 아래에 배치하여 목뿔아래근육, 방패목뿔근, 복장목뿔근을 자극한다. 음식물이 혀계곡에 저류되어 있거나 후두운동장애가 있을 때 적용한다(그림 11-28).

전극배치 3. 목수직양측배치 및 목수평양측배치

채널 1의 두 전극을 목뿔뼈 위에서 양 옆에 수평으로 부착하여 두힘살근과 턱목뿔근을 자극하거나 또는 두 전극을 더 멀리 떨어져 부착하여 두힘살근과 턱목뿔근 및 턱끝목뿔근을 자극하고, 채널 2의 전극을 방패패임 위에서 양 옆에 수평으로 부착하여 방패목뿔근을 자극한다. 경동맥동이 자극되지 않도록 주의한다. 인두 및 후두 운동장애에 있을 때 적용한다(그림 11-29, 1). 또는 채널 1의 두 전극을 목뿔뼈 위에서 양 옆에 더 멀리 떨어져 수평으로 부착하여 두힘살근과 턱목뿔근 및 턱끝목뿔근

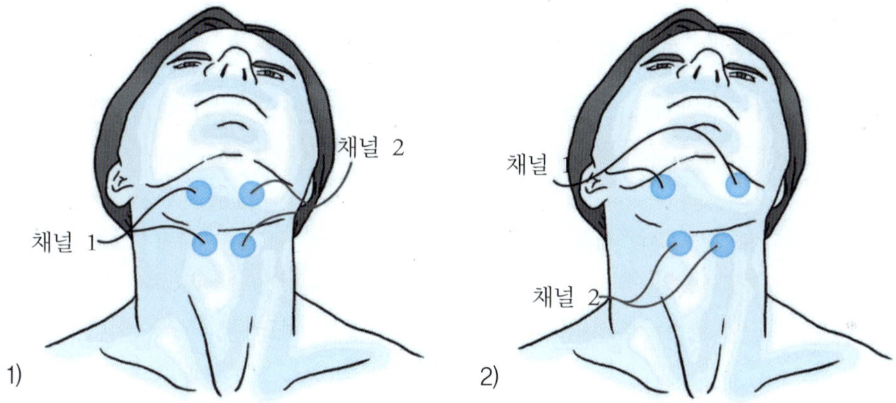

그림 11-29 삼킴곤란의 목수직양측배치(1) 및 목수평양측배치(2)

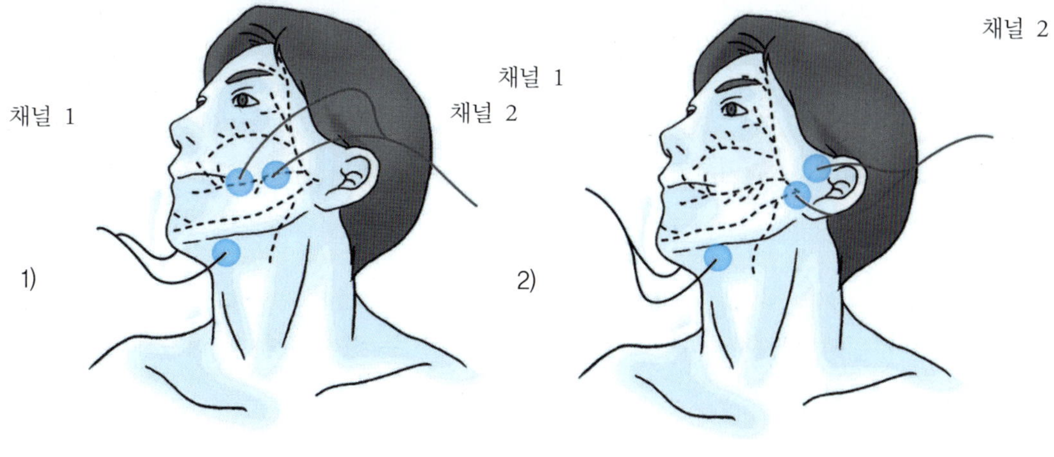

그림 11-30 삼킴곤란의 목 얼굴수평배치

을 자극하고, 채널 2의 전극을 방패패임 위에서 양 옆에 수평으로 부착하여 방패목뿔근을 자극한다. 계곡에 저류된 음식을 비우거나 후두를 거상할 필요가 있을 때 적용한다(그림 11-29, 2). 목동맥이 자극되지 않도록 주의한다.

전극배치 4. 목얼굴수평배치

채널 1의 두 전극을 턱 아래에서 양 옆에 수평으로 부착하여 외재 및 내재 혀근육과 목뿔위근육을 자극하고, 채널 2의 전극을 귀 아래 얼굴신경의 볼가지 주행을 따라 부착한다(그림 11-30, 1). 또는 채널 2의 전극을 얼굴신경의 신경줄기에 부착하여 볼근육, 입둘레근 등 얼굴근육을 자극한다(그림 11-30, 2). 구강기 삼킴곤란에 적용한다.

8 금기증

8.1. 수요형 심장박동조율기를 착용한 사람

심장박동조율기를 사용하는 환자는 부위에 관계없이 전기자극하지 않는 것을 원칙으로 한다. 특히 심장박동조율기를 부착한 가슴주위에 전류가 흐르게 해서는 절대로 안 된다.

8.2. 심장질환

울혈심부전증, 급성 심근경색증, 부정맥 등 심장질환이 있는 사람은 금기증이다.

8.3. 정맥 및 동맥 혈전증, 혈전성정맥염

전기자극에 따른 근육수축으로 혈관 벽에 붙어있던 덩이(clot)가 떨어져 나와 색전(embolus)이 생길 수 있기 때문에 전기자극하지 않는다.

8.4. 활동성 결핵 부위

활동성 결핵이 있는 부위를 전기자극하면 결핵이 악화될 수 있기 때문에 전기자극하지 않는다.

8.5. 악성종양 부위

악성종양이 있는 부위를 전기자극하면 악성종양이 악화될 수 있기 때문에 전기자극하지 않는다.

8.6. 감염

감염부위를 전기자극하면 혈류를 따라 인접부위로 감염이 확산될 위험이 있기 때문에 감염된 부위는 전기자극하지 않는다.

8.7. 임신부의 허리, 배, 샅 부위

8.8. 중증근육무력증

전기자극으로 아세틸콜린 고갈이 일어날 수 있다.

8.9. 샤르코-마리-투스병

8.10. 불완전골생성증(osteogenesis imperfecta)

8.11. 절개, 힘줄이식, 인대재건술

근육수축으로 부작용이 일어날 수 있는 수술 부위는 전기자극하지 않는다.

8.12. 눈 위

8.13. 목 위

목동맥(carotid artery), 기관, 인두, 후두가 있는 목의 앞쪽은 근육수축을 일으키는 전기자극하지 않는다.

8.14. 출혈 부위

8.15. 상처 부위

8.16. 뼈돌출부위

8.17. 투석시 유치카테터 주위

8.18. 의사전달이 어려운 사람 (영유아, 실어증, 혼란스러운 사람, 머리손상)

8.19. 투열치료기(diathermy)가 작동하고 있는 근처

9 주의사항

9.1. 임신부

기형발생에 대한 보고는 없으나 첫 3개월에는 주의해야 한다.

9.2. 고혈압

혈압을 점검해야 한다.

9.3. 부정맥, 울혈심부전증, 심장질환

부정맥 환자에게 전기자극을 적용할 때 전도장애가 나타날 수 있다. 처음 전기자극할 때 심전도를 확인해야 한다. 심장질환이 있는 사람은 전기치료 중 및 치료 후에 어지러움, 숨참, 두근거림, 실신 등의 징후가 나타나는지 감시해야 한다.

9.4. 골절, 골다공증

유합이 진행되고 있는 6주 이내의 골절부위는 재골절을 주의해야 한다.

9.5. 발작

간질 등 발작이 있는 사람은 주의해야 한다.

9.6. 신경병증

당뇨, 다발경화증 등과 같은 신경병증 환자에게는 긴 맥동기간을 사용한다.

9.7. 최근 수술 부위

힘줄이식, 인대재건술 등 수술을 받은 사람에게는 의사가 능동운동을 권장하는 시기부터 낮은 강도로 자극한다.

9.8. 감각장애 부위

척수손상, 다발경화증, 말초신경병증 등으로 인한 감각장애가 있거나 감각상실이 있는 부위는 파형, 위상기간, 전극을 신중하게 선택하고, 자주 피부 점검을 해야 한다.

9.9. 부종 부위

부종 및 종창이 있는 부위는 전류밀도가 분산되기 때문에 높은 진폭으로 전기자극해야 근육수축이 일어난다. 높은 진폭은 통증을 유발시켜 견디기가 어렵기 때문에 부종 및 종창이 있는 부위는 주의해야 한다. 그러나 경한 부종이 있는 부위는 전기자극해도 된다.

9.10. 열린상처, 피부절개, 찰과상, 면도에 의한 피부손상 부위

전극을 열린 상처위에 배치하지 않는다. 전극부착부위에 털이 많을 경우에는 가위로 깎거나 전기자극 2~3일 전에 미리 면도하여 털을 제거한다. 상처 부위는 임피던스가 거의 없어 전류밀도가 집중되어 바늘로 찌르는 듯한 통증을 느낄 수 있다.

9.11. 교감신경 활성 징후

교감신경이 정상인 목 또는 상위 가슴척수 손상환자에게 전기자극으로 신경계 활성, 교감신경 활성 조절장애로 인해 과다반사(hyperreflexia), 자율신경반사이상(autonomic dysreflexia), 반사교감신경이상증이 나타날 수 있으며, 교감신경의 과도한 활성으로 피부 순환이 감소할 수 있다.

9.12. 표면금속 가까운 부위

수술용 쇠침, Ilizalov 등 외고정 금속이 표면에 있으면 전류가 집중되어 조직손상 및 불편감이 발생할 수 있다. 금속판, 나사, 핀, 못, 철사와 같은 금속내고정, 인공관절 등 심부에 금속이 있을 경우에는 자극효과에 지장이나 불편감이 없다. 외고정 및 내고정금속이 있는 부위는 강한 근육수축을 일으키는 강도를 자극하지 않는다.

9.13. 약한 피부 및 과민 피부

노인 피부와 같이 약한 피부는 쉽게 손상될 수 있으므로 주의해야 한다. 전기자극 시 발적이 나타날 수 있다. 대개는 30~60분 이내에 없어지지만 전극, 전극풀, 반창고에 알레르기가 있는 과민피부는 발적이 심하고 오래간다. 따라서 낮은 주파수, 대칭파, 짧은 위상기간, 낮은 강도를 선택해야 한다. 지속적 과민반응은 신경근육전기자극이 부적합하다.

출혈이나 혈종이 쉽게 일어날 수 있는 조직은 주의해야 한다.

9.14. 머리와 목 위

뇌졸중 병력이 있는 사람에게는 머리와 목 위를 자극하지 않는다.

9.15. 비만

지방층이 두꺼우면 근육에서 전류밀도가 현저하게 낮아져 효율적으로 근육수축이 일어나지 않는다. 전극과 전극의 거리를 멀리하고 견딜 수 있는 범위까지 강도를 올려서 자극한다.

9.16. 근육피로

길랑-바레 증후군, 다발신경염, 소아마비후증후군, 말초신경손상 등은 근육피로가 오지 않도록 주의해야 한다.

9.17. 척주근육

아직 성숙되지 않은 어린이의 경우 척주근육을 자극하면 척주가 옆, 앞뒤로 굽을 수 있다. 척주옆굽음증을 제외하고 아이들은 척주근육을 자극하지 않는다. 어른의 경우 양(fair) 이상으로 근육수축을 유발시키면 척추에 스트레스가 가해져 신경뿌리 압박, 힘줄 신장, 근육 스트레스로 인해 허리통증이 나타날 수 있다. 과도한 자극은 척추의 스트레스골절 및 가시돌기골절을 유발시킬 수 있다. 경직감소, 근육연축 감소, 근육재교육시 양 이하로 근육수축을 유발시켜야 한다.

9.18. 흉터조직 및 유착

전기자극할 근육에 유착이 심하거나 근육위의 피부에 큰 흉터조직이 있으면 전류가 통과하여 근육세포막의 탈분극을 일으키기 어렵기 때문에 큰 흉터조직 및 심한 유착이 있는 부위는 주의해야 한다.

9.19. 의사전달 장애

너무 어리거나, 너무 나이가 많거나, 다른 요인으로 의사전달장애가 있으면 치료용량의 선택이 어렵고 치료과정에 협조가 이루어지지 않아 위험한 상황에 대처하기 어렵기 때문에 주의해야 한다.

9.20. 적절한 전도물질

피부손상을 피하기 위해서 전도물질이 적절하게 유지되어야 한다.

9.21. 전기자극 조건 점검과 변화

환자의 반응과 경과를 살펴보고 현재의 전기자극 조건이 작합한지, 필요에 따라 바꿔야 할 것인지 자주 점검한다.

참고문헌

Amaro JL, Oliveira Gameiro MO, Padovani CR : Treatment of urinary stress incontinence by intravaginal electrical stimulation and pelvic floor physiotherapy. Int Urogynecol J Pelvic Floor Dysfunct 14(3):204-208, 2003.

Andrews BJ, Reynard JM : Transcutaneous posterior tibial nerve stimulation for treatment of detrusor hyperreflexia in spinal cord injury. J Urol 170(3):926, 2003.

Axelgaard J, Brown JC, Harada Y, et al : Lateral Surface Stimulation for the Correction of Scoliosis. Proceedings of the 30th Annual Conference on Engineering in Medicine and Biology. Los Angeles, CA, The Alliance for Engineering in Medicine and Biology, p. 282, 1977.

Bobechko WP, Herbert MA, Friedman HG : Electrospinal instrumentation for scoliosis : current status. Orthop Clin North Am. 10(4):927-941, 1979.

Babkin D, Timtsenko N : Notes from Kots' lectures and laboratory periods. Canada-Soviet exchange symposium on electrostimulation of skeletal muscles. Concordia University, Montreal, Quebec, Canada, December 6-15, 1977.

Baker LL, Parker K : Neuromuscular electrical stimulation of the muscles surrounding the shoulder. Phys Ther 66(12):1930-1937, 1986.

Baker LL, McNeal DR, Benton LA, Bowman BR, Waters RL : Neuromuscular Electrical Stimulation. Rancho Rehabilitation Engineering Program, Rancho Los Amigos Medical Center, Downey, CA, 1993.

Cummings J : Electrical Stimulation of Healthy Muscle. In : Clinical Electrotherapy. Nelson RM & Currier DP (Ed). Appleton-Century-Crofts, East Norwalk, p. 81-96, 1987.

Currier DP : Electrical Stimulation for Improving Muscular Strength and Blood Flow. In : Clinical Electrotherapy. Nelson RM & Currier DP (Ed). Appleton-Century-Crofts, East Norwalk, p. 141-164, 1987.

Delitto A, Robinson AJ : Electrical Stimulation of muscles : Techniques and Applications. In : Clinical Electrophysiology; Electrotherapy and Electrophysiologic Testing. Snyder-Mackler L and Robinson AJ (Ed), Williams & Wilkins, Baltimore, p. 95-139, 1989.

Delitto A, Snyder-Mackler L : Two theories of muscle strength augmentation using percutaneous electrical stimulation. Phys Ther 70:158-164, 1990.

Delitto A, Rose SJ, McKowen JM, Lehman RC, Thomas JA, Shively RA : Electrical stimulation versus voluntary exercise in strengthening thigh musculature after anterior cruciate ligament surgery. Phys Ther 68:660-663, 1988.

DeVahl J : Neuromuscular Electrical Stimulation (MNES) in Rehabilitation. In : Electrotherapy in Rehabilitation. Gersh MR (ed), F A Davis, Philadelphia, p. 218-268, 1992.

Dobsák P, Novakova M, Siegelova J, Fiser B, Vitovec J, Nagasaka M, Kohzuki M, Yambe T, Nitta S, Eicher JC, Wolf JE, Imachi K : Low-frequency electrical stimulation increases muscle strength and improves blood supply in patients with chronic heart failure. Circ J. 70(1):75-82, 2006.

Gardner ER : Functional Electrical Stimulation of Paralytic Muscle In : Dynamics of Human Biologic Tissues. Currier DP, Nelson RM (Ed), F A Davis, Philadelphia, p. 182-204, 1992.

Govaert B, Pares D, Delgado-Aros S, La Torre F, Van Gemert WG, Baeten CG : A prospective multicentre study to investigate percutaneous tibial nerve stimulation for the treatment of faecal incontinence. Colorectal Dis 12(12):1236-1241, 2010.

Humbert IA, Poletto CJ, Saxon KG, Kearney PR, Crujido L, Wright-Harp W, Payne J, Jeffries N, Sonies BC, Ludlow CL : The effect of surface electrical stimulation on hyolaryngeal movement in normal individuals at rest and during swallowing. J Appl Physiol 101(6):1657-1663, 2006.

Huldlicka O, Brown M, Cotter M, Smith M, Vrbova G : The effect of long-term stimulation of fast muscles on their blood flow, metabolism and ability to withstanding fatigue. Pflügers Arch 369:141-149, 1977.

Jacobs SR, Jaweed MM, Herbison GJ, Stillwell GK : Electrical Stimulation of Muscle. In : Therapeutic Electricity and Ultraviolet Radiation. Stillwell GK (Ed). 3rd ed., Williams & Wilkins, Baltimore, p. 124-173, 1983.

Kots Y : Notes from lectures and laboratory periods. Canadian-Soviet Exchange Symposium on Electrostimulation of Skeletal Muscles. Concordia University, Montreal, Quebec, December 6-15, 1977.

Lewek M, Stevens J, Snyder-Mackler L. : The use of electrical stimulation to increase quadriceps femoris muscle force in an elderly patient following a total knee arthroplasty. Phys Ther. 81(9):1565-1571, 2001.

Liberson WT, Holmquest HJ, Scot D, Dow M. : Functional electrotherapy : stimulation of the peroneal nerve synchronized with the swing phase of the gait of hemiplegic patients. Arch Phys Med Rehabil 42:101-105, 1961.

Low J, Reed A : Electrotherapy. Butterworth Heinemann, London, p. 28-98, 1990.

Moe JH, Post HW : Functional electrical stimulation for ambulation in hemiplegia. Lancet 82:285-288, 1962.

Rebersek S, Vodovnik L. : Proportionally controlled functional electrical stimulation of hand. Arch Phys Med Rehabil 54(8):378-382, 1973.

Pette D, Smith ME, Staudte HW, Vrbova G : Effects of long-term electrical stimulation on some contractile and metabolic characteristics of fast rabbit muscles. Pfluegers Arch 338:257-272, 1973.

van der Salm A, Veltink PH, Ijzerman MJ, Groothuis-Oudshoorn KC, Nene AV, Hermens HJ : Comparison of electric stimulation methods for reduction of triceps surae spasticity in spinal cord injury. Arch Phys Med Rehabil. 87(2):222-228, 2006.

Vodovnik L, Kralj A, Stanic U, Acimovic R, Gros N. : Recent applications of functional electrical stimulation to stroke patients in Ljubljana. Clin Orthop Relat Res 131:64-70, 1978.

Wadsworth H, Chanmugam APP : Electrophysical Agents in Physiotherapy. 2nd ed., Science Press, Marrickville, p. 212-242, 1983.

박래준 : 전기자극이 흰쥐의 정상 가자미근 형태에 미치는 영향. 대한물리치료학회지 6:61-74, 1994.

배성수, 박래준, 김진상, 박상옥 : 전기자극이 흰쥐의 가자미근 무용성 위축에 미치는 영향. 대한물리치료학회지 3:175-188, 1991.

이재형, 이경로 : 전기자극이 흰쥐 탈신경근육의 위축에 미치는 영향. 대한물리치료학회지 2: 47-63, 1990.

이재형, 제갈승주, 양연옥 : 전기자극이 흰쥐 골격근의 핵소체형성부위 활성에 미치는 영향. 대한물리치료학회지 11(2):83-91, 1990.

제 12 장 간섭전류치료

1 간섭전류

두 개 또는 그 이상의 서로 다른 중주파 교류전류를 인체의 동일 지점 또는 일련의 지점에서 교차 통전시켰을 때 간섭현상으로 새로운 저주파전류가 발생하며, 이를 진폭변조교류전류(amplitude modulation AC)라 한다. 진폭변조교류전류는 흔히 간섭전류(interferential current, IC, IFC)라 하며, 간섭전류를 이용하는 전기치료방법을 간섭전류치료(interferential current therapy, ICT)라고 한다.

2 간섭전류치료의 역사

1944년 Gildemeister가 중주파전류의 개념을 소개한 이래 1949년 Nemec이 간섭전류치료를 소개하였다. 1951년 Burghart가 여러 질환에 대해 간섭전류치료를 시행하고 그 치료효과에 대해 임상보고를 하였다. 1953년 Pärton들은 간섭전류 자극이 신경반사에 원격으로 영향을 미치고, 아세틸콜린 생산을 촉진시킨다 하였다. 1959년 Thailhades는 혈관확장, 교감신경 진정, 부교감신경 흥분, 아세틸콜린 방출 등 간섭전류자극의 효과를 정리하였다. 1987년 Nikolova가 간섭전류치료의 이론과 실제에 대한 단행본을 발간하였다.

3 간섭전류의 특성

3.1. 중주파 교류전류의 특성

1) 주파수(frequency)

표 12-1에서 중주파 교류전류의 범위를 다양하게 제시하고 있다. 주파수의 범위는 생리적 효과의 차이에 따라 분류한다. 1,000 Hz 이상에서는 신경이 활동전위를 만들지 못하고, 100,000 Hz 이상의 교류전류에서는 열이 발생되기 때문에 1,000 Hz에서 100,000 Hz 사이의 교류전류를 중주파전류의 범위로 삼는 것이 타당하다. 일반적으로 치료목적으로 사용되는 중주파전류의 범위는 3500~5100 Hz이며 흔히 사용되고 있는 주파수는 4,000 Hz~4,100 Hz, 4,000 Hz~4,150 Hz이다.

2) 비동시 탈분극(asynchronous depolarization)

단속직류전류, 맥동전류 및 교류전류로 신경섬유를 자극하면 각각의 맥동 또는 주기마다 탈분극이 유발되며 이를 순환-동시 탈분극(cycle-synchronous depolarization)이라 한다. 주파수가 높아지면 탈분극 빈도도 상대적으로 증가하게 된다. 활동전위의 기간이 1 ms 정도인 큰 말이집신경섬유의 경우 이론적으로 1초 당 1,000회의 활동전위를 일으킬 수 있다. 따라서 주파수가 1,000 Hz 이상이면 불응기에 의해 맥동 또는 주기마다 탈분극이 일어나지 못하고 비동시 탈분극이 일어난다. 주파수가 증가됨에 따라 동시 탈분극은 비동시 탈분극으로 전환된다. 5,000 Hz의 중주파 교류전류로 신경섬유를 자극하면 매 주기마다 탈분극이 유발되지 못하고 여러 개의 주기가 가중(summation)되어 효과기(effective time)에 도달한 후 신경섬유의 탈분극이 일어난다(그림 12-1). 따라서 재분극을 유발시키기 위해서는 매 탈분극 후마다 중주파 교류전류를 단속시키거나 진폭을 충분히 감소시켜야 한다.

3) 길데마이스터효과(Gildemeister effect)

한 주기에서 음위상은 양위상보다 막전위의 저분극효과가 크다(그림 12-2). 교류전류는 매 주기로

표 12-1. 중주파전류의 주파수 범위

주파수 범위	비 고
2,000~3,000 Hz	Gildemeister
3,000~6,000 Hz	Savage
1,000~10,000 Hz	Wyss
1,000~100,000 Hz	Hansjürgens

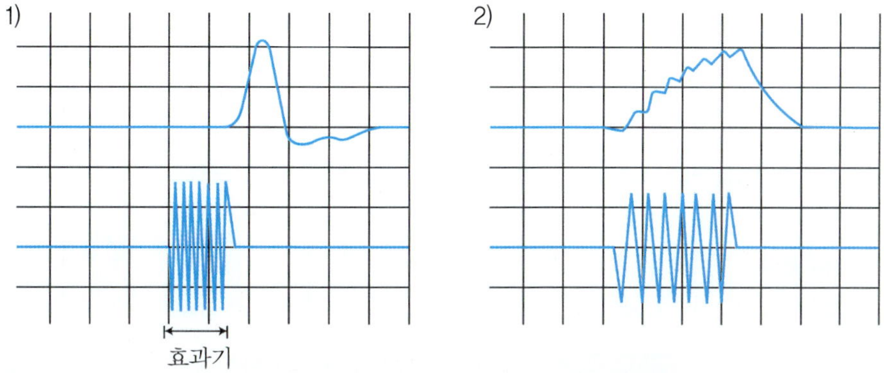

그림 12-1 개구리 궁둥신경에 대한 중주파전류의 영향. 1) 5,000 Hz의 전류는 일정한 주기에 도달하기 전까지는 활동전위가 일어나지 않고 있다가 충분한 효과기에 도달해야 활동전위가 일어난다. 2) 직류전류에서는 낮은 진폭의 자극으로도 활동전위가 일어난다.

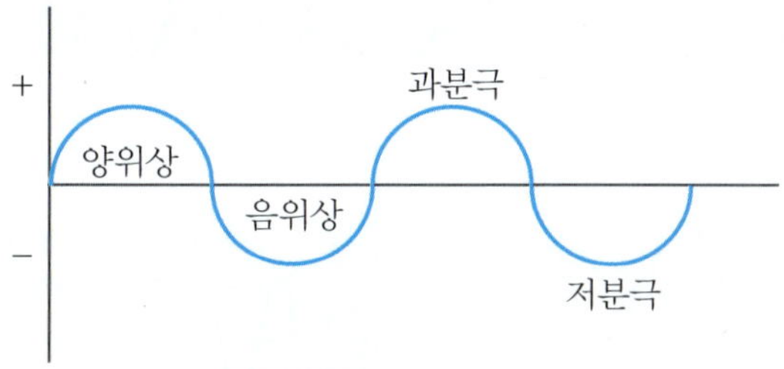

그림 12-2 정현파 교류전류

자극하면 전위차가 약간 감소하고 문턱값에 접근한다. 그러나 여러 주기로 자극하면 일정한 효과기가 지난 후 문턱값에 도달하여 신경섬유가 탈분극을 일으키게 된다. 효과기는 전류의 진폭이 높을수록 짧아진다. 진폭이 충분히 높으면 상대 불응기에서도 탈분극이 일어날 수 있다. 이와 같이 가중원리(summation principle)에 따라 신경섬유가 탈분극을 하는 현상을 길데마이스터효과라 한다.

중주파 교류전류로 계속 자극하면 신경섬유는 반응하지 않게 되거나 또는 운동종판이 피로상태에 빠져 자극의 전달이 이루어지지 않게 된다. 이러한 현상은 근육에서도 나타나는데 중주파 교류전류로 계속 자극함에도 불구하고 근육수축이 감소하고 마침내는 근육수축을 멈추게 된다. 이와 같은 현상은 다음과 같은 두 가지 원인으로 설명할 수 있다.

(1) 웨덴스키억제(Wedensky inhibition)

불응기에 하나 또는 그 이상의 맥동으로 자극을 하면 신경섬유는 재분극되기가 더욱 어려워지거나 재분극의 발생이 아예 차단될 것이다. 막전위가 안정전위로 회복되는 기간도 마지막으로 더 이상 도달할 수 없을 때까지 더욱더 길어진다. 지속적인 중주파전류의 자극은 자극기간동안 반응을 억제하거나 또는 반응을 완전히 차단시킬 수 있으며 이러한 현상을 웨덴스키억제라 한다.

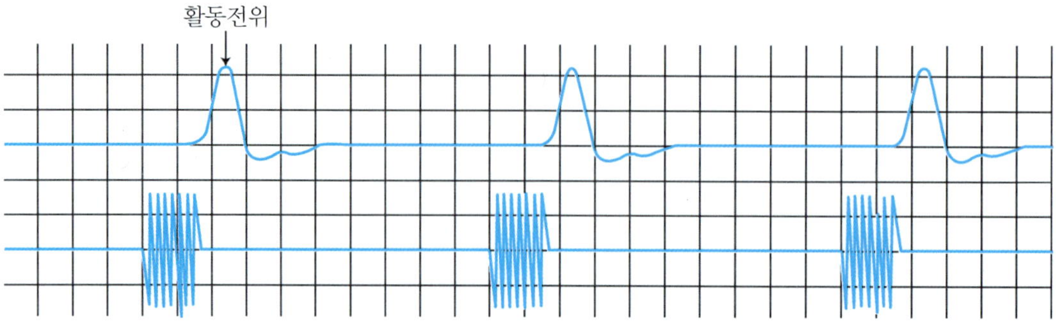

그림 12-3 중주파 교류전류의 율동적 단속

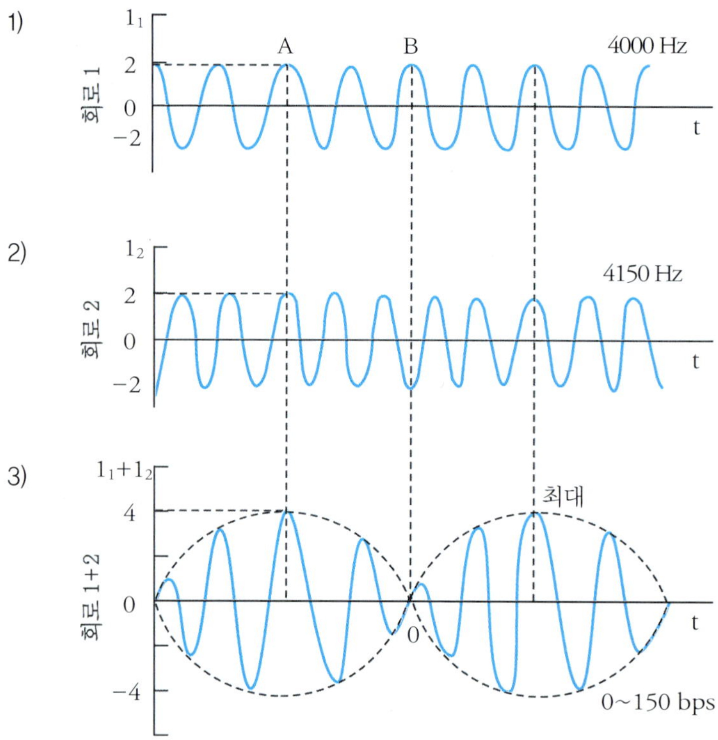

그림 12-4 주파수가 다른 두 중주파 교류전류를 교차 통전시키면 연속적으로 상보간섭(A) 부위에서 진폭의 보강이 일어나고, 상쇄간섭(B) 부위에서 진폭의 소멸이 일어나 진폭변조교류전류가 생성된다.

(2) 운동종말판의 피로(fatigue of motor end-plate)

운동종판의 피로는 자극의 주파수가 높아질수록 증가된다. 피로상태의 운동종말판은 매 맥동마다 근육섬유막을 더 이상 탈분극시킬 수 없게 된다. 일정한 간격을 두고 단속시킴으로서 효과적으로 재분극이 일어나고 조직은 자극에 반응할 준비를 하게 된다. 이와 같이 주기적으로 단속하면 신경다발 내의 신경섬유들이 중주파 교류전류가 주기적으로 단속된 부위에서 탈분극을 하게 된다(그림 12-3). 따라서 웨덴스키억제와 운동종판의 피로를 방지하기 위해서는 매 탈분극 후 중주파 교류전류를 율동적 단속(rhythmic interruption)을 시켜야 한다.

3.2. 간섭전류의 특성

1) 진폭변조 교류전류(amplitude modulation AC, AMAC)

주파수가 서로 다른 2개의 중주파의 정현파 교류전류를 인체에 교차 통전시키면 교차부위에서 상보간섭(constructive interference) 지점에서는 보강이 일어나 진폭이 최대가 되고, 상쇄간섭(destructive interference) 지점에서는 소멸이 일어나 진폭이 0이 되며, 이러한 간섭이 연속적으로 일어나 진폭이 점점 증가하였다 감소되는 맥놀이 전류가 형성된다. 새로 형성된 맥놀이 저주파전류를 진폭변조 교류전류라 한다(그림 12-4).

(1) 진폭변조주파수(amplitude modulation frequency, AMF)

진폭변조 교류전류의 주파수를 진폭변조주파수(AMF)라 하며, 단위는 bps(beat per second)이다. 진폭변조주파수는 간섭전류치료의 치료주파수로 다음과 같은 공식으로 구한다.

$$\Delta f = f2 - f1$$

예를 들면 한쪽(1)에서 4,000 Hz의 중주파교류전류(f1)를, 다른 한쪽(2)에서는 이보다 약간 높은 4,150 Hz의 중주파 교류전류(f2)를 교차 통전시키면 서로 겹치는 부위 (3)에서 0~150 bps의 새로운 저주파전류(Δf)가 형성된다.

$$\Delta f = 4,150 - 4,000 = 150 \text{ bps}$$

(2) 평균주파수(average frequency)

두개의 중주파가 교차하는 지점에서 진폭전압(amplitude voltage)이 변조되어 최종 생성된 중주파의 평균주파수 (f')는 다음과 같은 공식으로 구할 수 있다. 예를 들자면 한쪽에서 4,000 Hz (f1), 다른 한쪽에서는 4,150 Hz(f2)의 중주파 교류전류를 교차 통전시켰을 때의 평균주파수 (f')는 4075 Hz가 된다.

2) 변조의 깊이(modulation depth, M)

변조깊이는 주파수변조 및 진폭변조와 상호관계를 가지며 전극의 배치방법에 따라 다르고 백분율(%)로 표시하며 범위는 0~100%이다. 변조깊이가 클수록 치료목적에 적합하다.

(1) 2극방법(2-pole method)

두개의 전극을 사용하여 교류전류를 겹치게 하면 그림 12-5와 같이 선상겹치기(linear

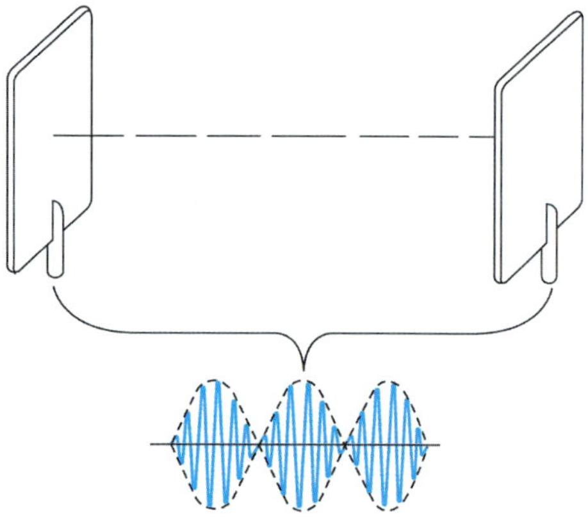

그림 12-5 2극방법에서의 선상겹치기

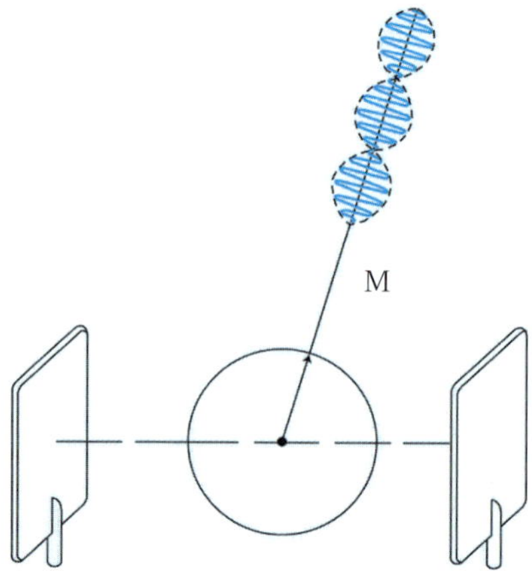

그림 12-6 2극방법에서의 변조깊이. 변조깊이는 모든 방향에서 항상 100%가 된다.

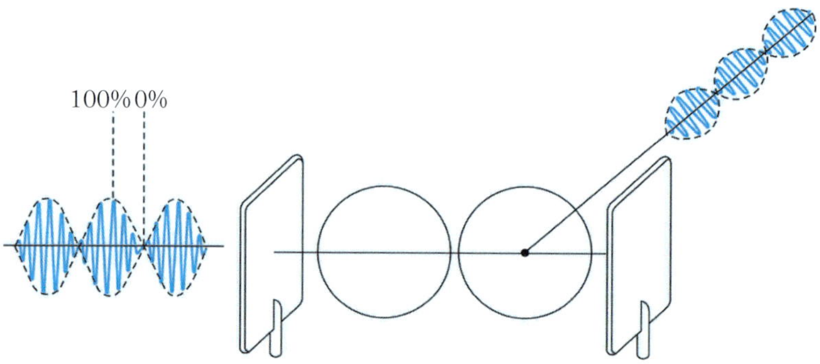

그림 12-7 2극방법의 선상겹치기에서의 최대전류진폭 분포

superimposition)가 발생한다. 이때 조직 내에서의 변조깊이는 모든 방향에서 동일하며 항상 100%이다(그림 12-6).

그러나 최대전류진폭은 0~100%까지 변하게 되며 두 전극을 연결하는 선과 같은 방향에서 가장 크고(100%) 두 전극의 선과 수직방향에서는 0%가 된다(그림 12-7).

(2) 4극방법(4-pole method)

4개의 전극을 사용하여 서로 다른 회로에서 변조되지 않은 두개의 교류전류를 각각 통전시키면 조직 내에서 교차하면서 간섭현상이 발생된다(그림 12-8). 조직 내에서의 변조깊이는 전류의 방향에 따라 다르며 0~100%까지 변하게 된다. 두 회로에서 크기가 같은 진폭을 90도에서 각각 통전시킬 때 최대진폭(maximum resultant force)은 두 회로의 중간지점인 45도에서 발생한다(그림 12-9). 방향에 따른 변조깊이의 크기는 그림 12-10과 같다. 진폭의 크기도 변조깊이의 크기는 4개의 전극 위치에 따라 다르게 나타나는데 진폭과 변조깊이의 크기는 같이 변화한다.

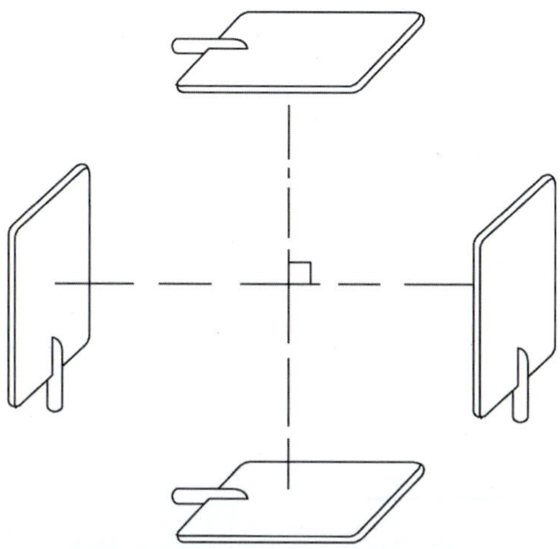

그림 12-8 4극방법에서의 수직겹치기.

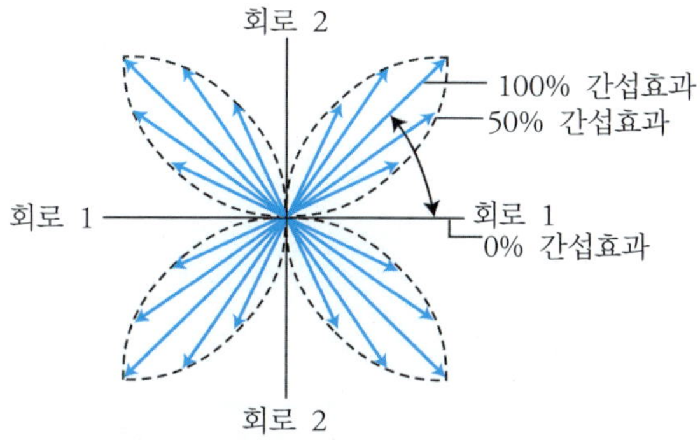

그림 12-9 4극방법에서의 변조깊이. 45도 대각선에서 변조깊이가 최대이다.

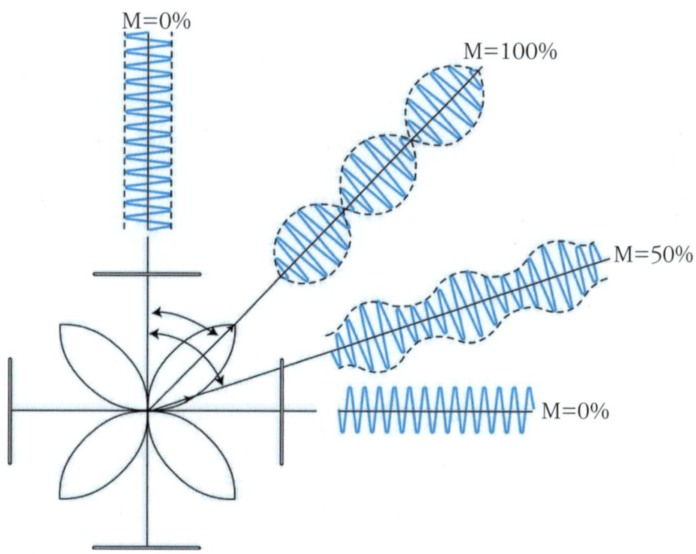

그림 12-10 방향에 따른 변조깊이의 변화

3) 자동백터주사(automatic vector scan)

자동백터주사(AVS)는 효과적자극영역(effective stimulation region)을 증가시킬 목적으로 개발된 방법이다. 적색회로에서의 전류진폭은 50%부터 최대진폭인 100% 사이에서 느리게 변화시키고 반면 흑색회로에서의 전류진폭은 자동적으로 조절되어 75%를 유지하도록 한다(그림 12-11).

변조깊이가 100%되는 방향은 두 전류의 비($i^1 : i^2$)에 의해 결정된다(그림 12-12). 결과적으로 최대자극부위는 교차부위에서 전-후로 회전하게 된다(그림 12-13). 이때 환자는 전류의 다양한 감각을 경험하는 것이 바람직하다. 또한 가장 적합한 부위를 자극하지 못하는 경우가 있기 때문에 전극위

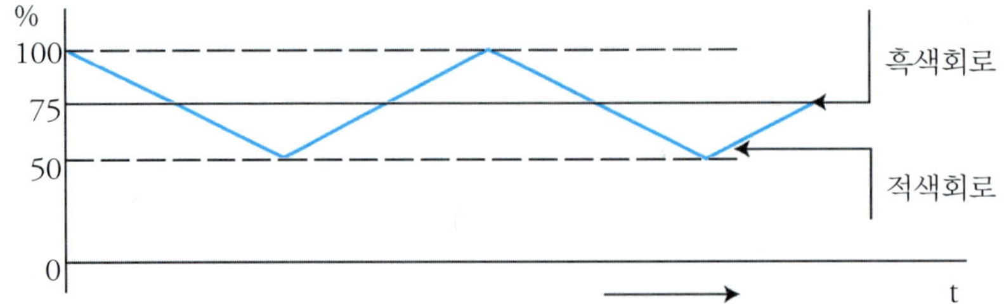

그림 12-11 자동백터주사(AVS)의 두 회로의 전류진폭 변화

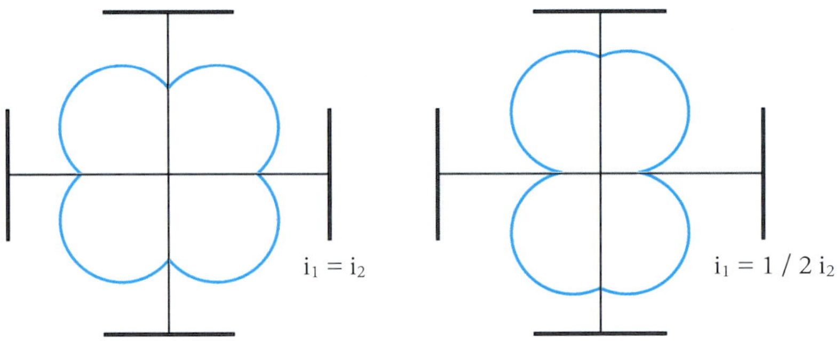

그림 12-12 변조깊이가 100%되는 방향은 두 전류의 비($i^1 : i^2$)에 의해 결정된다.

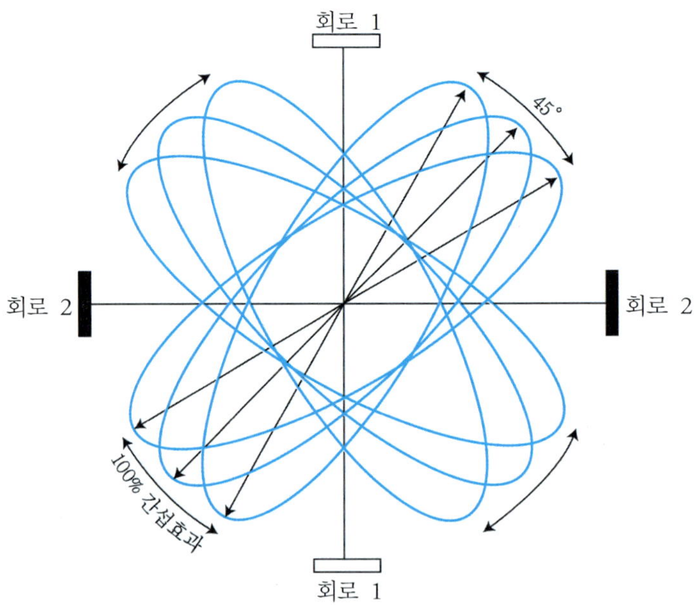

그림 12-13 최대자극부위는 교차부위에서 전-후로 회전한다.

치를 정확하게 적용하는 것이 중요하다.

4) 깊이효과(depth effect)

신경, 근육, 힘줄, 윤활주머니, 뼈막 등의 심부조직을 효과적으로 자극하기 위해서는 피부에서는 효과가 적고 전류의 깊이효과가 큰 전류를 선택해야 한다. 피부 임피던스가 높으면 전류의 심부침투가 방해를 받는다. 피부임피던스는 전류의 종류, 주파수, 위상기간, 진폭, 전극의 크기, 부위 등에 따라 영향을 받는다. 직류전류는 피부임피던스가 높기 때문에 표면부위의 자극에 적합하고, 단속직류전류나 저주파 교류전류는 피부자극효과 뿐만 아니라 단속에 의한 자극효과가 있어 피부 및 피부밑조직을 치료하는데 적합하다. 주파수가 증가하면 위상기간이 짧아지기 때문에 피부임피던스가 낮아져 깊이효과가 커진다. 따라서 125 μs의 위상기간을 가지는 4,000 Hz의 중주파 교류전류는 심부조직의 자극에 효과적이다.

5) 간섭전류의 장점(advantage of interferential current)

① 간섭전류는 피부저항이 낮아 통증이나 불쾌감이 없어 치료과정이 편안하다.
② 치료 시 에너지 소실이 적어 체내에 전기가 잘 전달된다.
③ 전기분해작용이 없어 강한 진폭으로 자극해도 화상의 위험이 없다.
④ 전극의 위치에 따라서 치료부위를 쉽게 선택하여 자극할 수 있다(그림 12-14).
⑤ 특정한 부위, 깊이, 넓은 부위를 효과적으로 치료할 수 있다.
⑥ 한 방향으로 자극되는 저주파와는 달리 네 잎 클로버처럼 두 방향으로 강한 자극을 줄 수 있어 넓은 부위를 치료할 수 있다.

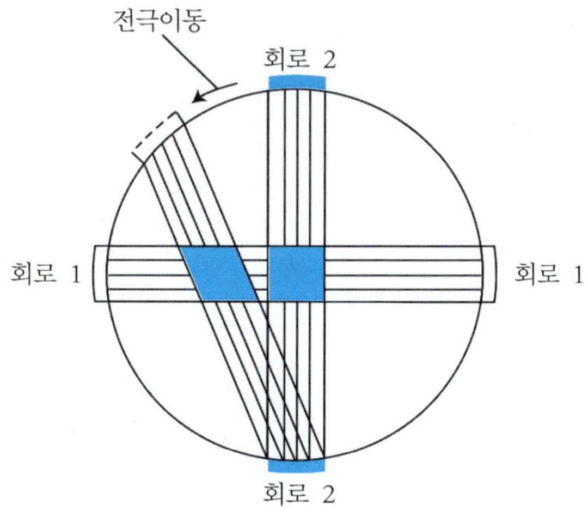

그림 12-14 전극의 위치에 따라서 치료부위를 쉽게 선택한다.

⑦ 두 회로로 벡터시스템(endodyn−vector system) 내에서 역동적으로 자극하여 겹치는 부위 내에서 교차자극을 하여 삼차원자극효과를 얻을 수 있다.

⑧ 감각이 저하된 부위도 치료할 수 있다.

⑨ 금속이 매입된 부위도 치료할 수 있다.

3.3. 간섭전류자극기의 특성

간섭전류자극기의 변수는 표 12−2와 같다.

변조방식은 주파수변조(frequency modulation)를 사용한다. 흔히 율동파(rhythmic current) 또는 쓸기(sweep)로 표현하기도 한다. 예를 들어 10~25 bps의 범위에서 진폭변조주파수의 변조를 설정하면 6초 동안 10 bps에서 25 bps까지 변화한 후 6초 동안 25 bps에서 10 bps까지 변화한다(그림 12−15). 전기자극기에 따라 1~1초, 6~6초, 1~30초의 간격으로 규칙적으로 변조하거나 무작위(random)로 변조하기도 한다. 진폭변조주파수를 변조시키지 않고 4 bps, 10 bps, 100 bps 등에 고정하여 사용하는 방법을 고정파(constant current)라고 표현하기도 한다.

표 12−2. 간섭전류자극기의 특성

변 수(parameters)	범 위
전류(current)	간섭전류(진폭변조교류전류)
전류방식(current mode)	연속
파형(waveform)	경사증감형(surge)
운반주파수(carrying frequency)	3000~5000(4000, 4150) Hz
맥놀이빈도(beat rate)	1~200 bps
위상기간(phase duration)	125 μs(4000 Hz), 120.48 μs(4150 Hz)
위상전하(phase charge), 최대	20~25 μC
실효값전류(RMSA), 최대	10~80 mA
변조방식(modulation mode)	진폭변조주파수 변조

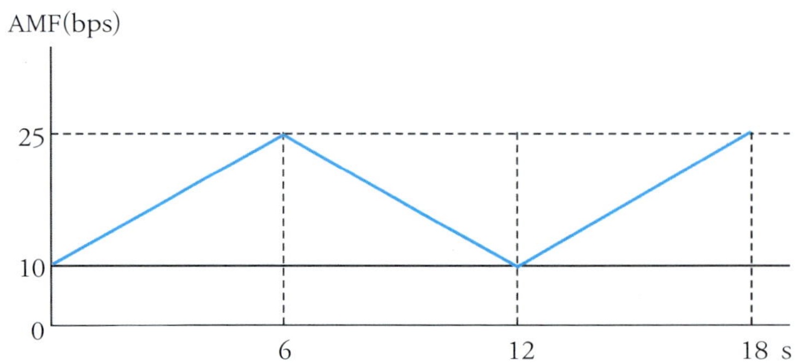

그림 12−15 진폭변조주파수의 변조 예

4 간섭전류의 효과

4.1. 생리적 효과

1) 통증조절(pain modulation)
2) 근육수축(muscle contraction)
3) 이완(relaxation)
4) 국소 및 원격 혈류량 증진(increase of local and remote blood flow)
5) 부종 및 염증 완화(decrease in swelling and inflammation)
   (1) 국소혈류량 증가(increase local blood flow)
   (2) 흡수 촉진(accelerate absorption)
   (3) 펌프작용 증진(promote pumping action)
6) 치유과정 촉진(acceleration of healing process)
7) 조직화학적 변화(histochemical change)
   (1) 아세틸콜린에스테르분해효소(acetylcholine esterase, AChE) 활성 증가
   (2) 알칼리인산화효소(AlP) 활성 증가
   (3) 산화환원효소(oxidoreductase) 활성 증가
8) 요실금 개선(improve urinary incontinence)

4.2. 진폭변조전류의 주파수와 변조방식에 따른 효과

간섭전류의 효과는 진폭변조전류의 주파수와 변조방식에 따라 다르며(표 12-3) 진폭, 전극의 배치, 환부의 특징 및 상태 등도 간섭전류의 효과에 영향을 미친다.

4.3. 치료효과

간섭전류의 일차적인 치료효과는 진통작용이다. 이차적인 치료효과로는 근육수축, 이완효과, 혈류량증진, 부종 및 혈종흡수, 염증 완화, 치유과정의 촉진, 배뇨촉진 등이 있다.

1) 통증조절(pain modulation)
2) 근육수축(muscle contraction)
3) 이완(relaxation)
4) 혈류량 증진(improve blood supply)
5) 부종, 혈종 흡수(edema, hematoma absorption)

표 12-3. 진폭변조주파수와 변조방식에 따른 간섭전류의 효과

진폭변조주파수	변조방식	생리적 효과
100 bps	고정	이온 미세진동 혈관확장 진통작용 교감신경계의 기능억제
1~10 bps	고정	운동신경 자극으로 근육수축 유발
1~100 bps	변조	이온운동촉진 국소충혈 세포활성 증진 정맥 및 림프순환 증진 조직 긴장 및 혈관의 긴장 증가(부종완화, 치유과정촉진)
90~100 bps	변조	혈관확장 진통작용
1~10 bps	변조	운동신경 및 조직의 자극효과 혈관확장효과 펌프작용 증진(부종완화)

6) 염증 완화(relief inflammation)

7) 상처치유 촉진(acceleration of wound healing)

8) 요실금 개선(improve urinary incontinence)

5 전극과 전극배치방법

5.1. 전극

1) 판전극(plate electrode)

(1) 금속판전극(metal plate electrode)

금속판을 흡수성이 좋은 물질로 감싸 만든 전극이다. 금속판은 여러 크기로 만들 수 있으며 판전극을 덮는 흡수성 물질은 스펀텍스(spontex)가 가장 효율적이고 무명패드(lint pad)를 사용하기도 한다. 유연성이 적고 부러지거나 녹이 슬 수 있다.

(2) 탄소실리콘전극(carbon-silicone rubber electrode)

탄소실리콘전극은 크기가 다양하다(그림 12-16). 작은 전극은 표면조직을 자극하는데 적합하고, 큰 전극은 심부조직을 자극하는데 적합하며 감각이 더 편안하다. 유연성이 좋고 느낌이 편안하며 내구성이 좋아 오래 쓸 수 있다.

(3) 손장갑전극(palmar or glove electrode)

손장갑전극은 전극판 밑에 스펀텍스와 같은 흡수성 물질을 대며, 위쪽은 절연체로 감싸고 벨크로나 손깍지를 달아 치료사가 손을 끼우고 자유자재로 이동하면서 치료할 수 있도록 만든 전극이다(그림 12-16). 두 개를 한 벌(pairs)로 쓴다.

2) 4극전극(quadripole or combined electrode)

절연패드(foam rubber pad)에 네 개의 접촉면(contact surface)이 있는 전극으로 치료부위와 목적에 따라 선택하여 사용할 수 있도록 형태와 크기가 여러 가지 있다(그림 12-17).

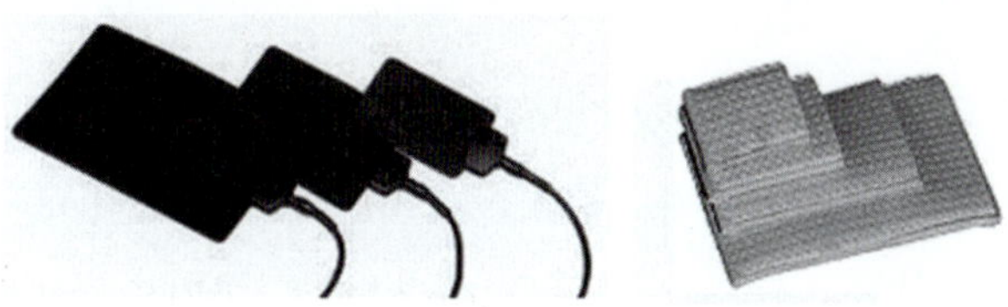

탄소실리콘고무전극과 덮개

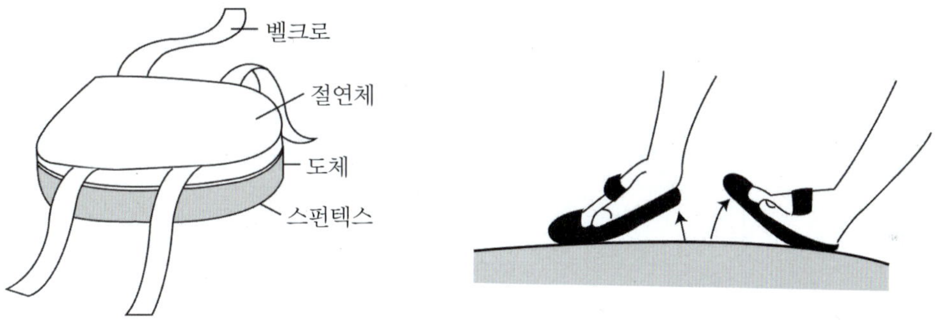

손장갑전극

그림 12-16 여러 크기의 판전극과 손장갑전극

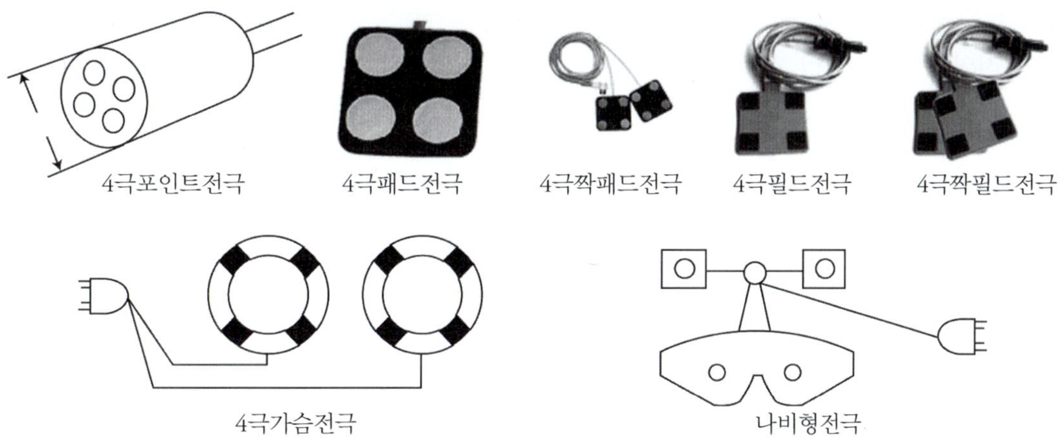

그림 12-17 여러 종류의 4극전극

(1) 4극포인트전극(4 point electrode, quadripolar probe electrode)

직경 2.5 cm 이하의 원통형 절연 막대에 네 개의 작은 원형 접촉면(4 round electrode)이 대각선으로 배열되어 있는 가장 작은 전극이다. 주로 작은 국소부위, 유발점, 경혈 등의 자극에 적합하고 다른 4극전극을 사용하기 어려운 부위를 치료할 때 사용한다.

(2) 4극패드전극(quadripole pad electrode)

절연패드에 원형 접촉면 네 개가 대각선으로 배열되어 있는 전극이다. 크기는 원형 접촉면의 직경이 10 mm에서 50 mm까지 다양하다. 중간 전극은 판전극 네 개를 사용하기에 부적합한 적은 부위, 얼굴신경마비, 피부질환 등의 치료에 적합하며 표면조직에서 치료효과를 기대할 수 있다. 큰 전극은 허리와 같이 큰 부위와 심부조직을 자극하는데 적합하다.

(3) 4극짝패드전극(pairs of quadripole pad electrode)

4극패드전극이 한 쌍으로 이루어진 전극이다. 심부조직 자극에 적합하다. 중간크기의 4극패드전극 두개를 한 쌍으로 하지만 크기가 다른 4극패드전극을 한 쌍으로 하기도 한다.

(4) 4극필드전극(quadripole field electrode)

평편한 절연패드에 네 개의 직사각형 접촉면(4 flat electrode)이 서로 마주보게 배열되어 있는 전극이다. 허리와 같이 큰 부위의 표면조직을 자극하는데 적합하다.

(5) 4극짝필드전극(pairs of quadripole field electrode)

4극필드전극이 한 쌍으로 이루어진 전극이다. 심부조직 자극에 적합하다.

(6) 4극가슴전극(ring shape chest electrode)

링형 절연체에 네 개의 접촉면이 있는 전극이다. 젖 분비 촉진, 늘어난 근육의 근력강화 등의 목적으로 가슴에 적용하기 쉽게 만든 전극이다.

(7) 나비형전극(eye electrode)

나비모양의 절연체에 네 개의 접촉면이 있는 전극이다. 눈, 머리에 적용하기 알맞게 만든 전극이다.

3) 2극전극(bipole electrode)

절연패드에 두 개의 접촉면이 있는 전극으로 치료부위와 목적에 따라 선택하여 사용할 수 있도록 형태와 크기가 여러 가지 있다(그림 12-18).

(1) 2극필드전극(bipole field electrode)

평편한 절연패드에 직사각형 접촉면 두 개가 마주보게 배열한 전극이다.

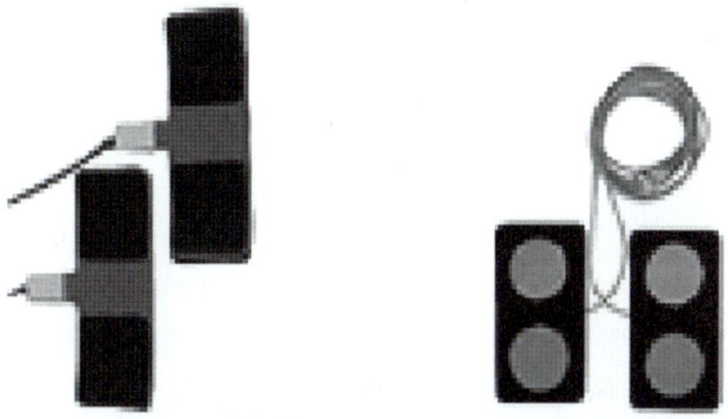

그림 12-18 2극 짝 필드전극

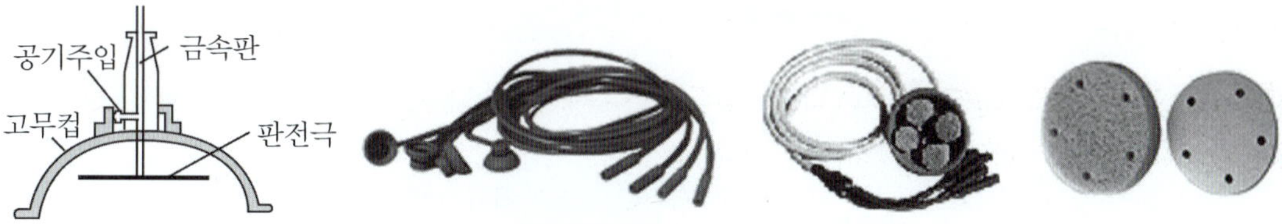

그림 12-19 흡인전극

(2) 2극짝필드전극(pairs of bipole field electrode)

2극필드전극이 한 쌍으로 이루어진 전극이다. 두 개의 2극 필드전극의 접촉면이 대각선이 되게 배치한다. 척추 전체와 같이 넓은 부위의 치료에 적합하다.

4) 흡인전극(suction, vacuum electrode)

흡인전극은 판전극(plate electrode)을 반구형의 절연덮개로 감싸고 공간에 스펀지를 끼워 사용한다. 컵모양의 절연덮개는 고무, 파이렉스, 플렉시글라스(plexiglass) 등의 재료로 만든다. 판전극은 1극, 3극, 4극이 있다. 1극은 네 개의 전극을 사용하며, 3극은 두 개를 사용하여 삼차원자극을 할 수 있다. 흡인전극은 치료부위에 따라 선택할 수 있도록 30, 60, 90, 120 mm 등 여러 크기가 있다(그림 12-19). 음압을 이용하여 전극을 고정할 수 있으며 혈관확장으로 전기의 전도도가 증가되나 혈종(hematoma)이 생길 수 있다.

5.2. 전극배치방법

1) 2극 배치방법(2 pole method)

2극 배치방법은 두 개의 전극을 사용하는 방법으로 치료부위를 정확하게 찾아 대줄 수 있으며 변조깊이는 모든 방향에서 항상 100%이다. 2극 배치방법은 적용이 간단하고 조직에 지속적인 최대자극을 줄 수 있으나 4극 배치방법보다 피부에서 자극이 강하다.

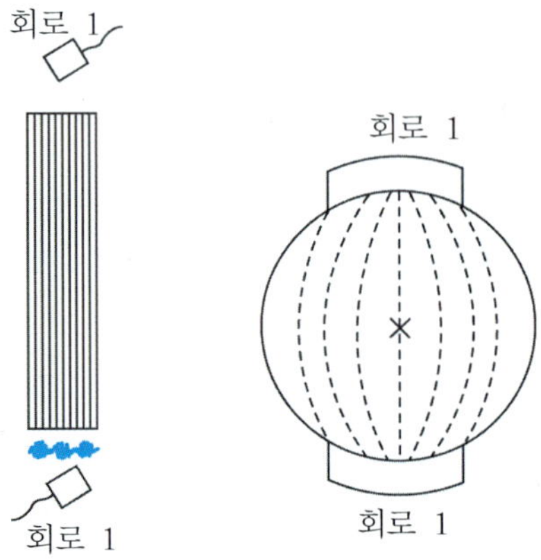

그림 12-20 중심부배치

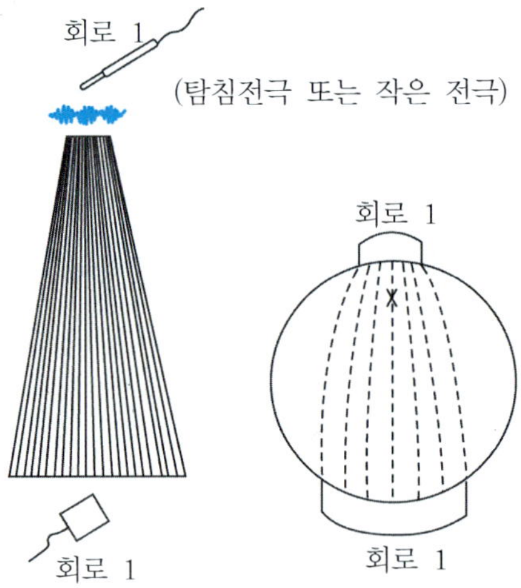

그림 12-21 표면부배치

(1) 중심배치(central application)

환부가 가운데 있을 때 크기가 같은 전극을 사용하여 전류밀도가 고르게 형성되도록 한다(그림 12-20).

(2) 표면배치(superficial application)

환부가 표면부일 때 크기가 다른 전극을 사용하여 작은 전극 쪽에서 전류밀도가 높게 형성되도록 한다(그림 12-21).

(3) 종배치(longitudinal application)

다리 전체의 순환을 증진시키거나 또는 신경 전장에 걸쳐 영향을 주고자 할 때 두 개의 전극을 종으로 배치한다(그림 12-22).

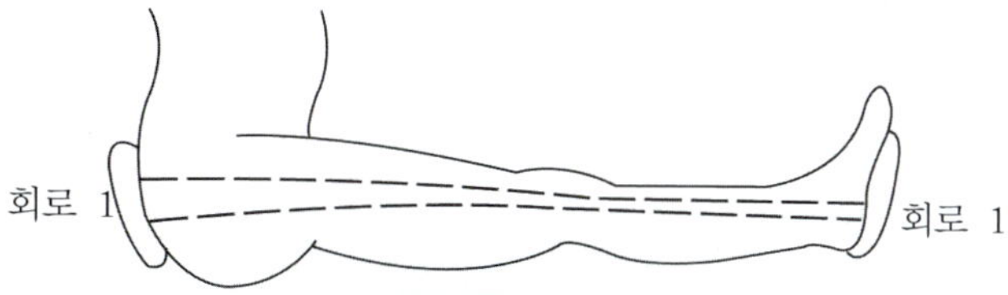

그림 12-22 종배치

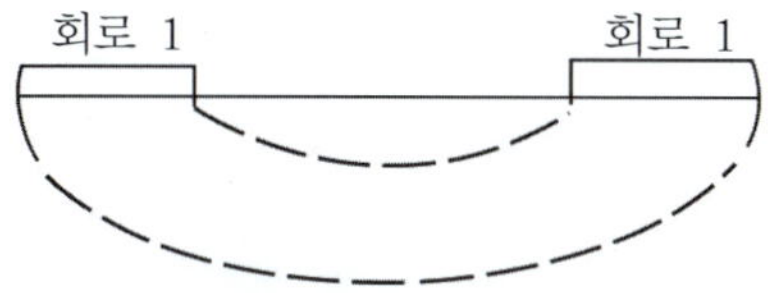

그림 12-23 공면배치

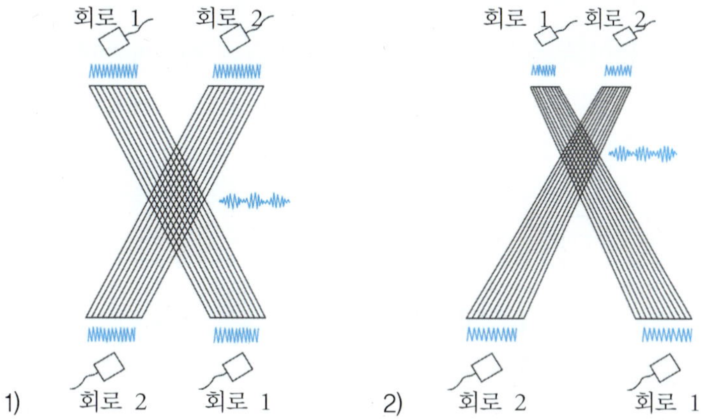

그림 12-24 4극배치. 1) 같은 크기의 전극을 사용한 4극 배치, 2) 다른 크기의 전극을 사용한 4극 배치

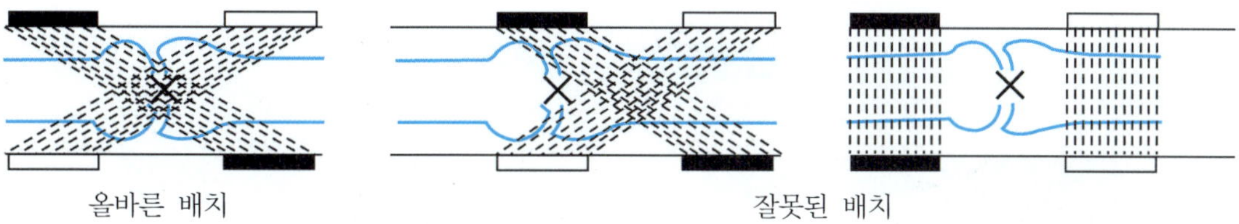

그림 12-25 올바른 4극배치와 잘못된 4극배치

(4) 공면배치(coplanar application)

환부가 표면에 있으나 붕대를 감았거나 석고고정을 하여 표면배치가 어려운 경우 두 개의 전극을 환부의 양측에 배치한다(그림 12-23).

2) 4극 배치방법(4 pole method)

4극 배치방법은 네 개의 전극을 사용하는 방법으로 전극의 위치와 전극의 크기를 조절하여 국소부위를 정확하게 선택하여 치료할 수 있다(그림 12-24, 25).

3) 6극 배치방법(6 pole method)

6극 배치방법은 세 쌍의 전극 또는 3극전극 두개를 사용하여 자극하는 방법으로 흔히 입체역동자극(sterodynamic application)이라 한다(그림 12-26). 4극배치가 이차원자극을 하는 반면 6극배치는 삼차원에서 입체적으로 자극할 수 있는 것이 특징이다.

5.3. 전극의 배치부위

1) 특정 지점(specific point application)

통증부위, 유발점, 경혈, 신경뿌리 등 특정 지점에 전극을 배치하는 방법이다. 특히 근육, 힘줄, 인대, 관절주머니, 윤활주머니 등 심부조직의 통증점이나 유발점을 자극하는데 적합하다. 전극은 4극포인트전극이나 크기가 작은 전극을 사용한 2극 배치방법으로 자극한다(그림 12-27).

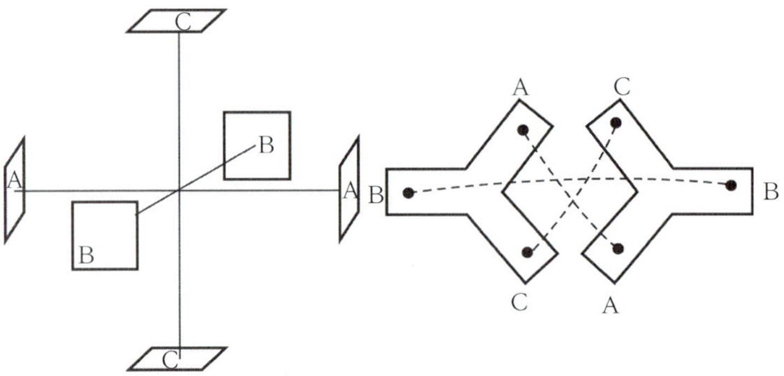

그림 12-26 6극 배치방법

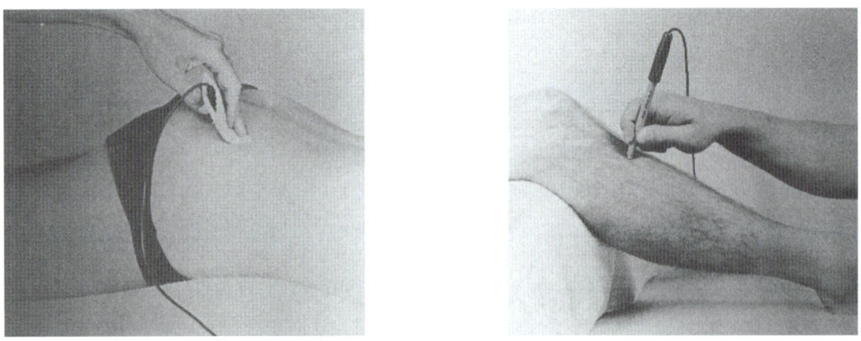

그림 12-27 유발점 배치. 1) 패드전극으로 큰볼기근의 유발점 자극, 2) 포인트전극으로 앞정강근의 유발점 자극

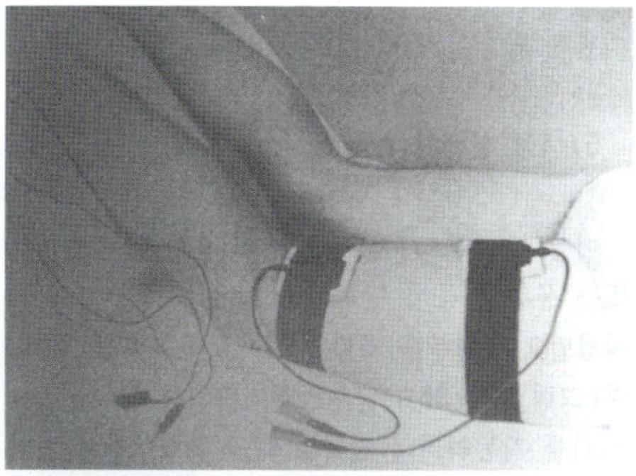

그림 12-28 궁둥신경통의 2극 배치방법

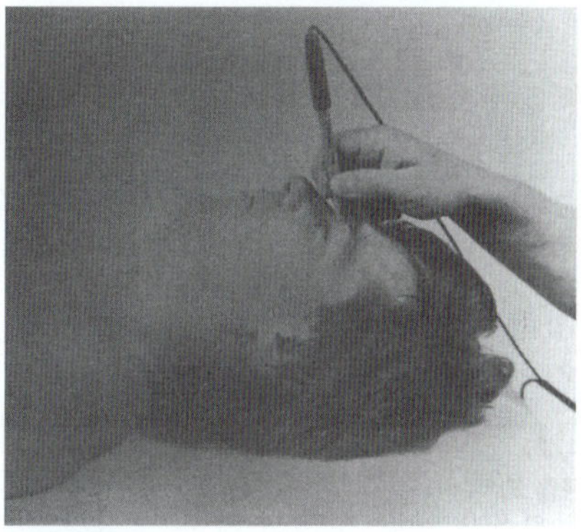

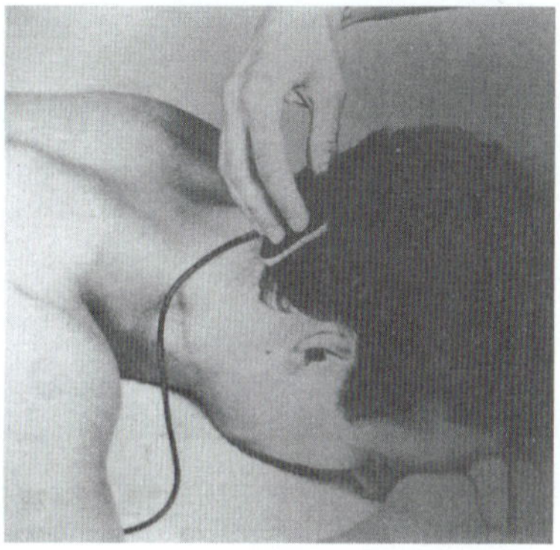

그림 12-29 삼차신경통의 4극포인트전극 자극과 후두신경통의 4극 패드전극 자극

2) 신경 배치(nerve application)

신경배치는 여러 가지 방법을 사용할 수 있으나 특히 궁둥신경 등과 같이 큰 신경에는 신경주행을 따라 전극을 배치하는 2극 배치방법이 많이 이용된다(그림 12-28). 그러나 삼차신경통, 후두신경통 등에는 4극 포인트 전극이나 4극 패드전극을 사용한다(그림 12-29).

3) 척주주위 배치(paravertebral application)

척주주위에 전극을 대주는 방법으로 국소통증, 경추부위 통증, 척주폄근의 과긴장 등의 치료에 적합하다. 목가슴허리(C8~L2) 부위에서 큰 신경섬유를 자극하여 척수수준에 상응하는 내장기에 영향을 주고 팔과 다리 및 머리의 순환에 영향을 준다. 또한 반작용으로 교감신경계의 반사활동이 억제되어 피부, 근육, 내장기에 영향을 준다.

4) 근육배치(muscle application)

근육에 전극을 대주는 방법이다. 근육긴장증가, 순환증진, 근력증강, 근육이완 등의 목적으로 근육을 자극한다. 50 bps 이하의 진폭변조주파수로 충분히 강하게 자극하면 강축이 유발되어 근육긴장이

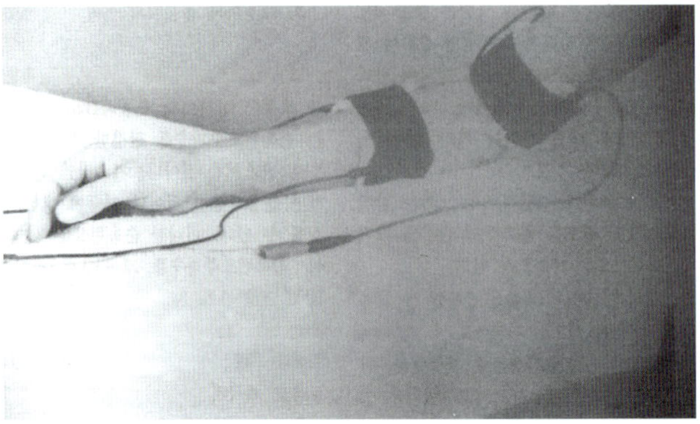

그림 12-30 팔꿉관절 구축의 4극횡배치

증가된다. 그러나 근육잔떨림을 일으킬 정도의 낮은 진폭으로 자극하면 근육의 혈액순환이 증진된다.

5) 4극 횡배치(transregional application)

이상의 여러 가지 방법을 적용하기 어렵거나 또는 통증점등이 명확하지 않을 때에는 4극 배치방법으로 환부를 가로지르는 횡배치를 할 수 있다(그림 12-30). 횡배치는 상당히 넓은 부위를 치료할 수 있으며 심한 통증을 동반하는 질환을 효과적으로 치료할 수 있다.

병변부위가 명확하지 않거나 치료부위가 매우 넓을 때에는 자동백터주사방법을 사용한다.

6 적용방법

6.1. 적용방법

필요한 준비물을 준비하고 장비를 점검한 후 병력과 금기사항 유무, 치료부위의 감각기능을 점검하고 치료목적과 치료과정을 설명한다. 치료 중 불편감을 느끼면 곧바로 치료사를 부르도록 설명한다. 전류강도조절 다이얼이 0에 있는지, 주전원 스위치가 꺼져있는지 확인 점검한다.

① 환자는 치료에 적합하고 편안한 자세를 취하게 한다.
② 전극덮개 또는 전극접촉면, 스펀지에 물을 적당히 적신다.
③ 치료목적과 부위에 알맞은 전극배치를 하고 반창고나 벨크로 등으로 고정한다.
④ 전극연결 및 접촉이 견고한지 확인 점검한다.
⑤ 주전원 스위치를 켜고 진폭변조주파수, 변조방식 등의 자극조건을 치료목적에 알맞게 선택한다.
⑥ 환자의 감각을 파악하면서 치료목적에 알맞은 전류강도까지 천천히 올린다. 균형스위치가 있는 경우 이를 조절하여 치료부위에 정확하게 전류를 통전시킨다.

⑦ 전류강도를 천천히 0으로 내린다.

⑧ 주전원 스위치를 끈다.

⑨ 전극을 떼고 물을 닦는다.

⑩ 치료부위의 피부를 점검한다.

6.2. 치료조건

1) 진폭변조주파수(AMF)

진폭변조주파수는 치료목적, 질환의 상태에 따라 선택한다(표 12-4).

2) 진폭변조주파수 변조(modulation of AMF)

진폭변조주파수를 1~10, 10~25, 1~100, 90~100 bps 등으로 변조시킨다. 통증치료의 경우 80~100 bps 사이에서 변조하여 자극하는 것이 진통유발이 잘되고 오래 지속된다(De Domenico, 1981).

3) 진폭(amplitude)

진폭은 환자의 주관적 감각, 개인의 전류에 대한 내성, 치료목적, 질환의 경과, 진폭변조주파수 등 자극조건에 따라 결정한다. 간섭전류의 진폭은 표 12-5와 같이 구분한다. 일반적으로는 환자가 주관적으로 느끼는 감각이 편안한 정도의 용량을 선택하며 불쾌한 감각을 느낄 정도의 용량은 피하도록 한다. 만성질환은 낮은 진폭변조주파수와 높은 용량으로 자극하고, 급성질환은 높은 진폭변조주파수

표 12-4. 진폭변조주파수의 선택과 진폭

	높은 진폭변조주파수	낮은 진폭변조주파수
AMF	75~150 bps	25~50 bps 이하
치료용량	낮은 진폭	높은 진폭
효과	급성질환, 심한 통증, 과민반응	아급성 및 만성질환, 근육수축

표 12-5. 용량의 분류와 특징

구 분	특 징
낮은용량(low dose)	감각을 겨우 느끼는 낮은 진폭
중간용량(medium dose)	편안한 따끔한 감각을 느끼는 진폭
높은용량(high dose)	따끔한 감각이 강하지만 견딜 수 있는 진폭
매우 높은용량(very high dose)	불쾌감을 느끼고 견디기 어려운 매우 높은 진폭

와 낮은 용량으로 자극한다.

4) 치료시간(treatment duration)

치료시간은 전극, 치료방법, 질환 및 치료목적에 따라 선택한다. 일반적으로 판전극 및 패드전극을 사용할 때 치료시간은 10~20분, 흡인전극을 사용할 때는 6~8분, 경혈을 자극할 때는 경혈마다 3~5분씩 자극하며, 특수한 경우에는 60~90분까지도 치료한다. 대개 10~15분에서 시작하고, 한 부위 치료에 20분이 넘지 않아야 하며, 치료부위가 한 곳 이상일 때에는 총 치료시간이 30분을 넘지 않아야 한다. 급성은 짧게, 아급성 및 만성은 길게 치료한다.

5) 치료빈도(treatment frequency)

낮은 용량으로 치료할 때에는 치료시간은 짧게 하고 1일 수회씩 치료할 수 있고, 높은 용량으로 치료할 때에는 주당 3~4회 정도 치료한다. 처음에는 1주당 5회 치료하다가 경과가 좋아지면 격일제로 치료하고, 증상이 더 호전되면 3일 간격으로 치료한다. 20~25회 치료 후 경과가 좋지 않거나 약물 및 다른 치료가 필요하면 7~15일 정도 쉬었다가 다시 치료한다.

6) 치료목적에 따른 치료조건(treatment parameters for conditions)

간섭전류치료의 조건은 치료목적에 따라 선택한다(표 12-6).

표 12-6. 치료목적에 따른 간섭전류치료의 조건

	진폭변조주파수와 유형	용량	치료시간
관절만곡증	0~100 bps 변조	중간	15~20분
엘러스-단로스증후군	0~100 bps 변조	중간	15분
무릎뼈 선천탈구	0~100 bps 변조	중간	15~20분
야뇨증	0~100 bps 변조	중간	15~20분
혈우병	0~100 bps 변조	중간	15분
부속기염	100 bps 고정 또는 90~100 bps 변조	중간	10~15분
불임증	100 bps 고정, 0~100 bps 변조	중간	15~20분
월경통, 무월경	90~100 bps 변조	중간	10~15분
자궁주위염	100 bps 고정 또는 90~100 bps 변조	중간	10~15분
골반염증질환	100 bps 고정	중간	15분
	1~100 bps 변조	중간	10분
긴장요실금	0~100 bps 또는 0~10 bps 변조	중간	10분
만성신장염	100 bps 고정 또는 90~100 bps 변조	중간	15~20분
신결석	100 bps 고정 또는 90~100 bps 변조	중간	15~20분
기관지천식	90~100 bps 변조 또는 100 bps 고정	중간	12~15분
위무긴장증	0~100 bps 변조	중간	10~15분
만성위염	90~100 bps와 0~100 bps 변조	중간	10~15분
소화궤양	90~100 bps와 0~100 bps 변조	중간	10~15분

표 12-6. 치료목적에 따른 간섭전류치료의 조건(계속)

	진폭변조주파수와 유형	용량	치료시간
긴장변비	100 bps 고정 또는 90~100 bps 변조	중간	15~20분
무긴장변비	0~100 bps 변조	중간	15~20분
당뇨병	0~100 bps 변조	중간	10~15분
급성간염	90~100 bps 변조	중간	15~20분
만성간염	100 bps 고정과 0~100 bps 변조	중간	15~20분
퇴행관절염, 급성	100 bps 고정 또는 90~100 bps 변조	중간	10~15분
류마티스관절염, 급성	100~130 bps 고정	중간	10분
	만성 10~100 bps 변조	근수축유발진폭	10분
강직척추염	100 bps 고정과 0~100 bps 변조	중간	15~20분
테니스팝꿉증	100 bps 고정과 0~100 bps 변조	중간	15분
볼크만저혈구축	100 bps 고정	중간	15~25분
수덱위축증, 급성	100 bps 고정 또는 90~100 pps 변조	중간	10~15분
급성	90~100 bps 고정	낮은	5분
요통	100 bps 고정	중간	10~15분
	90~100 또는 50~100 bps 율동파		
굳은어깨, 급성	100 bps 고정파와 0~100 bps 변조	중간	15분
굳은어깨, 만성	0~100 bps 변조	중간	12~15분
	0~10 bps 변조	높은	12~15분
삠	0~100 bps 변조	중간	15분
평편발	0~100 bps 변조	중간	15분
동상	100 bps 고정과 0~100 bps 변조	중간	15~30분
엉덩관절의 선천 탈구	100 bps 고정 또는 90~100 bps 변조	낮은	15~20분
근근막통증증후군	90~100 bps 변조	중간	12~15분
얼굴신경마비	0~100 bps 변조	중간	8~12분
급성통증	90~100 bps 고정	중간	10분
만성통증	100 bps 고정	중간	10분
일반 통증	1~100 bps 변조	중간	10분
후두신경통	100 bps 고정 또는 90~100 bps 변조	중간	6~12분
삼차신경통	100 bps 고정 또는 90~100 bps 변조	중간	10~12분
늑간신경통	100 bps 고정 또는 90~100 bps 변조	중간	10~15분
편두통	90~100 bps 변조 또는 100 bps 고정	중간	10~12분
헛다리통증	100 bps 고정 또는 90~100 bps 변조	중간	10분
교감신경장애로	100 bps 고정	중간	10분
인한 통증	90~100 bps 변조	중간	10분
교감신경장애로 인한 급성통증	90~100 bps 변조	낮은	5분
부종	1~100 bps 변조	중간	10분
통증동반 부종	100 bps 고정	중간	15분
관절삼출물	1~100 bps 변조	높은	10분
	1~10 bps 변조	높은	10분
대상포진	100 bps 고정 또는 100~130 bps	고정낮은	15분
감각이상	90~100 bps 변조	낮은	10~15분
별신경절차단	100 bps 고정	높은	3~5분
교감신경억제	100 bps 고정 또는 90~100 bps 변조	중간	10분
근력약화	1~10 bps 변조	높은	5~15분

7 적응증

7.1. 근육뼈대계통 손상 및 질환

류마티스관절염, 류마티스열, 강직척추염, 퇴행관절염, 건초염, 근육염, 근육통, 무릎뼈연골연화증, 위관절융기염(epicondylitis), 굳은어깨(frozen shoulder) 어깨손증후군, 뼈연골병증(osteochon-dropathy), 요통, 턱관절장애(temporomandibular joint dysfunction), 힘줄파열, 근육섬유파열, 인대손상, 반달연골손상, 타박상, 삠, 구축, 골절, 애벌뼈(가골)형성 지연, 뼈자름술 후(recent osteotomy), 수덱위축(Sudecks atrophy), 화골근육염, 볼크만저혈구축(Volkmann's ischemic contracture), 골수염, 뼈막염(periostitis), 뼈관절 결핵, 평편발, 엉덩관절의 선천 탈구, 넙다리뼈머리뼈끝뼈연골증(Legg-Calvé Perthes disease), 엄지발가락가쪽휨증(hallux valgus), 발꿈치뼈 뼈돌출증(calcaneal exostosis), 기운목(wry neck, torticollis) 등 근육뼈대계통의 질환 및 손상을 치료한다.

7.2. 신경계통 손상 및 질환

말초신경손상, 얼굴신경마비, 편두통, 후두신경통, 삼차신경통, 늑간신경통, 신경염, 작열통, 헛다리통증(phantom limb pain), 여러신경염, 거미막염(arachnoiditis), 급성특발여러신경염(Guillain-Barre syndrome), 척수염(myelitis), 소아마비, 신경브루셀라증(neurobrucellosis), 척수손상, 뇌손상, 말단지각이상(acroparesthesia), 편마비(hemiplegia) 등 신경계통 질환 및 손상을 치료한다.

7.3. 순환계통 질환

버거병(Buerger's disease), 레이노병, 동맥경화증, 동맥폐쇄질환, 당뇨병괴저(diabetic gan-grene), 정맥류(varicose vein), 욕창, 림프부종(lymphedema) 등 순환계통 질환을 치료한다.

7.4. 피부질환

여드름(acne vulgaris), 대상포진, 음경경화(penile induration), 신경피부염, 방사선손상(X-ray and radium ray lesion), 화상, 동상(frostbite, chilblains) 등 피부질환을 치료한다.

7.5. 내과질환

만성신장염, 신결석, 기관지천식(bronchial asthma), 당뇨병(diabetes mellitus), 비만증, 만성위

염, 위무긴장증(tomach atonia), 소화궤양, 변비, 고혈압, 만성 간염, 담도운동이상증(biliary dyskinesia) 등 내과질환을 치료한다.

7.6. 부인과질환

부속기염(adnexitis), 불임증, 무월경, 월경통, 자궁주위염(parametritis), 긴장요실금(stress incontinence), 자궁절제술 후 유착 등 부인과질환을 치료한다.

8 금기증

심장박동조율기를 착용한 사람, 색전을 형성하는 동맥질환 및 심장질환, 급성 깊은정맥혈전증 및 급성 혈전정맥염, 감염질환 및 열질환, 결핵, 피부질환, 강직(tetany), 악성종양 위, 임신부의 배와 허리엉치(lumbosacral)부위 및 골반부위, 월경 시 배, 출혈의 위험이 있는 부위, 심장질환이 있을 때 심장 위나 별신경절 위, 목동맥 위, 허약하거나 의사전달이 어려운 사람은 간섭전류를 적용하지 않는다.

9 위험 및 주의사항

9.1. 화상

간섭전류는 전기분해작용이 없어 강한 진폭으로 자극해도 화상의 위험이 거의 없으나 장시간 자극하면 화상이 생길 수도 있다.

9.2. 혈종

흡인전극을 장시간, 높은 진폭으로 사용했을 때 혈종이 생길 수 있으나 대개는 바로 없어지기 때문에 큰 문제는 되지 않는다.

9.3. 회로불균형

전극위치의 잘못됐거나 회로 균형이 불량하거나 주파수를 바르게 선택하지 않았을 때에는 좋은 결과를 기대할 수 없다.

9.4. 전자기파간섭

간섭전류치료 중 단파 및 극초단파심부투열기를 작동하면 갑작스럽게 전류가 변할 수 있기 때문에 6 m 이상 거리를 떼고 사용하거나 또는 서로 다른 방에서 치료기를 사용하도록 한다.

참고문헌

Alon G : Interferential current news. Phys Ther 67(2):280-281, 1987.

Cheing GL, Hui-Chan CW : Analgesic effects of transcutaneous electrical nerve stimulation and interferential currents on heat pain in healthy subjects. J Rehabil Med 35(1):15-19, 2003.

De Domenico G : Basic guidlines for Interferential current. Theramed Books, Sydney, p.43-45, 1981.

De Domenico G : New Dimensions in Interferential Therapy. A Theoretical and Clinical Guide. Reid Medical Australia, Sydney, 1987.

Hansjürgens A, May HU : Traditional and Modern Aspects of Electrotherapy. Deutsche Nemectron GMBH, Karlsruhe, 1981.

Hogenkamp M, Mittelmeijer E, Smits I, van Stralen C : Interferential Therapy. BV Enraf-Nonius, Delft, 1985.

Jarit GJ, Mohr KJ, Waller R, Glousman RE : The effects of home interferential therapy on post-operative pain, edema, and range of motion of the knee. Clin J Sport Med 13(1):16-20, 2003.

Johnson MI, Tabasam G : An investigation into the analgesic effects of different frequencies of the amplitude-modulated wave of interferential current therapy on cold-induced pain in normal subjects. Arch Phys Med Rehabil 84(9):1387-1394, 2003.

Johnson MI, Tabasam G : An investigation into the analgesic effects of interferential currents and transcutaneous electrical nerve stimulation on experimentally induced ischemic pain in otherwise pain-free volunteers. Phys Ther 83(3):208-223, 2003.

Johnson MI, Tabasam G : A single-blind placebo-controlled investigation into the analgesic effects of interferential currents on experimentally induced ischaemic pain in healthy subjects. Clin Physiol Funct Imaging 22(3):187-196, 2002.

Jorge S, Parada CA, Ferreira SH, Tambeli CH : Interferential therapy produces antinociception during application in various models of inflammatory pain. Phys Ther 86(6):800-808, 2006.

Kinnunen M, Alasaarela E : Registering the response of tissues exposed to an interferential electric current stimulation. Acupunct Electrother Res 29(3-4):213-226, 2004.

Kloth L : Interference Current. In : Clinical Electrotherapy. Nelson RM and Currier DP (Ed). Appleton & Lange, Norwalk, p.183-207, 1987.

Lambert I, Tebbs SE, Hill D, Moss HA, Davies AJ, Elliott TS : Interferential therapy machines as possible vehicles for cross-infection. J Hosp Infect 44(1):59-64, 2000.

Low J, Reed A : Electrotherapy Explained Principles and Practice. Butterworth Heinemann, London, p.85-90, 1990.

Minder PM, Noble JG, Alves-Guerreiro J, Hill ID, Lowe AS, Walsh DM, Baxter GD : Interferential therapy: lack of effect upon experimentally induced delayed onset muscle soreness. Clin Physiol Funct Imaging 22(5):339-347, 2002.

Nikolova L : Treatment with Interferential Current. Churchill Livingstone, Edinburgh, 1987.

Noble JG, Henderson G, Cramp AF, Walsh DM, Lowe AS : The effect of interferential therapy upon cutaneous blood flow in humans. Clin Physiol 20(1):2-7, 2000.

Ozcan J, Ward AR, Robertson VJ : A comparison of true and premodulated interferential currents. Arch Phys Med Rehabil 85(3):409-415, 2004.

Philipp A, Wolf GK, Rzany B, Dertinger H, Jung EG : Interferential current is effective in palmar psoriaris: an open prospective trial. Eur J Dermatol 10(3):195-198, 2000.

Rennie S : Interferential Current Therapy. In : Current Physical Therapy. Peat M (Ed). BC Decker Inc., Toronto, p.196–202, 1988.

Savage B : Interferential Therapy. Faber & Faber, London, 1986.

Tugay N, Akbayrak T, Demirturk F, Karakaya IC, Kocaacar O, Tugay U, Karakaya MG, Demirturk F : Effectiveness of transcutaneous electrical nerve stimulation and interferential current in primary dysmenorrhea. Pain Med 8(4):295–300, 2007.

Turkan A, Inci Y, Fazli D : The short–term effects of physical therapy in different intensities of urodynamic stress incontinence. Gynecol Obstet Invest 59(1):43–48, 2005.

Wadsworth H, Chanmugam APP : Electrophysical Agents in Physiotherapy. 2nd ed., Science Press, Marrickville, p.275–293, 1983.

Walker UA, Uhl M, Weiner SM, Warnatz K, Lange–Nolde A, Dertinger H, Peter HH, Jurenz SA : Analgesic and disease modifying effects of interferential current in psoriatic arthritis. Rheumatol Int 26(10):904–907, 2006.

제13장 고전압맥동전류자극치료

1 고전압맥동전류자극

고전압맥동전류자극(high voltage pulsed current stimulation, HVPCS)은 수백 V에 이르는 높은 전압의 단상 맥동전류(monophasic pulsed current)를 사용하는 전기자극의 한 종류이다.

2 고전압맥동전류자극의 역사

1945년 Bell전화연구소의 Haislip 등이 맥동기간을 짧게 하고 전압을 높여 조직손상 없이 심부조직을 자극할 수 있는 새로운 도구를 개발하여 역동파 신경근자극기(DynaWave neuromuscular stimulator)라는 이름으로 고전압자극기를 처음으로 소개하였으며 상처, 급성 외상, 통증 등을 치료하는데 사용하였다. 1970년대에 고전압직류자극기(high-voltage galvanic stimulator)라고 널리 알려졌다. 고전압맥동전류는 μs 단위의 맥동을 사용하기 때문에 직류전류라는 표현은 부적절하고 고전압맥동전류자극이라는 용어를 사용해야 한다.

3 고전압맥동전류의 특성

3.1. 파형

고전압맥동전류자극기는 위상이 한 방향에서 형성되며 파형은 순간적으로 정점진폭에 도달했다가 비교적 느리게 감소하는 형태이다. 특이한 점은 위상기간이 매우 짧은 두 개의 위상을 짝으로 묶어 한 개의 맥동으로 만들어 짝정점파(twin-peak wave)를 이루는 점이다(그림 13-1).

3.2. 맥동빈도

대부분 고전압맥동전류자극기는 맥동빈도를 1~150 pps의 범위에서 선택할 수 있도록 만들었다. 고전압맥동전류는 짝정점파를 사용하기 때문에 맥동빈도는 1초 당 형성된 맥동의 수이다.

3.3. 위상기간

짝정점파 맥동전류의 위상기간은 두 가지 방법으로 표현한다. 그림 13-1의 1)에서 위상기간은 각각 65 μs, 75 μs이다. 그림 13-1의 2)와 같이 전류가 0선에서 출발하여 정점에 도달한 후 정점진폭의 50%로 떨어지기까지의 시간으로 표현하기도 한다.

고전압맥동전류자극기의 위상기간은 고정되어 있으며 대부분 100 μs 이하로 매우 짧다. 이중점점(dual peak)을 사용하는 이유는 한 개의 위상으로는 위상기간이 너무 짧아서 말초신경을 자극할 수 없기 때문에 두개의 위상을 하나의 맥동으로 만들어 자극한다.

3.4. 맥동기간

고전압맥동전류의 맥동기간은 두 개의 위상을 짝으로 묶은 한 개의 맥동기간이다(그림 13-2). 맥동기간은 전기자극기에 따라 5~200 μs까지 다양하나 보통 100 μs 내외를 사용하며 대개는 고정되어 있어 선택할 수 없다.

3.5. 맥동간간격

고전압맥동전류자극기는 맥동기간이 매우 짧고 맥동간간격은 매우 길다. 맥동간간격은 맥동빈도에 따라 다르다. 맥동기간이 100 μs로 고정된 자극기를 사용한다면 맥동빈도가 100 pps일 때 맥동주기

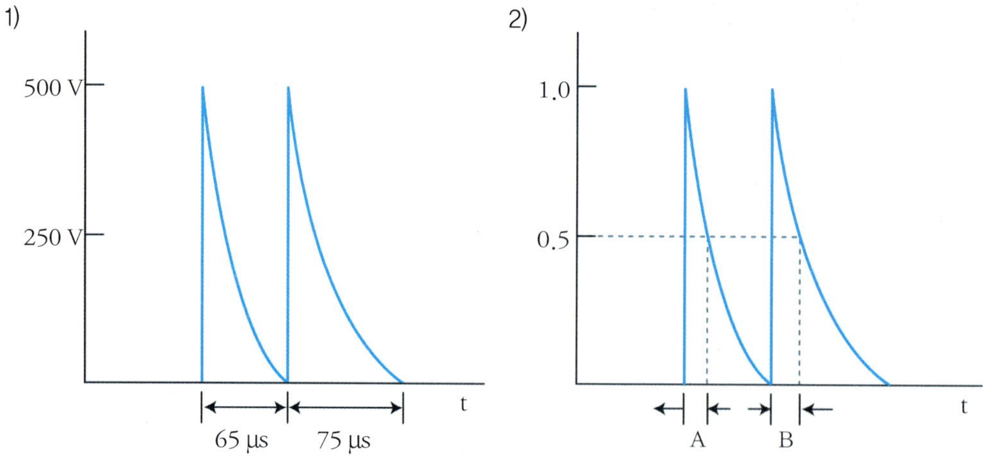

그림 13-1 고전압맥동전류의 짝정점파와 위상기간. 1) 위상기간, 2) 정점진폭 50%에서의 위상기간(A, B)

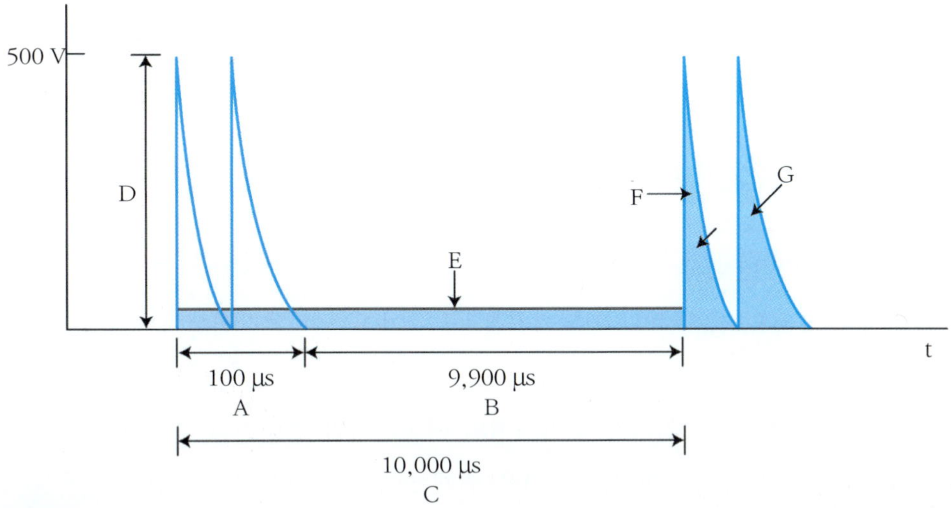

그림 13-2 고전압맥동전류 짝정점파의 맥동기간(A), 맥동간간격(B), 맥동주기(C), 정점전류(D), 실효값전류(E), 위상전하(F), 맥동전하(G)

가 10 ms이므로 맥동간간격은 9,900 μs(9.9 ms)이고 맥동기간과 맥동간간격의 비가 1:99이다(그림 13-2). 그러나 10 pps일 때는 맥동주기가 100 ms이므로 맥동간간격이 99,900 μs(99.9 ms)에 이르러 맥동기간과 맥동간간격이 1 : 999에 이른다.

이와 같이 맥동기간이 너무 짧기 때문에 전하가 조직에 축적되는 양이 적고 조직에 축적된 전하도 신체의 항상성기전에 의해서 곧바로 중화된다.

3.6. 맥동전하

고전압맥동전류자극기의 맥동전하의 양은 매우 낮다. 정정진폭이 500 V일 때 두 개의 짝정점파의 전하량이 각각 5 μC, 7.5 μC에 지나지 않아 맥동전하량이 12.5 μC 정도로 매우 낮다(그림 13-2).

3.7. 진폭

진폭은 정점전류(peak current)와 평균전류(average current)인 실효값전류(RMS_A)로 구분한다(그림 13-2). 정점전류를 높이기 위해서는 전압이 높아야 한다. 고전압맥동전류치료기는 대개 300~500 V까지 높은 전압을 출력하기 때문에 정점전류는 일반적인 저전압 전기자극기보다 25배 이상으로 매우 높다. 정점전압이 300~500 V일 때 정점전류는 2,000~2,500 mA에 이른다. 그러나 맥동간간격이 매우 길기 때문에 평균전류, 즉 실효값전류는 1.5~2.0 mA에 지나지 않는다. 실제로 조직에 영향을 주는 실효값전류가 너무 높으면 조직손상이 유발되지만 고전압맥동전류의 실효값전류가 매우 낮기 때문에 안전하다.

3.8. 맥동의 특성

1) 맥동의 상호관계(interaction)

맥동기간과 진폭은 흥분반응, 편안감의 정도, 화학효과 및 열효과의 정도, 전류의 침투깊이에 영향을 미친다.

맥동빈도와 진폭을 고정하고 맥동기간을 증가시키면 맥동전하와 평균전류가 증가하여 강한 감각자극을 느끼고, 강한 근수육축을 일으킨다. 맥동기간을 더 증가시키면 통각섬유가 반응하여 통증을 느끼게 된다.

맥동빈도와 맥동기간을 고정하고 진폭을 증가시키면 맥동전하와 평균전류가 증가하여 강한 감각자극을 느끼고, 강한 근육수축을 일으키며 통증감각을 쉽게 느낄 수 있다. 맥동기간과 진폭을 고정하고 맥동빈도를 증가시키면 평균전류는 증가하지만 맥동전하에는 영향을 주지 않는다. 이때는 더 강한 감각자극을 느끼고, 강한 근육수축을 일으키지만 통증감각은 적다.

2) 신경섬유의 흥분반응(excitatory response)

맥동기간이 100 µs 내외인 고전압맥동전류는 통각을 전달하는 A-δ와 C섬유에 거의 영향을 주지 않고 편안하게 감각신경 및 운동신경을 선택적으로 자극할 수 있다. 고전압맥동전류는 탈신경근육을 수축시키지 못하지만 부분신경지배근육 및 완전신경지배근육은 반응을 일으킬 수 있다.

3) 화학 및 열효과(chemical and thermal effect)

직류전류, 단속직류전류, 역동전류 등은 조직에 전하가 축적되어 피부 및 피부밑조직에서 화학효과 및 열효과를 일으킨다. 맥동기간이 µs단위로 매우 짧고 맥동간 간격이 긴 단상 맥동전류에서는 화학효과 및 열효과가 거의 일어나지 않기 때문에 안전하게 사용할 수 있다.

4) 침투깊이(penetration depth)

전류의 침투깊이는 진폭에 비례한다. 정점진폭이 높으면 피부저항이 낮아지기 때문에 침투깊이가 깊어져 심부조직에서 높은 전류밀도를 형성시킬 수 있다. 고전압맥동전류는 고전압을 출력시켜 정점진폭을 매우 높일 수 있기 때문에 표면뿐 아니라 말초신경과 골격근육의 운동단위를 흥분시킬 수 있어 심부조직까지 효율적으로 자극할 수 있다.

4 고전압맥동전류의 효과

4.1. 통증 조절

고전압맥동전류자극에 따른 통증 조절은 문조절이론, 신경차단, 중추억제 등 경피신경전기자극과 같은 기전으로 설명한다.

4.2. 근육연축의 완화

근육피로 유발, 통증-근육연축 악순환 차단, 수축-이완에 의해 근육연축(muscle spasm)이 완화된다.

4.3. 관절운동 증가

통증 조절, 부종 흡수, 미세순환 증가, 기계적 신장에 의해 관절운동이 증가한다.

4.4. 근력 증강

근육에 반복적으로 전기자극하여 근육수축을 유발시키면 효소 활성 증진에 따른 근육 섬유형 변화, 근육섬유직경의 증가에 따라 근력이 증강된다.

4.5. 말초순환 증진

교감신경의 직접적인 활성화, 체성교감신경반사, 신경펩티드 방출, 근육의 펌프작용, 근육대사 증진에 의해 말초순환 증진이 일어난다.

4.6. 부종흡수촉진

1) 근육의 펌프작용증진(muscle pumping action)

전기자극으로 근육을 수축시킴에 따라 근육의 펌프작용에 의해서 정맥의 순환이 촉진되어 부종흡수를 촉진한다.

2) 감각자극(sensory stimulation)

전류가 조직을 흐르면서 전위계를 만들어 림프계를 자극하여 과도한 체액의 흡수를 촉진시킨다.

3) 체액이동 증진(fluid shift out of area)

혈구, 혈장단백질인 알부민 등은 친수성이 높고 음전하를 띠고 있어 음극을 활성전극으로 자극하면 부종부위에서 음전하를 띤 체액이 반발, 이동하여 부종이 감소된다.

4.7. 상처치유 촉진

1) 손상전류 효과(effect of injury current)

손상전류와 유사한 외재전기를 가해 인위적으로 과분극을 시키면 손상전류가 회복되어 치유과정의 개시를 촉진시킨다.

2) 세포활성 증가(increase cellular activation)

(1) DNA합성 증가(increase DNA synthesis)

세포의 활성화에 의해 DNA합성이 증가한다(Guzelsu 등, 1994). DNA합성은 맥동빈도, 전압, 극성에 영향을 받는다. 맥동빈도 100 pps, 50~75 V, 음극에서 DNA합성이 높게 일어난다(Bourguignon과 Bourguignon, 1987).

(2) 세포이동 촉진(facilitate cellular migration)

염증기에 중요한 역할을 하는 큰포식세포, 비만세포, 중성구가 양극으로 이동하고, 염증 및 감염으로 활성화된 중성구는 음극으로 이동하여 포식작용과 자가용해작용을 촉진하여 염증반응을 조절한다. 증식기에 중요한 역할을 하는 섬유모세포, 내피세포, 근육섬유모세포, 각질형성세포가 음극으로 이동한다.

(3) 세포증식 촉진(facilitate cellular proliferation)

음극 전기자극은 섬유모세, 근육섬유모세포, 내피세포, 각질형성세포의 분열을 촉진하여 세포를 증식시키고 분화를 유도한다.

3) 아교질합성 및 축적 증가(increase collagen synthesis and deposition)

음극 전기자극으로 섬유모세포가 활성화되어 증식기에서 중요한 역할을 하는 아교질을 분비하여 육아조직에 축적한다. 섬유모세포의 이동, 증식, 단백질합성은 여러 성장인자에 의해 조절되는데 전기자극이 TGF-β1, IGF-I 등 성장인자를 상향조절한다(Lee 등, 2002; Lee 등, 2003).

4) 상피화 촉진(facilitate epithelization)

전기자극이 성장인자를 상향조절하여 각질형성세포의 증식을 촉진시키며 증식된 기저층 각질형성세포가 상처 중심부로 이동하여 상피화를 촉진시킨다(Lee 등, 2004).

5) 혈관신생과 혈류 증가(increase angiogenesis and blood flow)

전기자극으로 혈관신생이 촉진됨에 따라 모세혈관의 밀도가 증가하고 혈류, 미세순환 및 림프순환이 증가하여 치유과정이 촉진된다. 혈관신생과 순환증진은 음극에서 일어난다. 미세혈관 누출 감소에 따라 부종이 감소한다.

6) 조직 산소공급 증가(increase tissue oxygenation)

고전압맥동전류자극으로 음극에서 조직의 산소분압(pO^2)을 증가시킨다.

7) 세균성장억제(antibacterial effects)

고전압맥동전류자극으로 *Staphylococcus aureus, Escherichia coli, Pseudomonas aeruginosa, Klebsiella*의 성장이 억제된다(Kincaie와 Lavoie, 1989; Szuminsky 등, 1994).

8) 괴사조직제거(debridement)

전류의 양극은 작은 혈관에서 백혈구를 응집시키고 피떡을 형성하여 지혈을 유도한다. 음극은 응고된 혈액을 용해시키고 출혈물질을 24시간 내에 흡수하며 상처모서리나 육아조직에 형성된 괴사조직을 용해하고 흡수한다(Carey와 Lepley, 1962).

9) 흉터형성 감소(less scar formation)

비만세포의 과도한 출현은 비대흉터를 초래한다. 전기자극은 비만세포을 조절하여 흉터를 최소화시킨다(Weiss 등, 1989).

5 고전압맥동전류자극기의 특징

고전압맥동전류자극기의 전류, 파형, 맥동빈도, 위상기간, 위상전하, 실효값전류 등 변수는 표 13-1과 같다. 다른 전기자극기와 달리 단속변조와 전극교대 유형을 사용하기도 한다.

표 13-1. 고전압맥동전류자극기의 특성

변수(parameters)	범　위
전류(current)	맥동전류(PC)
파형(waveform)	단상 짝정점파
맥동빈도(pulse rate)	1~200 pps
위상기간(phase duration)	5~75 μs
위상전하(phase charge), 최대	12~14 μC
실효값전류(RMS_A), 최대	1.5~2.0 mA
변조방식(modulation mode)	연속, 단속변조

표 13-2. 고전압맥동전류자극기의 단속변조방법

단속시간비	통전시간	비통전시간
1 : 1	2~10 s	2~10 s
1 : 2	2~10 s	4~20 s
1 : 3	2~10 s	6~30 s
1 : 4	2~10 s	8~40 s
1 : 5	2~10 s	10~50 s

5.1. 변조방식

고전압맥동전류자극기의 변조는 연속방식과 단속변조방식이 있다. 연속방식은 치료시간 동안 맥동이 일정하게 계속된다. 단속변조는 치료시간 동안 1초 이상씩 통전과 비통전이 반복된다. 제작회사에서 전류방식을 "방식(mode)", 단속변조를 "경사변조(surge)"라고 부르나 경사변조는 진폭을 점점 증가-감소시키는 변조에 쓰는 용어이기 때문에 적절한 표현이 아니다. 제작회사에 따라 다르나 단속변조방법은 표 13-2와 같다.

5.2. 전극교대

출력단자에서 전선을 두 갈래로 나누어 두 개의 활성전극을 사용할 때 일정한 간격을 두고 교대로 통전시키는 방법이다. 제작회사에서 전극방식(pad mode)이라고 표현한다. 전극교대는 2.5초, 5초, 10초의 세 방법을 1 : 1로 교대하도록 되어있다. 즉, 한 활성전극에서 2.5~10초 동안 통전된 후 2.5~10초 동안 맥동이 정지하고 다시 다른 활성전극에서 2.5~10초 동안 통전시키는 방법이다.

5.3. 치료강도

치료강도는 최소감각자극, 감각자극, 운동자극, 강한 운동자극, 통증자극, 강한 통증자극으로 구분한다(표 13-3).

표 13-3. 강도의 분류

구 분	특 징
최소감각자극(minimal sensory level)	감각문턱값 위의 약한 강도
감각자극(sensory level)	근육수축이 일어나지 않는 강도(운동문턱값의 10% 아래)
운동자극(motor level)	근육수축을 일으키는 강도
강한 운동자극(strong motor level)	견딜 수 있는 강한 근육수축을 일으키는 강도
통증자극(pain level)	견딜 수 있는 통증을 느끼는 강도
강한 통증자극(strong pain level)	견디기 어려운 통증을 느끼는 강도

6 적용방법

6.1. 적용방법

필요한 준비물을 준비하고 장비를 점검한 후 병력과 금기사항 유무, 치료부위의 감각기능을 점검하고 치료목적과 치료과정을 설명한다. 치료 중 불편감을 느끼면 곧바로 치료사를 부르도록 설명한다. 강도조절 다이얼이 0에 있는지, 주전원 스위치가 꺼져있는지 확인 점검한다.

① 환자는 치료에 적합하고 편안한 자세를 취하게 한다.
② 전극덮개 또는 전극접촉면, 스펀지에 물을 적당히 적신다.
③ 치료목적과 부위에 알맞은 전극배치를 하고 반창고나 벨크로 등으로 고정한다.
④ 전극연결 및 접촉이 견고한지 확인 점검한다.
⑤ 주전원 스위치를 켜고 맥동유형, 맥동빈도, 자극주기, 극(polarity) 등 자극조건을 치료목적에 알맞게 선택한다.
⑥ 환자의 감각을 파악하면서 치료목적에 알맞은 전류강도까지 천천히 올린다. 균형스위치가 있는 경우 이를 조절하여 치료부위에 정확하게 전류를 통전시킨다.
⑦ 전류강도를 천천히 0으로 내린다.
⑧ 주전원 스위치를 끈다.
⑨ 전극을 떼고 물을 닦는다.
⑩ 치료부위의 피부를 점검한다.

6.2. 치료조건

1) 통증(pain)

수술, 외상에 따른 통증 및 힘줄염, 윤활낭염, 신경염 등으로 인한 급성통증의 전기자극 조건은 표 13-4와 같고, 요통, 퇴행관절염 등으로 인한 만성통증의 전기자극 조건은 표 13-5와 같다.

표 13-4. 급성통증의 고전압맥동전류 자극 조건

변수(parameters)	설정(setting) 1	설정(setting) 2
맥동빈도(pulse rate)	50~120 pps	2~15 pps
전류유형(current mode)	연속	연속
진폭(amplitude)	감각수준	통증수준
극성(polarity)	+ 또는 −	+ 또는 −
전극배치(electrode) 1	단극배치	단극배치(탐침전극)
활성전극	통증부위(신경줄기, 척주근육)	유발점(trigger point)
비활성전극	몸쪽(proximal) 적절한 부위	적절한 부위
전극배치(electrode) 2	양극배치	
활성전극	먼쪽(distal) 적절한 부위	
전극배치(electrode) 3	양극배치	
활성전극	먼쪽(distal) 적절한 부위	
비활성전극	몸쪽(proximal) 적절한 부위	
치료시간(tx. duration)	20분 이상	1~10분/점
치료빈도(tx. frequency)	필요에 따라	필요에 따라

표 13-5. 만성통증의 고전압맥동전류 자극 조건

변수(parameters)	설정(setting)	설정(setting)
맥동빈도(pulse rate)	2~5 pps	2~15 pps
전류유형(current mode)	연속	연속
진폭(amplitude)	운동수준	통증수준
극성(polarity)	+ 또는 −	+ 또는 −
전극배치(electrode)	양극배치	단극배치(탐침전극)
활성전극	LI 4(합곡)	유발점(trigger point)
비활성전극	LI 10(수삼리)	적절한 부위
치료시간(tx. duration)	30~45분	1~10분/점
치료빈도(tx. frequency)	필요에 따라	필요에 따라

2) 근육연축(muscle spasm)

근육연축의 전기자극 조건은 표 13-6과 같다.

3) 관절운동제한(limited range of motion)

관절운동제한의 전기자극 조건은 표 13-7과 같다.

표 13-6. 근육연축의 고전압맥동전류 자극 조건

변수(parameters)	설정(setting)	설정(setting)
맥동빈도(pulse rate)	100~125 pps	50~120 pps
전류유형(current mode)	연속	연속
진폭(amplitude)	운동수준	감각수준
극성(polarity)	+ 또는 −	+ 또는 −
전극배치(electrode) 1	양극배치	단극배치(탐침전극)
활성전극	근육연축부위	통증부위
비활성전극	근육연축부위	적절한 부위
전극배치(electrode) 2	단극배치	양극배치
활성전극	근육연축부위	통증부위
비활성전극	적절한 부위	통증부위
치료시간(tx. duration)	30~60분	30분 또는 이상
치료빈도(tx. frequency)	필요에 따라	필요에 따라

표 13-7. 관절운동제한의 고전압맥동전류 자극 조건

변수(parameters)	설정(setting)	설정(setting)
맥동빈도(pulse rate)	80~125 pps	35~50 pps
전류유형(current mode)	연속	단속변조
단속시간비(on off ratio)		1 : 2.5~3
통전시간(on time)		2~10 s
비통전시간(off time)		5~30 s
진폭(amplitude)	감각수준	운동수준
극성(polarity)	+ 또는 −	+ 또는 −
전극배치(electrode)	양극배치	단극배치(탐침전극)
활성전극	관절 위	근육군
비활성전극	관절 위	근육군
치료시간(tx. duration)	30분	10분, 1일 3회
치료빈도(tx. frequency)	필요에 따라	필요에 따라

4) 근육약화(muscle weakness)

근육약화의 전기자극 조건은 표 13-8과 같다.

5) 말초순환장애(peripheral circulatory disturbance)

말초혈관질환은 여러 방법으로 전기자극한다. 근육수축을 일으키는 전기자극조건은 표 13-9의 설정 1과 같고, 체액혈관확장을 목적으로 할 때의 조건은 표 13-9의 설정 2와 같으며, 축삭반사를 이용할 때의 조건은 표 13-10의 설정 1과 같고, 혈관-간질액 삼투압을 이용할 때는 표 13-10의 설정 2와 같다. 레이노병, 볼크만허혈구축(Volkman's ischemic contracture), 정맥기능부족(venous insufficiency), 반사교감신경이상증 등으로 인한 말초순환장애의 전기자극 조건은 표 13-11과 같다.

표 13-8. 근육약화의 고전압맥동전류 자극 조건

변수(parameters)	설정(setting)
맥동빈도(pulse rate)	35~50 pps
전류유형(current mode)	단속변조
단속시간비(on off ratio)	1: 2.5~4
통전시간(on time)	2~10 s
비통전시간(off time)	5~40 s
진폭(amplitude)	운동수준
극성(polarity)	–
전극배치(electrode)	양극배치
활성전극	근육군
비활성전극	근육군
치료시간(tx. duration)	10~20회 근육수축
치료빈도(tx. frequency)	필요에 따라

표 13-9. 순환장애의 전기자극 조건

변수(parameters)	설정(setting) 1	설정(setting) 2
전류(current)	고전압맥동전류 맥동전류, 교류전류, 간섭전류	고전압맥동전류 교류전류, 간섭전류
맥동빈도(pulse rate)	25 pps(bps)	2~4 pps(bps)
단속시간비(on off ratio)	없음 또는 1:5	없음
진폭(amplitude)	운동수준	강한 운동수준
극성(polarity)	–	–
전극배치(electrode)	단극배치	단극배치
활성전극	운동점 위	경혈(LI 4, LI 10)
비활성전극	근육힘살에서 먼쪽	적절한 부위
치료시간(tx. duration)	20~30분(1분당 12회 수축)	30~45분, 1일 3회
치료빈도(tx. frequency)	필요에 따라	필요에 따라
	* 근수축	* 체액혈관확장

표 13-10. 순환장애의 전기자극 조건

변수(parameters)	설정(setting) 1	설정(setting) 2
전류(current)	고전압맥동전류 저강도직류전류, 러시아전류, 경피신경전기자극	고전압맥동전류
맥동빈도(pulse rate)	70~100 pps(bps)	120 pps
단속시간비(on off ratio)	없음	없음
진폭(amplitude)	감각수준	감각수준
극성(polarity)	–	–
전극배치(electrode)	단극배치	단극배치
활성전극	순환장애 부위(두 갈래전극)	부종 부위 또는 물속
비활성전극	적절한 부위	적절한 부위
치료시간(tx. duration)	20~30분	30분 이상, 1일 2회
치료빈도(tx. frequency)	필요에 따라	필요에 따라
	* 축삭반사	* IIi^{2+}감소(간질액 삼투압)

표 13-11. 순환장애의 고전압맥동전류 자극 조건

변수(parameters)	설정(setting) 1	설정(setting) 2	설정(setting) 3
전류(current)	고전압맥동전류	고전압맥동전류	고전압맥동전류
전류유형(current mode)	연속	단속변조	연속
맥동빈도(pulse rate)	50~100 pps	30~50 pps	2~5 pps
단속시간비(on off ratio)	없음	1 : 2.5~3	없음
통전시간(on time)		2~5 s	
비통전시간(off time)		5~15 s	
진폭(amplitude)	최소감각수준	운동수준	통증수준
극성(polarity)	+ 또는 –	+ 또는 –	–
전극배치(electrode)	양극배치	양극배치	양극배치
활성전극	순환장애 부위	종아리 근육 위	LI 4(합곡)
비활성전극	순환장애 부위	종아리 근육 위	LI 10(수삼리)
치료시간(tx. duration)	20~30분	20~30분	30~45분
치료빈도(tx. frequency)	필요에 따라	필요에 따라	필요에 따라

6) 부종(edema)

부종 치료를 위한 전기자극 조건은 표 13-12와 같다. 손, 발, 뼈돌출부위 등 전극접촉이 어렵거나 치료부위가 넓을 경우에는 절연체 그릇에 차가운 물 또는 생리식염수를 채우고 치료부위를 물에 넣고 물속치료를 한다. 활성전극을 물속의 그릇 바닥에 두고 비활성전극은 물 밖의 몸쪽 적절한 부위에 배치한다.

표 13-12. 부종의 고전압맥동전류 자극 조건

변수(parameters)	설정(setting) 1	설정(setting) 2
전류(current)	고전압맥동전류	고전압맥동전류
전류유형(current mode)	연속	연속
맥동빈도(pulse rate)	80~120 pps	2~4 pps
단속시간비(on off ratio)	없음	없음
진폭(amplitude)	감각수준	운동수준
극성(polarity)	-	+ 또는 -
전극배치(electrode) 1	단극배치	단극배치
활성전극	부종 부위	운동점 위
비활성전극	적절한 부위	적절한 부위
전극배치(electrode) 2	양극배치	양극배치
활성전극	표적 부위 위	표적 부위 위
비활성전극	표적 부위 아래	표적 부위 아래
치료시간(tx. duration)	20~30분	20~30분
치료빈도(tx. frequency)	필요에 따라	필요에 따라

표 13-13. 상처치유의 고전압맥동전류 자극 조건

변수(parameters)	설정(setting) 1	설정(setting) 2	설정(setting) 3
시기(phase)	염증기	증식기	상피화기
목적(purpose)	자가용해, 포식작용	육아조직형성	상피화 촉진
전류(current)	고전압맥동전류 저강도직류전류	고전압맥동전류 저강도직류전류	고전압맥동전류 저강도직류전류
유형(mode)	연속	연속	연속
맥동빈도(pulse rate)	30~150 pps	100~150 pps	60~64 pps
진폭(amplitude)	감각수준	감각수준	감각수준
극성(polarity)	+(anode)	-(cathode)	+ 또는 +(3일)/-(3일) 교대
전극배치(electrode) 1	단극배치	단극배치	단극배치
활성전극	상처 위	상처 위	상처 위
비활성전극	적절한 부위	적절한 부위	적절한 부위
전극배치(electrode) 2	양극배치	양극배치	양극배치
활성전극	상처 부위 위	상처 부위 위	상처 부위 위
비활성전극	상처 부위 아래	상처 부위 아래	상처 부위 아래
전극배치(electrode) 3	물속치료	물속치료	물속치료
활성전극	상처 부(물 속)	상처 부(물 속)	상처 부(물 속)
비활성전극	적절한 부위	적절한 부위	적절한 부위
치료시간(tx. duration)	30~120분, 1일 3~4회	60분, 1일 3~4회	60분, 1일 3~4회
치료빈도(tx. frequency)	주 당 5~7회	주 당 5~7회	주 당 5~7회

7) 상처(wound)

치유시기에 따른 고전압맥동전류의 자극 조건은 표 13-13과 같다. 상처치유 과정에 따라 포식작용과 자가용해를 촉진시켜 염증기를 빠르게 진행시키기 위해 염증기에는 양극을 활성전극으로 한다(그림 13-5). 그러나 세균감염이 있을 때는 세균성장을 억제시키기 위해 음극을 활성전극으로 한다(그림 13-6). 섬유모세포를 자극하여 아교질합성을 증가시켜 육아조직에 축적시키기 위해 음극을 활성전극으로 한다(그림 13-7). 상피화기에는 양극을 활성전극으로 한다(그림 13-8). 그러나 육아조직 형성과 상피화가 거의 동시에 진행하기 때문에 상처 후 처음 3일은 양극 다음 3일은 음극 등으로 극성을 3일 마다 교대한다. 또는 증식기에 극성을 매일 교대하는 방법을 사용한다. 재형성기에는 연속맥동, 60~64 pps, 감각수준, 매번 극성 교대로 1일 1회 60분씩 격일로 자극한다.

상처치료의 전극배치방법은 단극배치, 양극배치, 물속치료, 경혈배치방법을 사용한다.

(1) 단극배치(monopolar technique) (그림 13-3)

① 환자는 치료에 적합하고 편안한 자세를 취하게 한다.

② 드레싱을 제거하고 상처의 딱지, 삼출물, 바셀린 등을 깨끗이 닦는다.
필요하면 괴사조직제거를 한다.

③ 멸균된 거즈에 생리식염수를 흐르지 않을 정도로 적시어 상처 공간을 완전히 채운다. 거즈대신 드레싱용 수화겔(hydrogel)을 사용해도 된다.

④ 거즈 또는 수화겔 위에 활성 전극을 대고 고정한다.

⑤ 비활성전극은 뼈돌출부위를 피하여 몸쪽의 연부조직이 많은 부위에 배치한다.
활성전극과 비활성전극의 거리는 4~5 cm이나 상처의 깊이에 따라 결정한다.
부분층상처(partial thickness wound)는 전류밀도가 표면 쪽에 많이 형성되도록 두 전극의 거리를 가까이 배치한다.
전체층상처(full thickness wound)는 전류밀도가 깊은 곳에 많이 형성되도록 두 전극의 거리를 멀리한다.

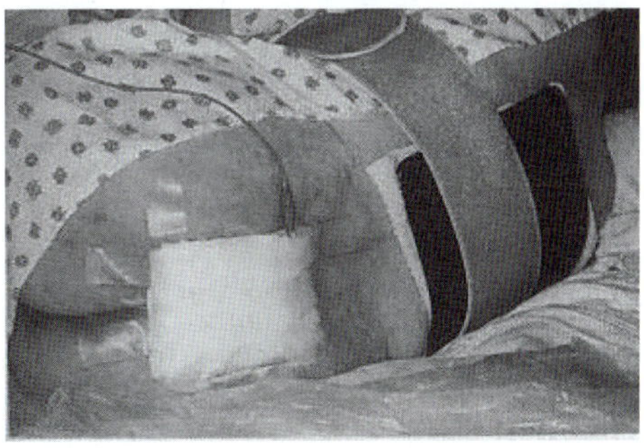

그림 13-3 단극배치(Sussman과 Byl, 1998)

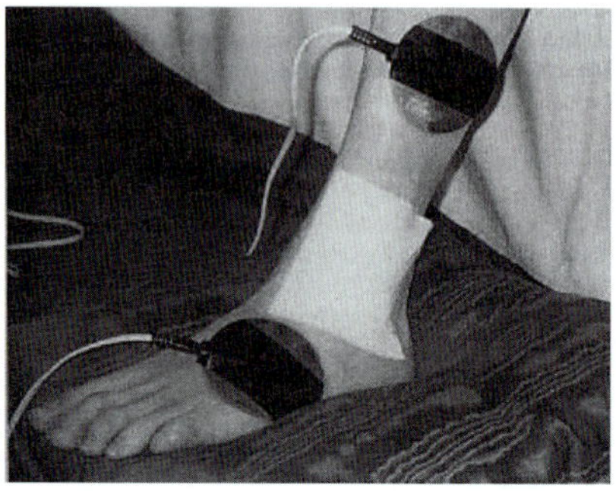

그림 13-4 양극배치(Sussman과 Byl, 1998)

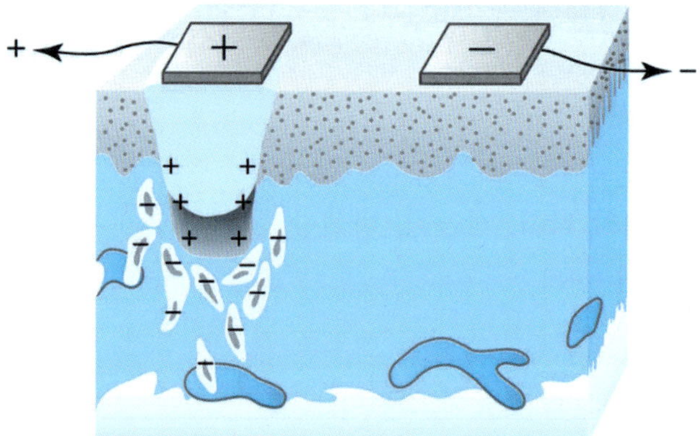

그림 13-5 염증기의 전극배치. 양극을 활성전극으로 배치하여 큰포식세포, 중성구 등이 상처부위로 이동한다.

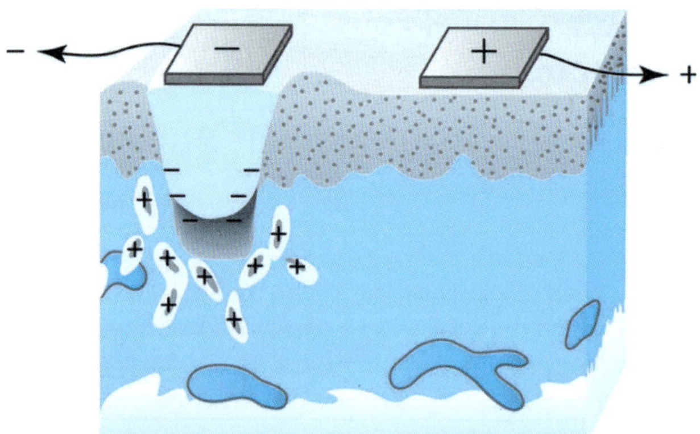

그림 13-6 염증기의 전극배치. 세균감염이 있을 때는 활성전극을 음극으로 한다.

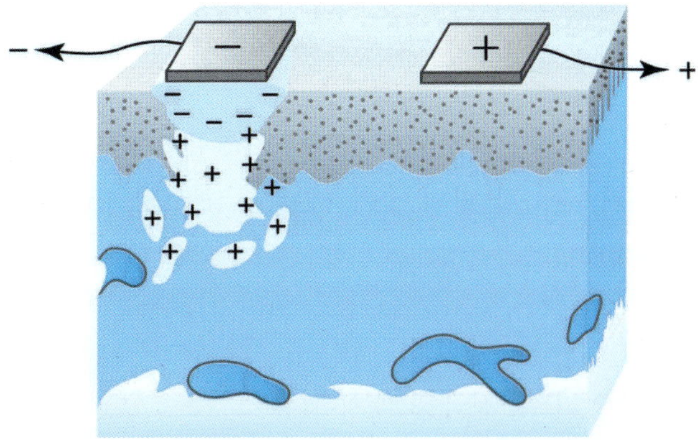

그림 13-7 증식기의 전극배치. 육아조형성과 아교질 합성 및 축적을 촉진시키기 위해 음극을 활성전극으로 한다.

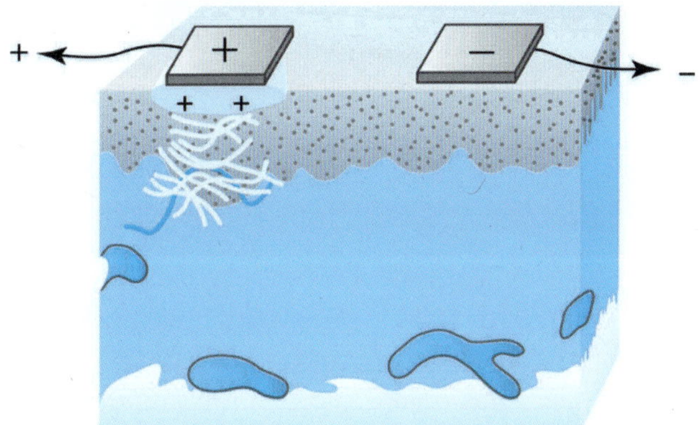

그림 13-8 증식기의 전극배치. 상피화를 촉진시키기 위해 양극을 활성전극으로 한다.

⑥ 전극연결 및 접촉이 견고한지 확인 점검한다.

⑦ 주전원 스위치를 켜고 자극조건을 선택한다. 치유시기에 따라 극을 선택한다.

⑧ 환자의 감각을 파악하면서 치료목적에 알맞은 전류강도까지 천천히 올린다.

⑨ 전류강도를 천천히 0으로 내린다.

⑩ 주전원 스위치를 끈다.

⑪ 전극을 떼고 드레싱한다.

(2) 양극배치(bipolar technique)

상처부위를 중심으로 위와 아래에 전극을 배치한다(그림 13-4).

(3) 물속치료(water immersion technique)

절연체 그릇에 멸균된 차가운 물 또는 생리식염수를 채운다.

활성전극을 물속의 그릇 바닥에 둔다.

치료부위를 물에 넣는다.

비활성전극은 물 밖의 몸쪽 적절한 부위에 배치하고 고정한다.

뼈돌출부위 등 불규칙한 부위, 손이나 발의 짓이김손상(crushing injury) 등 전극접촉이 어렵거나 치료부위가 넓을 경우에 적용한다.

(4) 경혈배치(acupuncture point application)

주로 LI 4(합곡)과 LI 10(수삼리)에 전극을 배치한다.

7 적응증

7.1. 통증

외상에 따르는 통증, 관절염 및 신경염 등 염증에 의한 통증, 조직의 퇴행에 동반되는 통증, 수술 후 통증, 헛통증(환상통증), 순환장애로 인한 통증, 암으로 인한 통증 등 여러 가지 급성 및 만성통증을 치료한다.

7.2. 근육연축

근육골격계의 조직손상, 이상운동, 염증, 통증 등으로 인한 근육연축을 치료한다.

7.3. 상처

제 I, II, III, IV기 압박궤양(욕창), 정맥 및 동맥 기능부족(venous, arterial insufficiency)에 의한 궤양, 당뇨병궤양, 허혈상처(ischemic wound) 등 만성 상처를 비롯해서 외상에 의한 상처, 수술에 의한 상처, 화상, 피부이식수술 등 상처의 치유를 개시하고 촉진시킨다. 특히 보존적 치료에 효과가 없는 제 II기에서 제 IV기 욕창 및 치유과정이 멈춘 만성 상처에 권장한다(Bergstrom et al, 1994).

7.4. 부종을 동반하는 질환 및 손상

관절 및 연부조직의 삠, 윤활낭염, 힘줄염, 류마티스관절염 등 관절 및 연부조직의 염증질환, 관절 내출혈, 급성 혈종, 손상 및 수술 후 발생하는 부종을 치료한다.

7.5. 관절운동제한을 동반하는 질환 및 손상

통증, 부종, 관절주위 결합조직의 단축, 근육의 단축, 칼슘침착 윤활낭염, 퇴행관절질환 등으로 인한 관절운동제한을 개선한다.

7.6. 근육의 약화

외상, 장기간 고정 등으로 인한 불용성위축, 퇴행관절질환, 만성염증 등으로 인한 근육의 약화, 뇌혈관질환, 뇌손상, 척수손상 등의 중추신경계손상으로 인한 근력약화를 개선한다.

7.7. 순환장애

볼크만씨 저혈성 구축, 슈덱위축증, 정맥기능부족, 말초동맥폐쇄질환(peripheral arterial occlusive disease), 결합조직의 염증질환, 퇴행성 관절질환, 경직 등에 의한 혈액순환장애를 치료한다.

8 위험 및 주의사항

일반적인 전기자극의 금기증과 같다. 수요형 심장박동조율기를 사용하는 사람, 임신한 여성의 배, 발작은 금기증이다. 심장, 머리를 가로지르는 전극배치는 안 된다. 목동맥위, 악성종양 부위, 출혈이 있는 상처, 표면 금속매입 부위, 월경 때 아랫배 부위는 전기자극을 하지 않는다.

참고문헌

Alon G : High Voltage Stimulation. A Monograph. Chattanooga Corp., 1984.

Alon G : Principles of electrical stimulation. In : Clinical Electrotherapy. Nelson RM, Currier DP (Ed). Appleton & Lange, Norwalk, p. 51–54, 1987.

Bergstrom N, Allman RM, Alvarez OM, Bennett MA, Carlson CE, Frantz RA, Garber SL, Jackson BS, Kaminski MV, Kemp MG, Krouskop TA, Lewis VL Jr, Maklebust J, Margolis DJ, Marvel EM, Reger SI, Rodeheaver GT, Salcido R, Xakellis GC and Yarkony GM : Treatment of Pressure Ulcers. Clinical Practice Guideline No. 15. U.S. Department of Health and Human Services. Public Health Service, Agency for Health Care Policy and Research, AHCPR Publication No. 95–0652, Rockville, Md, December, 1994.

Binder SA : Applications of low–and high–voltage electrotheraspeutic currents. In : Electrotherapy. Wolf SL (Ed). Churchill Livingstone, New York, p. 1–24, 1981.

Bourguignon GJ, Bourguignon LYW : Electric stimulation of protein and DNA synthesis in human fibroblasts. FASEB J 1(5):398–402, 1987.

Carey IC, Lepley D Jr. : Effect of continuous direct electric current on healing wounds. Surg Forum 13:33–35, 1962.

Feedar JA, Kloth LC, Gentzkow GD : Chronic dermal ulcer healing enhenced with monophasic pulsed elec–

trical stimulation. Phys Ther 71(9):639-649, 1991.

Goldman R, Rosen M, Brewley B, Golden M : Electrotherapy promotes healing and microcirculation of infrapopliteal ischemic wounds : a prospective pilot study. Adv Skin Wound Care 17(6):284-294, 2004.

Griffin JE, Karselis TC : Physical Agents for Physical Therapist. 3rd ed., C C Thomas, Springfield, p. 59-62, 1988.

Guzelsu N, Salkind AJ, Shen X, Patel U, Thaler S, Berg RA : Effect of electromagnetic stimulation with different waveforms on cultured chick tendon fibroblasts. Bioelectromagnetics. 15(2):115-131, 1994.

Kincaid CB, Lavoie KH : Inhibition of bacterial growth in vitro following stimulation with high voltage, monophasic, pulsed current. Phys Ther 69(8):651-655, 1998.

Kloth LC : Electrical Stimulation in Tissue Repair. In : Wound Healing. Alternatives in Management. McCulloch JM, Kloth LC, Feedar JA (Ed), 2nd ed., F A Davis, Philadelphia, p. 275-314, 1995.

Lee JH, Jekal SJ, Park RJ : Enhance of migration and proliferation of cells from tendon biopsies by high voltage pulsed current stimulation. J Korean Soc Phys Ther 14(2):53-58, 2002.

Lee JH, Jekal SJ, Park ST : Effects of electrical stimulation on the nucleolar organizer region in keratinocyte of wounded skin in rats. J Korean Soci Phys Ther 12(1):1-7, 2000.

Lee JH, Lee JS, Jung MA, Jekal SJ, Kil EY, Park ST, Park CE : Electrical stimulation promotes healing accompanied by NOR in keratinocytes and IGF-1 mRNA expression in skin wound of rat. J Exp Biomed Sci 13(1):25-32, 2007.

Lee JH, Lee JS, Kil EY : Keratinocyte proliferation in aged rat skin by high voltage pulsed current stimulation. J Exp Biomed Sci 10(4):361-366, 2004.

Lee JH, Song IY, Kim JK : Acceleration of wound healing and collagen deposition in rat skin by high voltage pulsed current stimulation. J Korean Soci Phys Ther 15(4):745-754, 2003.

Low J, Reed A : Electrotherapy Explained Principles and Practice. Oxford, Butterworth Heinemann, p. 79-81, 1990.

Newton R : High-voltage pulsed galvanic stimulation : Theoretical bases and clinical applications. In : Clinical Electrotherapy. Nelson RM & Currier DP (Ed). Appleton & Lange, Norwalk, p. 165-182, 1987.

Peters EJ, Lavery LA, Armstrong DG, Fleischli JG : Electric stimulation as an adjunct to heal diabetic foot ulcers : a randomized clinical trial. Arch Phys Med Rehabil 82(6):721-725, 2001.

Pilla AA : Electrochemical information transfer and its possible role in the control of cell function. In : Electrical Properties of Bone and Cartilage. Brighton CT, Black J, Pollack SR (Ed), Grune & Stratton, New York, p. 455-489, 1979.

Selkowitz DM : Electrical Currents. In : Physical Agents in Rehabilitation. From Research to Practice. Michelle H. Cameron, W B Saunders, Philadelphia, p. 345-427, 1999.

Sussman C, Byl NN : Externally Applied Electriv Current for Tissue Repair. In : Clinical Electrotherapy. Roger M. Nelson RM, Hayes KW, Currier DP (Ed), 3rd ed., Appleton & Lange, Norwalk, p. 229-289, 1999.

Sussman C, Byl N : Electrical Stimulation for Wound Healing. In: Wound Care. A Collaborative Practice Manual for Physical Therapists and Nurses. Sussman C, Bates-Jensen BM (Ed), Aspen Publishers, Gaithersburg, p. 357-388, 1998.

Szuminsky NJ, Albers AC, Unger P, Eddy JG : Effect of narrow, pulsed high voltages on bacterial viability. Phys Ther 74(7):660-667, 1994.

Wadsworth H, Chanmugam APP : Electrophysical Agents in Physiotherapy. 2nd ed., Science Press, Marrickville, p. 265-268, 1983.

Weiss DS, Eaglstein WH, Falanga V : Exogenous electric current can reduce the formation of hypertrophic scars. J Dermatol Surg Oncol. 15(12):1272-1255, 1989.

최은영, 이재형, 제갈승주 : 고전압맥동전류자극이 흰쥐상처 치유에 미치는 영향. 대한물리치료사학회지 2(2):31-44, 1995.

제 14 장 경피신경전기자극치료

1 통증과 경피신경전기자극

통증(pain)은 현상학적, 행동학적, 생물학적으로 복합되어 나타나는 개인적 주관적 경험으로 한마디로 간단하게 정의할 수 없는 복잡한 현상이다.

Sternbach는 통증은 추상적이고 주관적인 개념이라고 하였으며 다음과 같이 세 가지 측면으로 정의하였다. 첫째, 통증은 극히 개인적인 내밀한 감각이다. 둘째, 통증은 현재의 자극 또는 조직 손상을 예고하는 유해자극(harmful stimulus)이다. 셋째, 통증은 인체가 손상 받지 않게 보호하려는 반응 양상이다. Mountcastle은 통증은 상해 또한 조직 파괴를 유발시키는 자극으로 나타나는 감각적 경험이라고 정의하였으며, Merskey는 통증이란 조직손상에 수반되는 불유쾌한 감각과 정서적 경험이라고 하였으며 심인성 통증은 조직 손상 없이도 발생할 수 있다고 하였다. 국제통증학협회(International Association for the Study of Pain, IASP)의 분류위원회에서는 통증이란 실제적 또는 잠재적 조직손상과 관련된 감각적 및 정서적 불유쾌한 경험이라고 정의했다.

즉, 통증은 동물 생존에 필수 불가결한 감각이며 복잡한 생체반응이다. 통증은 질병이 이환되었을 때 신체에 나타나는 최초의 징후 이며 또한 통증 자체를 하나의 질병으로 볼 수 있다.

통증은 신체적 요인 뿐 아니라 정신적, 사회적 요인 등으로서도 야기되며 치료방법도 약물치료, 물리치료, 수술치료, 정신치료 등 다양하다.

1960년대에 이르러 종래의 수술방법과 달리 구심계를 차단하지 않고 중추억제를 유발시키는 뇌를 자극하여 통증의 억제 또는 제거효과를 얻는 방법이 대두되어 Heath와 Mickle이 통증에 대한 뇌자극요법을 발표하여 진통효과가 인정되었으나 여러 가지 감정적 부작용이 야기되었다.

1965년 Melzack과 Wall이 통증기전에 대한 문조절이론을 발표한 이래 큰 말이집신경섬유를 자극하여 작은 민말이집신경섬유를 경유하는 통증이 연접전억제(presynaptic inhibition)를 받게 된다는 전제 아래 경피신경전기자극은 다양한 원인으로 초래되는 급만성 통증 및 심인성 통증 등을 치료할 목적으로 널리 사용되고 있다. Martelete와 Fiori(1985)는 경피신경전기자극에 의한 진통효과가 메페리딘(mepheridine)보다 우수하다고 하였으며, Issenman 등(1985)은 경피신경전기자극으로 아세트아미노펜(acetaminophen) 및 코데인(codeine) 사용량이 감소하였고, Ordog(1987)는 경피신경전기자극의 진통효과가 아세트아미노펜 및 코데인과 비슷하고 부작용이 거의 없다고 보고하였다. 경피신경전기자극이 널리 사용되는 이유는 부작용 및 위험성이 거의 없고 다른 방법으로 통증을 치료하다 실패한 경우에도 양호한 치료효과를 기대할 수 있기 때문이다.

2 통증의 해부학적 경로

통증의 해부학적 경로(anatomical pathway)는 3단계의 신경단위 경로를 거친다. 첫 단계는 말초신경에 속하는 감각신경세포로서 유해자극을 받아 척수 등쪽뿔(dorsal horn)에 있는 세포 또는 뇌줄기(brain stem)의 종말핵에 연결되는 것이고, 둘째 단계는 척수 등쪽뿔 세포나 종말핵에서부터 시상까지이며, 셋째 단계로 시상에서 시작하여 대뇌겉질의 몸감각영역(somatosensory area)에서 끝난다(그림 14-1).

2.1. 일차 신경단위

일차 신경단위(first order neuron)는 통증전달의 말초기전으로 통각수용기가 자극을 받아 일차들신경섬유를 통하여 척수등쪽뿔이나 뇌줄기의 종말핵 등 중추신경에 전달하는 경로이다. 말초돌기는 통각수용기인 자유신경종말에 그치고 있다. 중추돌기는 척수뒤뿌리를 통해 등쪽뿔세포에 연접하고, 뇌신경의 경우에는 뇌신경뿌리 또는 작은 뿌리로 뇌줄기에 들어가 뇌신경종말핵에 연접한다.

1) 통각수용기(nociceptor)

통각수용기란 손상을 주거나 손상을 줄 수 있는 유해자극을 감지하는 수용기이며 구조적으로 자유신경종말(free never ending)이다. 자유신경종말은 피부, 근육, 근막, 관절주머니, 뼈, 혈관, 심장, 대부분의 내장기에 분포하고 있다.

(1) A-δ 통각수용기(A-δ nociceptor)

A-δ 통각수용기는 한 가지 유해자극에만 반응하는 특이성 통각수용기(specific nociceptor)로 기계적인 유해자극에만 반응하므로 기계통각수용기(mechanical nociceptor)라고 한다. A-δ 통각수용기는 반복적인 자극에는 피로 혹은 민감화되는데, 특히 처음에는 유해한 열 자극에 반응하지 않으나 자극이 반복되면 열 자극에도 반응을 한다. 강한 기계자극이 가해지면 Na^+ 통로가 열려 탈분극을

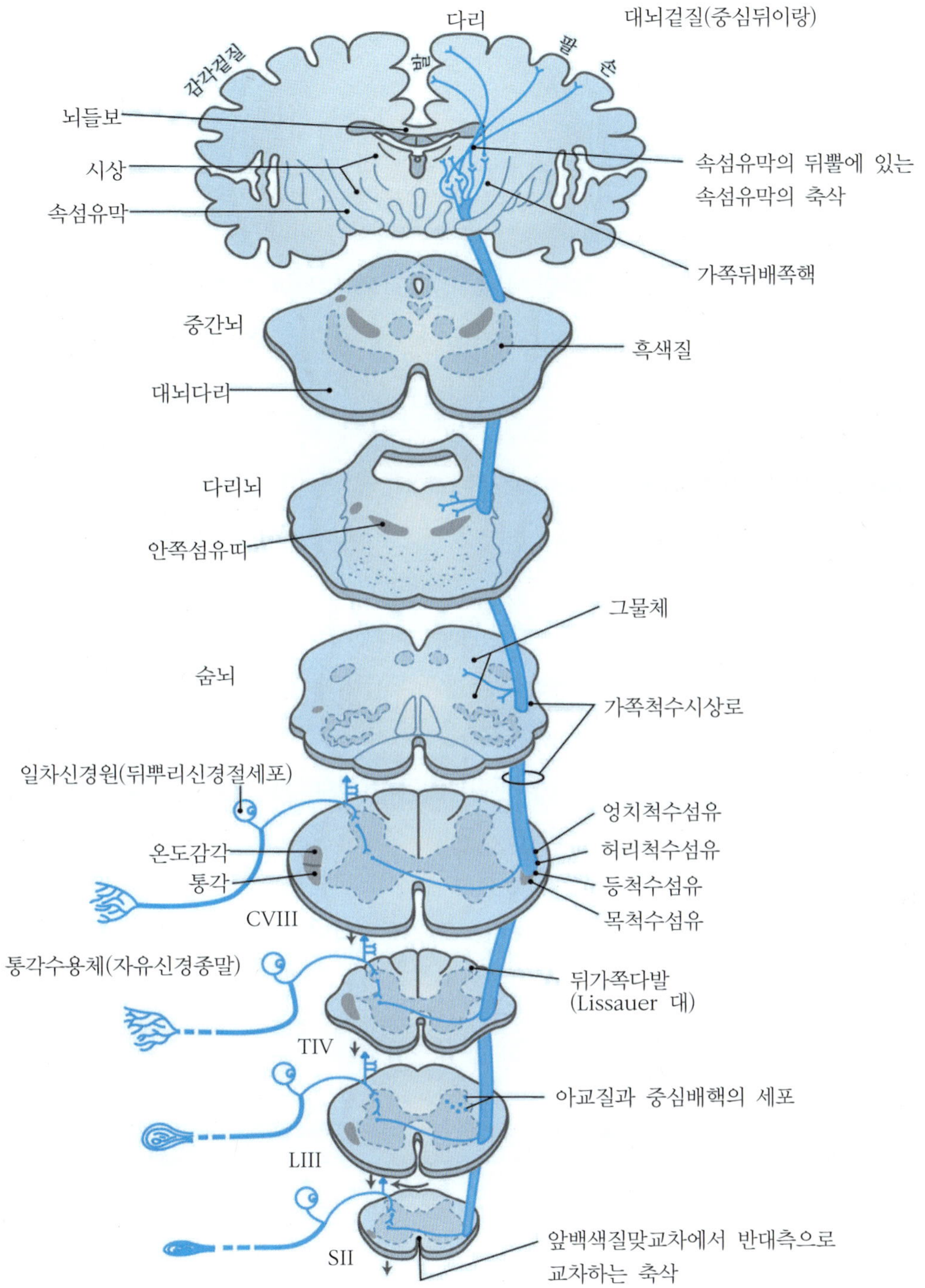

그림 14-1 통증의 전달경로

일차 신경단위는 자유신경종말에서 아교질 또는 뇌줄기의 종말핵까지이다.
이차 신경단위는 아교질 또는 뇌줄기 종말핵에서부터 시상까지이다.
삼차 신경단위는 시상에서 대뇌겉질의 몸감각영역까지이다.

유발시켜 수용기전위를 발생시킨다. A-δ 통각수용기는 A-δ 섬유에 연결되어 있다.

(2) C 통각수용기(C nociceptor)

C 통각수용기는 기계자극뿐만 아니라 열자극, 화학자극 등 여러 가지 유해자극에도 반응하기 때문에 다형 통각수용기(polymodal nociceptor, PMN)라고 한다. C 통각수용기도 반복자극에 대해서 피로 혹은 민감화된다. C 통각수용기는 C섬유에 연결되어 있다. 조직이 손상되면 손상된 세포에서 브라디키닌, 히스타민, 프로스타글란딘, P물질, 세로토닌 등이 여러 가지 화학물질이 유리되고 세포 밖 K^+ 농도 증가, H^+ 농도 증가 등으로 이온통로가 열려 탈분극을 유발시켜 수용기전위를 발생시킨다.

2) 일차들신경섬유(primary afferent neuron)

통증전달에 관여하는 말초의 감각신경섬유는 A-δ 섬유와 C 섬유로 표 14-1과 같다.

3) 일차들신경섬유의 척수등쪽뿔 종말(dorsal horn termination)

일차들신경섬유의 중추돌기는 척수뒤뿌리의 바깥으로 들어와 척수 등쪽뿔 꼭지에 접해있는 뒤가쪽로(dorsolateral tract, Lissauer's tract, LT)를 거치거나 또는 직접 제 1층인 가장자리구역(marginal zone), 제 2, 3층의 아교질(substantia gelatinosa, SG) 및 고유핵(nucleus proprius)에 연결된다.

A-δ 섬유는 척수뒤뿌리의 바깥쪽으로 횡단해서 뒤가쪽로의 앞쪽을 거쳐 들어가 제 I층에서 짧은 가지를 내어 제 I층과 제 Ⅱo층에 종지하는 한편 계속 하행하여 제 V층에 종지하고, 안쪽을 거쳐 들어온 섬유는 제 X층에 종지한다.

C 섬유 중 뒤가쪽로의 안쪽을 거쳐 들어온 섬유는 제 I층에, 중앙을 거쳐 들어온 섬유는 제 Ⅱo 층

표 14-1. 통증을 전달하는 말초신경섬유와 특징

	A-δ 신경섬유	C 신경섬유
	III군 신경섬유	IV군 신경섬유
말이집	말이집신경섬유	민말이집신경섬유
직경	2~5 μm	0.4~1.2 μm
전도속도	4~20 m/s	0.5~2.5 m/s
잠복기	짧다	길다
통증지속시간	짧다	길다
통증전달	빠른통증(제 1통증)	느린통증(제 2통증)
통증의 특성	찌르는 듯한 통증	작열통 및 둔통
통증의 성격	국소통증	원시통증
개인차	없다	현저하다

에, 앞쪽을 거쳐 들어온 섬유는 제 Ⅴ층에 종지한다.

A-β 신경섬유의 안쪽으로 들어온 섬유 중 한 가닥은 척수 등쪽기둥으로 들어가서 상행가지와 하행가지로 갈라지고, 다른 한 가닥은 제 Ⅴ층 또는 제 Ⅳ층으로 들어와 방향을 바꾸어 제 Ⅲ에 밀집되어 종지한다. 중간으로 들어온 섬유는 제 Ⅲ, Ⅳ, Ⅴ층에 가지를 내어 종지한다. 근육방추에서 오는 섬유는 제 Ⅴ 또는 Ⅵ, Ⅶ층에 가지를 내어 종지하며 경우에 따라서는 제 Ⅷ, Ⅸ층에까지 가서 종지하는 섬유도 있다.

자루세포(stalk cell, on-cell)는 제 IIo층에 분포하며 제 I층에 축삭을 제 IIi, III(IV)층에 가지돌기를 내고 있는 흥분 사이신경세포이다. 섬세포(islet cell, off-cell)는 제 IIo층에 분포하며 축삭을 제 I층, 가지돌기를 제 IIi층에 내고 있으며 축삭에서 엔케팔린과 감마아미노부티르산(GABA)을 분비하는 억제사이신경세포이다(그림 14-2).

뇌신경의 중추돌기는 얼굴, 이마, 코안, 입안점막, 이 등으로부터 삼차신경절(trigeminal or Gasserian ganglion), 반달신경절(semilunar ganglion)의 감각신경뿌리, 뇌줄기 다리뇌뒤판(tegmentum pontis)에 들어와 대부분은 짧은 상행가지와 긴 하행가지로 나누어지나 일부 섬유는 나누어지지 않고 상행하거나 하행한다. 상행가지는 촉각을, 하행가지는 통각과 온도 감각을 전도하며

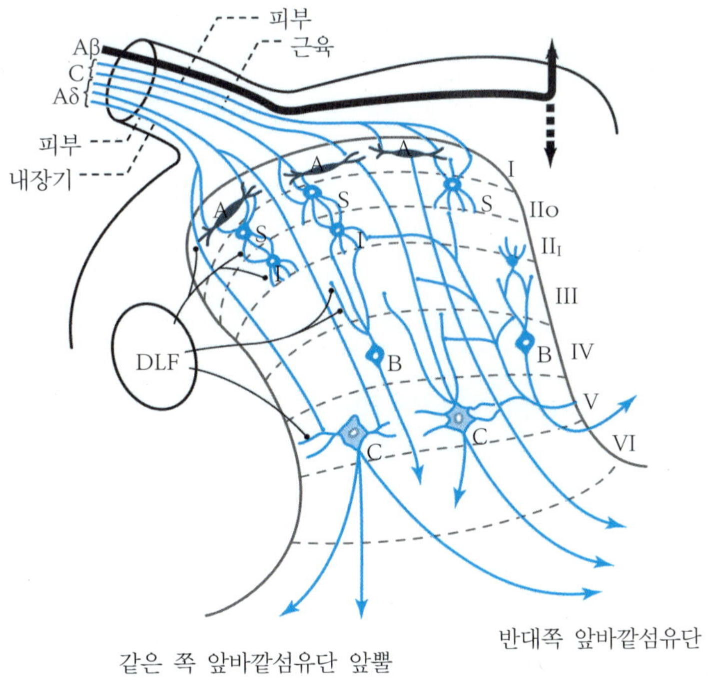

그림 14-2 들신경섬유의 척수등쪽뿔 연접의 모식도

직경이 작은 A-δ 섬유와 C 섬유는 주로 척수의 제 I층(가장자리구역)과 제 IIo층에 종지하고, 큰 A-β 섬유는 주로 제 Ⅲ, Ⅳ, Ⅴ층에 종지한다. DLF ; 뒤가쪽다발(dorsolateral fasciculus)
A ; 큰변연대신경세포(large marginal neuron I), B ; 안테나세포(antenna cell)(IV), C ; 넓은 역동적 범위 신경세포(WDR cell)(I, V), S ; 자루세포(stalk cell, on-cell)(IIo), I ; 섬세포(islet cell, off-cell)(IIi).

통증을 전도하는 하행가지는 삼차신경 척수로핵에 정지하고 있으며 이들은 몸순서 배열을 하고 있다.

2.2. 이차 신경단위

일차들신경섬유를 통하여 척수등쪽뿔의 아교질에 전달된 통증은 백색질맞교차에서 교차하여 반대측 척수시상로(spinothalamic tract, STT)와 척수그물로(spinoreticular tract, SRT)로 상행하여 다리뇌(pons)와 중간뇌(midbrain)의 뒤판(tegmentum)을 거쳐 시상의 가쪽뒤배쪽핵(ventral posterolateral nucleus, VPL)에 전달된다. 또한 얼굴부위에서 온 유해자극은 안쪽뒤배쪽핵(ventral posteromedial nucleus, VPM)에 전달되는데 이 과정을 제 2차 신경단위(second order neuron) 한다.

그림 14-3과 같이 척수시상로(STT)는 척수 등쪽뿔의 제 I, Ⅱ층 및 제 Ⅳ, Ⅴ, Ⅵ층에서 시작한다. 척수뒤뿌리의 바깥부를 통해서 들어온 A-δ 섬유와 C섬유 중 제 I층에 들어온 A-δ 섬유만 직접 척수시상로섬유가 되고 아교질에 들어온 A-δ 섬유와 C섬유는 제 Ⅳ, Ⅴ, Ⅵ층에 위치한 고유핵(nucleus proprius)에 영향을 주는데 척수시상로 섬유는 대부분이 자극을 수용하는 제 5층에서 기시하며 제 1통증 또는 빠른 통증에 관계한다. 척수시상로 섬유의 흥분전도속도는 10~30 m/s이다.

척수그물로(SRT) 섬유는 척수시상로 섬유보다 훨씬 많고 고유핵으로부터 흥분을 받는 제 Ⅶ, Ⅷ층의 중간회색질 세포에서 기시하는데 대부분이 제 Ⅶ층에서 기시하고 일부만 제 Ⅷ층에서 기시한다. 척수그물로는 제 2통증 또는 느린 통증에 관계한다(Bowsher, 1978).

척수시상로(STT) 세포의 축삭은 백색질맞교차에서 교차하여 반대쪽 배가쪽섬유단(ventrolateral funiculus, VLF) 내의 가쪽 척수시상로를 타고 상행하여 다리뇌 및 중간뇌의 뒤판을 통하여 상행하여 시상의 가쪽뒤배쪽핵(VPL)에서 끝난다(그림 14-1). 척수시상섬유는 상행 중 숨뇌 그물체(bulbar

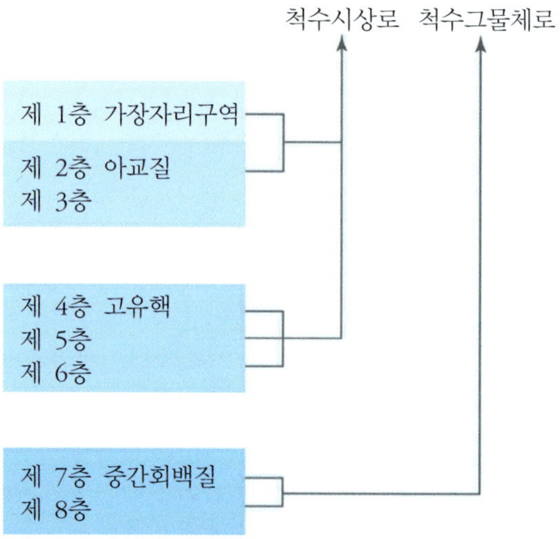

그림 14-3 척수시상로와 척수그물로의 신경섬유 구성의 모식도

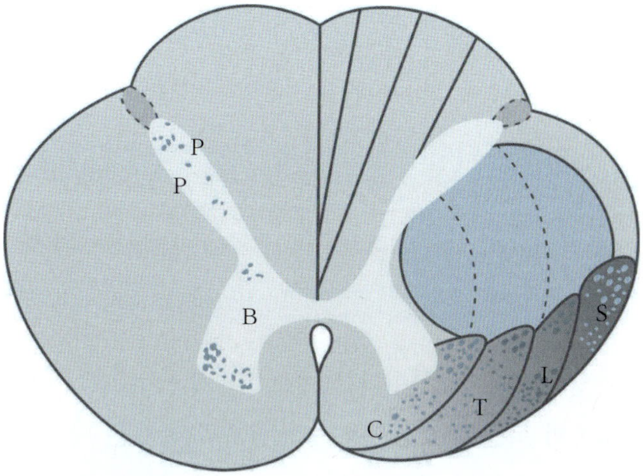

그림 14-4 척수에서의 몸순서배열 통증전달 배열

중간크기의 반점이 통증을 전달하는 경로이고, C는 목척수분절, T는 등척수분절, L은 허리척수분절, S는 엉치척수분절에서 나온 섬유이다.

retinacular)에 정지하거나 옆가지를 내고 있으며 이들 그물핵의 세포들은 시상 가쪽뒤배쪽핵(VPL)이나 섬유판속핵(intralaminar nucleus)이나 정중핵(nucleus of midbrain)에서 정지하고 있다.

제 2차 신경단위 전달의 특성은 엉치척수나 허리척수로부터 오는 섬유는 가쪽에, 등척수나 목척수에서 오는 섬유는 안쪽에 위치하고 있으며 통증전달 섬유는 앞쪽에, 온도 감각 전달 섬유는 뒤쪽에 위치하는 등의 몸순서배열을 띠고 있다(그림 14-4).

2.3. 삼차 신경단위

삼차 신경단위(third order neuron)는 시상의 특수감각핵인 가쪽뒤배쪽핵(VPL)과 안쪽뒤배쪽핵(VPM)에서 시작하여 속섬유막(internal capsule), 대뇌부챗살(corona radiata)을 지나 중심뒤이랑(posterior central gyrus)과 중심곁소엽(paracentral lobule)의 안쪽 대뇌겉질의 1차 몸감각영역(제 3, 1, 2영역)에 몸순서 배열이 뚜렷하게 투사되며, 통증자극은 다시 2차 몸감각영역(제 40, 43영역)으로 전달된다.

시상의 뒤배쪽핵군(VPL, VPM)과 3-1-2영역 및 그 중계 전달로는 질서정연하게 몸순서 배열을 하고 있으며 3-1-2영역에 투사되는 통증의 몸 순서 배열순서는 체부 배열과 역순서로 배열되어있다. 일반적으로 지배되는 체부의 영역이 넓을수록 3-1-2영역에서 표시되는 대뇌겉질 부위도 넓게 차지하고 있다.

3 통증기전의 여러 학설

통증기전에 관해 여러 이론이 대두되어 왔으나 아직 명확한 기전은 밝혀지지 않고 있다. 대표적인 이론은 특이이론, 유형이론, 문조절이론, 중추억제이론 등이다.

3.1. 특이이론

1894년 Max von Frey 등이 주장한 특이이론(specific theory)은 피부에 각종 피부감각을 위하여 특수한 형태로 분화된 4종의 독립된 고유수용기가 있으며 촉각은 마이스너소체, 냉각은 크라우제끝망울, 온각은 루피니소체, 통증은 자유신경종말이 각각 수용기로 작용한다 하였다. von Frey는 유해자극이 가해지면 피부에 넓게 분포한 자유신경종말이 흥분하여 특정한 전달로를 통하여 대뇌의 감각겉질에 전달되어 통증을 인식한다고 하였다(그림 14-5). 그러나 특이이론은 과도한 열과 냉자극, 압력, 화학자극 등 여러 가지 자극이 통증을 유발시키는 현상을 설명하지 못하고 있다.

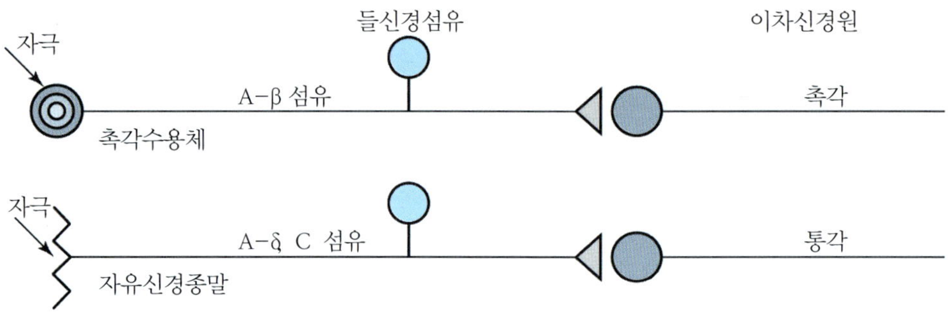

그림 14-5 특이이론의 모형도

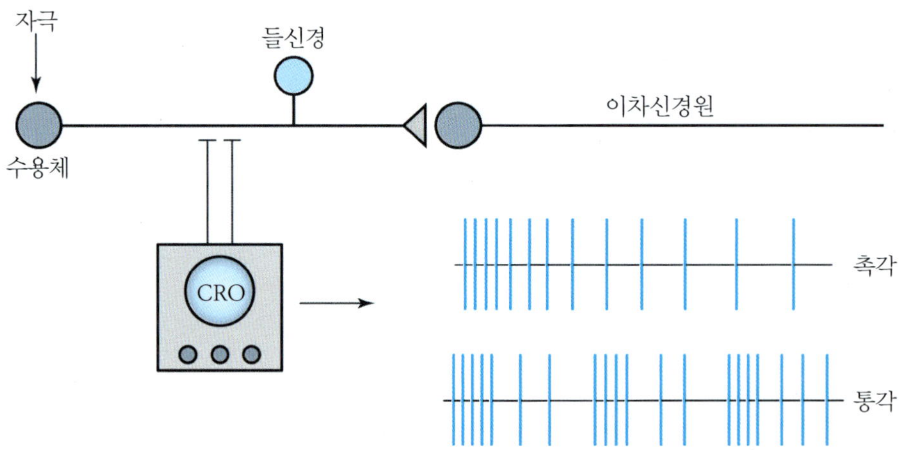

그림 14-6 유형이론의 모형도

3.2. 유형이론

유형이론은 수용기로부터 들신경섬유를 통하여 중추로 전달되는 신호의 시간적 및 공간적 유형(temporal or spatial pattern)에 따라 감각의 종류가 결정된다는 이론이다. 즉, 피부에 있는 촉각, 압각, 온각, 냉각 수용기에 가해지는 자극의 빈도와 강도가 충분히 높으면 통증을 느끼게 된다. 그림 14-6에서와 같이 수용기에 자극을 가하고 음극관으로 활동전위를 관찰한 결과 가벼운 접촉을 했을 때의 활동전위가 비교적 일정하게 발생되나 유해자극을 가했을 때는 돌발적인 활동전위가 나타나 통증을 느끼게 된다.

통증에 관여하는 A-δ 섬유는 말이집신경섬유이며 C 섬유는 민말이집신경섬유로 이들 섬유를 자극할 때 일부에서는 감각 전도에도 민감한 반응이 나타나므로 같은 신경 섬유에서도 여러 종류의 감각을 전도 한다는 유형이론도 전혀 배제하지는 못한다. 위의 두 가지 이론에 대해 논쟁이 계속되어 왔으나 현재는 여러 전기생리학적 연구 결과 유형이론이 우세한 입장에 있다. 그러나 각종 피부 감각을 구별할 수 있는 유형을 구체적으로 제시하지 못하였다.

3.3. 문조절이론

1960년 Matthews가 뒤뿌리전위를 측정함으로써 척수 등쪽뿔 부근의 통증처리에 대한 생리작용의 연구가 시작되었다. 1965년 Melzack과 Wall이 말이집신경섬유와 민말이집신경섬유의 상호작용으로 통증의 경험과 직접 연관된 어떤 추상적 전도세포가 말이집신경섬유의 활동작용을 증대시키는 수용기 뿐 아니라 뒤뿌리를 통해 들어오는 모든 자극의 문지기로 작용할 것이라 하여 문조절이론

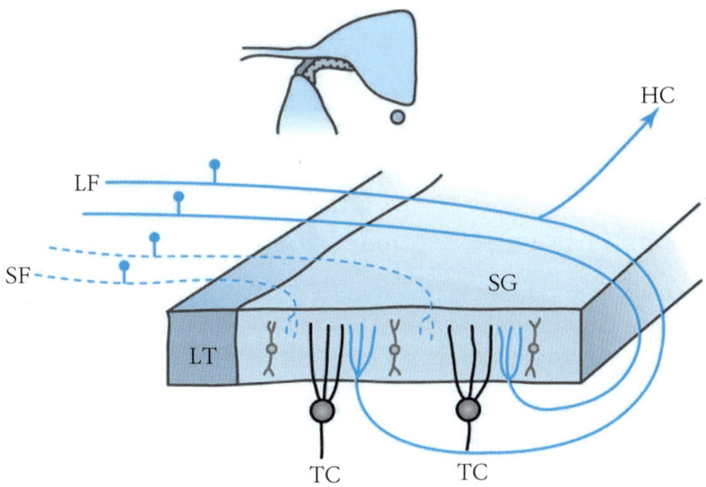

그림 14-7 아교질에서의 큰 신경섬유와 작은 신경섬유의 연접 모식도

큰 신경섬유(LF)의 일부는 가지를 내어 고위중추(HC)로 직접 전달되고, 큰 신경섬유와 작은 신경섬유(SF)가 아교질(SG)에 직접 들어와서 전달세포(TC)에 연접한다. 작은 원은 아교질과 축삭이 뒤가쪽로(LT)에 연결된 것을 표시한다.

(gate control theory)을 발표하였다.

말초감각신경은 통증을 전달하는 A-δ 및 C 섬유와 기계자극과 관련이 있는 A-β 섬유로 구분한다. 큰 A-β 섬유와 작은 A-δ 및 C 섬유들은 척수 뒤뿌리의 가쪽가지로서 척수 등쪽뿔로 들어가 아교질(SG) 안에 신경종말을 두고 있으며 아교질은 척수 전장에 걸쳐 뒤뿌리에 위치하는 골지 II형의 작은 신경세포 집단으로 구성되어 척수 횡단면에 수직 방향으로 배열하고 서로 다른 높이에 있는 아교질세포들은 인접해 있는 뒤가쪽로를 통해 서로 기능적 연결을 유지하고 있다(그림 14-7).

큰 신경섬유(A-β)와 작은 신경섬유(A-δ, C)는 일차적으로 아교질 안으로 들어가 신경종말을 이루고 통증전달의 2차 신경단위인 고유핵의 큰 세포들도 그 가지돌기를 아교질내로 보내고 있어 아교질내에서 연접전달이 유발된다. 큰 신경섬유의 일부는 아교질에 들어오기 전에 옆가지를 내어 척수 등쪽기둥(dorsal column)을 통해 직접 고위중추로 올라간다. 뒤가쪽로(LT)는 아교질의 고유척수로(propriospinal tract)로 서로 다른 높이에 있는 아교질 세포들은 뒤가쪽로를 통하여 서로 연결된다.

아교질 세포들은 통증 섬유의 종말을 연접하기에 앞서 탈분극시켜 신호가 전달세포(transmission cell, TC)로 전달되는 과정을 억제 시키는 작용을 가진다. 즉, 아교질의 기능은 연접전조절하여 연접전달을 억제한다고 본다.

작은 A-δ와 C 신경섬유를 통하여 들어오는 입력은 아교질 세포의 기능을 억제하고 큰 A-β 신경섬유를 통하여 들어오는 입력은 아교질 세포의 기능을 항진 시킨다. 따라서 작은 신경섬유의 입력에 의해서 전달세포의 흥분이 서서히 증가하게 되나 큰 신경섬유를 통한 입력은 전달세포의 흥분이 순간적으로 야기되지만 빠르게 소실된다.

피부가 외부로부터 자극을 받지 않은 상태에서도 척수 등쪽뿔을 향해서 일정한 신호가 계속 들어오는 것으로 보이는데 이러한 진행활동(ongoing activity)은 주로 작은 민말이집신경섬유를 통하여 일어나는 것으로 믿어지고 따라서 C 신경섬유는 관문을 열어 주는 작용을 한다.

반면 피부에 일정한 자극이 가해지면 수용기가 흥분되며 흥분된 섬유수가 증가하여 자극 없이도 흥분되는 작은 신경섬유와 말이집신경섬유들이 동원되어 흥분하게 되고 이때 전달세포를 신속하게 흥분시키나 한편으로는 관문을 닫는 방향으로 작용하게 되므로 전달세포의 흥분은 곧 소실된다.

이때 자극 강도가 증가된다면 관여되는 수용기나 섬유들도 더욱 증가될 것이고 큰 신경섬유와 작은 신경섬유들은 서로 상반적으로 작용하게 될 것이나 전달세포의 흥분은 점진적으로 증가 할 것이다. 왜냐하면 자극이 계속될 때 큰 신경섬유는 적응현상을 일으켜 반응하지 않게 되나 작은 신경섬유는 적응이 느리므로 작용이 상반적으로 증가하게 되고 관문은 더욱 열려 전달세포의 흥분은 증가하게 될 것이다. 실험적으로 큰 신경섬유의 적응현상을 방지하고 그 작용을 증가시킬 목적으로 피부의 진동 및 소양감과 같은 기계적 자극을 가하면 전달세포의 흥분은 다시 감소된다. 그러므로 통증의 전달은 큰 신경섬유와 작은 신경섬유간의 균형여하에 따라 관문의 개폐에 의해 결정된다고 할 수 있다(그림 14-8).

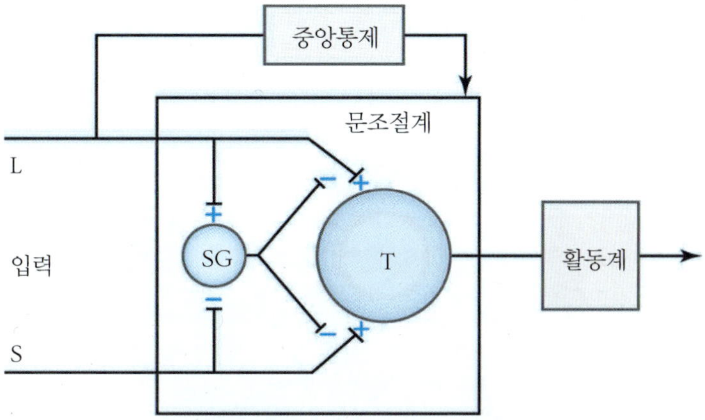

그림 14-8 문조절이론의 모식도

큰 신경섬유(L)와 작은 신경섬유(S)를 통해 아교질(SG) 안에 들어온 통증은 전달세포(T)에 투사된다. 작은 A-δ와 C 신경섬유를 통해서 들어온 입력은 아교질의 기능을 억제(-)하여 관문을 열어 주는 작용을 하고, 큰 A-β신경섬유를 통하여 들어온 입력은 아교질 세포의 기능을 항진시켜(+) 전달세포의 기능을 억제하기 때문에 관문이 닫혀 통증의 전달이 차단된다.

큰 신경섬유(L)와 작은 신경섬유(S)를 통해 아교질(SG) 안에 들어온 통증은 전달세포(T)에 투사된다. 작은 A-δ와 C신경섬유를 통해서 들어온 입력은 아교질의 기능을 억제(-)하여 관문을 열어 주는 작용을 하고, 큰 A-β 신경섬유를 통하여 들어온 입력은 아교질 세포의 기능을 항진시켜(+) 전달세포의 기능을 억제하기 때문에 관문이 닫혀 통증의 전달이 차단된다.

3.4. 통증조절기전

A-δ 및 C 섬유를 통해서 척수 등쪽뿔에 들어온 유해자극은 통증전달계(pain transmission system)를 활성화시켜 통증을 전달한다. 통증전달계의 활성은 음성되먹이기전을 형성하여 통증조절계(pain modulation system)를 활성화시킨다.

유해자극이 있을 때 엔도르핀매개진통계(endorphin-mediated analgesia system, EMAS)와 비엔도르핀매개진통계(nonendorphin-mediated analgesia system, NEMAS)가 활성화된다. 대뇌겉질과 시상하부로부터 구심흥분을 받은 중간뇌의 수도관주위회색질(periaqueductal grey, PAG)은 이를 입쪽배안쪽숨뇌(rostral ventromedial medulla, RVM)에 투사한다. 숨뇌수준에서는 큰솔기핵(nucleus raphe magnus, NRM)과 그 주위의 거대세포그물핵(nucleus reticularis gigantocellularis, NGC)이 뇌수도관주위회색질로부터 온 흥분을 받아 뒤가쪽다발(dorsolateral funiculus, DLF)을 통해서 원심흥분을 척수 등쪽뿔로 보낸다. 부가적으로 숨뇌척수경로(bulbospinal pathways)를 통해 거대세포옆그물핵(nucleus paragigantocellularis, NPG)과 비아드레날린작동세포(nonadrenergic medullary cell group, NE)들도 원심흥분을 뒤가쪽다발(DLF)을 통해서 척수 등쪽뿔으로 보낸다. 척수 등쪽뿔의 제 I, Ⅱ, Ⅴ층에서 내재 아편유사제와 세로토닌을 함유한 억제 사이신경세포들이 활성화되어 통증을 억제한다(그림 14-9, 10).

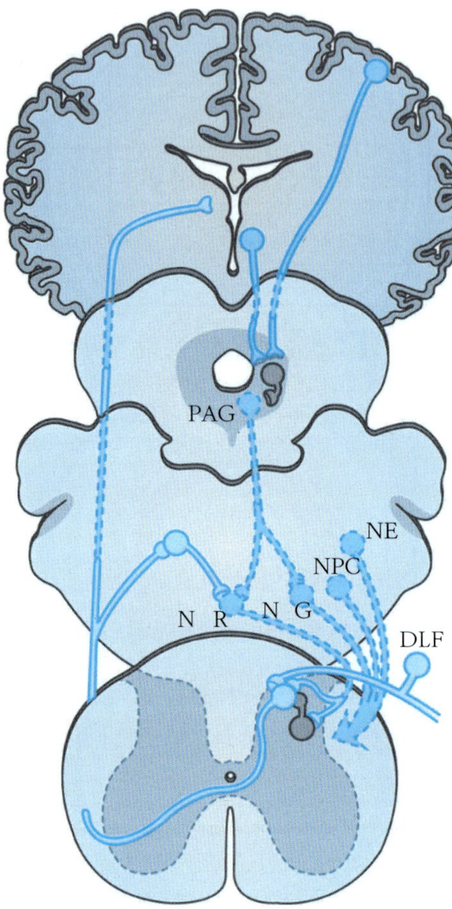

그림 14-9 통증조절계의 얼개

큰솔기핵 등에서 척수로 내려가는 흥분이 뒤가쪽다발(DLF)을 통해 척수 등쪽뿔에서 통증정보처리를 억제한다. 진한 부분은 엔도르핀을 함유한 세포들이다.(PAG ; 중간뇌 수도관주위회색질, NRM ; 큰솔기핵, NGC ; 큰세포그물핵, NPC ; 거대세포옆그물핵, NE ; 비아드레날린 작동세포, DLF ; 뒤가쪽다발).

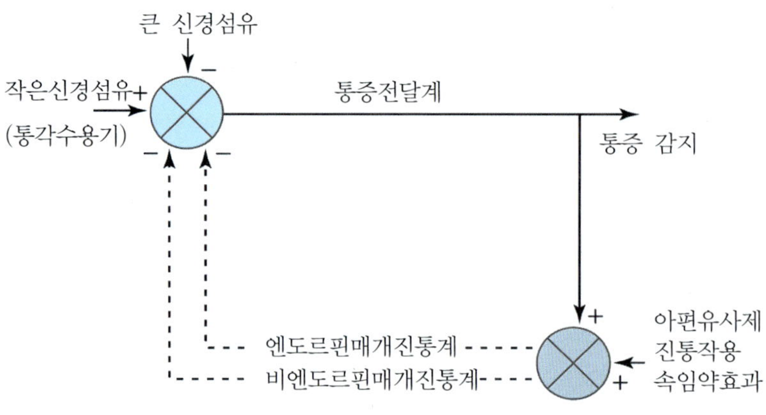

그림 14-10 통증전달 및 통증조절의 모식도

큰솔기핵 등에서 척수로 내려가는 흥분이 뒤가쪽다발(DLF)을 통해 척수 등쪽뿔에서 통증정보처리를 억제한다. 진한 부분은 엔도르핀을 함유한 세포들이다.

1) 자극유발진통작용(stimulation produced analgesis, SPA)

뇌국소부위의 전기자극으로 통증 억제가 나타나며 이를 자극유발진통작용(SPA)이라 한다. 자극유발진통작용이 유발되는 뇌의 국소부위는 표 14-2와 같다. 자극유발진통작용의 특징은 자극기간 및 자극강도에 따라 자극 후에도 진통효과가 지속되고 진통효과는 천천히 또는 빠르게 유도되며 자극부위와 진통부위 사이에 국소 순위적 변화가 없으며 다른 감각, 운동, 감정, 동기 등에 영향을 받지 않는다. 자극 유발진통작용을 일으키는 부위와 엔도르핀 및 세로토닌 작용부위가 상당히 겹치고 있고 진통작용이 날록손 등에 의해 반전이 일어나고 있어 자극유발진통작용은 내재 통증조절기전과 밀접한 관계를 이루고 있다.

표 14-2. 자극유발진통작용이 유발되는 뇌의 국소부위
중간뇌의 수도관주위회색질(periaqueductal grey, PAG)
정중선 근처의 큰솔기핵(nucleus raphe magnus, NRM)
회백질 복측부의 등쪽솔기(dorsal raphe)
거대세포그물핵(nucleus reticularis gigantocellularis, NGC)
소뇌(cerebellum)
시상의 뒤배쪽핵(ventral posterolateral, medial nucleus, VPL, VPM)
가쪽 시상하부(lateral hypothalamus)
등쪽안쪽 시상(dorsomedial thalamus)
뒤쪽 시상하부(posterior hypothalamus)
꼬리핵(cauda nucleus)
사이막(septum)
배쪽 뒤판(ventral tegmentum)
뇌실주위회색질(periventricular gray, PVG)
제 3뇌실 뒤

표 14-3. 뇌하수체, 부신, 신경조직에서 동정된 주 아편유사제 펩티드와 아미노산수

전구물질	펩티드	아미노산수
Proopiomelanocortin	β-endorphin	31
	γ-endorphin	17
Proenkephalin	Leucine-enkephalin	5
	Methionine-enkephalin	5
	Met-enkephalin-Arg6Phe7	7
Proenkephalin B	Dynorphin	17
	α-neoendorphin	10
	Rimorphin	13

표 14-4. 엔도르핀의 진통작용과 해부학적 관계

해부학적 부위	엔도르핀*	아편유사제 수용기	자극에 의한 진통작용	날록손에 의한 진통작용 반전
편도체	+	+	+	?
사이뇌 뇌실주의	+	+	+	?
뇌수도관주위회색질	+	+	+	+
큰솔기핵	+	0	+	+
큰세포그물핵	+	0	+	+
척수 등쪽뿔	+	+	0	+

* 베타 엔도르핀, 엔케팔린, 디놀핀, 알파 네오엔도르핀
+ = 출현, 0 = 없거나 낮음, ? = 정확히 모름.

2) 엔도르핀(endorphins)

엔도르핀은 메티오닌 엔케팔린, 류신 엔케팔린, 알파 엔도르핀, 베타 엔도르핀, 감마 엔도르핀의 다섯 종류가 제시되고 있다. 최근에는 디놀핀, 알파 네오엔도르핀, 리몰핀 등 새로운 물질이 밝혀지고 있으며 이들은 세 가지의 전구물질에서 유래한다(표 14-3).

통증이 있을 때 엔도르핀이 뇌에 분포한 아편유사제 수용기에 결합하여 통증을 억제하는데 엔도르핀류의 분포와 아편유사제 수용기부위가 일치하지 않는 경우도 있어(표 14-4) 엔도르핀은 진통작용 이외에도 신경전달물질이나 호르몬의 기능을 동시에 가지는 것으로 본다.

(1) 베타 엔도르핀(β-endorphin)

베타 엔도르핀은 31개의 아미노산고리를 가진 펩티드로 뇌하수체 전엽과 중엽 특히 중엽에서 분비하는 프로오피오멜라노코르틴(POMC)을 전구물질로 하는 베타 리포트로핀에서 부신피질자극 호르몬(ACTH)과 함께 유래한다. 베타 엔도르핀 함유 신경원의 분포는 엔케팔린에 비하여 수가 적고 부위가 제한적이지만 진통작용은 매우 강하다. 베타 엔도르핀은 뇌수도관의 사이신경세포, 가장자리계통(limbic system), 시상하부-뇌하수체축, 편도 등 뇌의 특정부위에 분포하며 μ-수용기와 결합해서 강한 진통작용을 나타내고 날록손에 현저하게 반전된다.

베타 엔도르핀은 짧은 통증 및 스트레스, 분만, 특정한 약물투여, 운동, 마사지, 침자극, 전기자극 등의 여러 가지의 자극이 가해지면 방출되어 통증을 조절하고, 반복적인 스트레스 및 통증, 모르핀 및 알코올의 장기 복용 때에는 농도가 감소한다.

베타 엔도르핀은 내재 아편유사제 중 진통작용이 가장 강하고 오래 작용한다. 베타 엔도르핀의 특징은 진통작용이 느리게 나타나나 진통작용이 강하고 반감기가 4시간 정도이며 진통지속시간이 길다(표 14-5).

(2) 엔케팔린(enkephaline)

엔케팔린은 프로엔케팔린에서 유래하고 메티오닌 엔케팔린과 류신 엔케팔린의 두 종류가 있으며

표 14-5. 베타엔도르핀과 엔케팔린의 특성

특 성	베타 엔도르핀	엔케팔린
구조	31개 아미노산고리	5개 아미노산고리
반감기	4시간	2분
분해시간	느리다	빠르다
진통유발	느리다	빠르다
진통작용	강하다	약하다
기능	호르몬	신경전달물질
수용기	μ κ δ ε-수용기	δ > μ-수용기
분포부위 및 양(단위 pmol/g)		
시상하부(hypothalamus)	75	200
뇌수도관주위회색질(PAG)	35	200
흑색질(substantia nigra)	10	1,200
편도(amygdala)	5	100
꼬리핵(caudate nucleus)	< 5	1,600
해마(hippocampus)	< 5	< 50
이마엽 겉질(frontal cortex)	< 5	< 50
소뇌(cerebellum)	< 5	< 50

생체내 엔케팔린은 대부분이 메티오닌 엔케팔린이다. 엔케팔린 함유 신경원의 분포는 수가 많고 부위가 광범위하지만 진통작용은 베타 엔도르핀보다 약하다. 엔케팔린은 척수 등쪽뿔 제 Ⅰ, Ⅱ, Ⅴ층, 중간뇌 뇌수도관주위회색질, 큰솔기핵, 등쪽안쪽 시상, 숨뇌의 미주신경핵, 뇌실주변, 삼차신경척수핵, 바닥핵, 바깥 그물핵, 뇌척수핵 등에 다량 분포하고 있으며, μ-수용기와도 결합하지만 특히 δ-수용기와 결합해서 진통작용을 나타내고 날록손 반전은 현저하지 않다.

엔케팔린의 특징은 진통작용이 빠르게 나타나나 반감기가 2분정도여서 진통지속시간이 짧다. 엔케팔린은 신경의 세포체에는 존재하지 않고 축삭과 신경종말부위에 존재하며 연접막 표면에 결합하고 있고, 생체 내 분포가 아편유사제 수용기의 분포와 일치하지 않는 부위도 있어 진통 효과 외에 내분비 기능에도 관련이 있는 일종의 신경전달물질이나 신경조절물질로 보고 있다.

3) 세로토닌(serotonin)

세로토닌(5-hydroxy-tryptamine, 5HT)은 뇌줄기의 중앙선에 위치한 큰솔기핵(NRM)과 그 주위의 거대세포그물핵(NGC) 등에서 주로 생성된다. 통증자극이 있을 때 세로토닌을 함유한 세포들이 자극되어 세로토닌이 증가하면 내재진통계를 활성화시키는 음성되먹이기전을 형성하여 통증을 억제한다. 세로토닌 길항제인 메티세르지드(methysergide)를 척수에 주입하면 뇌수도관주위회색질에 모르핀을 주입하여 유발된 진통작용이 반전되고, 뇌척수액의 세로토닌 함량이 저하될 때 통증이 심하게 나타남을 보아 세로토닌이 통증억제와 관련이 있음을 알 수 있다.

4 경피신경전기자극

경피신경전기자극은 전류를 이용하여 피부의 말초감각신경을 자극하여 다양한 원인으로 초래되는 통증을 치료하는 방법이다.

1967년 Shealy 등이 척수등쪽기둥자극기(dorsal column stimulator)를 개발하여 체내에 수술 매입을 하는 방법으로 통증을 치료하기 위한 임상 적용에 앞서 선발시험기구를 개발 체내에 삽입하지 않고 시험적으로 경피자극을 가한 결과 통증제거효과가 큰 것을 알고 척수등쪽기둥자극기보다 오히려 조직손상이 없는 경피신경전기자극기를 적극적으로 사용하게 되어 오늘날 통증조절 목적으로 경피신경전기자극(transcutaneous electrical nerve stimulation, TENS)이 널리 이용되고 있다.

4.1. 경피신경전기자극의 유형

경피신경전기자극은 전통적으로 사용하던 고빈도-저강도 경피신경전기자극(conventional TENS, HiF-LoI, C-TENS)을 비롯하여 침치료와 비슷한 저빈도-고강도 경피신경전기자극(acupuncture-like TENS, LoF-HiI, A-TENS), 고빈도-고강도 경피신경전기자극(brief intense TENS, HiF-HiI, BI-TENS), 돌발 경피신경전기자극(burst TENS, B-TENS), 변조 경피신경전기자극(modulation TENS, M-TENS), 과다자극 경피신경전기자극(hyperstimulation TENS, LoF-HiI, H-TENS)의 유형이 있으며 특성은 표 14-6 및 그림 14-11과 같다.

4.2. 경피신경전기자극의 이론적 배경

경피신경전기자극의 유형에 따라 진통기전이 제시되고 있다(표 14-7).

1) 문조절이론(gate control theory)

작은 신경섬유 (S), 즉 A-δ및 C섬유를 통해 유해자극이 들어오면 억제사이신경세포(I)가 차단되어서 투사신경섬유 (P)인 척수시상로를 통해 시상을 거쳐 뇌에 전달된다. 고빈도-저강도로 감각신경을 전기자극하면 큰 신경섬유 (L), 즉 A-β 섬유를 통해 비유해자극이 들어와 억제사이신경세포(I)인 섬 세포가 활성화되고 유해자극과 경쟁하여 부분적 또는 완전히 통각의 상행전달을 시냅스전에 차단한다(그림 14-12).

표 14-6. 경피신경전기자극의 유형별 특징과 생리학적 특성

특 성	고빈도-저강도 탠스	저빈도-고강도 탠스	고빈도-고강도 탠스	돌발 탠스	변조 탠스	과다자극 탠스
	C-TENS	A-TENS	BI-TENS	B-TENS	M-TENS	H-TENS
맥동빈도	75~125 pps	1~4pps (〉10 pps)	100~150 pps	70~100 pps 7 bps	100-90-100 -90 pps	1~4pps (〉10 pps)
맥동기간	40~75 μs	150~250 μs	150~250 μs	100~200 μs	150-135-150 -135 μs	250 μs~10 ms
자극강도	저강도(감각수준)	고강도(운동수준)	고강도 (운동수준)	저강도(감각수준) 고강도(운동수준)	저강도(감각수준)	고강도(통증수준)
자극시간	30~60분, 〈24시간	20~30분, 〈60분	〈15분	20~30분, 〈60분	30~60분, 〈24시간	30~60 s/point
자극섬유	A-β 섬유	A-α, A-δ, C 섬유	A-α, A-δ, C 섬유	A-α, A-δ, C 섬유	A-β 섬유	A-α 섬유
진통유발	빠르다 10~20분	느리다 20~30분에서 1시간	빠르다 5~15분	중간	빠르다 5~10분	빠르다 5~15분
진통지속기간	짧다 20~30분에서 2시간	길다 2~6시간	짧다	중간	짧다 20~30분	길다
순응현상	있다	거의 없다	있다	거의 없다	없거나 거의 없다	거의 없다
권장	급성통증	만성통증 심부통증	급성통증	저강도: 급성통증, 표면통증 고강도: 만성통증, 심부통증	급성통증 만성통증	만성통증 심부통증
엔도르핀분비	없다	있다		있다	없다	있다
날록손반전	없다	있다	있다*	있다	없다	있다
기전	문조절이론 반자극효과 겉질억제	엔도르핀이론 (베타 엔도르핀)	양극전도차단 반자극효과 겉질억제	엔도르핀이론 겉질억제	문조절이론	엔도르핀이론 (베타 엔도르핀, 엔케팔린)
채널선택	단일, 이중	단일, 이중	단일, 이중	단일, 이중	단일, 이중	단일, 이중
전극배치	일측배치 양측배치 선로배치 교차배치 V자배치	일측배치 양측배치 선로배치	일측배치 양측배치 선로배치 교차배치	일측배치 양측배치 선로배치 교차배치 V자배치	일측배치 양측배치 선로배치	일측배치 양측배치 선로배치
이차전극배치	반대배치 목뼈 상부 횡두개	반대배치 무관부위	반대배치 무관부위	반대배치 무관부위	반대배치 무관부위	반대배치 무관부위
최적자극부위	통증부위 척수분절	근육분절 원격부위 경혈	통증근위 부위 통증부주위 통증부위교차	통증부위 근육분절 원격부위	통증부위 척수분절	근육분절 원격부위 경혈

* 세로토닌 길항제인 parachlophenylalanine(PCPA)에 진통작용이 반전된다.

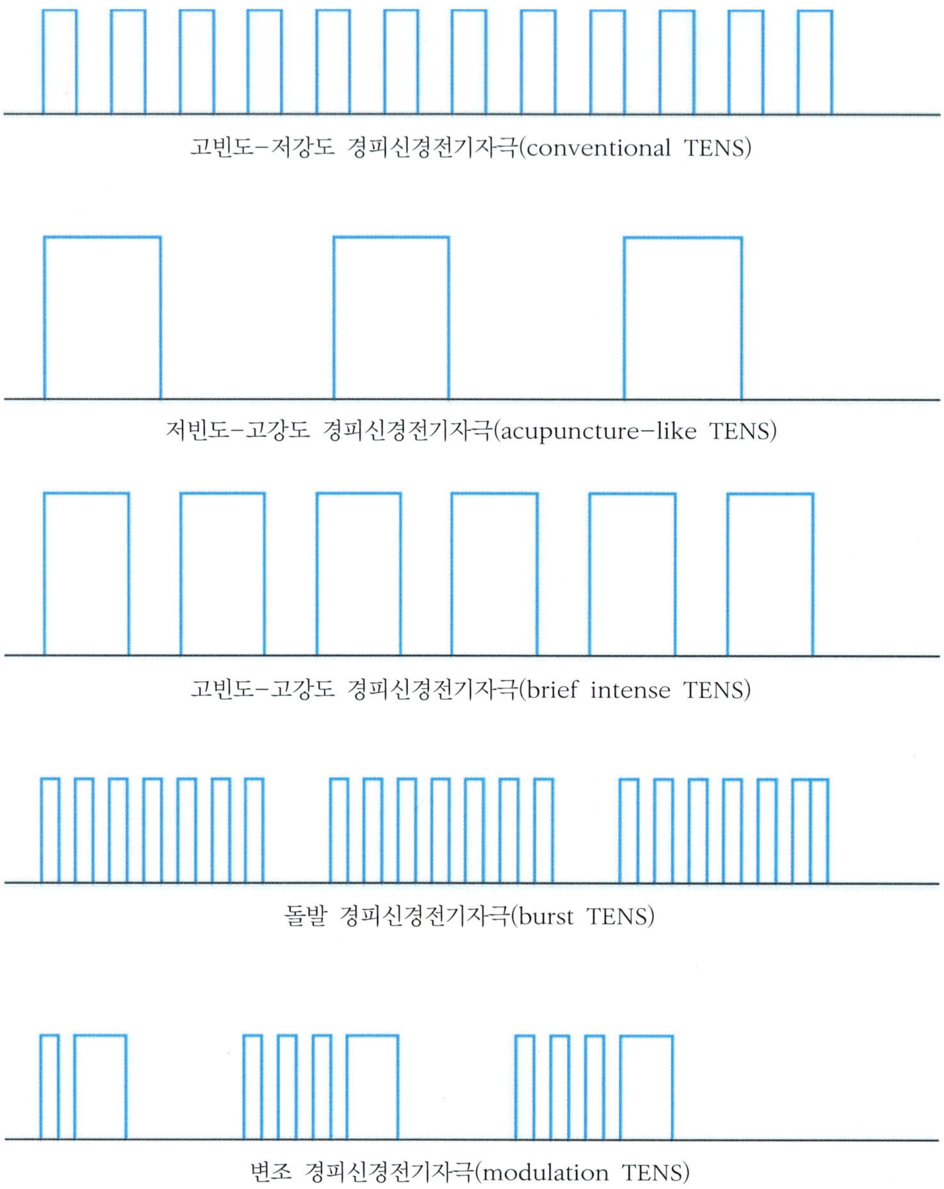

그림 14-11 경피신경전기자극의 유형별 특징

표 14-7. 경피신경전기자극의 유형에 따른 진통기전

기 전	경피신경전기자극 유형
문조절이론	고빈도-저강도 경피신경전기자극(C-TENS)
	변조 경피신경전기자극(M-TENS)
엔도르핀이론	저빈도-고강도 경피신경전기자극(A-TENS)
	돌발 경피신경전기자극(B-TENS)
	과다자극 경피신경전기자극(H-TENS)
반자극효과	고빈도-저강도 경피신경전기자극(C-TENS)
	고빈도-고강도 경피신경전기자극(BI-TENS)
양극전도차단	고빈도-고강도 경피신경전기자극(BI-TENS)
겉질억제	고빈도-저강도 경피신경전기자극(C-TENS)
	고빈도-고강도 경피신경전기자극(BI-TENS)
	돌발 경피신경전기자극(B-TENS)
시상통증부호 변화	고빈도-고강도 경피신경전기자극(BI-TENS)
	돌발 경피신경전기자극(B-TENS)

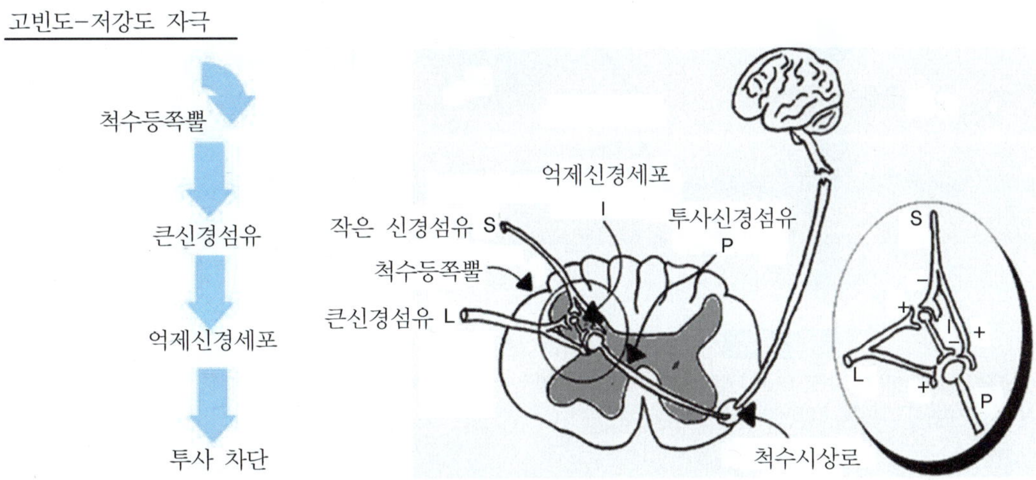

그림 14-12 문조절이론의 모식도

2) 엔도르핀이론(endorphins theory)

유해자극과 유사한 강한 전기자극을 하면 분절 운동신경세포의 구심 굴곡반사가 억제되고 자극이 상행하여 거대세포그물핵(NGC)이 활성화되어 통증조절의 주요한 중계망 역할을 하는 수도관주위회색질(PAG)과 시상하부를 활성화시킨다. 시상하부의 활성은 뇌하수체에서 엔도르핀의 분비를 촉진시킨다. 전기자극으로 수도관주위회색질이 활성화되면 엔케팔린, 엔도르핀을 분비하고 큰솔기핵(NRM)을 활성화시킨다. 큰솔기핵은 뒤가쪽다발(DLF)을 통해서 등쪽뿔의 제 I, Ⅱ, Ⅴ층의 엔케팔린, 베타엔도르핀 등 내재 아편유사제와 세로토닌을 함유한 억제사이신경세포를 활성화시켜 통증을 하행조절

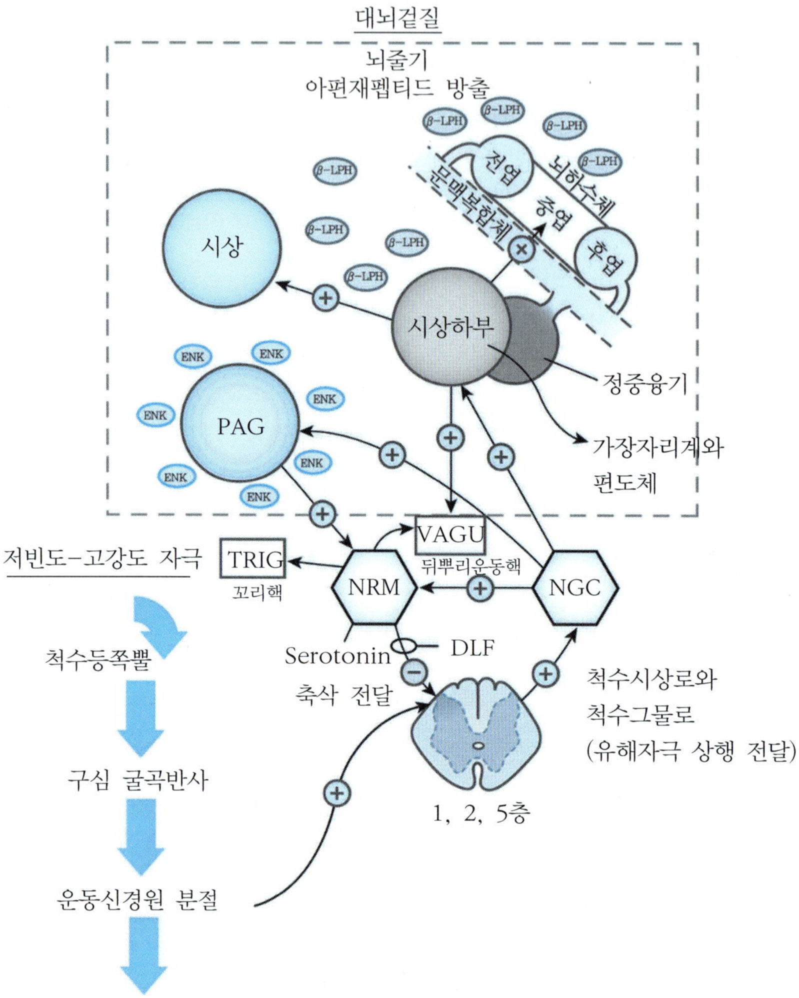

그림 14-13 엔도르핀에 의한 진통작용기전의 모식도
(β-LPH ; 베타 리포트로핀, ENK ; 엔케팔린, PAG ; 중간뇌 수도관주위회색질, NRM ; 큰솔기핵, NGC ; 거대세포그물핵, DLF ; 뒤가쪽다발).

한다(그림 14-13).

3) 양극전도차단이론(anodal block)

반복적 고빈도-고강도 전기자극에 따른 말초신경의 전도속도 감소, 전류의 양극효과에 의한 신경 흥분성 감소와 자극문턱값 증가에 의해 A-δ 및 C 섬유의 구심전도를 일시적으로 차단시켜 진통작용을 일으킨다. 또한 근육의 강축에 따라 혈관이 막혀 신경의 일시적인 허혈현상으로 영양결핍이 일어나 통증전달이 차단된다(그림 14-14).

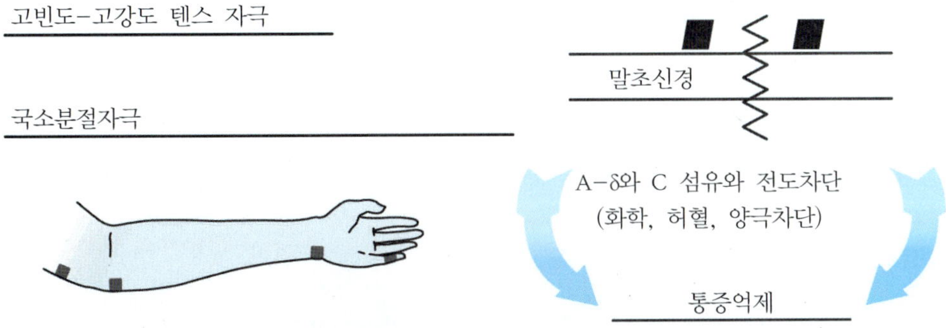

그림 14-14 양극전도차단의 모식도

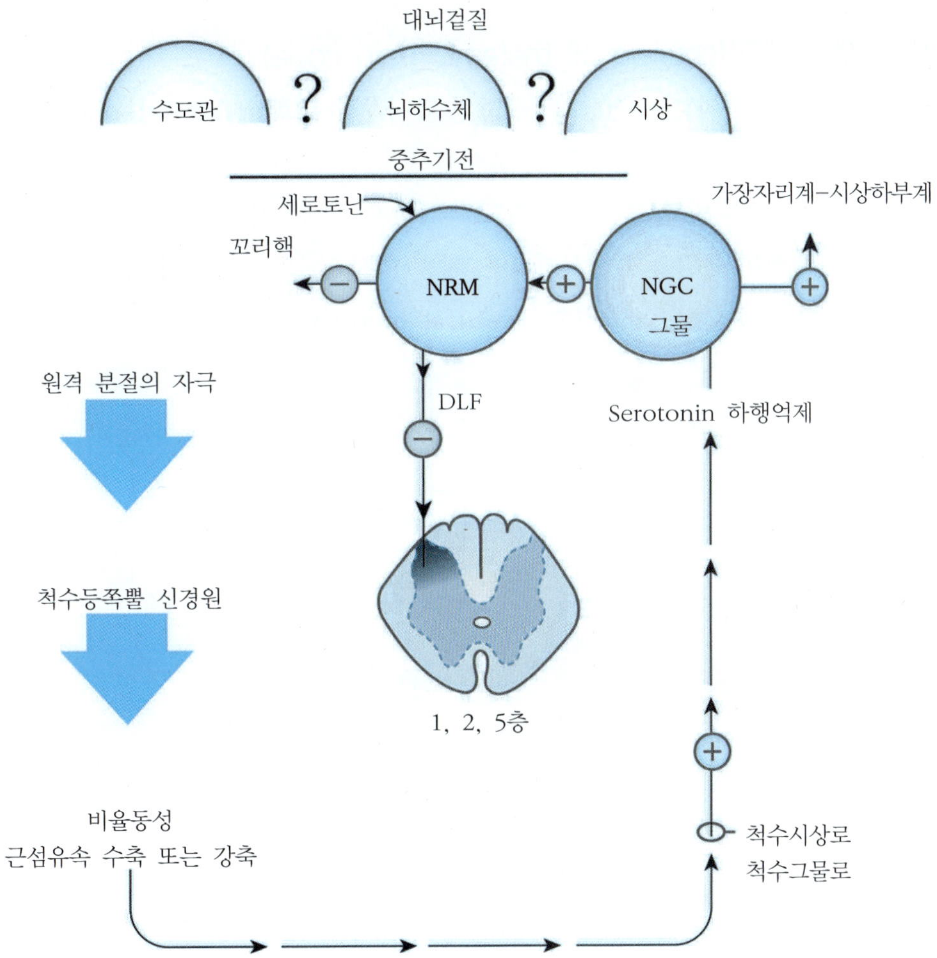

그림 14-15 광범위유해억제조절의 모식도(NRM; 큰솔기핵, NGC; 거대세포그물핵, DLF; 뒤가쪽다발)

4) 광범위유해억제조절(diffuse noxious inhibitory control, DNIC)

척수시상로와 척수그물로가 시작하는 부위에 가까운 회색질에 척수 등쪽기둥신경세포군이 있으며 이를 광범위유해억제조절부위라 한다. 이 신경원은 말초유해자극에 의해서 강하게 억제되며 이를 광범위유해억제조절이라고 한다. 광범위유해억제조절부위는 유해자극뿐만 아니라 비유해자극, 고유수용성자극에 반응한다.

원격 말초부위에서 강한 강도로 전기자극을 하면 자극이 척수시상로와 척수그물로를 따라 상행하여 그물체에서 거대세포그물핵(NGC)을 활성화시킨다. 거대세포그물핵은 뇌줄기의 솔기핵(NRM)을 활성화시켜 세로토닌(5 HT)을 분비하여 광범위유해억제조절(DNIC)의 활성을 감소시켜 통증을 하행 억제한다(그림 14-15).

5) 시상통증부호 변화(change of thalamic pain code)

시상통증부호 변화는 전기자극이 시상신경세포의 가시간격 부호(spike-interval code)를 변화시켜 통증을 조절한다는 이론이다. 뇌수도관주위회색질주위(PAG)에서 자발적으로 4~12/s의 가시전위가 발생된다. 자발 가시전위 빈도보다 낮은 빈도로 전기자극하면 제 2 몸감각영역(S II) 신경세포의 자연 발사가 약간 증가하여 통증을 유발시키지만, 자발 가시전위의 빈도보다 높은 20, 50, 70 pps의 빈도로 자극하면 시상의 중심정중다발결핵군(central median parafascular nucleus, CMPF) 및

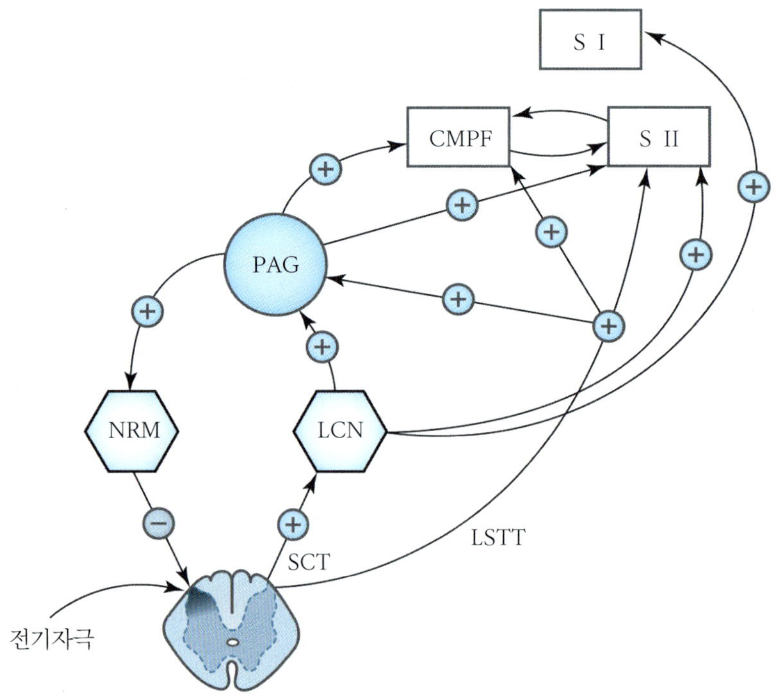

그림 14-16 시상통증부호 변화에 의한 진통기전의 모식도

(PAG ; 중간뇌 수도관주위회색질, NRM ; 큰솔기핵, SCT ; 척수경수로, LSTT ; 가쪽 척수시상로, LCN ; 가쪽 경수핵, CMPF ; 중심정중다발결핵군, S I ; 제 1 몸감각부위, S II ; 제 2 몸성감각부위).

제 2 몸감각영역 신경세포가 현저하게 흥분하여 진통작용이 일어난다. 즉, 뇌수도관주위회색질주위(PAG) 신경세포의 발사빈도를 인위적인 전기자극으로 증가시켜 제 2 몸감각영역 신경원의 가시간격 부호를 단절시켜 진통작용을 일으킨다(그림 14-16).

시상통증부호 변화는 돌발 경피신경전기자극에서 잘 일어나며 머리, 볼, 목을 자극하거나 통증 부위를 자극하는 것이 효과적이다. 다른 방법으로 진통효과를 얻지 못했을 때 횡두개배치 또는 제 2경추 부위 양측 자극을 권장한다.

4.3. 경피신경전기자극기의 특성

경피신경전기자극기는 맥동전류, 시간변조교류전류, 진폭변조교류전류, 변형된 직류전류를 사용한다. 파형, 맥동빈도, 맥동기간, 자극강도 등이 다양하게 나와 있다(표 14-8).

1) 파형(waveform)

경피신경전기자극에 사용하는 파형은 그림 14-17과 같다.

표 14-8. 경피신경전기자극기의 변수

변수(parameters)	범 위
전류(current)	맥동전류(PC), 시간변조교류전류, 진폭변조교류전류
파형(waveform)	단상 직사각형, 비대칭 및 대칭 이상 직사각형, 변형 가시파, 단상 직사각형 고빈도파, 정현파
맥동빈도(pulse rate)	1~200 pps
위상기간(phase duration)	10~600 μs
실효값전류(RMS_A)	1~100 mA
변조방식(modulation mode)	맥동빈도, 맥동기간, 진폭

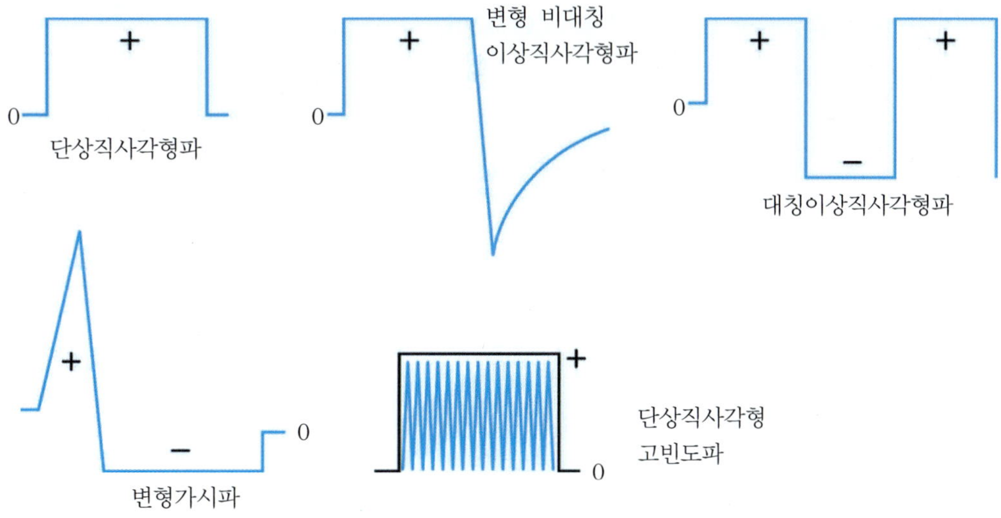

그림 14-17 경피신경전기자극치료기에 사용하는 파형

2) 전극(electrode)

전극은 크기와 형태가 다양하다. 재료에 따라 패드전극, 탄소실리콘전극, 일회용 종이전극, 자가접착전극 등이 있으나 탄소실리콘전극과 자가접착전극이 많이 사용되고 있다. 전극의 모양은 원형, 정사각형, 직사각형, 바나나형 등이 있고 크기는 매우 다양하기 때문에 치료부위의 특성에 알맞은 전극을 선택하여 사용한다.

3) 채널형태(channel)

채널형태는 단일채널(single channel), 이중채널(double channel), 다채널(multi-channel) 등으로 다양하다.

4) 전원(electric source)

전원은 건전지용 및 일반 전기용이 있으나 대개는 건전지용을 많이 사용한다.

5 전극의 위치 및 배치방법

5.1. 채널의 선택

1) 단일채널 배치법(single channel placement)

단일채널 배치법은 1개의 채널에서 나오는 2개의 전극을 배치하는 방법이다.

2) 이중채널 배치법(dual channel placement)

이중채널 배치법은 2개의 채널에서 나오는 4개의 전극을 배치하는 방법으로 일반적으로 널리 사용된다.

3) 다채널 배치법(multi-channel placement)

다중채널 배치법은 3개 이상의 채널에서 나오는 6개 이상의 전극을 배치하는 방법이다.

5.2. 전극배치방법

1) 일측 배치법(unilateral placement)

일측 배치법은 통증이 있는 쪽에만 전극을 배치하는 방법이다. 예를 들면 왼쪽 팔에 통증이 있을

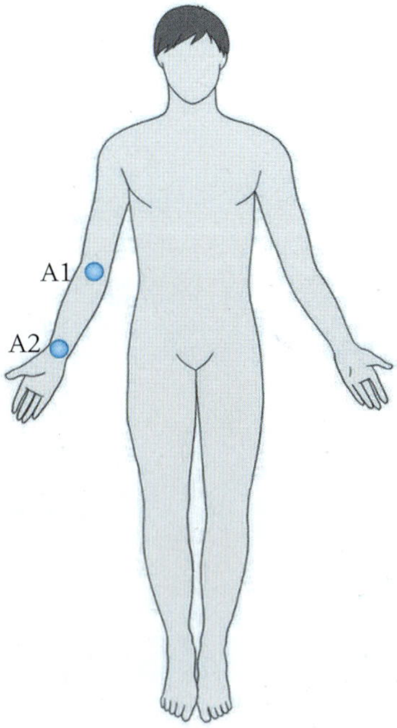

그림 14-18 일측 배치법

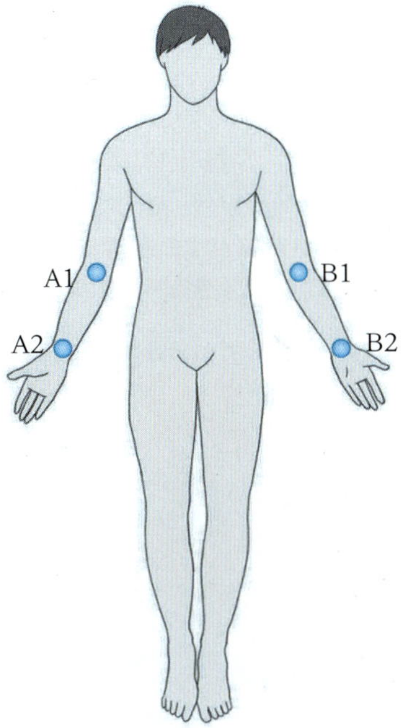

그림 14-19 양측 배치법

때 왼쪽 팔에 전극을 배치한다(그림 14-18).

2) 양측 배치법(bilateral placement)

양측 배치법은 통증이 있는 쪽과 반대쪽에 대칭으로 전극을 배치하는 방법이다. 예를 들면 왼쪽 팔에 통증이 있을 때 왼쪽 팔과 오른쪽 팔에 전극을 배치한다(그림 14-19).

3) 반대측 배치법(contralateral placement)

반대측 배치법은 통증이 있는 부위의 반대측 부위에 전극을 배치하는 방법이다(그림 14-20). 작열통, 헛다리통증, 의수족에 의한 신경통 등 통증부위에 전극을 직접 접촉 부착하기가 어렵거나 전기자극을 하기 어려운 경우에 사용한다.

4) 교차 배치법(crossed or bracket placement)

통증이 가장 심한 부위에서 전류가 집중되도록 전극을 교차 배치하는 방법이다. 예를 들면 어깨뼈 부위 통증을 치료할 때 어깨뼈 양쪽에 전극을 나란히 위치시키거나 또는 어깨뼈 중심부에 전류가 집중되도록 전극을 대각선으로 교차시켜 배치한다(그림 14-21).

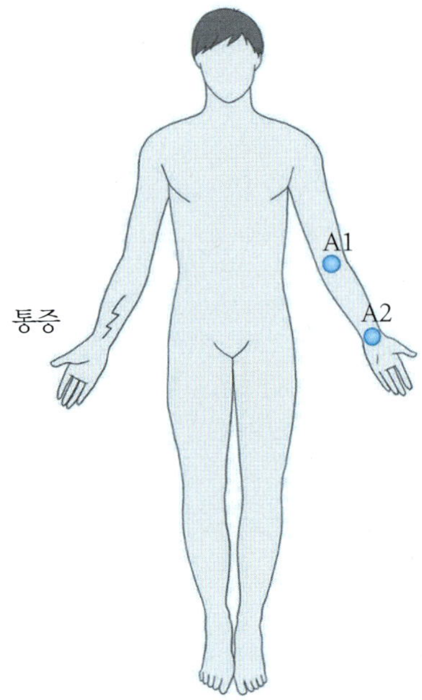

그림 14-20 반대측 배치법

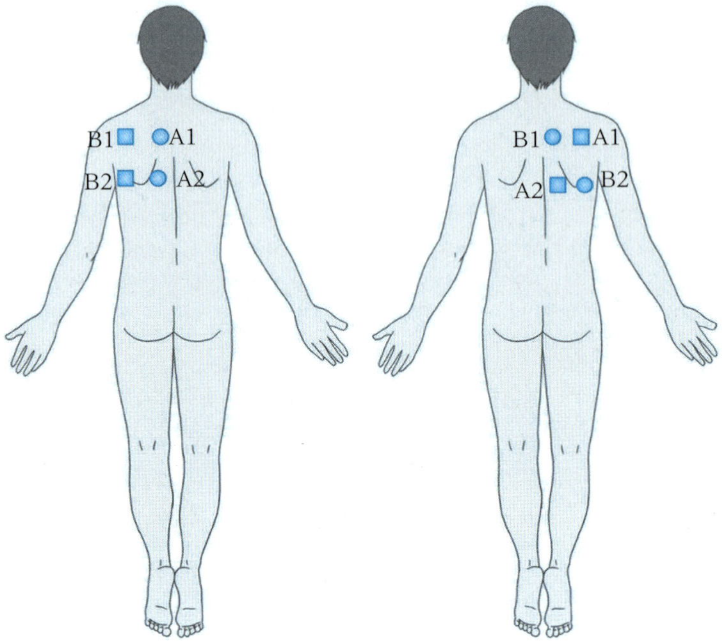

그림 14-21 교차 배치법

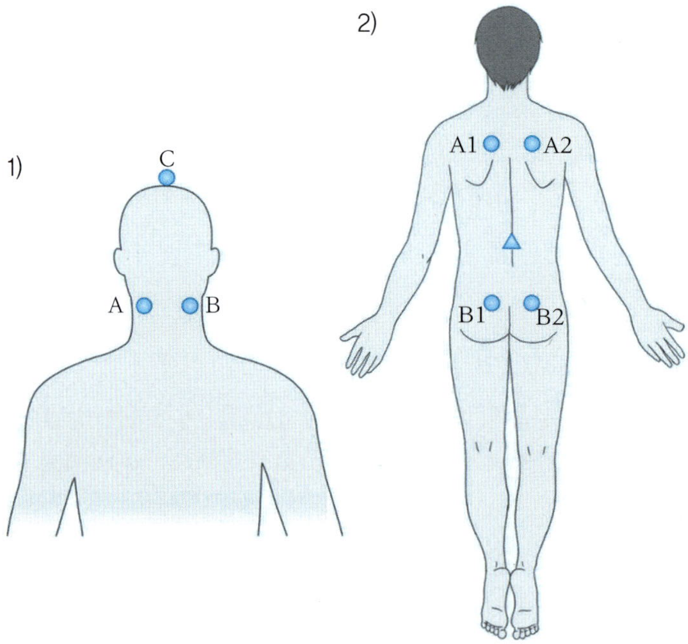

그림 14-22 삼각 및 이중 삼각배치. 1) 삼각배치, 2) 이중 삼각배치.

5) 삼각 및 이중 삼각배치

① 삼각배치(triangular placement)

이중채널을 이용하여 삼각배치하는 방법이다. 후두통의 경우 한 음극전극(single negative

electrode)을 머리마루부위에 위치시키고 양극전극(positive electrode) 두 개를 뒤통수뼈 아래의 목빗근(흉쇄유돌근) 사이에 위치시켜 삼각형으로 배치한다(그림 14-22).

② 이중 삼각배치(double triangular placement)

다전극을 이용하여 이중 삼각으로 배치하는 방법이다. 목과 허리에 통증이 있을 때 한 개의 양극전극을 제 12 등뼈와 제 1허리뼈의 가시돌기부위에 위치시키고 두 개의 음극전극을 목등뼈옆 척주주위근에, 또 다른 두 개의 음극전극을 허리엉치뼈 옆 척추주위근에 배치한다(그림 14-22).

6) 다전극 배치법(multi-electrode placement)

다전극배치 방법은 6개 이상의 전극을 특수선로(specific linear pathway)나 말초신경 주행로를 따라 배치하는 방법이다. 예를 들자면 다리의 방사통에 대해 궁둥신경 주행로를 따라서 6개 이상의 전극을 배치시킨다(그림 14-23). 이러한 방법은 단일 채널이나 양측 배치법으로 만족할 만한 효과를 얻지 못했을 때 사용해 봄직하다.

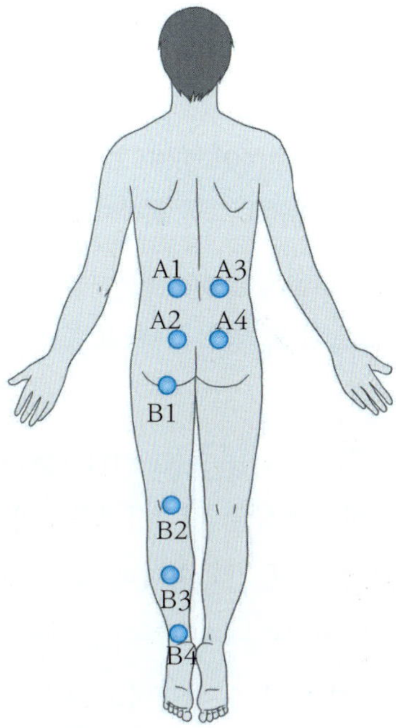

그림 14-23 다전극 배치법

5.3. 전극의 위치

경피신경전기자극치료에 있어 전극의 위치는 치료효과에 중요한 요인이 되며 통증의 원인, 통증의 유발부위, 통증의 성격 등에 따라 선택한다.

1) 통증부위(painful region)

통증이 심한 부위 및 통증 부위의 주위에 전극을 위치시키는 방법으로 보편적으로 많이 이용되고 있다.

2) 특수점(specific point)

① 운동점(motor point)

미세한 전류량으로 통증이 수반되지 않고 반응이 쉽게 유발되는 근육에 깊게 덮이지 아니한 지점인 운동점에 전극을 부착하여 통증을 치료한다(부록 1).

② 유발점(trigger point)

근육조직 또는 근육막에 존재하는 과긴장점인 유발점에 전극을 부착하여 통증을 치료한다.

③ 경혈(meridian or acupuncture point)

14경락에 있는 특수한 반응점인 경혈에 표면전극을 대주는 방법이다(부록 2). 주로 저빈도-고강도 경피신경전기자극 때 이용하며, 경혈에 침 삽입 대신 경피전기자극을 하기 때문에 침 삽입 시의 통증 및 불안감 없이 치료할 수 있다.

3) 피부분절(dermatome)

피부분절은 척수신경뿌리의 감각신경이 지배하는 피부 표면 감각 부위로 전극을 특수한 해부학적 점이 아닌 감각영역에 부착한다. 피부분절 안에 존재하며 같은 신경뿌리가 지배하는 운동점, 경혈, 유발점 등을 자극하기도 한다. 예를 들자면 제 5 허리척수 피부분절통(L5 dermatome pain)이 있는 경우 제 5 허리척수 피부분절 영역인 종아리의 앞가쪽에 전극을 대고 치료하며, 피부분절내의 특수부위, 즉 앞정강근의 운동점 및 유발점, ST 36(족삼리)지점에 전극을 위치시켜 치료하기도 한다(그림 14-24).

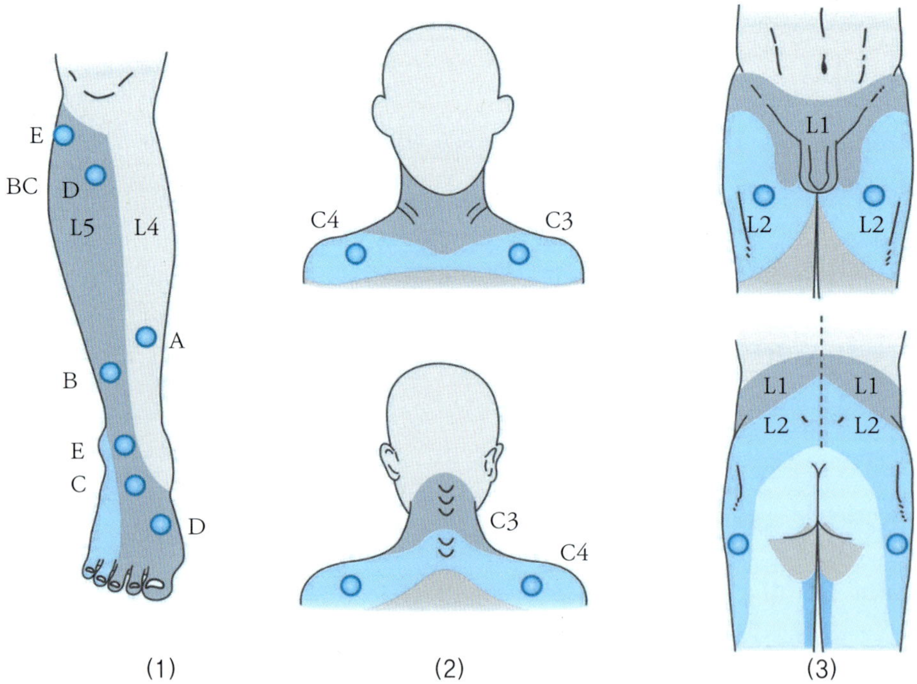

그림 14-24 피부분절의 전극배치

피부분절 안의 비특수부위(A), 앞정강근 및 짧은종아리근의 운동점(B), 경혈(C), 유발점(D), 신경주행부위(E) 등에 전극을 대준다(1). 제 3 및 제 4 목척수(경수)신경의 피부분절 안에 전극을 대준다(2). 제 1 및 제 2 허리척수(요수)신경의 피부분절에서 양쪽에 전극을 대준다(3).

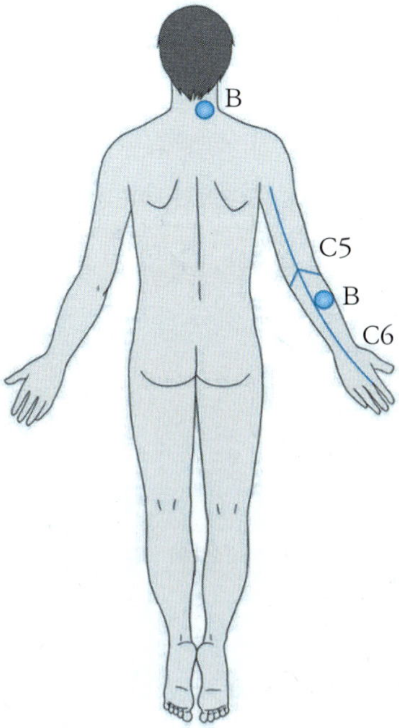

그림 14-25 척수분절의 전극배치

피부분절 안의 비특수부위(A), 앞정강근 및 짧은종아리근의 운동점(B), 경혈(C), 유발점(D), 신경 주행부위(E) 등에 전극을 대준다(1). 제 3 및 제 4 목척수신경의 피부분절 안에 전극을 대준다(2). 제 1 및 제 2 허리척수신경의 피부분절에서 양쪽에 전극을 대준다(3).

4) 척수분절(spinal cord segment)

통증부위를 지배하는 척수수준의 신경뿌리에 전극을 위치시키는 방법으로 한 전극은 척수신경뿌리 부위에 위치하고 다른 전극은 이 신경뿌리와 관련되는 피부분절, 운동점, 경혈, 유발점 등에 부착하는 방법이다. 예를 들면 한 전극을 척추 가시돌기 사이 또는 제 5~7 목척수 분절의 측면에 부착하고 다른 전극은 제 6 목척수의 신경뿌리와 관련이 있는 피부분절, 피부분절 내에 있는 운동점, 경혈, 유발점 등 특수 부위에 부착하여 치료한다(그림 14-25).

5) 말초 신경(peripheral nerve)

대부분 말초신경은 표면과 가깝게 지나는 곳(superficial point)이 하나 또는 그 이상의 있는데 한 전극은 근위부의 표면 주행 지점에 부착하고 다른 전극은 원위부의 표면 주행 지점에 대고 치료한다.

예를 들면 자뼈신경의 주행을 따라 근위부와 원위부에 전극을 위치시키는데 자극하기 쉬운 지점, 즉 표면 주행부위인 겨드랑(axilla) 부위와 자뼈의 팔꿈치머리고랑(olecranon groove) 상부, 팔꿈치머리고랑 하부와 자쪽손목굽힘근의 손목관절 부위에 각각 전극을 부착하여 치료한다(그림 14-26).

6) 신경얼기(nerve plexus)

신경얼기에 한 전극을 부착하고 다른 전극은 말초신경의 표면 주행부위에 부착하는 방법이다. 가장 널리 이용되는 경우는 팔신경얼기로 팔에 광범위한 통증이 있을 때 사용되며 에르브점(Erb's point)에 한 전극을 대고 다른 전극은 제 1 등쪽뼈사이근(first dorsal interosseus web), LI 4(합곡), 제 1 등쪽뼈사이근의 운동점, 엄지모음근의 유발점 등에 대고 치료한다(그림 14-27).

7) 선로(linear pathway)

해부학적인 경로나 또는 해부학적 경로와 무관하게 어떠한 선을 따라 전극을 배치하여 치료한다. Lampe(1978)는 이 선로가 말초신경, 경혈, 연관통증을 일으키는 유발점과 관계될 수 있다고 하였다. 예를 들자면 근위부에서 가장 압통이 심한 부위 또는 유발점을 따라 자극한다.

8) 무관부위배치(unrelated area placement)

통증부위 및 원인과 관계가 없는 부위에 전극을 대준다. 주로 자뼈신경, 정중신경, 척주의 상단과 하단, 목뼈 상부 등이 좋은 무관부위로 알려져 있다(그림 14-28). Picaza 등(1975)은 두통을 제외한 다른 부위에 통증이 있을 때 자뼈신경에 전극을 배치하는 방법이 가장 효과적이라고 보고한 바 있다. Tien(1973)은 자뼈신경을 자극하여 요통을 효과적으로 치유했음을 보고한 바 있으며 Shealy(1974)는 자뼈신경, 정중신경, 척주의 상단과 하단, 목뼈 상부 등이 전극배치의 좋은 무관부위로 사용될 수 있다고 추천했다.

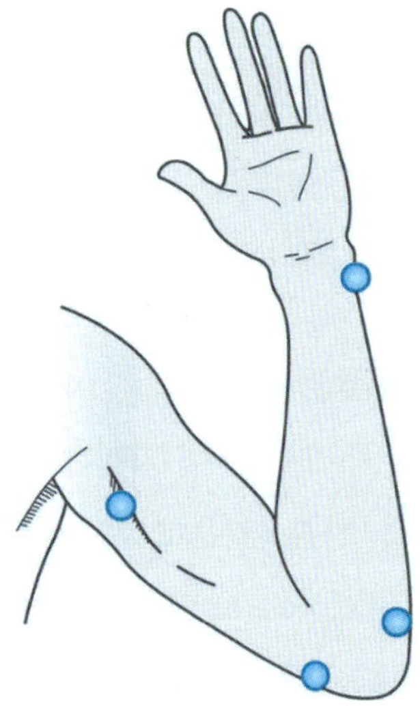

그림 14-26 말초 신경의 전극배치

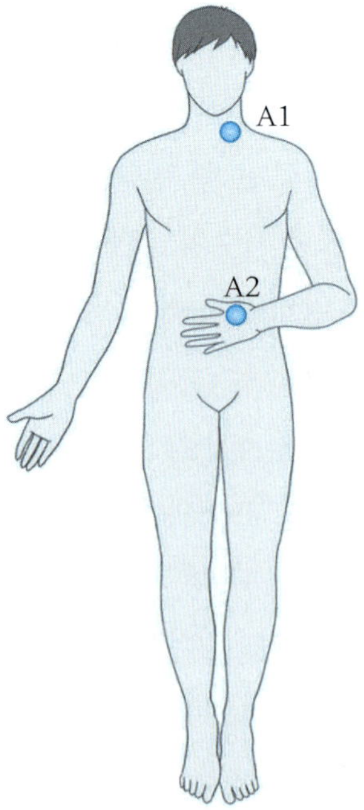

그림 14-27 신경얼기의 전극배치

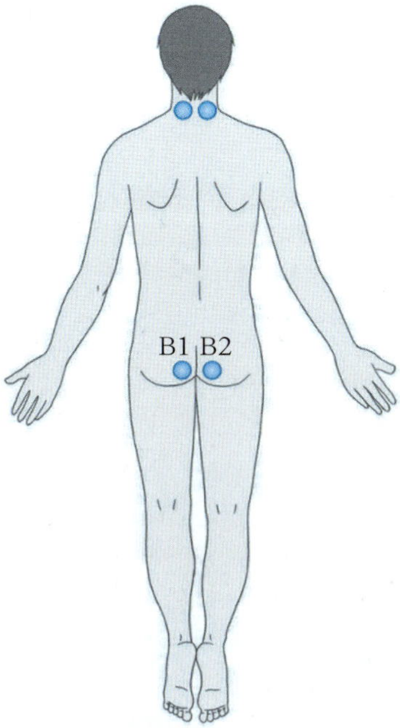

그림 14-28 무관부위 배치

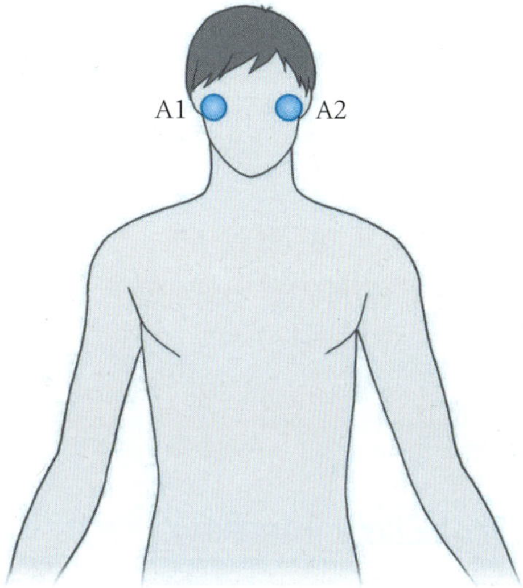

그림 14-29 횡두개배치

9) 횡두개배치(transcranial placement)

관자부위(temporal region) 양쪽에 전극을 배치시키는 방법이다(그림 14-29). Shealy(1974)는 관자부위 양측에 전극을 위치시켜 만성 통증 환자를 치료한 바 있다. 이러한 배치 자극은 엔도르핀과 세로토닌 등과 같은 신경전달물질 기전을 활성화 시켜 통증을 제거 할 수 있다고 여겨진다.

6 적용방법

6.1. 적용방법

필요한 준비물을 준비하고 전기자극기를 점검한 후 병력과 금기사항 유무, 치료부위의 감각기능을 점검하고 치료목적과 치료과정을 설명한다. 치료 중 불편감을 느끼면 곧바로 치료사를 부르도록 설명한다. 전류강도조절 다이얼이 0에 있는지, 주전원 스위치가 꺼져있는지 확인 점검한다.

① 환자는 치료에 적합하고 편안한 자세를 취하게 한다.
② 치료목적과 부위에 적합한 채널 수, 전극의 위치, 배치방법을 결정한다.
③ 자가접착전극, 탄소전극을 부착한다. 탄소고무전극의 경우 전극과 피부에 전극풀을 충분히 바르고, 습식패드전극을 사용할 때에는 패드에 생리식염수를 충분히 적신 후 반창고나 벨크로 등으로 고정한다.

④ 전극연결 및 접촉이 견고한지 확인 점검한다.
⑤ 주전원 스위치를 켜고 맥동빈도, 맥동기간, 맥동열 등의 자극조건을 치료목적에 알맞게 선택한다.
⑥ 환자의 감각을 파악하면서 치료목적에 알맞는 전류강도까지 천천히 올린다.
⑦ 전류강도를 천천히 0으로 내린다.
⑧ 주전원 스위치를 끈다.
⑨ 전극을 떼고 전극풀을 닦는다.
⑩ 치료부위의 피부를 점검한다.

6.2. 강도

1) 저강도(low intensity)

최소가시수축이 유발되지 않고 가장 편안하다고 느끼는 강도를 사용한다. 감각수준(sensory level) 강도이다.

2) 고강도(high intensity)

근육수축이 유발되고 견딜 수 있는 강도를 사용한다. 운동수준(motor level) 강도이다.

3) 과다자극강도(hyperstimulation intensity)

통증이 유발되고 최대로 견딜 수 있는 강도를 사용한다. 최대통증(maximum pain tolerance) 강도이다.

6.3. 치료시간

치료시간은 10분부터 20시간까지 매우 다양하지만 보통 1일 1회 30분~1시간씩 시행하는 경우가 많으며 환자 및 통증의 상태에 따라서 치료시간 및 치료횟수를 결정하는데 통증이 심할 때마다 시행하는 것이 바람직하고 치료시간은 경피신경전기자극으로 통증이 소실된 후 30분 내지 1시간 정도로 하는 것이 바람직하다.

7 통증의 평가

7.1. 주관적 평가방법

1) 시각상사척도(visual analogue scale, VAS)

시각상사척도로 통증강도비율척도(pain intensity rating scale, PIRS)를 많이 사용한다. 100 mm의 가로줄을 그려 한쪽 끝을 통증이 전혀 없는 0의 상태, 다른 쪽 끝은 최악의 통증상태로 100을 설정하고 자신이 느끼는 통증의 정도를 지적 "x"표를 해서 통증을 평가한다. 통증변화지를 백분율로 계산하여 통증 감소 정도를 평가한다(그림 14-30).

2) 숫자척도(numerical scale)

숫자척도는 환자가 느끼는 통증의 정도를 숫자로 표현하게 하는 방법이다. 0은 통증이 전혀 없는 상태이고 100은 견디기 어려운 매우 극심한 통증으로 설정하고 0~100까지의 숫자 중에서 통증 강도를 선택하게 하였다.

3) 언어비율척도(verbal rating scale, VRS)

언어비율척도는 통증의 강도를 없다, 경하다, 중등도이다, 심하다, 매우 심하다 등으로 구분하여 환자가 자신의 통증강도를 표현하도록 하는 평가방법이다(그림 14-31).

4) 맥길통증설문평가법(McGill Pain Questionnaire, MPQ)

감각구분영역, 동기유발감정영역, 인식평가영역에 따라 통증에 관한 어휘를 제시하고 환자가 느끼고 있는 통증에 대해 적절한 어휘를 선택하도록 하여 통증의 강도를 서열 척도화한 통증평가 방법이다. 20종의 통증어휘군 중에서 선택하는 어휘수(pain rating index) 및 현재통증강도(present pain

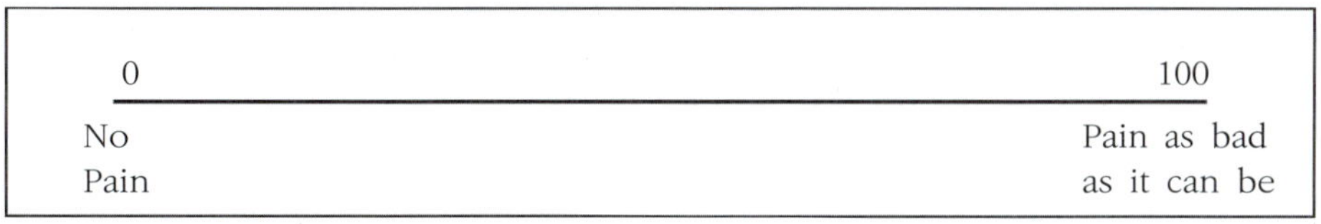

그림 14-30 시각상사척도(VAS)의 한 종류인 통증 강도비율척도(PIRS)

□ 없다 □ 경하다 □ 중등도이다
□ 심하다 □ 매우 심하다

그림 14-31 언어비율척도(VRS)

intensity, PPI)로 통증을 분석하여 통증감지지수를 백분율로 계산하여 통증감소 정도를 평가한다(그림 14-32). 맥길통증설문평가법의 장점으로 내적인 지속성이 있고 반복측정에도 신뢰도가 높으며 통증의 원인이 같은 환자끼리 특정한 표현으로 모이는 경향이 있다.

McGil Pain Questionnaire

Patient's Name ——— ——————— Date——— Time——— am/pm

PRI : 3——— (1–10) A——— (11–15) E——— (16) M——— (17–20) PRI(T)——— (1–20) PPI———

1 FLICKERING QUIVERING PULSING THROBBING BEATING POUNDING	11 TIRING EXHAUSTING
2 JUMPING FLASHING SHOOTING	12 SICKENING SUFFOCATING
3 PRICKING BORING ORILLING STABBING LANCINATIN	13 FEARFUL FRIGHTFUL TERRIFYING
4 SHARP CUTTING LACERATING	14 PUNISHING GRUELLING CRUEL VICIOUS KILLING
5 PINCHING PRESSING GNAWING CRAMPING CRUSHING	15 WRETCHED BLINDING
6 TUGGING PULLING WRENCHING	16 ANNOYING TROUBLESOME MISERABLE INTENSE UNBEARABLE
7 HOT BURNING SCALDING SEARING	17 SPREADING RADIATING PENETRATING PIERCING
8 FINGLING ITCHY SMARTING STINGING	18 TIGHT NUMB DRAWING SOUEEZING TEARING
9 DULL SORE HURTING ACHING HEAVY	19 COOL COLD FREEZING
10 TENDER TAUT RASPING SPLITTING	20 NAGGING NAUSEATING AGONIZING DREADFUL TORTURING
	PPI 0 NO PAIN 1 MILD 2 DISCOMFORTING 3 DISTRESSING 4 HORRIBLE 5 EXCRUCIATING

DRIEF MOMENTARY TRANSIENT	RHYTHMIC PERIODIC INTERMITTENT	CONTINUOUS STEADY CONSTANT

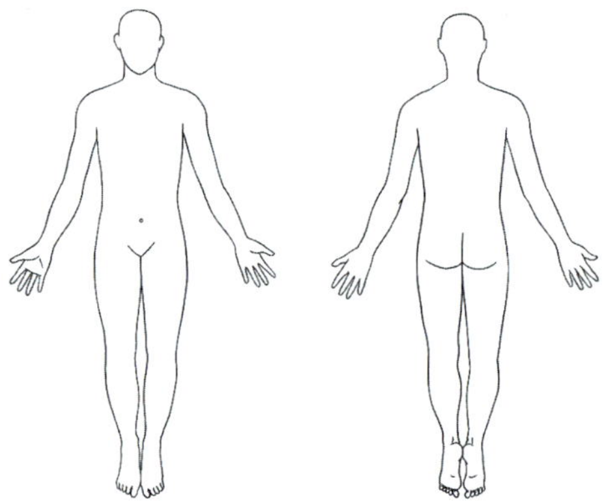

E = EXTERNAL
I = INTERNAL

COMMENTS :

그림 14-32 맥길통증설문평가표

7.2. 객관적 평가방법

1) 안면표정점수(Facial Action Coding System, FACS)

안면표정점수(FACS)는 얼굴표정을 관찰하여 통증의 척도를 구분한다(그림 14-33). 최근 얼굴표정근육 중 눈썹, 이마, 안검의 움직임을 관찰하여 컴퓨터를 이용하여 분석하는 정서안면표정점수(Emotional Facial Action Coding System)방법이 제시되고 있다.

2) UAB통증행동척도(The University of Alabama at Birmingham, UAB Pain Behavior Scale)

언어호소, 비언어호소, 누워있는 시간, 얼굴표정, 서있는 자세, 동작, 신체언어, 의료보조기구 사용, 자세변화, 투약정도 중 10가지 항목을 관찰하여 각 항목마다 0, 0.5, 1점의 3척도로 점수를 주어 총 10점 만점으로 통증의 정도를 평가하는 방법이다(그림 14-34).

(1) 언어호소(verbal vocal complaints)

자신이 느끼는 통증이 없다, 때때로 있다, 자주 있다고 표현하게 하여 각각 통증이 없다 0점, 때때로 있다 0.5점, 자주 있다 1점으로 한다.

(2) 비언어호소(nonverbal vocal complaints)

통증으로 인해 신음(moan, groan)이나 헐떡임(gasp)의 빈도를 관찰하여 없다 0점, 때때로 있다 0.5점, 자주 있다 1점으로 한다.

(3) 누워있는 시간(down-time)

오전 8시부터 오후 8시 사이에 통증 때문에 누워있어야 하는 시간을 파악하여 누워있는 시간이 없으면 0점, 1~60분 누워있으면 0.5점, 60분 이상 누워있으면 1점으로 한다.

(4) 얼굴표정(facial grimace)

얼굴을 찡그리는 정도 및 빈도를 관찰하여 찡그리지 않으면 0점, 때때로 약간 찡그리면 0.5점, 자주 심하게 찡그리면 1점을 매긴다.

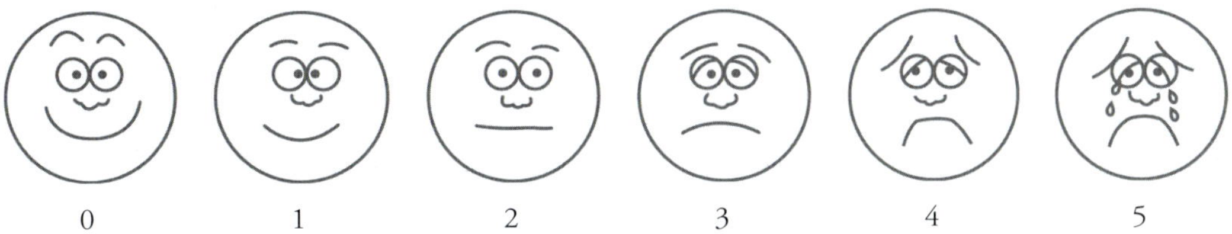

그림 14-33 안면표정점수

0 ; 통증없음. 1 ; 가벼운 통증. 2 ; 중등도 통증. 3 ; 심한통증. 4 ; 매우 심한 통증. 5 ; 극심한 통증

Patient____________________

Room__________

Rater ____________________

THE UAB PAIN BEHAVIOR SCALE (0–10)

	DATE																					
		M	T	W	T	F	S	S	M	T	W	T	F	S	S	M	T	W	T	F	S	S
1. Vocal Complaints : Verbal	None	0	0	0	0	0	0	0	0	0	0	0	0	0	0	0	0	0	0	0	0	0
	Occasional	1/2	1/2	1/2	1/2	1/2	1/2	1/2	1/2	1/2	1/2	1/2	1/2	1/2	1/2	1/2	1/2	1/2	1/2	1/2	1/2	1/2
	Frequent	1	1	1	1	1	1	1	1	1	1	1	1	1	1	1	1	1	1	1	1	1
2. Vocal Complaints : Non-Verbal (moans, groans, gasps, etc.)	None	0	0	0	0	0	0	0	0	0	0	0	0	0	0	0	0	0	0	0	0	0
	Occasional	1/2	1/2	1/2	1/2	1/2	1/2	1/2	1/2	1/2	1/2	1/2	1/2	1/2	1/2	1/2	1/2	1/2	1/2	1/2	1/2	1/2
	Frequent	1	1	1	1	1	1	1	1	1	1	1	1	1	1	1	1	1	1	1	1	1
3. Down-Time : (Time spent lying down per day because of pain : 8 a.m. - 8 p.m.)	None	0	0	0	0	0	0	0	0	0	0	0	0	0	0	0	0	0	0	0	0	0
	0-60 min	1/2	1/2	1/2	1/2	1/2	1/2	1/2	1/2	1/2	1/2	1/2	1/2	1/2	1/2	1/2	1/2	1/2	1/2	1/2	1/2	1/2
	〉60 min	1	1	1	1	1	1	1	1	1	1	1	1	1	1	1	1	1	1	1	1	1
4. Facial Grimaces :	None	0	0	0	0	0	0	0	0	0	0	0	0	0	0	0	0	0	0	0	0	0
	Mild and/or infrequent	1/2	1/2	1/2	1/2	1/2	1/2	1/2	1/2	1/2	1/2	1/2	1/2	1/2	1/2	1/2	1/2	1/2	1/2	1/2	1/2	1/2
	Severe and/or frequent	1	1	1	1	1	1	1	1	1	1	1	1	1	1	1	1	1	1	1	1	1
5. Standing Posture :	Normal	0	0	0	0	0	0	0	0	0	0	0	0	0	0	0	0	0	0	0	0	0
	Mildly impaired	1/2	1/2	1/2	1/2	1/2	1/2	1/2	1/2	1/2	1/2	1/2	1/2	1/2	1/2	1/2	1/2	1/2	1/2	1/2	1/2	1/2
	Distorted	1	1	1	1	1	1	1	1	1	1	1	1	1	1	1	1	1	1	1	1	1
6. Mobility :	No visible impairment	0	0	0	0	0	0	0	0	0	0	0	0	0	0	0	0	0	0	0	0	0
	Mild limp and/or mildly impaired walking	1/2	1/2	1/2	1/2	1/2	1/2	1/2	1/2	1/2	1/2	1/2	1/2	1/2	1/2	1/2	1/2	1/2	1/2	1/2	1/2	1/2
	Marked limp and/or labored walking	1	1	1	1	1	1	1	1	1	1	1	1	1	1	1	1	1	1	1	1	1
7. Body Language : (clutching, rubbing, site of pain)	None	0	0	0	0	0	0	0	0	0	0	0	0	0	0	0	0	0	0	0	0	0
	Occasional	1/2	1/2	1/2	1/2	1/2	1/2	1/2	1/2	1/2	1/2	1/2	1/2	1/2	1/2	1/2	1/2	1/2	1/2	1/2	1/2	1/2
	Frequent	1	1	1	1	1	1	1	1	1	1	1	1	1	1	1	1	1	1	1	1	1
8. Use of visible supportive equlpment : (braces, crutches, cane, leaning on lurniture, TENS, etc.) Do not score it equipment prescribed.	None	0	0	0	0	0	0	0	0	0	0	0	0	0	0	0	0	0	0	0	0	0
	Occasional	1/2	1/2	1/2	1/2	1/2	1/2	1/2	1/2	1/2	1/2	1/2	1/2	1/2	1/2	1/2	1/2	1/2	1/2	1/2	1/2	1/2
	Dependent : constant use	1	1	1	1	1	1	1	1	1	1	1	1	1	1	1	1	1	1	1	1	1
9. Stationary movement :	Sits or stands still	0	0	0	0	0	0	0	0	0	0	0	0	0	0	0	0	0	0	0	0	0
	Occasional shifts of position	1/2	1/2	1/2	1/2	1/2	1/2	1/2	1/2	1/2	1/2	1/2	1/2	1/2	1/2	1/2	1/2	1/2	1/2	1/2	1/2	1/2
	Constant movement, position shifts	1	1	1	1	1	1	1	1	1	1	1	1	1	1	1	1	1	1	1	1	1
10. Medication :	None	0	0	0	0	0	0	0	0	0	0	0	0	0	0	0	0	0	0	0	0	0
	Non-narcotic analgesic and/or psychogenic medications as prescribed.	1/2	1/2	1/2	1/2	1/2	1/2	1/2	1/2	1/2	1/2	1/2	1/2	1/2	1/2	1/2	1/2	1/2	1/2	1/2	1/2	1/2
	Demands for increased dosage or frequency, and/or narcotics, and/or medication abuse.	1	1	1	1	1	1	1	1	1	1	1	1	1	1	1	1	1	1	1	1	1
	TOTAL																					

그림 14-34 UAB통증행동척도

(5) 서있는 자세(standing posture)

서있는 자세가 정상이면 0점, 약간 장애가 있으면 0.5점 자세가 뒤틀려 있으면 1점을 매긴다.

(6) 동작(mobility)

육안적으로 일상생활에 지장이 없고 정상동작을 하면 0점, 통증 때문에 걸음장애가 약간 있으면 0.5점, 심하게 절거나 심한 걸음장애가 있으면 1점을 매긴다.

(7) 신체언어(body language)

통증부위를 움켜쥐거나 문지르는 등의 행동을 파악하여 없다 0점, 때때로 있다 0.5점, 자주있다 1점으로 매긴다.

(8) 의료보조기구 사용(use of visible supportive equipment)

보조기, 목발, 지팡이, 경피신경전기자극치료기 등 의료기구를 사용하지 않으면 0점, 때때로 사용하면 0.5점, 항상 의존하면 1점을 매긴다.

(9) 자세변화(stationary movement)

앉기와 서기 등의 자세를 일정하게 유지하면 0점, 통증으로 때때로 자세를 바꾸면 0.5점, 한자세를 유지하지 못하고 계속 자세를 바꾸면 1점을 매긴다.

(10) 투약정도(medication)

약물을 사용하지 않으면 0점, 비마약성 진통제나 안정제 등을 사용하면 0.5점, 진통제를 자주 복용하고 용량이 늘어나거나 마약성진통제를 복용하면 1점을 매긴다.

3) 기타

객관적 통증평가 방법으로 일상생활동작 증감, 운동범위 증감, 운동내성 증감, 운동지구력 증감, 진통제복용량 증감, 통증 재현시간 증감, 수면시간 증감 등을 사용하여 평가한다.

7.3. 심리적 평가 방법

다면적인성검사(Minnesota multiphasic personality inventory, MMPI), 코넬의학지수(Cornell medical index, CMI)를 많이 사용한다.

다면적인성검사(MMPI)는 10종의 임상 척도와 3종의 타당성 척도로 구분한 550문항에 걸친 광범위한 질문에 "그렇다", "아니다", "모르겠다"로 응답하게 하여 전체적인 양상을 해석하는 방법이다. 건강염려증, 우울증, 히스테리 척도의 비교표를 관찰하여 통증의 정도를 평가한다.

8 적응증

경피신경전기자극은 통증조절 목적으로 사용하며 혈류증가, 미열효과 및 마사지 효과가 나타나기도 한다. 급성 통증, 만성 통증, 정신성통증 등을 동반하는 여러 질환이 적응증이다.

8.1. 통증을 동반하는 근육뼈대계통의 각종 질환 및 손상

목, 허리 등의 척추 및 기타 관절의 삠, 윤활낭염, 펠레그리니-스티다병(Pellegrini-Stieda disease), 힘줄윤활막염(tenosynovitis), 굳은어깨, 위관절융기염, 척추 및 각 관절의 퇴행관절염, 근막통증증후군, 류마티스관절염, 기운목, 턱관절장애, 퇴행추간판질환, 척추압박골절, 회전근띠(rotator cuff)파열, 반사교감신경이상증, 근육연축 등 근육뼈대계통의 각종 질환 및 손상으로 인한 통증을 조절한다.

8.2. 통증을 동반하는 신경계통의 각종 질환 및 손상

신경통, 작열통(causalgia), 두통, 편두통(migraine), 긴장두통(tension headache), 헛다리통증, 대상포진, 손목굴증후군, 당뇨병신경병증, 말초신경염, 시상증후군(thalamic syndrome), 다발경화증, 척수로(tabes dorasalis), 척수구멍증(syringomyelia), 척주관협착증(spinal stenosis), 척수신경뿌리손상, 말초신경손상, 척수손상 등 신경계통의 각종 질환 및 손상으로 인한 통증을 조절한다.

8.3. 수술 후 통증

허리 척추후궁절제술(lumbar laminectomy), 가슴절개술(thoracotomy), 유방절제술(mastectomy), 복장뼈절개술(sternotomy), 관절성형술(arthroplasty) 등 각종 수술 후에 동반되는 통증을 조절한다.

8.4. 기타

암으로 인한 동통, 만성복통, 분만통, 월경통, 불명통(unknown pain)을 비롯하여 정신성통증(psychogenic pain) 등을 조절한다.

9 금기증

부정맥, 급성 심근경색증 등의 심장 질환자, 수요형 심장박동조율기 사용하는 사람 등은 경피신경전기자극의 금기이며 목동맥위, 눈 위 또는 주위, 임신부 복부, 감각마비 및 감각과민 부위, 뼈가 돌출된 부위, 체모가 많아 전극접촉이 어려운 부위에는 전극위치를 피해야 한다.

10 위험 및 주의사항

10.1. 피부자극

장시간 사용 시 피부자극증상이 생길 수 있다. 치료 후에는 전극부착 부위의 피부 자극 증상 유무를 점검한다. 피부의 붉음(redness), 물집(blister), 발진(rash), 부기(swelling), 삼출(weeping), 가려움(itching) 등의 피부자극증상은 특히 단상 직류전류를 이용하는 경피신경전기자극기를 사용할 때 발생될 수 있고 이상 맥동전류 및 교류전류를 이용하는 경피신경전기자극에서는 대개 문제가 되지 않는다. 피부자극증상을 피하기 위해서는 전극의 극을 자주 바꾸어 주거나, 치료 전 및 치료 후 피부를 깨끗이 하고 필요한 경우에는 전극의 종류, 전극풀의 종류를 바꾸어 사용한다.

10.2. 화상

경피신경전기자극에 의한 화상은 매우 드물지만 경우에 따라서는 장기간 사용에 따른 경미한 1도 화상이 유발될 수 있다. 화상을 방지하기 위해서는 전극풀을 넉넉하게 바르고, 전극을 견고하게 부착하고, 껍질이 벗겨진 전선이 피부에 접촉되지 않도록 한다.

10.3. 교차감염

상처부위에 전극을 대고 치료할 때는 감염이 되지 않도록 주의해야 한다.

10.4. 심리적 의존

심리적 의존도가 높을 수 있다.

10.5. 불명통

치료부위에 원인을 알 수 없는 통증이 있을 때는 전기자극하지 않는다.

참고문헌

Bishop B : Pain : Its physiology and rationale for management. Part 1. Neuroanatomical substrate of pain. Phys Ther 60(1):13-20, 1980.

Bishop B : Pain : Its physiology and rationale for management. Part 2. Analgesic systems of CNS. Phys Ther 60(1):21-23, 1980.

Bishop B : Pain : Its physiology and rationale for management. Part 3. Consequences of current concepts of pain mechanisms related to pain management. Phys Ther 60(1):24-27, 1980.

Echternach JL : Pain. New York, Churchill Livingstone, 1987.

Gersh MR : Applications of Transcutaneous Electrical Nerve Stimulation in the Treatment of Patients with Musculoskeletal and Neurologic Disorders. In : Electrotherapy. Wolf SL(Ed), New York, Churchill Livingstone, p. 155-177, 1981.

Hughes J, Smith TW, Kosterlitz HW, Fothergill LA, Morgan BA, Moris HR : Identification of two related pen-tapeptides from the brain with potent opiate agonist activity. Nature 258(5536):577-579, 1975.

Kahn J : Principles and Practice of Electrotherapy. Churchill Livingstone, New York, p. 127 -152, 1987.

Khadilkar A, Milne S, Brosseau L, Wells G, Tugwell P, Robinson V, Shea B, Saginur M : Transcutaneous electrical nerve stimulation for the treatment of chronic low back pain : a systematic review. Spine 30(23):2657-2666, 2005.

Klein J, Pariser D : Transcutaneous Electrical Nerve Stimulation. In : Electrotherapy. Nelson RM and Currier DP(Ed), Appleton-Century-Crofts, East Norwalk, pp. 209-230, 1987.

Krainick JU, Thoden U : Dorsal Column Stimulation. In : Textbook of Pain. Wall PD and Melzack R(Ed), Churchill Livingstone, Edinburgh, p. 701-705, 1984.

Kroeling P, Gross AR, Goldsmith CH; Cervical Overview Group.: A Cochrane review of electrotherapy for mechanical neck disorders. Spine 30(21):E641-648, 2005.

Lampe GN : Introduction to the use of transcutaneous electrical nerve stimulation devices.
Phys Ther. 58(12):1450-1454, 1978.

Lampe GN, Manheimmer JS : Stimulation Characteristics of TENS. In : Clinical Transcutaneous Electrical Nerve Stimulation. Manheimmer JS, Lampe GN (Ed), FA Davis, Philadelphia, p. 199-218, 1984.

Li CH : β-endorphin : a new biologically active peptide from pituitary glands. In Hormonal proteins and peptides. Academic Press, New York, p. 35-73, 1978.

Lipton SL : Relief of Pain in Clinical Practice. Blackwell Scientific Publications, Oxford, 1979.

Long DM : Transcutaneous electrical stimulation in the treatment of chronic and acute pain. In : Pain Management. Symposium on the Neurosurgical Treatment of Pain. Lee JF(Ed), Williams & Wilkins, Baltimore, p. 54-64, 1977.

Mannheimer JS : Electrode placements for transcutaneous electrical nerve stimulation. Phys Ther 58(12):1455-1462, 1978.

Mangeimmer JS, Lampe GN : Clinical Transcutaneous Electrical Nerve Stimulation. FA Davis, Philadelphia, 1984.

Martelete M, Fiori AM : Comparative study of the analgesic effect of transcutaneous nerve stimulation (TNS); electroacupuncture (EA) and meperidine in the treatment of postoperative pain. Acupunct Electrother Res. 10(3):183-193, 1985.

Melzack R, Wall PD : Pain mechanism. A new theory. Science 150:971-979, 1965.

Mountcastle VB : Pain and Temperature Sensibilities. In : Medical Physiology. Vol. 1, 13th ed., Mountcatle VB(Ed), CV Mosby, Saint Louis, p. 348-381, 1974.

Newton RA : Contemporary Views on Pain and the Role Played by Thermal Agents in Managing Pain Symptoms. In : Thermal Agents in Rehabilitation. Michlovitz SL(Ed), FA Davis, Philadelphia, p. 19-48, 1986.

Ordog GJ : Transcutaneous electrical nerve stimulation versus oral analgesic: a randomized double-blind controlled study in acute traumatic pain. Am J Emerg Med. 5(1):6-10, 1987.

Ottawa Panel : Ottawa Panel evidence-cased clinical practice guidelines for electrotherapy and thermotherapy interventions in the management of rheumatoid arthritis in adults. Phys Ther 84(11):1016-1043, 2004.

Paxton SL : Clinical use of TENS. A survey of physical therapists. Phys Ther 60(1): 97-105, 1980.

Philadelphia Panel : Philadelphia Panel evidence-based clinical practice guidelines on selected rehabilitation interventions for knee pain. Phys Ther. 81(10):1675-1700, 2001.

Picaza JA, Cannon BW, Hunter SE, Boyd AS, Guma J, Maurer D : Pain suppression by peripheral nerve stimulation. Part I. Observations with transcutaneous stimuli. Surg Neurol. 4(1):105-114, 1975.

Santiesteban AJ : Applications of Transcutaneous Electrical Nerve Stimulation for Postoperative, Cardiopulmonary, and Obstetrics Patients. In : Electrotherapy. Wolf SL(Ed), Churchill Livingstone, New York, p. 179-197, 1981.

Shealy CN : Transcutaneous stimulation for control pain. Clin Neurosurg 21:269-277, 1974.

Shealy CN, Mortimer JT, Reswick J : Electrical inhibition of pain by stimulation of the dorsal columns: preliminary clinical reports. Anesth Analg 46(4):489-491, 1967.

Snyder-Mackler : Electrical Stimulation for Pain Modulation. In : Clinical Electrophysiology ; Electrotherapy and Electrophysiologic Testing. Snyder-Mackler L and Robinson AJ(Ed), Williams & Wilkins, Baltimore, p. 203-227, 1989.

Thorsteinsson G : Electrical Stimulation of Analgesia. In : Therapeutic Electricity and Ultraviolet Radiation. Stillwell GK (Ed), 3rd ed., Williams & Wilkins, Baltimore, p. 109-123, 1983.

Tien HC : Neurogenic interference theory of acupuncture anesthesia. Am J Chin Med. 1(1):105-122, 1973.

Wall PD, Melzack R : Textbook of Pain. Churchill Livingstone, Edinburgh, 1984.

Woolf CJ : Transcutaneous and Implantes Nerve Stimulation : Textbook of Pain. Wall PD and Melzack R(Ed), Churchill Livingstone, Edinburgh, p. 679-690, 1984.

박춘서, 이재형 : 저빈도-고강도 경피신경전기자극이 혈장 β-endorphin과 ACTH, 혈청 cortisol 및 요중 17-OHCS 농도에 미치는 영향. 대한물리치료학회지 6(1):5-15, 1994.

이재형 : 환상지통의 경피신경전기자극치료에 관한 임상적 고찰, 원광보전연구지 5:97-105, 1982.

이재형, 박춘서, 강정구 : 고빈도-저강도 경피신경전기자극이 혈장 β-endorphin 농도에 미치는 영향. 대한물리치료학회지 5(1):39-46, 1993.

이재형, 박춘서 김명훈, 김상협, 강정구 : 고빈도-저 강도 경피신경전기자극이 혈장 ACTH 및 혈청 cortisol 농도와 요중 17-OHCS 농도에 미치는 영향. 대학물리치료사학회지 14(2):23-31, 1993.

이재형, 송인영, 제갈승주, 강정구 : Naloxone 투여가 경피신경전기자극으로 유발된 진통작용에 미치는 영향. 대학물리치료사학회지 12(2):85-94, 1991.

제 15 장 심부조직전기자극

1 심부조직전기자극

심부조직전기자극은 바늘전극을 피부를 통과하여 1~4 cm의 깊이까지 집어넣어 통증부위나 통증부위 주위의 신경, 유발점 등 특정 지점을 전기자극하는 방법으로 흔히 피부통과신경전기자극(percutaneous electrical nerve stimulation, PENS)이라 한다.

피부통과신경전기자극(PENS)을 변형시킨 방법으로 피부통과신경조절치료(percutaneous neuro-modulation therapy, PNT)가 있다. 피부통과신경조절치료는 10여 개의 미세바늘전극(fine filament electrode)을 사용한다.

전기침(electroacupuncture, EA)은 바늘전극을 피부 바로 아래에 위치한 경혈에 삽입하여 전류를 통전시키는 전기자극 방법이다. 경혈에 초음파를 적용하는 방법을 초음파침(sonopuncture), 레이저를 조사하는 방법을 레이저침(laserpuncture), 물리적으로 압력을 가하는 방법을 지압(acupressure), 열을 가하는 방법을 뜸(moxibustion)이라 한다. 피부통과신경전기자극(PENS)은 기본적으로 경피신경전기자극(TENS)과 같으나 표면전극 대신 바늘전극을 사용하는 점이 다르다. 바늘전극을 사용하는 점에서 전기침(EA)과 같지만 전기침보다 더 깊이 집어넣을 수 있고 경혈뿐만 아니라 통증점, 유발점, 신경 등 다양한 지점을 자극할 수 있으며, 피부에 흉터조직이 있거나 비만 등으로 인해 전기전도가 방해를 받는 경우에 효율적으로 전기자극을 할 수 있다.

2 심부조직전기자극의 역사

1810년 프랑스 의사 Berlioz가 텐 레이오(Willem ten Rhijne)의 보고서를 바탕으로 침치료를 시작하면서 1816년 바늘전극에 전류를 흘려 통증을 치료하였고, 1825년 프랑스 의사 Sarlandière가 바늘전극에 전류를 흘려 통풍과 신경계질환을 치료하고 직류침(galvanopuncture)이라 부른 이래 프랑스와 이탈리아를 비롯한 유럽에서 바늘전극에 전류를 통전시키는 방법을 사용하기 시작하였다.

1833년 Duchenne가 전기침연구를 시작하였다. 1900년 대 초 전기침치료가 쇠퇴하였으나, 1921년 영국의 Goulden이 직류침에 의한 궁둥신경통 치료라는 논문을 발표하고, 1955년 독일의 Voll이 피부의 전기저항을 측정하여 자극점을 찾아 바늘을 꽂고 전류를 통전시키는 방법을 사용하고 동양의학의 전통적인 경혈 외에 새로운 자극점을 제시하면서 유럽에서 현대 전기침치료가 발전하는 계기가 되었다.

1967년 미국의 Shealy가 척수등쪽기둥자극기(dorsal column stimulator; DCS)를 고안하고 곧 경피신경전기자극기로 발전되면서 침과 경피신경전기자극을 결합한 방법이 널리 보급되기 시작하였다. 1985년부터 국제침전기치료학회(International College of Acupuncture and Electro-Therapeutics)에서 학술잡지를 발간하기 시작하였고, 1980년대 초 임상에서 침치료를 시행하는 국가들의 물리치료사들이 모여 단체를 결성하고 1991년 물리치료사국제침협회(International Acupuncture Association of Physical Therapists)를 창설하는 등 전기침이 전기의학의 한 분야로 자리 잡게 되었다.

3 심부조직전기자극의 특성

피부통과신경전기자극기의 특성은 다음과 같다(표 15-1).

표 15-1. 피부통과신경전기자극기의 특성

변수(parameters)	범 위
전류(current)	교류전류 맥동전류
파형(waveform)	단상 직사각형, 단상 삼각형, 대칭 이상 직사각형파, 비대칭 이상 가시파
전류방식(current mode)	연속
맥동빈도(frequency)	2~1,000 pps
맥동기간(pulse duration)	200~300 μs
진폭(amplitude)	저강도, 고강도
변조방식(modulation mode)	맥동빈도변조 단속변조
전극배치(electrode)	신경, 통증점, 압통점, 유발점, 경혈
치료시간(tx. duration)	10~30분
치료빈도(tx. frequency)	필요에 따라

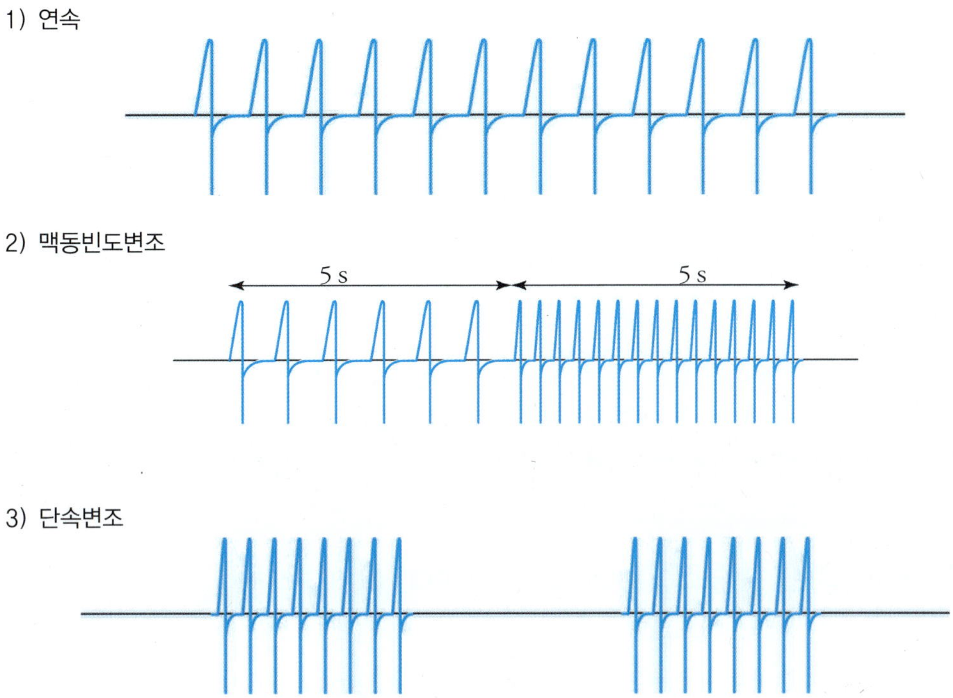

그림 15-1 전기자극기의 변조방식

직류전류나 위상기간이 긴 단상 맥동전류는 전기화학반응으로 조직손상을 일으킬 수 있기 때문에 적합하지 않다. 맥동기간 500 μs 이상에서는 신경의 순응률이 증가하여 흥분성이 감소하고 편안감이 낮아진다.

변조방식은 연속방식(continuous mode), 맥동빈도변조(pulse rate modulation), 단속변조(intermittent modulation) 방식이 있다. 연속방식은 맥동빈도와 진폭이 일정한 전류를 지속적으로 내보내고, 맥동빈도변조는 일정 기간 동안 고빈도를 내보낸 다음 일정 기간 저빈도를 내보낸다. 5초 저빈도, 5초 고빈도로 변조하면 진통작용이 우수한 것으로 알려져 있다. 단속변조는 일정한 간격으로 전류를 단속시키는 방법이다(그림 15-1).

4 심부조직전기자극의 효과

4.1. 생리적 효과

전기침자극의 효과는 통증조절, 근육연축 완화, 항우울효과 등 여러 효과가 제시되고 있지만 여기에서는 진통효과의 기전에 대해서만 다루기로 한다.

4.2. 치료효과

피부통과신경전기자극의 치료효과는 통증조절이다. 피부통과신경전기자극에 의한 통증조절의 이론적 배경은 다음과 같다.

1) 말초신경자극에 의한 진통작용(peripheral nerve stimulation mediated analgesia)

대부분 경혈은 신경, 혈관, 근육방추와 인접해 있다. 따라서 바늘을 삽입하고 전류를 통전시키면 경혈에 인접한 A-β 섬유 및 A-γ 섬유가 자극된다(Lu, 1997). A-β 섬유가 활성화되면 척수등쪽뿔에서 A-δ 섬유와 C 섬유가 이차신경단위로 통증을 전달하기 전에 통증을 억제하게 된다.

2) 아편유사제에 의한 통증조절(opioid mediated analgesia)

전기침자극은 엔케팔린, 베타 엔도르핀, 디놀핀 등 내재 아편펩티드를 증가시켜 통증을 조절한다. 전기자극에 의한 엔도르핀분비는 맥동빈도에 영향을 받는다. 2 pps의 저빈도자극은 뇌하수체의 활꼴핵(arcuate nucleus)에서 베타 엔도르핀, 엔케팔린을 분비시켜 중간뇌의 수도관주위회색질과 숨뇌(medulla oblongata)를 경유하여 척수등쪽뿔의 신경세포에 도달하여 통증을 억제시킨다. 100 pps의 고빈도 전지자극은 팔곁핵(parabrachial nucleus)의 자극으로 디놀핀을 분비시켜 수도관주위회색질과 숨뇌를 경유하여 척수뒤뿔에서 통증을 억제시킨다(그림 15-2). 그림 15-3과 같이 2 pps,

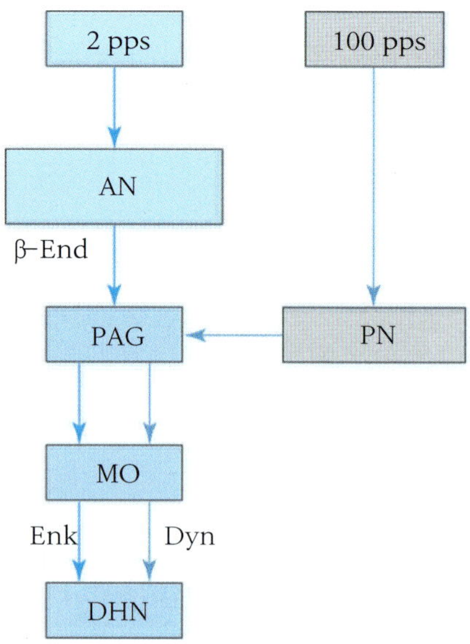

그림 15-2 저빈도와 고빈도 자극에 따른 아편유사제의 진통기전

AN ; 뇌하수체의 활꼴핵, PAG ; 수도관주위회색질, PN ; 팔곁핵, MO ; 숨뇌, DHN ; 척수뒤뿔위 신경세포, β-End ; 베타 엔도르핀, Enk ; 엔케팔린, Dyn ; 디놀핀.

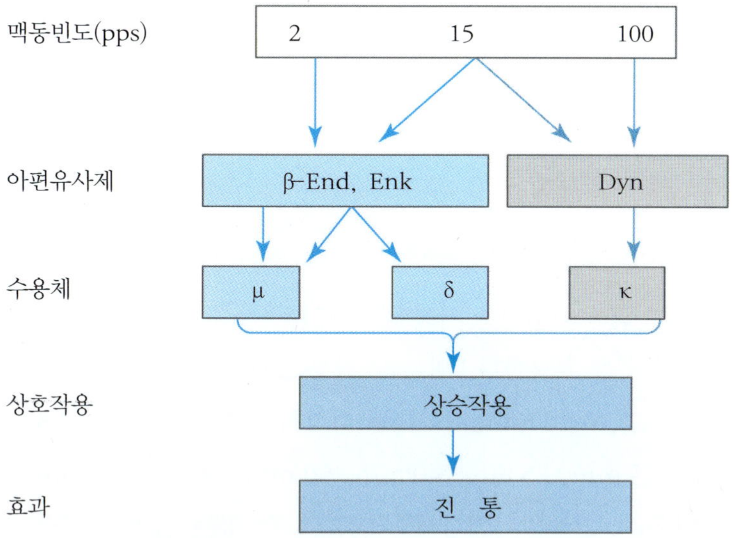

그림 15-3 맥동빈도 변조에 따른 진통효과

β-End ; 베타 엔도르핀, Enk ; 엔케팔린, Dyn ; 디놀핀, μ ; μ-수용체, δ ; δ-수용체, κ ; κ-수용체.

15 pps, 100 pps로 변조하면 베타 엔도르핀, 엔케팔린, 디놀핀 등 아편유사제와 μ-수용체, δ-수용체, κ-수용체 등 모든 수용체가 동원되어 상승작용에 의해 진통효과가 나타난다(Han, 2000).

피부통과신경전기자극 또는 전기침자극의 통증조절기전은 맥동빈도에 따라 다르다. 2 pps의 저빈도 자극은 아편유사물질이 μ 수용체와 δ 수용체와 결합하고, 100 Hz의 고빈도 자극은 κ 수용체에 결합하며, 30 Hz의 중간빈도 자극은 모든 수용체에 결합하여 진통작용을 나타낸다. 따라서 통증의 특성에 따라 저빈도, 중간빈도, 고빈도를 선택하여 치료한다.

3) 세로토닌분비에 의한 진통작용(serotonin mediated analgesia)

전기침자극이 다리뇌(pons)와 숨뇌에 걸쳐 있는 큰솔기핵(NRM)을 활성화시키면 세로토닌(5-hydroxytryptamine, 5-HT)이 합성 분비되어 척수의 리사우어구역(zone of Lissauer)을 따라 내려가서 척수뒤뿔 제 I층과 제 II층에 전달하여 통증전달을 억제한다. 세로토닌에 의한 진통작용은 고빈도 전기침자극의 중요한 기전 중 하나이다(Zhu, 1993; Kwon et al., 2000).

4) 광범위유해억제조절(diffuse noxious inhibitory control, DNIC)

광범위유해억제조절은 내재성 통증조절의 한 방법으로 통증으로 통증을 억제하는 방법이다. 피부, 근육, 내장기에 기계자극, 열자극, 화학자극이 가해지면 A-δ 수용체와 C 수용체가 활성화되어 통각이 위로 올라가 숨뇌에 도달한다. 이러한 자극이 숨뇌의 뒤그물아래핵(subnucleus reticularis dorsalis, SRD) 신경세포를 활성화시켜 척수의 뒤가쪽다발(DLF)을 따라 하행하여 척수뒤뿔의 이차유해 신경세포에 도달하여 신경세포막을 과분극시켜 통각이 억제된다(Le Bars, 2002). 원격부위에서

침자극이나 저빈도-고강도 전기자극을 가하면 광범위유해억제조절에 의해 통증이 완화되며 자극이 강할수록 진통지속시간이 길어진다.

5 전극

전극은 바늘전극(needle electrode)을 사용한다. 바늘전극은 알루미늄합금, 놋쇠, 은, 금 등과 같은 전기 전도도가 좋은 금속을 사용한다. 바늘의 직경은 0.30 mm(30 G), 0.25 mm(32 G), 0.22 mm(34 G), 0.20 mm(36 G), 0.18 mm(38 G) 등 다양하나 보통 0.25 mm(32 G) 바늘전극을 많이 사용한다. 바늘의 길이는 15 mm, 25 mm, 40 mm, 50 mm, 60 mm, 80 mm 등 다양하다. 바늘을 꼽은 후 피부 밖으로 나온 바늘에 악어입집게를 연결할 수 있는 길이가 적당하다.

6 적용방법

6.1. 적용방법

① 환자를 치료에 적합하고 편안한 자세를 취하게 한다.
② 통증점, 유발점, 경혈 등 자극할 부위를 선택한다.
③ 알코올솜으로 피부를 닦는다.
④ 멸균된 바늘전극을 1~4 cm의 깊이로 집어넣는다. 1~3쌍의 바늘전극을 양측 또는 동측에 사용한다(그림 15-4).

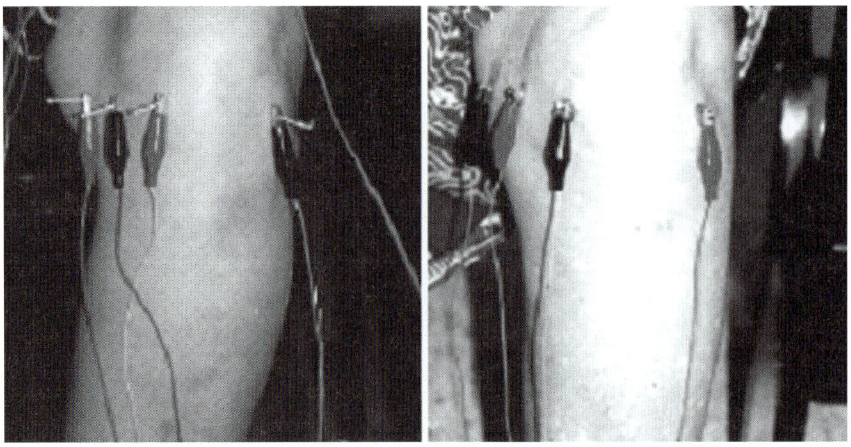

그림 15-4 바늘전극을 사용한 전기자극

⑤ 출력단자에서 나온 악어입집게를 바늘전극에 연결한다.
⑥ 주전원 스위치를 켠다.
⑦ 전기자극기의 맥동빈도, 맥동기간, 방식을 설정한다.
⑧ 치료시간을 설정한다.
⑨ 환자가 전류의 감각을 느낄 때까지 전류강도를 올린다. 시간이 흐름에 따라 전류 감각을 느끼지 못하면 강도를 올려준다.

6.2. 자극조건

1) 진폭(amplitude)

피부통과신경전기자극 또는 전기침자극의 진통효과는 전류강도에 영향을 받는다. 전류의 진폭은 1 mA 이하의 저강도 또는 5~6 mA의 고강도를 사용한다. 고강도 전기자극이 저강도 전기자극보다 통증억제에 더 효과적이라는 보고도 있으나 저강도와 고강도 모두 통증을 조절한다. 최적 전류강도는 제시되지 않고 있으나 일반적으로 저빈도는 고강도, 고빈도는 저강도를 사용한다. 신경섬유별 복합활동전위가 유발되는 전류량이 A-α와 A-β 섬유는 0.1 mA, A-δ 섬유는 0.2 mA, C섬유는 1 mA 정도이다. 따라서 불편감을 느끼지 않고 전류의 감각을 느낄 수 있는 범위의 강도를 사용한다. 시간이 흐름에 따라 전류 감각을 느끼지 못하면 진폭을 올려준다.

2) 치료시간(treatment duration)

전기자극 시간은 10~20분 또는 20~30분이다. 1회 자극 후 90분 경과한 다음 다시 자극하면 진통효과가 더 잘 나타난다.

7 적응증

급성 손상, 만성 손상, 허리통증, 목통증, 수술 후 통증, 삼차신경통, 엉덩신경통(sciatica), 근육통, 두통, 편두통, 생리통, 대상포진, 뼈관절염, 류마티스관절염, 근막통증증후군 등 여러 원인으로 초래된 급성 및 만성 통증을 치료한다. 통증 이외에도 마약 중독, 금연, 천식, 기관지염 등 호흡기질환, 위염, 변비 등 소화기질환, 신경계질환, 산부인과질환, 비뇨기질환, 순환기질환, 우울증 등 다양한 질환이 적응증이다.

8 금기증 및 주의사항

발작, 간질, 심한 심장질환 환자, 심장박동조율기를 착용한 환자에게는 전기침자극을 하지 않는다. 심장질환환자는 바늘전극을 심장 주위나 심장을 관통하는 배치를 하면 안 된다. 머리, 목, 코에서 배꼽에 이르는 중앙선, 척수 주위(BL 10~BL 35)는 침전극을 사용하지 않는다. 전기침자극 시 저림(tingling), 온감(warmth), 가벼운 통증(mild pain)을 느낄 수 있으며 작은 혈관이 찔려 출혈과 멍(bruise)이 생길 수 있다.

참고문헌

Andersson S.A. and Holmgren E. : On acupuncture analgesia and the mechanism of pain. Am J Chin Med 3:311-334, 1975.

Barlas P, Ting SL, Chesterton LS, Jones PW, Sim J : Effects of intensity of electroacupuncture upon experimental pain in healthy human volunteers : a randomized, double-blind, placebo-controlled study. Pain. 122(1-2):81-89, 2006.

Casimiro L, Barnsley L, Brosseau L, Milne S, Robinson VA, Tugwell P, Wells G : Acupuncture and electroacupuncture for the treatment of rheumatoid arthritis. Cochrane Database Syst Rev 19(4):CD003788, 2005.

Cummings M : Percutaneous electrical nerve stimulation-electroacupuncture by another name? A comparative review. Acupunct Med 19(1):32-35, 2001.

Fukazawa Y, Maeda T, Hamabe W, Kumamoto K, Gao Y, Yamamoto C, Ozaki M, Kishioka S : Activation of spinal anti-analgesic system following electroacupuncture stimulation in rats. J Pharmacol Sci 99(4):408-414, 2005.

Kawakita K, Shinbara H, Imai K, Fukuda F, Yano T, Kuriyama K : How do acupuncture and moxibustion act? Focusing on the progress in Japanese acupuncture research. J Pharmacol Sci. 100(5):443-59, 2006.

Le Bars D : The whole body receptive field of dorsal horn multireceptive neurones. Brain Res Brain Res Rev. 40(1-3):29-44, 2002.

Lytle CD, Thomas BM, Gordon EA, Krauthamer V. Electrostimulators for acupuncture : safety issues. J Altern Complement Med. 6(1):37-44, 2000.

Ma SX : Neurobiology of Acupuncture: Toward CAM. Evid Based Complement Alternat Med. 1(1):41-47, 2004.

Ulett GA, Han S, Han JS : Electroacupuncture: mechanisms and clinical application. Biol Psychiatry 44(2):129-138, 1998.

Wang L, Zhang Y, Dai J, Yang J, Gang S : Electroacupuncture (EA) modulates the expression of NMDA receptors in primary sensory neurons in relation to hyperalgesia in rats. Brain Res 1120(1):46-53, 2006.

WHO Regional Office for the Western Pacific : Standard Acupuncture Nomenclature. 2nd ed. WHO Regional Office for the Western Pacific, Manila, 1993.

Zou R, Zhang HX, Zhang TF : Comparative study on treatment of acute gouty arthritis by electroacupuncture with different frequency. Chin J Integr Med 12(3):212-214, 2006.

제 16 장 은추전극전기자극

1 은추전극전기자극

은추전극전기자극(silver spike point, SSP stimulation)은 경혈의 표면에 은추전극을 부착하고 낮은 주파수의 전류를 통전시키는 전기자극방법이다. 전통적인 침치료와는 달리 침을 삽입하지 않고 피부 표면의 경혈에 은추전극을 부착하여 경피적으로 전기자극을 하는 표면침점자극(surface acupuncture-point stimulation, SAS), 경피침점전기자극(transcutaneous electrical acupuncture-point stimulation, TEAS)이다.

2 은추전극전기자극의 역사

오오사카의과대학 마취과의 효도(Masayoshi Hyodo, 兵頭正義)팀이 1972년부터 1976년까지 400예 이상의 수술환자를 대상으로 손과 발목 부위에 침을 삽입하고 3 Hz의 전류를 300 μA로 50분간 통전시켜 전기침마취를 시행한 결과 소량의 마취제와 마약성 진통제를 투여가 필요하였으나 흡입마취를 하지 않고 성공적으로 마취를 유도하였다고 하였다. 1976년 침 삽입에 따른 통증, 공포, 감염 등의 문제점을 개선하기 위해 은추전극을 개발하였으며, 1978년 효도와 명치침구대학의 기타데(Toshikatsu Kitade, 北出利勝)가 은추전극전기자극 안내서를 출간하면서 일본에 보급되기 시작하였다.

3 은추전극전기자극기의 특성

은추전극전기자극기의 특성은 다음과 같다(표 16-1).

변조방식은 연속방식(continuous mode), 단속변조(intermittent modulation), 맥동빈도변조(pulse rate modulation)방식이 있다. 연속방식은 맥동빈도와 진폭이 일정한 전류를 지속적으로 내보내고, 단속변조는 1~2 s 간격으로 통전, 비통전을 반복한다. 맥동빈도변조는 일정 기간(1~2 s) 동안 3 pps의 맥동빈도를 내보낸 다음 일정 기간(1~2 s) 동안 15 pps의 맥동빈도를 내보내는 교대변조(condensation and rarefaction)방법, 일정한 간격으로 맥동빈도를 3-10-20 pps로 변조하는 혼합변조(trimix) 방법, 3가지의 맥동빈도를 무작위로 변조하는 무작위혼합변조(random trimix) 방법을 사용한다(그림 16-1).

표 16-1. 은추전극전기자극기의 특성

변수(parameters)	범 위
전류(current)	맥동전류
파형(waveform)	이상 비대칭 가시파 또는 이상 비대칭 직사각형파
전류방식(current mode)	연속
맥동빈도(pulse rate)	1~200 pps, 또는 1~999 pps
맥동기간(pulse duration)	50~150 μs
진폭(amplitude)	저강도, 고강도
변조방식(modulation mode)	단속변조
	맥동빈도변조
	교대변조
	혼합변조
	무작위혼합변조
전극배치(electrode)	경혈, 양도락, 통증점, 압통점, 운동점, 유발점, 신경
치료시간(tx. duration)	20~60분
치료빈도(tx. frequency)	필요에 따라

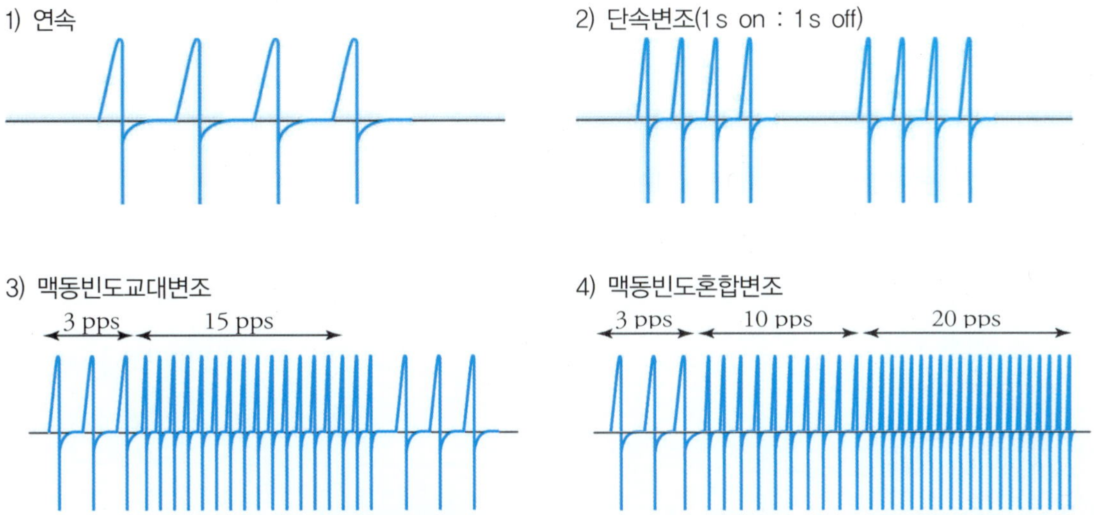

그림 16-1 은추전극전기자극기의 변조방식
1) 연속, 2) 단속변조, 3) 맥동빈도 교대변조, 4) 맥동빈도 혼합변조.

4 은추전극전기자극의 효과

4.1. 생리적 효과

은추전극전기자극의 주 생리적 효과는 통증조절이다. 통증조절의 이론적 배경은 다음과 같다.

1) 표면점자극과 체표-내장 반사(surface point stimulation and cutaneo-visceral reflex)

맥켄지의 체표-내장 반사이론에 따르면 체내의 장기에 병적 변화가 일어났을 때 장기와 멀리 떨어져 있는 피부표면의 특정 부위에 통증 또는 감각과민과 같은 반응이 나타난다. 병적 변화가 있을 때 몸 표면의 특정 지점을 침자극하여 내장기에서 반응을 유발시킬 수 있다.

2) 문조절이론(gate control theory)

침자극, 전기자극, 압력 등과 같은 감각자극으로 A-β 섬유가 활성화되면 통각을 전달하는 A-δ 섬유와 C섬유가 척수후각에서 이차신경원으로 통증을 전달하기 전에 통증을 억제하게 된다.

3) 반자극(counter irritation)

통증으로 통증을 억제하는 기전이다. 특정 부위에 통증이 있을 때 인공적으로 더 강한 통증자극을 가하면 통증역치가 증가하여 약한 통증보다 강한 통증을 인식하게 되기 때문에 특정 부위의 통증을 조절할 수 있다.

4) 엔도르핀 분비(endorphins release)

전기자극, 침자극 등과 마찬가지로 은추전극전기자극이 엔케팔린, 베타 엔도르핀, 디놀핀 등 내인성 아편 펩티드를 증가시켜 통증을 조절한다.

4.2. 치료효과

1) 진통(analgesia)
2) 마취(anesthesia)
3) 순환증진(improve circulation)
4) 항염(anti-inflammatory)
5) 조직치유촉진(accelerate tissue healing)
6) 마사지(massage)
7) 마비개선(improve paralysis)

5 전극과 전극배치방법

5.1. 전극

1) 은추전극(silver-spike point electrode)

은추전극은 놋쇠에 은을 도금한 것으로 전류밀도를 집중시켜 심부조직에 전류를 효율적으로 전달하여 침삽입을 대신할 수 있도록 끝을 뾰족하게 만들었다. 원반을 중심으로 원반 위의 전선연결부위는 원통모양으로 만들고 원반 아래는 원추모양으로 만들어 원추의 뾰족한 끝을 피부에 접촉하고 원반을 반창고나 밴드로 고정하여 사용한다(그림 16-2). 원추 끝의 직경이 6 mm인 전극은 체표면에, 직경이 3 mm인 전극은 귀침점에 사용한다. 전극풀은 사용하지 않는다.

2) 흡인은추전극(silver-plated brass electrode with flexible rubber cup)

은추전극에 유연한 고무덮개를 덮은 것으로 고무덮개에서 진공 흡인시켜 전극의 피부 접촉을 유지할 수 있다(그림 16-2). 흡인강도는 100~300 mmHg이다.

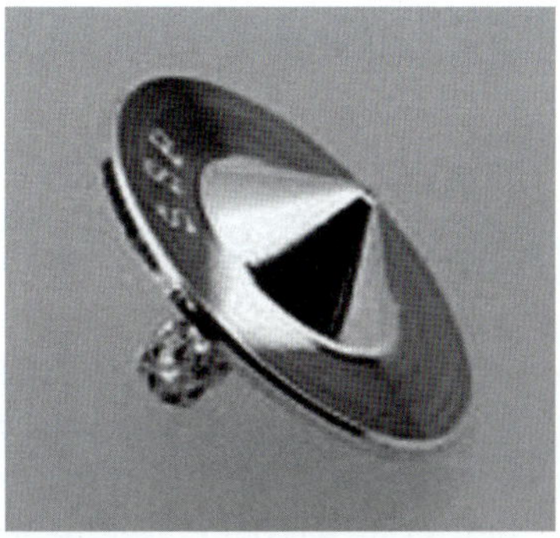

1)

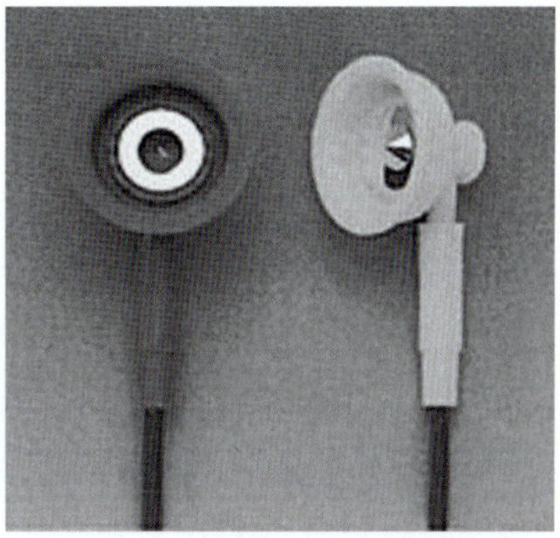

2)

그림 16-2 은추전극전기자극기에 사용하는 전극. 은추전극(1), 흡인은추전극(2)

5.2. 전극배치부위

1) 경혈(acupuncture point) (표 16-2)
2) 양도락(reactive electropermeable points, REPP)
3) 압통점(tender point)
4) 유발점(trigger point)
5) 운동점(motor point)
6) 신경학적점(neurologic point)
7) 반대측 특정점(contralateral point)

6 적용방법

① 환자를 치료에 적합하고 편안한 자세를 취하게 한다.

② 2~4지점의 자극부위를 선택한다. 질환에 따른 권장 자극점은 표 16-2와 같다.

③ 알코올솜으로 피부를 닦는다.

④ 은추전극전극을 치료부위에 반창고나 밴드로 고정한다. 흡인전극을 사용할 때는 흡인강도를 조절하여 전극을 고정한다(그림 16-3).

⑤ 주전원 스위치를 켠다.

⑥ 맥동빈도, 맥동기간, 변조방식을 설정한다.
맥동빈도는 1, 3, 15, 20 pps의 연속방식, 3~15 pps의 교대변조 또는 3-10-20 pps의 혼합변조방식의 맥동빈도변조를 선택한다.

⑦ 치료시간을 설정한다. 치료시간은 20~30분으로 하나 필요에 따라 30~60분까지 한다.

표 16-2. 질환별 권장 자극점

질 환	권장 자극점
두통	GV16, GB20, GB12, BL10, GV15, GB21, LI10, LI4.
늑간신경통	CV17, BL18, HC4.
궁둥신경통	BL23, BL47, BL25, BL32, BL51, BL56, ST36.
변비	CV12, ST21, CV7, SP14, CV6, ST27, CV4, CB3, BL23, BL47, BL25.
불면증	ST21, CV12, CV3, GB20, BL10, GB21, BL38, BL18, BL20, BL47, BL23.
채찍질손상	GB20, BL10, GB21, SI14, SI16, BL38.
어깨손증후	LI15, LU1, LU2, BL10, GB21, SI15, SI9, SI11, TH10, LI7, TH5, LI4, LI6, HC6.
기운목	SI16, ST11, GB20, BL10, GB21, SI14, BL38.
어깨뻣뻣함	BL10, GB21, SI14, LI11, LI4, BL25.
어깨통증	LI15, LI14, SI10, SI11, BL18, LV2, LI11.
허리통증	BL22, BL23, BL60, BL47, BL25, BL54, BL57.
관절통	LI10, TH5, TH4, HC4, HC6, GB30, BL54, ST31, ST34, ST36.
힘줄윤활막염	HC6, HC7, LU9, LU7, TH4, LI5, LI4.
발목삠	ST36, ST41, GB41, SP6, LV4, KI3, KI6, BL60, GB40, BL64, BL63.
아킬레스힘줄염	KI7, KI3, KI5, BL57, BL59, BL60, BL61.
기관지염	ST9, CV22, LU2, LU1, GV15, GB20, BL10, GB21.
식욕부진	CV6, ST19, ST20, ST21, CV12, ST25, BL18, BL19, BL50, BL21, BL23, ST34, ST36.
월경통	GB26, SP15, GB26, BL26, CV3, BL18, GV4, BL23, BL52, BL25, BL32, BL33.
턱관절기능장애	SI19, GB2, TH17, ST6, GB3, ST7, ST18, CV24, HC6, LI4.
치통	GB3, ST7, SI18, ST6, ST5, CV24. BL14, BL13, LI11, LI7, LI4, ST36, ST44, BL60.
얼굴신경마비	GB14, GB3, CV24, ST7, TH17, ST6, ST5, BL18, TH5, LI4.

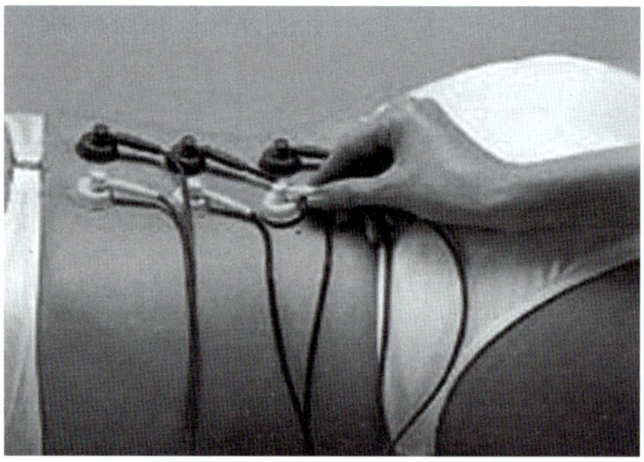

그림 16-3 허리의 은추전극전기자극

⑧ 환자의 민감도에 따라 전류강도를 올린다. 약한 강도에서 강한 강도까지 사용한다.

⑨ 치료빈도는 1일 1회, 또는 주 당 2~3회 치료한다.

7 적응증

7.1. 마취

7.2. 통증

목통증, 어깨손증후군, 허리통증, 관절통, 수술 후 통증, 턱관절기능장애, 근막증후군, 두통, 치통, 삼차신경통, 궁둥신경통, 늑간신경통, 힘줄윤활막염, 힘줄염, 채찍질손상, 얼굴신경마비, 발목삠, 기운목(wry neck)

7.3. 젖분비촉진, 월경통, 자궁난관염, 자궁내막염, 방광염, 입덧

7.4. 변비, 설사, 기관지염, 식욕부진 등

7.5. 불면증

8 금기증

심장박동조율기 및 전자장치를 매입한 환자, 열을 동반하는 질환, 임신 초기, 혈전증이 있는 환자는 금기이다. 심장질환 환자는 가슴이나 목신경절 주위를 자극하지 않는다. 큰 열린상처, 피부질환이 있는 부위는 치료하지 않는다.

참고문헌

Masayoshi Hyodo, Toshikatsu Kitade : A Guide to Silver Spike Point (SSP) Therapy. The Silver Spike Point Study Group. Tokyo, Japan, 1980.

Sugimoto K, Konda T, Shimahara M, Hyodo M, Kitade T : A clinical study on SSP (silver spike point) electro-therapy combined with splint therapy for temporo-mandibular joint dysfunction. Acupunct Electrother Res 20(1):7-13, 1995.

Tseng KL, Liu HJ, Tso KY, Woung LC, Su YC, Lin JG : A clinical study of acupuncture and SSP (silver spike point) electro-therapy for dry eye syndrome. Am J Chin Med 34(2):197-206, 2006.

이광식, 김용호, 민경호, 유희구, 황영희, 정춘근, 박동호, 김완식 : Silver Spike Point에 의한 수술 후 통증 관리의 임상적 연구. 대한마취과학회지 18(1):63-70, 1985.

이충휘, 김유진, 이은주, 조지숙 : 침형 경피신경 전기자극과 은침 전기자극 치료가 압통 역치에 미치는 효과. 한국전문물리치료학회지 2(2):66-71. 1995.

최영덕, 김중환 : Vasoactive intestinal polypeptide(VIP)의 통증관련물질-유도 근 수축반응의 억제와 은침점 저주파 전기자극의 VIP 증가. 대한물리치료학회지 15(4):811-818, 2003.
최영덕, 이준희, 김중환 : β-Endorphin의 내피세포의존성-세로토닌 유도-근 수축 억제와 저빈도-주파수 은침점전기자극의 혈장 β-endorphin 증가. 대한물리치료학회지 16(3):499-506, 2004.

제 17 장 역동전류자극

1 역동전류자극

역동전류자극은 역동전류(diadynamic current)를 사용하는 전기치료의 한 방법이다. 역동전류는 50 Hz의 정현파 교류전류를 반파장 및 완파장으로 정류하여 단상맥동전류로 전환시킨 전류를 맥동빈도, 진폭, 시간을 변조한 전류이다.

2 역동전류자극의 역사

1945년 Bernard가 소개하였다. 동유럽에서는 종종 사용되었으나 영국과 미국에서 널리 사용하지 않아 영문 문헌이 적다. 검색어 diadynamic current, Bernard's current를 사용하여 메드라인(Medline)에서 문헌을 검색한 결과 1952년부터 2006년 12월까지 52건의 논문이 검색되었으며 이 중 32건이 러시아어이고, 독일어 4건, 폴란드어 3건, 세르비아어 및 이탈리아어와 덴마크어 각각 2건, 프랑스와 그리스 및 슬로바키아어가 각각 1건, 영어 4건에 지나지 않았다.

3 역동전류자극기의 특성

역동전류의 50 Hz의 정현파 교류전류를 반파장 및 완파장으로 정류한 단상맥동전류로 특성은 표 17-1과 같다.

표 17-1. 역동전류의 특성

변 수(parameters)	범 위
전류(current)	교류전류, 정현파
파형(waveform)	단상 원형
전류방식(current mode)	연속
맥동빈도(pulse rate)	50~100 pps
위상기간(phase duration)	10 ms
위상전하(phase charge) : 최대	50 μC
실효값전류(RMS_A)	25~50 mA
변조방식(modulation mode)	맥동빈도, 진폭, 시간변조
극성(polarity)	있음

3.1. 변조방식

역동전류는 맥동빈도, 진폭, 시간을 변조하여 독특한 파형의 이름으로 구분한다.

1) 완파장 고정파(DF; diphasé fixe, fixed diphasic)

교류전류를 완파장 정류한 전류이다. 맥동빈도는 100 pps, 맥동기간이 10 ms이며, 맥동간간격은 없다.

2) 반파장 고정파(MF; monophas fixe, fixed monophasic)

교류전류를 반파장 정류한 전류이다. 맥동빈도는 50 pps, 맥동기간은 10 ms, 맥동간간격은 10 ms이다.

3) 짧은교대파(CP; courtes périodes, short periods)

1초 동안 완파장 정류한 전류를 내보내고 다음 1초 동안 반파장 정류한 전류를 교대로 내보내는 전류이다. 맥동빈도는 1초 마다 100 pps, 50 pps를 교대하고, 맥동기간은 10 ms이며, 반파장 정류한 50 pps에서 맥동간간격은 10 ms이다.

4) 긴교대파(LP; longues périodes, long periods)

5초 동안 완파장 정류한 전류를 내보내고 다음 10초 동안 반파장 정류한 전류를 교대로 내보내는 전류이다. 완파장 정류 전류는 2.5초 동안 진폭을 증가시키고 2.5초 동안 진폭을 감소시키는 진폭변조를 한다.

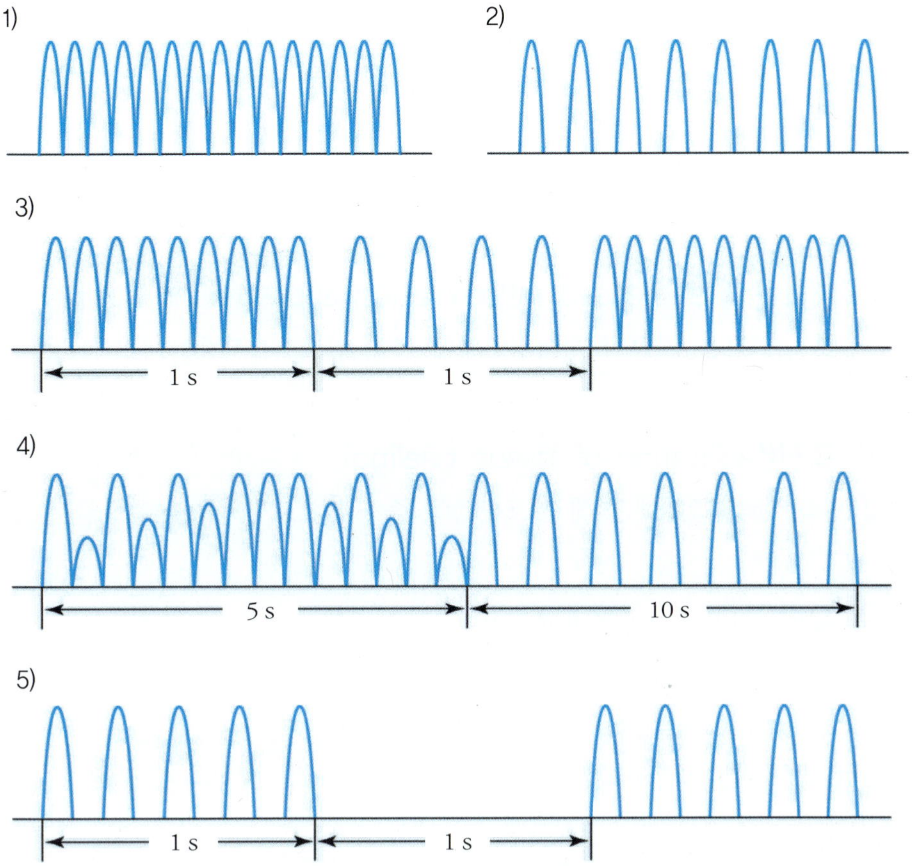

그림 17-1. 역동전류의 파형 특성. 1) 완파장 고정파, 2) 반파장 고정파, 3) 짧은교대파, 4) 긴교대파, 5) 반파장 단속파

5) 반파장 단속파(RS; Rhythme Syncopé, Syncopal Rhythm)

1초 동안 반파장 정류한 전류를 내보내고 다음 1초 단속시키는 시간변조 전류이다.

4 역동전류의 효과

4.1. 생리적 효과

1) 통증완화(pain relief)

통증완화는 역동전류자극의 일차 효과이다. 역동전류자극이 진동감각을 유발시키고 은폐효과(masking effect)에 의해 통증역치가 올라간다. 역동전류자극의 진통작용 기전은 관문조절, 아편유사물질에 의한 통증조절, 순환증진 등으로 설명한다.

2) 혈관운동 증진(vasomotor effect)

교감신경 억제, 히스타민과 같은 혈관확장물질에 의해 혈관이 확장되어 혈류증가가 일어나고 혈관운동이 증진된다. 혈관운동의 증진은 조직에 산소공급, 영양공급을 촉진하고 대사노폐물 제거, 부종흡수를 촉진한다.

3) 염증 및 부종 완화(decreased inflammation and swelling)

순환증진, 근육의 펌프작용, 세포막 투과성변화에 의해 염증 및 부종이 감소한다.

4) 조직치유 촉진(facilitation of tissue healing)

미세전기환경 변화, 순환 증진에 의해 세포활성이 증가하여 조직치유를 촉진시킨다.

5) 근육수축 유발(muscle stimulation)

역동전류자극이 신경세포막 및 근세포막의 탈분극을 일으켜 근육수축을 유발시킨다.

4.2. 치료효과

1) 통증완화(pain relief)
2) 염증 및 부종감소(inflammation, swelling reduction)
3) 국소 순환증진(local circulation increase)
4) 근력증강(muscle strengthening)
5) 근재교육(re-education)
6) 조직치유(tissue healing)

5 전극과 전극배치방법

5.1. 전극

금속패드전극, 탄소패드전극, 탄소전극, 자가접착전극, Y자형전극, 흡인전극 등을 사용한다.

5.2. 전극배치방법

1) 통증부위배치(pain spot application)

양극전극을 통증부위에 대고 음극전극을 통증부위 인접부위에 대는 양극배치방법과, 양극전극을 통증부위에 대고 음극전극을 팔다리 근위부 또는 대응하는 신경뿌리 부위에 대는 단극배치방법을 사용한다.

2) 신경줄기배치(nerve trunk application)

크기가 같은 두 개의 전극을 신경주행을 따라 표면에 양극배치한다.

3) 척추주위배치(paravertebral application)

통증부위에 대응하는 척수신경뿌리부위 양쪽에 전극을 양극배치한다. 여러 신경뿌리에 문제가 있을 때는 가장 위의 신경뿌리 수준과 가장 낮은 신경뿌리부위에 양극배치한다.

4) 혈관배치(vasotropic application)

순환장애가 있는 혈관의 주행을 따라 두 개의 전극을 양극배치한다.

5) 근육배치(myo-energetic application)

활성전극을 근육의 운동점에 배치하고 비활성전극을 근위부에 배치하는 단극배치방법이나 두 전극을 근육힘살(belly) 양쪽 끝에 배치하는 양극배치방법을 사용한다.

6) 횡배치(transregional application)

관절을 치료할 때 관절 양쪽에 횡으로 배치한다.

6 적용방법

6.1. 적용방법

1) 완파장고정파(DF)

짧은교대파(CP)나 긴교대파(LP) 등 다른 종류의 역동전류를 적용하기 전 초기에 사용한다. 따끔한 느낌(prickling sensation)이 나타난 후 곧 없어질 정도의 강도로 자극한다. 주로 순환장애와 통증의 치료에 사용한다.

2) 반파장고정파(MF)

강한 진동(vibration)을 느낄 정도의 강도로 자극한다. 주로 인대 삠, 만성 통증, 헛통증(환상통)의 치료에 사용한다.

3) 짧은교대파(CP)

완파장 고정파에서는 미세한 떨림(fine tremor)이 일어났다 빠르게 소실될 정도의 강도, 반파장 고정파에서는 근수축이 충분히 유발되고 강하고 지속적인 진동이 일어나는 강도로 자극한다. 주로 급성 손상, 급성 부종, 외상으로 인한 통증, 신경통의 치료에 사용한다.

4) 긴교대파(LP)

반파장 고정파에서는 근수축이 충분히 유발되는 강한 진동 강도, 완파장 고정파에서는 따끔한 느낌이 나타난 후 곧 없어질 정도의 강도로 자극한다. 주로 근육통의 치료에 사용한다.

5) 반파장단속파(RS)

근수축이 유발되는 강도로 자극한다.

6.2. 치료시간과 빈도

단일 치료시간은 3분으로 한다. 총 치료시간이 10~12분을 넘지 않도록 한다. 치료빈도는 1일 1회 또는 격일로 6~7회 치료한다.

7 적응증

7.1. 근육뼈대계통 손상 및 질환

삠, 타박상 등 연부조직 손상, 외상 부종, 관절염, 위관절융기염 등 근골뼈대계통 손상 및 질환을 치료한다.

7.2. 말초신경계통 질환

신경통, 신경염, 신경뿌리병증, 대상포진 등을 치료한다.

7.3. 순환장애

레이노병, 말초 순환장애, 반사교감신경이상증, 편두통 등을 치료한다.

8 금기증 및 주의사항

급성 패혈증, 악성종양, 열성 질환, 큰 열린상처, 피부질환, 혈전증, 심장박동조율기, 특히 수요형을 사용하거나 전자장치를 삽입한 환자는 역동전류치료를 하지 않는다.

임신과 월경시기에는 아랫배, 골반, 허리는 치료하지 않는다. 심장질환 환자에게는 가슴과 목신경절에 전극을 대지 않아야 하며, 심한 저혈압 및 고혈압환자는 하부 경추부위를 전기자극하지 않는다. 어떠한 경우에도 심장을 가로지르는 전극배치를 해서는 안 된다. 너무 어리거나 나이가 많아 의사전달이 어려운 환자에게는 비슷한 사람과 동일한 용량으로 치료할 수 있다. 작은 열린상처는 절연크림을 바르고 치료할 수 있다.

참고문헌

Bolel K, Hizmetli S, Akyuz A : Sympathetic skin responses in reflex sympathetic dystrophy. Rheumatol Int 26(9):788-791, 2006.

Hamalainen O, Kemppainen P : Experimentally induced ischemic pain and so-called diaphase fix current. Scand J Rehabil Med 22(1):25-27, 1990.

Low J, Reed A : Electrotherapy Explained, Principles and Practice. 3rd ed., Butterworth Heinemann, Oxford, p.6 3-64, 121, 2000.

Theron EJ, Vermeulen AM : The utilization of transcutaneous electric nerve stimulation in postoperative ileus. S Afr Med J 63(25):971-972, 1983.

Wadsworth H, Chanmugam APP : Electrophysical Agents in Physiotherapy. 2nd ed., Science Press, Marrickville, p. 269-271, 1983.

Ylipaavalniemi P, Perkki K, Taube S, Oikarinen VJ : The effect of immediate combined cold, ultrasound and diadynamic current therapy on swelling after wisdom tooth removal. Proc Finn Dent Soc 80(2):55-57, 1984.

제 18 장 미세전류자극

1 미세전류자극

미세전류자극은 1,000 μA(1 mA) 아래의 낮은 전류를 이용하는 전기자극이다. 미세전류자극은 microcurrent stimulation therapy(MCT), microcurrent electrical therapy(MET), microcurrent electrical stimulation, 미세전류신경근육자극(microcurrent electrical neuromuscular stimulation, MENS)이라고 하며, 전류의 느낌을 인식하지 못하기 때문에 문턱값아래자극(subliminal stimulation), 감각아래경피전기자극(subsensory transcutaneous electrical stimulation), 비감지자극(nonperceived stimulation) 등으로 부르며 생체전기 수준의 낮은 전류를 사용하기 때문에 생체자극(biostimulation)이라고도 한다.

2 미세전류자극기의 특성

미세전류자극기에 따라 특성이 다양하나 일반적인 미세전류자극기의 특성은 표 18-1과 같다.

표 18-1. 미세전류자극의 특성

변수(parameters)	범 위
전류(current)	맥동전류 시간변조전류
파형(waveform)	단상 직사각형, 이상 대칭 직사각형
전류방식(current mode)	연속
맥동빈도(pulse rate)	0.1~1,000 pps
맥동기간(pulse duration)	50~200 μs, 1.5~500 ms
순환주기(duty cycle)	50%
위상전하(phase charge) : 최대	0.9~300 μC
실효값전류(RMSA)	25~600 μA
변조방식(modulation mode)	극성교대 경사변조
극성(polarity)	있음
전극배치(electrode)	통증점, 압통점, 유발점, 운동점, 근육, 신경, 경혈, 양도락
치료시간(tx. duration)	15~20분
치료빈도(tx. frequency)	필요에 따라

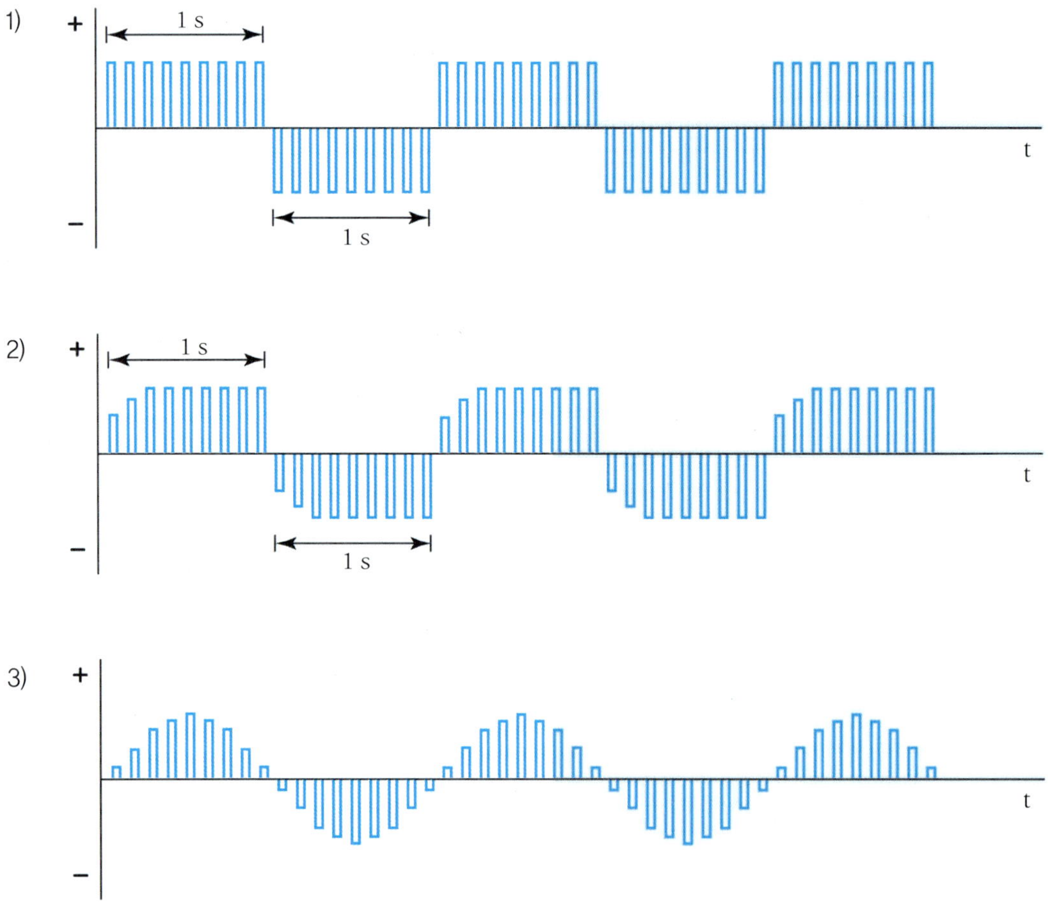

그림 18-1 미세전류자극의 변조방식

1) 극성교대, 2) 극성교대 경사증가변조, 3) 극성교대 경사증감변조

2.1. 변조방식

미세전류의 변조방식은 그림 18-1과 같다.

1) 극성교대(alternate polarity)

1~4초 간격으로 양위상과 음위상으로 극을 바꾸면서 맥동을 내보낸다.

2) 경사증가변조(ramp-up modulation)

위상의 전하량을 점점 증가시키는 경사증가(ramp-up)변조를 하기도 한다.

3) 경사증감변조(ramp up and down modulation)

위상의 전하량을 점점 증가 및 감소시키는 경사증가(ramp-up), 경사감소(ramp-down)변조를 하기도 한다. 흔히 쓰나미파(tsunami wave)라 하는데 극성교대 경사증감변조가 바른 표현이다.

3 미세전류의 효과

3.1. 미세전류의 생리적 효과

1) 세포활성 증가(increase cellular activation)

전기자극은 세포막의 전압작동 Na^+통로, Ca^{2+}통로를 열고 수용체단백질을 자극하여 섬유모세포, 혈관 내피세포, 각질형성세포, 연골모세포, 뼈모세포 등 세포의 이동, 증식 및 분화를 자극한다. 세포의 활성으로 DNA합성이 증가하고 아교질 및 단백질 합성이 증가하여 치유를 촉진한다.

2) 아데노신삼인산 증가(increase ATP)

전기자극이 ATP생산을 증가하고 세포막의 투과성을 증가시킨다. ATP의 증가는 세포의 대사활동을 촉진한다.

3) 아교질합성 증가(increase collagen synthesis)

미세전류자극은 아교질합성을 증가시켜 피부, 힘줄, 인대 등 조직의 치유를 촉진시킨다.

4) 뼈형성 촉진(facilitate osteogenesis)

5~20 μA의 미세전류는 뼈형성을 촉진한다(Friedenberg 등, 1970).

5) 대사 증가(increase metabolism)

미세전류자극이 조직의 대사를 증가시킨다.

6) 미세순환 증가(increase microcirculation)

전기자극이 조직의 미세순환을 증가시킨다. 저강도직류전류가 혈관의 민무늬근육의 기계수용기를 작동시켜 연부조직에서 혈류가 증가된다(Jamney, 1998). 전기자극으로 혈관이 새로 형성되어 모세혈관의 밀도가 증가하여 혈류량이 많아지고 대사활동이 증진되며, 미세순환 및 림프순환이 증가하여 치유과정이 촉진된다.

7) 섬유증 감소(decrease fibrosis)

전기자극으로 비만세포의 수가 감소하여 섬유증, 비대흉터를 감소시킨다.

8) 이완(relaxation)

미세전류가 대뇌겉질의 혈류를 증가시키고, 시상과 대뇌겉질 섬(insula)에 전달하여 즐거움(pleasure)과 이완감을 느낀다(Olausson 등, 2002).

9) 세균성장억제(antibacterial effects)

미세 직류전류의 음극은 살균효과 또는 세균성장을 억제하는 효과가 있다.

10) 통증조절(pain modulation)

미세전류자극에 의한 진통기전은 경피신경전기자극과 마찬가지로 문조절이론과 엔도르핀이론으로 설명한다. 또한 미세전류가 조직치유를 촉진시킴에 따라 통증의 원인이 제거된다.

3.2. 미세전류의 치료효과

1) 통증조절(pain modulation)
2) 조직치유촉진(accelerate tissue healing)
3) 우울, 불안 완화(reduce depression, anxiety)
4) 수면 유도(induce sleep)

4 전극과 전극배치방법

4.1. 전극

1) 패드전극(pad electrode)
2) 탐침전극(probe electrode)
3) Y자형 탐침전극(Y tip electrode)
4) 굴림전극(roller electrode)
5) 집게전극(alligator)

4.2. 전극배치부위

1) 통증부위(painful site)
2) 압통점(tender point)
3) 유발점(trigger point)
4) 운동점(motor point)
5) 근육 기시부와 정지부(origin and insertion of muscle)
6) 신경주행(peripheral nerve)
7) 신경줄기(nerve trunk)
8) 척수분절(spinal segment)
9) 피부분절(dermatome)
10) 경혈(acupuncture point)
11) 귀침점(auricular point) 및 귓불(ear lobe)
12) 양도락(reactive electropermeable points, REPP)

4.3. 전극배치방법

1) 조직복구증진 방법(enhancement tissue repair, ETR application)

점자극(point stimulation)방법이다. 통증점, 압통점, 유발점, 운동점, 신경, 경혈, 양도락 등 특정 지점을 찾아 자극한다. 전기자극기에 피부저항을 측정하는 장치가 있을 경우에는 피부저항으로 자극점을 찾을 수 있으며, 손으로 촉진하여 다른 부위보다 온감이 있거나, 결절이 만져지는 지점을 찾는다. 또한 탐침전극의 끝에 면봉을 끼우고 물을 적시어 예상되는 특정 지점에 올려놓고 전류를 천천히 올리면서 환자가 전류에 의해 저림감각(tingling sensation)이나 전류의 감각이 잘 느껴지는 특정

지점을 찾는다. 자극점을 찾은 후 전류의 감각을 느끼지 못하는 수준으로 전류를 내린 다음 한 지점 당 6~12초 동안 자극한다. 전극은 230~350 g 정도로 약간의 힘을 가하여 누르며 자극한다.

2) 근육복구증진 방법(enhancement muscle repair, EMR application)

근육의 주행에 따라 자극하는 평행자극(parallel stimulation)방법이다. 탐침전극을 사용하여 근육의 주행방향을 따라 점자극한다. 두 개의 탐침전극을 근육섬유의 양측에 수직으로 배치하고 근육을 누르면서 5초 동안 자극한다. 근육의 기시부에서 시작하여 3~4 cm 간격으로 정지부에 이르기까지 자극한다(그림 18-2).

3) 골지힘줄기관 방법(Golgi tendon organ, GTO application)

근육섬유의 배열에 평행하게 미세전류를 공급하는 선자극(linear stimulation)방법이다. 탐침전극을 근육의 기시부쪽과 정지부쪽에 대고 근육을 누르면서 5~20초 동안 자극하거나 근육의 신경점을 자극한다. 근육을 수축시킬 때는 탐침을 근육의 중심부를 향해 밀고, 근육을 이완시킬 때는 탐침을 기시부와 정지부를 향해 밀어낸다(그림 18-3).

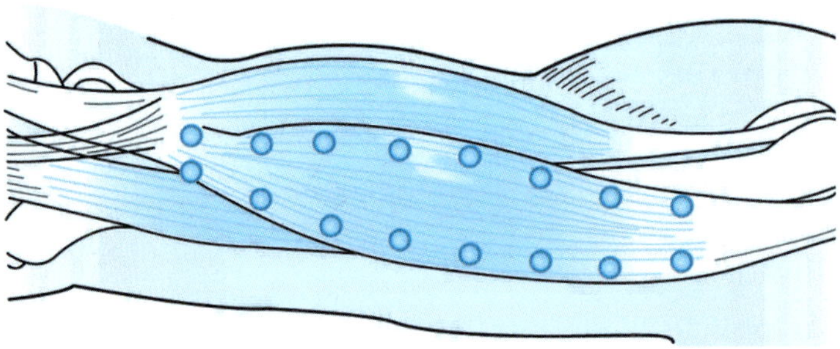

그림 18-2 근육복구증진 방법

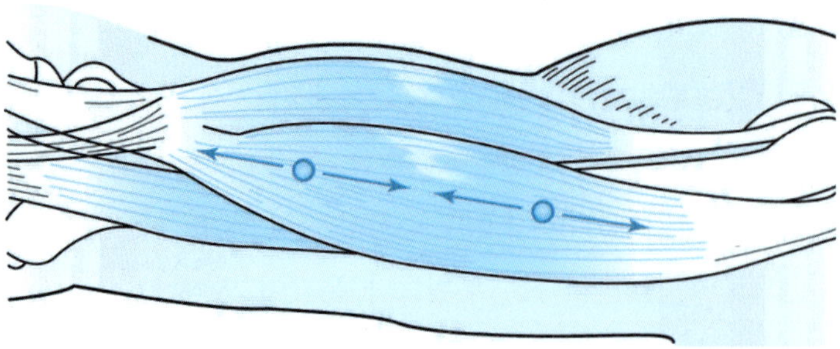

그림 18-3 골지힘줄기관 방법

4) 전기마사지 방법(electromassage application)

금속 굴림전극을 사용하여 치료부위를 마사지하거나 또는 치료사의 손등이나 아래팔에 자가접착전극을 부착하고 치료사의 손으로 치료부위에 미세전류를 공급하면서 마찰, 압력, 근막이완 및 도수조작을 하는 방법이다.

5) 패드전극 방법(pad electrode application)

습식패드전극 또는 자가접착전극을 근육섬유의 주행방향에 세로로 배치하거나, 치료부위의 주위에 배치하거나, 치료부위에 열십자로 교차배치(crisscross)하여 전류를 통전시킨다. 총 치료시간 중 반은 탐침전극을 사용하여 점자극을 시행하고 나머지 반은 패드전극을 사용한다.

6) 복합 방법(combination application)

(1) 탐침점극과 굴림전극 적용(probe and roller application)

한 손은 탐침전극으로 근육의 기시부 또는 정지부를 누르면서 다른 손으로 금속 굴림전극을 사용하여 근육 전체를 마사지한다.

(2) 탐침전극과 패드전극 적용(probe and pad electrode application)

2~4개의 패드전극을 부착하고 두 손으로 두 개의 탐침전극을 사용하여 한 부위 또는 두 부위를 동시에 치료한다.

7) 수중 적용(immersion application)

절연 그릇에 물을 채우고 물속에 치료부위와 1~2개의 치료전극을 넣고 물 밖의 팔 또는 다리에 비활성전극을 배치하여 치료한다.

8) 귓불 적용(ear lobe application)

집게전극을 귓불에 물려 배치한다.

5 적용방법

5.1. 적용방법

① 환자를 치료에 적합하고 편안한 자세를 취하게 한다.

② 전극, 전극배치부위를 결정한다.

③ 알코올솜으로 피부를 닦는다.
④ 치료부위의 맞은쪽에 비활성전극을 부착한다. 예를 들어 팔꿉 안쪽을 치료할 때는 팔꿉 가쪽에, 허리를 치료할 때는 배에 부착한다. 치료부위와 같은 면에 비활성전극을 대면 전류가 피부아래로 흘러 효율이 떨어진다.
⑤ 주전원 스위치를 켠다.
⑥ 맥동빈도, 극성, 변조방식을 설정한다.
⑦ 전극배치방법에 따라 전극을 배치한다.
⑧ 감각을 느끼지 못하는 수준까지 전류를 천천히 올린다.
⑨ 치료시간은 15~20분으로 한다. 5분 이내에 명백한 결과가 없을 경우에는 적용방법을 바꾸어 치료한다.

5.2. 자극조건

1) 맥동빈도(pulse rate)

조직치유에는 0.3~0.9 pps, 통증조절에는 3~30 pps, 급성은 낮은 맥동빈도, 만성은 높은 맥동빈도를 사용한다.

2) 실효값전류(RMSA)

급성은 낮은 전류, 만성은 높은 전류를 사용한다.

3) 극성(polarity)

치료목적에 따라 양극, 음극 또는 극성이 주기적으로 변하는 경사증감변조를 선택한다.
염증치유에는 양극, 혈류증가, 살균효과, 만성질환에는 음극을 사용한다.

6 적응증

6.1. 상처

피부상처, 궤양, 화상, 흉터, 섬유증 등을 치료한다.

6.2. 골절

6.3. 근육뼈대계통 손상 및 질환

삠, 타박상 등 연부조직 손상, 외상, 부종, 관절염, 위관절융기염, 힘줄윤활막염, 힘줄염, 채찍질손상, 턱관절기능장애, 힘줄손상, 인대손상 등 근육뼈대계통 손상 및 질환을 치료한다.

6.4. 신경계통 손상 및 질환

신경염, 신경뿌리병증, 대상포진, 반사교감신경이상증 등을 치료한다.

6.5. 통증 및 근육연축

목통증, 허리통증, 어깨통증, 근막증후군, 섬유근육통(fibromyalgia), 어깨손증후군, 관절통, 수술 후 통증, 두통, 편두통, 치통, 삼차신경통, 궁둥신경통, 늑간신경통, 척수신경뿌리통, 월경통 등을 치료한다.

6.6. 불면증, 불안, 우울증

7 금기증

심장박동조율기 및 전자장치를 매입한 환자, 악성종양, 임신한 부인, 목동맥 위, 눈 위, 출혈 경향이 있는 부위, 가슴 위는 치료하지 않는다.

참고문헌

Chapman-Jones D, Hill D : Novel microcurrent treatment is more effective than conventional therapy for chronic achilles tendinopathy. Physiotherapy 88(8):471-480, 2002.

Friedenberg ZB, Andrews ET, Smolenski BI, Pearl BW, Brighton CT : Bone reaction to varying amounts of direct current. Surg Gyne Obstet 131(5):894-899, 1970.

Huckfeldt R, Flick AB, Mikkelson D, Lowe C, Finley PJ : Wound closure after split-thickness skin grafting is accelerated with the use of continuous direct anodal microcurrent applied to silver nylon wound contact dressings. J Burn Care Res 28(5):703-707, 2007.

Jamney PA : The cytoskeleton and cell signalling : component localization and mechanical coupling. Physiological Reviews 78(3):763-781, 1998.

Johansson BB, Haker E, Von Arbin M, Britton M, Langstrom G, Terent A, Ursing D, Asplund K : Acupuncture and transcutaneous nerve stimulation in stroke rehabilitation : a randomized, controlled trial. Stroke 32(3):707-714, 2001.

Lee BY, Wendell K, Al-Waili N, Butler G : Ultra-low microcurrent therapy: a novel approach for treatment of chronic resistant wounds. Adv Ther 24(6):1202-1209, 2007.

Lennox AJ, Shafer JP, Hatcher M, Beil J, Funder SJ : Pilot study of impedance-controlled microcurrent therapy for managing radiation-induced fibrosis in head-and-neck cancer patients. Int J Radiat Oncol Biol Phys 54(1):23-34, 2002.

Maenpaa H, Jaakkola R, Sandstrom M, Von Wendt L : Does microcurrent stimulation increase the range of movement of ankle dorsiflexion in children with cerebral palsy? Disabil Rehabil 26(11):669-677, 2004.

Olausson H, Lamarre Y, Bucklund H, Morin C, Wallin BG, Starck G, Ekholm S, Strigo I, Worsley K, Vallbo AB, Bushnell MC : Unmyelinated tactile afferents signal touch and project in insular cortex. Nat Neurosci 5(9):900-904, 2002.

Weiss DS, Eaglstein WH, Falanga V : Exogenous electric current can reduce the formation of hypertrophic scars. J Dermatol Surg Oncol 15(12):1272-1275, 1989.

Wieder DL : Microcurrent therapy ; wave of the future? Rehab Manag 4(2):34-35, 1991.

정진우 : Microcurrent의 통증완화 효과에 대한 고찰. 대한물리치료사학회지 12(2):195-205, 1991.

제 19 장 조직치유전기자극

1 조직치유전기자극

조직치유전기자극(electrical stimulation for tissue repair, ESTR)에 사용하는 전기자극은 표 19-1과 같다.

2 조직치유전기자극의 역사

1786년 Galvani의 동물전기 발견과 1830년대 Matteuci의 손상전류 발견 이후, 1840년대 DuBois-Reymond가 손상된 신경의 전위차를 발견하였다. 1812년 Birch가 전기쇼크로 정강뼈의 지연유합을 치료하였고 1861년 Garratt는 사용하여 거짓관절증의 치료를 시도하였다. 1950년대 Fukada와 Yasuda가 뼈의 압전현상을 보고한 이래 1966년 Friedenberg와 Brighton은 뼈에서 압전기와 다른 생체전기(bioelectricity) 현상을 발견하였다. 1962년 Becker는 손상전류는 조직 치유 및 회복에 관련이 깊다하였고, 1980년 Illingworth와 Barker는 미세전류가 세포의 생리작용을 향상시킨다고 보았다.

표 19-1. 조직치유전기자극(ESTR)의 종류

저강도직류전류(low intensity direct current, LIDC)
미세전류신경근육자극(microcurrent electrical neuromuscular stimulation, MENS)
전자기장(electromagnetic field, EMF)
단일 맥동전자기장(single PEMF)
돌발 맥동전자기장(burst PEMF)
전기장(electric field, EF)
고전압맥동전류(high voltage pulsed current, HVPC)
간섭전류(interferential current, IC)

1960~70년 대 전기자극에 의한 뼈형성 촉진에 관한 연구가 진행되어 1979년 미국식품의약품안전청(FDA)에서 매입형, 반매입형, 경피형 자극기를 승인하였으며, 오늘날 전기자극에 따른 뼈형성, 연골형성, 힘줄치유, 상처치유, 신경재생, 팔다리재생, 염증완화, 통증완화 및 마취 등에 관한 연구가 이루어지고 있다.

3 뼈형성 촉진

3.1. 뼈의 전기적 특성

뼈는 긴장관련전위 또는 부하관련전위(SRP)와 생체전위가 존재하고 있다. 긴장관련전위는 압력이나 긴장 등과 같이 기계적 힘이 가해질 때 발생하며 건조한 뼈에서는 압전기가, 이동체액이 있는 조직에서는 유동전위가 발생한다. 생체전위는 전기화학적 요인에 의해 자발적으로 발생한다.

뼈가 압력(compression)을 받는 오목한쪽은 전기적으로 음성이고, 긴장(tension)을 받는 볼록한 쪽은 전기적으로 양성을 띠며(그림 19-1), Wolff법칙에 따르면 음전기는 뼈형성을 촉진하고 양전기는 뼈흡수를 촉진한다.

뼈의 생체전위는 부위와 활동에 따라 다르다. 정상적인 뼈의 겉질은 골수강보다 상대적으로 양전위를 띠고 있다. 또한 뼈몸통은 양전위를 띠게 되나 뼈몸통끝으로 갈수록 음전기를 띠게 된다. 사람의 정강뼈 및 넙다리뼈 위 피부에서 측정한 전위는 표 19-2와 같다. 뼈의 생체전위는 병변이 있을 때 감소하고, 성장속도가 빠를수록 뼈끝 성장판에 음전위가 증가한다. 골절부위에서는 현저한 음전위를 띠며, 골절이 치유되면 전위가 정상으로 회복된다.

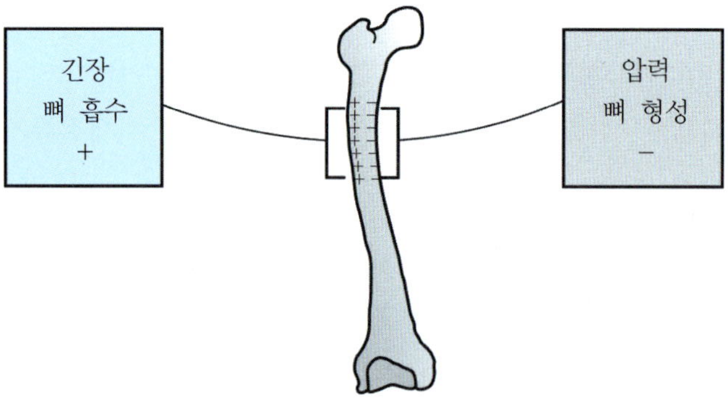

그림 19-1 뼈의 압전기와 뼈형성 및 뼈흡수

표 19-2. 사람 뼈의 부위별 전위

부 위	정강뼈(tibia)	넙다리뼈(femur)
뼈몸통끝(metaphysis)	−8.2 mV(−14.2~−1.2 mV)	−11.2 mV(−39.1~−3.0 mV)
뼈몸통(diaphysis)	+0.8 mV(+27.8~−20.1 mV)	+9.8 mV(+27.9~−25.0 mV)

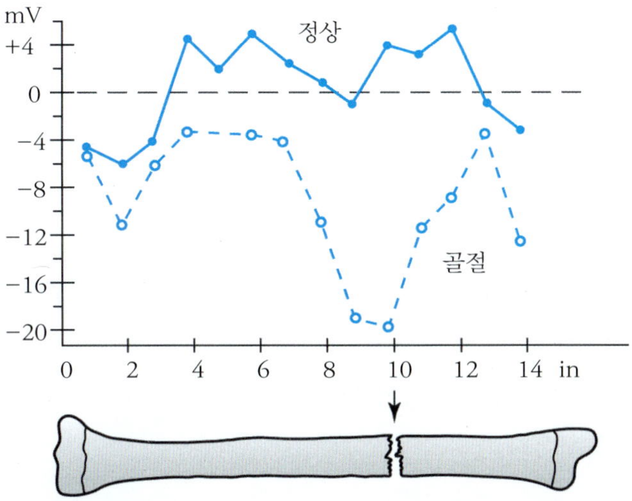

그림 19-2 정상 정강뼈와 골절 정강뼈의 생체전위의 변화

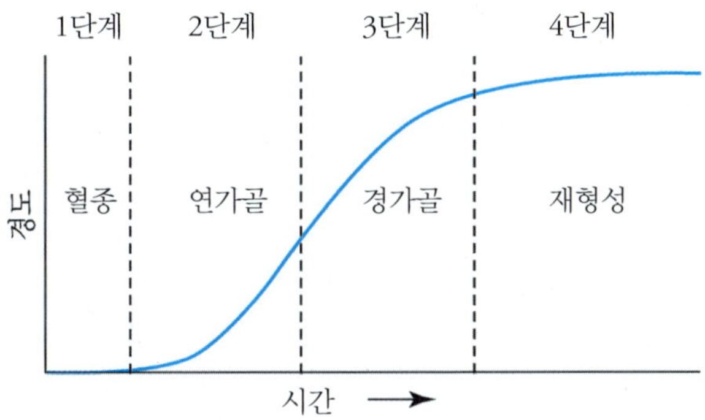

그림 19-3 골절치유의 단계에 따른 뼈의 경도변화

3.2. 골절의 전기적 변화

골절부위는 뼈몸통 및 정상 뼈에 비하여 음전기를 띠게 된다. 골절직후 양전위를 띠는 손상전위가 나타나지만 곧바로 손상전위가 회복되면서 점점 음전위를 띠게 된다. 그림 19-2는 골절 1시간 후 뼈의 전위변화를 보여주고 있다. 골절은 염증기, 연가골 및 경가골이 형성되는 복원기, 재형성기의 단계를 거쳐 치유된다(그림 19-3).

1) 염증기(inflammation)

염증기에는 골절부위에서 생체전위가 증가하여 음전위를 띠게 되고 산소분압이 떨어진다. 뼈의 기계적통합능력이 상실되고 세포침습, 분화, 증식이 일어난다.

2) 연가골기(soft callus)

이 시기는 혈종이 섬유성 애벌뼈로 대치되는 시기로 산소분압이 증가하고 생체전위가 떨어지며, 기계적통합능력이 천천히 회복되고 임상적으로 골절부가 단단해진다.

3) 경가골기(hard callus)

골절치유가 현저하게 진행하는 시기로 애벌뼈(가골)가 치밀하고 단단해지며, 골수강은 아직 형성되지 않고 궁극강도(ultimate strength)는 치유된 뼈보다 1/4~1/5 정도 낮지만, 뼈의 경도(rigidity)가 S자 모양으로 빠르게 증가하여 거의 정상뼈에 가까워진다. 이 단계가 끝날 무렵이면 생체전위와 산소분압이 거의 정상으로 돌아온다.

4) 재형성기(remodeling)

이 시기에는 재형성속도가 빨라지며 뼈의 강도(strength) 및 굴곡경도(bending rigidity)와 해부학적 특성이 거의 정상으로 돌아온다. 재형성이 천천히 진행하면서 모든 증상이 없어지고 생체전위와 산소분압은 정상이며 골절치유과정이 끝나게 된다.

3.3. 골절의 전기자극 영향

전류, 전압 등의 조건을 적절하게 설정하여 외부에서 전기자극을 하면 복합적인 기계적과정, 전기적과정, 생물학적과정에 의해 뼈형성 및 성장이 이루어지고 이에 따라 골절, 불유합, 지연유합, 거짓관절증, 뼈의 무혈관괴사, 골다공증 등을 치료한다. 전기자극에 의한 뼈형성(osteogenesis)의 기전은 두 가지로 설명하고 있다.

1) 직접효과(direct effect)

미세한 전기에너지 자체가 세포막의 표면전위 및 이온이동 속도를 변화시킴에 따라 뼈 및 연골세포를 변화시켜 직접 뼈형성을 일으킨다(Friedenberg 등, 1970). 미세전류가 뼈 및 연골세포의 증가된 활동의 부산물일 경우 이러한 부산물인 미세전기를 미리 줌으로써 뼈형성과 뼈파괴의 평형이 형성 쪽으로 가도록 촉진시킬지도 모른다고 본다. 또한 미세전류의 음극 쪽에서 활성화되는 전자가 cAMP를 변화시키고 DNA를 활성화시켜 인접한 세포의 대사과정이 촉진되기 때문에 뼈형성이 촉진될 것이라고 본다.

2) 간접효과(indirect effect)

둘째 기전은 간접효과로 미세환경변화에 따라 음극에서 아교질합성이 증가되고 뼈형성이 촉진된다

표 19-3. 뼈형성촉진에 사용하는 전기자극 유형

전류종류	전 극
직류전류 및 맥동전류	
저강도직류전류(LIDC)	매입, 반매입, 경피
맥동전류(PC)	매입, 반매입, 경피
전자기장(EMF)	
단일 맥동전자기장(single PEMF)	경피
돌발 맥동전자기장(burst PEMF)	경피
전기장(electric field)	경피

는 설이다. 미세전류자극이 뼈조직의 산소분압을 낮추고, 음극에서 pH를 알칼리로 변화시켜 뼈세포와 연골세포의 혐기성대사과정에 영향을 주어 뼈의 생성 및 성장 환경을 최적으로 유지시키기 때문으로 본다(Brighton 등, 1977).

3.4. 전기자극 종류

골절, 불유합, 지연유합, 거짓관절증(pseudoarthrosis), 무혈관괴사, 골다공증 등을 치료할 목적으로 사용하는 전기자극의 종류는 저강도직류전류자극, 맥동전자기장자극, 전기장자극이며(표 19-3) 모두 효과가 비슷하다.

1) 저강도직류전류(LIDC)

낮은 강도의 직류전류자극으로 음극에서 뼈가 생성된다. Friedenberg 등(1970)을 비롯한 여러 연구자의 연구결과에 따르면 가장 왕성하게 뼈형성이 일어나는 최적강도는 5~20 μA 사이의 좁은 범위라고 하였다. 5 μA 이하의 낮은 강도에서는 뼈형성이 일어나지 않고 30 μA 이상의 높은 강도에서는 전기분해현상이 일어나 뼈가 괴사된다.

전류가 낮은 미세직류전류자극으로 불유합, 지연유합, 거짓관절증, 골다공증 등을 치료하며 불유합의 경우 대개 3~6개월의 자극이 필요하다. 그림 19-4는 정강뼈골절환자에게 저강도직류전류자극을 하여 유합이 되는 과정을 보여주고 있다.

2) 전자기장(EMF)

전자기장자극은 골절부위의 양쪽 피부위에 코일을 감고 교류전류를 흘려 코일의 전자기장에서 발생된 전류로 골절부를 자극하는 방법이다. 교류전류의 주파수는 20~200 KHz, 27.12 MHz 등을 사용하나, 최근에는 15, 75, 150 Hz의 낮은 주파수의 정현파 교류전류에 의한 전자기장자극도 사용하고 있다(McLeod와 Rubin, 1992).

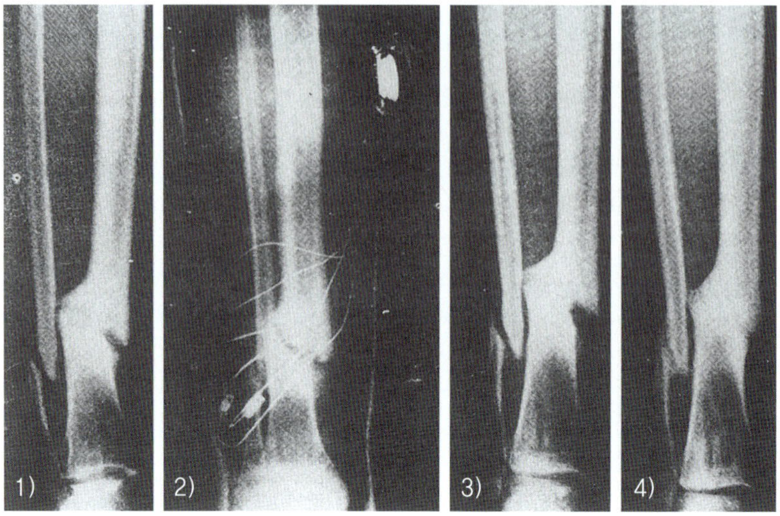

그림 19-4 전기자극에 의한 정강뼈골절의 유합 방사선사진

1) 골절 8개월 후 불유합 상태, 2) 골절 후 11개월째부터 음극 직류전류자극,
3) 자극 12주 후 유합과정이 일어난 모습, 4) 12주 후 유합된 모습.

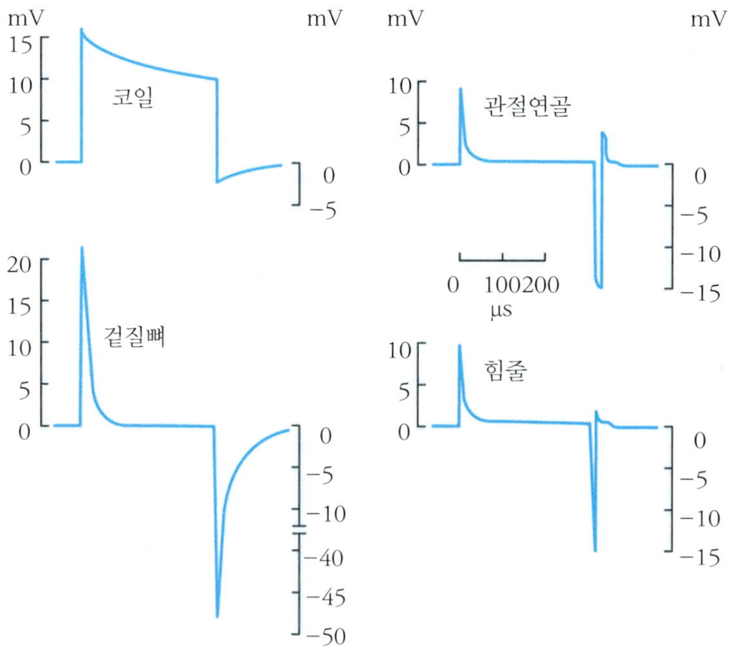

그림 19-5 맥동전자기장자극에 의한 곁질뼈, 관절연골, 힘줄에서의 전압 파형

(1) 맥동전자기장의 생물물리적 특성

코일에 전류를 흘리면 도체에서 전압과 전류가 발생한다. 맥동전자기장에 의해 유발되는 전압의 파형은 조직에 따라 다르다. 코일로부터 발생된 파형과 전압이 뼈, 관절연골, 힘줄에 도달하면 각 조직의 이온분자 및 분극분자의 농도차이에 의해서 전압의 진폭과 감소양상이 서로 다르게 나타나며, 겉질뼈에서는 정점전압이 21 mV/cm까지 올라갔다가 10~20 s의 짧은 순간에 1~2 mV/cm로 떨어진다(그림 19-5).

(2) 맥동전자기장자극의 종류

① 단일 맥동전자기장(single PEMF)

골절치유목적으로 사용하는 단일맥동전자기장의 파형은 대칭이상파 또는 비대칭이상파를 사용하고, 맥동빈도는 2~800 pps의 범위이나 흔히 72 pps의 맥동빈도를 많이 사용한다.

② 돌발 맥동전자기장(burst PEMF)

돌발 맥동전자기장자극은 다양한 범위로 맥동을 돌발시켜 매우 낮은 출력강도를 사용한다. 돌발 맥동전자기장자극의 파형은 대칭이상파 또는 비대칭이상파를 사용하고, 돌발 당 맥동빈도, 돌발빈도, 돌발기간, 돌발간간격이 다양하다. Pienkowski 등(1994)은 대칭이상사각형파를 한 돌발 당 맥동빈도 27 pps, 돌발기간 5 ms, 돌발간간격 62 ms, 돌발빈도 15 bps인 돌발 맥동전자기장자극기를 사용

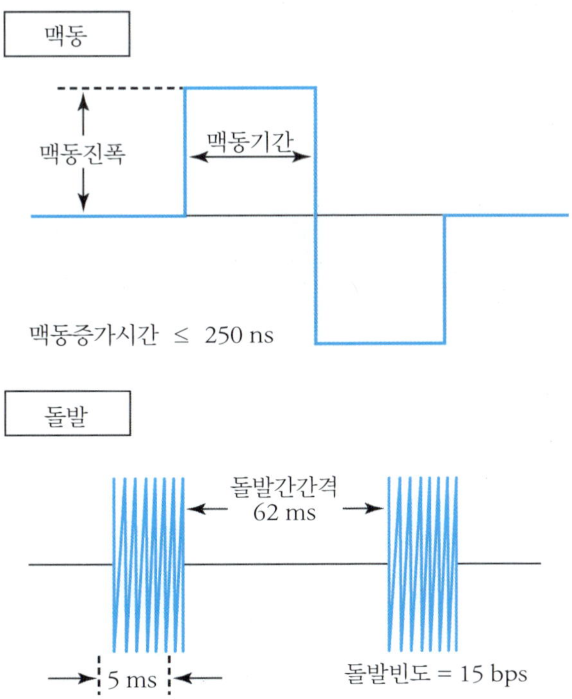

그림 19-6 단일 맥동전자기장과 돌발 맥동전자자의 파형, 맥동 및 전압 특성

하여 자극하였다. 맥동전자기장자극기의 파형, 전압 등의 특성은 제품에 따라 다르지만 그림 19-6과 같다.

(3) 맥동전자기장의 효과와 응용(effect of PEMF)

맥동전자기장에 의해 조직에서 발생된 전류 및 전압은 세포반응을 촉진시켜 뼈의 치유속도를 빠르게 하고 치유정도를 높여주어 치료기간을 단축한다.

맥동전자기장은 골절, 불유합, 지연유합, 거짓관절증, 뼈이식술, 무혈관괴사, 수술 초기 치료에 이용된다. 무혈관괴사는 특히 72 pps의 맥동전자기장자극이 효과적이다. 맥동전자기장 자극은 피부손상, 신경손상, 감염 등이 있어도 가능하고 석고고정 위에서도 사용할 수 있으며 외부에서 자극하기 때문에 간단하면서 안전하고 효율적인 방법이다. 그러나 관절공간(joint cavity)이 형성된 거짓관절증, 골절 간격이 1 cm 이상 또는 뼈 직경의 1/2 이상일 때는 효과가 없고, 협조가 어려운 환자에게는 적용이 어렵다.

3) 전기장자극(electric field)

전기장자극은 흔히 용량자극(capacitive coupling)이라 하며 피부에 전극을 대고 교류전류를 통전시켜 형성되는 전기장에 의해 조직 안에서 전류를 유도시키는 방법이다. 20~200 KHz 범위의 정현파 교류전류를 사용하나 유전율이 높은 조직에서 충분한 실효치전류를 얻기 위해서는 비교적 높은 주파수를 필요로 하기 때문에 주로 50~100 KHz를 많이 사용한다. 전극은 직경 2~3 cm의 강철판 전극을 주로 이용하며 전극풀을 발라 골절부위의 양쪽 피부위에 대고, 1~10 mA의 전류가 발생되는 1~10 V의 정점-정점강도로 자극한다(그림 19-7).

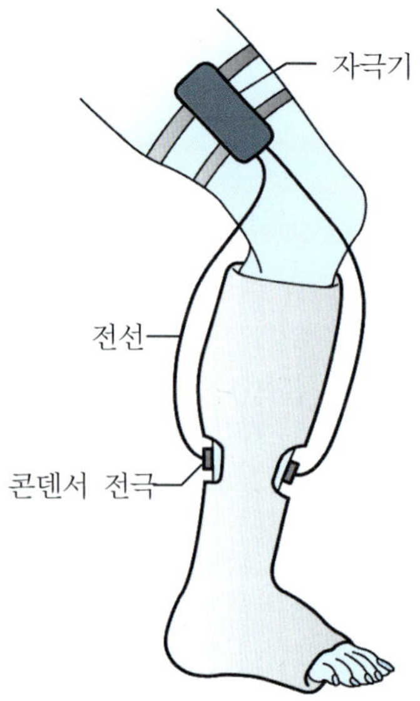

그림 19-7 콘덴서전극을 사용한 전기장자극

3.5. 자극방법

미국식품의약품안전청(FDA)에서 골절치료 목적으로 저강도직류전류, 맥동전자기장, 전기장을 사용하여 매입, 반매입, 경피적 적용을 하는 세 가지 자극기를 승인하였다.

매입형(invasive type)은 미세한 전류를 발생시키는 연속직류전류의 음극전극은 골절부에, 양극전극은 적절한 부위에 외과적으로 매입하여 자극하는 방법(그림 19-8)으로 수술과 매입에 따른 감염의 위험이 있을 수 있다.

반매입형(semi-invasive type)은 미세한 전류를 발생시키는 연속직류전류의 음극전극은 골절부에 매입하고 양극전극은 피부표면에 대고 자극하는 방법이다. 매입형과 반매입형에 사용하는 전극은 백금(platinum), 백금 이리듐(platinum iridium), 강철(stainless steel) 등이 쓰인다.

경피형(cutaneous type)은 단일 또는 돌발 맥동전자기장을 사용하여 골절부 표면위에 코일, 헬름홀츠 코일(Helmholtz coil) 등을 설치하고 자극하는 방법(그림 19-9)과, 전기장을 사용하여 골절부 표면위의 양쪽에 콘덴서전극을 대고 자극하는 방법이다(그림 19-10).

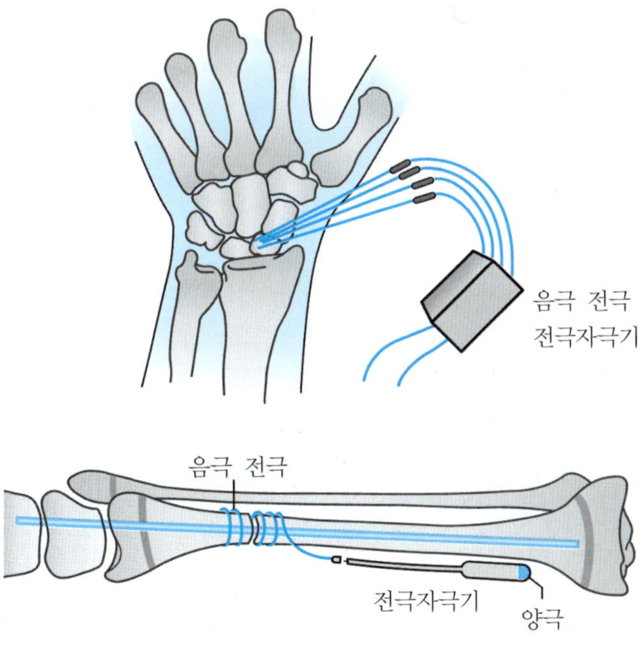

그림 19-8 전극매입

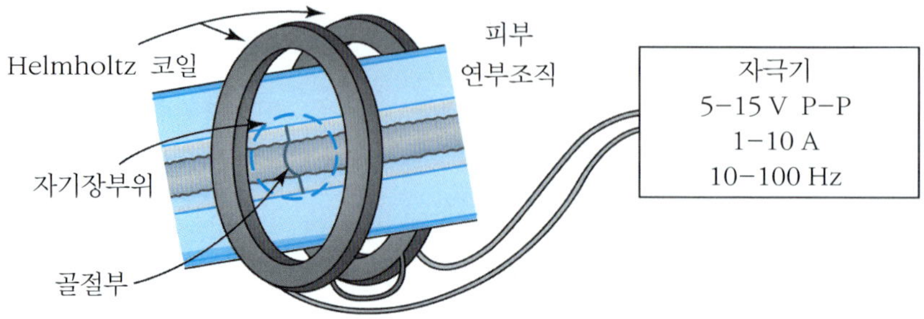

그림 19-9 맥동전자기장의 코일을 사용한 경피자극

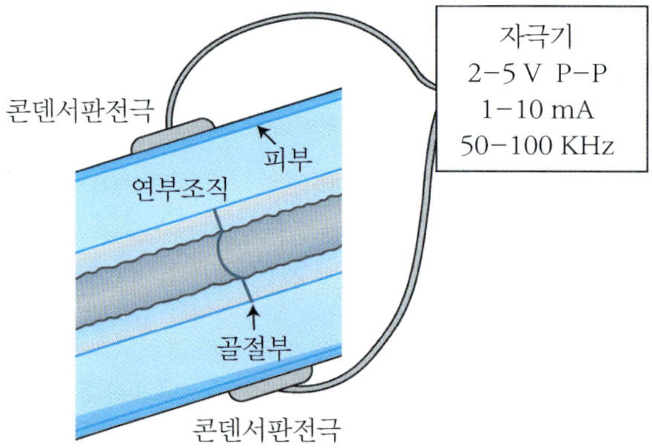

그림 19-10 전기장의 콘덴서전극을 사용한 경피자극

4 관절연골형성

관절연골도 뼈와 마찬가지로 압전현상을 가지고 있다. 미세직류전류 및 맥동전자기장자극 등을 사용하여 외부에서 적절한 전기신호를 가하면 DNA합성능, 글리코사미노글리칸, 프로테오글리칸합성능이 증가하여 관절연골의 재형성 및 수복을 촉진시킨다(표 19-4).

표 19-4. 연골치유에 사용하는 전기자극 유형

전류종류	자극조건	결 과	비 고
미세직류전류	이중금속전지 1 μA	재생촉진 DNA합성능 증가 proteoglycan합성능 증가	Baker 등(1974) Okihana와 Shimomura(1988)
맥동전자기장	15 bps	glycosaminoglycan 증가 lysozyme활성 증가 DNA, hyaluronate 증가	Norton(1981)
	72 pps	glycosaminoglycan 증가	Smith와 Nagel(1983)
	72 pps, 1 $\mu A/cm^2$	재생촉진	Threlkeld와 Smith(1988)
정현파교류	10 Hz, 300 $\mu A/cm^2$	glycosaminoglycan 증가	Sah와 Grodzinsky(1989)

5 힘줄 및 인대치유

힘줄치유목적으로 고전압맥동전류자극, 미세전류자극, 맥동전자기장자극 등 다양한 형태의 저강도 전류자극이 사용되고 있으며(표 19-5), 전기자극에 의한 힘줄치유기전은 cAMP대사 조절에 의해 DNA합성능 및 아교질합성능이 증가되고, 섬유모세포의 세포내 Ca^{2+} 증가와 Ca^{2+}의 인슐린결합이 상승되어 섬유모세포가 증식되기 때문이다.

6 상처치유

상처, 욕창, 궤양, 화상, 부종, 외상, 피부이식술 후 상처치유 촉진을 목적으로 사용하는 전류의 종류는 표 19-6과 같고, 전기자극 조건은 표 19-7과 같다.

표 19-5. 힘줄 및 인대치유에 사용하는 전기자극 유형

전류종류	자극조건	자극대상	결 과	비 고
직류전류	7 μA	깊은발가락굽힘근힘줄	아교질합성능 증가 섬유모세포 증식	Nessler와 Mass (1987)
고전압맥동전류	10 pps, 40 μA	아킬레스힘줄	부하파열강도 증가	Oweoye 등 (1987)
	100 pps 50 V, 75 V	섬유모세포	단백질합성능 증가 DNA합성능 증가	Bourguignon과 Bourguignon (1987)
맥동자기장	1 pps 25×10^{-3} Tesla	안쪽곁인대	아교질함량 증가	Frank 등 (1982)
	21 bps 230 μs	닭배아힘줄	단백질합성능 증가 아교질합성능 증가	Murray와 Farndale (1985)

표 19-6. 상처치유에 사용하는 전류의 종류

변수(parameters)
고전압맥동전류(high voltage pulsed current stimulation, HVPC)
저강도직류전류(low intensity direct current, LIDC)
단상맥동전류(monophasic PC)
이상 맥동전류(biphasic PC)
이상 교류전류(biphasic AC)
미세전류신경근전기자극(microcurrent electrical nerve stimulation, MENS)
맥동전자장(pulsed electromagnetic field, PEMF)
이온도입(iontophoresis)
맥동초음파(pulsed ultrasound)

표 19-7. 상처치유에 사용하는 전기자극 조건

전류종류	자극조건	상처종류	결 과	비 고
연속직류전류	50~300 μA (은전극)	상처	아교질합성능증가 상피화촉진	Alvarez 등(1983)
	20~100 μA	상처	아교질형성 아교질섬유배열 증진	Dunn 등(1988)
저강도직류전류	100 μA	궤양	치유속도 1.5~2.5배 증가	Carley와 Wainapel(1985)
	200~1000 μA	궤양	치유속도 2배 증가	Gault와 Gatens(1976)
	200~800 μA	상처	상피세포분열촉진	Herrington 등(1974)
미세전류신경근자극	0.3 pps, 400 μA	욕창	치유속도 증진	Skinner 등(1994)
고전압맥동전류	80 pps 100 μs, 30~60 V	상처	상처장력 및 유사분열 증가 상피화속도 증진	Brown 등(1989)
	100 pps 75 μs, 200 V	욕창	치유증진	Griffin 등(1991)
맥동전자기장	27.12 MHz, 600 pps, 65 μs, 972 W	화상	단백질, 효소활성 증가	Ionescu 등(1982)

7 신경재생

신경재생에 사용하는 전기자극 유형은 표 19-8과 같다.

저강도 직류전류, 교류전류, 맥동자기장 등의 전기자극으로 신경재생이 촉진된다. 전기자극이 세포의 Ca^{2+}, cAMP, 효소에 영향을 주고 DNA 및 단백질 합성능을 증가시키며 축삭의 이동을 촉진한다(그림 19-11).

표 19-8. 신경재생에 사용하는 전기자극 유형

전류종류	자극조건	대 상	결 과	비 고
연속직류전류자극	1 μA, 음극	쥐 두렁신경	신경재생촉진	Pomeranz 등(1984)
	0.57 μA, 음극	쥐 궁둥신경	신경재생촉진 근육수축력증가	Kerns와 Freeman(1986)
	1–10 μA, 음극	쥐 궁둥신경	신경재생촉진	Zanakis(1990)
	1 μA, 음극	척수등쪽기둥	척수재생촉진	Borgens 등(1986)
	1.5 μA, 음극	쥐 해마	축삭재생	Politis와 Zanakis(1988)
교류전류(20 Hz, 0.1 ms)	1 μA, 음극	쥐 두렁신경	축삭증가	Pomeranz 등(1984)
맥동전자기장(27.12 MHz)	72 pps, 15 mV	궁둥신경 온종아리신경 척수절단	재생촉진	Ito와 Bassett(1983) Raji와 Bowden(1982)

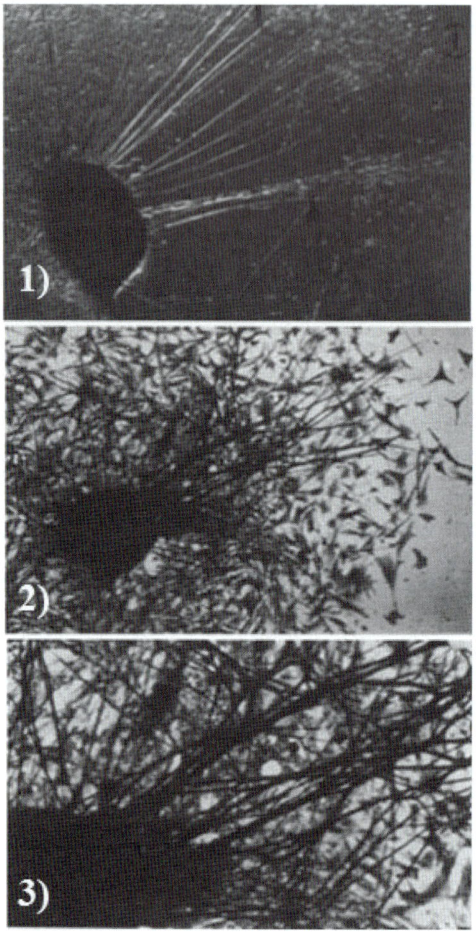

그림 19-11 신경돌기의 음극 전기쏠림

10 nA의 직류전류로 배양 뒤뿌리 신경절(dorsal root ganglion)을 3일 자극한 결과 신경돌기가 음극을 향해 성장하고 있다(50x). 2) 30 nA 직류전류 자극 3일 후(50x). 3) 150x(Sisken, 1991).

참고문헌

Alvarez OM, Mertz PM, Smerbeck RV, Eaglstein WH : The healing of superficial skin wounds is stimulated by external electric current. Invest Dermatol 81(2):144-148, 1983.

Baker B, Becker RO, Spadaro JA : A study of electrochemical enhancement of articular cartilage repair. Clin Orthop Relat Res 102:251-267, 1974.

Bassett CAL : The development and application of pulsed electromagnetic fields (PEMF) for ununited fractures and arthrodeses. Orthop Clin North Am 15(1):61-87, 1984.

Becker RO : The direct current control system. A link between environment and organism. NY State J Med 62:1169-1176, 1962.

Black J : Electrical Stimulation. Its Role in Growth, Repair, and Remodeling of the Musculoskeletal System. Praeger, New York, 1987.

Borgens RB, Blight AW, Murphy DJ, Stewart L : Transected dorsal column axons within the guinea pig spinal cord regenerate in the presence of an applied electric field. J Comp Neurol 250(2):168-180, 1986.

Bourguignon GJ, Bourguignon YW : Electric stimulation of protein and DNA synthesis in human fibroblasts. FASEB J 1(5):398-402, 1987.

Brighton CT : The semi-invasive method of treating nonunion with direct current. Orthop Clin North Am 15(1):33-45, 1984.

Brighton CT, Friedenberg ZB, Mitchell EI, Booth RE : Treatment of nonunion with constant direct current. Clin Orthop Relat Res 124:106-123, 1977.

Brown M, McDonnel MK, Menton DN : Polarity effects on wound healing using electric stimulation in rabbits. Arch Phys Med Rehabil 70(8):624-627, 1989.

Carley PJ, Wainapel SF : Electrotherapy for acceleration of wound healing : low intensity direct current. Arch Phys Med Rehabil 66(7):443-445, 1985.

DuBois-Reymond E : Cited in Borgens RB, Jaffe LF, Cohen HJ : Large and persistent electrical currents enter the transected lamprey spinal cord. Proc Natl Acal Sci USA 77(2):1209-1213, 1980.

Dunn MG, Doillon CJ, Berg RA, Olson RM, Silver FH : Wound healing using a collagen matrix : effect of DC electrical stimulation. J Biomed Mater Res. 22(A2S):191-206, 1988.

Frank C, Schachar N, Dittrich D, Shrive N, deHaas W, Edwards G : Electromagnetic stimulation of ligament healing in rabbits. Clin Orthop Relat Res 175:263-272, 1983.

Friedenberg ZB, Andrews ET, Smolenski BI, Pearl BW, Brighton CT : Bone reaction to varying amounts of direct current. Surg Gyne Obstet 131(5):894-899, 1970.

Friedenberg ZB, Brighton CT : Bioelectric potentials in bone. J Bone Joint Surg Am 48(5):915-923, 1966.

Fukada E, Yasuda I : On the piezoelectric effect of bone. J Phys Soc Jpn 12:1158-1162, 1957.

Gault WR, Gatens PF Jr. : Use of low intensity direct current in management of ischemic skin ulcers. Phys Ther 56(3):256-269, 1976.

Griffin JW, Tooms RE, Mendius RA, Clifft JK, Vander Zwaag R, el-Zeky F : Efficacy of high voltage pulsed current of pressure ulcers in patients with spinal cord injury. Phys Ther 71(6):433-442, 1991.

Illingworth CM, Barker AT : Measurement of electrical currents emerging during the regeneration of amputated finger tips in children. Clin Phys Physiol Meas 1:87-89, 1980.

Ionescu A, Ionescu D, Milinescu S, Talnar E, Vieru S : Study of efficiency of diapulse therapy on the dynamics of enzymes in burned wound. 6th International Congress on Burn, San Francisco, CA, Aug 31, 1982.

Ito H, Bassett AL : Effect of weak, pulsing electromagnetic fields on neural regeneration in the rat. Clin Orthop Relat Res 181:283-290, 1983.

McLeod KJ, Rubbin CT : The effect of low-frequency electrical fields on osteogenesis. J Bone Joint Surg Am 74(6):920-929, 1992.

Murray JC, Farndale RW : Modulation of collagen production in cultured fibroblasts by a low-frequency, pulsed magnetic field. Biochem Biophys Acta 838(1):98-105, 1985.

Nessler JP, Mass PD : Direct-current electrical stimulation of tendon healing in virto. Clin Orthop Relat Res 217:303-312, 1987.

Norton LA : Effects of a pulsed electromagnetic field on a mixed chondroblastic tissue culture. Clin Orthop Relat Res 167:280-290, 1982.

Okihana H, Shimomura Y : Effect of direct current on cultured growth cartilage cells in vitro. J Orthop Res 6(5):690-694, 1988.

Oweoye IO, Spielholz NI, Fetto J, Nelson AJ : Low-intensity pulsed galvanic current and the healing of tenotomized rat achilles tendons : Preliminary report using load-to-breaking measurements. Arch Phys Med Rehabil 68(7):415-418, 1987.

Pienkowski D, Pollack SR, Brighton CT, Griffith NJ : Low-power electromagnetic stimulation of osteotomized rabbit fibulae. J Bone Joint Surg Am 76(4):489-501, 1994.

Politis MJ, Zanakis MF : Treatment of the damaged rat hippocampus with a locally applied electric field. Exp Brain Res. 71(1):223-226, 1988.

Pomeranz B, Mullen M, Markus H : Effect of applied electric fields on sprouting of intact saphenous nerve in adult rat. Brain Res 303(2):331-336, 1984.

Raji ARM, Bowden EM : Effect of high peak pulsed electromagnetic field on denervation and regeneration of the common peroneal nerve in rats. Lancet ⅷ : 444-445, 1982.

Sah RL-Y, Grodzinsky AJ : Biosynthetic response to mechanical and electrical forces : Calf articular cartilage in organ culture. In : Biology of Tooth Movement. Norton LA, Burstone CJ (Ed), CRC Press, Boca Raton, p. 335-347, 1989.

Skinner BT, Calacdrino FJ, Hartlein JH, Kincaid CB : Efficacy of microcurrent electrical nerve stimulation (MENS) in the treatment of pressure ulcers. 2nd Joint Congress of the Canadian Physiotherapy Association and American Physical Therapy Association, Toronto and Ontario, June 4-8, 1994.

Smith RL, Nagel DA : Effects of pulsing electromagnetic fields on bone growth and articular cartilage. Clin Orthop Relat Res 181:277-282, 1983.

Sisken BF : Electric and Pulsed Electromagnetic Field Effects on Nerve Tissue Regeneration. In : Electromagnetics in Biology and Medicine. Brighton CT, Pollack SR (Ed), San Francisco Press, Inc., San Francisco, p. 259-273, 1991.

Threlkeld AJ : Electrical Simulation of Articular Cartilage. In : Dynamics of Human Biologic Tissues. Currier DP, Nelson RM (Ed), F A Davis, Philadelphia, p. 255-270, 1992.

Threlkeld AJ, Smith SD : Unilateral hindpaw amputation causes bilateral articular cartilage remodeling of the rat hip joint. Anat Res 221(2):576-583, 1988.

Zanakis MF : Differential effects of various electrical parameters on peripheral and central nerve regeneration. Acupunt Electrohter Res 15(3-4):185-191, 1990.

제 20 장 투열치료

1 투열치료

투열치료(diathermy)는 고주파 교류전류에 의해 형성되는 전기장과 자기장을 이용해서 조직 내에서 열을 발생시키는 치료 방법이다. 내과투열치료(medical diathermy)와 외과투열치료(surgical diathermy)로 구분하며 내과투열치료를 흔히 심부투열치료라 한다.

2 투열치료의 역사

1891년 d'Arsonval이 10,000 Hz 정도에서는 근육수축이 유발되지 않고 온감이 있음을 관찰하고 고주파전류를 이용한 조직가열의 의학적 이용 가능성을 제시하였다. 1892년 달손발이 수백만 Hz의 고주파발진기를 고안하였다. 1900년대 초에 이르러 고주파전류에 대한 연구가 빠르게 발전하였다. 1908년 부다페스트(Budapest)에서 열린 자연연구과학자회의에서 diathermy라는 말을 만들어 사용했다. 1928년 Schliephake가 단파심부투열치료기를 처음으로 임상에 응용을 하였다. 1932년 Ginsberg와 Milinowski가 단파를 맥동시켜 열작용이 없는 고주파 전자기장치료기를 개발하였다. 1954년에 장파투열치료기를 폐기하기로 국제적으로 합의하였고 극초단파치료기가 등장하였다. 1940년 Randall이 다동공자전관을 만들어 충분한 출력을 내는 극초단파가 개발되었다.

3 투열치료의 특성

3.1. 고주파전류의 종류

고주파전류는 100,000 Hz 이상의 교류전류를 말하며, 투열치료(medical diathermy)에는 대개 1,000,000 Hz(1 MHz) 이상의 고주파 교류전류를 사용한다. 투열치료에 이용하는 고주파전류는 장파, 단파, 극초단파로 분류하며 주파수와 파장은 표 20-1과 같다.

3.2. 투열치료의 특성

조직에 고주파전류를 통전시킬 때 진동폭이 매우 짧기 때문에 이온운동이 거의 일어나지 않고 전기화학적 반응 또는 전기분해현상이 없으며 또한 빠른 진동전류에너지는 그 경로 안에서 열에너지로 변환되는 특징이 있다. 고주파전류의 맥동기간이 매우 짧아 감각신경 및 운동신경을 자극하지 않기 때문에 불편감이나 근육수축을 일으키지 않으면서 신체조직 안의 특정부위를 가열할 수 있다. 조직의 특정 부위에 에너지를 전달하여 열을 발생시키기 때문에 체적가열(volume heating)이라고 한다.

3.3. 고주파전류의 생물리학

1) 조직의 열발생(heat production in tissue)

(1) 분자운동(molecular activity)

조직을 구성하는 분자는 이온분자, 분극분자, 비분극분자의 세 가지 형태로 구분한다. 조직에 전기에너지 또는 전자기에너지가 가해지면 분자들이 진동하면서 서로 마찰하여 열에너지로 전환된다. 분자운동에 의해 발생되기 때문에 전환열(conversive heat)이라 한다.

① 이온분자(ionic particle)

사람의 조직에는 Na^+, K^+ 등 많은 이온들이 있다. 고주파전류를 통전시키면 한 방향으로 이온운동이 일어났다가 곧바로 반대방향으로 이온이동이 일어나기 때문에 실제로는 이온이동을 무시해도

표 20-1. 고주파의 주파수와 파장 범위

투열치료기	주파수	파 장
장파(long wave)	1 MHz	300 m
단파(short wave)	10~100 MHz	30~3 m
극초단파(microwave)	300~3,000 MHz	1~0.1 m

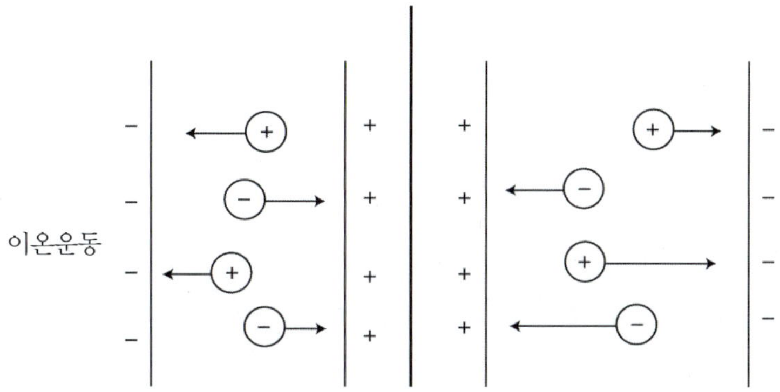

그림 20-1 고주파전류에 의한 양이온과 음이온의 앞뒤 운동

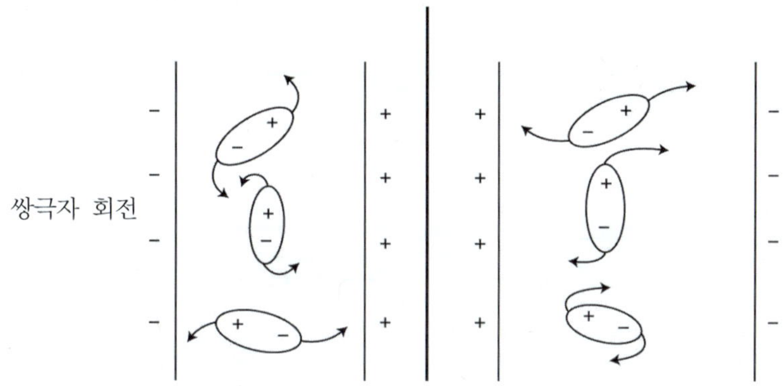

그림 20-2 고주파전류에 의한 분극분자의 회전운동

된다(그림 20-1). 이온들이 순간적으로 앞뒤로 이리저리 운동할 때 인접한 다른 분자들과 충돌하여 열이 발생된다. 고주파전류는 맥동기간이 0.001 ms에 지나지 않아 전기화학반응이 일어나지 않기 때문에 감각신경섬유나 운동신경섬유를 자극하지 않고 열을 발생시킬 수 있다.

② 분극분자(polar molecule)

조직은 대부분이 물로 구성되어 있다. 물과 같은 분극분자 전체는 전기적으로 중성이지만 한쪽은 양전하를, 다른 한쪽은 음전하를 띠고 있는 쌍극자(dipole)이다. 쌍극자에 전기장이 작용하면 양전하는 음극 쪽으로, 음전하는 양극 쪽으로 끌려가는 분극현상이 일어나고, 전류의 방향이 바뀔 때마다 회전운동을 한다(그림 20-2). 분극분자들이 회전운동을 하면서 분자끼리 또는 인접한 분자들과 마찰되어 열이 발생된다. 예를 들어 27.12 MHz의 단파를 통전시켰을 때 전류의 방향전환이 1초에 54,240,000번 이루어지므로 분자이온들도 1초에 54,240,000번씩 운동방향을 바꾸게 되어 진동이 일어난다. 분자의 진동은 특히 물을 많이 함유한 조직에서 전형적으로 일어난다.

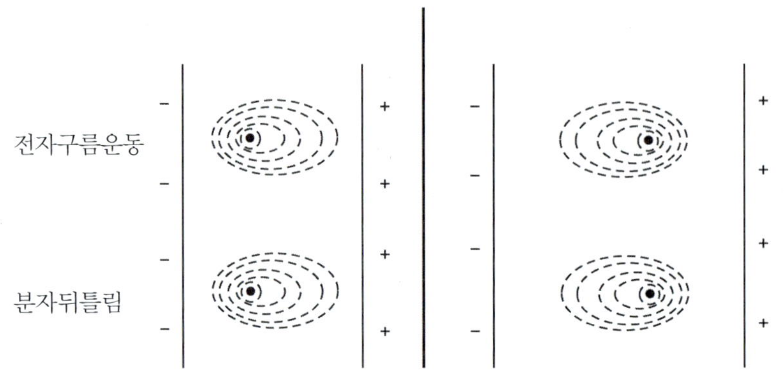

그림 20-3 고주파 전류에 의한 비분극분자의 뒤틀림운동

고주파전류에 의해 궤도를 돌던 전자가 먼저 한 방향으로 뒤틀리고 이어서 다른 방향으로 뒤틀림에 따라 옆에 있는 분자들도 뒤틀린다.

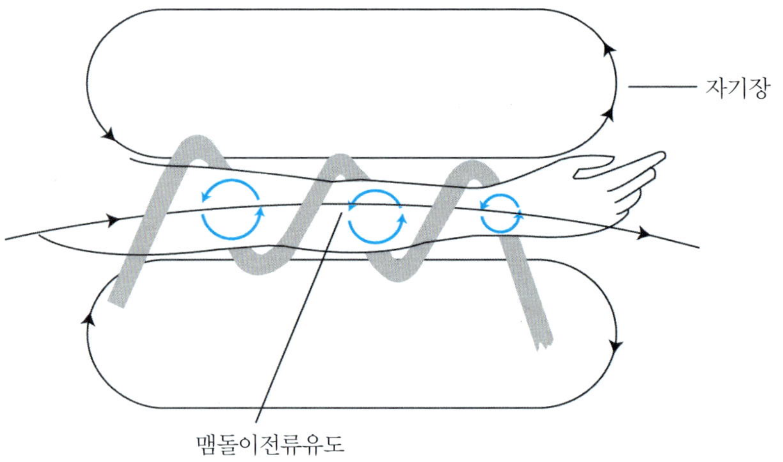

그림 20-4 원통형코일 안과 주위에 자기장이 형성되고 원통형코일 안의 팔에서 자기장의 방향과 수직으로 맴돌이전류가 생성된다.

③ 비분극분자(nonpolar molecule)

지방 등과 같이 전하를 띠지 않고 있는 원자나 분자도 빠르게 진동하는 전기장에 영향을 받아 궤도를 돌던 전자가 뒤틀리게 된다. 전장의 방향변화에 따라 한쪽은 더 음전하를 띠고 다른 한쪽은 더 양전하를 띠게 되며, 양극에서는 전자를 끌어당기고 음극에서는 밀어내기 때문에 전자구름(electron cloud)이 이동하게 된다. 이때 원자나 분자가 직접 열을 발생시키지는 않지만 바로 옆에 있는 분자들과 상호작용을 일으켜서 분자들을 더욱 뒤틀리면서 운동이 일어나 열이 발생한다(그림 20-3).

2) 유전체(dielectric substance)

거리를 두고 두 개의 전극을 배치하고 전류를 흘리면 전기장이 형성되고, 도체에 전류가 흐르면 자

표 20-2. 조직의 물함량과 유전율

조 직	물함량	유전상수(ε)
혈액	80%	80
근육	72~75%	72~76
뇌	68%	68
지방	15%	15
피부, 뼈	5~16%	5~16

표 20-3. 고함수조직과 저함수조직의 유전율과 전도도

주파수(MHz)	유전상수(ε)		전도도(σ)	
	고함수조직	저함수조직	고함수조직(s/m)	저함수조직(ms/m)
1	2,000		0.400	
10	160		0.625	
27.12	113	20	0.602	10.9~43.2
40.68	97.3	14.6	0.680	12.6~52.8
433	53	5.6	1.18	77.9
915	51	5.6	1.28	101.3
2,350	47	5.5	2.17	154.7
5,000	44	5.5	4.55	235.5

기장이 발생하며 자기장 안에서 맴돌이전류가 발생한다. 사람의 조직은 전기장과 자기장에서 가변 정전용량기의 역할을 하여 공명회로를 만들어 회로 내의 조직에서 열이 발생한다. 전기장 안에 유전체를 넣으면 진공일 때보다 전기장의 세기가 커져서 정전용량이 증가한다. 자기장 안에 팔다리와 같은 유전체를 넣으면 인덕턴스가 증가하여 맴돌이전류가 크게 발생한다(그림 20-4).

정전용량은 유전률, 조직의 물함량에 비례하고, 주파수에 반비례한다(표 20-2, 3). 따라서 주파수 외에 조직의 특성에 따라 열발생이 다르게 된다.

3) 반사(reflection)

전자기파가 진행할 때 임피던스가 다른 물질에 부딪히면 경계면에서 반사되어 반대 방향으로 진행한다. 전자기파의 반사는 주파수, 조직의 유전율, 비저항, 전도도, 비열 등 조직의 전기적 및 물리적 특성, 밀도, 피부밑지방의 두께 등 조직의 구조적 특성에 따라 다르다. 주파수가 올라가면 유전율이 낮아지고 전도도는 높아져 반사가 증가한다. 단파보다 극초단파에서 반사가 현저하게 일어난다. 극초단파 에너지는 공기-피부, 피부-지방, 지방-근육, 근육-뼈의 경계면에서 반사하며, 특히 공기-피부사이에서 에너지의 50% 가량이 반사한다. 2,450 MHz의 극초단파를 사용할 때 지방-근육 경계면에서 반사가 많기 때문에 피부밑지방층에서 열발생이 많다.

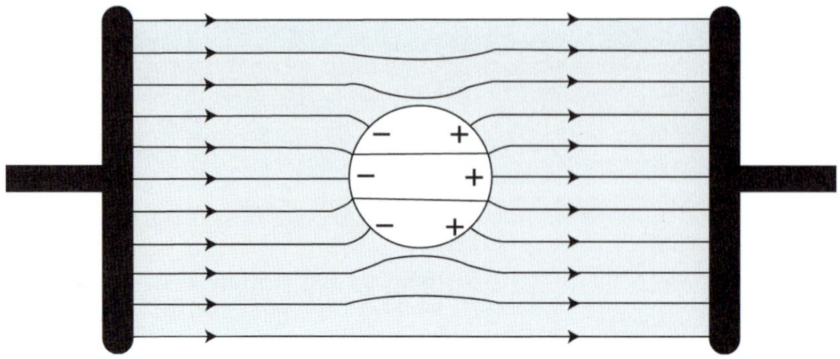

그림 20-5 전기장안의 유전체 표면에서 전기력선이 굴절되어 전기장의 밀도가 증가한다.

4) 굴절(refraction)

전기장 안에 유전체가 있을 때 유전체의 경계면에서 전기력선이 휘어지는 굴절 현상이 나타나 전기력선의 밀도가 증가한다(그림 20-5). 굴절은 물질의 유전율과 전도도가 달라지는 경계면에서 일어난다. 특히 임상적인 면에서 전기장 안에 금속매입 부위를 넣으면 금속의 표면에서 심한 굴절이 일어나 전하가 많이 축적되어 열이 과도하게 발생하여 인접 조직에서 화상 및 괴사가 일어날 수 있다.

5) 전파(transmission)

전자기파는 진공이나 공기 속을 빛과 같은 속도인 300,000 km/s의 속도로 전파하지만 매질을 만나면 전파속도가 느려지며 매질 속의 전파속도는 매질의 전자기파 에너지 흡수정도에 영향을 받는다.

6) 흡수(absorption)

전자기파 에너지의 흡수는 주파수, 매질의 양과 밀도, 매질의 전기적 성질, 자기적 성질에 따라 다르다. 유전율이 높고 전도도가 낮고 수분함량이 많은 근육이 지방이나 뼈보다 에너지 흡수량이 많아 골격근육에서 온도상승을 시킬 수 있다.

7) 침투깊이(penetration)

전자기파의 침투깊이는 원래 에너지의 63%를 흡수할 수 있는 깊이를 말하며 임상적으로 조직온도를 치료온도인 40~45℃까지 올릴 수 있는 깊이이다. 침투깊이는 주파수와 물함량이 낮을수록 깊다(표 20-4). 전자기파의 에너지가 거리에 따라 지수함수적으로 감소하기 때문에 피부밑지방의 두께가 얇으면 침투 깊이가 깊다.

단파심부투열치료의 임상적인 침투깊이는 3 cm를 넘지 않으며, 2,450 MHz의 극초단파심부투열치료는 C형전극으로 2 cm 거리를 두고 조사했을 때 침투깊이는 0.8 cm 정도이고 피부에서 경한 통

표 20-4. 주파수에 따른 고함수조직과 저함수조직의 전자기파 침투깊이

주파수(MHz)	침투깊이(cm)	
	고함수조직	저함수조직
1	91.3	
10	21.6	
27.12	14.3	159
40.68	11.2	118
433	3.57	26.2
915	3.04	17.7
2,450	1.70	11.2
5,000	0.788	6.67

표 20-5. 조직에서 주파수에 따른 고주파전류의 침투깊이

주파수	침투깊이
2,450 MHz	약 0.9 cm
900 MHz	약 1.8 cm
12.25 MHz	약 3.0 cm

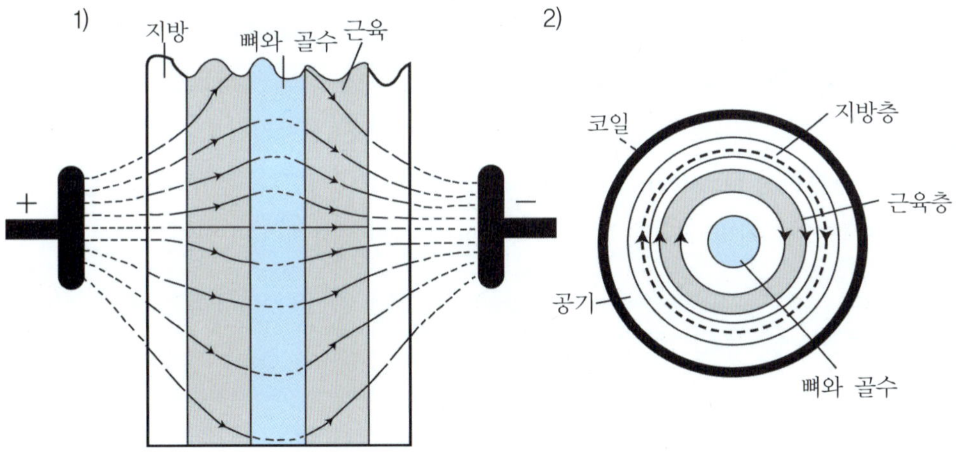

그림 20-6 전기장(1)과 전자기장(2)에서 전류(실선)와 변위전류(점선)의 분포

증과 불편감을 느낄 정도로 강도를 올렸을 때 침투깊이는 1.85 cm 정도이다(표 20-5). 심부조직의 치료에는 단파심부투열치료가 적합하다.

8) 전류와 변위전류(current and displacement current)

전류가 물을 많이 함유한 고이온 조직을 통과할 때 전기에너지가 열에너지로 전환되어 열이 발생

하지만 뼈나 지방과 같이 물함량이 적은 비분극 조직에서는 변위전류가 흐르기 때문에 열발생이 적다(그림 20-6). 일반적으로 지방조직이 근육보다 열발생이 적은 것으로 생각하지만 지방조직에는 비분극분자 뿐 아니라 림프관, 혈관들이 분포하고 있어 전자기장이 강하게 형성된다. 실제로 전기장전계법에서 두 전극 사이에 형성되는 전기장의 밀도는 근육보다 지방에서 높다. 이는 지방조직이 저항이 높고, 지방-근육경계면에서 전기력선이 굴절되고 일부 전기력선이 이 경계면에서 끝나기 때문에 지방-근육 경계면의 피부밑조직 쪽에서 열발생이 많아 임상적으로 피부밑조직 쪽에서 화상이 발생하는 현상을 설명할 수 있다.

4 투열치료의 효과

4.1. 고주파전류의 효과

1) 열효과(thermal effect)

전자기파가 조직에 전달되면 이온의 전후운동, 분극분자의 회전운동, 비분극분자의 뒤틀림에 의해 열이 발생한다.

2) 비열효과(nonthermal effect)

세균, 단세포, 적혈구, 우유방울 등에 전자기파를 조사하면 전자기장의 전자력선에 평행하게 고리를 형성하는 진주사슬형성(pearl chain formation)현상이 나타난다. 진주사슬형성은 맥동단파와 낮은 강도의 연속단파에서 나타나지만 특히 맥동단파에서 현저하게 나타난다.

4.2. 투열치료의 생리적 효과 및 치료효과

1) 조직온도상승(increase local tissue temperature)

고주파의 열효과에 의해 국소조직의 온도가 상승하여 여러 생리적 반응이 나타난다. 생리적 반응에 중요한 영향을 끼치는 요인은 조직의 온도, 조직의 온도상승 속도, 치료부위의 크기, 노출기간 등이다. 치료효과를 얻을 수 있는 조직 온도의 범위는 40~45.5℃이며 대개 43~45℃를 많이 이용한다. 45.5℃ 이상의 온도 상승은 조직의 파괴를 초래한다. 치료효과를 기대할 수 있는 최소노출기간은 5분이며 최대기간은 30분이다. 열발생은 치료 20분에 최고에 달하고 이후에는 열의 전도 및 혈류에 의한 열의 분산으로 온도가 떨어진다. 피부밑지방에서 4~5℃(4.3℃), 뼈에 가까운 근육조직에서 4~5℃(4.6℃), 뼈조직에서는 3~4℃(3.8℃), 골수에서 3.6℃의 온도상승을 보여 거의 같은 수준으로

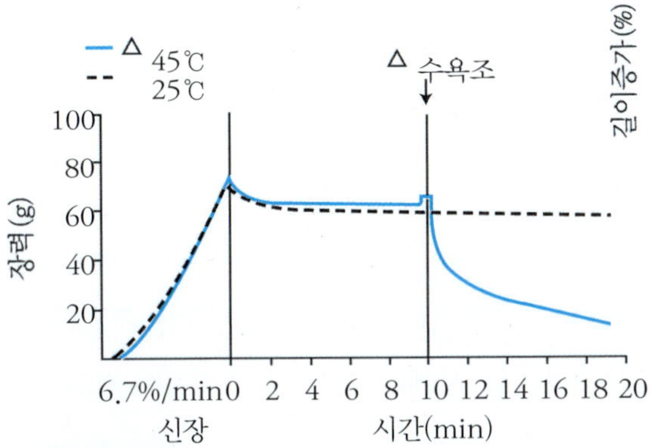

그림 20-7 25℃와 45℃에서 힘줄의 장력 변화

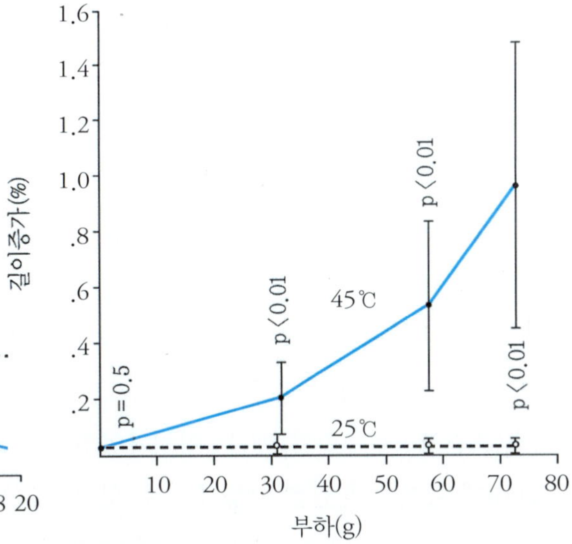

그림 20-8 25℃와 45℃에서 힘줄의 길이 변화

조직의 온도가 상승한다.

2) 섬유아교질조직의 신장력 증가(increase extensibility of fibrous collagen tissue)

조직온도가 상승되면 결합조직의 점성, 탄력성과 같은 물리적 성질을 변화시켜 장력이 감소하고 신장력이 증가된다. 국소온도 40~45℃에서 조직손상 없이 최대 신장이 유발되며 특히 힘줄, 인대, 관절주머니, 흉터조직 등의 신장력이 5~10배 정도 증가된다. 온도에 따른 힘줄의 장력과 길이변화는 각각 그림 20-7과 그림 20-8과 같다.

3) 관절뻣뻣함의 현저한 감소(markedly decrease joint stiffness)

냉치료는 관절 뻣뻣함 및 불편감을 증가시키지만 열치료는 관절 뻣뻣함 및 불편감을 현저하게 감소시킨다.

4) 통증완화(pain relief)

단파심부투열은 특히 근육, 인대, 관절주위조직 등 심부조직의 통증완화에 유용하고, 극초단파심부투열은 특히 표재근육, 인대, 작은 표재 관절주위 조직 등 근육골격계의 통증완화에 유용하다.

5) 근육연축 완화(relief muscle spasm)

근육의 온도가 상승에 따라 II군 신경섬유의 흥분발사율이 감소되고 이에 따라 알파운동신경의 흥분발사율이 감소되어 근육연축이 완화된다.

6) 혈류량 증가(increase blood flow)

조직의 국소 온도가 42℃ 이상으로 올라가면 동맥, 정맥, 모세혈관의 확장이 일어나고 혈류량이 증가한다. 림프순환이 증가된다.

7) 악성종양 치료(treat malignant tumor)

국소온도를 42℃ 이상 올려주면 암세포가 죽거나 또는 최소한 성장 및 전이가 억제된다. 433.92 MHz의 극초단파심부투열치료기는 악성종양의 열치료목적으로 만든 것으로 지방 및 근육층을 투과하여 10 cm의 깊이에서 열을 발생시킬 수 있다. 악성종양치료 시에는 피부 및 피부밑조직의 화상 및 괴사 등 조직손상에 유의해야 한다.

8) 만성염증의 흡수 촉진(accelerate resolution of chronic inflammation)

대사 증가, 세포막 투과성 증가, 혈관확장, 혈류량 증가, 정맥순환 증진에 따라 염증성 삼출물의 흡수 등을 도와 화해과정을 촉진한다.

9) 상처치유 촉진(accelerate healing of wound)

대사 증가에 따른 세포활성 증가, 혈류량 증가에 따라 상처치유가 촉진된다.

10) 기타(miscellaneous)

배의 피부에 열을 가하면 위점막이 창백해지고, 위장관의 민무늬근육이 이완되어 꿈틀운동(peristalsis)이 저하한다.

5 단파투열치료

5.1. 단파투열치료

단파투열치료(shortwave diathermy, SWD)은 고주파전류로 인체의 심부조직에 열을 가하는 방법이다. 단파투열치료에 사용하는 주파수와 파장은 표 20-6과 같다.

표 20-6. 단파투열치료기의 주파수와 파장

주파수	파 장
13.66 MHz	22 m
27.12 MHz	11 m*
40.98 MHz	7.5 m

* 가장 많이 사용한다.

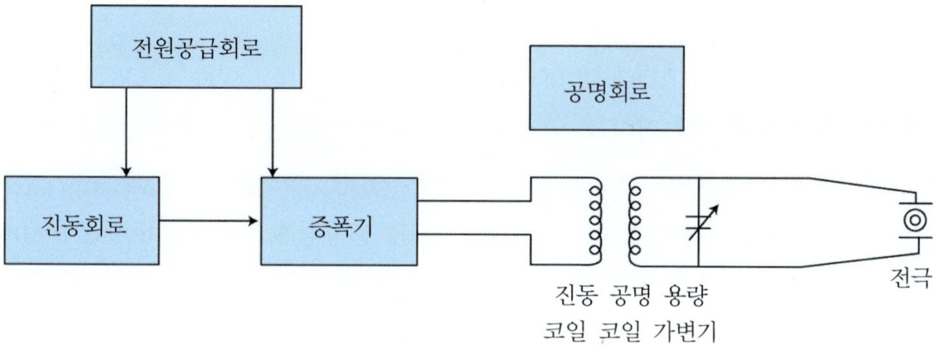

그림 20-9 단파심부투열치료기의 구성요소

5.2. 단파발생장치

단파발생장치는 전원공급회로, 진동회로, 증폭기, 환자회로의 네 가지 요소로 구성되어 있다(그림 20-9).

1) 전원공급회로(internal power supply circuit)

전원공급회로는 감압변압기, 승압변압기, 정류관으로 이루어져 있다.

2) 진동회로(oscillator circuit)

진동관(oscillating tube), 격자회로(grid circuit), 판회로(plate circuit, tank circuit)로 구성되어 있다. 고주파전류는 진동관으로 구성된 진동회로의 진공관장치(vacuum tube apparatus)에서 발생된다.

3) 증폭기(amplifier)

증폭기는 진동회로에서 발생된 고주파 교류전류를 치료에 사용할 수 있도록 충분히 강하게 증폭시킨다.

4) 환자회로 또는 공명회로(patient circuit or resonator circuit)

환자회로는 정전용량과 인덕턴스로 구성된다. 대부분의 단파심부투열치료기는 가변용량으로 되어 있으며 진동회로와 인체회로가 공명을 일으켜 진동회로에서 발생한 유도에너지가 인체에 최대로 전달된다.

5.3. 가열방법 및 전극의 종류

1) 전기장전계법(electric field heating method)

두 개의 전극을 피부와 일정한 거리를 두고 배치한 후 전극을 통해 고주파전류를 흐르게 하면 두 전극사이에서 전기장이 형성되어 사이에 있는 인체가 전기장의 영향을 받게 된다. 정전장전계법(electrostatic field), 콘덴서전계법(condenser field), 용량전계법(capacitance technique)이라고도 한다.

(1) 콘덴서패드전극(flexible condenser pad)

금속판 또는 유연한 도체를 부드러운 천이나 고무로 싸서 만든 전극이다(그림 20-10). 유연하기 때문에 적용이 쉽다는 점이 장점이나 땀이 축적되어 표면부에서 화상이 일어날 수 있는 점이 단점이며 땀흡수와 피부-전극 틈(space)을 위해 수건이나 펠트로 0.6~1.2 cm 정도의 간격을 두고 사용한다.

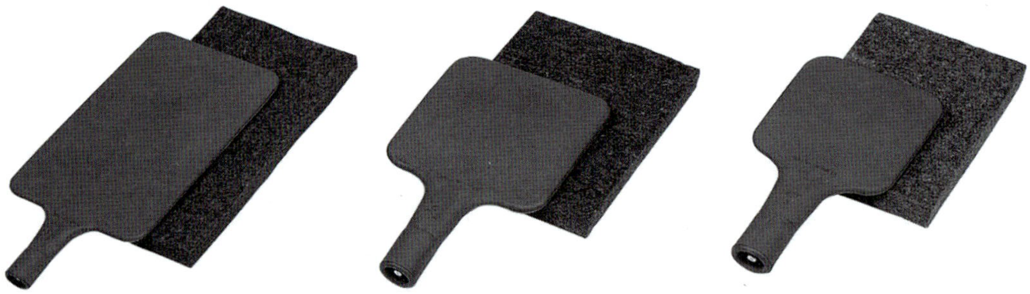

그림 20-10 콘덴서패드전극

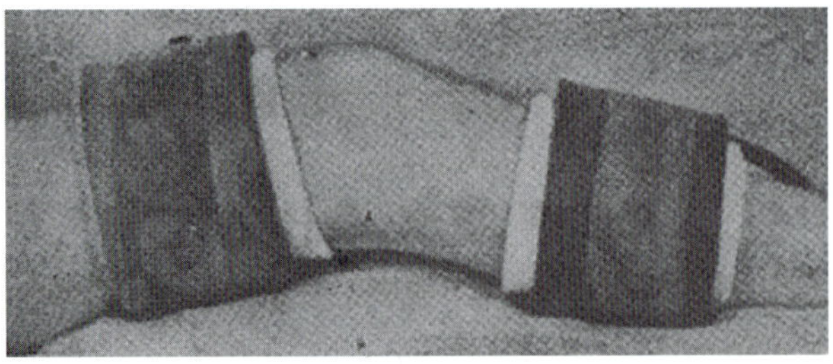

그림 20-11 커프전극

(2) 단일, 이중 커프전극(single, double cuff)

콘덴서패드전극을 원통형으로 변형한 유연한 전극으로 팔 다리와 같은 부위에 적용하기 좋은 전극이다(그림 20-11).

(3) 콘덴서판전극 또는 접시전극(air-spaced condenser plate electrode)

딱딱한 둥그런 금속접시나 판(plate, disc)에 절연물질로 싸서 만든 전극으로 땀이 났을 때 관찰이 쉬우나 딱딱한 점이 단점이고 대략 2.45 cm 정도의 틈을 두고 사용하며 어깨나 넙다리 등에 적용하기가 좋다(그림 20-12). 슐리파케(Schliepake)전극이라고도 한다.

2) 전자기장전계법(electromagnetic field heating method)

유연하고 두꺼운 절연 케이블을 규칙적으로 감은 코일(coil)에 고주파교류전류를 흘려보내면 코일에서 전자기장이 형성되고 인체가 전자기장의 영향을 받게 된다. 맴돌이전류에 의해 열이 발생하게 된다. 코일전계법(coil field heating method) 또는 유도전계법(inductothermy)이라고도 한다.

(1) 코일 또는 유도케이블(coil, inductance cable)

유연한 긴 철심(wire)에 두꺼운 절연체를 감싼 전극이다. 팔 다리를 말아 감거나 등과 같이 넓은 부위의 표면에 적용하기 좋다. 모양에 따라 원통꼴 코일, 나사꼴 코일, 겹나사꼴 코일, 머리핀꼴 코일, 타원꼴 코일 등으로 만들어 쓸 수 있다(그림 20-13).

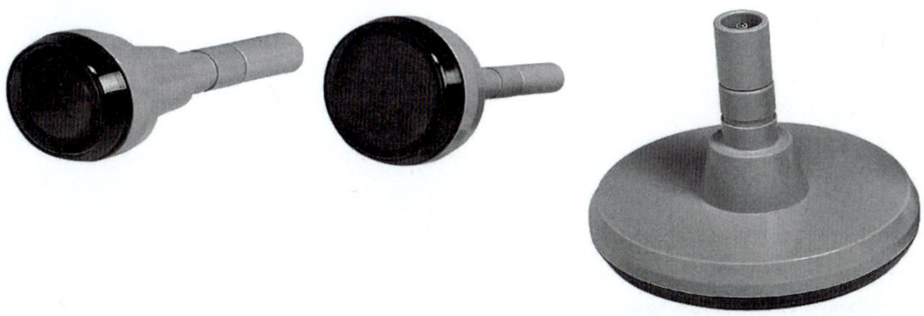

그림 20-12 접시전극

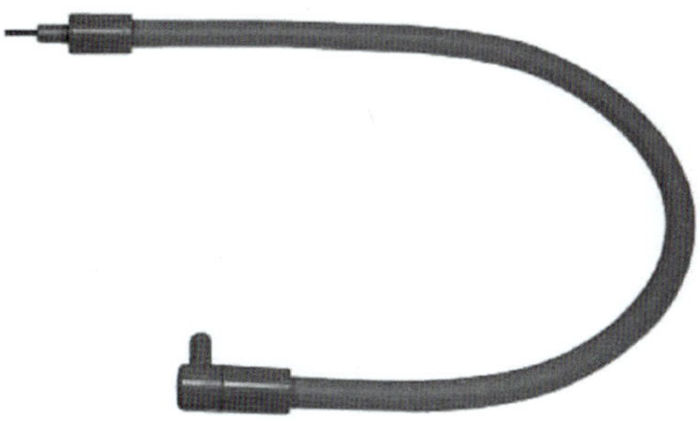

그림 20-13 코일

(2) 드럼전극

① 원통꼴 전극(monode)

딱딱한 코일을 판판하게 감고 이를 동그란 방풍유리로 덮어 싼 전극으로 표면부위의 가열에 사용하기 좋다(그림 20-14).

② 원뿔꼴 전극(minode)

딱딱한 코일을 원뿔(conical)꼴로 감고 이를 원뿔꼴의 방풍유리로 싼 전극으로 표면부위 치료에 좋다(그림 20-14).

③ 두 날개전극(diplode drum electrode)

딱딱한 코일을 판판하게 감고 이를 두 개의 네모꼴 또는 동그란 방풍유리 등과 같은 절연체로 싼 전극으로 가운데에 고리(hinge)를 달아 두 날개를 조절할 수 있어 사용하기 간편하다(그림 20-14).

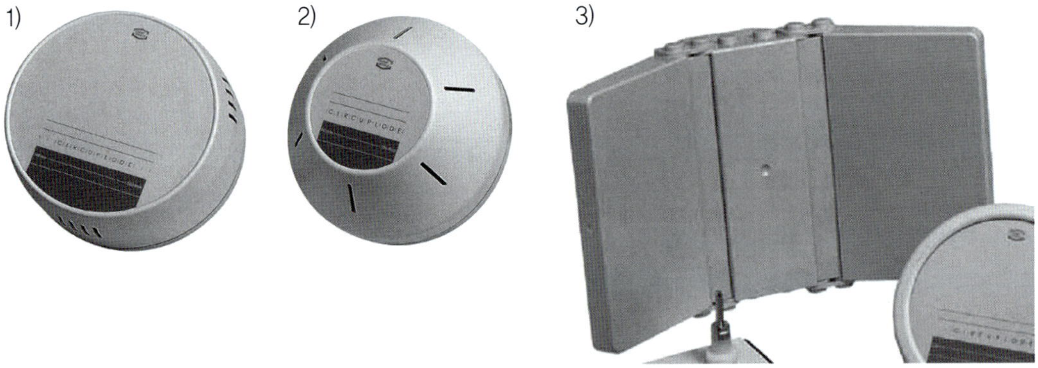

그림 20-14 드럼전극. 1) 원통꼴 전극, 2) 원뿔꼴 전극, 3) 두 날개전극

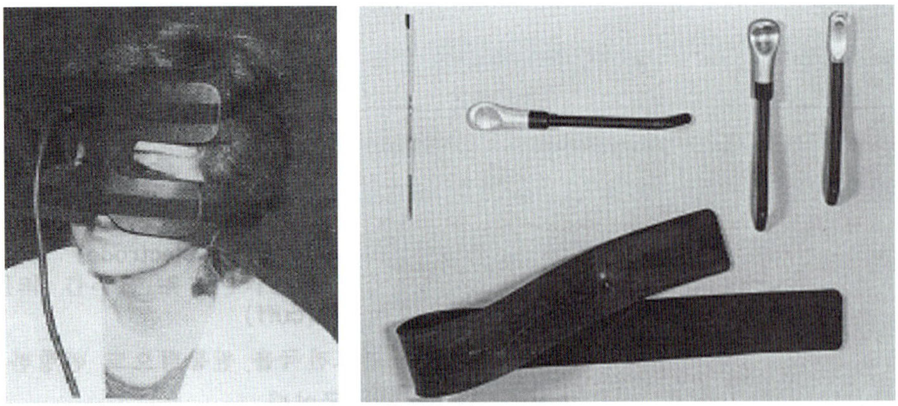

그림 20-15 탈전극과 직장 및 질전극

3) 특수형태의 전극(special electrode)

특수부위에 사용할 수 있도록 만든 탈전극(sinus mask electrode), 직장전극(internal rectal electrode), 질전극(internal vaginal electrode) 등이 있다(그림 20-15).

5.4. 전극배치의 원칙

치료목적과 치료부위의 깊이, 조직의 전기적 성질, 환자의 자세 등과 같은 치료부위의 조건에 따라 전극을 배치한다. 가열 범위 및 깊이는 전자기장의 형성 모양에 따라 달라지며 전자기장의 형성에 영향을 미치는 요인으로는 피부-전극 사이의 거리, 금속, 공기, 전극의 크기, 전극의 위치 등이다.

1) 피부-전극 거리(skin-electrode distance)

전극과 피부 사이에 거리를 둠으로써 전기장의 전기력선이 조직에 도달하기 전에 분산되는데 이는 표면조직에 열이 집중되는 것을 방지하고 치료부위의 조직 전체에 열이 발생되도록 한다. 피부-전극 거리(skin-electrode distance)에 따라서 가열범위 및 깊이가 달라진다(그림 20-16).

(1) 정상 배치(normal spacing)

치료부위보다 약간 큰 전극을 양쪽 모두 동일한 거리를 두고(d_1=2.5 cm, d_2=2.5 cm) 배치했을 때에는 조직 전체에서 고르게 전기장이 형성되어 열이 조직 전체에 고르게 발생한다.

(2) 근접배치(decreasing spacing)

치료부위보다 약간 큰 전극을 양쪽 모두 동일한 거리를 두고 보통보다 가까이(d_1=1.5 cm, d_2=1.5 cm) 배치했을 때에는 표면조직에서 열이 더 많이 발생한다.

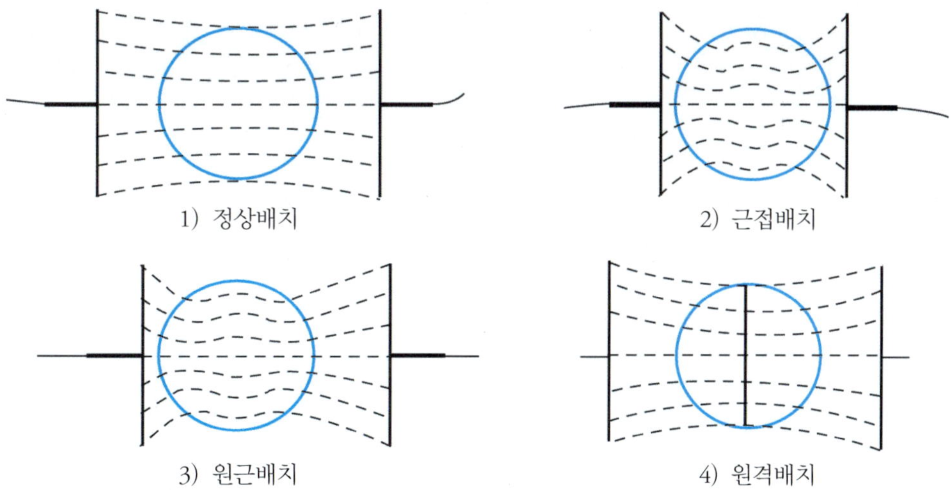

그림 20-16 전극의 거리에 따른 조직의 전기장 밀도 변화

(3) 원근배치

전극을 서로 다른 거리를 두고 (d_1=2.5 cm, d_2=3 cm) 배치했을 때에는 거리가 가까운 쪽(d_1)에서 전기장의 밀도가 높아져 열 발생이 많아진다.

(4) 원격배치(increasing spacing)

치료부위보다 약간 큰 전극을 양쪽 모두 동일한 거리를 두고 보통보다 멀리(d_1 = 5 cm, d_2 = 5 cm) 배치했을 때에는 심부조직에서 열이 더 많이 발생한다.

2) 금속매입(metal implant)

금속은 인체조직보다 저항이 낮아 금속이 매입된 선을 따라 전기장이나 전자기장의 밀도가 높아지며(그림 20-17) 이에 따라 금속 주위 조직에서 화상의 위험이 있다.

3) 공간 내 공기(air in cavity)

자궁이나 부비동 등과 같이 공기가 차 있는 공간에서는 저항이 높은 공기를 피해 반사되기 때문에 공간의 주위에서 전기장이나 전자기장의 밀도가 집중되며(그림 20-17), 이에 따라 공간의 주위조직에서 화상의 위험이 있다. 따라서 공기가 차 있는 공간이 있는 조직을 치료할 때에는 한쪽에서만 가열하는 방법을 사용해야 한다.

4) 전극의 크기(size of electrode)

전극의 크기와 치료부위의 크기는 가열범위 및 깊이에 밀접한 관계가 있다. 팔다리를 치료할 때 팔다리의 직경보다 작은 전극을 사용하면 표면조직에서 열발생이 많고, 치료부위보다 매우 큰 전극을 사용하면 전기력선이 공기 속으로 형성되어 효과가 감소된다. 크기가 서로 다른 전극을 사용하면 작은 전극 쪽에서 밀도가 높아진다. 따라서 치료부위보다 약간 큰 전극을 사용하는 것이 이상적이다(그림 20-18).

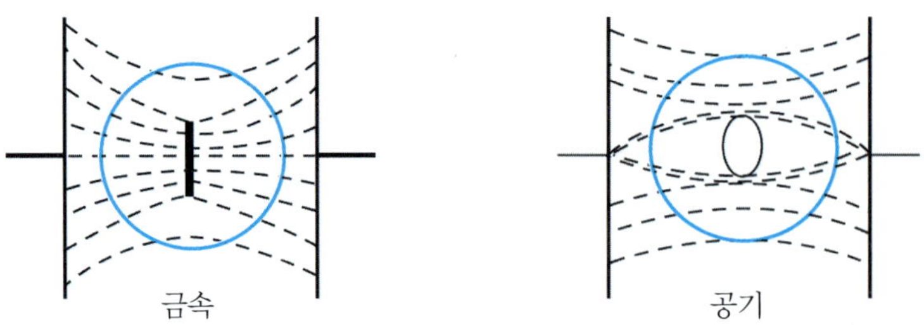

그림 20-17 전기장 안에 금속이나 공기가 있을 때의 밀도 변화

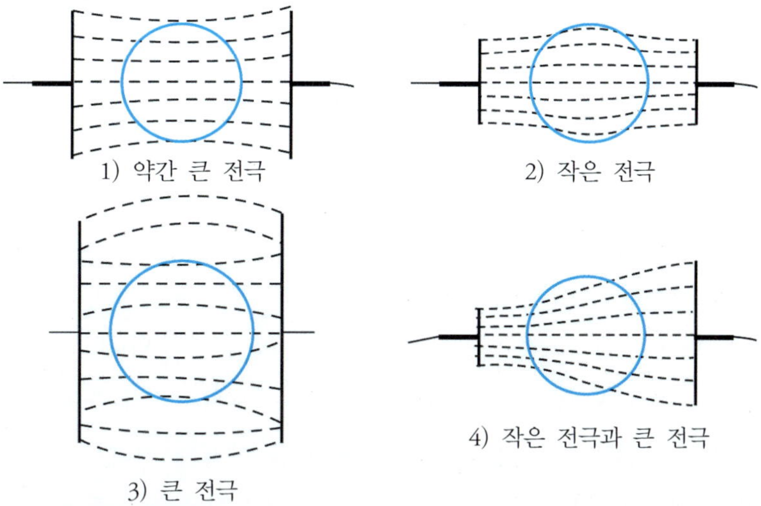

그림 20-18 전극의 크기에 따른 조직의 전기장 밀도 변화

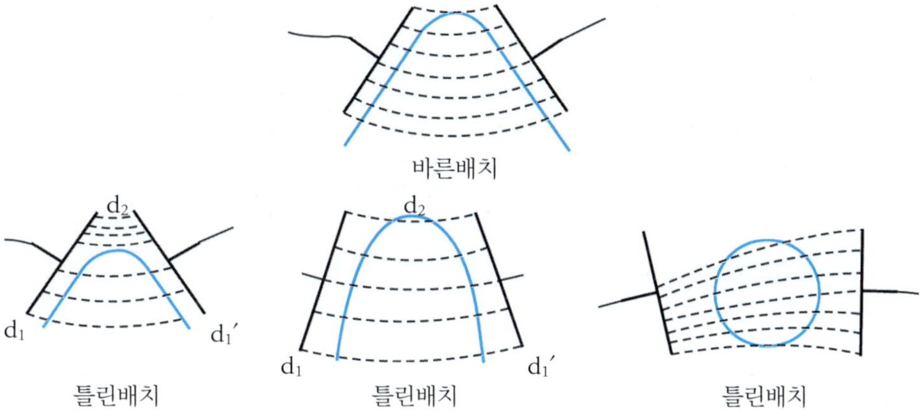

그림 20-19 전극의 위치에 따른 조직의 전기장 밀도 변화

5) 전극의 위치(position of electrode)

전극의 위치는 가열범위 및 깊이에 관계가 있다. 돌기부위를 치료할 때에는 전극이 피부에 평행해야 전기장의 밀도가 고르게 형성된다. 이때 전극과 전극과의 거리(d_2)가 피부-전극거리의 합(d_1+d1')보다 커야 한다. 전극이 치료부위 밖으로 나오고 전극 사이의 거리가 좁으면($d_2 \langle \ d_1+d1'$) 전기장의 대부분이 공기 중에 형성되고 돌출부 끝 부위에 밀도가 높아진다. 전극이 피부와 평행하지 않을 때는 전극에 가까운 표면 조직에서 전기장의 밀도가 높아진다(그림 20-19).

5.5. 전극배치방법

1) 콘덴서패드전극 또는 접시전극을 사용한 전극배치방법(application of condenser pad or plate)

(1) 대면법(contraplanar or transverse application)

두 개의 전극을 치료부위를 사이에 두고 서로 마주보게 배치하는 방법이다(그림 20-20). 가열효과는 전극의 크기와 피부-전극거리에 따라 다르게 나타난다. 치료부위보다 약간 크고, 같은 크기의 전극을 사용하여 양쪽을 모두 동일한 거리를 두고 배치했을 때에는 조직 전체에서 고르게 열이 발생한다. 같은 크기의 전극을 서로 다른 거리를 두고 배치했을 때에는 거리가 가까운 쪽에서 열발생이 많다. 서로 크기가 다른 전극을 같은 거리를 두고 치료할 때에는 작은 전극 쪽에서 열발생이 많다.

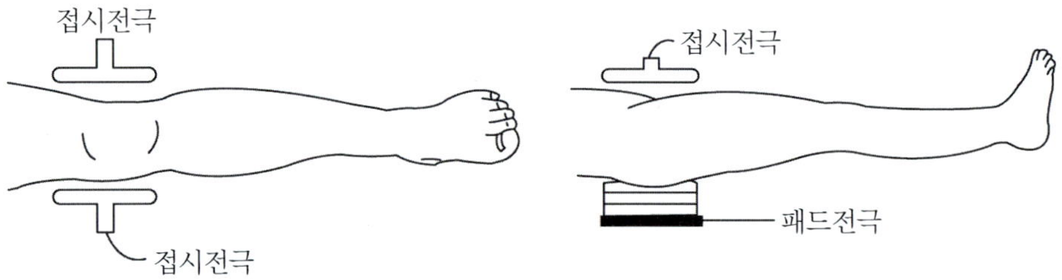

그림 20-20 접시전극, 접시전극과 콘덴서패드전극을 사용한 대면법

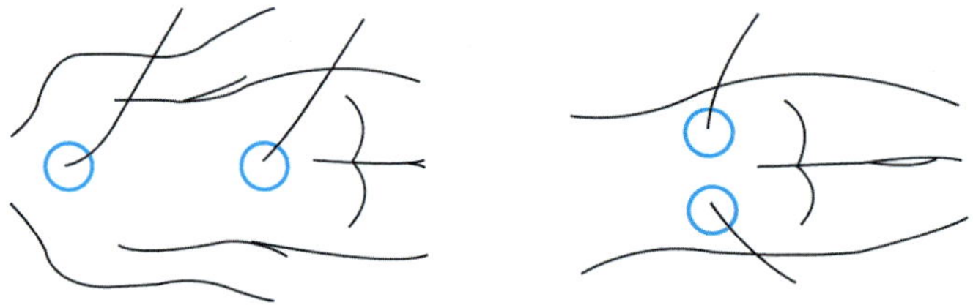

그림 20-21 종공면법과 횡공면법

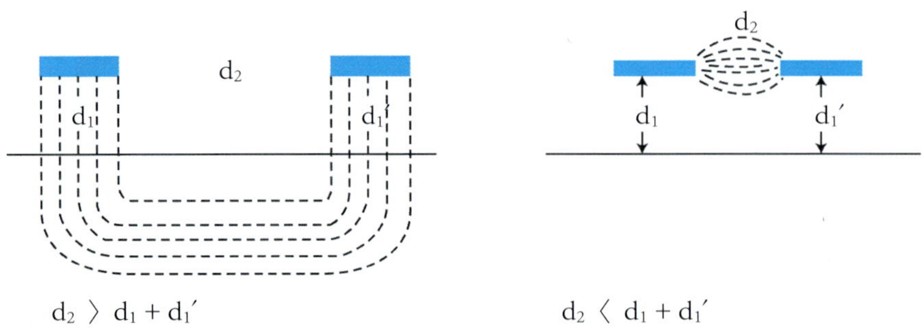

그림 20-22 공면법에서 전극 사이의 거리에 따른 전기장 형성

(2) 공면법(coplanar application)

두 개의 전극을 치료부위 표면에 평행하게 배치하는 방법이다. 한쪽을 가열하는데 적합하며 종공면법 및 횡공면법을 사용한다(그림 20-21). 특히 피부-전극거리를 최소로 했을 때 표면조직에서 열발생이 많고 피부-전극거리를 멀리해주면 표면조직보다 좀 더 깊은 부위에서 열발생이 많다.

공면법으로 배치할 때 전극과 전극과의 거리(E^1-E^2 distance, d_2)가 피부-전극거리의 합(SE distance, d_1+d1') 보다 작으면 전기장의 전기력선이 조직보다는 두 전극 사이에서 형성되기 때문에 반드시 전극과 전극과의 거리가 피부-전극거리의 합보다 커야 한다(그림 20-22).

(3) 접선법(modified coplanar application)

공면법을 응용한 방법으로 굴곡이 있는 부위에 적용한다. 두 전극을 피부 표면에 평행하게 배치한다(그림 20-23). 주로 표면조직이 가열되며 허리엉치관절(lumbosacral joint) 부위의 치료에 적합하다.

(4) 교차법(cross-fire application)

같은 치료부위에 대면법으로 한번 치료하고 대각선(X)또는 열십자(+)로 전극의 위치를 90도로 바꾸어 치료하는 대면법을 응용한 치료방법이다(그림 20-24). 주로 부비동과 같이 공기가 있는 공

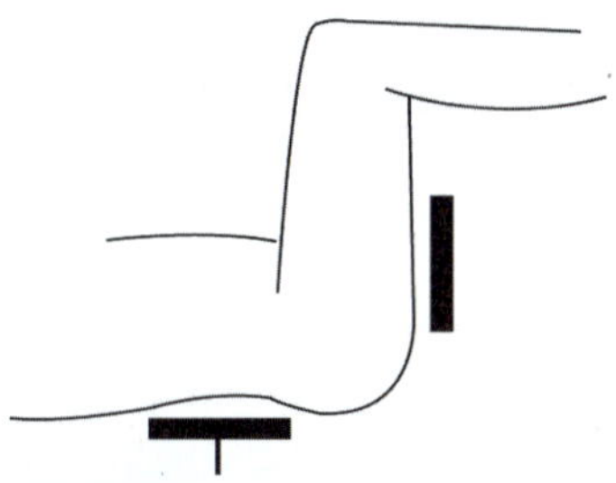

그림 20-23 허리엉치관절의 접선법

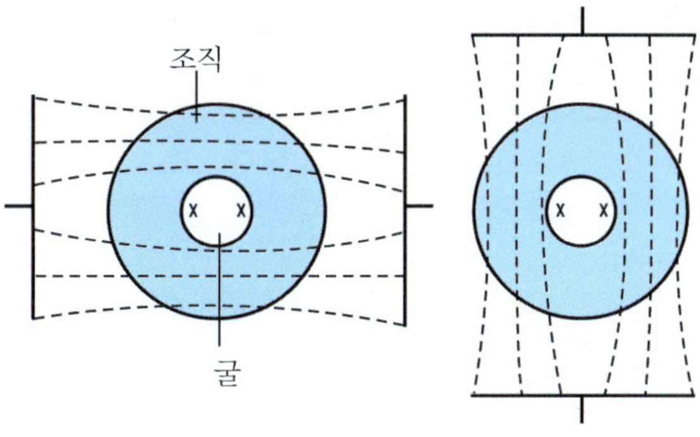

그림 20-24 공간(X)의 교차법의 전기장 형성

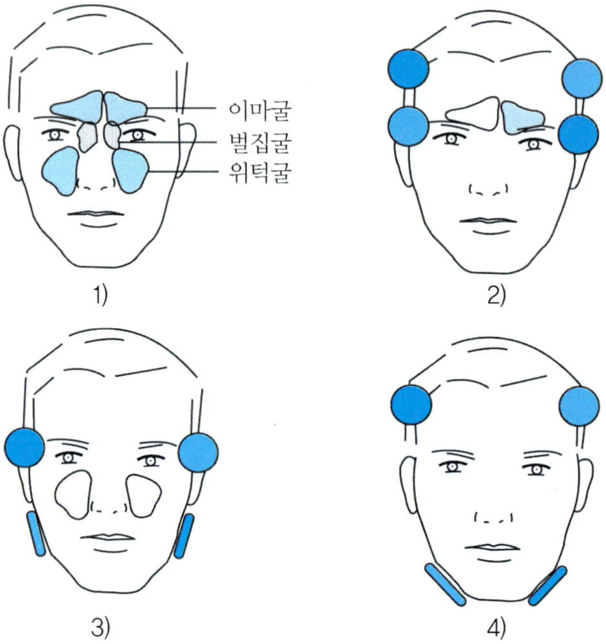

그림 20-25 굴(부비동)의 대면법

1) 이마굴(frontal sinus), 벌집굴(ethmoid sinus), 위턱굴(maxillary sinus)의 위치.
2) 이마굴(전두동)의 교차법.
3) 위턱굴(상악동)의 교차법.
4) 벌집굴(사골동)을 포함한 모든 굴(sinus)의 교차법.

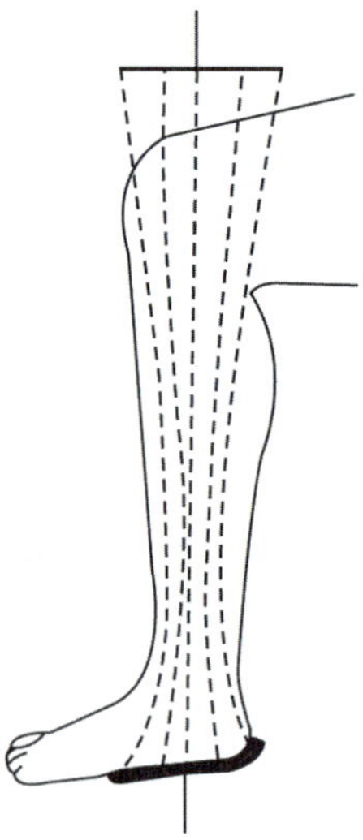

그림 20-26 발목관절의 종대면법

간(그림 20-25), 자궁 등과 같은 내장기, 엉덩관절(hip joint) 및 무릎관절 등과 같은 심부조직의 열치료에 적합하다.

(5) 종대면법(longitudinal application)

대면법을 응용한 것으로 두 전극을 종으로 배치하는 방법이다. 특히 전극을 각각 무릎관절 위와 발바닥에 배치하면 연부조직이 적은 발목관절부위에 전기력선이 집중되어 발목관절부위를 가열할 수 있다(그림 20-26).

2) 콘덴서패드전극과 접시전극을 사용한 치료방법 (application of condenser pad and plate)

한 개의 콘덴서패드전극과 한 개의 접시전극을 사용하는 방법으로 주로 공면법 및 종대면법이 흔히 쓰인다.

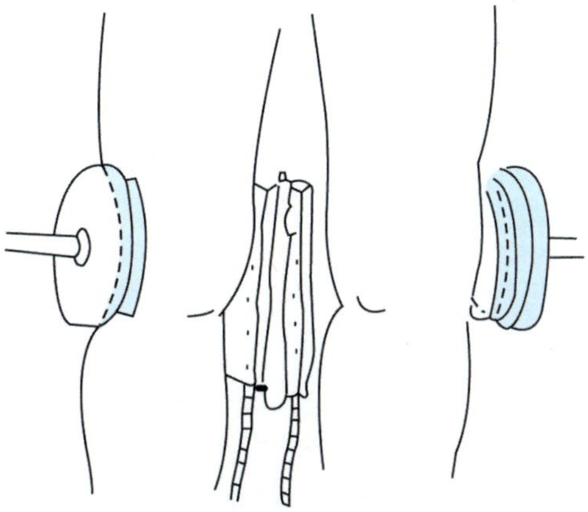

그림 20-27 병렬콘덴서법

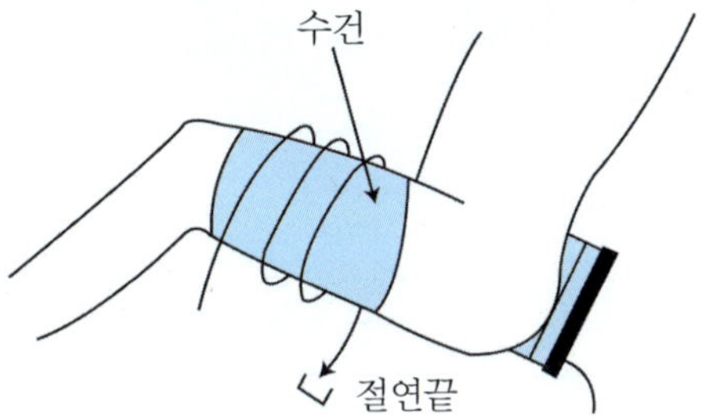

그림 20-28 콘덴서패드 코일법

3) 병렬콘덴서법(application to two limb)

두 개의 접시전극과 두 개 또는 한 개의 콘덴서 패드를 사용하여 두 부위를 동시에 치료하는 방법이다. 예를 들자면 무릎관절이나 손을 모두 치료할 때 그림 20-27과 같이 가운데에 한 개 또는 두 개의 패드전극을 끼우고 양쪽에 접시전극을 대주어 두 부위를 동시에 가열한다.

4) 콘덴서패드 코일법(application of condenser pad and coil)

콘덴서패드와 코일을 사용하는 방법으로 코일의 근위부 고리(proximal loop)에서 전자기장이 형성되고 콘덴서패드와 코일의 근위부 사이에서는 전기장이 형성되게 하는 방법과 코일의 근위부 모든 고리(all loop)에서 전자기장이 형성되고 콘덴서패드와 코일의 근위부 사이에서는 전기장이 형성되는 방법이 있다(그림 20-28).

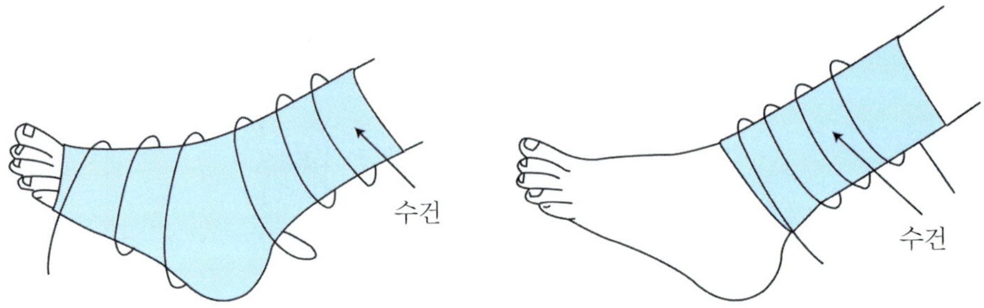

그림 20-29 코일감기

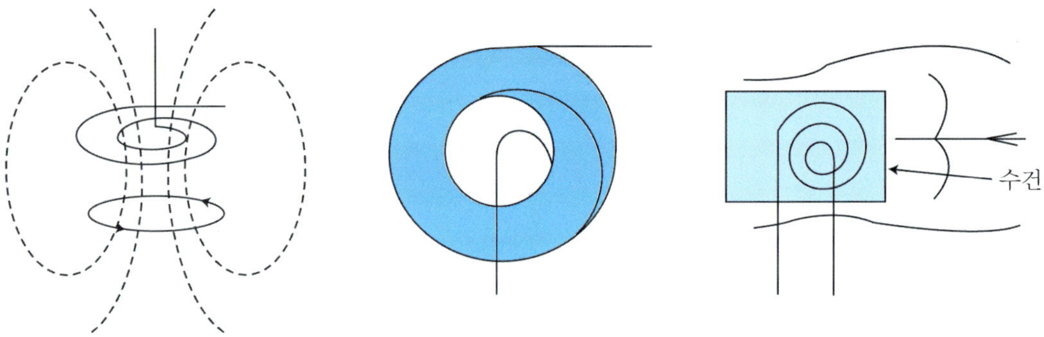

그림 20-30 나사꼴 코일 방법과 자기장의 형성

5) 케이블 또는 코일법(application of coil electrode)

(1) 코일감기(coil wrap)

코일법 중 많이 이용되는 방법 중의 하나로 팔이나 다리에 원통꼴로 코일을 말아 감는다. 감기는 3회(loop) 이상되어야 하며 코일의 간격은 2.5 cm 이상으로 한다. 표면조직의 가열에 적합하다(그림 20-29).

(2) 나사꼴 코일(pancake or helix coil application)

등(back)과 같이 평편한 부위에 적용하기 좋은 방법으로 코일을 나선 모양으로 감아 올려놓는다. 그림 20-30에서와 같이 최대 열발생 부위가 도넛(doughnut)모양으로 형성된다. 표면조직의 가열에 적합하다.

(3) 겹나사꼴 코일(double helix coil application)

등과 같이 평편한 부위에 적용하기 좋은 방법으로 코일을 나선모양으로 쌍으로 감아 올려놓는다(그림 20-31). 표면조직의 가열에 적합하다.

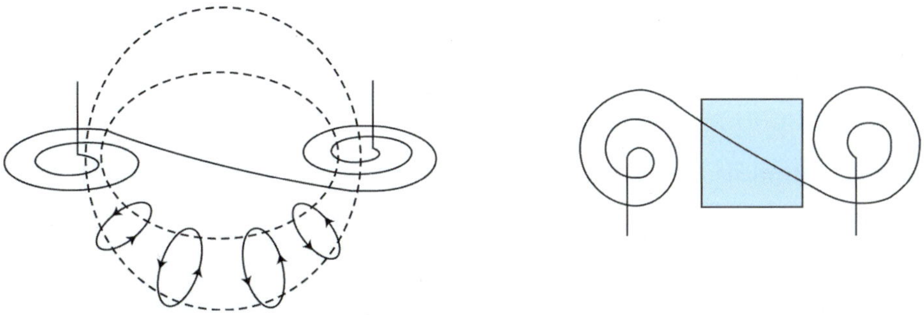

그림 20-31 겹나사꼴 코일 방법의 자기장과 맴돌이전류의 형성

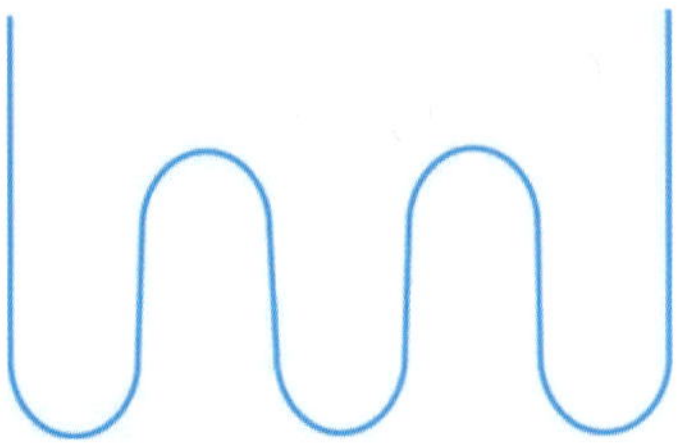

그림 20-32 리을자 코일 방법

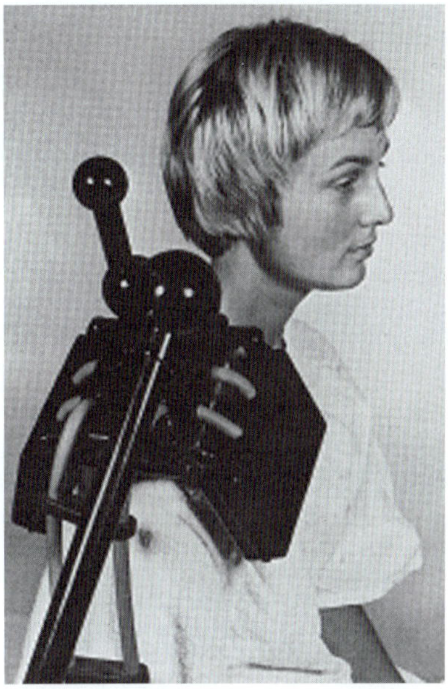

그림 20-33 두 날개전극 배치

(4) 리을자(ㄹ) 코일(grid arrangement application)

등과 같이 평편한 부위에 적용하기 좋은 방법으로 코일을 리을자 모양으로 척주를 따라 올려놓는다(그림 20-32). 표면조직의 가열에 적합하다.

6) 드럼전극(application using drum)

드럼전극은 코일전극을 응용한 것으로 원통꼴 전극, 원뿔꼴 전극, 두 날개 전극을 사용한다. 두 날개 전극은 두 날개를 조절하여 피부에 평행하게 위치시키는 공면법이나 두 날개끼리 마주보도록 배치하는 대면법을 이용한다(그림 20-33). 원통꼴 전극 및 원뿔꼴 전극은 피부에 평행하게 위치시켜 사용한다. 표면조직의 가열에 적합하다.

5.6. 적용방법

1) 적용방법(application method)

필요한 준비물을 준비하고 장비를 점검한 후 병력과 금기사항 유무, 치료부위의 감각기능, 순환기능을 점검하고 치료목적과 치료과정을 설명한다. 치료 중 움직이지 말고 치료기, 전극, 케이블, 전선, 쇠를 만지지 말도록 말한다. 치료 중 뜨거운 감각이나 불편함을 느끼면 곧바로 치료사를 부르도록 설명한다.

① 환자는 치료에 적합하고 편안한 자세를 취하게 한다.
② 전극의 배치방법 및 위치를 결정한다.
③ 피부-전극 틈을 유지한다. 땀흡수와 피부-전극 틈을 위해 피부와 전극사이에 여섯 겹 정도(0.63~1.25 cm)의 수건을 댄다. 콘덴서판전극은 수건을 덮지 않고 약 2.5 cm(1 in) 정도의 틈을 두고 댄다.
④ 전극, 케이블을 치료기에 정확하고 견고하게 연결하고 유격도구로 케이블을 고정한다. 단파투열기로부터 콘덴서패드전극과 콘덴서판전극은 1 m, 케이블은 50 cm 이상 거리를 유지한다.
⑤ 신체부분이 케이블에 접촉될 가능성이 있는 부위는 수건을 여섯 겹 정도 접어 사이에 끼워준다.
⑥ 케이블이 교차 또는 서로 접촉되어 있거나 금속에 접촉되어 있는지 다시 확인한다.
⑦ 모든 조절 다이얼이 0에 있거나 꺼져 있는지 다시 확인한다.
⑧ 주전원 스위치를 켜고 타이머를 조정한다.
⑨ 치료목적에 적합한 강도를 선택한다. 전류강도조절 다이얼을 약간 올리고 2~3분지나 환자가 부드러운 온감을 느낀다고 말할 때 까지 전류강도조절 다이얼을 천천히 올린다.
⑩ 전류강도조절 다이얼을 0으로 내리고 다른 조절 다이얼을 끈 다음 주전원 스위치를 끈다. 타이머가 자동으로 꺼지는 경우에도 모든 조절 다이얼을 0으로 내리는 것을 잊지 말아야 한다.
⑪ 전극과 수건을 뗀다.
⑫ 치료부위를 점검한다.

2) 치료강도(intensity)

치료강도는 환자가 느끼는 주관적인 온감으로 결정하기 때문에 강도를 일률적으로 분류하는 것은 어렵고 사람에 따라 문턱값온감, 매우 낮은 온감, 쾌적한 온감, 참을 수 없는 온감 등 온감과 강도를 다양하게 구분하고 있다. 여기에서는 온감의 종류에 따라 강도를 다섯 가지로 구분하였다(표 20-7).

환자가 느끼는 편안하고 쾌적한 온감은 개인에 따라 다를 수 있고 질병의 상태에 따라서 약간씩

표 20-7. 단파심부투열치료의 치료강도 구분

용 량	느 낌	용 도
최소하강도	온감을 전혀 느낄 수 없음	
최소강도	온감을 겨우 느낄 수 있음	급성질환
중등도강도	중간정도의 부드러운 온감	아급성질환
정상강도	쾌적한 온감	만성질환
최대강도	최대로 견딜 수 있는 온감	연부조직신장

차이가 날 수 있지만 강도의 선택에서 중요한 점은 어떠한 경우에도 뜨거운 감각(hot sensation)을 느껴서는 안 된다.

출력강도는 50~200 mA 사이에서 선택하나 일반적으로 120~130 mA의 출력을 많이 선택한다. 50 mA 이하도 안되고 200 mA 이상은 위험하다.

3) 치료시간(treatment duration)

일반적인 치료시간은 10~20분이나 적절한 치료시간은 20분이다. 그러나 치료부위의 크기, 치료부위, 질환의 상태, 치료목적에 따라 치료시간을 달리한다. 작은 부위는 15분, 큰 부위는 20~30분, 팔다리는 20분, 내장기 치료에는 30분이 적합하다.

4) 치료빈도(frequency of treatment)

1일 1회 또는 격일제로 치료한다. 급성기는 1일 1회 치료하고, 아급성기는 높은 강도, 긴 시간의 조건으로 치료빈도를 적게 하는 것이 좋다.

5) 치료횟수(numbers of treatment)

치료에 대한 환자의 반응에 따라 결정한다. 예를 들어 최소강도로 10분간 매일 치료하다가 환자의 반응에 따라 나중에는 정상강도로 15분씩 주당 3회 치료한다.

5.7. 적응증

1) 근육뼈대계통 손상 및 질환(injury and disorder of musculoskeletal system)

뼈, 근육파열, 힘줄파열, 인대파열, 관절주머니손상, 퇴행관절질환, 만성관절염, 관절뻣뻣함, 구축, 혈종, 아급성외상관절염 등 근육뼈대계통 손상 및 질환을 치료한다.

2) 만성 염증질환(chronic inflammatory disease)

힘줄윤활막염, 윤활막염, 윤활낭염, 고름집(abscess), 큰종기(carbuncle), 굴염(sinusitis), 만성골반염증질환(CPID), 대상포진, 월경통 등을 치료한다.

3) 운동치료 전(preparation of therapeutic exercise)

연부조직구축 등을 치료하기 위한 신장운동 전, 연속수동운동기(CPM) 사용 전, 기능적 전기자극치료 전 등 운동전처치로 사용한다.

5.8. 금기증 및 주의

1) 악성종양 위(over malignant tissue)

국소온도가 중등도로 상승하면 대사가 증진됨에 따라 암세포의 성장속도가 빨라지고 전이의 촉진요인이 된다.

2) 허혈부위 및 순환장애 부위(over ischemic tissue and circulatory disturbance)

허혈, 레이노병, 당뇨괴저 등 순환장애 부위에 열을 가하면 열이 축적되어 화상과 같은 조직손상이 일어난다. 또한 국소온도 상승으로 대사와 산소요구량이 증가하나 순환장애로 산소가 충분히 공급되지 않아 괴사가 발생할 수 있다.

3) 부종(edema)

중등도 및 과도한 부종이 있을 때에는 어떠한 종류의 열치료도 해서는 안 된다. 특히 비염증성 부종이 있을 때에는 열치료를 하면 부종이 더 증가된다.

4) 드레싱 위(over wet dressing, cloth and adhesive tape)

젖은 드레싱 위나 반창고위에 치료하면 에너지의 흡수가 많아져 화상이 생길 수 있다.

5) 금속(metal)

전자기장 안에 금속이 있으면 전자기장이 집중되어 금속 주위 조직의 화상 또는 조직파괴가 유발된다. 따라서 금속이 매입되어 있으면 안되고, 자궁내금속피임장치(IPU)를 사용하는 여성의 경우 허리, 골반, 배를 치료해서는 안 된다. 또한 목걸이, 반지, 쇠테안경 등 외부 금속도 빼내어 전자기장의 영향이 미치지 않는 곳을 두어야 하며 쇠로된 의자, 침대 등도 사용해서는 안 된다.

6) 심장박동조율기(cardiac pacemaker)

종류에 관계없이 심장박동조율기를 사용하는 환자에게는 단파심부투열치료를 하지 않는다. 심장박동조율기가 전자기장의 4.5 m 이내에 있으면 작동이 멈추거나 기능이 제대로 되지 않는다.

7) 의용전자기기(electromedical equipment)

단파심부투열치료기 작동 시 가까이에서 보청기, 전기자극치료기, 근전도, 뇌파, 심전도 등 진단 및 치료용 전자의료기기를 사용하지 않도록 한다.

8) 출혈부위(hemorrhagic area)

출혈 또는 출혈의 위험이 있는 부위에 열을 가하면 혈류가 증가되어 출혈이 더 심해질 수 있기 때문에 혈우병 등 출혈성 경향이 있는 부위나 질환에는 단파심부투열치료를 하지 않는다.

9) 관절결핵(tuberculosis of bones and joints)

골관절결핵이 있는 부위에 열치료를 하면 국소온도가 상승되어 감염이 더욱 확산될 수 있고 관절이 손상될 수 있기 때문에 단파심부투열치료를 하지 않는다.

10) 열감각장애가 있는 부위(impairment of thermal sensation)

열감각장애가 있으면 안전한 치료강도를 선정하는데 어려움이 있어 화상 등 조직손상이 초래될 수 있다.

11) 진통제사용 직후(recent analgesic therapy)

감각이 저하되어 안전한 치료강도를 선정하는데 어려움이 있을 수 있기 때문에 진통제의 효과가 없어질 때까지는 열치료를 하지 않는다.

12) 최근 방사선치료(recent radiotherapy)

최근 3개월 이내에 방사선치료를 받은 부위는 피부감각 및 혈액순환기능이 저하될 수 있기 때문에 감각기능과 순환기능을 확인한다.

13) 열감각과민반응(hpersensitivity to heat)

열조절기전의 장애가 있거나 도포제(liniment)의 작용으로 이미 국소 온도가 상승하였을 때에는 단파심부투열치료를 하지 않는다.

14) 급성 염증 및 감염(acute infection and inflammation)

급성 화농골수염 등과 같은 급성 감염 및 급성 염증부위에 열을 가하면 감염 및 염증이 더욱 확산될 수 있다.

15) 피부질환(dermatologic condition)

피부질환이 있는 부위에 열을 가하면 증상이 더욱 악화되기 때문에 단파심부투열치료를 하지 않는다.

16) 혈압이상(blood pressure abnormality)

넓은 부위에 열치료를 하면 혈압이상을 더 촉진할 수 있기 때문에 단파심부투열치료를 하지 않는다.

17) 심한 심장질환(severe cardiac disease)

열치료를 하면 심박동수가 증가하는데 심한 심장질환이 있을 때에는 이에 적응하지 못한다.

18) 혈전정맥염(thrombophlebitis)

순환증진에 따라 혈괴 이동(clot dislodge)이 일어날 수 있다.

19) 임신부 배(pregnancy abdomen)

임신부의 배, 골반, 허리에 단파심부투열치료를 하면 출혈 및 유산이 일어날 수 있다. 몇몇 동물실험에서 집중적인 단파심부투열이 기형형성효과(teratogenic effect)를 나타낸 보고가 있다.

20) 월경 중 배(abdomen during menstruation period)

월경 중 배와 골반부에 단파심부투열치료를 하면 출혈의 양 및 속도가 증가될 수 있다.

21) 생식기 위(over gonad)

온도가 상승하여 정자형성에 장애를 받아 일시적으로 불임증의 원인이 될 수 있다. 여성생식기 위의 단파심부투열치료는 유산의 위험이 매우 높으며 난소에도 위험이 따른다.

22) 성장기 관절(over epiphyseal plate)

이차골화가 끝나지 않는 성장기의 관절에 심부투열을 하면 뼈의 성장장애로 인하여 변형 등이 일어날 수 있기 때문에 주의해야 한다.

23) 의사전달이 어려운 사람(unreliable person and communication disorder)

너무 어리거나, 너무 나이가 많거나 또는 정신적인 요인 등으로 의사전달이 되지 않는 사람은 치료강도를 설정하기 어렵기 때문에 단파심부투열치료를 하지 않는다.

5.9. 위험

1) 화상(burn)

단파심부투열치료의 가장 큰 위험은 화상이 발생될 수 있다는 점이다. 따라서 화상이 발생되지 않도록 하기 위해 치료 전에 다음과 같은 사항을 고려해야 한다.

(1) 환자의 병력, 치료부위 점검 등을 철저히 하여 금기사항을 확인한다.

(2) 피부온도감각을 검사하여 정상인지 점검한다.

(3) 뼈가 돌출된 부위는 연부조직이 적어 전자기장의 밀도가 집중되기 때문에 열발생이 많은 뿐만 아니라 다른 부위로 열확산이 잘 되지 않기 때문에 화상의 위험이 높다. 따라서 뼈가 돌출된 부위는 치료하지 않거나 꼭 치료가 필요할 때에는 피부-전극거리를 다른 부위보다도 더 충분히 두고 치료한다.

(4) 옷이나 드레싱위에 단파심부투열치료를 하면 피부에서 열발산이 잘되지 않아 열과잉이 일어난다. 특히 나일론은 땀을 흡수하지 못해 화상이 유발될 수 있다.

(5) 피부가 건조한지 확인한다. 피부-전극사이에 수건을 대주었을 때에는 수건이 땀을 흡수하지만 콘덴서판전극을 사용할 때에는 치료 중에 땀이 있는지 자주 점검한다.

(6) 겨드랑이나 손발가락 등과 같이 피부가 주름진 곳에도 수건 등을 대서 주름이 펴지도록 한다.

(7) 환자가 치료 중 치료기계, 케이블, 금속 등과 같은 전도체를 만지지 않도록 한다.

(8) 피부-전극거리를 적절하게 유지한다.

2) 쇼크(shock)

환자뿐만이 아니라 치료사에게도 전기쇼크가 일어날 수 있기 때문에 다음 사항을 준수한다.

(1) 기계에 전극을 정확하게 연결하고 나서 강도를 올린다.

(2) 접지가 잘되어 있는지 점검한다.

(3) 환자가 치료기계를 만지지 않도록 한다.

(4) 전자기장으로부터 1 m 이내에 금속이 없어야 한다.

(5) 보청기를 사용하는 환자는 보청기를 작동하지 않고 끄도록 한다.

3) 1 m 원칙(1 metre rule)

단파투열치료와 맥동단파치료기에서 1 m 거리 유지는 최소 권장 거리이다. 치료실, 병실, 가정 등 모든 치료 장소에서 적용해야 한다. 전자기장이 문이나 벽을 통과할 수 있기 때문에 벽으로 분리된 다른 방에서도 1 m 원칙을 지켜야 한다.

(1) 치료사는 기계가 작동할 때 기계, 전극, 케이블로부터 최소 1 m 이상 거리를 유지한다.

(2) 임신한 치료사는 동료에게 주전원스위치 작동을 부탁한다.

(3) 다른 전기치료기기와 2 m 이상 거리를 두고 사용한다.

(4) 두 개의 단파투열치료기를 사용할 때는 3 m 이상 거리를 둔다.

6 극초단파투열치료

6.1. 극초단파투열치료

극초단파투열치료(microwave diathermy, MWD)는 극초단파가 고함수조직에서 선택적으로 흡수하는 성질을 이용하여 특정조직을 선택적으로 가열하는 방법이다. 극초단파는 주파수가 300~3,000 또는 30,000 MHz, 파장이 1 cm에서 1 m인 전자기파로 단파와 적외선 사이의 주파수 범위이나 극초단파투열치료에 사용하는 주파수와 파장은 표 20-8과 같다.

표 20-8. 극초단파투열치료기의 주파수와 파장

주파수	파 장
433.9 MHz	69.0 cm
915 MHz	33.0 cm
2,456 MHz	12.25 cm*

* 가장 많이 사용한다.

6.2. 극초단파의 특징

2,450 MHz의 극초단파는 단파와 초단파와는 달리 빔(beam)을 형성하고, 초점을 접속(focusing)할 수 있는 것이 특징이다.

극초단파도 다른 전자기파와 마찬가지로 빛과 같은 속도로 진행하면서 반사, 산란, 굴절 흡수하는 성질을 가지고 있다. 극초단파는 특히 조직 경계면에서 반사가 일어나는데 근육-지방, 뼈-근육 경계면에서 열집중이 많아진다. 또한 반사열이 정상파(standing wave)를 만들 수 있기 때문에 주의해야 한다.

극초단파는 단파에 비해 근육 및 혈액과 같이 수분을 많이 함유한 조직에서 많이 흡수되나, 지방조직에서는 그다지 흡수되지 않는다. 따라서 피부밑지방조직을 과도하게 가열하지 않고 심부조직을 선택적으로 가열하는 것이 가능하다. 2,450 MHz는 피부밑조직의 온도상승이 높고 900 MHz는 투과성이 크다. 극초단파를 조사하고 뼈의 앞과 뒤에서 측정한 조직온도는 표 20-9와 같다. 지방, 근육, 뼈를 모두 2 cm씩 만든 조직모형에 2,450 MHz와 915 MHz의 극초단파를 조사하고 온도변화를 관찰한 결과 지방-근육 경계면에서 반사가 일어나고 지방보다는 근육에서 에너지 흡수가 많이 됨을 알 수 있다(그림 20-34).

표 20-9. 극초단파의 주파수에 따른 조직의 온도 차이

2,456 MHz	900 MHz
6.4℃	5.1℃
4.6℃	1.7℃
9.2℃	3.6℃
6.0℃	2.4℃

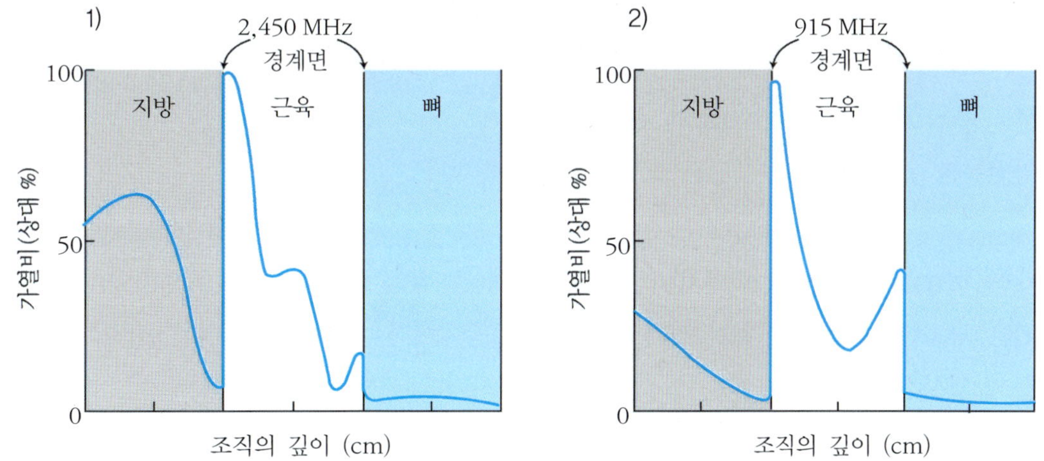

그림 20-34 각 조직층에서의 2,450 MHz(1)와 915 MHz(2)의 가열형태

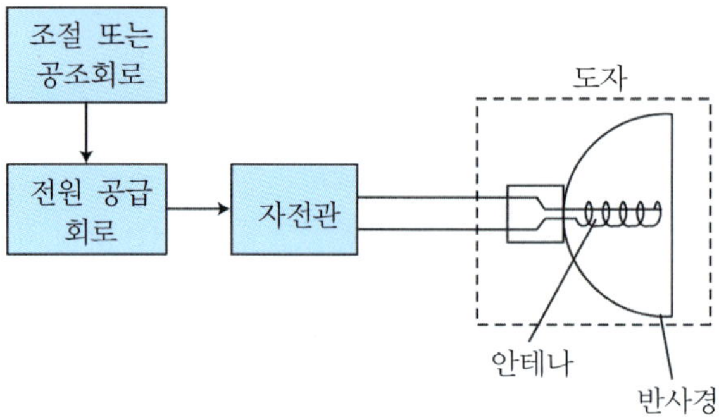

그림 20-35 극초단파심부투열치료기의 구성요소

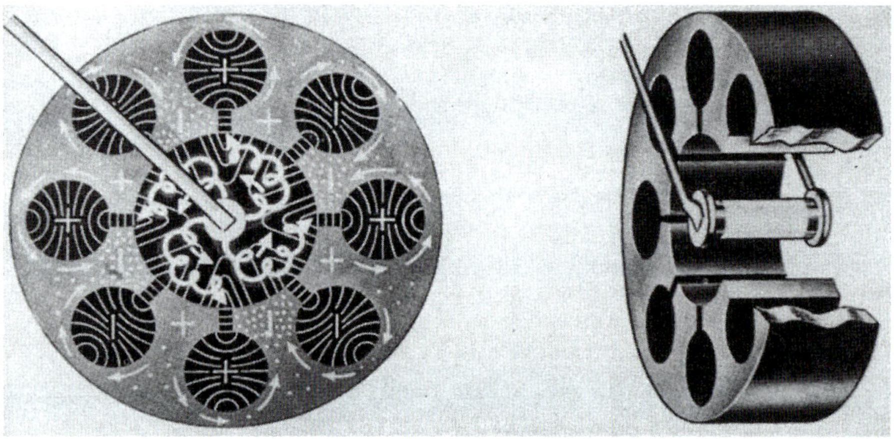

그림 20-36 자전관의 기계적 구조

6.3. 극초단파발생장치

극초단파는 전원공급회로, 자전관, 전극의 세 가지 요소로 구성되어 있다(그림 20-35). 자전관에서 발생된 극초단파 에너지가 반사경이 부착된 전극의 안테나를 통해서 신체에 전달된다.

1) 전원공급회로(power supply circuit)

고전압전류를 완전정류하여 자전관으로 보내는 장치이다.

2) 자전관(magnetron oscillator, diode valve, magnetron tube apparatus)

자전관은 극초단파를 발생시키는 필라멘트조정회로장치이다. 자전관에서 전기진동이 발생하여 극초단파를 발생시킨다(그림 20-36).

3) 전극(director)

전극은 자전관에서 발생된 극초단파를 신체로 보내는 도구로 안테나와 반사경으로 구성되어 있다.

6.4. 전극의 종류

극초단파투열치료에 사용하는 전극은 director, applicator, transducer라고 부르며 자전관에서 발생된 극초단파를 신체로 보내는 도구로 안테나와 반사경으로 구성되어 있다. 전극의 종류와 특징은 표 20-10과 같다.

1) A형 전극(A type director)

1극 안테나와 직경이 약 9.3 cm인 반구형 반사경으로 구성되어 있다(그림 20-37). 빔의 형성 모습은 원형의 도넛 형태(ring shape pattern)이며 도넛의 중심부에서 2배의 강도인 최대강도가 형성된다(그림 20-38, 39). 효율적인 치료면적은 치료부위의 직경이 약 10 cm 정도이다. 불규칙하고 볼록한 부위 및 좁은 부위의 치료에 적합하다.

표 20-10. 전극의 종류와 특징

전극	안테나	파장	반사경	크 기	빔의 형성	최대강도	치료부위
A형	1극		반구형	9.3 cm	원형 도넛	링 중심부	약 10 cm
B형	1극		반구형	15.3 cm	원형 도넛	링 중심부	약 20 cm
C형	2극	6.1 cm	직사각형	11.25×12.5 cm	타원형	중심부	
D형	2극	6.1 cm	직사각형	13×53 cm	타원형	중심부	
E형	2극	12.2 cm	직사각형		타원형	중심부	

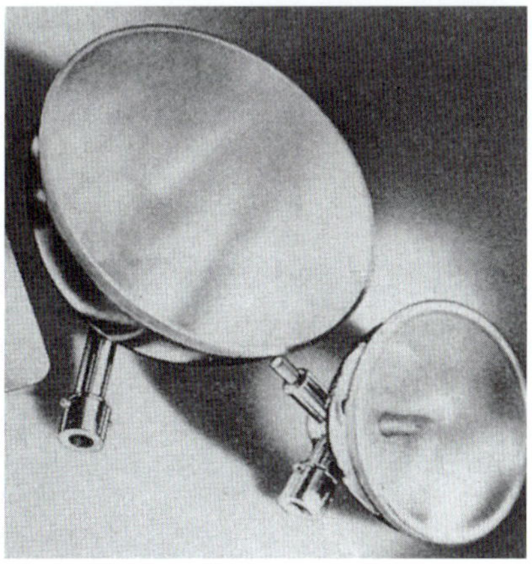

그림 20-37 A, B형 전극

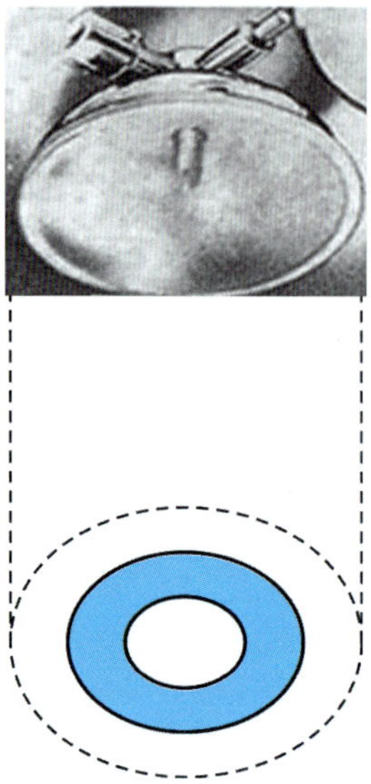

그림 20-38 A, B형 전극의 빔 형태

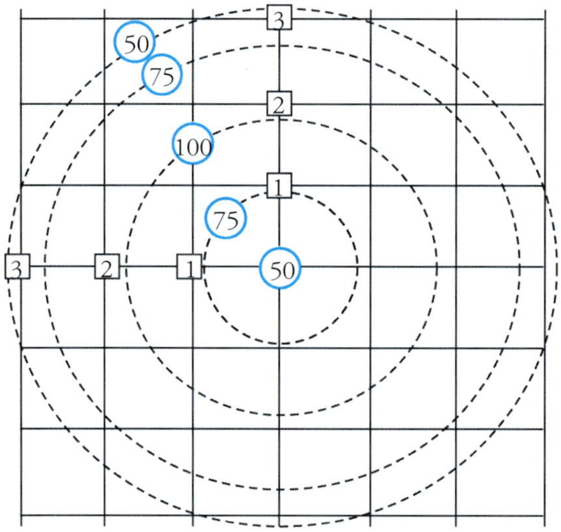

그림 20-39 피부-전극 간 2인치 거리를 두고 A, B형 전극으로 극초단파를 조사했을 때의 가열분포 형태. 네모상자는 중심부로부터의 거리(in)이고 원상자는 최대강도의 퍼센트이다.

2) B형 전극(B type director)

B형 전극은 반사경의 크기만 다를 뿐 A형 전극과 같다(그림 20-37, 38, 39). 불규칙하고 볼록한 부위 및 좁은 부위의 치료에 적합하다. 전극의 구성, 형태, 빔 형성의 양상이 모두 A형 전극과 같으나 반사경의 크기가 크고 치료 부위가 좀 더 크다는 점이 다르다.

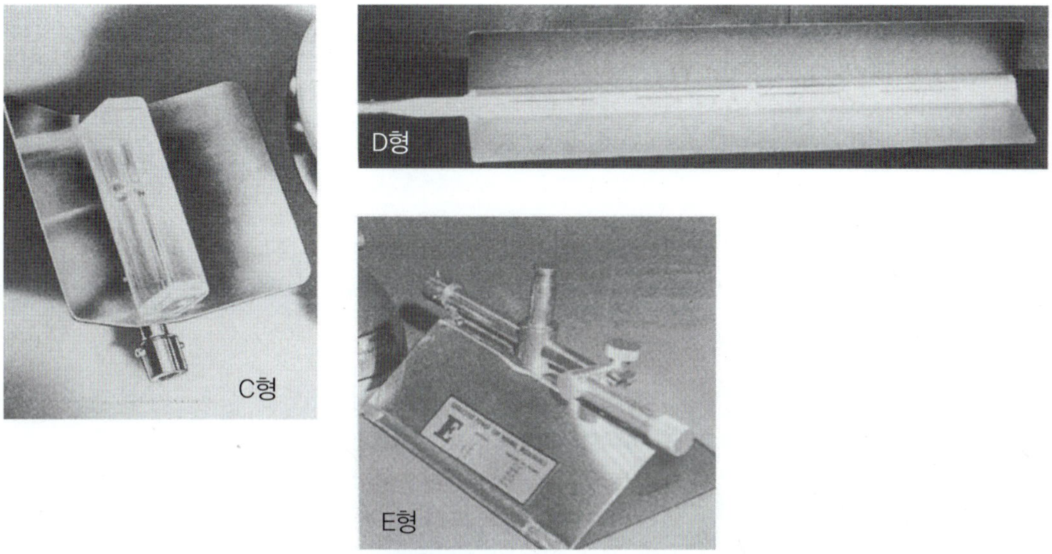

그림 20-40 C, D, E형 전극

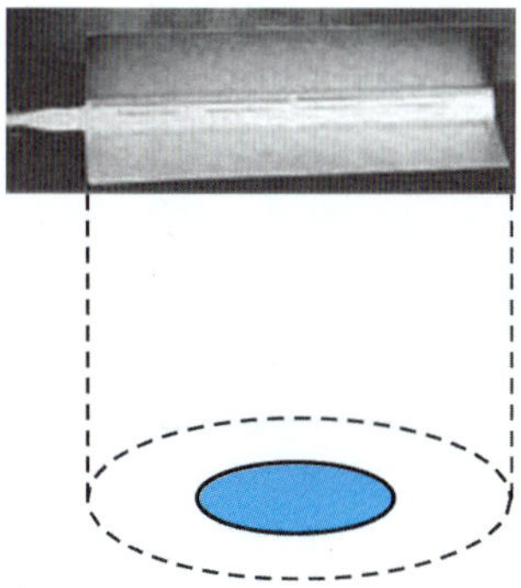

그림 20-41 C형 전극의 빔 형태

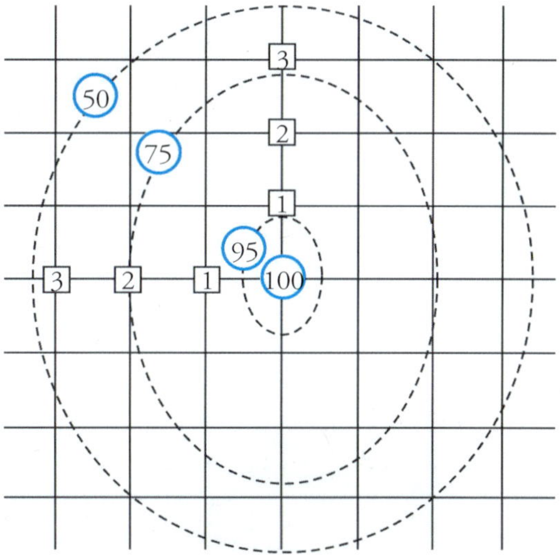

그림 20-42 피부-전극 간 3인치 거리를 두고 C형 전극으로 극초단파를 조사했을 때의 가열분포 형태. 네모상자는 중심부로부터의 거리(in)이고 원상자는 최대강도의 퍼센트이다.

3) C형 전극(C type director)

C형 전극은 파장이 6.1 cm인 반파장의 2극 안테나와 11.25×12.5 cm 정도 되는 직사각형 반사경으로 구성되어 있다(그림 20-40). 빔의 형성모습은 타원형(oval shape pattern)이며 강도는 타원의 중심부로 갈수록 커진다(그림 20-41, 42). 치료부위가 좁고 평편하거나 오목한 부위의 치료에 적합하다.

4) D형 전극(D type director)

D형 전극은 파장이 6.1 cm인 반파장의 2극 안테나와 13×53 cm 정도 되는 직사각형 반사경으로 구성되어 있으며 최대 강도 및 가열의 분포는 C형 전극과 같으나 거의 사용되지 않는다.

5) E형 전극(E type director)

E형 전극은 파장이 12.2 cm인 완파장의 2극 안테나와 직사각형 반사경으로 구성되어 있다. 빔의 형성 모습은 타원형이며 강도는 타원의 중심부로 갈수록 커진다. 크기는 C형 전극보다 크지만 빔의 형성은 오히려 좁게 형성된다. 평편하거나 오목한 부위의 치료에 적합하다.

6) 접촉전극(direct-contact director)

접촉전극은 얇은 플라스틱 레이다덮개 속에 원형의 1/4파장 초크 안테나를 부착한 전극으로 다공유전체에 공기를 불어넣어 피부를 공냉시켜 표면조직과 전극 모서리의 선택적인 가열을 방지하고 공기-피부사이에서의 극초단파 에너지의 산란과 반사를 최소화시키고 낮은 출력으로 심부조직을 효율적으로 가열할 수 있는 전극이다(그림 20-43).

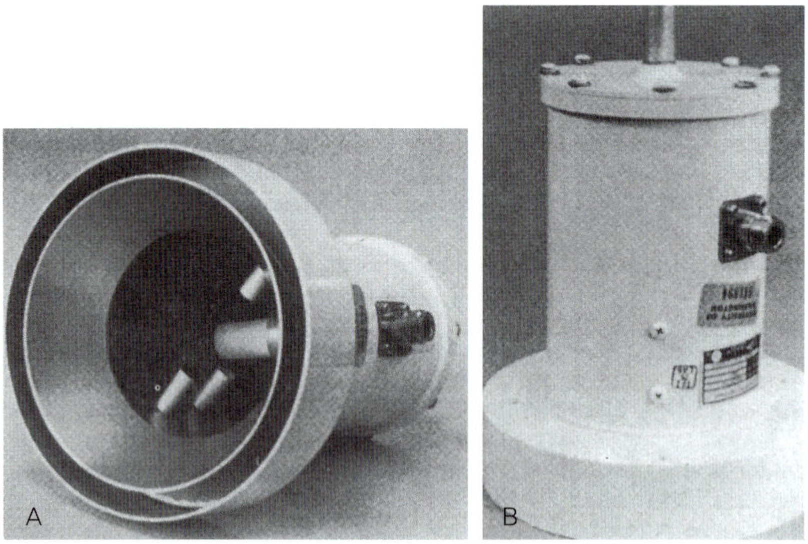

그림 20-43 접촉전극

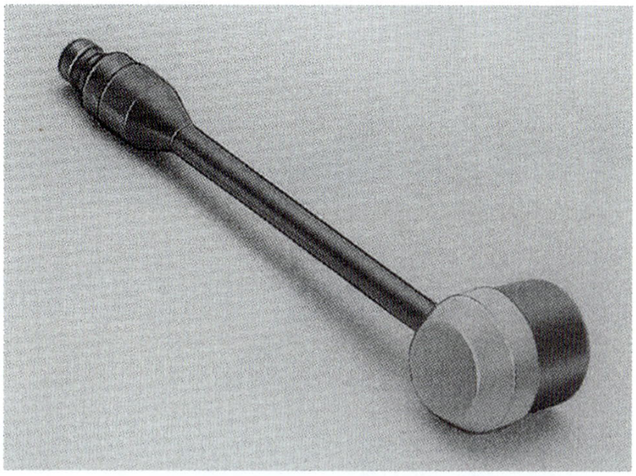

그림 20-44 초점형 전극

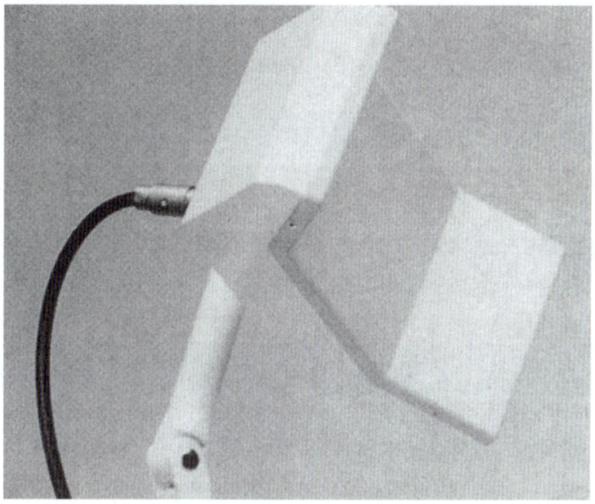

그림 20-45 반터널형 전극

7) 초점형 전극(focusing director)

좁은 국소부위를 선택적으로 가열할 수 있도록 특수하게 만든 매우 적은 전극이다(그림 20-44).

8) 반터널형 전극(pyrodor director)

반터널형 전극은 그림 20-45와 같이 긴 원통에 장축으로 홈을 만들어 마치 단파의 콘덴서 전계법과 같이 심부조직을 고르게 가열할 수 있는 전극이다. 반터널형전극을 사용했을 때의 가열분포의 특성은 콘덴서 전계법을 사용한 단파투열치료와 비슷하지만 피부밑지방보다 근육에서 온도상승이 높게 나타난다(그림 20-46).

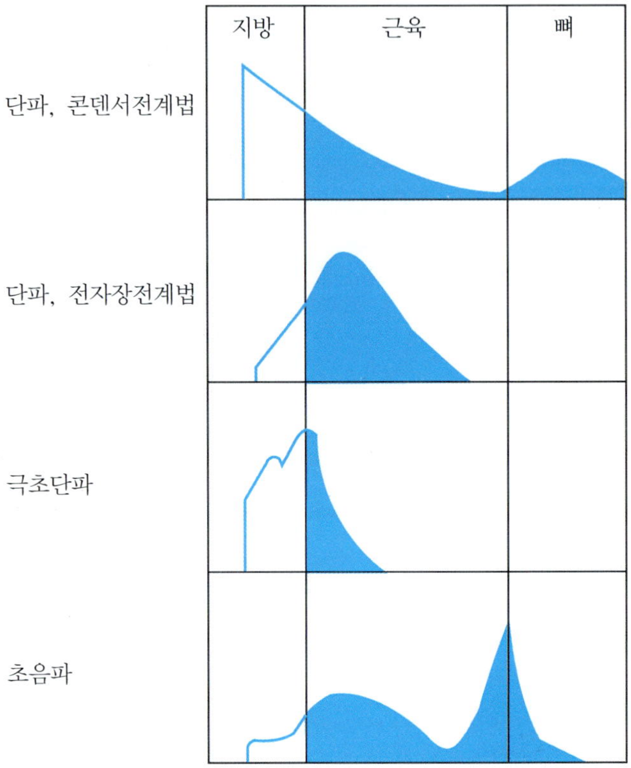

그림 20-46 심부투열치료 및 전극에 따른 온도곡선

표 20-11. 전극 크기와 피부-전극거리의 관계

전 극	거 리	빔형성모양	치료면적
A형	1 in	도넛형	4 in(직경)
A형	2 in	도넛형	7 in(직경)
B형	2 in	도넛형	8 in(직경)
B형	3 in	도넛형	9 in(직경)
B형	4 in	도넛형	12 in(직경)
C형	1 in	타원형	3 in(장축)
C형	2 in	타원형	4 in(장축)
C형	3 in	타원형	8 in(장축)
C형	4 in	타원형	9 in(장축)
C형	5 in	타원형	10 in(장축)
D형	6 in	타원형	12 in(장축)

표 20-12. 전극 크기와 피부-전극거리와 출력의 관계

전 극	거 리	출 력(%)
A형	1 in	30~40
A형	2 in	50~60
B형	2 in	40~50
B형	3 in	60~80
B형	4 in	100
C형	1 in	15~20
C형	2 in	20~30
C형	3 in	60~70
C형	4 in	70~80
C형	5 in	90~100
D형	4~6 in	75~100

6.5. 피부-전극의 거리

전극의 형태와 피부-전극 거리(skin-director distance)는 가열면적, 출력에 영향을 준다. 표 20-11과 같이 피부-전극거리가 가까울수록 가열면적이 작아지고 피부-전극거리가 클수록 치료면적이 넓어진다. 최소 피부-전극거리(minimum S-D distance)는 전극의 형태와 관계없이 1 in 정도이나 최대 피부전극거리(maximum S-D distance)는 A형 전극은 2 in, C형 및 D형 전극은 5 in 정도이다.

출력은 표 20-12와 같이 피부-전극거리가 가까울수록 출력을 낮게 하고 거리가 클수록 출력을 높여준다. 좁은 부위를 치료할 때에는 피부-전극거리를 가깝게 하고 15~20%의 매우 낮은 출력으로 하고, 큰 부위를 치료할 때에는 피부-전극거리를 크게 하고 100% 정도의 매우 높은 출력을 사용한다.

6.6. 적용방법

1) 적용방법(application method)

필요한 준비물을 준비하고 장비를 점검한 후 병력과 금기사항 유무, 치료부위의 감각기능, 순환기능을 점검하고 치료목적과 치료과정을 설명한다. 치료 중 움직이지 말고 치료기, 전극, 케이블, 전선, 쇠를 만지지 말도록 말한다. 치료 중 뜨거운 감각이나 불편함을 느끼면 곧바로 치료사를 부르도록 설명한다.

① 환자는 치료에 적합하고 편안한 자세를 취하게 한다.
② 전극의 종류는 치료부위의 크기, 목적에 따라 필요한 전극을 정한다.
③ 고정팔(arm holder)에 전극을 설치하고 한다.

④ 동축 케이블을 치료기와 전극에 견고하게 연결한다.

⑤ 전극을 치료부위의 중심에 향하도록 고정한다. 전극은 피부와 직각(90°)이 되도록 한다. 피부와 전극과의 거리는 전극의 모서리에서부터 치료부위 중 제일 높은 곳까지로 한다.

⑥ 모든 조절 다이얼이 0에 있거나 꺼져 있는지 다시 확인한다.

⑦ 주전원 스위치를 켜고 타이머를 조정한다.

⑧ 치료목적에 적합한 강도를 선택한다. 전류강도조절 다이얼을 약간 올리고 2~3분지나 환자가 부드러운 온감을 느낀다고 말할 때까지 전류강도조절 다이얼을 천천히 올린다.

⑨ 전류강도조절 다이얼을 0으로 내리고 다른 조절 다이얼을 끈 다음 주전원 스위치를 끈다. 타이머가 자동으로 꺼지는 경우에도 모든 조절 다이얼을 0으로 내리는 것을 잊지 말아야 한다.

⑩ 전극 및 치료기를 치운다.

⑪ 치료부위를 점검한다.

2) 치료강도(intensity)

치료강도는 표 20-13과 같이 구분한다. 일반적으로 쾌적한 온감을 느끼는 강도를 사용하나 환자 및 질병의 상태에 따라서 약간씩 차이를 둘 수 있다. 그러나 중등도의 쾌적한 온감 이상의 강도는 안 되며 특히 화상의 위험이 있기 때문에 어떠한 경우에도 뜨거운 감각(hot sensation)을 느껴서는 안 된다.

3) 치료시간(treatment duration)

일반적인 치료시간은 10~20분이나 최적의 치료시간은 20분이다. 그러나 치료부위의 크기, 치료부위, 질환의 상태, 치료목적에 따라 치료시간을 달리한다. 치료부위가 작은 경우에는 15분, 치료부위가 큰 경우에는 20~30분, 팔다리는 20분, 내장기는 30분이 적합하다. 급성기는 1~5분, 아급성기는 10~20분, 순환증진을 목적으로 치료할 때에는 10분 이상을 권장한다.

4) 치료빈도(frequency of treatment)

1일 1회 또는 격일제로 치료하는 것을 권장한다. 환자의 상태, 치료에 대한 반응, 치료효과 등에

표 20-13. 용량의 구분과 특징

구 분	특 징	용 도
용량 Ⅰ(very mild)	문턱값 온감의 바로 아래 단계	급성 염증질환
용량 Ⅱ(mild)	온감을 겨우 느낄 수 있는 강도	아급성 염증질환
용량 Ⅲ(moderate)	중등도의 쾌적한 온감	아급성 염증질환
용량 Ⅳ(intensive)	견딜 수 있는 강한 강도	만성질환

따라 치료빈도를 결정하는 것이 바람직하다.

5) 치료횟수(numbers of treatment)

치료에 대한 환자의 반응에 따라 결정한다. 예를 들어 연부조직외상 등 급성질환은 용량 Ⅰ, Ⅱ로 2~5분간 1일 1회, 2주간 치료하고 관절구축 등 만성질환은 용량 Ⅲ, Ⅳ로 5~30분간 1일 1회, 주당 2~3회, 1~4주간 치료한다.

6.7. 적응증

단파투열치료와 같다.

6.8. 금기증 및 주의

단파투열치료와 같다.

6.9. 위험

1) 화상(burn)

극초단파투열의 가장 큰 위험은 화상이 발생될 수 있다는 점이다. 화상 발생의 요인은 단파심부투열과 같으며 극초단파투열치료시 다음 사항을 고려해야 한다.

(1) 뼈가 돌출된 부위는 연부조직이 적어 전자기장의 밀도가 집중되고 뼈에는 많은 양의 에너지가 반사되어 이중가열효과(double heating effect)가 일어나기 때문에 열발생이 많을 뿐만 아니라 다른 부위로 열확산이 잘 되지 않기 때문에 화상의 위험이 높다. 따라서 뼈가 돌출된 부위는 치료하지 않거나 꼭 치료가 필요할 때에는 다른 부위보다도 전극거리를 더 충분히 두고 치료한다.

(2) 피부밑지방층이 두꺼운 부위에서는 열반점(hot spot) 현상이 일어날 수 있기 때문에 특별히 조심하던가 아예 극초단파심부투열치료를 하지 않는다.

(3) 전극은 항상 정확하게 사용한다.

2) 쇼크(shock)

극초단파심부투열의 쇼크 발생의 요인은 단파심부투열과 같다.

3) 주의사항(precaution)

(1) 극초단파심부투열기의 전극이 눈을 향하지 않도록 한다. 만약 눈 주위를 치료할 때에는 그물보안경(mesh goggle)으로 눈을 보호해준다.

(2) 남성생식기 위에 적용하지 않도록 한다. 남성생식기 위에 극초단파심부투열치료를 하면 정자형성에 장애를 받아 불임증의 원인이 될 수 있다. 따라서 남자의 엉덩관절 등을 치료할 때에는 남성의 생식기를 가는철사그물망(fine wire mesh) 등으로 덮어 보호해준다.

(3) 눈은 0.12~0.165 W/cm^2 정도의 비교적 낮은 강도의 극초단파심부투열에도 백내장(cataract)이 유발되며 시각장애가 유발될 수 있다.

(4) 2450 MHz의 극초단파심부투열치료로 비만환자는 피부밑지방층에서 열이 과도하게 발생하여 화상의 위험이 있다.

6.10. 장점 및 단점

1) 장점(advantage)

(1) 적용이 간단하다.

(2) 좁은 국소부위를 정확하게 가열할 수 있다.

(3) 기계의 조작이 간편하다.

(4) 낮은 주파수의 극초단파를 사용하여 근육에 선택적으로 가열할 수 있다.

(5) 필요한 경우 피부가열 없이 사용할 수 있다.

(6) 주의점을 잘 지키면 과잉가열 없이 최대가열을 할 수 있다.

(7) 환자에게 가장 좋은 경쾌감을 줄 수 있다.

(8) 출력의 판독을 % 눈금으로 정확히 읽을 수 있다.

2) 단점(disadvantage)

(1) 심부조직가열효과가 단파심부투열보다 적다.

(2) 관절의 한쪽만 가열할 수 있다.

(3) 피부의 화상이 단파심부투열보다 빠르게 초래될 수 있다.

(4) 환자가 받는 열의 양을 정확히 측정하기가 어렵다.

7 맥동단파치료

7.1. 맥동단파치료

맥동단파치료(pulsed shortwave therapy PSWT)는 27.12 MHz의 정현파 교류전류를 매우 짧은 맥동기간과 매우 긴 맥동간간격으로 다양한 빈도로 맥동시켜 매우 낮은 평균출력을 내보내는 시간변조교류전류를 사용하는 치료이다. 맥동전자기장(pulsed electromagnetic field, PEMF), 맥동고정점전자기장에너지(pulsed high peak power electromagnetic energy), 맥동전자기장에너지(pulsed electromagnequency current) 등 여러 가지로 부르고 있으나 맥동단파(PSWD)와 맥동전자기장(PEMF)이 흔히 사용되고 있다.

7.2. 맥동단파의 특성

1) 운반주파수(carrying frequency)

맥동단파의 운반주파수는 대개 27.12 MHz를 사용한다.

2) 맥동빈도(pulse rate)

맥동빈도는 치료기의 종류에 따라 다르지만 10~800 pps의 범위에서 5~12가지의 맥동빈도를 선택할 수 있다(표 20-14). 엄밀히 말해서 맥동이 아니라 돌발(burst)이다.

3) 맥동기간(pulse duration)

맥동기간은 한 가지로 고정된 경우도 있으나 대부분 20~400 μs의 범위에서 2~7가지의 맥동기간을 선택할 수 있다(표 20-14). 운반주파수가 27.12 MHz인 경우 1 μs 동안 27.12회 진동하기 때문에 돌발기간, 즉 맥동기간이 65 μs일 때 한 맥동 당 주기(cycle)가 1,763회, 100 μs일 때 2,712회, 400 μs일 때 10,848회이다.

표 20-14. 맥동단파치료기의 종류에 따른 맥동빈도와 맥동기간

제 품	맥동빈도(pps)	맥동기간(μs)
Pulsed 2000	15, 25, 50, 100, 200, 400, 500, 600	65, 400
Megapulse® II	50, 100, 200, 400, 600, 800	20, 40, 65, 100, 200, 400
Autotherm 390	10, 20, 50, 100, 400	65, 100, 200, 300, 400
Diapulse	80, 120, 200, 300, 400, 500, 600	65
Curapulse 670	26, 35, 46, 62, 82, 110, 150, 200, 300, 400, 600, 800	65, 82, 110, 150, 200, 300, 400

4) 맥동간간격(interpulse interval)

맥동간간격은 맥동빈도와 맥동기간에 따라 변화한다. 맥동빈도와 맥동기간을 높이면 맥동간간격이 좁아진다. 맥동빈도 15 pps를 선택하고 맥동기간을 65 μs로 선택하면 맥동주기가 66.67 ms이며 맥동간간격이 66601.67 μs이므로 맥동기간과 맥동간간격의 비는 1 : 1024.6이고 순환주기는 0.098%이다. 맥동기간을 400 μs로 선택하면 맥동주기는 같으나 맥동간간격이 66266.67 μs이므로 맥동기간과 맥동간간격의 비는 1 : 165.7이고 순환주기는 0.6%가 된다(표 20-15, 그림 20-47).

표 20-15. 맥동빈도와 맥동기간에 따른 맥동주기, 맥동간간격, 순환주기의 변화

맥동빈도 (pps)	맥동기간 (μs)	맥동주기 (ms)	맥동간간격 (μs)	맥동비	순환주기 (%)
15	65	66.67	66601.67	1 : 1024.6	0.098
15	400	66.67	66266.67	1 : 165.7	0.6
100	65	10	9935	1 : 152.9	0.65
100	400	10	9600	1 : 24	4
200	65	5	4935	1 : 75.9	1.3
200	400	5	4600	1 : 11.5	8
400	65	2.5	2435	1 : 37.46	2.6
800	65	1.25	1185	1 : 18.23	5.2

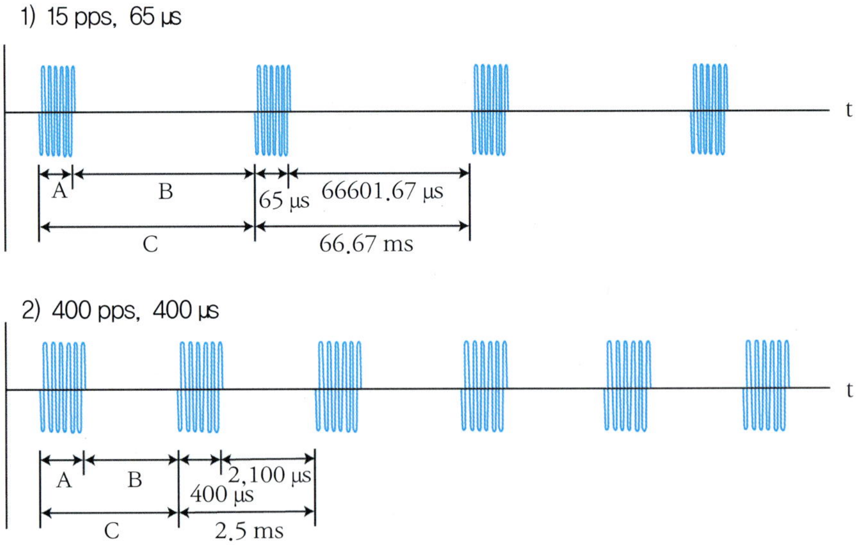

그림 20-47 15 pps, 65 μs와 400 pps, 400 μs 맥동단파의 맥동기간(A), 맥동간간격(B) 및 맥동주기(C).

표 20-16. 맥동빈도와 맥동기간에 따른 순환주기				
맥동빈도 (pps)	맥동기간 (μs)	순환주기 (%)	맥동기간 (μs)	순환주기 (%)
15	65	0.10	400	0.6
25	65	0.16	400	1
50	65	0.33	400	2
100	65	0.65	400	4
200	65	1.30	400	8
400	65	2.60	400	16
500	65	3.25	400	20
600	65	3.90	400	24

5) 맥동주기(pulse period)

맥동주기는 맥동빈도에 따라 다르다. 맥동빈도를 높이면 맥동주기가 좁아진다(표 20-15). 맥동주기는 단위시간(1 s)을 맥동빈도의 수로 나누어 산출한다.

6) 순환주기(duty cycle)

순환주기는 맥동빈도와 맥동기간에 따라 변한다(표 20-16). 맥동빈도와 맥동기간을 높이면 순환주기가 증가하여 에너지 전달량이 많아진다. 순환주기는 맥동기간을 주기로 나누어 %로 환산하여 구한다. 쉬운 방법은 맥동빈도에 맥동기간을 곱한 다음 단위시간 1(초)로 나누어 %로 환산한다.

7) 출력(power)

(1) 정점출력(peak power)

정점출력은 기기의 종류에 따라 100 W에서 1,000 W까지 다양하나 대부분 500 W 이하를 사용한다. 정점강도는 가능한 한 최대 강도를 사용한다. 그러나 처음 치료 때와 급성질환의 경우에는 낮은 정점강도를 사용한다.

(2) 평균출력(average power)

맥동단파는 맥동기간이 매우 짧고 맥동간간격이 매우 길기 때문에 평균강도는 매우 낮다. 평균출력은 정점출력(W)을 순환주기(%)를 곱하여 계산한다.

평균출력(mean power) = 정점출력(W) × 순환주기(%) (W)

평균출력은 맥동빈도와 맥동기간에 따라 다르다(표 20-17, 18). 맥동단파는 비열효과를 이용하기 때문에 열감각을 거의 느낄 수 없는 낮은 평균출력을 사용한다. 맥동단파치료기에 따라 다르지만 대

표 20-17. 맥동기간 65 μs에서의 맥동빈도와 정점출력에 따른 평균출력(W)

맥동빈도 (pps)	정점출력(W)									
	100	200	300	400	500	600	700	800	900	1000
15	0.1	0.2	0.29	0.39	0.49	0.59	0.68	0.78	0.88	0.98
25	0.16	0.33	0.49	0.65	0.81	0.98	1.14	1.3	1.46	1.63
50	0.33	0.65	0.98	1.3	1.63	1.95	2.28	2.6	2.93	3.25
100	0.65	1.3	1.95	2.6	3.25	3.9	4.55	5.2	5.58	6.5
200	1.3	2.6	3.9	5.2	6.5	7.8	9.1	10.4	11.7	13.0
400	2.6	5.2	7.8	10.4	13.0	15.6	18.2	20.8	23.4	26.0
500	3.25	6.5	9.75	13.0	16.25	19.5	22.75	26.0	29.25	32.5
600	3.9	7.8	11.7	15.6	19.5	23.4	27.3	31.2	35.1	39.0

표 20-18. 맥동기간 400 μs에서의 맥동빈도와 정점출력에 따른 평균출력(W)

맥동빈도 (pps)	정점출력(W)									
	100	200	300	400	500	600	700	800	900	1000
15	0.6	1.2	1.8	2.4	3.0	3.6	4.2	4.8	5.4	6.0
25	1.0	2.0	3.0	4.0	5.0	6.0	7.0	8.0	9.0	10.0
50	2.0	4.0	6.0	8.0	10.0	12.0	14.0	16.0	18.0	20.0
100	4.0	8.0	12.0	16.0	20.0	24.0	28.0	32.0	36.0	40.0
200	8.0	16.0	24.0	32.0	40.0	48.0	56.0	64.0	72.0	80.0

개 평균출력 25 W까지는 열감각을 거의 느끼지 못하나 25 W 이상에서는 열효과가 나타난다. 맥동빈도가 높고 맥동기간이 길면 순환주기가 증가하여 평균출력이 증가한다. 만약 열감각을 느끼면 낮은 맥동빈도를 사용하거나 짧은 맥동기간을 선택하여 열감각을 느끼지 않도록 한다.

7.3. 맥동단파의 생리적 효과

1) 열효과(thermal effect)

맥동단파는 맥동기간동안 조직에서 열이 발생하나 맥동기간이 매우 짧고 맥동간간격이 매우 길기 때문에 실제로 국소 조직의 온도를 상승시키지 못한다. 맥동빈도와 맥동기간이 긴 경우에는 열효과가 나타날 수 있으나 실제 치료에서 낮은 평균출력을 사용하기 때문에 열효과는 무시해도 된다.

2) 비열효과(nonthermal effect)

(1) 혈류 증가(increase blood flow)

혈류증가는 혈액세포들이 혈관 안에서 평행하게 사슬고리를 만들어 혈관을 효율적으로 통과하기 때문으로 보인다.

(2) 대사 증가(increase metabolism)

맥동단파는 조직의 온도를 상승시키지 않으나 단파투열보다 2~4배 대사증진 효과가 있다.

(3) 세포막 투과성 변화(change of membrane permeability)

맥동단파는 세포막의 투과성을 변화시켜 부종, 종창, 혈종을 빠르게 재흡수한다.

(4) 세포 활성 증가(increase cellular activity)

세포막의 Na^+통로, Na^+펌프, Ca^{2+}통로 등 이온통로를 조절하여 세포의 분열, 분화, 이동, 효소활성, 세포막 수송 등 세포활성에 촉진시켜 염증의 치유과정을 빠르게 하고 조직의 성장, 발달, 수복을 조절한다.

(5) 아교질합성 및 축적 증가(increase collagen synthesis and deposition)

상처치유과정에서 아교질 및 단백합성을 촉진하고 아교질 축적과 재배열을 유도하여 상처치유를 촉진시키고 흉터를 감소시킨다.

(6) 신경재생 증진(promote nerve regeneration)

부종감소, 축삭돌기 성장 촉진, 신경섬유 밀도 증가, 아교질 증가 등에 따라 신경재생이 촉진된다.

(7) 뼈형성 자극(stimulation of osteogenesis)

손상전류를 회복시키고 뼈모세포에 직접 및 간접적으로 작용하여 뼈형성을 자극한다.

7.4. 맥동단파의 치료효과

1) 대사 증가(increase metabolism)
2) 혈류 증가(increase blood flow)
3) 통증 및 근육연축 완화(relief pain and muscle spasm)
4) 부종, 종창, 혈종 흡수(absorption of edema, swelling, hematoma)
5) 유착 방지(prevention of adhesion)
6) 염증 완화(reduce inflammation)
7) 상처치유 촉진(accelerate wound healing)
8) 골절치유 촉진(accelerate fracture healing)

9) 말초신경재생 촉진(accelerate peripheral nerve regeneration)

7.5. 적용방법

맥동단파치료는 단파심부투열과 마찬가지로 전기장전계방법과 전자기장전계방법을 사용한다. 열감각이 없기 때문에 맥동빈도와 맥동기간을 고려하여 출력을 결정해야 한다.

1) 맥동빈도(pulse rate)

매우 예민한 경우와 급성기에는 높은 맥동빈도, 아급성기에는 급성기보다 낮은 맥동빈도, 만성기에는 낮은 맥동빈도를 사용한다.

2) 맥동기간(pulse duration)

급성기에는 짧은 맥동기간, 만성기에는 긴 맥동기간을 사용한다.

3) 평균출력(average power)

정점출력은 가능한 한 최대 정점강도를 사용한다. 그러나 처음 치료할 때나 급성질환 치료 때에는 낮은 정점강도로 치료한다. 평균출력은 열감각을 거의 느끼지 못하는 낮은 출력을 사용한다. 급성은 3 W 이하의 낮은 평균출력, 아급성은 2~5 W, 만성은 5 W 이상을 사용한다. 기기에 따라 다르지만 평균출력 12~25 W 이상부터 열감각을 느낀다.

4) 치료시간(treatment duration)

치료시간은 급성기에 10~15분, 아급성기 15분, 만성시에는 15~20분 적용한다.

5) 치료빈도(frequency of treatment)

치료빈도는 치료에 대한 환자의 반응에 따라 결정한다. 처음에는 빈도를 낮게 하다가 점점 증가하여 주당 3회 정도 치료한다.

7.6. 적응증

맥동단파치료는 단파심부투열치료의 금기증도 치료할 수 있으며, 특히 외상 및 감염질환에 효과적이다.

1) 외상(trauma)

삠, 타박상, 혈종, 연부조직파열, 인대손상, 힘줄손상, 손손상, 말초신경손상 초기 등 급성 및 만성 외상이 적응증이다. 1주일 이내의 초기치료에 적합하다.

2) 염증질환(inflammatory condition)

힘줄윤활막염, 윤활낭염, 석회침착 윤활낭염, 근육염, 가쪽위관절융기염(테니스팝꿈증), 신경염, 관절염, 퇴행관절염, 류마티스관절염, 만성뼈염(chronic osteitis), 중이염, 기관지염, 전립선염, 골반염, 굴염(sinusitis) 등 급성, 아급성 및 만성 염증질환을 치료한다.

3) 상처(wound)

성형수술, 턱, 발, 다리, 엉덩관절 등 수술 후 상처(post-surgical wound), 손가락이식, 피부이식술 후 초기치료에 사용한다. 찢긴상처, 화상, 괴사, 욕창 등의 상처치유촉진에 사용한다.

4) 골절(fracture)

5) 통증(pain)

외상, 수덱위축, 골다공증, 굳은어깨, 어깨손증후군 등으로 인한 통증, 허리통증, 신경통, 혈관운동두통, 헛다리통증, 월경통, 작열통 등을 치료한다.

6) 근육연축(muscle spasm)

근육연축을 완화하고 이완을 유도한다.

7) 말초순환장애(peripheral circulation disorder)

말초순환장애를 치료한다.

8) 내장기질환(visceral disease)

간염, 대장염 등 내장기 질환을 치료한다.

7.7. 금기증 및 주의

1) 금기증(contraindication)

맥동단파치료는 단파심부투열치료에 비해 금기증이 매우 적다. 심장박동조율기 사용 환자, 고열이 있는 환자, 활동성 결핵, 임신부 배, 악성종양 위, 월경 중 배와 골반부위, 출혈부위, 허혈 및 순환장애 부위, 혈전, 최근 방사선치료 부위, 이차골화가 끝나지 않은 어린이의 뼈끝판부위, 눈, 고환 등은 금기사항이다.

2) 주의(precaution)

치료사는 기계가 작동할 때 기계, 전극, 케이블로부터 1 m 이상 거리를 유지한다. 임신한 치료사는 동료에게 주전원스위치 작동을 부탁한다.

7.8. 맥동단파치료의 장점

맥동단파의 장점은 특히 외상 등의 급성질환을 효과적으로 치료할 수 있다. Wilson(1972)은 발목 삠 환자에게 맥동단파 및 연속단파로 매우 강한 열을 준 결과 맥동단파로 자극했을 때 치료결과가 양호하다고 하였고, Wagstaff(1986) 등은 만성 요통환자에게 맥동단파와 연속단파로 자극한 결과 맥동단파가 더 효과적이라고 하였다. 금속삽입부위는 절대적인 금기증은 아니지만 치료효과에 간섭을 일으킬 수 있으나 5 W 이하의 낮은 평균출력에서는 안전하다. 석고고정 위, 옷, 드레싱 위에 적용할 수 있다.

참고문헌

Downer AH : Physical Therapy Procedures. 4th ed., Charles C Thomas, Springfield, p. 99-115, 1988.

Employment Relations & Union Services : Health & Safety-Safe Practice With Electrotherapy (Shortwave Therapies). Chartered Society of Physiotherapy, 1997.

Forster A, Palastanga N : Clayton's Electrotherapy, 9th ed., Balliere Tindall, London, p. 97-130, 1985.

Forster A, Palastanga N : Clayton's Electrotherapy, 9th ed., Balliere Tindall, London, p. 136-141, 1985.

Griffin JE, Karselis TC : Physical Agents for Physical Therapist. 3rd ed., Charles C Thomas, Springfield, p. 167-202, 1988.

Guy AW : Biophysics of High Frequency Currents and Electromagnetic Radiation. In : Therapeutic Heat and Cold. Lehmann JF(Ed), 3rd ed, Williams & Wilkins, Baltimore, p. 199-277, 1982.

Hayed KW : Manual for Physical Agents. 3rd ed., Borthwestern University, Chicago, p. 38-52, 1984.

Kahn J : Principles and Practice of Electrotherapy. Churchill Livingstone, New York, p. 7-32, 1987.

Kloth L : Shortwave and Microwave Diathermy. In : Thermal Agents in Rehabilitation. Michlovitz SL(Ed). FA Davis, Philadelphia, p. 177-216, 1988.

Lehmann JF, de Lateur BJ : Therapeutic Heat. In : Therapeutic Heat and Cold. Lehmann JF(Ed), 3rd ed, Williams & Wilkins, Baltimore, p. 405-562, 1982.

Lehmann JF, de Lateur BJ : Diathermy and Superficial Heat, Laser, and Cold Therapy. In : Krusen's Handbook of Physical Medicine and Rehabilitation. Kottke FJ and Lehmann JF(Ed), 4th ed, WB Saunders, Philadelphia, p. 283-313, 1990.

Lehmann JF, de Lateur BJ : Diathermy and Superficial Heat, Laser, and Cold Therapy. In : Krusen's Handbook of Physical Medicine and Rehabilitation. Kottke FJ, Lehmann JF(Ed), 4th ed., WB Saunders, Philadelphia, p. 347-350, 1990.

Lehmann JF, de Lateur BJ : Ultrasound, Shortwave, Microwave, Superficial Heat and Cold in the Treatment of Pain. In : Textbook of Pain. Wall PD, Melzack R(Ed), Churchill Livingstone, Edinburgh, p. 717-724, 1984.

Licht S : History of Therapeutic Heat and Cold. In : Therapeutic Heat and Cold. Lehmann JF(Ed), 3rd ed., Williams & Wilkins, Baltimore, p. 23-25, 1982.

Long C : Physical Medicine and Rehabilitation. In : Medical Engineering. Ray CD(Ed), Year Book Medical Publishers, Chicago, p. 536-541, 1974.

Low J, Reed A : Physical Principles Explained. Butterworth Heinemann, London, p. 177-216, 1994.

Low J, Reed A : Electrotherapy Explained. Butterworth Heinemann, London, p. 221-286, 1990.

Michaelson SM : Bioeffects of High Frequency Currents and Electromagnetic Radiation. In : Therapeutic Heat and Cold. Lehmann JF(Ed), 3rd ed, Williams & Wilkins, Baltimore, p. 278-352, 1982.

Moor FB : Microwave Diathermy. In : Therapeutic Heat and Cold. Licht S(Ed), 2nd ed., Elizabeth Licht, New Haven, p. 310-320, 1965.

Moor FB, Bierman W : Diathermy. In : Physical Medicine in General Practice. Bierman W, Licht S(Ed), 3rd ed., Paul B Hoeber, New York, p. 106-157, 1952.

Rogoff JB : High-Frequency Instrumentation. In : Therapeutic Heat and Cold. Licht S(Ed), 2nd ed., Elizabeth Licht, New Haven, p. 266-278, 1965.

Scott BO : The Principles and Practice of Electrotherapy and Actinotherapy. William Heinemann, London, p. 171-205, 1959.

Scott BO : Short Wave Diathermy. In : Therapeutic Heat and Cold. Licht S(Ed), 2nd ed, Elizabeth Licht, New Haven, p. 279-309, 1965.

Seiger C, Draper DO : Use of pulsed shortwave diathermy and joint mobilization to increase ankle range of motion in the presence of surgical implanted metal : A case series. J Orthop Sports Phys Ther 36(9):669-677, 2006.

van den Bouwhuijsen F, Maassen V, Meijer M, van Zutphen H : Pulsed and Continuous Shotrwave Therapy. BV Enraf-Nonius, Delft, Holland.

Wadsworth H, Chanmugam APP : Electrophysical Agents in Physiotherapy. 2nd ed., Marrickville, Science Press, p. 50-92, 1983.

Wagstaff P, Wagstaff S, Downey M : A pilot study to compare the efficacy of con-tinuous and pulsed mag-netic energy(short-wave diathermy) on the relief of low back pain. Physiotherapy 72:563-566, 1986.

Watkins AL : A Manual of Electrotherapy. 2nd ed, Lea & Febiger, Philadelphia, p. 209-244, 1962.

Wilson DH : Treatment of soft tissue injuries by pulsed electrical energy. Br Med J 2: 269-270, 1972.

제 21 장 초음파 치료

1 초음파 치료

초음파(ultrasound)는 진동 주파수가 높아서 인간의 귀로 들을 수 없는 불가청진동이다. 치료초음파(therapeutic ultrasound)는 초음파의 열효과와 비열효과를 이용하여 치료 목적으로 사용하는 물리치료방법이다.

2 초음파 치료의 역사

1880년 Curie 형제가 압전효과에 대해 처음 기술한 이래 1910년 Langevin이 역압전효과를 이용하여 초음파를 발생시키는 방법을 고안하고 초음파의 생물학적 효과에 대해 기록한 이후 1927년 Wood와 Loomis가 Langevin의 이론적 연구를 토대로 초음파에너지의 생물학적 효과에 대한 연구결과를 출판하였다. 1930년대 독일에서 초음파의 의학적 이용이 시작되고 1940년대 미국에 소개된 이래, 1952년에 미국 물리의학협의회에서 초음파를 공식 물리치료 요소로 채택한 이래 통증, 구축, 염증질환 등의 치료에 널리 사용되었다. 1954년 Fellinger와 Schmidt가 여러 관절염에 하이드로코르티손을 사용하여 초음파영동을 시행한 결과를 보고한 이래 1960년대부터 초음파영동이 사용되고 있다. 1949년 Buchtala가 초음파의 뼈형성 자극에 대한 연구 이래 1950년대 초음파의 골형성 촉진에 대한 연구가 진행되어 왔으며 1990년대 초에는 주로 신선골절(fresh fracture)치유 촉진에 이용하였고, 1996년 미국 식품의약품안전청에서 골절 치유 목적의 저강도 맥동초음파기기가 승인되었으며 지연유합과 불유합골절의 치유에 사용하고 있다. 최근 상처치료 목적으로 저강도 저주파 초음파가 사용되고 있다.

3 초음파의 특성

3.1. 음파의 분류

음파는 사람이 귀로 들을 수 있는 영역을 기준으로 진동주파수에 따라 저음파, 음파, 초음파로 나눈다(표 21-1, 그림 21-1).

3.2. 초음파의 분류

의료초음파는 치료, 진단, 수술 등에 이용한다(표 21-2). 치료에 사용하는 초음파를 흔히 치료초음파(therapeutic ultrasound)라 하며 물리치료에서는 주로 저강도 저주파 초음파(low frequency ultrasound, LFUS)와 저강도 고주파 초음파(high frequency ultrasound, HFUS)를 사용한다. 물리치료에서 흔히 사용하는 초음파의 주파수는 표 21-3과 같다.

표 21-1. 음파의 분류

분 류	주 파 수
저음파(infrasound)	16~20 Hz 이하
음파(sound wave)	16~20 Hz ~ 17,000~20,000 Hz
초음파(ultrasound)	17~20 KHz 이상
극초음파(hypersound)	수 10~100 MHz 이상

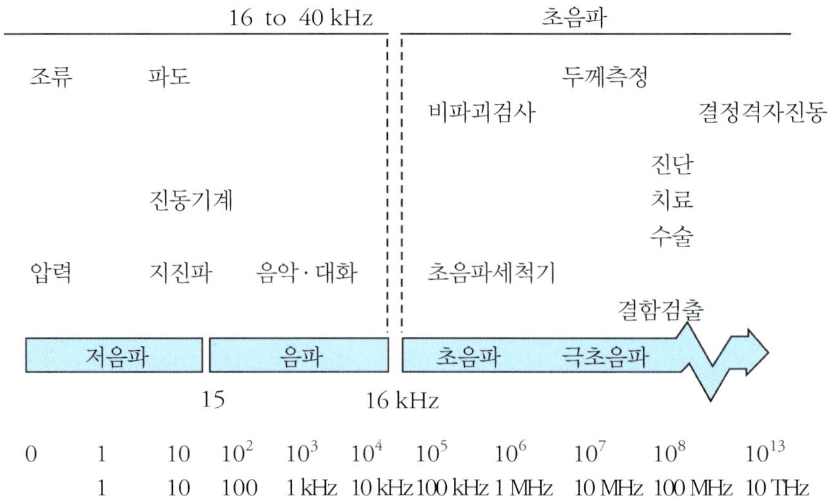

그림 21-1 음파의 종류와 스펙트럼

표 21-2. 의료의 종류와 특성

구 분	주파수	강도(W/cm²)	목 적
저강도 저주파 초음파	20~120 kHz	0.05~1.0	상처 청결, 괴사조직제거, 살균, 치유촉진
저강도 고주파 초음파	0.8~4 MHz	0.1~3.0	전통적 초음파치료
고강도 저주파 초음파	20~60 kHz	200	암치료, 조직절단
고강도 고주파 초음파	0.5~10 MH	1500	수술

표 21-3. 물리치료에서 흔히 사용하는 초음파의 주파수와 파장

구 분	주파수	파장(mm)*
장파 (longwave), LFUS	22.5 kHz	66.67
	25 kHz	60
	35 kHz	42.86
	40 kHz	37.5
단파 (shortwave), HFUS	0.75 MHz	2.0
	0.87 MHz	1.72
	1.0 MHz	1.5
	3.0 MHz	0.5

* 전파속도 1,500 m/s에서의 파장임.

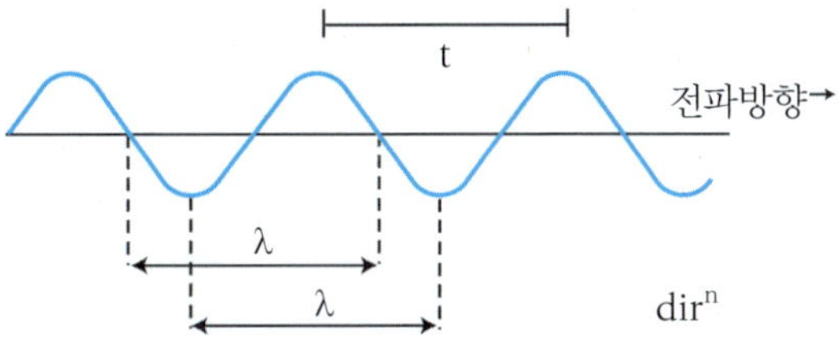

그림 21-2 초음파의 주파수와 파장

3.3. 초음파의 물리적 특성

1) 파장(wavelength, λ)

초음파의 파장은 밀도가 가장 높은 부분인 압축파(condensation)의 중간과 다음 압축파의 중간부분까지이다(그림 21-2, 4). 초음파의 파장은 매질과 주파수에 따라서 다르다(표 21-4).

2) 초음파의 전파속도(propagation velocity of ultrasound, c)

초음파는 진공상태에서는 전파되지 않으며 매질에 따라 전파속도가 다르다. 전파속도는 주파수와 파장, 매질의 밀도, 매질의 온도 등에 따라 다르다(표 21-4). 온도가 높고, 밀도가 높을수

표 21-4. 매질과 온도, 밀도, 주파수에 따른 초음파의 파장

매질	온도(℃)	밀도(g/cm^3)	속도(m/s)	파장(mm)			
				25 kHz	40 kHz	1 MHz	3 MHz
진공			0				
공기	20	1.204	340	13.72	8.58	0.34	0.11
수증기	100	958	471.5	18.86	11.79	0.47	0.16
증류수	20	1000	1492	59.68	37.30	1.49	0.50
생리식염수	37	1010	1535	61.40	38.38	1.54	0.51
지방		920	1478	59.12	36.95	1.48	0.49
근육		1040	1552	62.08	38.80	1.56	0.52
혈액		1040	1566	62.64	39.15	1.57	0.52
뼈		1820	3445	137.80	86.13	3.45	1.15

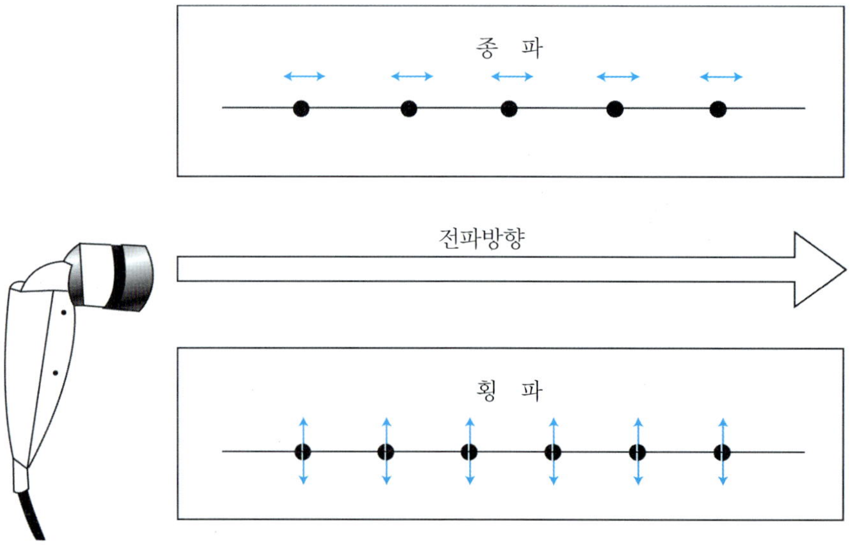

그림 21-3 초음파의 전파방향과 종파 및 횡파

록 음파의 전파속도가 빨라진다. 일반적으로 온도가 1℃ 변화함에 따라 음파의 속도는 0.6 m/s 정도 변화하며 물이나 조직 내에서의 평균 속도는 1,500 m/s 정도이다.

3) 전파(propagation)

초음파가 기체, 액체, 고체 등의 매질 속을 진행할 때 분자의 진동을 발생시켜 종파로 전파한다. 또한 고체 매질에서는 초음파의 진행방향에 수직으로 매질분자가 상하 진동하는 횡파도 발생한다(그림 21-3).

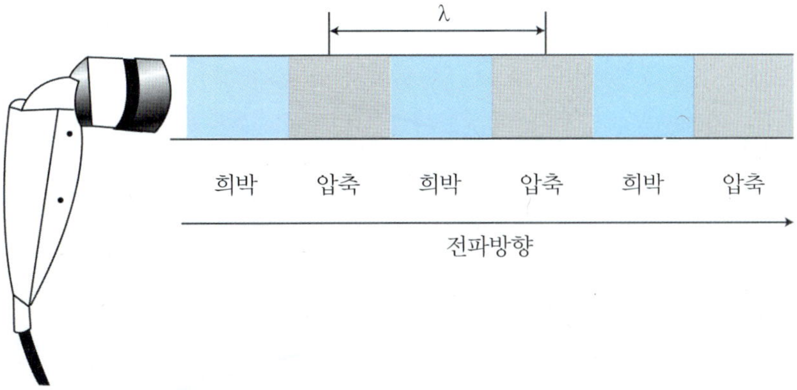

그림 21-4 초음파 빔의 전파방향과 희박압축파

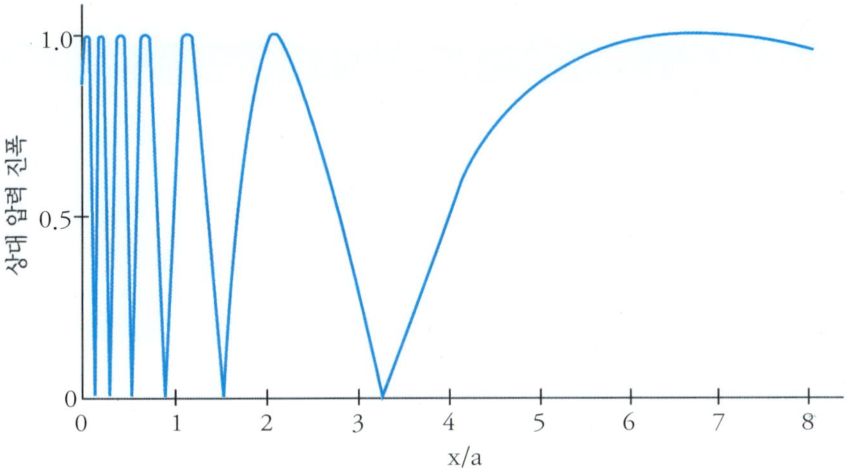

그림 21-5 근위장과 원위장에서의 초음파 압력강도의 분포

(1) 종파(longitudinal wave)

초음파가 매질에 도달하면 매질 속에서 분자가 앞뒤로 진동하여 매질의 분자운동방향과 초음파의 진행방향이 평행한 종파가 발생한다. 즉 입자농도가 증가되는 압축(compression, condensation) 부분과 입자농도가 감소되는 희박(rarefaction, expansion)부분이 계속 반복되는 희박압축파로 원통형 빔의 축에 평행하게 전파한다(그림 21-4).

(2) 횡파(transverse wave)

초음파의 진행방향에 수직으로 매질분자가 상하 진동하는 파동을 횡파라 한다(그림 21-3). 횡파는 고체에서만 발생한다. 따라서 연부조직에서는 횡파가 나타나지 않고 뼈, 특히 뼈막-뼈 경계면에서 발생하며 이를 전단파(shearing wave)라 한다. 초음파가 밀도가 높은 조직에 도달하면 반사를 하는데 입사파와 반사파가 간섭하여 음파의 진행이 멈추게 되며 이를 정상파라 한다.

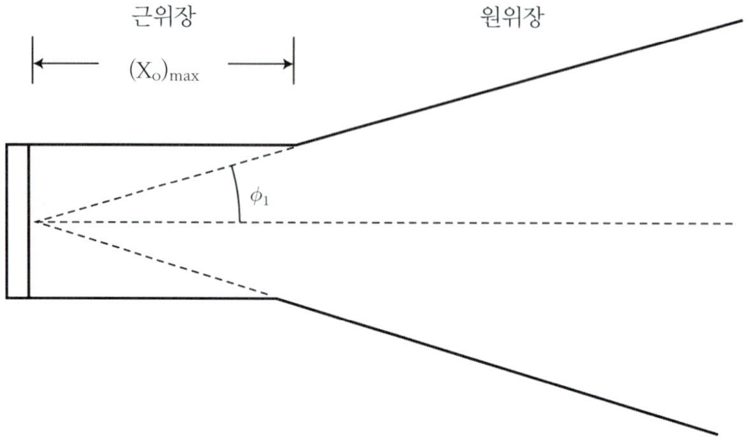

그림 21-6 초음파 빔의 진행 특성

표 21-5. 변환기의 효과방출면적과 주파수에 따른 조직에서 근위장의 거리

변환기직경 (cm)	변환기반경 (cm)	효과방출면적 (cm^2)	근위장의 거리(mm)			
			25 kHz	40 kHz	1 MHz	3 MHz
0.8	0.4	0.5	0.27	0.43	10.67	32.00
1.14	0.57	1	0.54	0.87	21.66	64.98
2.53	1.27	5	2.67	4.27	106.68	320.05

4) 초음파의 음장(ultrasound field)

(1) 근위장(near field, Fresnel region)과 원위장(far field, Fraunhofer region)

근위장은 초음파 변환기에 가까운 부위에서 최대강도와 최소강도가 매우 불규칙하게 분포하는 부위로 변환기에 평행하게 진행한다(그림 21-5). 실제로 치료목적에 사용하는 초음파에너지는 근위장의 에너지이다. 원위장은 초음파 변환기로부터 거리가 멀어지면서 근위장의 마지막 최대강도가 나타난 이후에 강도가 비교적 규칙적으로 감소하면서 급속히 넓게 확산되며 진행하는 부위이다(그림 21-6).

주파수가 높을수록 근위장의 길이가 길어지고, 변환기의 직경이 클수록 근위장이 길어진다. 초음파의 전파속도가 1,500 m/s인 조직에 초음파를 적용했을 때 변환기의 효과방출면적의 크기와 주파수에 따른 근위장의 거리는 표 21-5와 같다.

(2) 간섭장(interference field)

근위장에서는 강도가 불규칙한 이유는 간섭장 때문이다. A지점 및 B지점에서 발생한 초음파가 P지점에 도달하는 시간이 서로 달라 P지점에서 상쇄간섭이 일어나 강도가 감소된다(그림 21-7). 그러나 A-R의 거리와 B-R의 거리가 같을 때에는 R지점에 도달한 초음파가 상보간섭이 일어나 강도가

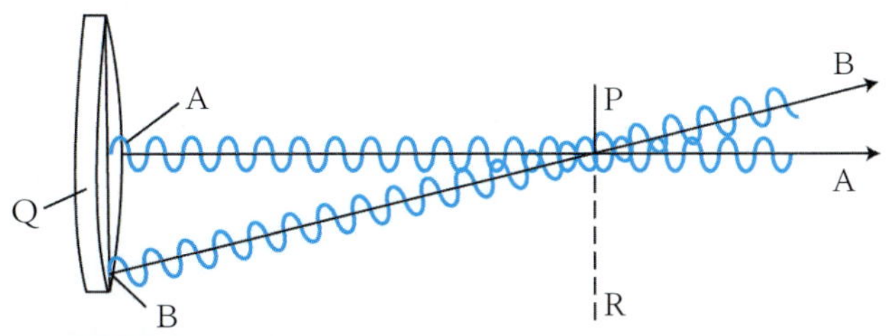

그림 21-7 초음파 변환기 전면에서의 간섭장 형성(상쇄간섭)

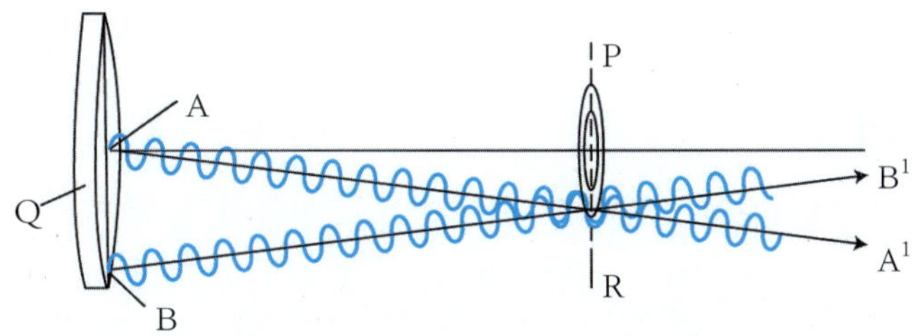

그림 21-8 초음파 변환기 전면에서의 간섭장 형성(보강간섭). 동위상 R지점에서 강도가 높아진다.

표 21-6. 변환기의 효과방출면적과 주파수에 따른 방산각

변환기직경 (cm)	변환기반경 (cm)	효과방출면적 (cm^2)	방산각(°)		
			0.8 MHz	1 MHz	3 MHz
0.8	0.4	0.5	16.4	13.1	4.4
1.14	0.57	1	11.5	9.2	3.1
2.53	1.27	5	5.2	4.1	1.4

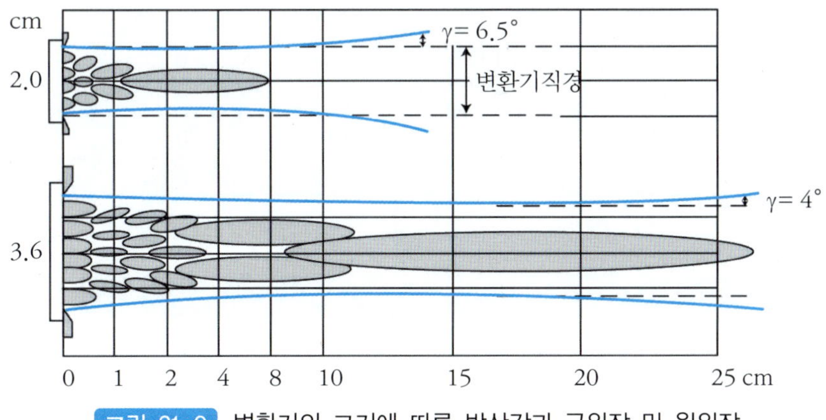

그림 21-9 변환기의 크기에 따른 방산각과 근위장 및 원위장

증가된다(그림 21-8). 근위장에서의 간섭현상으로 초음파의 강도가 설정값보다 5~10배 때로는 30배 이상 증가하여 열반점(hot spot), 조직손상이 생길 위험이 있기 때문에 변환기의 이동은 매우 중요하다.

5) 방산각(divergence angle)

방산각은 변환기 직경(r)에 대한 파장(λ)의 비율이다. 방산각(γ)은 파장에 비례하고 변환기의 크기에 반비례한다. 초음파의 전파속도가 1,500 m/s인 조직에 초음파를 적용했을 때 변환기의 효과방출면적의 크기와 주파수에 따른 방산각은 표 21-6과 같다. 변환기의 직경이 크고 파장이 짧을수록, 즉 주파수가 높을수록 방산각이 작아지고 근위장 및 원위장의 형성이 길어진다(그림 21-9).

3.4. 초음파의 생물리학

1) 흡수(absorption)

조직의 분자에서 초음파 에너지를 흡수하여 열에너지로 전환된다. 초음파 에너지의 흡수는 주파수, 반사(공기, 입사각, 전단파), 굴절, 산란(감쇄) 등 물리적 특성과 조직의 밀도, 단백질함량, 점성도, 조직의 음향 임피던스 등 조직의 특성에 따라 영향을 받는다.

(1) 주파수(frequency)

주파수가 높고 파장이 짧을수록 초음파 에너지의 흡수량이 거의 배수로 증가하여 주파수와 거의 정 상관관계를 가진다(표 21-7).

표 21-7. 주파수에 따른 조직의 흡수계수

주파수 (MHz)	흡수계수(dB/cm)		
	근 육	지 방	혈 액
1	0.12	0.04	0.18
2	0.24	0.10	0.40
3	0.36	0.16	0.58
4	0.48	0.30	0.80

표 21-8. 조직 경계면에서의 초음파 에너지의 반사

경계면	반 사(%)
초음파풀-피부	0.1
물-지방	0.2
지방-근육	0.8
피부-지방	0.9
뼈-근육	34.5
피부-공기	99.9
변환기-공기	99.9

(2) 반사(reflection)

초음파는 매질의 경계면에서 반사한다. 반사량은 조직의 음향임피던스, 입사각, 공기 유무에 따라 결정된다.

① 조직의 음향임피던스(acoustic impedance of tissue)

조직의 음향임피던스가 다른 경계면에서 반사한다. 연부조직과 뼈의 경계면에서는 에너지의 약 30% 이상이 반사한다(표 21-8).

② 입사각(incident angle)

초음파에너지는 입사각과 같은 각도로 반사한다. 입사각이 45~60°일 때 뼈막과 뼈 사이에서 초음파가 횡으로 진행하는 전단파가 발생한다(그림 21-10). 전단파의 발생으로 에너지 흡수가 증가하여 열발생이 높아진다. 혈관분포가 적은 뼈막은 열을 분산시킬 능력이 매우 약해서 열집중이 일어나 뼈막통증(periosteal pain)이 유발되고 화상이 생길 위험이 있다(그림 21-11).

③ 공기(air)

공기는 초음파의 반사경 역할을 한다. 조직-공기 경계면에서 반사량이 매우 많아서 과도한 열발생으로 열통증(heating pain)이 일어날 수 있다(그림 21-12). 특히 손바닥 같이 얇은 부위에서 초음파가 조직을 통과하여 반대쪽의 공기와 만나 에너지가 반사되어 변환기의 반대쪽 피부에서 통증을 느낄 수 있다. 또한 변환기를 피부에 잘못 접촉시켜 공기가 들어가면 초음파 에너지가 변환기로 반사되어 변환기가 뜨거워져 피부에서 통증 및 화상이 생길 수 있고 변환기가 망가질 수 있다.

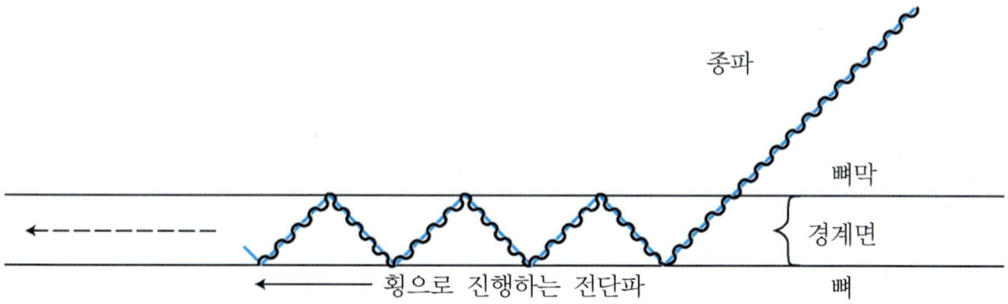

그림 21-10 뼈막과 뼈 사이에서 초음파가 횡으로 진행하는 전단파

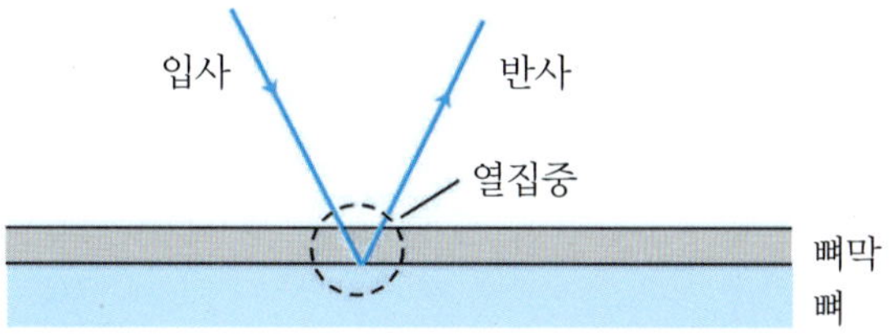

그림 21-11 뼈막과 뼈 경계면에서 초음파의 반사와 열집중

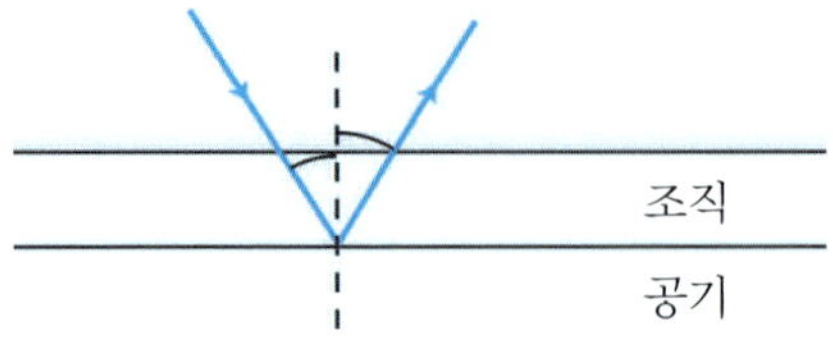

그림 21-12 조직과 공기 경계면에서 초음파의 반사와 열집중

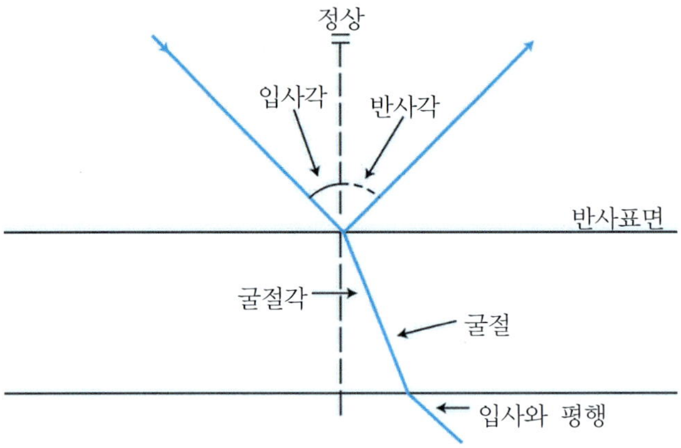

그림 21-13 입사각에 따른 초음파에너지의 경계면에서의 반사와 굴절

(3) 굴절(refraction)

초음파가 조직의 경계면에 도달하면 음파의 진행방향이 굽어지는 굴절현상이 나타난다(그림 21-13). 초음파의 임계 입사각은 15°이다. 입사각이 10°일 때 50°의 각도로 굴절되고, 입사각이 15°일 때 굴절각이 90°로 형성되어 조직의 경계면에 평행하게 되어 전반사가 일어난다. 굴절은 힘줄이 뼈에 부착하는 부위에서 많이 생겨 힘줄부착 부위에서 열발생이 높아진다. 따라서 초음파 변환기를 조직에 수직으로 대고 치료해야 함은 중요한 사항이다.

(4) 감쇄(attenuation)

초음파에너지가 조직에 흡수되어 열로 전환될 뿐만 아니라 산란에 의해 강도가 점점 약해지는 감쇄현상이 일어난다. 감쇄는 초음파의 전파 거리, 주파수, 조직의 성질에 따라 영향을 받는다.

초음파의 강도가 원래 강도의 반으로 감쇄하는 깊이를 반가층깊이(half-value depth, D1/2)라 한다. 주파수가 낮을수록 반가층깊이가 길다(표 21-9). 지방, 피부는 반가층깊이가 길어서 초음파에너지가 잘 통과한다. 주파수가 낮을수록 심부조직을 효율적으로 가열하기 좋다.

표 21-9. 조직에서 주파수에 따른 반가층깊이

매 질	반가층깊이 (mm)	
	1 MHz	3 MHz
혈액	246.4	82.1
지방	49.3	16.4
신경	34.5	11.5
근육 (평행적용)	24.6	8.21
혈관	17.3	5.8
피부	11.1	3.7
근육 (수직적용)	9.1	3.0
힘줄	6.2	2.1
연골	6.0	2.0
뼈	2.1	0.4

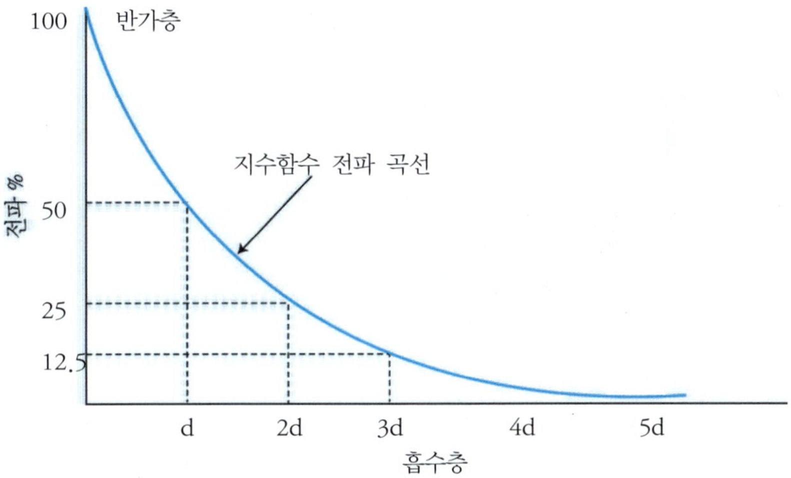

그림 21-14 전파길이에 따른 초음파 강도의 감소. d는 반가층이다.

① 거리(distance)

초음파는 전파길이가 길수록 감쇄가 빠르게 나타난다. 변환기에서 멀리 떨어질수록 초음파의 강도가 지수함수적으로 감소된다(그림 21-14).

② 주파수(frequency)

초음파의 감쇄는 주파수에 비례한다. 초음파 변환기에서 10 mm 떨어진 곳에서 초음파 에너지가 0.87 MHz는 18%, 1 MHz는 21%, 3 MHz는 50% 감소하여 주파수가 높을수록 감쇄가 커진다(그림 21-15). 1~3 MHz의 초음파는 1 mm당 약 2~5%씩 에너지가 감소한다.

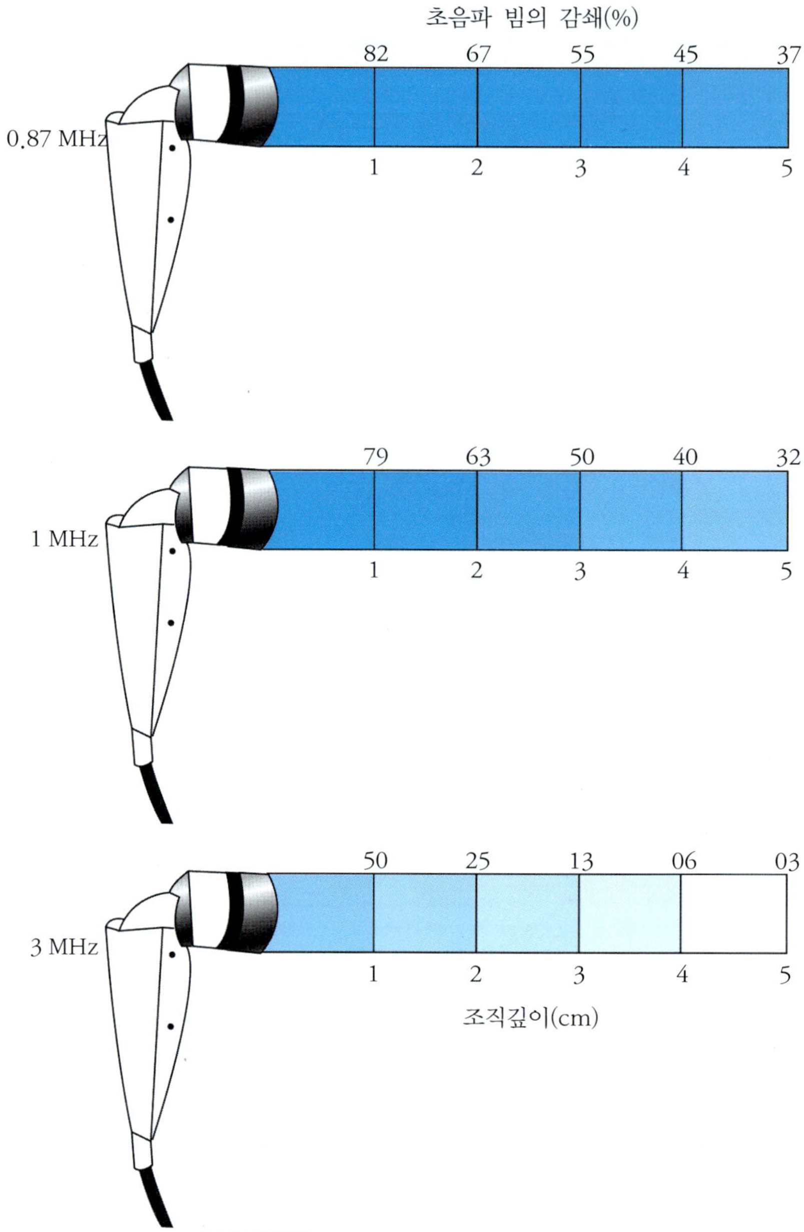

그림 21-15 주파수에 따른 초음파의 감쇄

③ 조직의 성질(property of tissue)

초음파 에너지의 감쇄는 조직의 단백질함량에 비례하고 수분함량에 반비례한다. 혈액, 지방, 신경, 근육, 피부, 힘줄, 연골, 뼈의 순서로 단백질함량이 많고 수분함량이 적어 초음파의 감쇄도 같은 순서로 많아진다. 1 MHz 초음파의 매질에서의 감쇄계수(attenuation coefficient)는 표 21-10과 같다.

표 21-10. 1 MHz 초음파의 각 매질에서의 감쇄계수

조 직	감쇄계수 (dB/cm)	감쇄율 (%/cm)	단백질함량	수분함량
혈액	0.12	3	저	고
지방	0.61	13		
근육	1.2	24		
혈관	1.7	32		
피부	2.7	39		
힘줄	4.9	49		
연골	5.0	68		
뼈	13.9	96	고	저

표 21-11. 매질에 따른 주파수 별 초음파의 흡수계수

매 질	흡수계수(dB/cm)	
	1 MHz	3 MHz
물 (20℃)	0.0006	0.0018
공기 (20℃)	2.76	8.28
혈액	0.028	0.084
지방	0.14	0.42
신경	0.2	0.6
혈관	0.4	1.2
근육 (평행적용)	0.28	0.84
피부	0.62	1.86
근육 (수직적용)	0.76	2.28
힘줄	1.12	3.36
연골	1.16	3.48
뼈	3.22	

(5) 조직의 특성(property of tissue)

① 단백질 함량 (protein content)

초음파 에너지의 흡수는 구조단백질의 함량이 많을수록 높다. 단백질함량이 많은 근육은 지방조직보다 초음파 에너지의 흡수량이 2~3배 정도 높고, 뼈는 연부조직보다 10배 이상 많이 흡수한다(표 21-11).

② 매질의 점성(viscosity of media)

매질의 점성이 높을수록 초음파의 흡수가 높다. 점성이 낮은 물은 흡수계수가 0.0022로 공기보다 500~1,000배나 적어 초음파치료 시 매우 좋은 매질로 사용된다.

표 21-12. 조직에서 주파수에 따른 침투깊이

매 질	침투깊이 (mm)	
	1 MHz	3 MHz
혈액	821	274
지방	164	55
신경	115	38
근육 (평행적용)	82	27
혈관	58	19
피부	37	12
근육 (수직적용)	30	10
힘줄	21	7
연골	20	6.9
뼈	7	1

③ 조직의 음향임피던스(acoustic impedance of tissue)

매질의 밀도가 증가하면 음향임피던스가 증가하여 초음파에 대한 저항으로 작용하여 흡수를 증가시킨다.

2) 침투깊이(penetration depth, p)

초음파의 침투깊이는 치료효과를 기대할 수 있는 최대 깊이로 초음파에너지가 10% 잔류하는 지점이다. 침투깊이 이상에서는 치료효과가 나타나지 않는다. 여러 조직에서 주파수에 따른 침투깊이는 표 21-12와 같다.

3) 열발생(heat production)

1~4 W/cm^2 강도의 초음파에서 분자는 진폭전위(amplitude displacement) 0.1~0.6 m, 최대속도 100~260 mm/s로 운동하며, 분자의 가속력이 500~1,600 km^2/s에 이르게 되어 조직에서 열이 발생한다. 조직에서 발생되는 열은 초음파 에너지의 흡수계수, 주파수, 강도, 치료시간, 조직의 특성, 전파매질의 온도 등에 영향을 받는다. 초음파는 모든 열치료 도구 중에서 매우 강하고 효과적으로 인대, 관절주머니, 윤활액 등 관절 및 주위조직을 비롯하여 심부근육을 가열할 수 있다.

(1) 흡수계수 및 반사(absorption coefficient and reflection)

열발생률은 조직의 초음파에너지 흡수계수와 비례한다. 흡수계수는 아교질함량이 많을수록 높다. 따라서 아교질 함량이 많은 힘줄, 인대, 관절주머니, 근막, 흉터조직 등이 근육보다 열발생이 많다. 근육은 지방조직보다 초음파에너지의 흡수량이 2~3배 정도 높고, 뼈는 연부조직보다 초음파에너지를 10배 이상 많이 흡수한다.

표 21-13. 1MHz 초음파의 종파와 전단파의 전파속도 및 흡수계수

조 직	종 파		전단파	
	전도속도 (m/s)	흡수계수 Np/cm	전도속도 (m/s)	흡수계수 Np/cm
근육	1,530	0.12	22	5,000
뼈	3,380	1.52	1,940	2.6

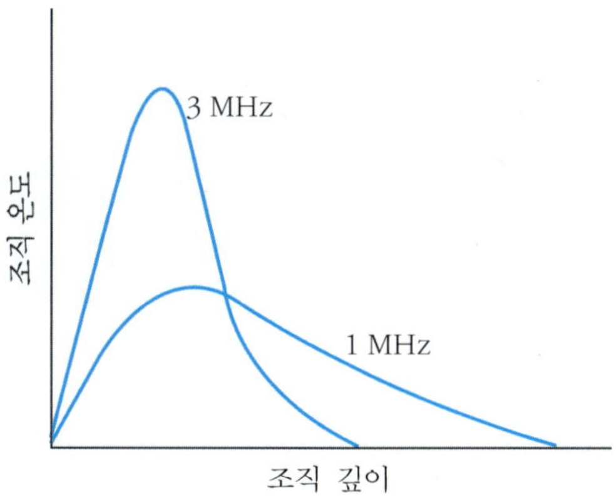

그림 21-16 1MHz와 3MHz 초음파의 같은 강도에서의 조직온도 분포

그러나 근육-뼈 경계면에서는 초음파에너지의 약 30% 이상이 반사하고 특히 뼈막-뼈 경계면에서는 70%가 반사한다. 또한 뼈경계면에서 전단파가 발생할 수 있다. 전단파는 근육에서 거의 전파하지 못하고 흡수계수가 아주 높은 반면 뼈에서는 전파속도가 매우 높고 흡수를 거의 하지 못한다(표 21-13). 따라서 심부근육에서 열발생이 많다.

(2) 주파수(frequency)

높은 주파수의 초음파는 열발생이 많지만 표면조직에서 온도상승이 일어나고, 낮은 주파수의 초음파는 열발생은 적지만 심부조직에서 온도상승이 일어난다(그림 21-16). 조직의 초음파 흡수계수는 주파수의 증가에 따라 거의 배수로 증가한다. 3 MHz 초음파는 1 MHz 초음파보다 흡수계수가 3배 정도 높아 열발생이 많다. 따라서 3 MHz 초음파를 사용할 때는 1 MHz보다 3~4배 낮은 강도를 사용해야 한다. 초음파의 감쇄는 주파수에 비례한다. 1 MHz의 초음파는 특히 표면조직에서 감쇄가 적어서 심부조직에 도달하여 많이 흡수되기 때문에 50 mm까지의 심부조직에서 열발생이 많다. 3 MHz의 초음파는 감쇄가 빨라 표면에서 대부분의 에너지가 흡수되어 10~20 mm 깊이의 표면조직에서 열발생이 많다.

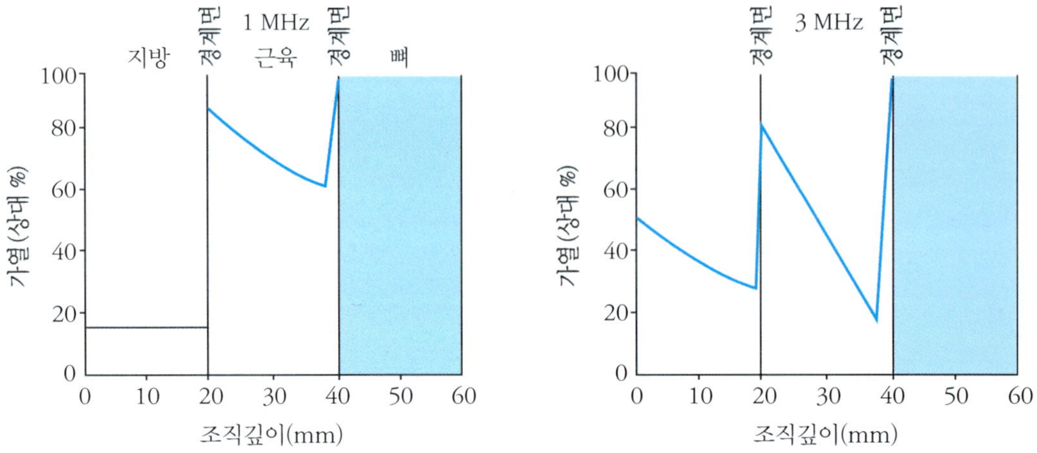

그림 21-17 두께 20 mm의 지방, 근육, 뼈 모형에서 1 MHz 및 3 MHz 초음파의 열발생 분포

(3) 조직의 특성(property of tissue)

① 혈관분포(blood circulation)

각각 20 mm 두께로 만든 지방-근육-뼈 모형에서 1 MHz 및 3 MHz 초음파의 열발생분포를 보면 그림 21-17과 같이 심부근육에서 열발생이 많다. 근육과 같이 혈관분포가 많은 조직은 열을 빠르게 확산시켜 과도한 온도상승을 방지할 수 있으나 혈관분포가 적은 힘줄이나 인대는 상대적으로 온도상승이 높다. 따라서 힘줄, 인대, 관절주머니, 흉터조직을 선택적으로 가열할 수 있다.

② 조직층의 두께(thickness of tissue layer)

초음파의 강도와 연부조직의 두께에 따라 열발생 유형이 달라진다. 연부조직의 두께가 두꺼울수록 초음파 에너지의 소실이 많다. 1 MHz 초음파는 연부조직두께 20 mm에서 50%, 30 mm에서 77%의 에너지 감소가 나타난다. 연부조직이 80 mm 이하인 경우 1.0 W/cm^{2}의 낮은 강도에서 열발생이 현저하고 1.5 W/cm^{2}의 높은 강도에서는 연부조직이 80 mm 이상인 경우 열발생이 현저하게 나타난다(그림 21-18). 따라서 피부, 피부밑지방, 근육 등 연부조직이 두껍게 덮인 관절부위를 치료할 때에는 강도와 시간을 늘리고 연부조직의 두께가 얇은 부위를 치료할 때에는 강도 및 시간을 적게 하여도 심부조직에서 효과적으로 온도상승을 일으킬 수 있다.

연부조직으로 두껍게 덮인 엉덩관절에서 단파와 극초단파에 의한 온도상승과 비교하면 그림 21-19, 20과 같이 초음파에 의한 온도상승이 현저하다.

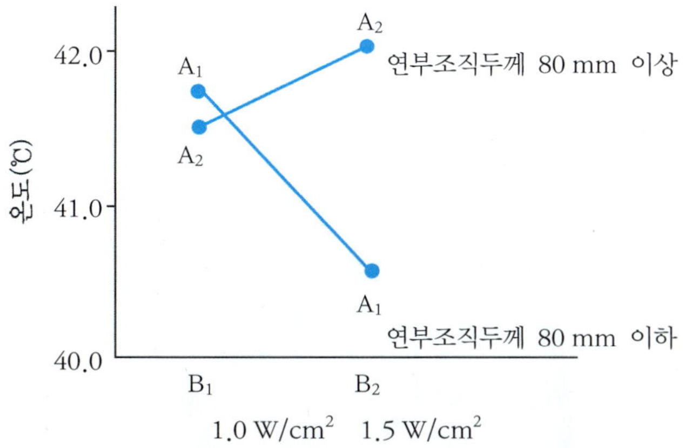

그림 21-18 연부조직 두께 80 mm 이하 및 이상인 넙다리에 1.0 W/cm²와 1.5 W/cm²의 강도로 초음파 치료를 했을 때 뼈막통증을 느끼는 온도변화

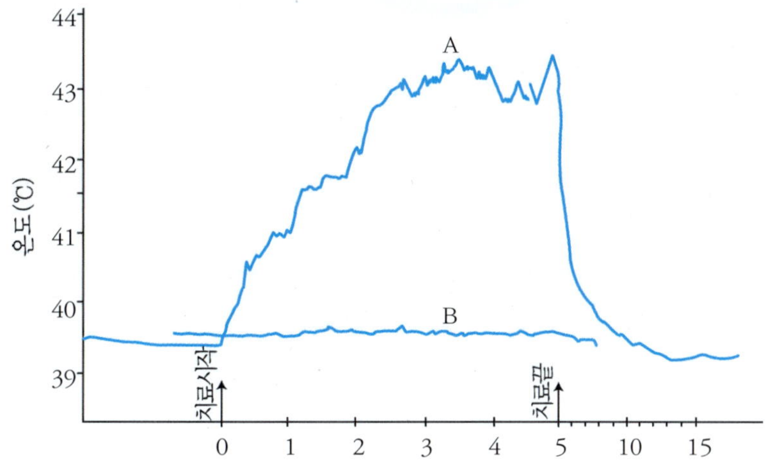

그림 21-19 초음파(A)와 극초단파(B)치료에 따른 엉덩관절 내에서의 온도변화

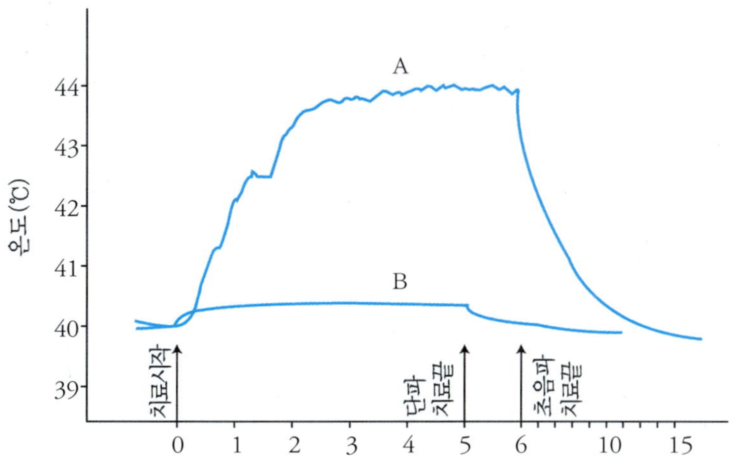

그림 21-20 초음파(A)와 단파(B)치료에 따른 엉덩관절 내에서의 온도변화

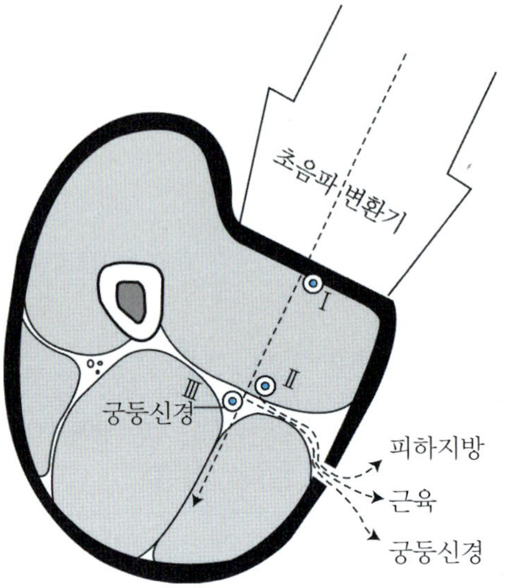

그림 21-21 초음파에 영향을 받는 넙다리의 피부밑조직(Ⅰ), 근육(Ⅱ), 신경(Ⅲ) 가로절단면

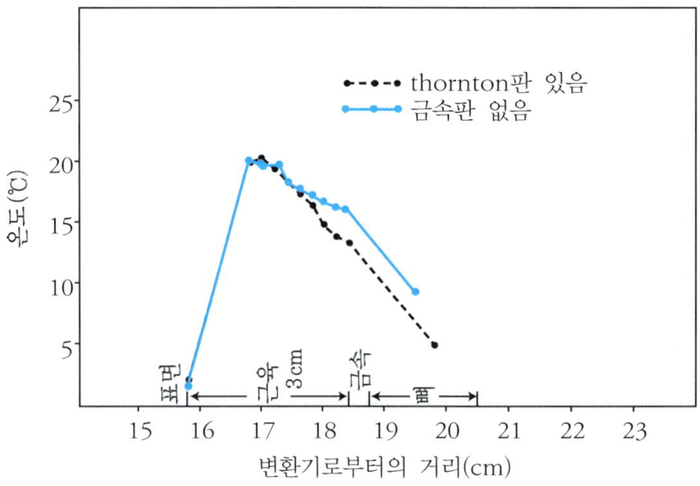

그림 21-22 톤튼판(Thornton side plate)이 있는 부위와 없는 부위의 온도 분포

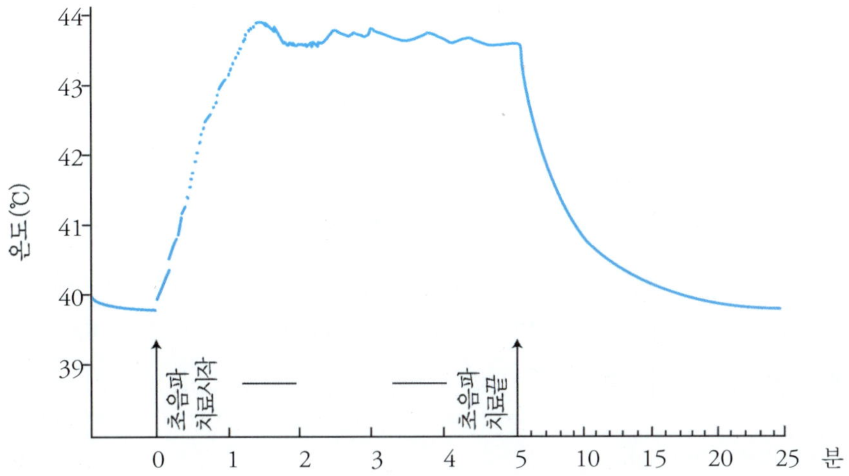

그림 21-23 스미스-피터센못(Smith-Petersen nail) 매입 부위의 초음파에 의한 온도 변화

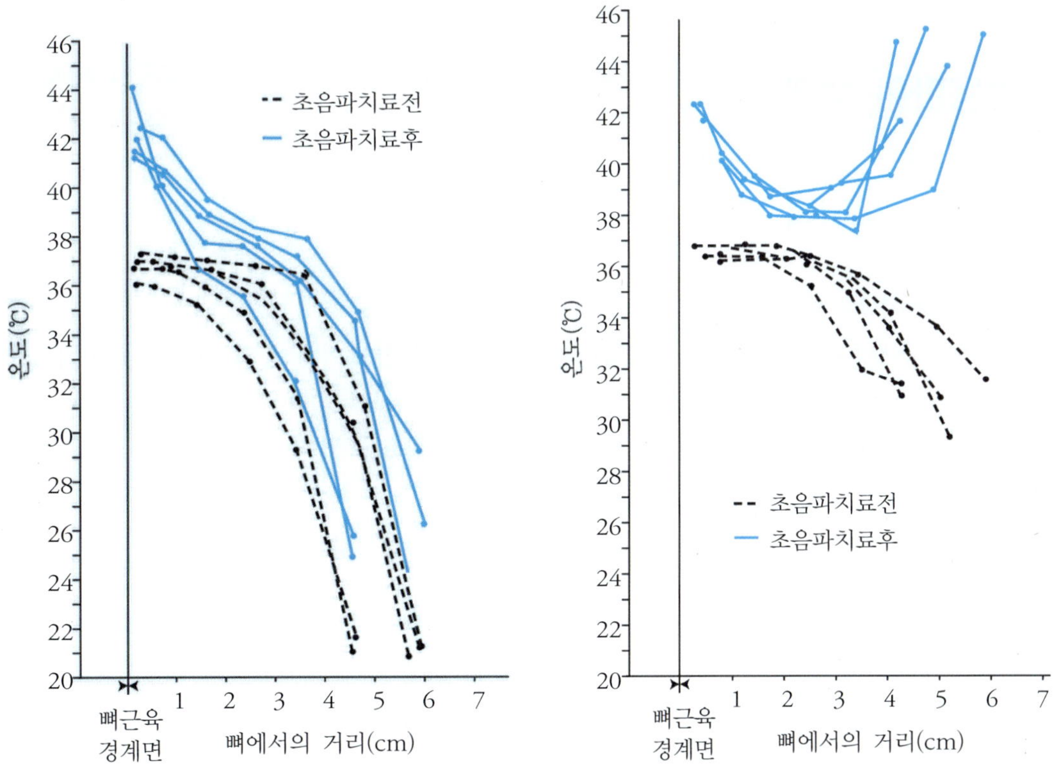

그림 21-24 18℃(왼쪽)와 24℃(오른쪽)의 미네랄기름을 전파매질로 사용하여 넙다리에 초음파를 적용했을 때 조직의 온도상승분포

신경조직은 초음파에 예민하게 반응한다. 그림 21-21과 같이 넙다리에 초음파치료를 했을 때 궁둥신경에서 선택적으로 온도상승이 높으며 근육 등 주위 조직의 파괴없이 궁둥신경만 선택적으로 파괴될 수 있다.

③ 금속(metal)

금속매입 부위의 온도가 근육보다 낮고 오히려 금속이 없는 같은 부위의 온도보다도 낮다(그림 21-22). 초음파가 금속에 부딪히면 현저하게 반사가 일어나 정상파가 발생하고 집속(focusing)이 형성되어 열집중이 일어난다. 그러나 금속은 열전도도가 매우 높아서 열이 빠르게 분산되고 정상파에 의한 열집중도 곧바로 조절되어 치료범위의 온도를 유지한다(그림 21-23). 따라서 초음파는 금속매입 부위를 안전하게 치료할 수 있다.

(4) 전파매질(coupling media)

초음파는 전파매질의 종류와 온도에 따라 열발생 유형이 달라진다. Lehmann 등(1966)이 사람의 넙다리에 18℃와 24℃의 미네랄기름을 전파매질로 하여 초음파를 적용한 결과 18℃의 낮은 온도에서는 표면조직에 큰 영향을 주지 않고 심부조직이 가열되고, 24℃에서는 표면조직에서 온도상승이 높게 일어남을 보여주었다(그림 21-24).

4 초음파의 효과

4.1. 초음파의 물리적 효과

1) 열효과(thermal effect)

조직에서 초음파에너지를 흡수하면 희박압축파의 반복으로 분자의 요동과 마찰이 일어나 조직에서 선택적으로 조직온도를 상승시킬 수 있다.

2) 기계효과(mechanical effect)

초음파 에너지가 조직 내로 들어가면 희박압축파가 조직 내에서 기계적인 일을 하게 됨에 따라 긴장, 압력, 심부 조직 세포의 요동과 분산이 일어나 조직의 가속운동이 일어남에 따라 기계효과가 나타난다.

(1) 공동형성(cavitation formation)

공동형성은 초음파의 기계효과로 인해서 나타나는 조직 파괴반응이다. 초음파에너지가 조직에 전달되면 혈액이나 조직액 등에서 일시적으로 가스를 함유한 μm 크기의 작은 기포 또는 공동(cavity)이 형성된다.

안정공동(stable cavitation)은 낮은 강도의 초음파 음장 안에서 기포가 초음파의 희박 압축에 따라 팽창과 압축을 반복하며 전후운동을 하나 기포가 일정 수준 이상 팽창하지 않기 때문에 세포자체는 건재하지만 세포막의 투과성과 같은 세포기능은 변화된다. 안정공동은 세포막의 투과성을 가역적으로 증가시키며, 세포막을 통해 확산시켜 세포활성을 촉진시킨다.

불안정공동(unstable, transient or collapse cavitation)은 기포가 터져 조직손상이 일어난 것이다. 초음파의 강도가 더 높아지면 기포의 팽창과 압축의 크기가 커져 기포가 터진다.

기포가 점으로 나타나고 세포의 중심부에서 가장 심하게 파괴된다(그림 21-25). 점출혈(petechial hemorrhage)이 나타나고 1 μm 크기의 점 기포가 보이며 점모양 세포파괴(spotty cell destruction)가 일어난다(그림 21-26).

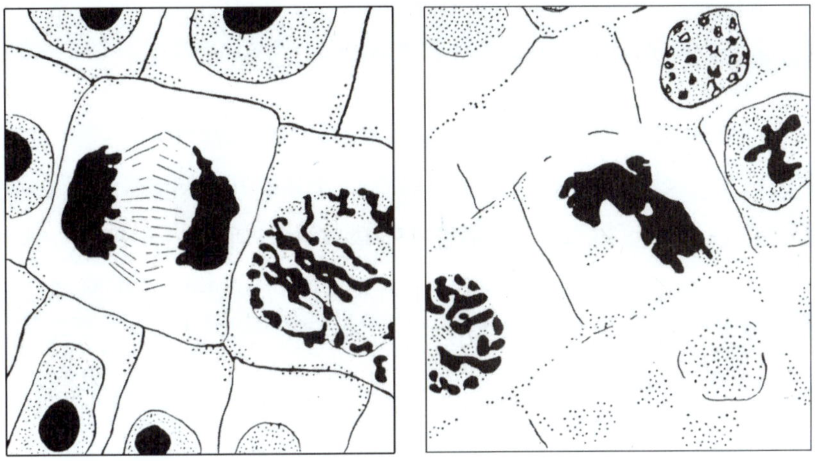

그림 21-25 세포의 중심부가 심하게 파괴되고 점공동이 나타난다.

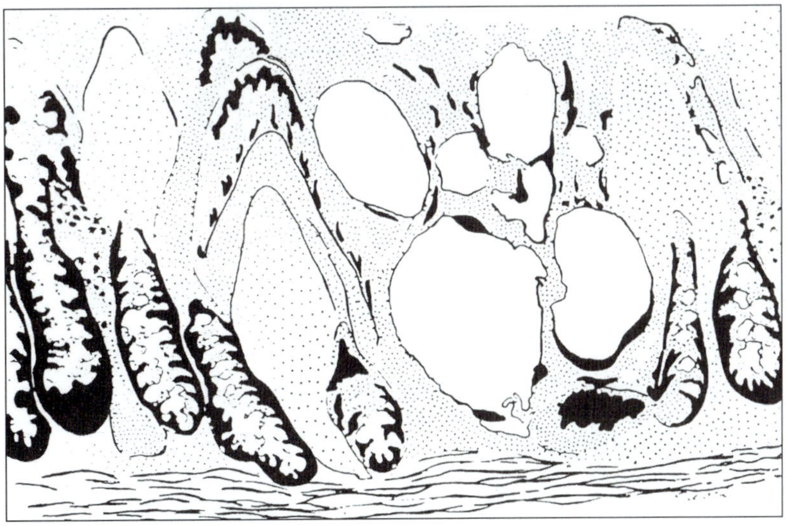

그림 21-26 쥐의 장점막에 생성된 기포와 공동

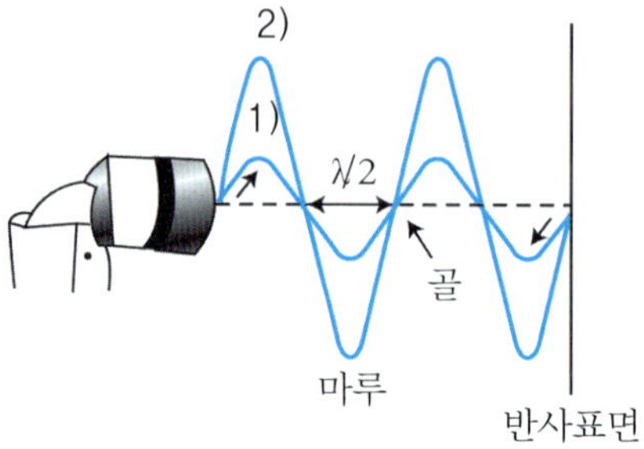

그림 21-27 정상파의 형성. 1) 입사파(↗)와 반사파(↙), 2) 정상파

가스공동의 발생은 조직의 특성, 초음파의 특성, 조직온도에 영향을 받는다. 가스공동은 특히 혈액, 체액 등 수분이 함유된 세포밀도가 낮은 부위에서 희박기에 나타나며, 낮은 주파수에서 잘 발생된다. 또한 온도가 상승하면 가스용해가 감소된다. 가스공동의 원인으로 너무 높은 강도, 정상파 발생, 부적절한 치료기술, 결함이 있는 치료기사용 등이다.

(2) 음향흐름과 미세흐름(acoustic streaming and microstreaming)

미세흐름은 크기가 작은 진동하는 분자가 μm 단위로 소용돌이(eddy)를 이루는 현상이다. 분자의 소용돌이는 진동하는 공동 또는 가스 기포 주위에서 발생하여 액체를 국소에서 한 방향으로 이동시킨다. 음향흐름은 초음파의 기계적 압력에 의해서 세포막의 경계면을 따라 액체가 끊임없이 이동하는 현상이다. 음향흐름은 세포막을 손상시키지 않고 세포막의 구조를 일시적으로 변화시켜 투과성을 증가시키며, 이차전령계를 활성화시킨다. 음향흐름은 세포막의 투과성을 변화시켜 물질 확산을 일으키기 때문에 조직치유와 약물전달 촉진의 치료가치가 있다.

(3) 미세마사지(micromassage)

초음파의 희박압력의 반복에 따라 기계적작용으로 휘젓기효과(stirring effect)에 따른 세포내 마사지가 일어나고 미세 세포구조의 이완, 부종 감소, 거대분자의 붕괴, 단백질에 결합된 칼슘의 들뜸, 단백질의 해중합반응, 세포내외 콜로이드물질 점성도의 가역적 감소, 초음파영동 등의 효과가 나타난다.

(4) 정상파(standing wave)

정상파는 입사파가 반사될 때 입사파와 반사파가 중첩되어 발생하는 파동이다. 입사파와 반사파의 진동수와 진폭이 같으나 진행방향이 서로 반대일 때 파동이 중첩되어 파장의 1/2지점을 경계로 입사파보다 큰 파동이 발생한다(그림 21-27). 정상파는 초음파의 진행을 멈추기 때문에 에너지를 전달하지 못하고 국소부위에 정지하게 된다.

고정된 세포는 정상파의 마루에 모여 있는 가스 기포 주위에서 발생하는 미세흐름의 힘이 작용하여 손상을 받으며, 적혈구가 이 부위를 통과할 때 파괴된다. 정상파의 골에서는 혈액세포들이 모여

띠를 이루어 흐름이 멈추고 혈관벽에 혈소판이 많이 쌓이게 되어 혈류정체를 일으킬 수 있다. 정상파는 불안정공동의 원인이 되며 자유라디칼, OH^-, H^+을 형성한다.

혈류의 정체와 혈구의 침착은 혈전을 형성하게 되는데 고정적용 때와 특히 큰 동맥위에서 평행이동치료를 할 때 많이 발생할 수 있다. 따라서 혈전형성을 예방하기 위해서는 이동치료를 해야 하며 큰 동맥 위에서 동맥과 평행하게 이동치료해서는 안 된다.

4.2. 초음파의 생리적 효과

초음파의 생리효과는 열효과와 비열효과로 나눌 수 있으며, 비열효과는 기계효과, 화학효과, 전기효과로 구분한다.

1) 열효과(thermal effect)

연속 초음파치료의 일차적인 효과는 조직온도의 상승이다. 조직온도 상승에 따라 혈류량 증진, 염증반응 유발, 생체막 투과성 증가, 신진대사 증가, 교원조직의 신장력 증가, 통증문턱값 증가, 근육연축 완화, 신경전도속도 변화, 효소활성 증가, 골격근육의 수축력 변화 등과 같은 생리학적 반응이 나타난다.

(1) 조직온도 상승(increase local tissue temperature)

초음파는 10~50 mm 또는 그 이상의 심부조직에서 온도를 상승시킨다. 0.1 W/cm^2의 강도로 50 mm 두께의 조직을 치료하면 1분당 0.2℃의 속도로 조직온도가 상승한다. 치료강도의 범위로 5분 정도 초음파를 적용하면 치료효과를 얻을 수 있는 조직온도의 범위인 40~45℃에 이른다. 근육에서 2~3℃, 관절내부는 7~8℃, 관절주위조직은 3~5℃ 수준으로 조직의 온도가 상승한다.

(2) 혈관확장 및 혈류량 증진(vasodilation and increase blood flow)

충분한 강도와 시간으로 치료하면 혈류량이 증가한다. 1~2 W/cm^2 이상의 강도로 10~20분간 치료하면 근육의 국소 온도가 상승되고 혈류량이 증진되며 2~3 W/cm^2의 강도로 5분간 치료하면 혈류량은 대개 25% 이상 증진된다.

(3) 조직의 대사 증가(increase tissue metabolism)

일반적으로 조직온도가 1℃ 상승하면 대사율이 약 13% 증가된다.

(4) 염증반응(inflammatory reaction)

국소온도가 상승하면 경한 염증반응이 유발된다.

(5) 세포막 투과성 증가(increase membrane permeability)

조직온도가 7℃ 상승하면 세포막의 투과성이 13배 증가한다.

(6) 아교질조직의 신장력 증가(increase extensibility of collagen tissue)

1.0~2.0 W/cm^{2}의 강도로 초음파를 5~10분 적용하면 조직온도가 40~45℃ 정도 상승하여 아교질조직의 신장력이 증가한다.

(7) 통증 완화(pain relief)

0.8 MHz, 1.5 W/cm^{2}로 2분 정도 적용하면 조직의 온도상승으로 통증문턱값이 증가한다.

(8) 근육연축 완화(muscle spasm relief)

(9) 신경에 미치는 영향(nerve effect)

운동 및 감각신경의 잠복시가 감소하고 신경전도속도가 증가한다. 별신경절에 초음파를 적용하면 자율신경이 영향을 받아 피부온도가 상승한다. 신경조직의 온도가 상승되면서 활동전위의 일시적 장애가 유발된다. 장시간 초음파 치료했을 때에는 척수반사가 완전히 소실되기도 한다. 높은 강도로 장시간 적용하면 신경기능이 손상된다.

(10) 기타(miscellaneous)

초음파의 열효과에 의해 골격근의 수축활동이 변화하고, 효소 활성의 변화, 골절유합 촉진, 조직의 파괴 등과 같은 효과가 나타난다.

2) 기계효과(mechanical effect)

초음파의 기계적 자극에 따라 공동형성 및 음향흐름현상이 일어나 비열효과에 의해 세포막의 투과성 증가, 세포활성 증가, 단백질합성능 증진, 혈관형성 및 미세순환 증진, 조직치유 촉진 등 여러 가지 생리효과가 유발된다.

(1) 세포막 투과성 증가(increase membrane permeability)

안정공동과 음향흐름은 세포막을 손상시키지 않고 세포막의 구조를 일시적으로 변화시켜 투과성을 증가시킨다. 세포막 투과성의 증가는 열효과보다는 기계적 효과인 음향흐름에 의해서 현저하게 증가된다.

(2) 혈관 투과성 증가(increase vascular permeability)

비만세포의 탈과립을 유발시켜 히스타민을 분비하여 혈관이 확장되고 혈류가 증가한다.

(3) 세포활성 증가(increase cell activity)

세포막 투과성 증가는 이온 및 물질의 확산을 촉진하여 세포활성을 증가시켜 세포의 분열 증식, 분화, 이동을 촉진한다.

(4) 단백질합성 증가(increase protein synthesis)

섬유모세포의 이동, 증식, 활성을 촉진시켜 DNA와 아교질을 비롯하여 여러 가지 단백질을 합성하여 바탕질로 분비한다.

(5) 혈관형성 및 미세순환증진(angiogenesis and increase microcirculation)

내피세포의 이동, 분열, 증식을 촉진시켜 혈관을 형성하여 모세혈관 밀도가 증가하고, 미세순환을 증가시킨다.

(6) 상처수축과 장력 증가(increased wound contracture and tensile strength)

상처수축을 촉진시키고 아교질의 교차결합을 증가시키고 배열의 재구성으로 상처의 장력강도를 증가시킨다.

(7) 골절치유 촉진(accelerate fracture healing)

세포 내 이온 확산, 효소 활성, 성장인자와 시토카인의 발현 자극에 의해 뼈모세포와 연골모세포의 증식과 활성을 촉진시키며 뼈형성을 촉진하는 한편, 혈관신생으로 혈류를 증가시켜 골절치유를 촉진한다.

(8) 통증완화(pain relief)

염증완화, 신호전달 억제, 엔도르핀 분비 등의 작용으로 통증을 조절한다.

3) 화학효과(chemical effect)

초음파는 당 및 과포화용액의 결정화(crystalization), 가수분해, 산화, 당의 전환, 전분이나 고무 등과 같은 물질을 해중합반응시키는 등의 효과가 있다. 이와 같은 효과는 화학적 효과 이외에도 열효과, 기계적 효과가 같이 작용하여 일어나기도 한다. 초음파치료에서 화학적 효과를 이용하지는 않지만 실제로 과용량으로 치료하면 혈당이 감소하는 등 화학적 변화가 일어난다.

4) 전기효과(electric effect)

고체와 전해질 경계면에서 얇은 이온층이 초음파의 영향을 받는다. 조직에 초음파를 조사하면 압력을 받는 단백질, 셀룰로오스 등 거대 분자들이 압전효과에 의해서 전하를 띠게 되어 압전기가 발생된다. 이와 같은 전기적 효과는 허혈이나 통증이 있는 부위에서 전하를 띠고 있는 단백질을 끌어당기기 때문에 대사산물을 유리시킬 수 있다.

4.3. 초음파의 치료효과

1) 연부조직의 신장성 증가(increase extensibility of soft tissue)
2) 관절뻣뻣함의 감소(reduce joint stiffness)
3) 통증 및 근육연축 완화(relief pain and muscle spaasm)
4) 염증복구 촉진(accelerate repair of inflammation)
5) 상처치유 촉진(accelerate wound healing)
6) 힘줄치유 촉진(accelerate tendon healing)
7) 골절치유 촉진(accelerate fracture healing)
8) 칼슘침착의 흡수(absorb calcium deposit)
9) 혈류증가(increase blood flow)
10) 조직파괴(tissue destruction)

5 초음파 치료기

5.1. 초음파의 발생원리

압전재에 압축과 팽창을 반복하면 한쪽에는 양전하(+)가, 다른 한쪽에는 음전하(−)가 생겨 전류가 발생하게 되며 이러한 현상을 압전효과(piezoelectric effect)라 한다. 반대로 압전재에 교류전류를

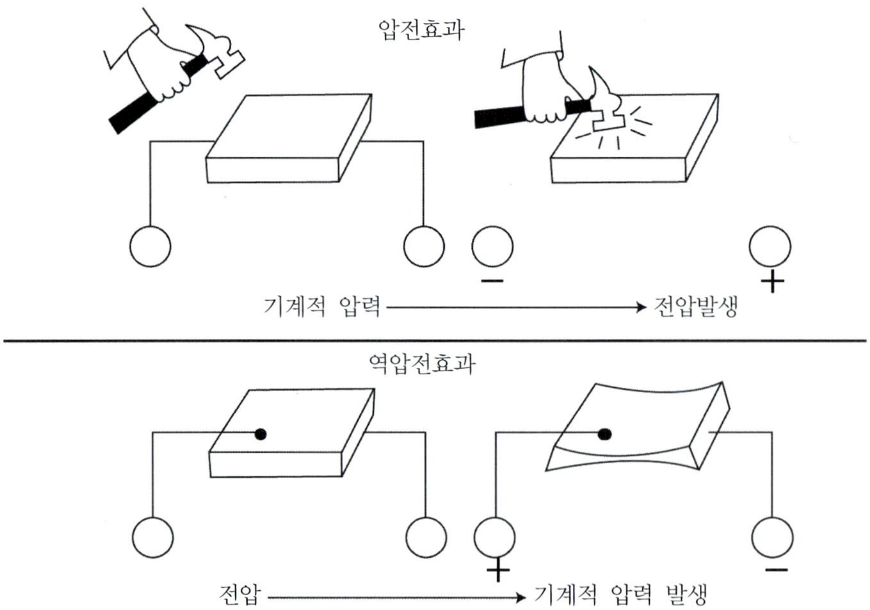

그림 21-28 압전효과 및 역압전효과

통전시키면 결정이 압축과 팽창을 반복하여 기계적인 진동이 일어나 초음파를 발생시키는데 이러한 현상을 역압전효과(reverse piezoelectric effect)라 한다(그림 21-28). 고주파 교류전류가 역압전효과에 의해서 기계적인 진동으로 전환되어 초음파가 발생한다.

5.2. 초음파치료기의 구성

초음파 발생장치는 전원공급회로, 진동회로, 변환기의 세 가지 기본요소로 이루어져 있다(그림 21-29).

1) 전원공급회로(power supply circuit)

전원공급회로는 완파장 정류기와 여과기로 이루어져 있으며 진동회로에 안정된 출력을 공급해준다.

2) 진동회로(oscillatory circuit)

진동회로에서는 교류전류를 고주파전류로 바꾸고 고전압전류로 만들어 동축케이블을 통해 변환기의 금속전극에 전달한다.

3) 변환기(transducer, applicator, sound head, probe)

변환기는 초음파를 발생하는 부위로 금속전극과 금속판 사이에 두께 2~3 mm, 직경 10~30 mm로 잘게 쪼갠 압전재를 두고 덮개로 싸서 만들었다. 변환기의 압전재에 고주파 교류전류가 전달되면 압전재가 변형되면서 압축과 팽창이 반복적으로 일어나 전극판의 두께가 1~2 μm 정도 변화되어 진동을 발생시킨다(그림 21-30). 최근 여러 가지 유형의 초음파 변환기가 사용되고 있다(그림 21-31).

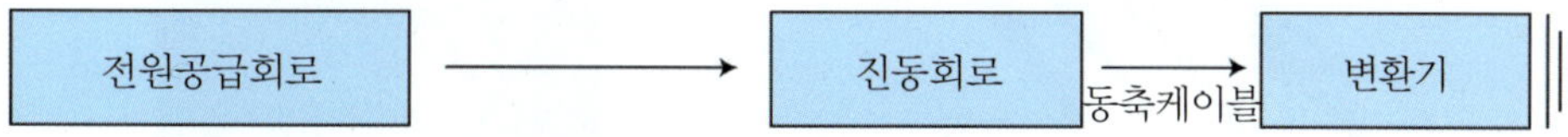

그림 21-29 초음파치료기의 구성회로

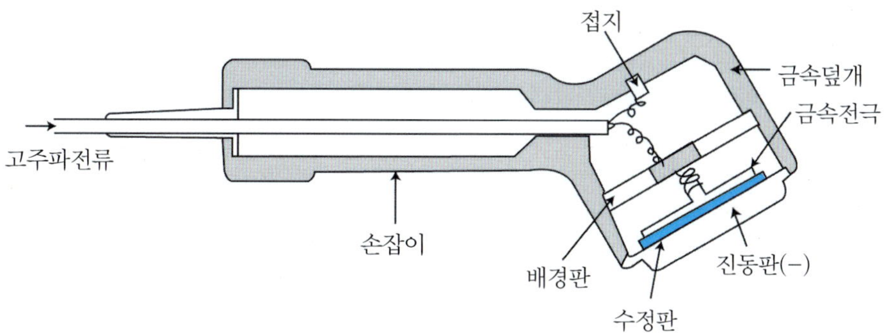

그림 21-30 초음파 변환기의 구조

4) 압전재(piezoelectric substance)

압전성질을 가진 물질을 압전재라 한다. 초음파 변환기에 사용하는 압전재는 천연 결정과 합성 세라믹 결정이 있다(표 21-14).

5.3. 초음파치료기의 특성

1) 주파수(frequency)

치료초음파의 주파수는 0.5~5.0 MHz의 범위를 사용한다. 대개는 0.75, 0.87, 1.0, 3.0 MHz 등으로 고정되어 있거나 몇 가지 주파수를 선택하여 사용할 수 있도록 하였다. 최근 상처치료 목적으로 22.5, 25, 35, 40 kHz 주파수의 초음파가 사용되고 있다.

2) 초음파방식(ultrasound mode)

치료용 초음파는 연속초음파와 맥동초음파 방식을 사용한다.

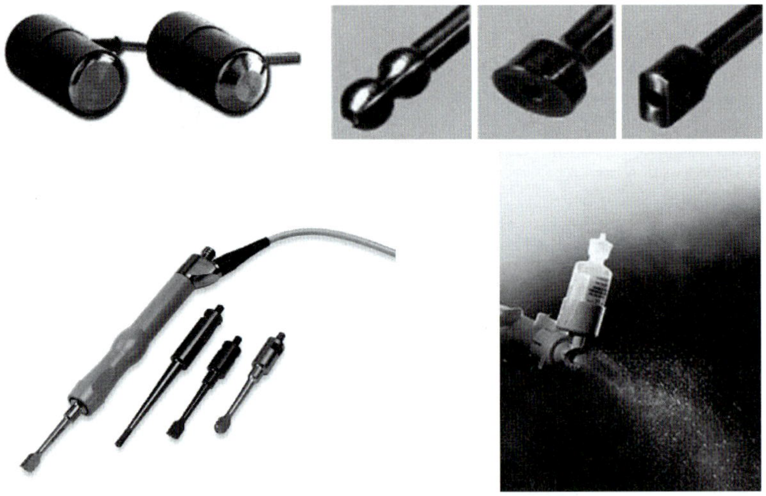

그림 21-31 여러 종류의 초음파 변환기

표 21-14. 초음파 발생에 사용하는 압전재

산화규소(quartz, SiO_2, 수정, 석영)
전기석(tourmaline, $(Na,Ca)(Al,Fe,Li,Mg)_3Al_6(BO_3)_3Si_6O_{18}(OH)_4$)
티탄산염바륨(barium titanate, $BaTiO_3$)
주석산지르콘산염납(lead zirconate titanate, PZT)
주석산칼륨나트륨(sodium potassium tartarate, 세뉴에트염(Seignette's salt), 롯셀염(Rochelle salt)
황산리튬염(lithium sulfate, $LiSO_4$)
산화아연산화철(zinc oxide ferrous three oxide, $ZnO \cdot Fe_2O_3$)

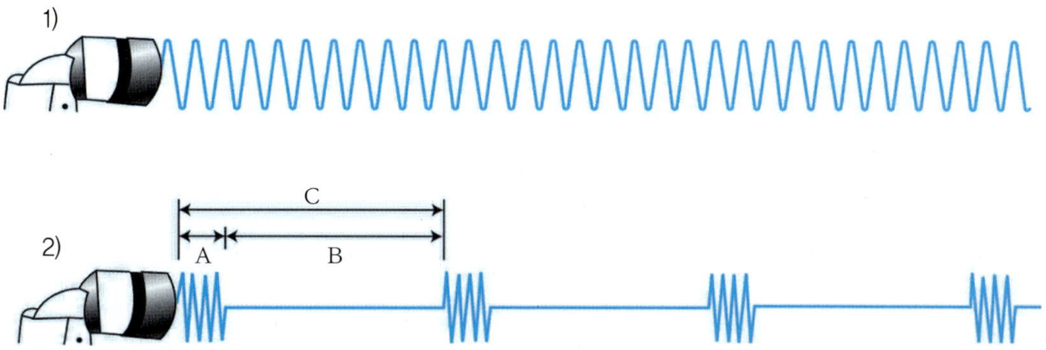

A : 맥동기간, B : 맥동간간격, C : 맥동주기

그림 21-32 연속초음파(1)와 맥동초음파(2)

표 21-15. 맥동주기, 맥동비 및 순환주기

맥동기간 (ms)	맥동간간격 (ms)	맥동주기 (ms)	맥동비	순환주기 (%)
0.5	9.5	10	1 : 19	5
1	9	10	1 : 9	10
2	8	10	1 : 4	20
5	5	10	1 : 1	50
0.5	9.5	10	1 : 19	5
2.5	7.5	10	1 : 3	25
1.25	8.75	10	1 : 7	13
0.625	9.375	10	1 : 15	6

(1) 연속초음파(continuous ultrasound, CUS)

연속초음파는 치료시간동안 초음파를 지속적으로 방출한다.

(2) 맥동초음파(pulsed ultrasound, PUS)

맥동초음파는 초음파를 맥동시켜 조직에 전달하는 방법이다(그림 21-32). 맥동빈도는 100 pps를 많이 사용하며, 초음파치료기에 따라 맥동비는 1 : 1~1 : 19, 순환주기는 5~80%까지 다양하다(표 21-15).

골절치유용의 저강도 맥동초음파는 맥동빈도 1,000 pps, 맥동기간 200 μs, 맥동간간격 800 μs, 맥동주기 1 ms, 맥동비 1 : 4, 순환주기 20%를 사용한다.

초음파가 방출되는 기간은 맥동기간, 초음파가 방출되지 않는 기간은 맥동간간격이며 맥동기간과 맥동간간격을 합한 기간은 맥동주기이다. 순환주기(duty cycle)는 맥동기간을 맥동주기로 나눈 값이다. 맥동비(pulse ratio)는 맥동기간 대 맥동간간격의 비이다. 맥동기간, 맥동간간격, 맥동주기, 맥동비, 순환주기의 관계는 그림 21-33과 같다.

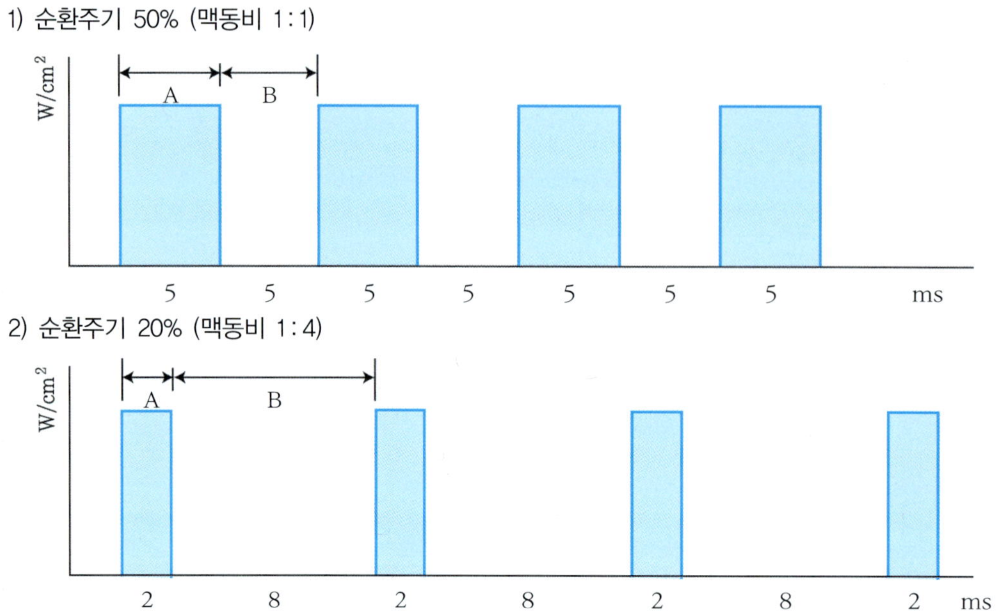

A: 맥동기간, B: 맥동간간격

그림 21-33 맥동초음파

맥동주기 = 맥동기간 + 맥동간간격(ms)

맥동비 = 맥동기간 : 맥동간간격

$$순환주기 = \frac{맥동기간}{맥동기간 + 맥동간각격} \times 100\ (\%)$$

3) 강도(intensity)

초음파치료기의 강도는 공간평균강도(I_{SA}, W/cm^2)로 표시하며 대개 0.03~3 W/cm^2의 범위를 사용한다.

초음파의 강도(I)는 단위시간동안 단위면적을 통과한 초음파에너지의 양이다. 즉, 음파의 경로에 수직인 1 m^2의 면적을 1초에 1 J의 에너지가 지나갈 때의 강도를 말하며, 출력(power output, W)을 변환기의 효과방출면적(ERA, cm^2)으로 나눈 값이고 단위는 W/cm^2이다.

$$I = \frac{출력(W)}{효과방출면적(cm^2)}\ (W/cm^2)$$

초음파의 강도는 공간과 시간의 개념에 따라 구분한다(그림 21-34).

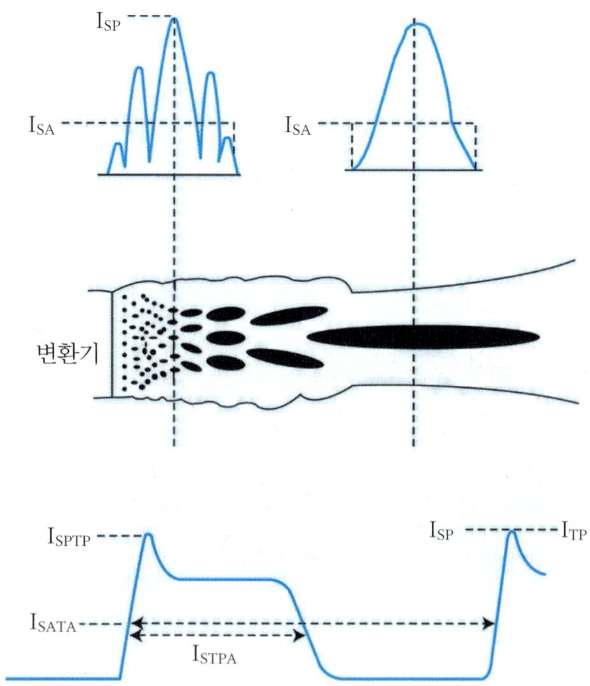

I_{SP} : 공간정점강도, I_{SA} : 공간평균강도, I_{TP} : 시간정점강도, I_{SPTP} : 공간정점시간정점강도, I_{SPTA} : 공간정점시간평균강도, I_{SATA} : 공간평균시간평균강도

그림 21-34 초음파 강도의 공간분포와 시간분포

(1) 연속초음파(CUS)

초음파는 간섭에 의해 음장에 따라 최대강도와 최소강도가 불규칙하게 변화하기 때문에 공간정점강도(I_{SP})와 공간평균강도(I_{SA})로 구분한다.

① **공간정점강도**(spatial peak intensity, I_{SP})

초음파의 근위장에서 나타나는 최대강도이다.

② **공간평균강도**(spatial average intensity, I_{SA})

여러 정점강도를 평균으로 계산한 강도이다.

(2) 맥동초음파(PUS)

① **시간정점강도**(temporal peak intensity, I_{TP})

맥동기간동안 초음파의 근위장에서 나타나는 최대강도이다.

② **시간평균강도**(temporal average intensity, I_{TA})

맥동주기동안에 나타난 시간정점강도의 평균값이다.

③ **공간평균시간정점강도**(spatial average temporal peak intensity, I_{SATP})

맥동기간동안에 방출되는 공간평균강도이다.

표 21-16. 순환주기와 변환기의 빔비균질비에 따른 초음파의 강도변화

맥동비 %	순환주기 %	공간평균강도(I_{SA}) W/cm^2	공간평균시간평균강도(I_{SATA}) W/cm^2
1 : 9	10	2	0.2
1 : 4	20	2	0.4
1 : 3	25	2	0.5
1 : 1	50	2	1.0

④ 공간정점시간정점강도(spatial peak temporal peak intensity, I_{SPTP})

맥동기간동안 초음파의 근위장에서 나타나는 초음파의 최대강도이다.

⑤ 공간정점시간평균강도(spatial peak temporal average intensity, I_{SPTA})

맥동주기 동안 방출된 초음파에너지의 공간 최대강도이다. 공간정점시간정점강도(I_{SPTP})에 순환주기를 곱하여 구할 수 있다.

⑥ 공간평균시간평균강도(spatial average temporal average intensity, I_{SATA}, EI)

맥동주기 동안 방출된 초음파에너지의 공간평균강도이다. 실제 치료강도이며 순환주기에 따라 다르다. 공간평균시간정점강도(I_{SATP}) 또는 공간평균강도(I_{SA})에 순환주기를 곱하여 구한다.

예를 들어, 1 : 4(맥동기간 2 ms, 맥동간간격 8 ms)의 맥동초음파를 사용하여 공간평균강도(I_{SA}) 2.0 W/cm^{2}를 선택하면 순환주기가 20%이므로 실제 치료강도인 공간평균시간평균강도(I_{SATA})는 0.4 W/cm^{2}이다(표 21-16).

4) 효과방출면적(effective radiating area, ERA)

초음파에너지가 방출되는 변환기의 표면을 효과방출면적이라 한다. 실제로 초음파 변환기의 표면 전체에서 초음파에너지가 방출되지는 않는다. 효과방출면적은 변환기 표면적의 약 80% 정도이다. 변환기의 표면적이 5 cm^2 이하로 너무 작으면 방산각이 커서 심부조직을 효율적으로 가열할 수 없고, 13 cm^2 이상으로 너무 크면 접촉유지가 어려워 부적당하다. 변환기의 효과방출면적은 0.5~13 cm^{2}까지 다양하나 대개 1, 4, 5 cm^{2}를 많이 쓴다.

5) 빔비균질비(beam non-uniformity ratio, BNR)

빔비균질비(BNR)는 공간평균강도(I_{SA})에 대한 공간정점강도(I_{SP})의 비이다. 대부분 치료용 초음파 변환기의 빔비균질비는 5 : 1~6 : 1이다. 빔비균질비는 초음파의 안전문제에 매우 중요한 사항이다. 초음파는 근위장 처음 10 mm에서 간섭이 많이 일어나 공간정점강도(I_{SP})가 높아질 수 있고 이에 따라 열반점(hot spot), 조직 손상이 초래될 수 있다.

표 21-17. 빔비균질비에 따른 초음파의 강도변화

빔비균질비 BNR	공간평균강도 I_{SA} W/cm^2	공간정점강도 I_{ST} W/cm^2
4 : 1	2	8
5 : 1	2	10
6 : 1	2	12

표 21-18. 여러 가지 물질의 초음파 투과율

물 질	투과율*	투과율**
탈개스물	–	100%
Sonigel	–	100%
Ultraphonic	–	95%
Aquasonic gel	72.60%	90%
글리세롤	67.75%	75%
증류수	59.38%	–
심전도풀	26.60%	–
미네랄기름	19.06%	90%
공기	0%	–

* Reid와 Cummings(1977)
** Warren 등(1976)

빔비균질비가 5 : 1일 경우 2 W/cm^2의 공간평균강도(I_{SA})를 사용할 때 근위장에서 공간정점강도(ISA)는 10 W/cm^2에 도달하고, 빔비균질비가 6 : 1인 변환기를 사용하여 공간평균강도(I_{SA})를 1.5 W/cm^2로 설정하면 공간정점강도(I_{SP})가 9 W/cm^2에 이른다(표 21-17).

5.4. 초음파 전파매질

초음파 에너지가 조직에 전파되기 위해서는 초음파변환기 표면과 치료부위의 피부 사이에 전파매질(coupling media)이 있어야 한다. 공기 중에서는 초음파에너지가 현저하게 감쇄되고 공기-피부 경계면에서 거의 100%가 반사된다. 따라서 초음파변환기와 피부사이에 공기층을 없애 반사를 최소화하고 투과율을 높이기 위해서 투과매질을 사용한다.

투과매질은 초음파에너지의 투과율(transmissivity)이 좋아야 하고, 흡수력(absorptivity)이 거의 없어야 하며, 치료 중 피부에 지속적으로 체류할 수 있는 점착성이 충분하고, 접촉이동 시 초음파변환기의 이동이 원활하도록 윤활성이 좋아야 하며 빨리 건조되지 않아야 한다. 또한 피부자극이 없어야 하며 값이 싸고 구하기 쉬워야 한다. 여러 가지 물질의 초음파 전도도는 표 21-18과 같다.

1) 물(water)

물은 초음파의 흡수계수가 0.0022에 지나지 않아 초음파의 투과율이 가장 뛰어나다. 미세한 기포만 있어도 초음파의 반사가 현저하게 일어나기 때문에 물을 끓여 가스를 완전히 제거한 탈가스물(boiled degassed water)을 사용해야 한다. 물은 점착성이 낮기 때문에 접촉이동치료의 매질로 사용하기 부적당하지만 수중치료에서는 가장 좋은 매질로 사용할 수 있다.

2) 초음파풀(ultrasound gel)

초음파풀은 투과율이 우수하고 점착성 및 윤활성이 좋아 접촉이동치료 및 완충치료의 가장 효과적인 초음파 매질이며 보온통(warm box)에 보관하여 사용하는 것이 바람직하다.

3) 글리세롤(glycerol)

글리세롤은 투과율이 비교적 양호하고 점성도 및 윤활성이 좋으며 피부에 대한 친화성이 좋고 수용성이어서 상품화된 초음파풀의 대용품으로 활용한다.

4) 미네랄기름(mineral oil)

미네랄기름은 점성도나 윤활성이 좋지만 국소적으로 과도하게 열이 발생되는 경향이 있고 투과율에 대한 보고가 극단적이다.

5) 아크릴겔(polyacrylamide agar gel)

폴리아크릴아미드우무겔은 투명하고 유연한 얇은 겔 판으로 96%가 물로 이루어져 있으며 상처부위에 사용한다.

6 적용방법

6.1. 적용기술

초음파의 치료방법은 접촉이동치료, 고정치료, 수중치료, 완충치료, 비접촉치료, 초음파-전기자극 결합치료방법이 있다.

1) 접촉이동치료(contact stroking application)

초음파 변환기를 피부에 직접 접촉하고 끊임없이 이동하는 방법으로 대부분 이 방법을 사용한다.

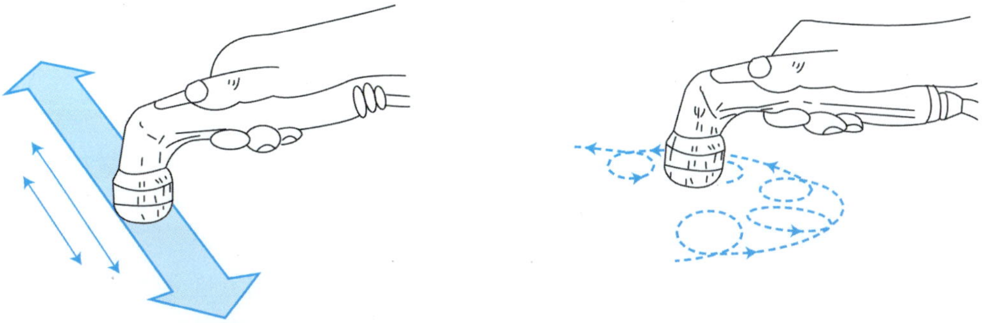

그림 21-35 초음파변환기의 평행이동(1)과 회전이동(2)치료

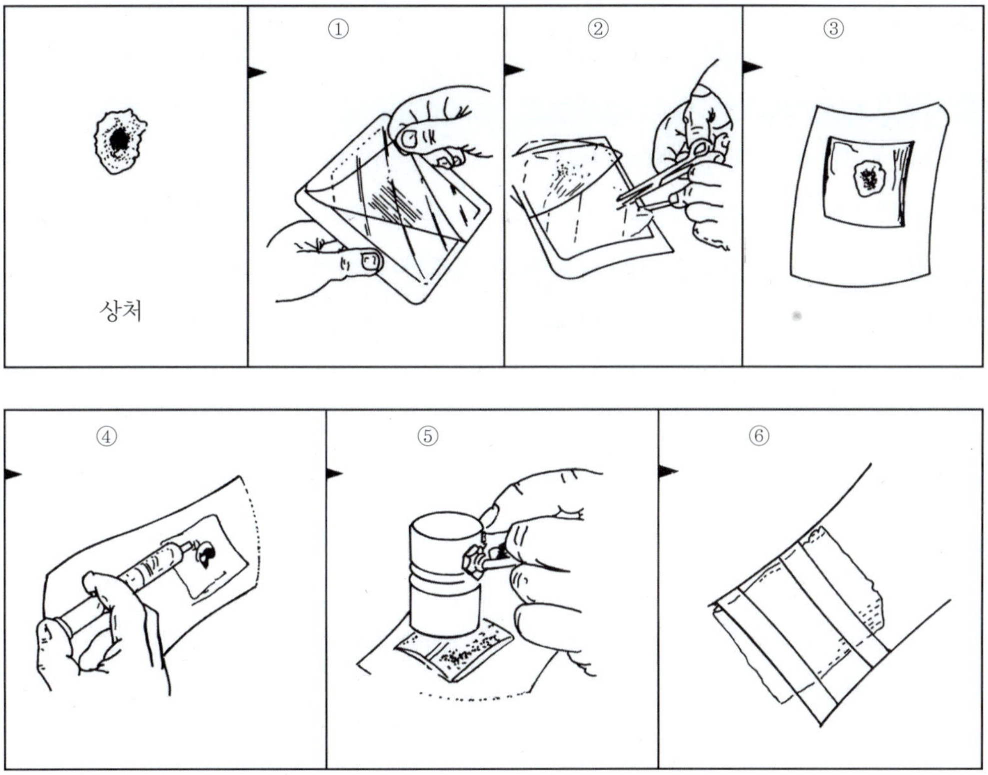

그림 21-36 폴리아크릴아미드우무겔을 사용한 초음파 치료

이동방향에 따라 수직이동(perpendicular stroke), 평행이동(parallel stroke), 회전이동(circular stroke) 방법이 있다(그림 21-35).

변환기는 25~40 mm/s의 속도로 느리게 이동하며 변환기의 접촉면이 50%씩 겹치도록 한다. 변환기는 피부와 직각을 유지해야 하고 누르는 압력도 너무 세거나 약하지 않게 적절하고 일정해야 한다. 변환기와 피부에 초음파풀을 충분히 발라야 한다. 평편하고 압박을 잘 견딜 수 있는 부위의 치료에 적합하다.

상처 부위는 초음파풀 대신 폴리아크릴아미드우무겔을 사용한다. 폴리아크릴아미드 우무 겔을 멸균된 집게와 가위를 사용하여 적당한 크기로 잘라 치료부위에 올려놓고 겔 판과 피부사이에 기포를 없애기 위해 주사기를 사용하여 멸균된 생리식염수를 살짝 적신 후 초음파 변환기를 올려 놓고 움직인다. 치료 후 폴리아크릴아미드우무겔을 그대로 두고 고정시켜 드레싱해도 된다(그림 21-36).

2) 접촉고정치료(contact stationary application)

변환기와 피부에 초음파풀을 충분히 바른 다음 변환기를 피부에 직각으로 접촉하고 고정시켜 치료한다. 간섭장과 원위장의 빔 중심부에서 열집중이 일어나고, 가열양상이 불균일하며, 중등도의 강도로도 조직온도가 매우 빠르게 상승되기 때문에 많이 이용 하지는 않는다. 대개 맥동초음파는 1.0 W/cm^2, 연속초음파는 0.8 W/cm^2의 낮은 강도로 작은 부위를 치료할 때 사용한다.

3) 수중치료(underwater, subaqueous application)

물속에서 초음파치료를 시행하는 방법이다. 그릇에 물을 넉넉하게 채우고 치료부위를 완전히 담근 다음 변환기도 물속에 집어넣어 치료부위와 직각이 되도록 한다. 변환기는 치료부위의 피부로부터 10~20 mm 정도 거리를 둔다(그림 21-37). 물은 기포가 완전히 제거되어야 한다. 따라서 물을 끓인 다음 23.9~33.9℃까지 식힌 미온수(tepid water)를 사용하는 것이 바람직하다. 상처를 치료할 때는 37℃의 멸균된 물을 사용하고 치료사는 멸균된 외과용 장갑을 끼고 변환기를 물속에 넣는다. 치료 중 변환기나 치료부위의 피부에 기포가 있을 때에는 즉시 닦아내고 알코올을 바른다. 물그릇을 플라스틱이나 고무 등으로 만든 것을 사용해야 한다. 회전욕조(whirlpool bath)나 금속그릇에서 수중치료하면 초음파에너지가 반사될 뿐 아니라 특히 회전욕조에서는 기포가 많이 생기는 경우가 있기 때문에 사용을 피해야 한다.

수중치료는 뼈가 돌출되어 볼록한 부위, 치료면이 불규칙한 부위, 압박을 견디기 어려운 부위의 치료에 적합하기 때문에 팔굽관절부위, 손과 손목, 발과 발목, 신경종 등에 사용하기 좋다.

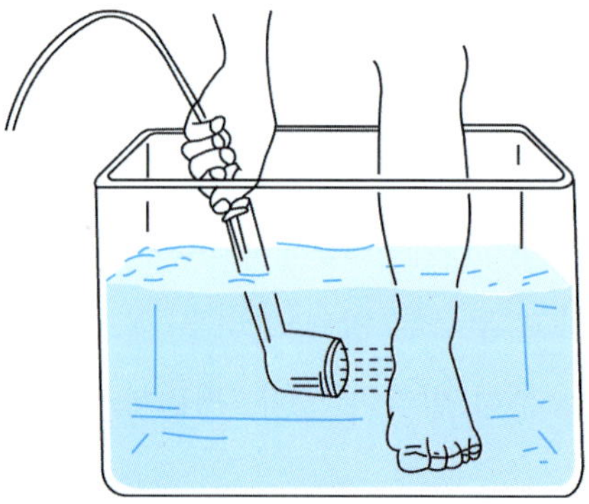

그림 21-37 물속에서의 초음파치료

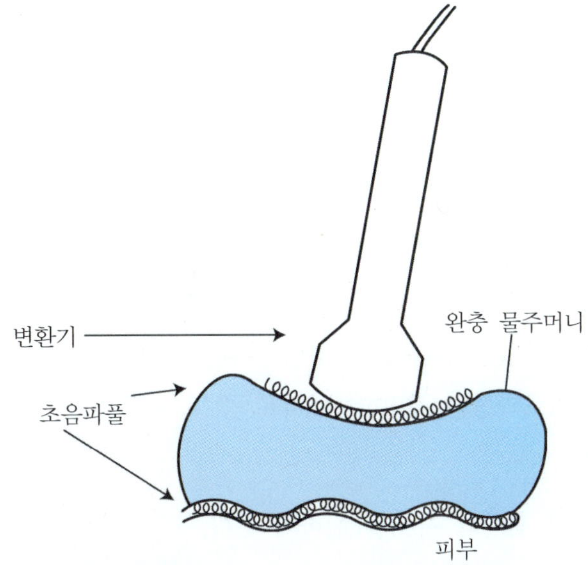

그림 21-38 완충 물주머리를 사용한 완충치료

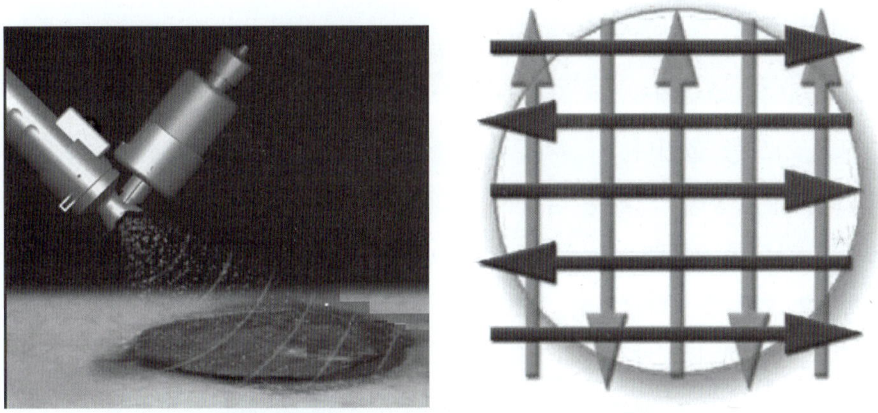

그림 21-39 분무 적용기를 사용한 비접촉치료

4) 완충치료(coupling cushion application)

초음파 변환기와 피부 사이에 완충 물주머니를 끼우고 초음파치료를 시행하는 방법이다. 완충 물주머니는 열에 잘 견디는 얇은 고무나 플라스틱주머니 또는 콘돔 등을 사용하여 만든다. 주머니 안에 공기가 없는 물을 80% 정도 채워서 사용한다. 치료부위에 완충 물주머니를 올려놓고 미끄러지지 않도록 한 손으로 잡아 고정하고 다른 손으로 변환기를 잡아 완충 주머니위에 직각을 유지하면서 가볍게 접촉하고 조그만 원을 만들어 움직인다(그림 21-38). 이때에도 변환기, 피부, 변환기와 피부에 접촉되는 물주머니에 초음파풀을 충분히 발라야 한다. 불규칙한 부위나 개방 상처 등이 있어 접촉치료나 수중치료가 어려운 경우의 치료에 적합하다.

5) 비접촉치료(non-contact application)

상처치료용 저강도 저주파 초음파의 분부 적용기(mist applicator)에 멸균 생리식염수 100 mL를 채우고 상처와 5~15 mm의 거리를 유지하여 화살표 방향으로 격자를 그리며 4~8분 적용한다(그림 21-39).

6.2. 적용방법

필요한 준비물을 준비하고 장비를 점검한 후 병력과 금기사항 유무, 치료부위의 감각기능, 순환기능을 점검하고 치료목적과 치료과정을 설명한다. 치료 중 뜨거운 감각이나 불편함을 느끼면 곧바로 치료사를 부르도록 설명한다.

① 환자는 치료에 적합하고 편안한 자세를 취하게 한다.
② 초음파의 치료조건을 선택한다.
③ 초음파풀을 치료부위의 피부에 넉넉하게 바른다. 변환기로 초음파풀을 넓게 퍼지도록 바른다.
④ 강도조절 다이얼이 0에 있는지 다시 확인한다.
⑤ 주전원 스위치를 켜고 타이머를 치료시간 만큼 조정한다.
⑥ 접촉이동, 접촉고정, 수중치료 등 적절한 방법으로 변환기를 적용한다.
⑦ 출력계를 보고 강도를 올린다.
⑧ 치료 중 치료부위에 통증, 뜨거운 감각을 느끼면 즉시 말하도록 한다.
통증을 느끼면 강도를 0으로 내리고 초음파풀을 더 바른 다음 치료한다.
통증이 지속되면 강도를 낮게 하여 치료한다. 통증이 계속되면 치료를 멈춘다.
⑨ 타이머가 자동으로 꺼지면 강도조절 다이얼을 끈다.
⑩ 변환기에 묻은 초음파풀을 깨끗이 닦아내고 변환기 보관 걸개나 보관통에 안전하게 보관한다.
⑪ 주전원 스위치를 끄고 치료기를 치운다.
⑫ 피부에 묻은 초음파풀을 깨끗이 닦아낸다. 기름종류를 사용했을 때에는 알코올솜으로 깨끗이 닦아낸다.
⑬ 치료부위를 점검하고 치료내용과 반응을 기록한다.

6.3. 치료조건

초음파의 치료용량은 치료부위의 위치 및 크기, 병변의 특성, 치료목적을 비롯하여 초음파의 주파수, 강도, 치료시간, 순환주기 등 여러 가지 요인의 특성에 따라 결정해야 한다(그림 21-40, 표 21-19, 20, 21).

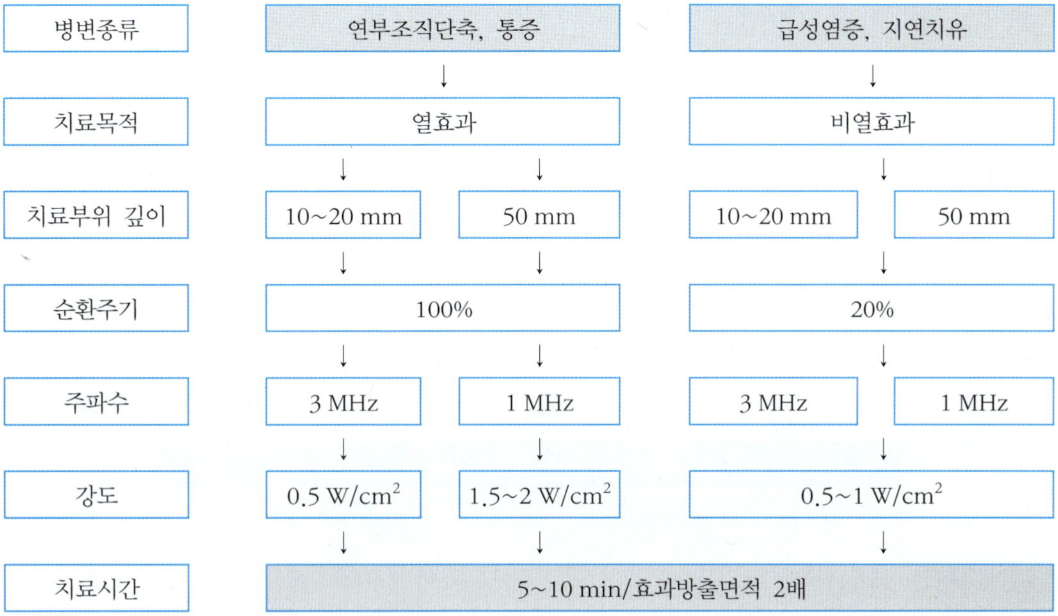

그림 21-40 병변의 특성, 치료목적, 치료부위의 깊이에 따른 초음파의 치료조건

표 21-19. 무릎의 급성 안쪽곁인대(MCL) 손상

	상태	조건
주파수	표면조직	3 MHz
유형	급성	1:4 맥동
강도	급성	0.2 W/cm^2
변환기	작은 치료부위	같은 크기 변환기(1배)
1분 원칙	1분 x 1배 x 5(1:4)	
치료시간		5분

표 21-20. 팔꿉의 아급성 인대손상

	상태	조건
주파수	표면조직	3 MHz
유형	아급성	1:4 맥동
강도	아급성	0.4 W/cm^2
변환기	작은 치료부위	작은 크기 변환기(2배)
1분 원칙	1분 x 2배 x 3 (1:2)	
치료시간		6분

표 21-21. 어깨의 만성 관절주머니염

	상태	조건
주파수	심부조직(20 mm)	1 MHz
유형	만성	1:1 맥동
강도	만성	0.75 W/cm^2
변환기	작은 치료부위	작은 크기 변환기(2배)
1분 원칙	1분 x 2배 x 2 (1:1)	
치료시간		4분

표 21-22. 병변의 특성에 따른 순환주기 선택

상 태	맥동비	순환주기
급성	1 : 4, 1 : 3	20%, 25%
아급성	1 : 3, 1 : 2, 1 : 1	23%, 33%, 50%
만성	1 : 2, 1 : 1	33%, 50%, 100%

1) 주파수(frequency)

주파수는 치료부위의 목표 조직의 깊이를 고려하여 선택한다. 3 MHz 초음파는 지방층으로 두껍게 덮이지 않은 10~20 mm의 정도로 표면조직 치료에 적합하다. 1 MHz 초음파는 지방이 많은 조직이나 치료부위가 20~60 mm 정도로 깊은 심부조직 치료에 적합하다.

2) 초음파방식(ultrasound mode)

열효과를 이용하기 위해서는 연속초음파, 비열효과를 이용하기 위해서는 맥동초음파를 사용한다.

3) 순환주기(duty cycle)

순환주기는 병변의 특성, 치료목적에 따라 결정한다(표 21-22). 비열효과를 이용하여 조직치유를 목적으로 할 때는 순환주기 20%를 많이 사용한다.

4) 강도(intensity)

초음파의 강도는 치료목적, 치료부위의 깊이, 병변의 상태, 적용기술, 주파수, 순환주기 등에 따라 결정해야 한다. 안전 범위는 0.5~3.0 W/cm^{2}이다. 연속초음파는 공간평균강도(I_{SA})를 사용한다. 맥동초음파는 공간평균시간평균강도(I_{SATA})를 사용한다.

① 치료목적

치료목적에 따른 강도는 표 21-23과 같다.

② 치료부위의 깊이

엉덩관절, 허리 등 심부조직은 높은 강도, 팔꿉 등 표면조직은 낮은 강도를 사용한다. 예를 들어 치료부위의 깊이가 40 mm일 경우 1 W/cm²의 강도로 치료하기 위해서는 2 W/cm²로 설정해야 한다. 목표 치료부위의 깊이에 따른 필요 강도는 표 21-24, 25와 같다.

③ 병변의 상태

병변의 상태에 따른 강도는 표 21-26과 같다.

④ 적용기술

적용기술에 따른 강도는 표 21-27과 같다.

표 21-23. 치료목적에 따른 강도

치료목적	강도(W/cm²)
열효과	0.5~1(I_{SATA})
비열효과	0.5(I_{SATA}) 이하
신장, 통증 완화	1.5~2(I_{SATA})
염증, 치유 촉진	0.5~1(I_{SATA})
골절치유	0.1~0.2(I_{SATA}), 0.03(I_{SATA})

표 21-24. 1 MHz 초음파의 목표깊이에 따른 필요 강도

치료강도(W/cm²)	필요 강도 (W/cm²)			
목표깊이	30 mm	40 mm	50 mm	60 mm
2	3.5	4.0	4.50	5.0
1	1.75	2.0	2.25	2.5
0.5	0.88	1.0	1.13	1.25

표 21-25. 3 MHz 초음파의 목표깊이에 따른 필요 강도

치료강도(W/cm²)	필요 강도(W/cm²)			
목표깊이	5 mm	10 mm	20 mm	25 mm
2	2.4	3.6	4.0	4.4
1	1.2	1.4	1.8	2.0
0.5	0.6	0.7	0.9	1.0

표 21-26. 병변의 특성에 따른 강도

상 태	강 도(W/cm^2)
급성	0.1~0.3 (0.2)
아급성	0.2~0.5 (0.3)
만성	0.3~0.8 (0.5)

표 21-27. 적용기술에 따른 강도

상 태	강 도(W/cm^2)
접촉이동	0.5~3.0
고정치료	1.0 이하

표 21-28. 맥동비와 치료부위 크기에 따른 치료시간

맥동비	치료부위 크기	1분	배	맥동비합	치료시간(분)
1 : 4	변환기와 같은 크기	1	1	5	5
1 : 4	변환기보다 2배 큰 치료부위	1	2	5	10
1 : 3	변환기보다 2배 큰 치료부위	1	2	4	8

5) 치료시간(duration)

치료시간은 변환기 효과방출면적의 크기, 치료부위의 크기, 맥동비에 따라 결정한다. 10 cm^2 당 1~2분, 한 부위 당 5~10분 적용한다. 3분 이하는 생리적 효과를 기대할 수 없다. 골절치유목적의 초음파는 20분 적용한다. 변환기 크기 당 1분 치료를 원칙으로 한다. 맥동초음파는 맥동비의 합을 곱하여 계산한다. 맥동비와 치료부위의 크기에 따른 치료시간은 표 21-28과 같이 계산한다. 배는 변환기 면적에 대한 치료부위 면적의 크기 비이다.

6) 적정 치료면적(area to be treated)

적정 치료면적은 변환기의 크기에 따라서 다르다. 초음파 변환기의 효과방출면적은 대개 1 cm^2와 5 cm^2이다. 한 치료면적은 약 7.5~10 cm^2 정도를 기준으로 한다. 엉덩관절 및 어깨관절 등 큰 관절은 앞면, 뒷면, 옆면 등 세 부위로 나누어 치료하는 것이 좋다.

7) 치료빈도(treatment frequency)

초음파치료의 빈도는 치료목적, 치료의 경과, 병변의 특성 등을 고려하여 결정한다. 치료빈도는 1일 1회, 경우에 따라서는 1일 2회 또는 주당 3회 치료를 한다. 급성기에는 맥동초음파로 1일 1회씩

6~8일간 치료하고, 아급성 및 만성기에는 연속초음파를 사용하여 주 당 3회 총 10~12회 치료하는 것을 권장한다. 14회 이상 계속 치료하면 백혈구 및 적혈구의 수가 감소하는 것으로 알려져 있어 대부분의 경우 연속적으로 초음파치료를 시행하는 횟수를 14회로 한다. 따라서 14회 치료한 후 몇 주 쉬었다가 다시 14회 치료하는 방법을 권장한다.

8) 용량 변화(change of dose)

치료반응에 따라 치료용량을 변화시킨다. 치료효과가 없을 때는 용량을 올려주고 오히려 증상이 악화되면 용량을 감소시켜 치료하면서 2~3회 치료 이내에 가장 효과적인 치료용량을 구하여 치료한다. 이상적인 치료용량을 구한 후 4회 이상 치료해도 효과가 없을 때는 초음파치료를 중단한다. 3~4회 치료한 후 뚜렷한 효과가 없으면 초음파의 치료조건을 바꾸거나 다른 치료방법으로 변경한다. 만성 상처나 골절과 같이 진행이 느린 경우에는 경과가 바로 호전되지 않아도 초음파치료를 계속한다.

7 적응증

Wong 등(2007)이 정형전문물리치료사 207명을 대상으로 한 초음파 사용 실태조사에서 힘줄염, 윤활낭염 등 연부조직염증 감소(83.6%), 조직 신장력 증가(70.9%), 흉터조직 재형성(68.8%), 연부조직 치유 촉진(52.5%), 통증 감소(49.3%), 부종 및 관절 삼출 등 연부조직 부기 감소 (35.1%) 목적으로 초음파를 사용하고 있고, 연부조직염증 치료(54.1%), 통증관리(22.2%), 연부조직 부기 감소(19.8%) 목적으로 초음파영동치료를 사용하고 있었다.

7.1. 관절구축 및 유착

1) 고정, 외상 류마티스관절염, 퇴행관절염 등으로 인한 관절구축(joint contracture)

고정, 외상, 류마티스관절염, 퇴행관절염 등에 의한 관절주머니, 인대, 힘줄 등 관절주위 결합조직의 유착 및 흉터형성에 따른 관절구축을 치료한다.

2) 근육 단축, 섬유증으로 인한 구축(joint contracture)

근육의 단축, 뒤피트렌구축(Dupuytren contracture), 여러 근육염, 마비 등으로 근육의 섬유증이 발생하여 초래된 구축을 치료한다.

3) 외상, 피부질환, 흉터조직으로 인한 구축(joint contracture)

외상, 찢긴상처, 화상, X-선 화상, 공피증(scleroderma) 등과 같은 질환에 따른 피부 및 피부밑 조직의 흉터형성으로 인해 초래된 구축을 치료한다.

7.2. 관절뻣뻣함

탈구, 부분탈구, 인대손상, 관절 타박상, 관절내골절, 지속적인 부종, 장기간 고정, 광범위한 연부조직손상에 의한 흉터구축 등으로 유발된 관절뻣뻣함 및 불편감을 치료한다.

7.3. 통증 및 근육연축을 동반하는 질환

심부근육 및 힘줄, 인대, 관절주머니 등 심부관절 및 관절주위 조직의 통증완화에 적합하다.

1) 근육뼈대계통의 통증(musculoskeletal pain)

(1) 어깨통증(shoulder pain)

회전근띠손상, 위팔두갈래근 힘줄염, 가시위근 힘줄염, 봉우리아래 윤활낭염, 어깨세모근아래 윤활낭염, 갈고리돌기아래 윤활낭염, 뇌졸중, 고정 등으로 인한 어깨통증을 치료한다.

(2) 허리통증(low back pain)

척추간판수핵탈출증, 퇴행관절염, 삠, 강직척추염, 척추손상 등으로 인한 요통을 치료한다.

(3) 목통증(neck pain)

목장애에 따라 발생한 목통증 및 근육연축을 완화시킨다.

(4) 턱관절장애(temporomandibular joint dysfunction)

구축, 퇴행관절염 등으로 인한 턱관절장애의 통증 및 근육연축을 완화시키고, 얼굴부종 및 아관긴급 등을 완화시킨다. 하이드로코르티손을 사용한 초음파영동치료도 효과적이다.

(5) 근막통증증후군(myofascial pain syndrome)

유발점에 초음파치료를 한다. 초음파-전기자극치료와 하이드로코르티손 초음파영동치료를 하기도 한다.

2) 신경계통의 통증(neurologic pain)

(1) 교감신경기능장애로 인한 통증(sympathetic dysfunction)

초음파는 심한 통증이 동반되는 어깨손증후군, 반사교감신경이상증 또는 수덱위축, 작열통 등을 치료한다.

(2) 대상포진으로 인한 통증(herpes zoster)

급성 대상포진의 통증을 치료한다.

(3) 신경통(neuralgia)

신경염, 신경뿌리염, 궁둥신경통 등으로 인한 통증을 치료한다.

(4) 신경종으로 인한 통증(neuroma)

모르톤신경종(Morton neuralgia), 잘린끝 신경종(stump neuroma) 등으로 인한 통증을 치료한다. 헛다리통증에 극적인 효과가 있다(Rubin과 Kuitert, 1955).

(5) 소아마비의 통증 및 근육연축(poliomyelitis)

초음파는 소아마비의 통증 및 근육연축을 치료한다.

7.4. 급성외상 및 만성 염증질환

1) 급성외상(acute injury)

초음파는 급성 삠, 혈종, 부기, 부종, 급성삼출(acute effusion) 등 급성외상을 치료한다.

2) 염증질환(inflammatory condition)

윤활낭염, 힘줄염, 힘줄윤활막염, 관절주위염, 퇴행관절염, 강직척추염 등을 치료한다.

7.5. 상처 및 만성피부궤양(wound, chronic ulcer)

절개상처, 적출상처, 수술상처, 정맥류궤양, 당뇨병궤양, 허혈궤양, 신부전증 및 정맥부전으로 인한 난치궤양, 욕창 등 만성 상처를 치료한다. 치료 전에 상처부위를 깨끗이 닦고 괴사조직을 제거해야한다. 당뇨병, 신경병증, 허혈, 만성신부전증, 정맥질환 등으로 인한 다리와 발의 만성 난치궤양(recalcitrant ulcer) 51명을 대상으로 저강도 초음파의 치료효과를 비교한 결과 궤양의 크기가 대조군은 37.3%, 초음파치료군은 94.9% 감소하였다(Kavros와 Schenck, 2007). 그림 21-41은 81세 여자환자의 난치 정맥류궤양에 43 kHz, 0.6 W/cm^2, 세 부위에 8분씩 8일간 초음파를 적용한 결과

1)

2)

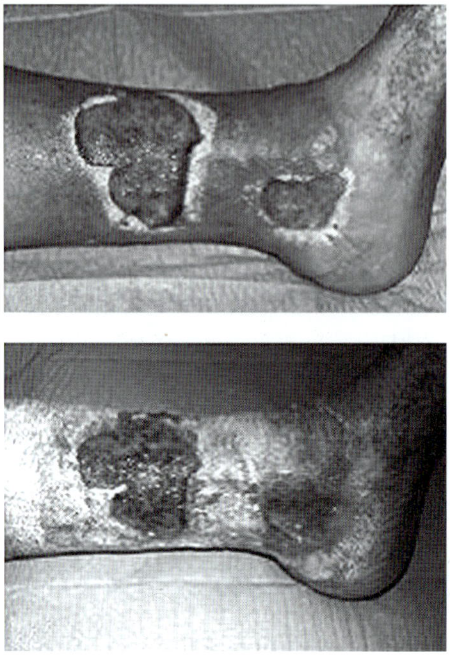

그림 21-41 정맥류궤양의 초음파 치료. 1) 치료 전, 2) 초음파 8일 치료 후(Uhlemman 등, 2003)

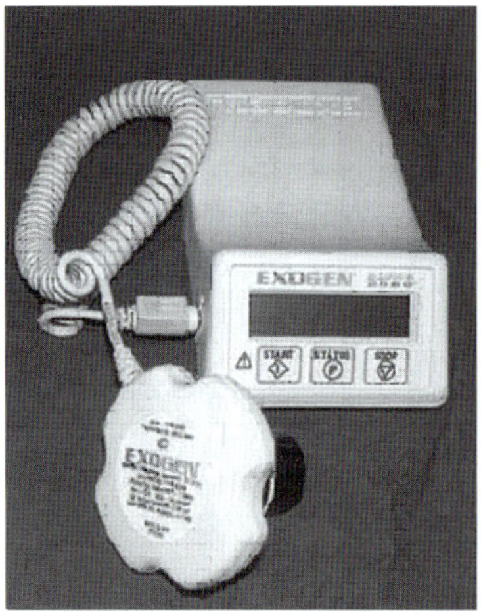

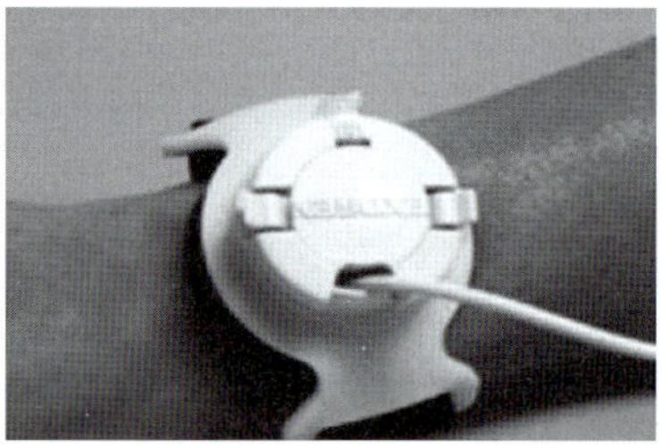

그림 21-42 골절치유용 가정용 저강도 초음파(Exogen 2000, Smith & Nephew, Inc)

섬유딱지(fibrous scab)와 삼출이 감소하고 치유가 진행되고 있다(Uhlemman 등, 2003).

7.6. 힘줄손상

힘줄파열, 힘줄꿰맴술(tenorrhaphy) 후에 적용한다.

7.7. 골절치유

주로 1 MHz, 맥동빈도 1,000 pps, 맥동기간 200 μs, 30 mW/cm^{2}의 초음파를 많이 사용한다(그림 21-42). Pilla 등(1991)은 콜리스골절(Colles fracture) 환자 60명, 정강뼈 뼈몸통골절 환자 57명을 대상으로 한 이중맹검시험에서 주파수 1.5 MHz, 맥동빈도 1,000 pps, 맥동기간 200 μs, 30 mW/cm^2(I_{SATA})의 초음파로 1일 20분간 치료한 결과 골절치유 속도가 유의하게 빨라졌다. Busse 등(2002)의 메타분석 결과 저강도 맥동초음파가 골절치유 시간을 유의하게 단축시키며, 경비절감, 지연유합과 불유합골절과 관련된 장애를 감소키는 중요한 이득이 있다.

7.8. 석회힘줄염

가시위근 힘줄염(supraspinatus tendinitis)은 반복적인 외상과 이에 따른 퇴행으로 힘줄이 마모되고 국소저혈이 일어나기 때문에 석회화가 발생하여 힘줄주위에 국소염증을 초래하게 된다. 초기에 매우 심한 통증을 호소하고 외전 및 회전운동이 현저하게 제한되며 석회화액이 흡수되지 않으면 만성힘줄염으로 넘어간다. 초음파는 칼슘흡수를 촉진하기 때문에 조기 초음파치료는 효과적이며 또한 하이드로코르티손 초음파영동도 칼슘흡수에 유익하다. Philadelphia panel(2001)의 진료지침에 2.2 W/cm^{2}의 연속초음파 치료가 석회힘줄염(calcific tendinitis)의 통증, 기능, 삶의 질에 중요한 이득이 있으며 근거수준 I에서 권고등급 A를 제시하였다.

7.9. 말초혈관장애

말초동맥기능부족(peripheral arterial insufficiency)환자의 교감신경, 교감신경절에 초음파치료를 한 결과 사지의 혈류가 증진된 바 있다. 순환장애 부위는 조직괴사 등의 위험이 있어 초음파치료를 하지 않지만 신경뿌리, 교감신경, 교감신경절 등 분절에 적용하는 분절치료(segmental treatment) 방법으로 말초혈관장애를 치료한다.

7.10. 발바닥사마귀

발바닥사마귀(plantar wart, verruca plantaris)는 0.6 W/cm^2 강도로 직접 또는 간접 접촉하여 7~15분간 2~15회 치료하는 방법을 많이 사용하며, 1.0 W/cm^2 강도로 15분간 주당 2회씩 치료하기도 한다. Vaughn(1973)은 연속초음파를 0.69 W/cm^{2}의 강도로 평균 7~8회 치료하여 83%, 0.75 W/cm^2 강도로 수중치료하여 51%에서 만족할만한 효과를 나타냈음을 보고하여 수중치료보다 접촉치료가 더 효과적임을 제시하였다.

7.11. 부인과 영역

분만 후 살(회음부, perineum) 손상의 치유를 촉진시키고 부종 및 통증을 감소시킨다.

8 금기증

8.1. 뇌와 척수

높은 강도의 초음파는 신경세포의 비가역적 변화를 일으키기 때문에 뇌, 척수, 표면으로 주행하는 큰 신경에는 초음파치료를 해서는 안 된다. 척추후궁절제술(laminectomy)을 했을 때에는 척수손상이 일어날 수 있기 때문에 매우 조심하여 치료해야 한다.

8.2. 눈

초음파로 망막의 국소파괴, 백내장(cataract)이 유발되기도 한다. 높은 강도로 치료하면 시신경(optic nerve) 손상의 위험이 있다. 눈은 쉽게 공동현상이 일어나 비가역적 손상을 초래한다. 턱관절을 치료할 때 눈에 영향을 미치지 않도록 조심해야 한다.

8.3. 생식기관 및 복부기관

가스 및 물이 차있는 배 안의 기관은 초음파에너지의 반사가 많아 화상의 위험이 있으며 고환이 장기간 온도 상승되면 일시적인 불임증이 생길 수 있음으로 고환 위에 초음파치료를 해서는 안 된다.

8.4. 임신부의 자궁

일반적으로 치료용량의 초음파는 태아에 큰 문제가 없는 것으로 알려져 있지만 임산부 배의 초음파치료에 대한 논란이 많이 때문에 아직까지는 초음파치료가 금기이다. 그러나 엉치엉덩관절(sacroiliac joint) 삠, 궁둥신경통, 허리통증 등이 있는 임산부의 허리에 초음파의 주파수, 강도, 임신시기 등을 신중하게 고려해서 치료할 수도 있다.

8.5. 급성감염 및 패혈증

급성 감염 부위에 초음파치료를 하면 초음파에 의한 조직의 온도상승 및 기계적 효과에 의해 미생물의 세포막 수송이 촉진되어 감염이 더 확산될 수 있다.

8.6. 악성종양

충분히 높은 온도에서는 암세포가 죽던지 아니면 성장 및 전이가 지연되지만 악성종양 주위 조직의 온도가 중등도 상승되면 오히려 암세포의 성장과 전이가 촉진된다.

8.7. 말초순환장애 부위

깊은정맥혈전증(deep vein thrombosis), 동맥경화증과 기타 동맥질환(arterial disease), 혈관기능부족(vascular insufficiency) 등의 말초순환장애가 있는 부위와 심한 국소허혈 부위는 열전도가 원활하지 못하여 국소부위에서 대사량이 과도하게 증가하여 괴사가 초래되고 혈전 및 색전(embolus)이 더 악화되기도 한다.

8.8. 심장 및 심장질환

심장 위나 주위, 진행 중인 심장질환이 있을 때는 초음파치료를 하지 않는다.

8.9. 방사선치료 환자

심부 방사선치료(deep X-ray therapy) 및 방사성동위원소 등 방사선치료로 피부감각 및 순환기능이 저하될 수 있기 때문에 방사선치료 3개월 후까지는 초음파치료를 하지 않는다.

8.10. 출혈부위

출혈 또는 출혈의 위험이 있는 부위에 열을 가하면 혈류가 증가되어 출혈이 더 심해질 수 있기 때문에 혈우병, 출혈성 당뇨병 등 출혈성 경향이 있는 부위나 질환에는 초음파치료를 하지 않는다.

8.11. 결핵

폐결핵, 뼈관절결핵이 진행 중인 부위에 열치료를 하면 국소온도가 상승되어 결핵이 더욱 확산되고 관절이 손상될 수 있기 때문에 초음파 치료를 하지 않는다.

8.12. 진통제사용 직후 및 감각마비부위

초음파치료 몇 시간 전에 진통제를 사용하였거나 감각이 마비된 부위, 초음파치료 전 냉치료 등 감각기능에 영향을 줄 수 있는 치료를 한 후에는 화상의 위험이 있기 때문에 안전한 용량으로 매우 주의하여 치료하거나 초음파치료를 하지 않는다.

8.13. 심장박동조율기

초음파의 진동이 심장박동조율기의 기능을 방해하기 때문에 심장박동조율기를 사용하는 환자에게는 초음파치료를 하지 않는다.

9 주의 및 위험

9.1. 주의

1) 공기가 차있는 공간(air-filled cavity)

굴(sinus), 폐, 골반기관 등 공기가 차있는 공간에서는 초음파에너지가 반사되기 때문에 이들 부위를 치료할 때에는 낮은 강도로 치료한다.

2) 물이 차있는 공간(water-filled cavity)

배, 삼출액이 많고 고인 관절 등 물이 차있는 기관에서는 공동형성의 위험이 있기 때문에 정상강도보다 낮은 강도로 치료해야 한다.

3) 생식기관(gonad)

고환이나 임산부자궁 등 생식기관은 불임증 및 여러 가지 기형의 위험이 있어 원칙적으로 초음파치료의 금기증이다. 그러나 초음파의 강도와 주파수를 신중히 고려하여 고환의 섬유흉터를 치료하기도 한다.

4) 뼈끝판(epiphyseal plate)

이차골화가 끝나지 않은 성장기 뼈끝판은 매우 낮은 강도로 치료해야 한다. 일반적으로 치료강도에서는 뼈끝판 손상의 위험이 없는 것으로 알려져 있으나 3 W/cm^2의 강도로 3분 이상 고정치료하면 뼈끝판손상, 뼈의 탈미네랄 및 성장지연이 나타나기 때문에 주의해야 한다.

5) 금속(metal)

조직에 금속이 매입된 부위에서는 금속-조직 경계면에서 초음파가 현저하게 반사하지만 금속은 열전도가 매우 높아서 열이 빠르게 분산되기 때문에 고주파투열치료와는 달리 안전하게 치료할 수 있다. 그러나 매입된 금속이 작거나 표면조직에 있을 때는 낮은 강도로 치료해야 한다.

플라스틱류의 초음파 반응 특성에 대해서는 아직 잘 알려져 있지 않다. 따라서 고밀도 폴리에틸렌

(polyethylene) 및 아크릴(acryl) 등 플라스틱소재를 사용하여 관절성형술을 했을 때는 초음파치료를 하지 않는다.

6) 정상파(standing wave)

1~5 MHz, 0.5 W/cm^2, 0.1 s 적용으로도 정상파가 발생하여 혈액세포의 정체와 혈관 내피세포손상이 초래된다. 세포의 정체는 가역적이지만 내피손상은 계속 남는다. 따라서 변환기의 접촉을 바르게 하고 계속 이동해야 한다.

7) 뼈돌출 부위(bony prominence area)

뼈의 큰돌기(greater trochanter) 부위 등 뼈돌출부위를 치료할 때는 주의를 기울여야 한다.

9.2. 위험

1) 화상(burn)

초음파치료 시 다음과 같은 여러 가지 원인으로 화상이 발생될 수 있기 때문에 적절한 방법으로 화상을 방지해야 한다.

(1) 과용량(over-dosage)

너무 높은 강도로 너무 긴 시간동안 초음파치료를 하면 화상이 생길 수 있기 때문에 적절한 용량으로 치료해야 한다.

(2) 변환기의 느린 이동(slow movement of transducer)

접촉이동치료 시 변환기의 이동속도는 25 mm/s 정도로 비교적 느리게 이동하나 변환기를 너무 느리게 이동하거나 한 부위에서만 계속 치료하면 화상이 발생할 수 있다.

(3) 변환기의 접촉 불량(poor contact of transducer)

변환기는 항상 치료부위의 피부와 직각(90°)을 유지해야 하며 누르는 압력도 적절하고 일정해야 한다. 변환기를 잘못 접촉하면 초음파 에너지가 변환기로 반사됨에 따라 수정이 뜨거워져 피부에서 통증 및 화상이 생길 수 있고 변환기가 망가질 수 있다. 특히 뼈가 돌출된 불규칙한 부위에서는 주의해야 한다.

(4) 전파매질의 부족(lack of coupling media)

전파매질이 부족하거나 너무 많이 사용하면 화상이 유발될 수 있다. 초음파풀이 너무 적으면 초음파에너지가 반사되고, 너무 많이 사용하면 초음파풀에서 초음파에너지를 흡수하여 매질의 온도가 상승됨에 따라 표면조직에서 화상이 일어날 수 있다.

(5) 피부와 변환기 사이 공기(air between skin and transducer)

변환기의 불량한 접촉으로 변환기와 피부 사이에 공기가 들어가거나 수중치료 시 물, 변환기 표면, 피부 표면에 기포가 있을 때 초음파 에너지가 변환기로 반사되어 압전재가 손상되어 피부에서 화상이 생길 수 있다.

2) 뼈막통증(periosteal pain)

변환기 접촉의 불량, 공기에 의한 초음파의 반사, 연부조직-골 경계면에서의 전단파 발생, 초음파 풀의 부족 등은 뼈막통증을 유발시킬 수 있다. 초음파 치료 중 뼈막통을 느끼게 되면 강도를 10%씩 감소하거나 또는 치료를 중단해야 한다.

3) 쇼크(shock)

접지가 되지 않은 상태에서 변환기를 접촉하거나, 케이블이 잘못 연결되어 있거나, 변환기의 금속덮개 및 압전재에 결함이 있으면 쇼크가 발생할 수 있다. 또한 변환기의 손잡이와 함께 금속덮개를 같이 잡는 등과 같이 치료사가 변환기를 잘못 사용할 때 쇼크가 발생할 위험이 있다.

4) 공동형성(cavitation formation)

높은 강도, 부적절한 치료기술, 불량한 치료기 사용은 공동형성을 초래하여 조직파괴를 일으킨다. 따라서 초음파치료 시 가스동공이 생기지 않도록 하기 위해서는 정확한 치료방법, 정확한 치료강도, 결함이 없는 기구를 선택해야 한다.

9.3. 보정

초음파출력계(ultrasound watt meter), 초음파저울(radiation force balance), 압력형 수중청음기(hydrophone) 등을 사용하여 초음파의 출력 및 압력분포를 주 당 1회 확인한다. 초음파치료기의 사용빈도에 따라서 수시로 보정하고, 초음파치료기를 다른 치료실로 옮겼거나 방문치료를 위해 이동한 후에도 보정을 해야 한다.

10 초음파영동

10.1. 정의

초음파영동(phonophoresis, sonophoresis)은 초음파의 요동에 의해서 약물을 피부를 통해 연부조직으로 전달하는 방법이다. 미국의 북 캘리포니아지역의 물리치료사를 대상으로 한 설문조사에서

77%가 초음파영동을 시행하고 있으며 하이드로코르티손을 가장 많이 사용하였다. 응답자의 81%가 10% 하이드로코르티손, 19%가 1% 하이드로코르티손을 사용하였다(Cameron과 Monroe, 1992).

10.2. 초음파영동의 특성

1) 초음파영동의 특징(characteristics of phonophoresis)

초음파영동은 비침습적으로 약물을 투입하기 때문에 주사에 의한 투약보다 통증 및 불안감이 없고, 치유속도가 빠르며 흉터조직의 형성이 없다. 또한 간초회통과가 없고 위장관을 경유하지 않기 때문에 전신작용 및 위장장애가 없어 위험성 및 부작용이 적으며, 다른 방법으로도 투약하기 어려운 경우에도 쉽게 적용할 수 있는 장점이 있다.

2) 초음파영동의 침투깊이(penetration depth)

이온도입은 물질의 한 가지 이온만 조직에 침투되고 대개 침투 깊이가 낮지만 초음파영동은 물질 분자 전체를 50 mm 깊이까지 침투시킬 수 있어 골격근육과 신경에 영향을 줄 수 있다.

10.3. 초음파영동의 기전

1) 비열효과(non-thermal effect)

(1) 구멍형성(pore formation)

초음파의 기계효과에 의해 피부장벽을 이루고 있는 각질층의 각화세포와 각화세포사이의 지질이중막에 일시적으로 공동이 형성되어 1~15 nm의 수용성 통로가 만들어져 물질이 투과하게 된다. 초음파영동의 가장 중요한 기전이다.

(2) 지질이중막의 변화(modification of lipid)

초음파의 기계효과인 음향흐름에 의해 각질층의 세포사이의 지질이중막에서 지질이 이동하여 세포사이 공간이 넓어져 극성 분자들이 일시적으로 통과한다.

(3) 용적흐름(convective transport)

음향흐름에 의해 공동기포가 진동할 때 세포막을 따라 물이 이동하게 된다. 이 때 물속에 녹아있는 물질이 세포막을 가로 질러 투과하지만 중요한 역할은 하지 못한다(Barry, 2001).

(4) 기계압력(mechanical stress)

초음파의 기계적 압력에 의해 각질층의 각화세포와 세포 사이의 지질이중막의 배열이 일시적으로 무질서해지며, 이때 물질이 세포막을 가로 질러 투과하지만 용적흐름과 마찬가지로 중요한 기전은 아니다.

2) 열효과(thermal effect)

초음파의 열효과에 의해서 세포막의 투과성이 증진되고 약물의 이동이 촉진된다. 지질이중막의 온도가 상승하면 측면운동이 증가하여 투과성이 증진된다. 초음파의 열효과에 의해 온도가 7℃ 상승했을 때 세포막의 투과성이 13배 증가한다(Joshi와 Raje, 2002).

10.4. 초음파영동의 조건

초음파영동의 효과에 대한 보고는 초음파의 조건에 따라 1,000배까지도 차이가 난다. 따라서 초음파영동은 초음파의 주파수, 방식, 강도, 치료시간, 약물 농도 등의 조건을 고려하여 결정해야 한다.

1) 주파수(frequency)

12 kHz에서 10 MHz까지 사용하나 0.87 MHz를 많이 사용한다 하였으며(Tyle과 Agrawala, 1989), Kost와 Langer(1992)는 0.5~1 MHz가 초음파영동에 적합하다 하였다. Benson 등(1988)은 1.5 MHz, 순환주기 50%(1 : 1)의 맥동초음파와 3 MHz 연속초음파가 약물의 경피전달에 가장 효과적이라 하였다. 또한 표 21-30과 같이 주파수에 따라 약물의 투과율이 다르기 때문에 약물의 종류를 고려하여 주파수를 결정한다.

2) 초음파방식(ultrasound mode)

동일한 강도에서 연속초음파보다 맥동초음파가 세포막의 투과성이 유의하게 증가하고, 열효과에 의해 온도가 상승할 때 세포막의 투과성이 현저하게 증가하므로 초음파영동에는 맥동초음파나 연속초음파 어느 것이나 사용해도 된다.

3) 강도(intensity)

1.0~1.5 W/cm^2 정도의 강도를 사용한다. 급성손상이나 열린상처에는 0.5 W/cm^{2}를 사용한다.

4) 치료시간(duration)

치료면적 10 cm^{2}당 1분을 권장한다.

5) 약물의 농도(concentration of drug)

초음파영동치료에 사용하는 약물의 농도와 초음파의 강도가 낮으면 효과가 적거나 없다. 대개 약

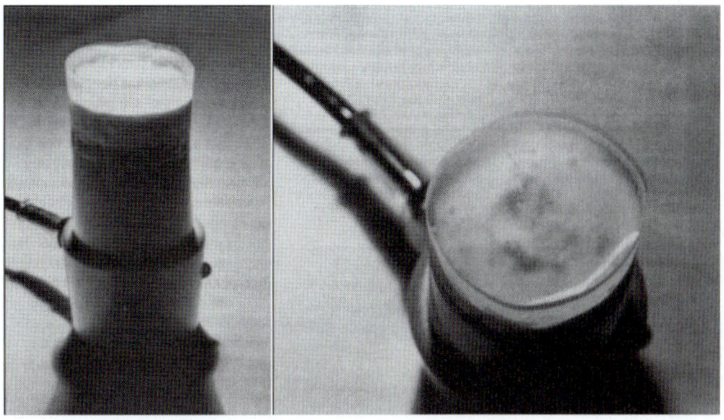

그림 21-43 약물제제의 초음파 투과율 검사

물의 농도는 10%가 효과적인 것으로 알려져 있다. 그러나 Cameron과 Monroe(1992)에 의하면 스테로이드종류는 0.05%의 낮은 농도, 살리실산염은 15%의 높은 농도가 초음파의 투과율이 좋아 약물의 종류에 따라 농도를 선택해야 한다.

6) 약물의 초음파 투과율(transmitivity)

약물의 초음파 투과율은 약물의 종류, 농도, 성상에 따라 다르다. 약물의 용매로 사용하는 전파매질은 초음파풀, 수용성 우무겔(agarose gel), 프로필렌 글리콜(propylene glycol), 물, 미네랄기름 등이 있다.

약물의 종류, 농도, 약물의 성상에 따른 초음파 전도도에 대한 자료가 많지 않기 때문에 초음파겔 또는 우무겔을 용매로 약물제제를 만든 후 초음파 투과 여부를 확인 한 후 초음파영동을 시행하는 것이 바람직하다. 준비한 약물의 초음파 투과 여부는 간단하게 확인할 수 있다. 초음파 변환기 위에 높이 10 mm 이상의 원통 그릇을 밀봉 테이프로 고정하고 약물을 채운 다음 적당량의 탈가스물을 채우고 초음파의 강도를 1~2 W/cm^2 올렸을 때 약물이 초음파를 투과시키면 물이 요동을 치고 초음파를 투과시키지 못하면 물이 요동치지 않는다(그림 21-43).

10.5. 적용방법

초음파영동의 방법은 초음파 적용방법과 같다. 초음파의 전도도, 윤활성, 점성도가 좋은 겔, 우무겔, 크림, 로션, 연고로 된 약물은 약물자체를 초음파 전파매체로 사용한다. 수중치료 시에는 약물용액을 사용한다.

10.6. 초음파영동의 약물

초음파영동에 사용하는 약물은 표 21-29와 같다.

표 21-29. 초음파영동에 사용하는 약물

약물	상태(질환)
항생제(antibiotics)	감염, 고름 궤양
페니실린 (penicillin)	
테트라사이클린(tetracycline)	
스트렙토마이신(streptomycin)	
항진균제(antifungal)	
벤조산(benzoic acid)	진균감염
항암제(antineoplastics)	
아라비노실 시토신(arabinosyl cytosine)	백혈병
BCNU(bis-chlorethyl nitrosourea)	
시클로포스파미드(cyclophosphamide) 활성 대사물	
질소머스터드(nitrogen mustard)	
멜팔란(melphalan)	
항바이러스제(antiviral agents)	
인터페론(interferon)	헤르페스각막염
이뇨제(diuretics)	
만니톨(mannitol)	이뇨
국소마취제(local anesthetics)	
리도카인(lidocaine)	국소마취, 통증
리도카인(lidocaine) + 덱사메타손(dexamethasone)	국소마취, 통증
부신피질호르몬제(steriods)	관절염, 윤활막염, 위관절융기염
코르티손(cortisone)	힘줄윤활막염, 염증성 피부질환
코르티솔(cortisol)	건선, 공피증, 가려움증, 신경염
덱사메타손(dexamethasone)	통증
하이드로코르티손(hydrocortisone)	
비스테로이드항염증제(NSAIDs)	관절염, 윤활막염, 위관절융기염
벤지다민(benzydamine)	힘줄윤활막염, 신경염, 통증
디클로페낙(diclofenac)	
플루오시놀론 아세토니드(fluocinolone acetonide)	
이부프로펜(ibuprofen)	
인도메타신(indomethacin)	
나프록센(naproxen)	
페닐부타존(phenylbutazone)	
피록시캄(piroxicam)	
살리실산(salicylic acid)	
탄닌산(tannic acid)	단순포진
질산은(silver nitrate)	부종
비타민(vitamins)	
티아민(thiamine)	비타민 결핍
아스코르빈산(ascorbic acid)	비타민 결핍, 항산화
산화아연(zinc oxide)	단순포진

표 21-30. 초음파 주파수에 따른 약물의 초음파 투과율

약물	주성분	투과율(%)		
		0.75 MHz	1.5 MHz	3 MHz
스테로이드제				
Synalar gel	fluocinolone acetonide	93	89	123
Halciderm	halcinonide	38	54	81
Cobadex cream	hydrocortisone, dimethicone	55	67	75
Locoid lipocream	hydrocortisone butylate	38	61	71
항염제				
Intralgin gel	benzocaine salicylamide	87	11	120
Bayolin cream	benzyl nicotinate, glycol salicylate, heparinoid	13	59	91
Movelat cream	corticosteroids, heparinoid salicylic acid	33	48	69
Transvasin cream	benzocaine, ethyl & hexyl nicotinate, tetrahydrofurfuryl salicylate	2	31	79
국소마취제				
Emla cream	lidocaine, prilocaine	83	90	95
Xylocaine ointment	lignocaine hydrochloride	2	2	0

참고문헌

Barry BW : Novel mechanisms and devices to enable successful transdermal drug delivery. Eur J Pharm Sci. 14(2):101-114, 2001.

Benson HAE, McElnay JC : Transmission of ultrasound energy through pharmaceutical products. Physiotherapy 74:587-589, 1988.

Busse JW, Bhandari M, Kulkarni AV, Tunks E : The effect of low-intensity pulsed ultrasound therapy on time to fracture healing : a meta-analysis. Clin J Sport Med 166(4):437-441, 2002.

Cameron MH, Monroe LG : Relative transmission of ultrasound by media customarily used for phonophoresis. Phys Ther 72(2):142-148, 1992.

Cummings GS, Tillman LJ : Remodeling of Dense Connective Tissue in Normal Adult Tissues. In : Dynamics of Human Biologic Tissues. Currier DP, Nelson RM(Ed), FA Davis, Philadelphia, p. 68-69, 1992.

Downer AH : Physical Therapy Procedures. 4th ed., Charles C Thomas, Springfield, p. 83-98, 1988.

Dunn F, Frizzell LA: Bioeffects of Ultrasound. In : Therapeutic Heat and Cold. Lehmann JF(Ed), 3rd ed., Williams & Wilkins, Baltimore, p. 386-403, 1982.

Forster A, Palastanga N : Clayton's Electrotherapy, 9th ed., Balliere Tindall, London, p. 143 -154, 1985.

Friedland F : Ultrasound. In : Physical Medicine in General Practice. Bierman W, Licht S(Ed), 3rd ed., Paul B Hoeber, New York. p. 276-296, 1952.

Frizzell LA, Bunn F : Biophysics of Ultrasound. In : Therapeutic Heat and Cold. Lehmann JF(Ed), 3rd ed., Williams & Wilkins, Baltimore, p. 353-385, 1982.

Griffin JE, Karselis TC : Physical Agents for Physical Therapist. 3rd ed., Charles C Thomas, Springfield, p. 263-296, 1988.

Hayes KW : Manual for Physical Agents. 3rd ed., Northwestern University, Chicago, p. 55-66, 1984.

Joshi A, Raje J : Sonicated transdermal drug transport. J Control Release. 83(1):13–22. 2002.

Kahn J : Principles and Practice of Electrotherapy. Churchill Livingstone, New York, p. 69–93, 1987.

Kavros SJ, Schenck EC : Use of noncontact low-frequency ultrasound in the treatment of chronic foot and leg ulcerations : a 51-patient analysis. J Am Podiatr Med Assoc 97(2):95–101, 2007.

Kost J, Langer R : Responsive polymer systems for controlled delivery of therapeutics. Trends Biotechnol. 10(4):127–131, 1992.

Lehmann JF : Ultrasound Therapy. In : Therapeutic Heat and Cold. Licht S(Ed), 2nd ed., Elizabeth Licht, New Haven, p. 321–386, 1965.

Lehmann JF, de Lateur BJ : Therapeutic Heat. In : Therapeutic Heat and Cold. Lehmann JF(Ed), 3rd ed., Williams & Wilkins, Baltimore, p. 491–497, 1982.

Lehmann JF, de Lateur BJ : Diathermy and Superficial Heat, Laser, and Cold Therapy. In : Krusen's Handbook of Physical Medicine and Rehabilitation. Kottke FJ, Lehmann JF(Ed), 4th ed., WB Saunders, Philadelphia, p. 313–331, 1990.

Lehmann JF, de Lateur BJ : Ultrasound, Shortwave, Microwave, Superficial Heat and Cold in the Treatment of Pain. In : Textbook of Pain. Wall PD, Melzack R(Ed), Churchill Livingstone, Edinburgh, p. 717–724, 1984.

Low J, Reed A : Electrotherapy Explained. Butterworth Heinemann, London, p. 142–143, 1990.

Low J, Reed A : Physical Principles Ex-plained. Butterworth Heinemann, London, p. 132–147, 1994.

Pilla AA, Figueiredo M, Nasser P, Alves JM, Ryaby JT, Klein M, Kaufman JJ, Sittert RS : Acceleration of bone repair by pulsed sine wave ultrasound : Animal, clinical, and mechanistic study. In : Electromagnetics in Biology and Medicine. Pollack SR(ed), San Francisco, San Francisco Press, p. 311–341, 1991.

Philadelphia Panel : Philadelphia Panel evidence-based clinical practice guidelines on selected rehabilitation interventions for shoulder pain. Phys Ther 81(10):1719–1730, 2001.

Reid DC, Cummings GE : Efficiency of ultrasound coupling agents. Physiotherapy 63: 255–257, 1977.

Rubin D, Kuitert JH : Use of ultrasonic vibration in the treatment of pain arising from phantom limbs, scars and neuroma. Arch Phys Med 36(7):445–452, 1955.

Scott BO : The Principles and Practice of Electrotherapy and Actinotherapy. William Heinemann, London, p. 206–211, 1959.

Tyle P, Agrawala P : Drug delivery by phonophoresis. Pharm Res. 6(5):355–361, 1989.

Uhlemann C, Heinig B, Wollina U : Therapeutic ultrasound in lower extremity wound management. Int J Low Extrem Wounds 2(3):152–157, 2003.

Vaughn OT : Direct method versus underwater method in treatment of plantar warts ultrasound. Phys Ther 53(4):396–397, 1973.

Warren CG, Koblanski JN, Sigelmann RA : Ultrasound coupling media : Their relative tansmissivity. Arch Phys Med Rehabil 57(5):218–222, 1976.

Wadsworth H, Chanmugam APP : Electrophysical Agents in Physiotherapy. 2nd ed., Marrickville, Science Press, p. 108–148, 1983.

Watkins AL : A Manual of Electrotherapy. 2nd ed., Lea & Febiger, Philadelphia, p. 245–254, 1962.

Wong RA, Schumann B, Townsend R, Phelps CA. A survey of therapeutic ultrasound use by physical therapists who are orthopaedic certified specialists. Phys Ther. 87(8):986–994, 2007.

Ziskin MC, Michlovitz SL : Therapeutic Ultrasound. In : Thermal Agents in Rehabilitation. Michlovitz SL(Ed), CA Davis, Philadelphia, p. 141–176, 1988.

Evidence-Based Electrotherapy

근거중심 전기치료

근거중심 전기치료

근거중심의학(evidence-based medicine, EBM)은 가장 좋은 최신의 근거를 공정하고, 명백하고, 현명하게 사용하여 개개 환자의 진료에 대한 임상 의사결정을 하는 것이라고 정의한다. 근거중심의학은 짧은 역사에도 불구하고 전 세계로 빠르게 확산되어 새로운 패러다임으로 자리 잡고 있다. 근거중심치료는 다섯 단계를 거쳐 수행한다.

단계 1: 문제에 대한 답을 얻을 수 있는 검색 가능한 임상질문을 만든다.
단계 2: 임상질문의 답을 얻을 수 있는 최선의 근거를 검색한다.
단계 3: 연구의 타당도, 중요도, 적용성을 비판적으로 평가한다.
단계 4: 근거를 임상 전문지식, 환자의 가치 및 상황과 통합한다.
단계 5: 1-4단계 수행의 유효성과 효율성을 평가하고 앞으로의 질 향상 방법을 모색한다.

물리치료사는 환자에게 최선의 물리치료 진단과 치료를 제공하기를 원한다. 최선의 진료를 위해서는 임상전문지식, 환자의 선호도, 과학적 근거의 세 가지 요소가 필요하다. 과학적 근거는 질 높은 임상연구에서 찾을 수 있다. 모든 임상연구의 질이 높은 것이 아니다. 근거중심의학이 확산되면서 CONSORT(Consolidated Standards of Reporting Trials)와 같은 임상연구 보고 지침이 제시되어 임상연구의 질이 끊임없이 향상되고 있다.

근거중심치료(evidence-based practice, EBP) 수행의 셋째 단계에서 연구를 비판적으로 평가한다. 검색한 임상연구의 타당도, 결과의 중요도를 평가한다. 임상연구의 타당도를 평가하는 도구는 종류가 매우 많다. 중요도는 효과크기(ES), 효과크기의 95% 신뢰구간, 최소 임상적 중요 차이(MCID) 등 지표를 계산하여 확인한다. 근거중심치료가 확산되면서 여러 임상연구의 결과를 결합하여 근거를 제공하는 체계적 고찰과 권고안을 제공하는 진료지침의 개발 등의 영역으로 활발하게 확대되고 있다.

근거중심치료 수행의 장벽 요인으로 연구의 비판적 평가 기술 부족, 통계 결과 해석의 어려움, 시간부족 등이 보고되고 있다. 근거를 찾는 효율적인 방법은 임상질문을 PICO로 정형화하여 첫째 진료지침, 둘째 체계적 고찰, 셋째 임상연구를 검색하여 근거를 확인하는 것이다. 따라서 이 책에서는 전기치료의 종류에 따라 첫째 진료지침의 권고안, 둘째 체계적 고찰, 셋째 임상연구의 효과를 제공한다.

P 환자 또는 문제(Patient or problem)
  환자의 특정화 : 주요문제, 질병, 동반질환, 성별, 나이 등
I 개입(Intenvention)
  환자에게 관심이 있는 주요 개입 : 치료 방법, 임상검사 방법
C 비교(Comparison)
  비교 대상 : 가짜 치료, 새로운 치료, 치료하지 않은 대조 등
O 결과(Outcome)
  성취 또는 향상시키고 싶은 것 : 증상완화, 기능증진, 부작용 감소, 위험감소 등

진료지침

진료지침(clinical practice guideline)은 "특정한 임상상황에서 적절한 의료서비스를 행하는데 있어 임상가와 환자의 의사결정을 돕기 위해 체계적으로 개발된 진술"이라고 정의한다. 질 높은 진료지침은 체계적 고찰의 방법론을 사용한다. 근거중심 진료지침의 핵심요소는 권고강도와 근거수준의 제시이다. 진료지침마다 권고강도와 근거수준의 기준이 다르기 때문에 해당 진료지침에서 제시하는 권고강도와 근거수준의 기준을 확인하는 것이 필요하다. 개정된 최신의 진료지침을 참고하는 것이 바람직하다. 권고강도와 근거수준을 요약하여 표에 제시하였다.

체계적 고찰

체계적 고찰(systematic review)은 "특정 연구 질문에 대답을 얻기 위해 질 높은 문헌 근거를 체계적으로 확인, 평가, 합성하는 연구"로 정의한다. 체계적 고찰은 근거중심치료의 핵심요소이다. 체계적 고찰에서 제시한 근거가 강력하다. 그러나 모든 체계적 고찰의 방법론적 질이 높은 것은 아니다. 따라서 PRISMA(Preferred Reporting Items for Systematic Reviews and Meta-Analyses)와 같은 체계적 고찰의 보고 지침에 따라 작성되었는지 점검할 필요가 있다. 또한 개정된 최신의 체계적 고찰의 결과를 참고하는 것이 바람직하다. 이 책에서는 체계적 고찰의 문헌정보만 제시하였다.

임상연구

임상연구의 타당도는 PEDro 척도로 평가하였다. 효과크기, 효과크기의 95% 신뢰구간, 최소임상적중요차이 등의 지표는 계산하지 않았다. 임상연구는 임상적 의의와 관계없이 결과의 통계적 유의성을 바탕으로 판단한 원저자의 결론에 따라 효과의 유무를 표에 제시하였다. 이득이 있는 경우 O, 이득이 없는 경우 X로 표시하였다. 근거수준은 연구종류와 실험설계에 따라 다음과 같이 구분하였으며 PEDro점수에 의거하여 결정하였다. 근거수준 I, II에 해당하는 문헌의 결과만 포함시켜 표에 제시하였다. 비뚤림의 위험이 많은 근거수준 III 이하의 임상연구는 제외하였다.

근거수준 기준

근거수준	임상연구 종류
I	무작위비교연구(randomized controlled trial, RCT), PEDro점수 6점 이상
II	무작위비교연구(RCT), PEDro점수 5점 이하
	비무작위비교연구(non RCT)
	코호트연구(cohort study)
III	환자대조군연구(case-control study)
IV	환자군연구(case series study)
	증례보고(case report)
V	전문가 의견(expert opinion)

PEDro 척도

1. 적격기준이 특정화되어 있다.*	예 □	아니오 □
2. 대상자는 군에 무작위 배정되었다. 교차설계에서 치료 순서가 무작위로 배정되었다.	예 □	아니오 □
3. 배정이 숨겨졌다.	예 □	아니오 □
4. 군은 대부분 중요한 예후 지표에 관한 기준선이 비슷했다.	예 □	아니오 □
5. 모든 대상자는 눈가림이 되었다.	예 □	아니오 □
6. 치료를 시행하는 모든 치료사는 눈가림이 되었다.	예 □	아니오 □
7. 결과를 측정하는 모든 평가자는 눈가림이 되었다.	예 □	아니오 □
8. 추적관찰은 충분하였다. 주요 결과는 처음 무작위 배정된 대상자의 85% 이상에서 측정하였다.	예 □	아니오 □
9. 무작위 배정된 모든 대상자의 결과를 주 분석에 포함하였다. 배정된 대로 분석(ITT)하였다.	예 □	아니오 □
10. 군 사이 주요 결과를 통계적으로 비교하였다.	예 □	아니오 □
11. 주요 결과의 추정값과 변동량을 제공하였다.	예 □	아니오 □

* 적격기준은 점수에 포함시키지 않는다.

제 9장 이온도입치료 근거

진료지침

문제 (P)	개입 (I)	권고강도 (근거수준)	참고문헌
가쪽위관절융기염	Glucocorticoid/NSAIDs	B	ACOEM, 2012
땀과다증	보통물	I	CHAC, 2007
	Glycopyrrolate	Ⅲ	CHAC, 2007
아킬레스힘줄염	Dexamethasone	B	WLDI, 2011
	Dexamethasone	B	OSAPTA, 2010
발바닥근막염	Dexamethasone/Acetic acid	B	OSAPTA, 2008
페로니병	Verapamil/Dexamethasone	B (Ib)	EAU, 2012

임상연구

문제 (P)	개입 (I)	효과	근거수준	참고문헌
턱관절장애	Dexamethasone/lidocaine	O	I	Schiffman et al., 1996
	Dexamethasone	O	I	Reid et al., 1994
근근막통증증후군	Dexamethasone/lidocaine	O	Ⅱ	Delacerda, 1982
석회화힘줄염	Acetic acid	O	I	Leduc et al., 2003
	Acetic acid	O	I	Perron et al., 1997
힘줄염	Hydrocortisone	O	I	Taskaynatan et al., 2007
	Dexamethasone/Lidocaine	O	I	Bertolucci, 1982
대상포진후신경통	Vincristine	O	I	Dowd et al., 1999
	Prednisone/lidocaine	O	Ⅱ	Ozawa et al., 1999
	Vincristine	O	Ⅱ	Layman et al., 1986
위관절융기염	Dexamethasone	O	I	Nirsch et al., 2003
	Ibuprofen	O	I	Tascioglu, 2003
	Dexamethasone	O	Ⅱ	Stefanou, 2012
	Sodium diclofenac/salycilate	O	Ⅱ	Demirtas et al., 1998
	Naproxen	O	Ⅱ	Baskurt et al., 2003
	Dexamethasone	X	I	Ruenson et al., 2002
손목굴증후군	Dexamethasone	O	I	Gökoğluet al., 2012
	Dexamethasone	O	Ⅱ	Duymaz et al., 2012
	Dexamethasone	O	Ⅱ	Banta, 1994
	Dexamethasone	X	I	Amirjani et al., 2009
류마티스질환	Ketorolac	O	I	Saggini et al., 1996
	Dexamethasone	O	Ⅱ	Akinbo et al., 2007
	Dexamethasone/Lidocaine	O	I	Bertolucci, 1982
	Dexamethasone/Lidocaine	O	Ⅱ	Pellecchia et al., 1994
	Dexamethasone/Lidocaine	O	Ⅱ	Harris, 1982

문제 (P)	개입 (I)	효과	근거수준	참고문헌
	Dexamethasone	X	Ⅱ	Li et al., 1996
땀과다증	물	O	I	Stolman,1987
		O	Ⅱ	Dolianitis et al., 2004
		O	Ⅱ	Karakoç et al., 2004
		O	Ⅱ	Karakoç et al., 2002
		O	Ⅱ	Goh et al., 1996
		O	Ⅱ	Odia et al., 1996
		O	Ⅱ	Akins et al., 1987
		O	Ⅱ	Hölzle et al., 1987
		O	Ⅱ	Midtgaard, 1968
		O	Ⅱ	Hölzle et al., 1986
		O	Ⅱ	Levit, 1980
		O	Ⅱ	Shrivastava et al., 1977
		O	Ⅱ	Levit, 1968
	물/poldine methosulfate	O	Ⅱ	Hill, 1976
		O	Ⅱ	Grice et al., 1972
	물/glycopyrronium	O	Ⅱ	Abell et al., 1974
페로니병	Verapamil/Dexamethasone	O	I	Mehrsai et al., 2013
	Dexamethasone/lidocaine	O	I	Montorsi et al., 2000
	Dexamethasone/lidocaine	O	Ⅱ	Reidl et al., 2000
뼈관절염	Dexamethasone	O	Ⅱ	Akinbo et al., 2007
	Salicylate	O	Ⅱ	Aiyejunusie et al., 2007
힘줄염	Dexamethasone	O	Ⅱ	Pellecchia et al., 1994
	Dexamethasone	O	I	Neeter et al., 2003
발바닥근막염	Dexamethasone	O	I	Gudeman et al., 1997
		O	Ⅱ	Chandler, 1998
발꿈치 통증		O	Ⅱ	Japourn er al., 1999
발바닥 사마귀	Salicylate	O	Ⅱ	Sokoro et al., 2002

근거 참고문헌

진료지침

Elbow disorders : In. Hegmann KT, editor(s). Occupational medicine practice guidelines. Evaluation and management of common health problems and functional recovery in workers. 3rd ed. American College of Occupational and Environmental Medicine (ACOEM). 2012.

Work Loss Data Institute. Knee & leg (acute & chronic). Work Loss Data Institute; 2011.

Carcia CR, Martin RL, Houck J, Wukich DK, Orthopaedic Section of the American Physical Therapy Association : Achilles pain, stiffness, and muscle power deficits: Achilles tendinitis. J Orthop Sports Phys Ther. 2010;40(9):A1–26.

McPoil TG, Martin RL, Cornwall MW, Wukich DK, Irrgang JJ, Godges JJ : Heel pain--plantar fasciitis: clinical practice guidelines linked to the International Classification of Function, Disability, and Health from the Orthopaedic Section of the American Physical Therapy Association. J Orthop

Sports Phys Ther. 2008;38(4):A1-18.

Hatzimouratidis K, Eardley I, Giuliano F, Hatzichristou D, Moncada I, Salonia A, Vardi Y, Wespes E : European Association of Urology. EAU guidelines on penile curvature. Eur Urol. 2010; 62(3):543-52.

체계적 고찰

Solish N, Bertucci V, Dansereau A, Hong HC, Lynde C, Lupin M, Smith KC, Storwick G : Canadian Hyperhidrosis Advisory Committee (CHAC) : A comprehensive approach to the recognition, diagnosis, and severity-based treatment of focal hyperhidrosis: recommendations of the Canadian Hyperhidrosis Advisory Committee. Dermatol Surg. 2007;33(8):908-23.

Marshall SC, Tardif G, Ashworth NL. Local corticosteroid injection for carpal tunnel syndrome. Cochrane Database Syst Rev. 2007;CD001554.

Kroeling P, Gross A, Goldsmith CH, Burnie SJ, Haines T, Graham N, Brant A. Electrotherapy for neck pain. Cochrane Database Syst Rev. 2009;CD004251.

Crawford F, Thomson C. Interventions for treating plantar heel pain. Cochrane Database Syst Rev. 2010;CD000416.

Volmink J, Lancaster T, Gray S, Silagy C. Treatments for postherpetic neuralgia - a systematic review of randomized controlled trials. Fam Pract. 1996;13(1):84-91.

Bisset L, Paungmali A, Vicenzino B, Beller E. A systematic review and meta-analysis of clinical trials on physical interventions for lateral epicondylalgia. Br J Sports Med. 2005;39(7):411-22.

임상연구

턱관절장애

Schiffman EL, Braun BL, Lindgren BR. Temporomandibular joint iontophoresis: a double-blind randomized clinical trial. J Orofac Pain. 1996;10(2):157-65.

Reid KI, Dionne RA, Sicard-Rosenbaum L, Lord D, Dubner RA. Evaluation of iontophoretically applied dexamethasone for painful pathologic temporomandibular joints. Oral Surg Oral Med Oral Pathol. 1994;77(6):605-9.

근근막통증증후군

Delacerda FG. A comparative study of three methods of treatment for shoulder girdle myofascial syndrome. J Orthop Sports Phys Ther. 1982;4(1):51-4.

석회화힘줄염

Leduc BE, Caya J, Tremblay S, Bureau NJ, Dumont M. Treatment of calcifying tendinitis of the shoulder by acetic acid iontophoresis: a double-blind randomized controlled trial. Arch Phys Med Rehabil. 2003;84(10):1523-7.

Perron M, Malouin F. Acetic acid iontophoresis and ultrasound for the treatment of calcifying tendinitis of the shoulder: a randomized control trial. Arch Phys Med Rehabil. 1997;78(4):379-84.

Psaki CG, Carol J. Acetic acid ionization; a study of determine the absorptive effects upon calcified tendinitis of the shoulder. Phys Ther Rev. 1955;35(2):84-7.

힘줄염

Taskaynatan MA, Ozgul A, Ozdemir A, Tan AK, Kalyon TA. Effects of steroid iontophoresis and electrotherapy on bicipital tendonitis, J Musculoskeletal Pain. 2007; 15(4):47-54.

Bertolucci LE. Introduction of Antiinflammatory Drugs by Iontophoresis: Double Blind Study. J Orthop Sports Phys Ther. 1982;4(2):103-8.

대상포진후신경통

Dowd NP, Day F, Timon D, Cunningham AJ, Brown L. Iontophoretic vincristine in the treatment of postherpetic neuralgia: a double-blind, randomized, controlled trial. J Pain Symptom Manage. 1999;17(3):175-80.

Ozawa A, Haruki Y, Iwashita K, Sasao Y, Miyahara M, Sugai J, Matsuyama T, Iizuka M, Kawakubo Y, Nakamori M, Ohkido M. Follow-up of clinical efficacy of iontophoresis therapy for postherpetic neuralgia (PHN). J Dermatol. 1999;26(1):1-10.

Layman PR, Argyras E, Glynn CJ. Iontophoresis of vincristine versus saline in post-herpetic neuralgia. A controlled trial. Pain. 1986;25(2):165-70.

위관절융기염

Nirschl RP, Rodin DM, Ochiai DH, Maartmann-Moe C; DEX-AHE-01-99 Study Group. Iontophoretic administration of dexamethasone sodium phosphate for acute epicondylitis. A randomized, double-blinded, placebo-controlled study. Am J Sports Med. 2003;31(2):189-95.

Tascioglu F, Oner C, Armagan O. The treatment of lateral epicondylitis with iontophoresis of ibuprofen and low level laser. The Medical Journal of Kocatepe 2003;4(1):23-29.

Stefanou A, Marshall N, Holdan W, Siddiqui A. A randomized study comparing corticosteroid injection to corticosteroid iontophoresis for lateral epicondylitis. J Hand Surg Am. 2012;37(1):104-9.

Demirtaş RN, Oner C. The treatment of lateral epicondylitis by iontophoresis of sodium salicylate and sodium diclofenac. Clin Rehabil. 1998;12(1):23-9.

Başkurt F, Ozcan A, Algun C. Comparison of effects of phonophoresis and iontophoresis of naproxen in the treatment of lateral epicondylitis. Clin Rehabil. 2003;17(1):96-100.

Runeson L, Haker E. Iontophoresis with cortisone in the treatment of lateral epicondylalgia (tennis elbow)-a double-blind study. Scand J Med Sci Sports. 2002;12(3): 136-42.

손목굴증후군

Gökoğlu F, Findikoğlu G, Yorgancoğlu ZR, Okumuş M, Ceceli E, Kocaoğlu S. Evaluation of iontophoresis and local corticosteroid injection in the treatment of carpal tunnel syndrome. Am J Phys Med Rehabil. 2005;84(2):92-6.

Duymaz T, Sindel D, Kesiktas N, Muslumanoglu L. Efficacy of some combined conservative methods in the treatment of carpal tunnel syndrome: a randomized controlled clinical and electrophysiological trial. Turkish J Rheumatol. 2012;27(1):38-46.

Banta CA (1994) A prospecive, nonrandomized study of iontophoresis, wrist splinting, and anti-inflammatory medication in the treatment of early mild carpal tunnel syndrome. J Occup Med, 36:166-168.

Amirjani N, Ashworth NL, Watt MJ, Gordon T, Chan KM. Corticosteroid iontophoresis to treat carpal tunnel syndrome: a double-blind randomized controlled trial. Muscle Nerve. 2009;39(5):627-33.

류마티스질환

Saggini R, Zoppi M, Vecchiet F, Gatteschi L, Obletter G, Giamberardino MA. Comparison of electromotive drug administration with ketorolac or with placebo in patients with pain from rheumatic disease: a double-masked study. Clin Ther. 1996;18(6):1169-74.

Harris PR. Iontophoresis: Clinical Research in Musculoskeletal Inflammatory Conditions. J Orthop Sports

Phys Ther. 1982;4(2):109-12.

Li LC, Scudds RA, Heck CS, Harth M. The efficacy of dexamethasone iontophoresis for the treatment of rheumatoid arthritic knees: a pilot study. Arthritis Care Res. 1996;9(2): 126-32.

땀과다증

Stolman LP. Treatment of excess sweating of the palms by iontophoresis. Arch Dermatol. 1987;123(7):893-6.

Dolianitis C, Scarff CE, Kelly J, Sinclair R. Iontophoresis with glycopyrrolate for the treatment of palmoplantar hyperhidrosis. Australas J Dermatol. 2004;45(4):208-12.

Karakoç Y, Aydemir EH, Kalkan MT. Placebo-controlled evaluation of direct electrical current administration for palmoplantar hyperhidrosis. Int J Dermatol. 2004;43(7): 503-5.

Karakoç Y, Aydemir EH, Kalkan MT, Unal G. Safe control of palmoplantar hyperhidrosis with direct electrical current. Int J Dermatol. 2002;41(9):602-5.

Goh CL, Yoyong K. A comparison of topical tannic acid versus iontophoresis in the medical treatment of palmar hyperhidrosis. Singapore Med J. 1996;37(5):466-8.

Odia S, Vocks E, Rakoski J, Ring J. Successful treatment of dyshidrotic hand eczema using tap water iontophoresis with pulsed direct current. Acta Derm Venereol. 1996; 76(6):472-4.

Akins DL, Meisenheimer JL, Dobson RL. Efficacy of the Drionic unit in the treatment of hyperhidrosis. J Am Acad Dermatol. 1987;16(4):828-32.

Hölzle E, Alberti N. Long-term efficacy and side effects of tap water iontophoresis of palmoplantar hyperhidrosis--the usefulness of home therapy. Dermatologica. 1987; 175(3):126-35.

Midtgaard K. A new device for the treatment of hyperhidrosis by iontophoresis. Br J Dermatol. 1986;114(4):485-8.

Hölzle E, Ruzicka T. Treatment of hyperhidrosis by a battery-operated iontophoretic device. Dermatologica. 1986;172(1):41-7.

Levit F. Treatment of hyperhidrosis by tap water iontophoresis. Cutis. 1980;26(2):192-4.

Shrivastava SN, Singh G. Tap water iontophoresis in palmo-plantar hyperhidrosis. Br J Dermatol. 1977;96(2):189-95.

Levit F. Simple device for treatment of hyperhidrosis by iontophoresis. Arch Dermatol. 1968; 98(5):505-7.

Hill BH. Poldine iontophoresis in the treatment of palmar and plantar hyperhidrosis. Australas J Dermatol. 1976;17(3):92-3.

Grice K, Sattar H, Baker H. Treatment of idiopathic hyperhidrosis with iontophoresis of tap water and poldine methosulphate. Br J Dermatol. 1972;86(1):72-8.

Abell E, Morgan K. The treatment of idiopathic hyperhidrosis by glycopyrronium bromide and tap water iontophoresis. Br J Dermatol. 1974;91(1):87-91.

페로니병

Mehrsai AR, Namdari F, Salavati A, Dehghani S, Allameh F, Pourmand G. Comparison of transdermal electromotive administration of verapamil and dexamethasone versus intra-lesional injection for Peyronie's disease. Andrology. 2013;1(1):129-32.

Montorsi F, Salonia A, Guazzoni G, Barbieri L, Colombo R, Brausi M, Scattoni V, Rigatti P, Pizzini G. Transdermal electromotive multi-drug administration for Peyronie's disease: preliminary results. J Androl. 2000;21(1):85-90.

Riedl CR, Plas E, Engelhardt P, Daha K, Pflüger H. Iontophoresis for treatment of Peyronie's disease. J Urol. 2000;163(1):95-9.

뼈관절염

Akinbo SR1, Aiyejusunle CB, Akinyemi OA, Adesegun SA, Danesi MA. Comparison of the therapeutic efficacy of phonophoresis and iontophoresis using dexamethasone sodium phosphate in the management of patients with knee osteoarthritis. Niger Postgrad Med J. 2007;14(3):190–4.

Aiyejusunle CB1, Kola–Korolo TA, Ajiboye OA. Comparison of the effects of tens and sodium salicylate iontophoresis in the management of osteoarthritis of the knee. Nig Q J Hosp Med. 2007;17(1):30–4.

힘줄염

Pellecchia GL, Hamel H, Behnke P. Treatment of infrapatellar tendinitis: A combination of modalities and transverse friction massage versus iontophoresis. J Sports Rehab. 1994;3(2):135–45.

Neeter C, Thomeé R, Silbernagel KG, Thomeé P, Karlsson J. Iontophoresis with or without dexamethazone in the treatment of acute Achilles tendon pain. Scand J Med Sci Sports. 13(6):376–82, 2003.

발바닥근막염

Gudeman SD, Eisele SA, Heidt RS Jr, Colosimo AJ, Stroupe AL. Treatment of plantar fasciitis by iontophoresis of 0.4% dexamethasone. A randomized, double–blind, placebo–controlled study. Am J Sports Med. 1997;25(3):312–6.

Chandler TJ. Iontophoresis of 0.4% dexamethasone for plantar fasciitis. Clin J Sport Med. 1998;8(1):68.

발꿈치 통증

Japour CJ, Vohra R, Vohra PK, Garfunkel L, Chin N. Management of heel pain syndrome with acetic acid iontophoresis. J Am Podiatr Med Assoc. 1999;89(5):251–7.

발바닥 사마귀

Soroko YT, Repking MC, Clemment JA, Mitchell PL, Berg L. Treatment of plantar verrucae using 2% sodium salicylate iontophoresis. Phys Ther. 2002;82(12):1184–91.

제11장 신경근육전기자극 근거

진료지침

문제 (P)	개입 (I)	결과 (O)	권고강도 (근거수준)	참고문헌
앞십자인대손상	신경근육전기자극	무릎 근력 증가	B(Ⅱ)	Logerstedt, 2010
무릎 연골손상		무릎 근력 증가	B	Logerstedt, 2010
무릎 뼈관절염		무릎 근력 증가	2a	CCHMC, 2009
뇌졸중		손 근력 증가	A(I)	Brosseau, 2006
		손 기능 증진	A(I)	Brosseau, 2006
		무릎 근력 증가	C+(I)	Brosseau, 2006
		무릎 관절운동범위 증가	C+(I)	Brosseau, 2006
		손, 팔 기능 증진	A (I++)	나은우, 2014
		무릎, 발목 근력 증가		
강직		강직 완화	C	NSF, 2010
		강직 완화	A(I)	Brosseau, 2006
어깨 부분탈구	신경근육전기자극	탈구 감소	A	SIGN, 2010
			A	NSF, 2010
			A (I++)	나은우, 2014
			A (Ia)	김연희, 2009
			A	Ottawa, 2006
			C	Ottawa, 2006
발처짐	신경근육전기자극	보행속도 증가	C (2+)	SIGN, 2010
		보행속도 증가	C	NICE, 2009
		보행기능 증진	B	VHA, 2020
		보행기능 증진	A (I++)	나은우, 2014
		보행기능 증진	B (Ⅱb)	김연희, 2009
운동능력 감소	신경근육전기자극	근력, 기능 증진	권고	Langer, 2009
			권고	KNGF, 2008
요실금	골반바닥근육전기자극	요실금 개선	C	EAU, 2010
			A (I)	SOGC, 2006
	엉치신경자극	요실금 개선	C	UTA, 2010
	뒤정강신경자극	요실금 개선	B	UTA, 2010
삼킴곤란	신경근육전기자극	삼킴 능력 증진	C (2+)	SIGN, 2010
			B	VHA, 2020
			A (I++)	나은우, 2014
			B (Ⅱb)	김연희, 2009

임상연구

문제 (P)	개입 (I)	결과 (O)	효과	근거수준	참고문헌
앞십자인대 수술	신경근육전기자극	근력 증가	O	I	Feil et al., 2011
			O	I	Fitzgeralde et al., 2003
			O	I	Lieber et al., 1996
			O	II	Hart et al., 2012
			O	II	Hasegawa et al., 2011
			O	II	Paternostro-Sluga et al., 1999
			O	II	Snyder-Mackler et al., 1995
			O	II	Snyder-Mackler et al., 1994
			O	II	Synder-Mackler et al., 1991
			O	II	Draper et al., 1991
			O	II	Delitto et al., 1988
			O	II	Sick et al., 1987
			O	II	Wigerstad-Lossing et al., 1988
무릎관절전치환술	신경근육전기자극	근력 증가	O	I	Stevens-Lapsley et al., 2012
			O	I	Avramidis et al., 2011
			O	I	Petterson et al., 2009
			O	II	Williams et al., 1986
무릎관절염	신경근육전기자극	근력 증가	O	I	Melo et al., 2014
			O	II	Laufer et al., 2014
			O	II	Bruce-Brand et al., 2012
			O	II	Durmuş et al., 2007
			O	II	Gaines et al., 2004
			O	II	Talbot et al., 2003
			X	I	Palmieri-Smith et al., 2010
강직	신경근육전기자극	강직 감소	O	I	Boyaci et al., 2013
			O	I	Sahin et al., 2012
			O	I	Mesci et al., 2012
			O	I	Ozer et al., 2006
			O	II	Yıldızgören et al., 2014
			X	I	Malhotra et al., 2013
			X	I	de Jong et al., 2013
어깨부분탈구	신경근육전기자극	탈구 감소	O	II	Manigandan et al., 2014
			O	II	Fil et al., 2011
			O	II	Koyuncu et al., 2010
			O	II	Wang et al., 2000
			O	II	Linn et al., 2012
			O	II	Kobayashi et al., 1999
			O	II	Faghri et al., 1994
			O	II	Baker et al., 1986
발처짐	신경근육전기자극	보행 능력 증진	O	I	Everaert et al., 2013

문제 (P)	개입 (I)	결과 (O)	효과	근거수준	참고문헌
			O	I	Knutson et al., 2011
			O	Ⅱ	Bethoux et al., 2014
			O	Ⅱ	Sabut et al., 2011
			O	Ⅱ	Sabut et al., 2010
			O	Ⅱ	Burridge et al., 1999
보행장애, 뇌성마비	신경근육전기자극	보행 능력 증진	O	Ⅱ	van der Linden et al., 2008
			O	I	Al-Abdulwahab et al., 2009
운동능력 감소	신경근육전기자극	근력, 기능 증진	O	I	Nuhr et al., 2004
만성심장기능상실			O	Ⅱ	Quittan et al., 2001
			O	Ⅱ	Dobšák et al., 2012
			O	Ⅱ	Banerjee et al., 2009
			O	Ⅱ	Dobšák et al., 2006
			O	Ⅱ	Harris et al., 2003
만성폐쇄폐질환	신경근육전기자극	근력, 기능 증진	O	I	Vivodtzev et al., 2003
			O	I	Neder et al., 2003
			O	I	Dall' Acqua et al., 2003
			O	I	Bourjeily-Habr et al., 2003
			O	Ⅱ	Vivodtzev et al., 2003
			O	Ⅱ	Vieira et al., 2003
복압요실금	골반바닥근육전기자극	요실금 개선	O	I	Correia et al., 2014
			O	I	Castro et al., 2008
			O	I	Bø et al., 1999
			O	Ⅱ	Knight et al., 2008
			X	I	Luber et al., 1997
			X	Ⅱ	Spruijt et al., 20
혼합 요실금	골반바닥근육전기자극	요실금 개선	O	I	Barroso et al., 2004
			O	I	McClurg et al., 2008
			O	I	Yamanishi et al., 2010
			O	Ⅱ	Mariotti et al., 2009
과민성 방광	전기자극	요실금 개선	O	I	Wang et al., 2004
			O	I	Yamanishi et al., 2000
			O	I	Brubaker et al., 1997
	정강신경전기자극	요실금 개선	O	I	Peters et al., 2010
			O	I	Finazzi-Agrò et al., 2010
			O	Ⅱ	Monteiro et al., 2014
			O	Ⅱ	Schreiner et al., 2010
			O	Ⅱ	Svihra et al., 2002
절박요실금	정강신경전기자극	요실금 개선	O	Ⅱ	Schreiner et al., 2010
			O	I	Lordêlo et al., 2010
			O	Ⅱ	Hassouna et al., 2000
변실금	정강신경전기자극	변실금 개선	O	Ⅱ	Bouguen et al., 2014

문제 (P)	개입 (I)	결과 (O)	효과	근거수준	참고문헌
	엉치신경전기자극	변실금 개선	O	I	Norton et al., 2006
			O	II	Tjandra et al., 2008
삼킴곤란	신경근육전기자극	삼킴 기능 증가	O	I	Park et al., 2012
			O	II	Bülow et al., 2008
			O	II	Freed et al., 2001
			O	II	Lin et al., 2011
			O	II	Ryu et al., 2009
			O	I	Heijnen et al., 2004

근거 참고문헌

진료지침

근육약화

Logerstedt DS, Snyder-Mackler L, Ritter RC, Axe MJ, Godges JJ, Orthopaedic Section of the American Physical Therapist Association. Knee stability and movement coordination impairments: knee ligament sprain. J Orthop Sports Phys Ther. 2010;40(4): A1-A37.

Logerstedt DS, Snyder-Mackler L, Ritter RC, Axe MJ, Orthopedic Section of the American Physical Therapy Association. Knee pain and mobility impairments: meniscal and articular cartilage lesions. J Orthop Sports Phys Ther. 2010;40(6):A1-A35.

Cincinnati Children's Hospital Medical Center. Evidence-based care guideline for management of osteochondritis dissecans of the knee in children and young adults ages 5 through 18 years. Cincinnati Children's Hospital Medical Center. 2009.

Brosseau L, Wells GA, Finestone HM, Egan M, Dubouloz CJ, Graham I, Casimiro L, Robinson VA, Bilodeau M, McGowan J. Clinical practice guidelines for electrical stimulation. Top Stroke Rehabil 2006;13(2):54-60.

강직

National Stroke Foundation. Managing complications. In: Clinical guidelines for stroke management 2010. National Stroke Foundation. 2010.

Brosseau L, Wells GA, Finestone HM, Egan M, Dubouloz CJ, Graham I, Casimiro L, Robinson VA, Bilodeau M, McGowan J. Clinical practice guidelines for electrical stimulation. Top Stroke Rehabil 2006;13(2):54-60.

어깨부분탈구

Ottawa Panel, Khadilkar A, Phillips K, Jean N, Lamothe C, Milne S, Sarnecka J. Ottawa panel evidence-based clinical practice guidelines for post-stroke rehabilitation. Top Stroke Rehabil. 2006; 13(2):1-269.

나은우, 김연희, 온석훈, 전민호, 김민욱, 유우경, 편성범, 이영희, 박주현, 손민균. 뇌졸중 재활치료를 위한 한국형 표준 진료 지침 2012. 뇌신경재활. 2014;7(S1):1-75.

김연희, 박시운, 정한영, 백남종, 김일수, 한태륜, 편성범, 윤병우, 이종민, 유우경, 권순억, 신용일, 온석훈, 김덕용, 한수정, 전민호, 김대열, 김대열, 김민욱, 장원혁, 이경희. 뇌졸중 재활치료를 위한 한국형 표준 진료 지침. 뇌신경재활. 2009;2(1):1-38.

발처짐

Scottish Intercollegiate Guidelines Network. Management of patients with stroke: rehabilitation, prevention and management of complications, and discharge planning. A national clinical guideline. SIGN. 2010.

Management of Stroke Rehabilitation Working Group. VA/DoD clinical practice guideline for the management of stroke rehabilitation. Veterans Health Administration. 2010.

운동능력 감소

Langer D, Hendriks E, Burtin C, Probst V, van der Schans C, Paterson W, Verhoef-de Wijk M, Straver R, Klaassen M, Troosters T, Decramer M, Ninane V, Delguste P, Muris J, Gosselink R. A clinical practice guideline for physiotherapists treating patients with chronic obstructive pulmonary disease based on a systematic review of available evidence. Clin Rehabil. 2009;23(5):445-62.

KNGF-Guideline for physical therapy in patients with chronic obstructive pulmonary disease. Dutch Journal of Physical Therapy. Supplement 118(4), 2008.

요실금

Lucas M, Bosch R, Cruz F, de Ridder D, Neisius A, Pickard R, Schröder A, Tubaro A, Turner W. 2010 addendum to 2009 urinary incontinence guidelines. European Association of Urology (EAU). 2010.

SOGC CLINICAL PRACTICE GUIDELINE. Conservative Management of Urinary. Incontinence. J Obstet Gynaecol Can. 2006;28(12):1113-8.

University of Texas at Austin, School of Nursing, Family Nurse Practitioner Program. Recommendations for the management of urge urinary incontinence in women. University of Texas at Austin, School of Nursing. 2010.

삼킴곤란

Langer D, Hendriks E, Burtin C, Probst V, van der Schans C, Paterson W, Verhoef-de Wijk M, Straver R, Klaassen M, Troosters T, Decramer M, Ninane V, Delguste P, Muris J, Gosselink R. A clinical practice guideline for physiotherapists treating patients with chronic obstructive pulmonary disease based on a systematic review of available evidence. Clin Rehabil. 2009;23(5):445-62.

KNGF-Guideline for physical therapy in patients with chronic obstructive pulmonary disease. Dutch Journal of Physical Therapy. Supplement 118(4), 2008.

체계적 고찰

근육약화

Imoto AM, Peccin S, Almeida GJ, Saconato H, Atallah ÁN. Effectiveness of electrical stimulation on rehabilitation after ligament and meniscal injuries: a systematic review. Sao Paulo Med J. 2011;129(6):414-23.

Kim KM, Croy T, Hertel J, Saliba S. Effects of neuromuscular electrical stimulation after anterior cruciate ligament reconstruction on quadriceps strength, function, and patient-oriented outcomes: a systematic review. J Orthop Sports Phys Ther. 2010; 40(7):383-91.

Monaghan B, Caulfield B, O'Mathúna DP. Surface neuromuscular electrical stimulation for quadriceps strengthening pre and post total knee replacement. Cochrane Database Syst Rev. 2010;1:CD007177.

Brosseau LU, Pelland LU, Casimiro LY, Robinson VI, Tugwell PE, Wells GE. Electrical stimulation for the treatment of rheumatoid arthritis. Cochrane Database Syst Rev. 2002;2:CD003687.

de Oliveira Melo M, Aragão FA, Vaz MA. Neuromuscular electrical stimulation for muscle strengthening in elderly with knee osteoarthritis - a systematic review. Complement Ther Clin Pract. 2013;19(1):27-31.

Ada L, Dorsch S, Canning CG. Strengthening interventions increase strength and improve activity after stroke: a systematic review. Aust J Physiother. 2006;52(4):241-8.

어깨부분탈구

Ada L, Foongchomcheay A. Efficacy of electrical stimulation in preventing or reducing subluxation of the shoulder after stroke: a meta-analysis. Aust J Physiother. 2002; 48(4):257-67.

Price CI, Pandyan AD. Electrical stimulation for preventing and treating post-stroke shoulder pain: a systematic Cochrane review. Clin Rehabil. 2001;15(1):5-19.

발처짐

Roche A, Laighin G, Coote S. Surface-applied functional electrical stimulation for orthotic and therapeutic treatment of drop-foot after stroke-a systematic review. Phys Ther Rev. 2009;14(2):63-80.

Robbins SM, Houghton PE, Woodbury MG, Brown JL. The therapeutic effect of functional and transcutaneous electric stimulation on improving gait speed in stroke patients: a meta-analysis. Arch Phys Med Rehabil. 2006;87(6):853-9.

운동능력 감소

Maddocks M, Gao W, Higginson IJ, Wilcock A. Neuromuscular electrical stimulation for muscle weakness in adults with advanced disease. Cochrane Database Syst Rev. 2013;1:CD009419.

Maffiuletti NA, Roig M, Karatzanos E, Nanas S. Neuromuscular electrical stimulation for preventing skeletal-muscle weakness and wasting in critically ill patients: a systematic review. BMC Med. 2013;11:137.

Roig M, Reid WD. Electrical stimulation and peripheral muscle function in COPD: a systematic review. Respir Med. 2009;103(4):485-95.

Smart NA, Dieberg G, Giallauria F. Functional electrical stimulation for chronic heart failure: A meta-analysis. Int J Cardiol. 2013;167(1):80-6.

Sbruzzi G, Ribeiro RA, Schaan BD, Signori LU, Silva AM, Irigoyen MC, Plentz RD. Functional electrical stimulation in the treatment of patients with chronic heart failure: a meta-analysis of randomized controlled trials. Eur J Cardiovasc Prev Rehabil. 2010;17(3):254-60.

Bausewein C, Booth S, Gysels M, Higginson I. Non-pharmacological interventions for breathlessness in advanced stages of malignant and non-malignant diseases. Cochrane Database Syst Rev. 2008;2:CD005623.

요실금

Berghmans B, Hendriks E, Bernards A, de Bie R, Omar MI. Electrical stimulation with non-implanted electrodes for urinary incontinence in men. Cochrane Database Syst Rev. 2013;6:CD001202.

Ayeleke RO, Hay-Smith EJ, Omar MI. Pelvic floor muscle training added to another active treatment versus the same active treatment alone for urinary incontinence in women. Cochrane Database Syst Rev. 2013;11:CD010551.

Anderson CA, Omar MI, Campbell SE, Hunter KF, Cody JD, Glazener CM. Conservative management for postprostatectomy urinary incontinence. Cochrane Database Syst Rev. 2015;1:CD001843.

Campbell SE, Glazener CM, Hunter KF, Cody JD, Moore KN. Conservative management for post-prostatectomy urinary incontinence. Cochrane Database Syst Rev. 2012;1: CD001843.

삼킴곤란

van Hooren MR, Baijens LW, Voskuilen S, Oosterloo M, Kremer B. Treatment effects for dysphagia in Parkinson's disease: a systematic review. Parkinsonism Relat Disord. 2014;20(8):800-7.

Tan C, Liu Y, Li W, Liu J, Chen L. Transcutaneous neuromuscular electrical stimulation can improve swallowing function in patients with dysphagia caused by non-stroke diseases: a meta-analysis. J Oral Rehabil. 2013;40(6):472-80.

Geeganage C, Beavan J, Ellender S, Bath PM. Interventions for dysphagia and nutritional support in acute and subacute stroke. Cochrane Database Syst Rev. 2012;10:CD000323.

Carnaby-Mann GD, Crary MA. Examining the evidence on neuromuscular electrical stimulation for swallowing: a meta-analysis. Arch Otolaryngol Head Neck Surg. 2007; 133(6):564-71.

임상연구

근육약화

Feil S, Newell J, Minogue C, Paessler HH. The effectiveness of supplementing a standard rehabilitation program with superimposed neuromuscular electrical stimulation after anterior cruciate ligament reconstruction: a prospective, randomized, single-blind study. Am J Sports Med. 2011;39(6):1238-47.

Fitzgerald GK, Piva SR, Irrgang JJ. A modified neuromuscular electrical stimulation protocol for quadriceps strength training following anterior cruciate ligament reconstruction. J Orthop Sports Phys Ther. 2003;33(9):492-501.

Lieber RL, Silva PD, Daniel DM. Equal effectiveness of electrical and volitional strength training for quadriceps femoris muscles after anterior cruciate ligament surgery. J Orthop Res. 1996;14(1):131-8.

Hart JM, Kuenze CM, Pietrosimone BG, Ingersoll CD. Quadriceps function in anterior cruciate ligament-deficient knees exercising with transcutaneous electrical nerve stimulation and cryotherapy: a randomized controlled study. Clin Rehabil. 2012;26(11): 974-81.

Hasegawa S, Kobayashi M, Arai R, Tamaki A, Nakamura T, Moritani T. Effect of early implementation of electrical muscle stimulation to prevent muscle atrophy and weakness in patients after anterior cruciate ligament reconstruction. J Electromyogr Kinesiol. 2011;21(4):622-30.

Paternostro-Sluga T, Fialka C, Alacamliogliu Y, Saradeth T, Fialka-Moser V. Neuromuscular electrical stimulation after anterior cruciate ligament surgery. Clin Orthop Relat Res. 1999;368:166-75.

Snyder-Mackler L, Delitto A, Bailey SL, Stralka SW. Strength of the quadriceps femoris muscle and functional recovery after reconstruction of the anterior cruciate ligament. A prospective, randomized clinical trial of electrical stimulation. J Bone Joint Surg Am. 1995;77(8):1166-73.

Snyder-Mackler L, Delitto A, Stralka SW, Bailey SL. Use of electrical stimulation to enhance recovery of quadriceps femoris muscle force production in patients following anterior cruciate ligament reconstruction. Phys Ther. 1994;74(10):901-7.

Snyder-Mackler L1, Ladin Z, Schepsis AA, Young JC. Electrical stimulation of the thigh muscles after reconstruction of the anterior cruciate ligament. Effects of electrically elicited contraction of the quadriceps femoris and hamstring muscles on gait and on strength of the thigh muscles. J Bone Joint Surg Am. 1991;73(7):1025-36.

Draper V, Ballard L. Electrical stimulation versus electromyographic biofeedback in the recovery of quadriceps femoris muscle function following anterior cruciate ligament surgery. Phys Ther. 1991;71(6):455-61.

Delitto A, Rose SJ, McKowen JM, Lehman RC, Thomas JA, Shively RA. Electrical stimulation versus voluntary exercise in strengthening thigh musculature after anterior cruciate ligament surgery. Phys Ther. 1988;68(5):660-3.

Sisk TD, Stralka SW, Deering MB, Griffin JW. Effect of electrical stimulation on quadriceps strength after reconstructive surgery of the anterior cruciate ligament. Am J Sports Med. 1987;15(3):215-20.

Wigerstad-Lossing I, Grimby G, Jonsson T, Morelli B, Peterson L, Renström P. Effects of electrical muscle stimulation combined with voluntary contractions after knee ligament surgery. Med Sci Sports Exerc. 1988;20(1):93-8.

Stevens-Lapsley JE, Balter JE, Wolfe P, Eckhoff DG, Kohrt WM. Early neuromuscular electrical stimulation to improve quadriceps muscle strength after total knee arthroplasty: a randomized controlled trial. Phys Ther. 2012;92(2):210-26.

Avramidis K, Karachalios T, Popotonasios K, Sacorafas D, Papathanasiades AA, Malizos KN. Does electric stimulation of the vastus medialis muscle influence rehabilitation after total knee replacement? Orthopedics 2011;34(3):175.

Petterson SC, Mizner RL, Stevens JE, Raisis L, Bodenstab A, Newcomb W, Snyder-Mackler L. Improved function from progressive strengthening interventions after total knee arthroplasty: a randomized clinical trial with an imbedded prospective cohort. Arthritis Rheum. 2009;61(2):174-83.

Williams RA, Morrissey MC, Brewster CE. The effect of electrical stimulation on quadriceps strength and thigh circumference in menisectomy patients. J Orthop Sports Phys Ther. 1986;8(3):143-6.

Melo MD, Pompeo KD, Brodt GA, Baroni BM, da Silva Junior DP, Vaz MA. Effects of neuromuscular electrical stimulation and low-level laser therapy on the muscle architecture and functional capacity in elderly patients with knee osteoarthritis: a randomized controlled trial. Clin Rehabil. 2014. [Epub ahead of print]

Laufer Y, Shtraker H, Elboim Gabyzon M. The effects of exercise and neuromuscular electrical stimulation in subjects with knee osteoarthritis: a 3-month follow-up study. Clin Interv Aging. 2014;9:1153-61.

Bruce-Brand RA, Walls RJ, Ong JC, Emerson BS, O'Byrne JM, Moyna NM. Effects of home-based resistance training and neuromuscular electrical stimulation in knee osteoarthritis: a randomized controlled trial. BMC Musculoskelet Disord. 2012;13:118.

Durmuş D, Alayli G, Cantürk F. Effects of quadriceps electrical stimulation program on clinical parameters in the patients with knee osteoarthritis. Clin Rheumatol. 2007;26(5):674-8.

Gaines JM, Metter EJ, Talbot LA. The effect of neuromuscular electrical stimulation on arthritis knee pain in older adults with osteoarthritis of the knee. Appl Nurs Res. 2004;17(3):201-6.

Gaines JM, Metter EJ, Talbot LA. The effect of neuromuscular electrical stimulation on arthritis knee pain in older adults with osteoarthritis of the knee. Appl Nurs Res. 2004;17(3):201-6.

Talbot LA, Gaines JM, Ling SM, Metter EJ. A home-based protocol of electrical muscle stimulation for quadriceps muscle strength in older adults with osteoarthritis of the knee. J Rheumatol. 2003;30(7):1571-8.

Palmieri-Smith RM, Thomas AC, Karvonen-Gutierrez C, Sowers M. A clinical trial of neuromuscular electrical stimulation in improving quadriceps muscle strength and activation among women with mild and moderate osteoarthritis. Phys Ther. 2010;90(10):1441-52.

강직

Boyaci A, Topuz O, Alkan H, Ozgen M, Sarsan A, Yildiz N, Ardic F. Comparison of the effectiveness of active and passive neuromuscular electrical stimulation of hemiplegic upper extremities: a randomized, controlled trial. Int J Rehabil Res. 2013; 36(4):315-22.

Sahin N, Ugurlu H, Albayrak I. The efficacy of electrical stimulation in reducing the post-stroke spasticity: a randomized controlled study. Disabil Rehabil. 2012;34(2): 151-6.

Mesci N, Ozdemir F, Kabayel DD, Tokuc B. The effects of neuromuscular electrical stimulation on clinical improvement in hemiplegic lower extremity rehabilitation in chronic stroke: a single-blind, randomised, controlled trial. Disabil Rehabil. 2009;31(24): 2047-54.

Ozer K, Chesher SP, Scheker LR. Neuromuscular electrical stimulation and dynamic bracing for the management of upper-extremity spasticity in children with cerebral palsy. Dev Med Child Neurol.

2006;48(7):559–63.

Yıldızgören MT, Nakipoğlu Yüzer GF, Ekiz T, Özgirgin N. Effects of neuromuscular electrical stimulation on the wrist and finger flexor spasticity and hand functions in cerebral palsy. Pediatr Neurol. 2014;51(3):360–4.

Malhotra S, Rosewilliam S, Hermens H, Roffe C, Jones P, Pandyan AD. A randomized controlled trial of surface neuromuscular electrical stimulation applied early after acute stroke: effects on wrist pain, spasticity and contractures. Clin Rehabil. 2013l;27(7): 579–90.

de Jong LD, Dijkstra PU, Gerritsen J, Geurts ACH, Postema K. Combined arm stretch positioning and neuromuscular electrical stimulation during rehabilitation does not improve range of motion, shoulder pain or function in patients after stroke: a randomised trial. J Physiother. 2013;59(4):245–254.

어깨부분탈구

Manigandan JB, Ganesh GS, Pattnaik M, Mohanty P. Effect of electrical stimulation to long head of biceps in reducing gleno humeral subluxation after stroke. NeuroRehabilitation. 2014;34(2):245–52.

Fil A, Armutlu K, Atay AO, Kerimoglu U, Elibol B. The effect of electrical stimulation in combination with Bobath techniques in the prevention of shoulder subluxation in acute stroke patients. Clin Rehabil. 2011;25(1):51–9.

Koyuncu E, Nakipoğlu–Yüzer GF, Doğan A, Ozgirgin N. The effectiveness of functional electrical stimulation for the treatment of shoulder subluxation and shoulder pain in hemiplegic patients: A randomized controlled trial. Disabil Rehabil. 2010;32(7):560–6.

Wang RY, Chan RC, Tsai MW. Functional electrical stimulation on chronic and acute hemiplegic shoulder subluxation. Am J Phys Med Rehabil. 2000;79(4):385–90.

Linn SL, Granat MH, Lees KR. Prevention of shoulder subluxation after stroke with electrical stimulation. Stroke. 1999;30(5):963–8.

Kobayashi H, Onishi H, Ihashi K, Yagi R, Handa Y. Reduction in subluxation and improved muscle function of the hemiplegic shoulder joint after therapeutic electrical stimulation. J Electromyogr Kinesiol. 1999;9(5):327–36.

Faghri PD, Rodgers MM, Glaser RM, Bors JG, Ho C, Akuthota P. The effects of functional electrical stimulation on shoulder subluxation, arm function recovery, and shoulder pain in hemiplegic stroke patients. Arch Phys Med Rehabil. 1994;75(1):73–9.

Baker LL, Parker K. Neuromuscular electrical stimulation of the muscles surrounding the shoulder. Phys Ther. 1986;66(12):1930–7.

발처짐

Everaert DG, Stein RB, Abrams GM, Dromerick AW, Francisco GE, Hafner BJ, Huskey TN, Munin MC, Nolan KJ, Kufta CV. Effect of a foot–drop stimulator and ankle–foot orthosis on walking performance after stroke: a multicenter randomized controlled trial. Neurorehabil Neural Repair. 2013;27(7):579–91.

Knutson JS, Hansen K, Nagy J, Bailey SN, Gunzler DD, Sheffler LR, Chae J. Contralaterally controlled neuromuscular electrical stimulation for recovery of ankle dorsiflexion: a pilot randomized controlled trial in patients with chronic post–stroke hemiplegia. Am J Phys Med Rehabil. 2013;92(8):656–65.

Bethoux F, Rogers HL, Nolan KJ, Abrams GM, Annaswamy TM, Brandstater M, Browne B, Burnfield JM, Feng W, Freed MJ, Geis C, Greenberg J, Gudesblatt M13, Ikramuddin F, Jayaraman A, Kautz SA, Lutsep HL, Madhavan S, Meilahn J, Pease WS, Rao N, Seetharama S, Sethi P, Turk MA, Wallis RA, Kufta C. The effects of peroneal nerve functional electrical stimulation versus ankle–foot orthosis in patients with chronic stroke: a randomized controlled trial. Neurorehabil Neural Repair.

2014;28(7):688-97.

Sabut SK, Sikdar C, Kumar R, Mahadevappa M. Functional electrical stimulation of dorsiflexor muscle: effects on dorsiflexor strength, plantarflexor spasticity, and motor recovery in stroke patients. NeuroRehabilitation. 2011;29(4):393-400.

Sabut SK, Sikdar C, Mondal R, Kumar R, Mahadevappa M. Restoration of gait and motor recovery by functional electrical stimulation therapy in persons with stroke. Disabil Rehabil. 2010;32(19): 1594-603.

Burridge JH, Taylor PN, Hagan SA, Wood DE, Swain ID. The effects of common peroneal stimulation on the effort and speed of walking: a randomized controlled trial with chronic hemiplegic patients. Clin Rehabil. 1997;11(3):201-10.

보행장애

van der Linden ML, Hazlewood ME, Hillman SJ, Robb JE. Functional electrical stimulation to the dorsi-flexors and quadriceps in children with cerebral palsy. Pediatr Phys Ther. 2008;20(1):23-9.

Al-Abdulwahab SS, Al-Khatrawi WM. Neuromuscular electrical stimulation of the gluteus medius improves the gait of children with cerebral palsy. NeuroRehabilitation. 2009;24(3):209-17.

운동능력 감소

Nuhr MJ, Pette D, Berger R, Quittan M, Crevenna R, Huelsman M, Wiesinger GF, Moser P, Fialka-Moser V, Pacher R. Beneficial effects of chronic low-frequency stimulation of thigh muscles in patients with advanced chronic heart failure. Eur Heart J. 2004;25(2):136-43.

Quittan M, Wiesinger GF, Sturm B, Puig S, Mayr W, Sochor A, Paternostro T, Resch KL, Pacher R, Fialka-Moser V. Improvement of thigh muscles by neuromuscular electrical stimulation in patients with refractory heart failure: a single-blind, randomized, controlled trial. Am J Phys Med Rehabil. 2001;80(3):206-14.

Dobsák P, Nováková M, Fiser B, Siegelová J, Balcárková P, Spinarová L, Vítovec J, Minami N, Nagasaka M, Kohzuki M, Yambe T, Imachi K, Nitta S, Eicher JC, Wolf JE. Electrical stimulation of skeletal muscles. An alternative to aerobic exercise training in patients with chronic heart failure? Int Heart J. 2006;47(3):441-53.

Harris S, LeMaitre JP, Mackenzie G, Fox KA, Denvir MA. A randomised study of home-based electrical stimulation of the legs and conventional bicycle exercise training for patients with chronic heart failure. Eur Heart J. 2003;24(9):871-8.

Banerjee P, Caulfield B, Crowe L, Clark AL. Prolonged electrical muscle stimulation exercise improves strength, peak VO2, and exercise capacity in patients with stable chronic heart failure. J Card Fail. 2009;15(4):319-26.

Vivodtzev I, Debigaré R, Gagnon P, Mainguy V, Saey D, Dubé A, Paré MÈ, Bélanger M, Maltais F. Functional and muscular effects of neuromuscular electrical stimulation in patients with severe COPD: a randomized clinical trial. Chest. 2012;141(3):716-25.

Neder JA, Sword D, Ward SA, Mackay E, Cochrane LM, Clark CJ. Home based neuromuscular electrical stimulation as a new rehabilitative strategy for severely disabled patients with chronic obstructive pulmonary disease (COPD). Thorax. 2002;57(4): 333-7.

Dall' Acqua AA, Dohnert M, dos Santos L. Neuromuscular electrical stimulation with Russian current for expiratory muscle training in patients with chronic obstructive pulmonary disease. J Phys Ther Sci. 2012;24(10):955-959.

Bourjeily-Habr G, Rochester CL, Palermo F, Snyder P, Mohsenin V. Randomised controlled trial of transcutaneous electrical muscle stimulation of the lower extremities in patients with chronic obstructive pulmonary disease. Thorax. 2002;57(12):1045-9.

Vivodtzev I, Pépin JL, Vottero G, Mayer V, Porsin B, Lévy P, Wuyam B. Improvement in quadriceps strength and dyspnea in daily tasks after 1 month of electrical stimulation in severely deconditioned and malnourished COPD. Chest. 2006;129(6):1540-8.

Vieira PJ, Chiappa AM, Cipriano G Jr, Umpierre D, Arena R, Chiappa GR. Neuromuscular electrical stimulation improves clinical and physiological function in COPD patients. Respir Med. 2014;108(4):609-20.

요실금

Correia GN, Pereira VS, Hirakawa HS, Driusso P. Effects of surface and intravaginal electrical stimulation in the treatment of women with stress urinary incontinence: randomized controlled trial. Eur J Obstet Gynecol Reprod Biol. 2014;173:113-8.

Bø K, Talseth T, Holme I. Single blind, randomised controlled trial of pelvic floor exercises, electrical stimulation, vaginal cones, and no treatment in management of genuine stress incontinence in women. BMJ. 1999;318(7182):487-93.

Castro RA, Arruda RM, Zanetti MR, Santos PD, Sartori MG, Girão MJ. Single-blind, randomized, controlled trial of pelvic floor muscle training, electrical stimulation, vaginal cones, and no active treatment in the management of stress urinary incontinence. Clinics (Sao Paulo). 2008;63(4):465-72.

Knight S, Laycock J, Naylor D. Evaluation of neuromuscular electrical stimulation in the treatment of genuine stress incontinence. Physiotherapy 1998;84(2):61-71.

Luber KM, Wolde-Tsadik G. Efficacy of functional electrical stimulation in treating genuine stress incontinence: a randomized clinical trial. Neurourol Urodyn. 1997;16(6): 543-51.

Spruijt J, Vierhout M, Verstraeten R, Janssens J, Burger C. Vaginal electrical stimulation of the pelvic floor: a randomized feasibility study in urinary incontinent elderly women. Acta Obstet Gynecol Scand. 2003;82(11):1043-8.

Barroso JC, Ramos JG, Martins-Costa S, Sanches PR, Muller AF. Transvaginal electrical stimulation in the treatment of urinary incontinence. BJU Int. 2004;93(3):319-23.

McClurg D, Ashe RG, Lowe-Strong AS. Neuromuscular electrical stimulation and the treatment of lower urinary tract dysfunction in multiple sclerosis: a double blind, placebo controlled, randomised clinical trial. Neurourol Urodyn. 2008;27(3):231-7.

Yamanishi T, Mizuno T, Watanabe M, Honda M, Yoshida K. Randomized, placebo controlled study of electrical stimulation with pelvic floor muscle training for severe urinary incontinence after radical prostatectomy. J Urol. 2010;184(5):2007-12.

Mariotti G, Sciarra A, Gentilucci A, Salciccia S, Alfarone A, Di Pierro G, Gentile V. Early recovery of urinary continence after radical prostatectomy using early pelvic floor electrical stimulation and biofeedback associated treatment. Urol. 2009;181(4):1788-93.

Wang AC, Wang YY, Chen MC. Single-blind, randomized trial of pelvic floor muscle training, biofeedback-assisted pelvic floor muscle training, and electrical stimulation in the management of overactive bladder. Urology. 2004;63(1):61-6.

Yamanishi T, Yasuda K, Sakakibara R, Hattori T, Suda S. Randomized, double-blind study of electrical stimulation for urinary incontinence due to detrusor overactivity. Urology. 2000;55(3):353-7.

Brubaker L, Benson JT, Bent A, Clark A, Shott S. Transvaginal electrical stimulation for female urinary incontinence. Am J Obstet Gynecol. 1997;177(3):536-40.

Peters KM, Carrico DJ, Perez-Marrero RA, Khan AU, Wooldridge LS, Davis GL, Macdiarmid SA. Randomized trial of percutaneous tibial nerve stimulation versus Sham efficacy in the treatment of overactive bladder syndrome: results from the SUmiT trial. J Urol. 2010;183(4):1438-43.

Finazzi-Agrò E, Petta F, Sciobica F, Pasqualetti P, Musco S, Bove P. Percutaneous tibial nerve stimulation effects on detrusor overactivity incontinence are not due to a placebo effect: a randomized, double-blind, placebo controlled trial. J Urol. 2010;184(5): 2001-6.

Monteiro ÉS, de Carvalho LB, Fukujima MM, Lora MI, do Prado GF. Electrical stimulation of the posterior tibialis nerve improves symptoms of poststroke neurogenic overactive bladder in men: a randomized controlled trial. Urology. 2014;84(3):509-14.

Schreiner L, dos Santos TG, Knorst MR, da Silva Filho IG. Randomized trial of transcutaneous tibial nerve stimulation to treat urge urinary incontinence in older women. Int Urogynecol J. 2010;21(9): 1065-70.

Svihra J, Kurca E, Luptak J, Kliment J. Neuromodulative treatment of overactive bladder--noninvasive tibial nerve stimulation. Bratisl Lek Listy. 2002;103(12):480-3.

Lordêlo P, Teles A, Veiga ML, Correia LC, Barroso U Jr. Transcutaneous electrical nerve stimulation in children with overactive bladder: a randomized clinical trial. J Urol. 2010;184(2):683-9.

Hassouna MM, Siegel SW, Nÿeholt AA, Elhilali MM, van Kerrebroeck PE, Das AK, Gajewski JB, Janknegt RA, Rivas DA, Dijkema H, Milam DF, Oleson KA, Schmidt RA. Sacral neuromodulation in the treatment of urgency-frequency symptoms: a multicenter study on efficacy and safety. J Urol. 2000; 163(6):1849-54.

변실금

Bouguen G, Ropert A, Lainé F, Pequin P, Morcet J, Bretagne JF, Siproudhis L. Effects of transcutaneous tibial nerve stimulation on anorectal physiology in fecal incontinence: a double-blind placebo-controlled cross-over evaluation. Neurogastroenterol Motil. 2014;26(2):247-54.

Norton C, Gibbs A, Kamm MA. Randomized, controlled trial of anal electrical stimulation for fecal incontinence. Dis Colon Rectum. 2006;49(2):190-6.

Tjandra JJ, Chan MK, Yeh CH, Murray-Green C. Sacral nerve stimulation is more effective than optimal medical therapy for severe fecal incontinence: a randomized, controlled study. Dis Colon Rectum. 2008;51(5):494-502.

삼킴곤란

Park JW, Kim Y, Oh JC, Lee HJ. Effortful swallowing training combined with electrical stimulation in post-stroke dysphagia: a randomized controlled study. Dysphagia. 2012;27(4):521-7.

Bülow M, Speyer R, Baijens L, Woisard V, Ekberg O. Neuromuscular electrical stimulation (NMES) in stroke patients with oral and pharyngeal dysfunction. Dysphagia. 2008;23(3):302-9.

Freed ML, Freed L, Chatburn RL, Christian M. Electrical stimulation for swallowing disorders caused by stroke. Respir Care. 2001;46(5):466-74.

Lim KB, Lee HJ, Lim SS, Choi YI. Neuromuscular electrical and thermal-tactile stimulation for dysphagia caused by stroke: a randomized controlled trial. J Rehabil Med. 2009;41(3):174-8.

Lin PH, Hsiao TY, Chang YC, Ting LL, Chen WS, Chen SC, Wang TG. Effects of functional electrical stimulation on dysphagia caused by radiation therapy in patients with nasopharyngeal carcinoma. Support Care Cancer. 2011;19(1):91-9.

Ryu JS, Kang JY, Park JY, Nam SY, Choi SH, Roh JL, Kim SY, Choi KH. The effect of electrical stimulation therapy on dysphagia following treatment for head and neck cancer. Oral Oncol. 2009; 45(8):665-8.

Heijnen BJ, Speyer R, Baijens LW, Bogaardt HC. Neuromuscular electrical stimulation versus traditional therapy in patients with Parkinson's disease and oropharyngeal dysphagia: effects on quality of life. Dysphagia. 2012;27(3):336-45.

제12장 간섭전류치료 근거

진료지침

문제 (P)	개입 (I)	결과 (O)	권고강도 (근거수준)	참고문헌
뼈관절염	간섭전류치료	통증 감소, 기능 증진	B (1+)	SMOH, 2010

임상연구

문제 (P)	개입 (I)	결과 (O)	효과	근거수준	참고문헌
턱관절장애	간섭전류자극	통증 감소	X	Ⅱ	Taylor et al., 1987
근근막통증증후군	간섭전류자극	통증 감소	O	Ⅰ	Almeida et al., 2003
			O	Ⅱ	Hou et al., 2002
어깨통증	간섭전류자극	통증 감소	O	Ⅰ	Montes-Molina et al., 2012
			O	Ⅰ	Montes-Molina et al., 2012
			O	Ⅰ	Cheing et al., 2008
			O	Ⅰ	Van Der Heijden et al., 1999
손목굴증후군	간섭전류자극	통증 감소, 기능증진	O	Ⅰ	Koca et al., 2014
허리통증	간섭전류자극	통증 감소, 기능 증진			
			O	Ⅰ	Fuentes et al., 2014
			O	Ⅰ	Lara-Palomo et al., 2013
			O	Ⅰ	Facci et al., 2011
			O	Ⅰ	Lau et al., 2008
			O	Ⅰ	Zambito et al., 2007
			O	Ⅰ	Zambito et al., 2006
			O	Ⅰ	Hurley et al., 2004
			O	Ⅰ	Hurley et al., 2001
뼈관절염	간섭전류자극	통증 감소, 기능 증진	O	Ⅰ	Atamaz et al., 2012
			O	Ⅰ	Gundog et al., 2002
			O	Ⅰ	Quirk et al., 1985
			O	Ⅱ	Montes-Molina et al., 2009
			O	Ⅱ	Burch et al., 2008
			O	Ⅱ	Adedoyin et al., 2005
			O	Ⅱ	Defrin et al., 2005
			O	Ⅱ	Adedoyin et al., 2002
강직	간섭전류자극	강직 감소	O	Ⅰ	Suh et al., 2014
복압요실금	간섭전류자극	요실금 개선	O	Ⅰ	Patil et al., 2010
			O	Ⅱ	Demirtürk et al., 2008
			O	Ⅱ	Turkan et al., 2005
			O	Ⅱ	Dumoulin et al., 1995

문제 (P)	개입 (I)	결과 (O)	효과	근거수준	참고문헌
			O	Ⅱ	Dumoulin et al., 1995
			O	Ⅱ	Laycock et al., 1993
			O	Ⅱ	Oláh et al., 1990
			O	Ⅱ	Wilson et al., 1990
			O	Ⅱ	Henella et al., 1989
			O	Ⅱ	Vahtera et al., 1997
배변장애	간섭전류자극	변실금 개선	O	Ⅱ	Kajbafzadeh et al., 2012
월경통	간섭전류자극	통증 감소	O	Ⅱ	Tugay et al., 2007
변비	간섭전류자극	변비 개선	O	Ⅱ	Clarke et al., 2012
			O	Ⅱ	Chase et al., 2007
과민대장증후군	간섭전류자극	증상 개선	O	Ⅰ	Coban et al., 2012
소화불량	간섭전류자극	증상 개선	O	Ⅰ	Köklü et al., 2010
골절	간섭전류자극	유합 촉진	O	Ⅱ	Fourie et al., 1997
			O	Ⅱ	Ganne, 1988
			O	Ⅱ	Ganneet al., 1979

근거 참고문헌

진료지침

Singapore Ministry of Health. Osteoarthritis of the knee. Singapore Ministry of Health. 2007.

체계적 고찰

Yu H, Côté P, Shearer HM, Wong JJ, Sutton DA, Randhawa KA, Varatharajan S, Southerst D, Mior SA, Ameis A, Stupar M, Nordin M, van der Velde GM, Carroll L, Jacobs CL, Taylor-Vaisey AL, Abdulla S, Shergill Y. Effectiveness of passive physical modalities for shoulder pain: a systematic review by the Ontario protocol for traffic injury management collaboration. Phys Ther. 2014. [Epub ahead of print]

Vonthein R, Heimerl T, Schwandner T, Ziegler A. Electrical stimulation and biofeedback for the treatment of fecal incontinence: a systematic review. Int J Colorectal Dis. 2013;28(11):1567-77.

Ruth O'Connor R, Hurley DA. The effectiveness of physiotherapeutic interventions in the management of delayed-onset muscle soreness: a systematic review. Phys Ther Rev. 2013;8(4):177-95.

Beatti A, Rayner A, Souvlis T, Chipchase L. The analgesic effect of interferential therapy on clinical and experimentally induced pain. Phys Ther Rev. 2013;15(4):243-52.

Fuentes JP, Armijo Olivo S, Magee DJ, Gross DP. Effectiveness of interferential current therapy in the management of musculoskeletal pain: a systematic review and meta-analysis. Phys Ther. 2010;90(9):1219-38.

Rutjes AW, Nüesch E, Sterchi R, Kalichman L, Hendriks E, Osiri M, Brosseau L, Reichenbach S, Jüni P. Transcutaneous electrostimulation for osteoarthritis of the knee. Cochrane Database Syst Rev. 2010;4:CD002823.

Kroeling P, Gross A, Goldsmith CH, Burnie SJ, Haines T, Graham N, Brant A. Electrotherapy for neck pain. Cochrane Database Syst Rev. 2009;4:CD004251.

Vernon H, Schneider M. Chiropractic management of myofascial trigger points and myofascial pain syndrome: a systematic review of the literature. J Manipulative Physiol Ther. 2009;32(1):14-24.

Poitras S, Brosseau L. Evidence-informed management of chronic low back pain with transcutaneous electrical nerve stimulation, interferential current, electrical muscle stimulation, ultrasound, and thermotherapy. Spine J. 2008;8(1):226-33.

Chou R, Huffman LH; American Pain Society; American College of Physicians. Nonpharmacologic therapies for acute and chronic low back pain: a review of the evidence for an American Pain Society/American College of Physicians clinical practice guideline. Ann Intern Med. 2007;147(7):492-504.

Bjordal JM, Johnson MI, Lopes-Martins RA, Bogen B, Chow R, Ljunggren AE. Short-term efficacy of physical interventions in osteoarthritic knee pain. A systematic review and meta-analysis of randomised placebo-controlled trials. BMC Musculoskelet Disord. 2007;8:51.

Rickards LG. The effectiveness of non-invasive treatments for active myofascial trigger point pain-A systematic review of the literature. Int J Osteopath Med. 2006;9(4): 120-36.

임상연구

턱관절장애

Taylor K, Newton RA, Personius WJ, Bush FM. Effects of interferential current stimulation for treatment of subjects with recurrent jaw pain. Phys Ther. 1987;67(3): 346-50.

근근막통증증후군

Almeida TF, Roizenblatt S, Benedito-Silva AA, Tufik S. The effect of combined therapy (ultrasound and interferential current) on pain and sleep in fibromyalgia. Pain. 2003;104(3):665-72.

Hou CR, Tsai LC, Cheng KF, Chung KC, Hong CZ. Immediate effects of various physical therapeutic modalities on cervical myofascial pain and trigger-point sensitivity. Arch Phys Med Rehabil. 2002;83(10):1406-14.

어깨통증

Montes-Molina R, Martínez-Rodríguez ME, Rodríguez AB, Martínez-Ruiz F, Prieto-Baquero A. Interferential light therapy in the treatment of shoulder tendinopathies: a randomized controlled pilot study. Clin Rehabil. 2012;26(12):1114-22.

Montes-Molina R, Prieto-Baquero A, Martinez-Rodriguez ME, Romojaro-Rodriguez AB, Gallego-Mendez V, Martinez-Ruiz F. Interferential laser therapy in the treatment of shoulder pain and disability from musculoskeletal pathologies: a randomised comparative study. Physiotherapy 2012;98(2):143-50.

Cheing GL, So EM, Chao CY. Effectiveness of electroacupuncture and interferential eloctrotherapy in the management of frozen shoulder. J Rehabil Med. 2008;40(3):166-70.

Van Der Heijden GJ, Leffers P, Wolters PJ, Verheijden JJ, van Mameren H, Houben JP, Bouter LM, Knipschild PG. No effect of bipolar interferential electrotherapy and pulsed ultrasound for soft tissue shoulder disorders: a randomised controlled trial. Ann Rheum Dis. 1999;58(9):530-40.

손목굴증후군

Koca I, Boyaci A, Tutoglu A, Ucar M, Kocaturk O. Assessment of the effectiveness of interferential current therapy and TENS in the management of carpal tunnel syndrome: a randomized controlled study. Rheumatol Int. 2014;34(12):1639-45.

허리통증

Fuentes J, Armijo-Olivo S, Funabashi M, Miciak M, Dick B, Warren S, Rashiq S, Magee DJ, Gross DP. Enhanced therapeutic alliance modulates pain intensity and muscle pain sensitivity in patients with chronic low back pain: an experimental controlled study. Phys Ther. 2014;94(4):477-89.

Lara-Palomo IC, Aguilar-Ferrándiz ME, Matarán-Peñarrocha GA, Saavedra-Hernández M, Granero-Molina J, Fernández-Sola C, Castro-Sánchez AM. Short-term effects of interferential current electro-massage in adults with chronic non-specific low back pain: a randomized controlled trial. Clin Rehabil. 2013;27(5):439-49.

Facci LM, Nowotny JP, Tormem F, Trevisani VF. Effects of transcutaneous electrical nerve stimulation (TENS) and interferential currents (IFC) in patients with nonspecific chronic low back pain: randomized clinical trial. Sao Paulo Med J. 2011;129(4):206-16.

Lau PM, Chow DH, Pope MH. Early physiotherapy intervention in an Accident and Emergency Department reduces pain and improves satisfaction for patients with acute low back pain: a randomised trial. Aust J Physiother. 2008;54(4):243-9.

Zambito A, Bianchini D, Gatti D, Rossini M, Adami S, Viapiana O. Interferential and horizontal therapies in chronic low back pain due to multiple vertebral fractures: a randomized, double blind, clinical study. Osteoporos Int. 2007;18(11):1541-5.

Zambito A, Bianchini D, Gatti D, Viapiana O, Rossini M, Adami S. Interferential and horizontal therapies in chronic low back pain: a randomized, double blind, clinical study. Clin Exp Rheumatol. 2006;24(5):534-9.

Hurley DA, McDonough SM, Dempster M, Moore AP, Baxter GD. A randomized clinical trial of manipulative therapy and interferential therapy for acute low back pain. Spine. 2004;29(20):2207-16.

Hurley DA, Minder PM, McDonough SM, Walsh DM, Moore AP, Baxter DG. Interferential therapy electrode placement technique in acute low back pain: a preliminary investigation. Arch Phys Med Rehabil. 2001;82(4):485-93.

뼈관절염

Atamaz FC, Durmaz B, Baydar M, Demircioglu OY, Iyiyapici A, Kuran B, Oncel S, Sendur OF. Comparison of the efficacy of transcutaneous electrical nerve stimulation, interferential currents, and shortwave diathermy in knee osteoarthritis: a double-blind, randomized, controlled, multicenter study. Arch Phys Med Rehabil. 2012;93(5):748-56.

Gundog M, Atamaz F, Kanyilmaz S, Kirazli Y, Celepoglu G. Interferential current therapy in patients with knee osteoarthritis: comparison of the effectiveness of different amplitude-modulated frequencies. Am J Phys Med Rehabil. 2012;91(2):107-13.

Quirk AS, Newman RJ, Newman KJ. An evaluation of interferential therapy, shortwave diathermy and exercise in the treatment of osteoarthrosis of the knee. Physiotherapy 1985;71(2):55-7.

Montes-Molina R, Madroñero-Agreda MA, Romojaro-Rodríguez AB, Gallego-Mendez V, Prados-Cabiedas C, Marques-Lucas C, Pérez-Ferreiro M, Martinez-Ruiz F. Efficacy of interferential low-level laser therapy using two independent sources in the treatment of knee pain. Photomed Laser Surg. 2009;27(3):467-71.

Burch FX, Tarro JN, Greenberg JJ, Carroll WJ. Evaluating the benefits of patterned stimulation in the treatment of osteoarthritis of the knee: a multi-center, randomized, single-blind, controlled study with an independent masked evaluator. Osteoarthritis Cartilage. 2008;16(8):865-72.

Adedoyin RA, Olaogun MOB, Oyeyemi AL. Transcutaneous electrical nerve stimulation and interferential current combined with exercise for the treatment of knee osteoarthritis: a randomised controlled trial. Hong Kong Physiotherapy J. 2005;23(1):13-9.

Defrin R, Ariel E, Peretz C. Segmental noxious versus innocuous electrical stimulation for chronic pain relief and the effect of fading sensation during treatment. Pain. 2005;115(1-2):152-160.

Adedoyin RA, Olaogun MOB, Fagbeja OO. Effect of interferential current stimulation in management of osteoarthritic knee pain. Physiotherapy 2002;88(8):493-9.

뇌졸중

Suh HR, Han HC, Cho HY. Immediate therapeutic effect of interferential current therapy on spasticity, balance, and gait function in chronic stroke patients: a randomized control trial. Clin Rehabil. 2014;28(9):885–91.

요실금

Patil SP, Nagrale AV, Ganvir SD. Additive effect of interferential therapy over pelvic floor exercises. Int J Ther Rehabil. 2010;17(11):596–602.

Turkan A, Inci Y, Fazli D. The short-term effects of physical therapy in different intensities of urodynamic stress incontinence. Gynecol Obstet Invest. 2005;59(1):43–8.

Demirtürk F, Akbayrak T, Karakaya IC, Yüksel I, Kirdi N, Demirtürk F, Kaya S, Ergen A, Beksac S. Interferential current versus biofeedback results in urinary stress incontinence. Swiss Med Wkly. 2008;138(21–22):317–21.

Dumoulin C, Seaborne DE, Quirion-DeGirardi C, Sullivan SJ. Pelvic-floor rehabilitation, Part 1: Comparison of two surface electrode placements during stimulation of the pelvic-floor musculature in women who are continent using bipolar interferential currents. Phys Ther. 1995;75(12):1067–74.

Dumoulin C, Seaborne DE, Quirion-DeGirardi C, Sullivan SJ. Pelvic-floor rehabilitation, Part 2: Pelvic-floor reeducation with interferential currents and exercise in the treatment of genuine stress incontinence in postpartum women–a cohort study. Phys Ther. 1995;75(12):1075–81.

Laycock J, Jerwood D. Does pre-modulated interferential therapy cure genuine stress incontinence? Physiotherapy 1993;79(8):553–60.

Oláh KS, Bridges N, Denning J, Farrar DJ. The conservative management of patients with symptoms of stress incontinence: a randomized, prospective study comparing weighted vaginal cones and interferential therapy. Am J Obstet Gynecol. 1990;162(1):87–92.

Henalla SM, Hutchins CJ, Robinson P, MacVicar J. Non-operative methods in the treatment of female genuine stress incontinence of urine. J Obstet Gynaecol. 1989; 9(3):222–5.

Wilson PD, Al Samarrai T, Deakin M, Kolbe E, Brown AD. An objective assessment of physiotherapy for female genuine stress incontinence. Br J Obstet Gynaecol. 1987;94(6):575–82.

Vahtera T, Haaranen M, Viramo-Koskela AL, Ruutiainen J. Pelvic floor rehabilitation is effective in patients with multiple sclerosis. Clin Rehabil. 1997;11(3):211–9.

배변장애

Kajbafzadeh AM, Sharifi-Rad L, Nejat F, Kajbafzadeh M, Talaei HR. Transcutaneous interferential electrical stimulation for management of neurogenic bowel dysfunction in children with myelomeningocele. Int J Colorectal Dis. 2012;27(4):453–8.

월경통

Tugay N, Akbayrak T, Demirtürk F, Karakaya IC, Kocaacar O, Tugay U, Karakaya MG, Demirtürk F. Effectiveness of transcutaneous electrical nerve stimulation and interferential current in primary dysmenorrhea. Pain Med. 2007;8(4):295–300.

변비

Clarke MC, Catto-Smith AG, King SK, Dinning PG, Cook IJ, Chase JW, Gibb SM, Robertson VJ, Di Simpson, Hutson JM, Southwell BR. Transabdominal electrical stimulation increases colonic propagating pressure waves in paediatric slow transit constipation. J Pediatr Surg. 2012;47(12):2279–84.

Chase J, Robertson VJ, Southwell B, Hutson J, Gibb S. Pilot study using transcutaneous electrical stimulation (interferential current) to treat chronic treatment-resistant constipation and soiling in children. J Gastroenterol Hepatol. 2005;20(7):1054-61.

과민대장증후군

Coban Ş, Akbal E, Köklü S, Köklü G, Ulaşl ı MA, Erkeç S, Aktaş B, Yüksel O, Koçak E, Erdem HR. Clinical trial: transcutaneous interferential electrical stimulation in individuals with irritable bowel syndrome - a prospective double-blind randomized study. Digestion. 2012;86(2):86-93.

소화불량

Köklü S, Köklü G, Ozgüçlü E, Kayani GU, Akbal E, Hasçelik Z. Clinical trial: interferential electric stimulation in functional dyspepsia patients - a prospective randomized study. Aliment Pharmacol Ther. 2010;31(9):961-8.

골절

Fourie JA, Bowerbank P. Stimulation of bone healing in new fractures of the tibial shaft using interferential currents. Physiother Res Int. 1997;2(4):255-68.

Ganne JM. Stimulation of bone healing with interferential therapy. Aust J Physiother. 1988;34(1):9-20.

Ganne JM, Speculand B, Mayne LH, Goss AN. Inferential therapy to promote union of mandibular fractures. Aust N Z J Surg. 1979;49(1):81-3.

제13장 고전압맥동전류자극치료 근거

진료지침

문제 (P)	개입 (I)	결과 (O)	권고강도 (근거수준)	참고문헌
난치성 Ⅱ, Ⅲ, Ⅳ 욕창	전기자극	치유	A	ICSI, 2010
욕창	전기자극		B (Ⅲ)	WOCN, 2010
만성 욕창	전기자극		A	AAWC, 2010
난치성 Ⅱ, Ⅲ, Ⅳ 욕창	전기자극		A	NPUAP, 2009
만성 욕창	전기자극		Ib	RNAO, 2007
동맥부전 다리궤양	전기자극		C	WOCN, 2008
정맥부전 다리궤양	전기자극		B	RNAO, 2007

임상연구

문제 (P)	개입 (I)	결과 (O)	효과	근거수준	참고문헌
욕창 Ⅱ,Ⅲ, Ⅳ	고전압맥동전류	치유 촉진	O	Ⅰ	Feedar et al., 1991
난치성 Ⅱ,Ⅲ 욕창			O	Ⅱ	Franek et al., 2012
욕창 IV			O	Ⅱ	Kloth et al., 1988
욕창			O	Ⅱ	Griffin et al., 1991
			O	Ⅱ	Akers et al., 1984
정맥부전 다리궤양	고전압맥동전류	치유 촉진	O	Ⅱ	Taradaj et al., 2011
			O	Ⅱ	Franek et al., 2000
만성 다리궤양	고전압맥동전류	치유 촉진	O	Ⅰ	Houghton et al., 2003
당뇨병발궤양	고전압맥동전류	치유 촉진	O	Ⅰ	Peters et al., 2001
허혈상처	고전압맥동전류	치유 촉진	O	Ⅱ	Goldman et al., 2003
발목염좌	고전압맥동전류	치유 촉진	X	Ⅰ	Mendel et al., 2010
			X	Ⅱ	Sandoval et al., 2010
부종, 화상	고전압맥동전류	부종 감소	O	Ⅱ	Omar et al., 2004
			X	Ⅰ	Griffin et al., 1988
			X	Ⅱ	Michloviz et al., 1988
항문올림근증후군	고전압맥동전류	통증 감소	O	Ⅱ	Morris et al., 1987
			O	Ⅱ	Nicosia et al., 1985
			O	Ⅱ	Oliver et al., 1985
			O	Ⅱ	Sohn et al., 1982
			O	Ⅱ	Billingham et al., 1987
			O	Ⅱ	Hull et al., 1993
			O	Ⅱ	Park et al., 2005
지연유발근육통	고전압맥동전류	통증 감소	X	Ⅰ	Butterfield et al., 1997
근막통증증후군	고전압맥동전류	통증 감소	O	Ⅱ	Tanrikut et al., 2003
손/손목통증	고전압맥동전류	통증 감소	O	Ⅱ	Stralka et al., 1998
다발경화증	고전압맥동전류	근력 증가	O	Ⅱ	Korkmaz et al., 2011

근거 참고문헌

진료지침

ICSI. Pressure ulcer prevention and treatment. Health care protocol. Institute for Clinical Systems Improvement. 2010.

AAWC. Association for the Advancement of Wound Care guideline of pressure ulcer guidelines. Association for the Advancement of Wound Care, 2010.

WOCN. Guideline for prevention and management of pressure ulcers. Wound, Ostomy, and Continence Nurses Society. 2010.

NPUAP/EPUAP. Pressure ulcer treatment recommendations. In: Prevention and treatment of pressure ulcers: clinical practice guideline. National Pressure Ulcer Advisory Panel/European Pressure Ulcer Advisory Panel. 2009.

RNAO. Assessment & management of stage I to IV pressure ulcers. Registered Nurses' Association of Ontario. 2007.

Bonham PA, Flemister BG. Guideline for management of wounds in patients with lower-extremity arterial disease. Wound, Ostomy and Continence Nurses Society (WOCN); 2008.

체계적 고찰

Kawasaki L, Mushahwar VK, Ho C, Dukelow SP, Chan LLH, Chan KM, The mechanisms and evidence of efficacy of electrical stimulation for healing of pressure ulcer: a systematic review. Wound Repair Regen. 2014;22(2):161-73.

Kwan RL, Cheing GL, Vong SK, Lo SK. Electrophysical therapy for managing diabetic foot ulcers: a systematic review. Int Wound J. 2013;10(2):121-31.

Regan MA, Teasell RW, Wolfe DL, Keast D, Mortenson WB, Aubut JA; Spinal Cord Injury Rehabilitation Evidence Research Team. A systematic review of therapeutic interventions for pressure ulcers after spinal cord injury. Arch Phys Med Rehabil. 2009; 90(2):213-31.

Gardner SE, Frantz RA, Schmidt FL. Effect of electrical stimulation on chronic wound healing: a meta-analysis. Wound Repair Regen. 1999;7(6):495-503.

임상연구

Feedar JA, Kloth LC, Gentzkow GD. Chronic dermal ulcer healing enhanced with monophasic pulsed electrical stimulation. Phys Ther. 1991;71(9):639-49.

Franek A, Kostur R, Polak A, Taradaj J, Szlachta Z, Blaszczak E, Dolibog P, Dolibog P, Koczy B, Kucio C. Using high-voltage electrical stimulation in the treatment of recalcitrant pressure ulcers: results of a randomized, controlled clinical study . Ostomy Wound Manage. 2012;58(3):30-44.

Kloth LC, Feedar JA. Acceleration of wound healing with high voltage, monophasic, pulsed current. Phys Ther. 1988r;68(4):503-8.

Griffin JW, Tooms RE, Mendius RA, Clifft JK, Vander Zwaag R, el-Zeky F. Efficacy of high voltage pulsed current for healing of pressure ulcers in patients with spinal cord injury. Phys Ther. 1991;71(6):433-42.

Akers TK, Gabrielson AL. The effect of high voltage galvanic stimulation on the rate of healing of decubitus ulcers. Biomed Sci Instrum. 1984;20:99-100.

Taradaj J, Franek A, Cierpka L, Brzezinska-Wcislo L, Blaszczak E, Polak A, Chmielewska D, Krol P, Dolibog P, Kucio C. Early and long-term results of physical methods in the treatment of venous leg ulcers: randomized controlled trial. Phlebology. 2011;26(6): 237-45.

Franek A, Polak A, Kucharzewski M. Modern application of high voltage stimulation for enhanced healing of venous crural ulceration. Med Eng Phys. 2000;22(9):647-55.

Houghton PE, Kincaid CB, Lovell M, Campbell KE, Keast DH, Woodbury MG, Harris KA. Effect of electrical stimulation on chronic leg ulcer size and appearance. Phys Ther. 2003;83(1):17–28.

Peters EJ, Lavery LA, Armstrong DG, Fleischli JG. Electric stimulation as an adjunct to heal diabetic foot ulcers: a randomized clinical trial. Arch Phys Med Rehabil. 2001;82(6):721–5.

Goldman R, Rosen M, Brewley B, Golden M. Electrotherapy promotes healing and microcirculation of infrapopliteal ischemic wounds: a prospective pilot study. Adv Skin Wound Care. 2004;17(6): 284–94.

Mendel FC, Dolan MG, Fish DR, Marzo J, Wilding GE. Effect of high-voltage pulsed current on recovery after grades I and II lateral ankle sprains. J Sport Rehabil. 2010;19(4):399–410.

Sandoval MC, Ramirez C, Camargo DM, Salvini TF. Effect of high-voltage pulsed current plus conventional treatment on acute ankle sprain. Rev Bras Fisioter. 2010;14(3): 193–9.

Omar MT, el-Badawy AM, Borhan WH, Nossier AA. Improvement of edema and hand function in superficial second degree hand burn using electrical stimulation. Egypt J Plast Reconstre Surg. 2004;28(2):141–147.

Griffin JW, Newsome LS, Stralka SW, Wright PE. Reduction of chronic posttraumatic hand edema: a comparison of high voltage pulsed current, intermittent pneumatic compression, and placebo treatments. Phys Ther. 1990;70(5):279–86.

Michlovitz SL, Smith W, Watkins M. Ice and high voltage pulsed stimulation in treatment of acute lateral ankle sprains. J Orthop Sports Phys Ther. 1988;9(9):301–4.

Morris L, Newton RA. Use of high voltage pulsed galvanic stimulation for patients with levator ani syndrome. Phys Ther. 1987;67(10):1522–5.

Nicosia JF, Abcarian H. Levator syndrome. A treatment that works. Dis Colon Rectum. 1985;28(6):406–8.

Oliver GC, Rubin RJ, Salvati EP, Eisenstat TE. Electrogalvanic stimulation in the treatment of levator syndrome. Dis Colon Rectum. 1985;28(9):662–3.

Sohn N, Weinstein MA, Robbins RD. The levator syndrome and its treatment with high-voltage electrogalvanic stimulation. Am J Surg. 1982;144(5):580–2.

Billingham RP, Isler JT, Friend WG, Hostetler J. Treatment of levator syndrome using high-voltage electrogalvanic stimulation. Dis Colon Rectum. 1987;30(8):584–7.

Hull TL, Milsom JW, Church J, Oakley J, Lavery I, Fazio V. Electrogalvanic stimulation for levator syndrome: how effective is it in the long-term? Dis Colon Rectum. 1993;36(8):731–3.

Park DH, Yoon SG, Kim KU, Hwang DY, Kim HS, Lee JK, Kim KY. Comparison study between electrogalvanic stimulation and local injection therapy in levator ani syndrome. Int J Colorectal Dis. 2005;20(3):272–6.

Butterfield DL, Draper DO, Ricard MD, Myrer JW, Schulthies SS, Durrant E. The effects of high-volt pulsed current electrical stimulation on delayed-onset muscle soreness. J Athl Train. 1997;32(1):15–20.

Tanrikut A, Ozaras N, Ali Kaptan H, Guven Z, Kayhan O. High voltage galvanic stimulation in myofascial pain syndrome. J Musculoskelet Pain 2003;11(2):11–5.

Stralka SW, Jackson JA, Lewis AR. Treatment of hand and wrist pain. A randomized clinical trial of high voltage pulsed, direct current built into a wrist splint. OHN J. 1998;46(5):233–6.

Korkmaz NC, Kirdi N, Temucin CM, Armutlu K, Yakut Y, Karabudak R. Improvement of muscle strength and fatigue with high voltage pulsed galvanic stimulation in multiple sclerosis patients-a non-randomized controlled trial. J Pak Med Assoc. 2011;61(8):736–43.

제14장 경피신경전기자극치료 근거

진료지침

문제 (P)	개입 (I)	결과 (O)	권고강도 (근거수준)	참고문헌
구역, 구토	경피신경전기자극	통증 감소	A	SOGC, 2008
근막통증증후군			B	CCGPP, 2009
			A	CCGPP, 2007
목통증, 급성			C (I)	PP, 2001
류마티스관절염			A (Ia)	GUIPCAR, 2007
			A (I)	PP, 2001
허리통증, 급성			C (I)	PP, 2001
허리통증, 만성			C	ACOEM, 2007
척추관절염			B (IIb)	SSR, 2010
뼈관절염			A (I)	Ottawa, 2004
			B (I+)	SMOH, 2007
무릎수술			C (I)	PP, 2001
월경통			C	UTA, 2010
당뇨신경병			B (II)	AAN, 2010
신경병			B	EFNS, 2007
급성통증			B	UIGNISC, 2006
만성통증			C	ACOEM, 2008

임상연구

문제 (P)	개입 (I)	결과 (O)	효과	근거수준	참고문헌
두통	경피신경전기자극	통증 감소	O	I	Wang et al., 2007
			O	II	Allais et al., 2003
			O	II	Airaksinen et al., 1992
			O	II	Jay et al., 1989
구강안면통증		통증 감소	O	II	Ekblom et al., 1985
			O	I	Hansson et al., 1983
턱관절통증		통증 감소, 기능 증진	O	II	Fagade et al., 2005
			O	II	Fagade et al., 2003
			O	II	Wieselmann-Penkner et al., 2001
			X	II	Linde et al., 1995
이통증		통증 감소	O	II	Meechan et al., 1998
			O	II	Harvey et al., 1995
			O	II	Gerschman et al., 1991
이명		귀울림 감소	O	I	Lee et al., 2014
			O	II	Amanda et al., 2010
구역/구토		구역/구토 감소	O	I	Frey et al., 2009
			O	I	Kabalak et al., 2005

문제 (P)	개입 (I)	결과 (O)	효과	근거수준	참고문헌
			O	I	Coloma et al., 2002
			O	I	Zárate et al., 2001
			O	I	Hamza et al., 1999
			O	I	Fassoulaki et al., 1993
			O	II	Zheng et al., 2008
			O	II	Pusch et al., 2000
			O	II	Pearl et al., 1999
			O	II	Stubbing et al., 1988
			X	I	Habib et al., 2006
목통증		통증 감소/기능 증진	O	I	Escortell-Mayor et al., 2011
			O	I	Chiu et al., 2005
			O	II	Prabhakar et al., 2011
			O	II	Maayah et al., 2010
			O	II	Nordemar et al., 1981
근근막통증증후군			O	II	Rodríguez-Fernández et al., 2011
			O	II	Farina et al., 2011
			O	II	Ardiç et al., 2002
			O	I	Graff-Radford et al., 1989
			O	I	Sahin et al., 1998
			X	II	Kruger et al., 1998
어깨통증		통증 감소/기능 증진	O	II	Moniruzzaman et al., 2010
		기능 증진	O	II	Sonde et al., 1998
			O	II	Tekeoğlu et al., 1998
회전근개증후군		통증 감소/기능 증진	O	I	Eyigor et al., 2010
			O	II	Leandri et al., 1990
위관절융기염		통증 감소/기능 증진	O	I	Chan et al., 2009
		기능 증진	O	II	Halle et al., 1986
			X	I	Chesterton et al., 2013
류마티스관절염		통증 감소/기능 증진	O	II	Abelson et al., 1983
			O	II	Kumar et al., 1982
			X	I	Langley et al., 1984
대상포진통증		통증 감소/기능 증진	O	I	Barbarisi et al., 2010
			O	II	Ing et al., 2015
			O	II	Kolšek et al., 2012
협심증		운동내성 증가	O	I	Murray et al.,1983
		증상 개선	O	II	Börjesson et al., 1997
			O	II	Mannheimer et al., 1986
			O	II	Mannheimer et al., 1985
허리통증		통증 감소/기능 증진	O	I	Keskin et al., 2012
			O	I	Facci et al., 2011
			O	I	Bertalanffy et al., 2005
			O	I	Jarzem et al., 2005
			O	I	Topuz et al., 2004
			O	I	Al-Smadi et al., 2003
			O	I	Labrecque et al., 1999

문제 (P)	개입 (I)	결과 (O)	효과	근거수준	참고문헌
			O	I	Moore et al., 1997
			O	I	Gemignani et al., 1991
			O	I	Melzack et al., 1983
			O	II	Ratajczak et al., 2011
			O	II	Miller et al., 2007
			O	II	Weng et al., 2005
			O	II	Hsieh et al., 2002
			O	II	Ghoname et al., 1999
			O	II	Cheing et al., 1999
			O	II	Grant et al., 1999
			O	II	Itoh et al., 1999
			O	II	Melzack et al., 1980
			O	II	Warke et al., 2004
			X	I	Warke et al., 2006
			X	I	Jarzem et al., 2005
			X	I	Herman et al., 1994
			X	I	Pope et al., 1994
			X	I	Marchand et al., 1993
			X	I	Deyo et al., 1990
			X	II	Lehmann et al., 1986
콩팥급경련통		통증 감소	O	I	Mora et al., 2006
만성이자염		통증 감소	O	II	Ballegaard et al., 1985
분만통증		통증 감소	O	I	Chao et al., 2007
			O	I	Labrecque et al., 1999
			O	II	Pitangui et al., 2012
			O	II	Olsen et al., 2007
			O	II	Bortoluzzi et al., 1989
			O	II	Harrison et al., 1987
			O	II	Bundsen et al., 1982
			O	II	Bundsen et al., 1981
			X	II	Vander Ploeg et al., 1996
			X	II	Chia et al., 1990
			X	II	Lee et al., 1990
			X	II	Thomas et al., 1988
			X	II	Harrison et al., 1986
			X	II	Nesheim, 1981
			X	II	Erkkola et al., 1980
월경통		통증 감소	O	I	Wang et al., 2009
			O	II	Tugay et al., 2007
			O	II	Milsom et al., 1994
			O	II	Dawood et al., 1990
			O	II	Neighbors et al., 1987
			O	II	Mannherimer et al., 1985
만성골반통		통증 감소	O	II	Samhan et al., 2011
만성전립선염		통증 감소	O	II	Sikiru et al., 2008

문제 (P)	개입 (I)	결과 (O)	효과	근거수준	참고문헌
뼈관절염		통증 감소, 기능 증진	O	I	Kolen et al., 2012
			O	I	Cetin et al., 2008
			O	I	Paker et al., 2006
			O	I	Law et al., 2004
			O	I	Zizic et al., 1995
			O	I	Grimmer, 1992
			O	II	Altay et al., 2010
			O	I	Itoh et al., 2008
			O	II	Adedoyin et al., 2005
			O	II	Yurtkuran et al., 1999
			O	II	Fargas-Babjak et al., 1989
			O	II	Smith et al., 1983
			O	II	Taylor et al., 1981
			X	I	Palmer et al., 2014
			X	I	Vance et al., 2012
			X	I	Pietrosimone et al., 2010
			X	I	Law et al., 2004
			X	II	Cheing et al., 2004
			X	II	Cheing et al., 2002
			X	II	Lewis et al., 1994
			X	II	Jensen et al., 1991
			X	II	Lewis et al., 1984
말초신경병		통증 감소	O	I	Cheing et al., 2005
			O	I	Kumar et al., 1997
			O	II	Celik et al., 2014
			O	II	Forst et al., 2004
			O	II	Kumar et al., 1998
			O	II	Thorsteinsson et al., 1977
가슴절개술		통증 감소	O	I	Fiorelli et al., 2012
			O	I	Erdogan et al., 2005
			O	II	Solak et al., 2009
			O	II	Benedetti et al., 1997
			O	II	Bayindir et al., 1991
			O	II	Warfield et al., 1985
			O	I	Rooney et al., 1983
심장수술		통증 감소	O	I	Ng et al., 2011
			O	II	Ciprianoet al., 2005
			O	II	Solak et al., 2012
			O	II	Navarathnam et al., 1984
			X	I	Foster et al., 1994
척추고정술		통증 감소	O	II	Issenman et al., 1985
허리수술		통증 감소	O	II	Schuster et al., 1980
척추후궁절제술		통증 감소	X	II	Mccallum et al., 1988
척주뒤굽음증수술		통증 감소	O	II	Carman et al., 1988
개복술		통증 감소	O	II	Rakel et al., 2011

문제 (P)	개입 (I)	결과 (O)	효과	근거수준	참고문헌
			O	Ⅱ	Jones et al., 1991
			O	Ⅱ	Hargreaves et al., 1989
			O	Ⅱ	Cooperman et al., 1977
			O	Ⅱ	VanderArk et al., 1975
			X	Ⅰ	Cuschieri et al., 1985
담낭절제술		통증 감소	O	Ⅱ	Sim, 1991
			O	Ⅱ	Hershman et al., 1989
			X	Ⅱ	Laitnen et al., 1991
			X	Ⅱ	Reuss et al., 1988
			X	Ⅱ	Galloway et al., 1984
담도쇄석술		통증 감소	O	Ⅱ	Torres et al., 1992
충수절제술		통증 감소	X	Ⅱ	Conn et al., 1986
제왕절개술		통증 감소	O	Ⅱ	Hollinger, 1986
			O	Ⅱ	Smith et al., 1986
			X	Ⅱ	Reynolds et al., 1987
자궁절제술		통증 감소	O	Ⅰ	Hamza et al., 1999
			O	Ⅱ	Akyuz et al., 2012
			O	Ⅱ	Chen et al., 1998
난관묶음술		통증 감소	O	Ⅰ	Desantana et al., 2009
샅굴탈장복원술		통증 감소	X	Ⅰ	Smedley et al., 1988
			X	Ⅱ	Gilbert et al., 1986
치핵절제술통증		통증 감소	O	Ⅰ	Chiu et al., 1999
엉덩관절전치환술		통증 감소	O	Ⅰ	Lan et al., 2012
무릎관절전치환술		통증 감소	O	Ⅰ	Rakel et al., 2014
			O	Ⅱ	Rakel et al., 2003
			O	Ⅱ	Arvidsson et al., 1986
			O	Ⅱ	Jensen et al., 1985
			X	Ⅱ	Breit et al., 2004
			X	Ⅱ	Angulo et al., 1990
			X	Ⅱ	Anderson et al., 1989
발수술		통증 감소	O	Ⅱ	Cornell et al., 1984
절단통증/헛통증		통증 감소	O	Ⅱ	Katz et al., 1991
			X	Ⅱ	Finsen et al., 1988
급성외상		통증 감소	O	Ⅰ	Lang et al., 2007
			O	Ⅱ	Ordog, 1987
화상			O	Ⅱ	Lewis et al., 1990
감염			O	Ⅱ	Quinton et al., 1987
암통증		통증 감소	O	Ⅰ	Bennett et al., 2010
			O	Ⅱ	Gadsby et al., 1997
			X	Ⅰ	Robb et al., 2007
경직	경피신경전기자극	경직 감소	O	Ⅰ	Oo et al., 2014
			O	Ⅰ	Park et al., 2014
			O	Ⅰ	Cheng et al., 2010
			O	Ⅰ	Ng et al., 2007
			O	Ⅱ	Cho et al., 2013

문제 (P)	개입 (I)	결과 (O)	효과	근거수준	참고문헌
			O	Ⅱ	Aydin et al., 2005
			O	Ⅱ	Tekeoğlu et al., 1998
			O	Ⅱ	Levin et al., 1992
			X	Ⅱ	Miller et al., 2007
			X	I	Sonde et al., 2000
			X	I	Sonde et al., 1998

근거 참고문헌

진료지침

McCracken G1, Houston P, Lefebvre G; Society of Obstetricians and Gynecologists of Canada. Guideline for the management of postoperative nausea and vomiting. J Obstet Gynaecol Can. 2008;30(7):600-7, 608-16.

Chiropractic management of myofascial trigger points and myofascial pain syndrome: summary of clinical practice recommendations from the commission of the Council on Chiropractic Guidelines and Practice Parameters. Council on Chiropractic Guidelines and Practice Parameters (CCGPP). 2009.

Philadelphia Panel. Philadelphia Panel evidence-based clinical practice guidelines on selected rehabilitation interventions for neck pain. Phys Ther. 2001;81(10):1701-17.

GUIPCAR Group. In: Clinical practice guideline for the management of rheumatoid arthritis. Madrid: Spanish Society of Rheumatology. 2001.

Ottawa Panel. Ottawa Panel Evidence-Based Clinical Practice Guidelines for Electrotherapy and Thermotherapy Interventions in the Management of Rheumatoid Arthritis in Adults. Phys Ther. 2004;84(11):1016-43.

Philadelphia Panel. Philadelphia Panel evidence-based clinical practice guidelines on selected rehabilitation interventions for low back pain. Phys Ther. 2001;81(10):1641-74.

American College of Occupational and Environmental Medicine. Occupational medicine practice guidelines: evaluation and management of common health problems and functional recovery in workers. American College of Occupational and Environmental Medicine (ACOEM). 2007.

Espoguia Group. Espoguia. Clinical guidelines for patients with spondyloarthritis. Spanish Society of Rheumatology. 2010.

Singapore Ministry of Health. Osteoarthritis of the knee. Singapore: Singapore Ministry of Health. 2007.

Philadelphia Panel. Philadelphia Panel evidence-based clinical practice guidelines on selected rehabilitation interventions for knee pain. Phys Ther. 2001;81(10):1675-700.

University of Texas at Austin, School of Nursing, Family Nurse Practitioner Program. An evidence based practice guideline for the treatment of primary dysmenorrhea. University of Texas at Austin, School of Nursing. 2010.

Bril V, England JD, Franklin GM, Backonja M, Cohen JA, Del Toro DR, Feldman EL, Iverson DJ, Perkins B, Russell JW, Zochodne DW; American Academy of Neurology; American Asociation of Neuromuscular and Electrodiagnostic Medicine; American Academy of Physical Medicine and Rehabilitation. Evidence-based guideline: treatment of painful diabetic neuropathy-report of the American Association of Neuromuscular and Electrodiagnostic Medicine, the American Academy of Neurology, and the American Academy of Physical Medicine & Rehabilitation. Muscle Nerve. 2011; 43(6):910-7.

Cruccu G, Aziz TZ, Garcia-Larrea L, Hansson P, Jensen TS, Lefaucheur JP, Simpson BA, Taylor RS.

EFNS guidelines on neurostimulation therapy for neuropathic pain. Eur J Neurol. 2007;14(9): 952-70.

Herr K, Bjoro K, Steffensmeier J, Rakel B. Acute pain management in older adults. University of Iowa Gerontological Nursing Interventions Research Center, Research Translation and Dissemination Core. 2006.

American College of Occupational and Environmental Medicine. Chronic pain. American College of Occupational and Environmental Medicine (ACOEM). 2008.

체계적 고찰

두통

Bronfort G, Nilsson N, Haas M, Evans R, Goldsmith CH, Assendelft WJ, Bouter LM. Non-invasive physical treatments for chronic/recurrent headache. Cochrane Database Syst Rev. 2004;3:CD001878.

구역/구토

Ezzo JM, Richardson MA, Vickers A, Allen C, Dibble SL, Issell BF, Lao L, Pearl M, Ramirez G, Roscoe J, Shen J, Shivnan JC, Streitberger K, Treish I, Zhang G. Acupuncture-point stimulation for chemotherapy-induced nausea or vomiting. Cochrane Database Syst Rev. 2014;11:CD002285.

Pan CX, Morrison RS, Ness J, Fugh-Berman A, Leipzig RM. Complementary and alternative medicine in the management of pain, dyspnea, and nausea and vomiting near the end of life. A systematic review. J Pain Symptom Manage. 2000;20(5):374-87.

Lee A, Done ML. The use of nonpharmacologic techniques to prevent postoperative nausea and vomiting: a meta-analysis. Anesth Analg. 1999;88(6):1362-9.

근근막통증증후군

Vernon H, Schneider M. Chiropractic management of myofascial trigger points and myofascial pain syndrome: a systematic review of the literature. J Manipulative Physiol Ther. 2009;32(1):14-24.

턱관절장애

McNeely ML, Armijo Olivo S, Magee DJ. A systematic review of the effectiveness of physical therapy interventions for temporomandibular disorders. Phys Ther. 2006;86(5): 710-25.

Medlicott MS, Harris SR. A systematic review of the effectiveness of exercise, manual therapy, electrotherapy, relaxation training, and biofeedback in the management of temporomandibular disorder. Phys Ther. 2006;86(7):955-73.

목통증

Kroeling P, Gross A, Graham N, Burnie SJ, Szeto G, Goldsmith CH, Haines T, Forget M. Electrotherapy for neck pain. Cochrane Database Syst Rev. 2013;8:CD004251.

Aker PD, Gross AR, Goldsmith CH, Peloso P. Conservative management of mechanical neck pain: systematic overview and meta-analysis. BMJ. 1996;313(7068):1291-6.

어깨통증

Page MJ, Green S, Kramer S, Johnston RV, McBain B, Buchbinder R. Electrotherapy modalities for adhesive capsulitis (frozen shoulder). Cochrane Database Syst Rev. 2014;10:CD011324.

류마티스관절염

Furness S, Bryan G, McMillan R, Birchenough S, Worthington HV. Interventions for the management of dry mouth: non-pharmacological interventions. Cochrane Database Syst Rev. 2013;9:CD009603.

Hurkmans EJ, Jones A, Li LC, Vliet Vlieland TP. Quality appraisal of clinical practice guidelines on the use of physiotherapy in rheumatoid arthritis: a systematic review. Rheumatology (Oxford). 2011;50(10):1879-88.

Brosseau L, Judd MG, Marchand S, Robinson VA, Tugwell P, Wells G, Yonge K. Transcutaneous electrical nerve stimulation (TENS) for the treatment of rheumatoid arthritis in the hand. Cochrane Database Syst Rev. 2003;3:CD004377.

수술후통증

Sbruzzi G, Silveira SA, Silva DV, Coronel CC, Plentz RD. Transcutaneous electrical nerve stimulation after thoracic surgery: systematic review and meta-analysis of 11 randomized trials. Rev Bras Cir Cardiovasc. 2012;27(1):75-87.

Freynet A, Falcoz PE. Is transcutaneous electrical nerve stimulation effective in relieving postoperative pain after thoracotomy. Interact Cardiovasc Thorac Surg. 2010;10(2): 283-8.

Bjordal JM, Johnson MI, Ljunggreen AE. Transcutaneous electrical nerve stimulation (TENS) can reduce postoperative analgesic consumption. A meta-analysis with assessment of optimal treatment parameters for postoperative pain. Eur J Pain. 2003;7(2):181-8.

Carroll D, Tramer M, McQuay H, Nye B, Moore A. Randomization is important in studies with pain outcomes: systematic review of transcutaneous electrical nerve stimulation in acute postoperative pain. Br J Anaesth. 1996;77(6):798-803.

허리통증

van Middelkoop M, Rubinstein SM, Kuijpers T, Verhagen AP, Ostelo R, Koes BW, van Tulder MW. A systematic review on the effectiveness of physical and rehabilitation interventions for chronic non-specific low back pain systematic review. Eur Spine J. 2011;20(1):19-39.

Kovacs FM, Urrútia G, Alarcón JD. Surgery versus conservative treatment for symptomatic lumbar spinal stenosis: a systematic review of randomized controlled trials. Spine. 2011;36(20):E1335-51.

Machado LA, Kamper SJ, Herbert RD, Maher CG, McAuley JH. Analgesic effects of treatments for non-specific low back pain: a meta-analysis of placebo-controlled randomized trials. Rheumatology (Oxford). 2009;48(5):520-7.

Keller A, Hayden J, Bombardier C, van Tulder M. Effect sizes of non-surgical treatments of non-specific low-back pain. Eur Spine J. 2007;16(11):1776-88.

Brosseau L, Milne S, Robinson V, Marchand S, Shea B, Wells G, Tugwell P. Efficacy of the transcutaneous electrical nerve stimulation for the treatment of chronic low back pain: a meta-analysis. Spine. 2002;27(6):596-603.

van Tulder MW, Cherkin DC, Berman B, Lao L, Koes BW. The effectiveness of acupuncture in the management of acute and chronic low back pain. A systematic review within the framework of the Cochrane Collaboration Back Review Group. Spine. 1999; 24(11):1113-23.

Khadilkar A, Odebiyi DO, Brosseau L, Wells GA. Transcutaneous electrical nerve stimulation (TENS) versus placebo for chronic low-back pain. Cochrane Database Syst Rev. 2008;4:CD003008.

Poitras S, Brosseau L. Evidence-informed management of chronic low back pain with transcutaneous electrical nerve stimulation, interferential current, electrical muscle stimulation, ultrasound, and thermotherapy. Spine J. 2008;8(1):226-33.

Keller A, Hayden J, Bombardier C, van Tulder M. Effect sizes of non-surgical treatments of non-specific low-back pain. Eur Spine J. 2007;16(11):1776-88.

골반통증

Cohen JM, Fagin AP, Hariton E, Niska JR, Pierce MW, Kuriyama A, Whelan JS, Jackson JL, Dimitrakoff JD. Therapeutic intervention for chronic prostatitis/chronic pelvic pain syndrome (CP/CPPS): a systematic review and meta-analysis. PLoS One. 2012; 7(8):e41941.

분만통증

Mello LF, Nóbrega LF, Lemos A. Transcutaneous electrical stimulation for pain relief during labor: a systematic review and meta-analysis. Rev Bras Fisioter. 2011;15(3): 175-84.

Dowswell T, Bedwell C, Lavender T, Neilson JP. Transcutaneous electrical nerve stimulation (TENS) for pain relief in labour. Cochrane Database Syst Rev. 2009;2: CD007214.

Simkin P, Bolding A. Update on nonpharmacologic approaches to relieve labor pain and prevent suffering. J Midwifery Womens Health. 2004;49(6):489-504.

월경통

Kannan P, Claydon LS. Some physiotherapy treatments may relieve menstrual pain in women with primary dysmenorrhea: a systematic review. J Physiother. 2014;60(1): 13-21.

Proctor ML, Smith CA, Farquhar CM, Stones RW. Transcutaneous electrical nerve stimulation and acupuncture for primary dysmenorrhoea. Cochrane Database Syst Rev. 2002;1:CD002123.

뼈관절염

Rutjes AW, Nüesch E, Sterchi R, Kalichman L, Hendriks E, Osiri M, Brosseau L, Reichenbach S, Jüni P. Transcutaneous electrostimulation for osteoarthritis of the knee. Cochrane Database Syst Rev. 2009;4:CD002823.

Jamtvedt G, Dahm KT, Christie A, Moe RH, Haavardsholm E, Holm I, Hagen KB. Physical therapy interventions for patients with osteoarthritis of the knee: an overview of systematic reviews. Phys Ther. 2008;88(1):123-36.

Bjordal JM, Johnson MI, Lopes-Martins RA, Bogen B, Chow R, Ljunggren AE. Short-term efficacy of physical interventions in osteoarthritic knee pain. A systematic review and meta-analysis of randomised placebo-controlled trials. BMC Musculoskelet Disord. 2007;8:51.

신경병

Stein C, Eibel B, Sbruzzi G, Lago PD, Plentz RD. Electrical stimulation and electromagnetic field use in patients with diabetic neuropathy: systematic review and meta-analysis. Braz J Phys Ther. 2013;17(2):93-104.

Jin DM, Xu Y, Geng DF, Yan TB. Effect of transcutaneous electrical nerve stimulation on symptomatic diabetic peripheral neuropathy: a meta-analysis of randomized controlled trials. Diabetes Res Clin Pract. 2010;89(1):10-5.

Dubinsky RM, Miyasaki J. Assessment: efficacy of transcutaneous electric nerve stimulation in the treatment of pain in neurologic disorders (an evidence-based review): report of the Therapeutics and Technology Assessment Subcommittee of the American Academy of Neurology. Neurology. 2010;74(2):173-6.

근육뼈대계통통증

Johnson M, Martinson M. Efficacy of electrical nerve stimulation for chronic musculoskeletal pain: a meta-analysis of randomized controlled trials. Pain. 2007;130(1-2): 157-65.

Cameron M, Lonergan E, Lee H. Transcutaneous electrical nerve stimulation (TENS) for dementia. Cochrane Database Syst Rev. 2003;3:CD004032.

급성통증

Simpson PM, Fouche PF, Thomas RE, Bendall JC. Transcutaneous electrical nerve stimulation for relieving acute pain in the prehospital setting: a systematic review and meta-analysis of randomized-controlled trials. Eur J Emerg Med. 2014;21(1):10-7.

Walsh DM, Howe TE, Johnson MI, Sluka KA. Transcutaneous electrical nerve stimulation for acute pain.

Cochrane Database Syst Rev. 2009;2:CD006142.
O'Connor R, Hurley DA. The effectiveness of physiotherapeutic interventions in the management of delayed-onset muscle soreness: a systematic review. Phys Ther Rev. 2003;8(4):177-95.

암통증

Hurlow A, Bennett MI, Robb KA, Johnson MI, Simpson KH, Oxberry SG. Transcutaneous electric nerve stimulation (TENS) for cancer pain in adults. Cochrane Database Syst Rev. 2012;3:CD006276.
Robb K, Oxberry SG, Bennett MI, Johnson MI, Simpson KH, Searle RD. A cochrane systematic review of transcutaneous electrical nerve stimulation for cancer pain. J Pain Symptom Manage. 2009;37(4):746-53.

절단통증/헛통증

Mulvey MR, Bagnall AM, Johnson MI, Marchant PR. Transcutaneous electrical nerve stimulation (TENS) for phantom pain and stump pain following amputation in adults. Cochrane Database Syst Rev. 2010;5:CD007264.

만성통증

Boldt I, Eriks-Hoogland I, Brinkhof MW, de Bie R, Joggi D, von Elm E. Non-pharmacological interventions for chronic pain in people with spinal cord injury. Cochrane Database Syst Rev. 2014;11:CD009177.
Nnoaham KE, Kumbang J. Transcutaneous electrical nerve stimulation (TENS) for chronic pain. Cochrane Database Syst Rev. 2014;7:CD003222.
Kelechi E Nnoaham, Jharna Kumbang. Transcutaneous electrical nerve stimulation (TENS) for chronic pain. Cochrane Database Syst Rev. 2008;3:CD003222.
Johnson M, Martinson M. Efficacy of electrical nerve stimulation for chronic musculoskeletal pain: a meta-analysis of randomized controlled trials. Pain. 2007;130(1-2): 157-65.

경직

Amatya B, Khan F, La Mantia L, Demetrios M, Wade DT. Non pharmacological interventions for spasticity in multiple sclerosis. Cochrane Database Syst Rev. 2013;2: CD009974.

임상연구

두통

Wang K, Svensson P, Arendt-Nielsen L. Effect of acupuncture-like electrical stimulation on chronic tension-type headache: a randomized, double-blinded, placebo-controlled trial. Clin J Pain. 2007;23(4):316-22.
Allais G, De Lorenzo C, Quirico PE, Lupi G, Airola G, Mana O, Benedetto C. Non-pharmacological approaches to chronic headaches: transcutaneous electrical nerve stimulation, lasertherapy and acupuncture in transformed migraine treatment. Neurol Sci. 2003;24(Suppl 2):S138-42.
Airaksinen O, Põntinen PJ. Effects of the electrical stimulation of myofascial trigger points with tension headache. Acupunct Electrother Res. 1992;17(4):285-90.
Jay GW, Brunson J, Branson SJ. The effectiveness of physical therapy in the treatment of chronic daily headaches. Headache. 1989;29(3):156-62.

구강안면통

Ekblom A, Hansson P. Extrasegmental transcutaneous electrical nerve stimulation and mechanical vibratory stimulation as compared to placebo for the relief of acute oro-facial pain. Pain. 1985;23(3):223-9.

Hansson P, Ekblom A. Transcutaneous electrical nerve stimulation (TENS) as compared to placebo TENS for the relief of acute oro-facial pain. Pain. 1983;15(2):157-65.

턱관절통증

Fagade OO, Oginni FO, Obilade TO. Comparative study of the therapeutic effect of a systemic analgesic and transcutaneous electrical nerve stimulation (TENS) on post-IMF trismus and pain in Nigerian patients. Niger Postgrad Med J. 2005;12(2):97-101.

Fagade OO, Obilade TO. Therapeutic effect of TENS on post-IMF trismus and pain. Afr J Med Med Sci. 2003;32(4):391-4.

Wieselmann-Penkner K, Janda M, Lorenzoni M, Polansky R. A comparison of the muscular relaxation effect of TENS and EMG-biofeedback in patients with bruxism. J Oral Rehabil. 2001;28(9):849-53.

Linde C, Isacsson G, Jonsson BG. Outcome of 6-week treatment with transcutaneous electric nerve stimulation compared with splint on symptomatic temporomandibular joint disk displacement without reduction. Acta Odontol Scand. 1995;53(2):92-8.

이통증

Harvey M, Elliott M. Transcutaneous electrical nerve stimulation (TENS) for pain management during cavity preparations in pediatric patients. ASDC J Dent Child. 1995; 62(1):49-51.

Meechan JG, Gowans AJ, Welbury RR. The use of patient-controlled transcutaneous electronic nerve stimulation (TENS) to decrease the discomfort of regional anaesthesia in dentistry: a randomised controlled clinical trial. J Dent. 1998;26(5-6):417-20.

Gerschman JA, Giebartowski J. Effect of electronic dental anesthesia on pain threshold and pain tolerance levels of human teeth subjected to stimulation with an electric pulp tester. Anesth Prog. 1991;38(2):45-9.

이명

Lee SK, Chung H, Chung JH, Yeo SG, Park MS, Byun JY. Effectiveness of transcutaneous electrical stimulation for chronic tinnitus. Acta Otolaryngol. 2014;134(2):159-67.

Amanda B, Manuela M, Antonia M, Claudio M, Gregorio B. Posturography measures and efficacy of different physical treatments in somatic tinnitus. Int Tinnitus J. 2010;16(1):44-50.

구역/구토

Frey UH, Scharmann P, Löhlein C, Peters J. P6 acustimulation effectively decreases postoperative nausea and vomiting in high-risk patients. Br J Anaesth. 2009;102(5): 620-5.

Kabalak AA, Akcay M, Akcay F, Gogus N. ranscutaneous electrical acupoint stimulation versus ondansetron in the prevention of postoperative vomiting following pediatric tonsillectomy. J Altern Complement Med. 2005;11(3):407-13.

Coloma M, White PF, Ogunnaike BO, Markowitz SD, Brown PM, Lee AQ, Berrisford SB, Wakefield CA, Issioui T, Jones SB, Jones DB. Comparison of acustimulation and ondansetron for the treatment of established postoperative nausea and vomiting. Anesthesiology. 2002;97(6):1387-92.

Zárate E, Mingus M, White PF, Chiu JW, Scuderi P, Loskota W, Daneshgari V. The use of transcutaneous acupoint electrical stimulation for preventing nausea and vomiting after laparoscopic surgery. Anesth Analg. 2001;92(3):629-35.

Hamza MA, White PF, Ahmed HE, Ghoname EA. Effect of the frequency of transcutaneous electrical nerve stimulation on the postoperative opioid analgesic requirement and recovery profile. Anesthesiology. 1999;91(5):1232-8.

Fassoulaki A, Papilas K, Sarantopoulos C, Zotou M. Transcutaneous electrical nerve stimulation reduces the incidence of vomiting after hysterectomy. Anesth Analg. 1993; 76(5):1012-4.

Zheng LH1, Sun H, Wang GN, Liang J, Wu HX. Effect of transcutaneous electrical acupoint stimulation on nausea and vomiting induced by patient controlled intravenous analgesia with tramadol. Chin J Integr Med. 2008;14(1):61-4.

Pusch F, Freitag H, Goll V, Wildling E, Hoerauf K, Obwegeser R, Weinstabl C. Electrical stimulation of the vestibular system prevents postoperative nausea and vomiting. Acta Anaesthesiol Scand. 2000;44(9):1145-8.

Pearl ML, Fischer M, McCauley DL, Valea FA, Chalas E. Transcutaneous electrical nerve stimulation as an adjunct for controlling chemotherapy-induced nausea and vomiting in gynecologic oncology patients. Cancer Nursing 1999;22(4):307-11.

Stubbing JF, Jellicoe JA. Transcutaneous electrical nerve stimulation after thoracotomy. Pain relief and peak expiratory flow rate-a trial of transcutaneous electrical nerve stimulation. Anaesthesia. 1988;43(4):296-8.

Habib AS, Itchon-Ramos N, Phillips-Bute BG, Gan TJ; Duke Women's Anesthesia (DWA) Research Group. Transcutaneous acupoint electrical stimulation with the ReliefBand for the prevention of nausea and vomiting during and after cesarean delivery under spinal anesthesia. Anesth Analg. 2006;102(2):581-4.

목통증

Escortell-Mayor E, Riesgo-Fuertes R, Garrido-Elustondo S, Asúnsolo-Del Barco A, Díaz-Pulido B, Blanco-Díaz M, Bejerano-Álvarez E; TEMA-TENS Group. Primary care randomized clinical trial: manual therapy effectiveness in comparison with TENS in patients with neck pain. Man Ther. 2011;16(1):66-73.

Chiu TT, Hui-Chan CW, Chein G. A randomized clinical trial of TENS and exercise for patients with chronic neck pain. Clin Rehabil. 2005;19(8):850-60.

Prabhakar R, Ramteke GJ. Cervical spinal mobilization versus TENS in the management of cervical radiculopathy: a comparative, experimental and randomized controlled trial. Indian J Physiother Occup Ther. 2011;5(1):95-9.

Maayah M, Al-Jarrah M. Evaluation of Transcutaneous Electrical Nerve Stimulation as a Treatment of Neck Pain due to Musculoskeletal Disorders. J Clin Med Res. 2010; 2(3):127-36.

Nordemar R, Thörner C. Treatment of acute cervical pain-a comparative group study. Pain. 1981; 10(1):93-101.

근근막통증증후군

Rodríguez-Fernández AL, Garrido-Santofimia V, Güeita-Rodríguez J, Fernández-de-Las-Peñas C. Effects of burst-type transcutaneous electrical nerve stimulation on cervical range of motion and latent myofascial trigger point pain sensitivity. Arch Phys Med Rehabil. 2011;92(9):1353-8.

Farina S, Casarotto M, Benelle M, Tinazzi M, Fiaschi A, Goldoni M, Smania N. A randomized controlled study on the effect of two different treatments (FREMS AND TENS) in myofascial pain syndrome. Eura Medicophys. 2004;40(4):293-301.

Ardiç F, Sarhus M, Topuz O. Comparison of two different techniques of electrotherapy on myofascial pain. J Back Musculoskelet Rehabil. 2002;16(1):11-6.

Graff-Radford SB, Reeves JL, Baker RL, Chiu D. Effects of transcutaneous electrical nerve stimulation on myofascial pain and trigger point sensitivity. Pain. 1989;37(1): 1-5.

Sahin N, Albayrak I, Ugurlu H. Effect of different transcutaneous electrical stimulation modalities on cervical myofascial pain syndrome. J Musculoskelet Pain. 2011;19(1): 18-23.

Kruger LR, van der Linden WJ, Cleaton-Jones PE. Transcutaneous electrical nerve stimulation in the treatment of myofascial pain dysfunction. S Afr J Surg. 1998;36(1): 35-8.

어깨통증

Moniruzzaman M, Salek KM, Shakoor MA, Mia BA, Moyeenuzzaman M. Effects of therapeutic modalities on patients with post stroke shoulder pain. Mymensingh Med J. 2010;19(1):48-53.

Sonde L, Gip C, Fernaeus SE, Nilsson CG, Viitanen M. Stimulation with low frequency (1.7 Hz) transcutaneous electric nerve stimulation (low-tens) increases motor function of the post-stroke paretic arm. Scand J Rehabil Med. 1998;30(2):95-9.

Tekeoğlu Y, Adak B, Göksoy T. Effect of transcutaneous electrical nerve stimulation (TENS) on Barthel Activities of Daily Living (ADL) index score following stroke. Clin Rehabil. 1998;12(4):277-80.

Eyigor C, Eyigor S, Kivilcim Korkmaz O. Are intra-articular corticosteroid injections better than conventional TENS in treatment of rotator cuff tendinitis in the short run? A randomized study. Eur J Phys Rehabil Med. 2010;46(3):315-24.

Leandri M, Parodi CI, Corrieri N, Rigardo S. Comparison of TENS treatments in hemiplegic shoulder pain. Scand J Rehabil Med. 1990;22(2):69-71.

위관절융기염

Chan DK, Johnson MI, Sun KO, Doble SJ, Jenkins S. Electrical acustimulation of the wrist for chronic neck pain: a randomized, sham-controlled trial using a wrist-ankle acustimulation device. Clin J Pain. 2009;25(4):320-6.

Halle JS, Franklin RJ, Karalfa BL. Comparison of four treatment approaches for lateral epicondylitis of the elbow. J Orthop Sports Phys Ther. 1986;8(2):62-9.

Chesterton LS, Lewis AM, Sim J, Mallen CD, Mason EE, Hay EM, van der Windt DA. Transcutaneous electrical nerve stimulation as adjunct to primary care management for tennis elbow: pragmatic randomised controlled trial (TATE trial). BMJ. 2013;347: f5160.

류마티스관절염

Abelson K, Langley GB, Sheppeard H, Vlieg M, Wigley RD. Transcutaneous electrical nerve stimulation in rheumatoid arthritis. N Z Med J. 1983;96(727):156-8.

Kumar VN, Redford JB. Transcutaneous nerve stimulation in rheumatoid arthritis. Arch Phys Med Rehabil. 1982;63(12):595-6.

Langley GB, Sheppeard H, Johnson M, Wigley RD. The analgesic effects of transcutaneous electrical nerve stimulation and placebo in chronic pain patients. A double-blind non-crossover comparison. Rheumatol Int. 1984;4(3):119-23.

대상포진통증

Barbarisi M, Pace MC, Passavanti MB, Maisto M, Mazzariello L, Pota V, Aurilio C. Pregabalin and transcutaneous electrical nerve stimulation for postherpetic neuralgia treatment. Clin J Pain. 2010;26(7):567-72.

Ing MR, Hellreich PD, Johnson DW, Chen JJ. Transcutaneous electrical nerve stimulation for chronic post-herpetic neuralgia. Int J Dermatol. 2015:10.1111. [Epub ahead of print]

Kolšek M. TENS - an alternative to antiviral drugs for acute herpes zoster treatment and postherpetic neuralgia prevention. Swiss Med Wkly. 2012;141:w13229.

협심증

Murray S, Collins PD, James MA. An investigation into the 'carry over' effect of neurostimulation in the treatment of angina pectoris. Int J Clin Pract. 2004;58(7):669-74.

Börjesson M, Eriksson P, Dellborg M, Eliasson T, Mannheimer C. Transcutaneous electrical nerve stimulation in unstable angina pectoris. Coron Artery Dis. 1997;8(8-9):543-50.

Mannheimer C, Carlsson CA, Vedin A, Wilhelmsson C. Transcutaneous electrical nerve stimulation

(TENS) in angina pectoris. Pain. 1986;26(3):291–300.

Mannheimer C, Carlsson CA, Emanuelsson H, Vedin A, Waagstein F, Wilhelmsson C. The effects of transcutaneous electrical nerve stimulation in patients with severe angina pectoris. Circulation. 1985;71(2):308–16.

허리통증

Keskin EA, Onur O, Keskin HL, Gumus II, Kafali H, Turhan N. Transcutaneous electrical nerve stimulation improves low back pain during pregnancy. Gynecol Obstet Invest. 2012;74(1):76–83.

Facci LM, Nowotny JP, Tormem F, Trevisani VF. Effects of transcutaneous electrical nerve stimulation (TENS) and interferential currents (IFC) in patients with nonspecific chronic low back pain: randomized clinical trial. Sao Paulo Med J. 2011;129(4):206–16.

Bertalanffy A, Kober A, Bertalanffy P, Gustorff B, Gore O, Adel S, Hoerauf K. Transcutaneous electrical nerve stimulation reduces acute low back pain during emergency transport. Acad Emerg Med. 2005;12(7):607–11.

Jarzem PF, Harvey EJ, Arcaro N, Kaczorowski J. Transcutaneous electrical nerve stimulation (TENS) for short term treatment of low back pain: randomized double blind crossover study of sham versus conventional TENS. J Musculoskelet Pain. 2005; 13(2):11–7.

Topuz O, Ozfidan E, Ozgen M, Ardic F. Efficacy of transcutaneous electrical nerve stimulation and percutaneous neuromodulation therapy in chronic low back pain. J Back Musculoskelet Rehabil. 2004;17(3–4):127–33.

Al–Smadi J, Warke K, Wilson I, Cramp AF, Noble G, Walsh DM, Lowe–Strong AS. A pilot investigation of the hypoalgesic effects of transcutaneous electrical nerve stimulation upon low back pain in people with multiple sclerosis. Clin Rehabil. 2003;17(7):742–9.

Labrecque M, Nouwen A, Bergeron M, Rancourt JF. A randomized controlled trial of nonpharmacologic approaches for relief of low back pain during labor. J Fam Pract. 1999;48(4):259–63.

Moore SR, Shurman J. Combined neuromuscular electrical stimulation and transcutaneous electrical nerve stimulation for treatment of chronic back pain: a double–blind, repeated measures comparison. Arch Phys Med Rehabil. 1997;78(1):55–60.

Gemignani G, Olivieri I, Ruju G, Pasero G. Transcutaneous electrical nerve stimulation in ankylosing spondylitis: a double–blind study. Arthritis Rheum. 1991;34(6):788–9.

Melzack R, Vetere P, Finch L. Transcutaneous electrical nerve stimulation for low back pain. A comparison of TENS and massage for pain and range of motion. Phys Ther. 1983;63(4):489–93.

Ratajczak B, Hawrylak A, Demidaś A, Kuciel–Lewandowska J, Boerner E. Effectiveness of diadynamic currents and transcutaneous electrical nerve stimulation in disc disease lumbar part of spine. J Back Musculoskelet Rehabil. 2011;24(3):155–9.

Miller L, Mattison P, Paul L, Wood L. The effects of transcutaneous electrical nerve stimulation (TENS) on spasticity in multiple sclerosis. Multiple Sclerosis 2007;13(4): 527–33.

Weng CS, Tsai YS, Shu SH, Chen CC, Sun MF. The treatment of upper back pain by two modulated frequency modes of acupuncture–like TENS. J Med Biol Eng. 2005;25(1): 21–5.

Hsieh RL, Lee WC. One–shot percutaneous electrical nerve stimulation vs. transcutaneous electrical nerve stimulation for low back pain: comparison of therapeutic effects. Am J Phys Med Rehabil. 2002;81(11):838–43.

Ghoname EA, White PF, Ahmed HE, Hamza MA, Craig WF, Noe CE. Percutaneous electrical nerve stimulation: an alternative to TENS in the management of sciatica. Pain. 1999;83(2):193–9.

Cheing GL, Hui–Chan CW. Transcutaneous electrical nerve stimulation: nonparallel antinociceptive effects on chronic clinical pain and acute experimental pain. Arch Phys Med Rehabil. 1999;80(3):305–12.

Grant DJ, Bishop-Miller J, Winchester DM, Anderson M, Faulkner S. A randomized comparative trial of acupuncture versus transcutaneous electrical nerve stimulation for chronic back pain in the elderly. Pain. 1999;82(1):9-13.

Itoh K, Itoh S, Katsumi Y, Kitakoji H. A pilot study on using acupuncture and transcutaneous electrical nerve stimulation to treat chronic non-specific low back pain. Complement Ther Clin Pract. 2009;15(1):22-5.

Melzack R, Jeans ME, Stratford JG, Monks RC. Ice massage and transcutaneous electrical stimulation: comparison of treatment for low-back pain. Pain. 1980;9(2):209-17.

Warke K, al-Smadi J, Walsh DM, Lowe-Strong AS. Use of self-applied TENS for low back pain in people with multiple sclerosis. Int J Therap Rehabil. 2004;11(6):275-80.

Warke K, Al-Smadi J, Baxter D, Walsh DM, Lowe-Strong AS. Efficacy of transcutaneous electrical nerve stimulation (tens) for chronic low-back pain in a multiple sclerosis population: a randomized, placebo-controlled clinical trial. Clin J Pain. 2006;22(9): 812-9.

Jarzem PF, Harvey EJ, Arcaro N, Kaczorowski J. Transcutaneous electrical nerve stimulation TENS for chronic low back pain. J Musculoskelet Pain. 2005;13(2):3-9.

Herman E, Williams R, Stratford P, Fargas-Babjak A, Trott M. A randomized controlled trial of transcutaneous electrical nerve stimulation (CODETRON) to determine its benefits in a rehabilitation program for acute occupational low back pain. Spine. 1994;19(5):561-8.

Pope MH, Phillips RB, Haugh LD, Hsieh CY, MacDonald L, Haldeman S. A prospective randomized three-week trial of spinal manipulation, transcutaneous muscle stimulation, massage and corset in the treatment of subacute low back pain. Spine. 1994;19(22):2571-7.

Marchand S, Charest J, Li J, Chenard JR, Lavignolle B, Laurencelle L. Is TENS purely a placebo effect? A controlled study on chronic low back pain. Pain. 1993;54(1):99-106.

Deyo RA, Walsh NE, Martin DC, Schoenfeld LS, Ramamurthy S. A controlled trial of transcutaneous electrical nerve stimulation (TENS) and exercise for chronic low back pain. N Engl J Med. 1990;322(23):1627-34.

Lehmann TR, Russell DW, Spratt KF, Colby H, Liu YK, Fairchild ML, Christensen S. Efficacy of electroacupuncture and TENS in the rehabilitation of chronic low back pain patients. Pain. 1986;26(3): 277-90.

콩팥급경련통

Mora B, Giorni E, Dobrovits M, Barker R, Lang T, Gore C, Kober A. Transcutaneous electrical nerve stimulation: an effective treatment for pain caused by renal colic in emergency care. J Urol. 2006;175(5):1737-41.

만성이자염

Ballegaard S, Christophersen SJ, Dawids SG, Hesse J, Olsen NV. Acupuncture and transcutaneous electric nerve stimulation in the treatment of pain associated with chronic pancreatitis. A randomized study. Scand J Gastroenterol. 1985;20(10):1249-54.

분만통

Chao AS, Chao A, Wang TH, Chang YC, Peng HH, Chang SD, Chang CJ, Lai CH, Wong AMK. Pain relief by applying transcutaneous electrical nerve stimulation (TENS) on acupuncture points during the first stage of labor: a randomized double-blind placebo-controlled trial. Pain 2007;127(3):214-20.

Labrecque M, Nouwen A, Bergeron M, Rancourt JF. A randomized controlled trial of nonpharmacologic approaches for relief of low back pain during labor. J Fam Pract. 1999;48(4):259-63.

Pitangui AC, de Sousa L, Gomes FA, Ferreira CH, Nakano AM. High-frequency TENS in post-episiotomy pain relief in primiparous puerpere: a randomized, controlled trial. J Obstet Gynaecol Res.

2012;38(7):980–7.

Olsén MF, Elden H, Janson ED, Lilja H, Stener–Victorin E. A comparison of high–versus low–intensity, high–frequency transcutaneous electric nerve stimulation for painful postpartum uterine contractions. Acta Obstet Gynecol Scand. 2007;86(3):310–4.

Bortoluzzi G. Transcutaneous electrical nerve stimulation in labour: practicality and effectiveness in a public hospital labour ward. Aust J Physiother. 1989;35(2):81–7.

Harrison RF, Shore M, Woods T, Mathews G, Gardiner J, Unwin A. A comparative study of trans–cutaneous electrical nerve stimulation (TENS), entonox, pethidine + promazine and lumbar epi–dural for pain relief in labor. Acta Obstet Gynecol Scand. 1987;66(1): 9–14.

Bundsen P, Ericson K, Peterson LE, Thiringer K. Pain relief in labor by transcutaneous electrical nerve stimulation. Testing of a modified stimulation technique and evaluation of the neurological and bi–ochemical condition of the newborn infant. Acta Obstet Gynecol Scand. 1982;61(2):129–36.

Bundsen P, Peterson LE, Selstam U. Pain relief in labor by transcutaneous electrical nerve stimulation. A prospective matched study. Acta Obstet Gynecol Scand. 1981;60(5): 459–68.

van der Ploeg JM, Vervest HA, Liem AL, Schagen van Leeuwen JH Transcutaneous nerve stimulation (TENS) during the first stage of labour: a randomized clinical trial. Pain 1996;68(1):75–8.

Chia YT, Arulkumaran S, Chua S, Ratnam SS. Effectiveness of transcutaneous electric nerve stimulator for pain relief in labour. Asia Oceania J Obstet Gynaecol. 1990; 16(2):145–51.

Lee EW, Chung IW, Lee JY, Lam PW, Chin RK. The role of transcutaneous electrical nerve stimulation in management of labour in obstetric patients. Asia Oceania J Obstet Gynaecol. 1990;16(3):247–54.

Thomas IL, Tyle V, Webster J, Neilson A. An evaluation of transcutaneous electrical nerve stimulation for pain relief in labour. Aust N Z J Obstet Gynaecol. 1988;28(3):182–9.

Harrison RF, Woods T, Shore M, Mathews G, Unwin A. Pain relief in labour using transcutaneous elec–trical nerve stimulation (TENS). A TENS/TENS placebo controlled study in two parity groups. Br J Obstet Gynaecol. 1986;93(7):739–46.

Nesheim BI. The use of transcutaneous nerve stimulation for pain relief during labor. A controlled clinical study. Acta Obstet Gynecol Scand. 1981;60(1):13–6.

Erkkola R, Pikkola P, Kanto J. Transcutaneous nerve stimulation for pain relief during labour: a con–trolled study. Ann Chir Gynaecol. 1980;69(6):273–7.

월경통

Wang SF, Lee JP, Hwa HL. Effect of transcutaneous electrical nerve stimulation on primary dysmenorrhea. Neuromodulation. 2009;12(4):302–9.

Tugay N, Akbayrak T, Demirtürk F, Karakaya IC, Kocaacar O, Tugay U, Karakaya MG, Demirtürk F. Effectiveness of transcutaneous electrical nerve stimulation and interferential current in primary dysmenorrhea. Pain Med. 2007;8(4):295–300.

Milsom I, Hedner N, Mannheimer C. A comparative study of the effect of high–intensity transcutaneous nerve stimulation and oral naproxen on intrauterine pressure and menstrual pain in patients with primary dysmenorrhea. Am J Obstet Gynecol. 1994;170(1 Pt 1):123–9.

Dawood MY, Ramos J. Transcutaneous electrical nerve stimulation (TENS) for the treatment of primary dysmenorrhea: a randomized crossover comparison with placebo TENS and ibuprofen. Obstet Gynecol. 1990;75(4):656–60.

Neighbors LE, Clelland J, Jackson JR, Bergman J, Orr J. Transcutaneous electrical nerve stimulation for pain relief in primary dysmenorrhea. Clin J Pain. 1987;3(1):17–22.

Mannheimer JS, Whalen EC. The efficacy of transcutaneous electrical nerve stimulation in dysmenorrhea. Clin Jo Pain. 1985;1(2):75–83.

골반통

Samhan AF, Abd-Elhalim NM, Elnegmy EH, Roiah MM. The effect of transcutaneous electrical nerve stimulation in the treatment of chronic pelvic pain syndrome: an evidence based electromyographic studies. Indian J Physiother Occup Ther. 2011;5(3):14-7.

전립선염

Sikiru L, Shmaila H, Muhammed SA. Transcutaneous electrical nerve stimulation (TENS) in the symptomatic management of chronic prostatitis/chronic pelvic pain syndrome: a placebo-control randomized trial. Int Braz J Urol. 2008;34(6):708-13.

뼈관절염

Kolen AF, de Nijs RN, Wagemakers FM, Meier AJ, Johnson MI. Effects of spatially targeted transcutaneous electrical nerve stimulation using an electrode array that measures skin resistance on pain and mobility in patients with osteoarthritis in the knee: a randomized controlled trial. Pain. 2012;153(2):373-81.

Cetin N, Aytar A, Atalay A, Akman MN. Comparing hot pack, short-wave diathermy, ultrasound, and TENS on isokinetic strength, pain, and functional status of women with osteoarthritic knees: a single-blind, randomized, controlled trial. Am J Phys Med Rehabil. 2008;87(6):443-51.

Paker N, Tekdös D, Kesiktas N, Soy D. Comparison of the therapeutic efficacy of TENS versus intra-articular hyaluronic acid injection in patients with knee osteoarthritis: a prospective randomized study. Adv Ther. 2006;23(2):342-53.

Law PP, Cheing GL. Optimal stimulation frequency of transcutaneous electrical nerve stimulation on people with knee osteoarthritis. J Rehabil Med. 2004;36(5):220-5.

Zizic TM, Hoffman KC, Holt PA, Hungerford DS, O'Dell JR, Jacobs MA, Lewis CG, Deal CL, Caldwell JR, Cholewczynski JG, et al. The treatment of osteoarthritis of the knee with pulsed electrical stimulation. J Rheumatol. 1995;22(9):1757-61.

Grimmer K. A controlled double blind study comparing the effects of strong Burst Mode TENS and High Rate TENS on painful osteoarthritic knees. Aust J Physiother. 1992;38(1):49-56.

Altay F, Durmus D, Canturk F. Effects of TENS on pain, disability, quality of life and depression in patients with knee osteoarthritis. Turkish J Rheumatol. 2010;25(3):116-21.

Itoh K, Hirota S, Katsumi Y, Ochi H, Kitakoji H. A pilot study on using acupuncture and transcutaneous electrical nerve stimulation (TENS) to treat knee osteoarthritis (OA). Chin Med. 2008;3:2.

Adedoyin RA, Olaogun MOB, Oyeyemi AL. Transcutaneous electrical nerve stimulation and interferential current combined with exercise for the treatment of knee osteoarthritis: a randomised controlled trial. Hong Kong Physiother J. 2005;23(1):13-9.

Yurtkuran M, Kocagil T. TENS, electroacupuncture and ice massage: comparison of treatment for osteoarthritis of the knee. Am J Acupunct. 1999;27(3-4):133-40.

Fargas-Babjak A, Rooney P, Gerecz E. Randomized trial of Codetron for pain control in osteoarthritis of the hip/knee. Clin J Pain. 1989;5(2):137-41.

Smith CR, Lewith GT, Machin D. TNS and osteo-arthritic pain. Preliminary study to establish a controlled method of assessing transcutaneous nerve stimulation as a treatment for the pain caused by osteo-arthritis of the knee. Physiotherapy. 1983;69(8): 266-8.

Taylor P, Hallett M, Flaherty L. Treatment of osteoarthritis of the knee with transcutaneous electrical nerve stimulation. Pain. 1981;11(2):233-40.

Palmer S, Domaille M, Cramp F, Walsh N, Pollock J, Kirwan J, Johnson MI. Transcutaneous electrical nerve stimulation as an adjunct to education and exercise for knee osteoarthritis: a randomized controlled trial. Arthritis Care Res. 2014;66(3): 387-94.

Vance CG, Rakel BA, Blodgett NP, DeSantana JM, Amendola A, Zimmerman MB, Walsh DM, Sluka KA. Effects of transcutaneous electrical nerve stimulation on pain, pain sensitivity, and function in people with knee osteoarthritis: a randomized controlled trial. Phys Ther. 2012;92(7):898-910.

Pietrosimone BG, Saliba SA, Hart JM, Hertel J, Kerrigan DC, Ingersoll CD. Effects of disinhibitory transcutaneous electrical nerve stimulation and therapeutic exercise on sagittal plane peak knee kinematics and kinetics in people with knee osteoarthritis during gait: a randomized controlled trial. Clin Rehabil. 2010;24(12):1091-101.

Law PP, Cheing GL, Tsui AY. Does transcutaneous electrical nerve stimulation improve the physical performance of people with knee osteoarthritis? J Clin Rheumatol. 2004;10(6): 295-9.

Cheing GL, Hui-Chan CW. Would the addition of TENS to exercise training produce better physical performance outcomes in people with knee osteoarthritis than either intervention alone? Clin Rehabil. 2004;18(5):487-97.

Cheing GL, Hui-Chan CW, Chan KM. Does four weeks of TENS and/or isometric exercise produce cumulative reduction of osteoarthritic knee pain? Clin Rehabil. 2002;16(7): 749-60.

Lewis B, Lewis D, Cumming G. The comparative analgesic efficacy of transcutaneous electrical nerve stimulation and a non-steroidal anti-inflammatory drug for painful osteoarthritis. Br J Rheumatol. 1994;33(5):455-60.

Jensen H, Zesler R, Christensen T. Transcutaneous electrical nerve stimulation (TNS) for painful osteoarthrosis of the knee. Int J Rehabil Res. 1991;14(4):356-8.

Lewis D, Lewis B, Sturrock RD. Transcutaneous electrical nerve stimulation in osteoarthrosis: a therapeutic alternative? Ann Rheum Dis. 1984;43(1):47-9.

신경병

Cheing GL, Luk ML. Transcutaneous electrical nerve stimulation for neuropathic pain. J Hand Surg Br. 2005;30(1):50-5.

Kumar D, Marshall HJ. Diabetic peripheral neuropathy: amelioration of pain with transcutaneous electrostimulation. Diabetes Care. 1997;20(11):1702-5.

Celik EC, Erhan B, Gunduz B, Lakse E. The effect of low-frequency TENS in the treatment of neuropathic pain in patients with spinal cord injury. Spinal Cord. 2013; 51(4):334-7.

Forst T, Nguyen M, Forst S, Disselhoff B, Pohlmann T, Pfützner A. Impact of low frequency transcutaneous electrical nerve stimulation on symptomatic diabetic neuropathy using the new Salutaris device. Diabetes Nutr Metab. 2004;17(3):163-8.

Kumar D, Alvaro MS, Julka IS, Marshall HJ. Diabetic peripheral neuropathy. Effectiveness of electrotherapy and amitriptyline for symptomatic relief. Diabetes Care. 1998; 21(8):1322-5.

Thorsteinsson G, Stonnington HH, Stillwell GK, Elveback LR. Transcutaneous electrical stimulation: a double-blind trial of its efficacy for pain. Arch Phys Med Rehabil. 1977;58(1):8-13.

가슴절개술

Fiorelli A, Morgillo F, Milione R, Pace MC, Passavanti MB, Laperuta P, Aurilio C, Santini M. Control of post-thoracotomy pain by transcutaneous electrical nerve stimulation: effect on serum cytokine levels, visual analogue scale, pulmonary function and medication. Eur J Cardiothorac Surg. 2012;41(4):861-8.

Erdogan M, Erdogan A, Erbil N, Karakaya HK, Demircan A. Prospective, Randomized, Placebo-controlled Study of the Effect of TENS on postthoracotomy pain and pulmonary function. World J Surg. 2005;29(12):1563-70.

Solak O, Emmiler M, Ela Y, Dündar U, Koçoiullari CU, Eren N, Gökçe IY, Cekirdekçi A, Kavuncu V. Comparison of continuous and intermittent transcutaneous electrical nerve stimulation in postoperative pain management after coronary artery bypass grafting: a randomized, placebo-controlled prospective study. Heart Surg Forum. 2009;12(5): E266-71.

Benedetti F, Amanzio M, Casadio C, Cavallo A, Cianci R, Giobbe R, Mancuso M, Ruffini E, Maggi G. Control of postoperative pain by transcutaneous electrical nerve stimulation after thoracic operations. Ann Thorac Surg. 1997;63(3):773-6.

Bayindir O, Paker T, Akpinar B, Erenturk S, Askin D, Aytac A. Use of transcutaneous electrical nerve stimulation in the control of postoperative chest pain after cardiac surgery. J Cardiothorac Vasc Anesth. 1991;5(6):589-91.

Warfield CA, Stein JM, Frank HA. The effect of transcutaneous electrical nerve stimulation on pain after thoracotomy. Ann Thorac Surg. 1985;39(5):462-5.

Rooney SM, Jain S, Goldiner PL. Effect of transcutaneous nerve stimulation on postoperative pain after thoracotomy. Anesth Analg. 1983;62(11):1010-2.

심장수술

Ng MC, Jones AY, Cheng LC. The Role of Acu-TENS in Hemodynamic Recovery after Open-Heart Surgery. Evid Based Complement Alternat Med. 2011;2011:301974.

Cipriano G Jr, Neder JA, Umpierre D, Arena R, Vieira PJ, Chiappa AM, Ribeiro JP, Chiappa GR. Sympathetic ganglion transcutaneous electrical nerve stimulation after coronary artery bypass graft surgery improves femoral blood flow and exercise tolerance. J Appl Physio. 2014;117(6):633-8.

Solak O, Emmiler M, Ela Y, Dündar U, Koçoiullari CU, Eren N, Gökçe IY, Cekirdekçi A, Kavuncu V. Comparison of continuous and intermittent transcutaneous electrical nerve stimulation in post-operative pain management after coronary artery bypass grafting: a randomized, placebo-controlled prospective study. Heart Surg Forum. 2009;12(5): E266-71.

Navarathnam RG, Wang IY, Thomas D, Klineberg PL. Evaluation of the transcutaneous electrical nerve stimulator for postoperative analgesia following cardiac surgery. Anaesth Intensive Care. 1984;12(4):345-50.

Forster EL, Kramer JF, Lucy SD, Scudds RA, Novick RJ. Effect of TENS on pain, medications, and pulmonary function following coronary artery bypass graft surgery. Chest. 1994;106(5):1343-8.

척추고정술

Issenman J, Nolan MF, Rowley J, Hobby R. Transcutaneous electrical nerve stimulation for pain control after spinal fusion with Harrington rods. A clinical report. Phys Ther. 1985;65(10):1517-20.

Schuster GD, Infante MC. Pain relief after low back surgery: the efficacy of transcutaneous electrical nerve stimulation. Pain 1980;8(3):299-302.

척추후궁절제술

McCallum MI, Glynn CJ, Moore RA, Lammer P, Phillips AM. Transcutaneous electrical nerve stimulation in the management of acute postoperative pain. Br J Anaesth. 1988;61(3):308-12.

척주뒤굽음증수술

Carman D, Roach JW. Transcutaneous electrical nerve stimulation for the relief of postoperative pain in children. Spine 1988;13(1):109-10.

개복술

Rakel B, Frantz R. Effectiveness of transcutaneous electrical nerve stimulation on postoperative pain with movement. J Pain. 2003;4(8):455-64.

Jones AYM, Hutchinson RC. A comparison of the analgesic effect of transcutaneous electrical nerve stimulation and Entonox. Physiotherapy. 1991;77(8):526-30.

Hargreaves A, Lander J. Use of transcutaneous electrical nerve stimulation for postoperative pain. Nurs

Res. 1989;38(3):159-61.

Cooperman AM, Hall B, Mikalacki K, Hardy R, Sardar E. Use of transcutaneous electrical stimulation in the control of postoperative pain. Am J Surg. 1977;133(2):185-7.

VanderArk GD, McGrath KA. Transcutaneous electrical stimulation in treatment of postoperative pain. Am J Surg. 1975;130(3):338-40.

Cuschieri RJ, Morran CG, McArdle CS. Transcutaneous electrical stimulation for postoperative pain. Ann R Coll Surg Engl. 1985;67(2):127-9.

담낭절제술

Sim DT. Effectiveness of transcutaneous electrical nerve stimulation following cholecystectomy. Physiotherapy. 1991;77(10):715-22.

Hershman M, Cheadle W, Swift R, Reilly D, Gompertz H, Wood C. Transcutaneous electrical nerve stimulation as adjunctive analgesia in patients undergoing abdominal procedures. Surgical Research Communications 1989;7:65-9.

Laitinen J, Nuutinen L. Failure of transcutaneous electrical nerve stimulation and indomethacin to reduce opiate requirement following cholecystectomy. Acta Anaesthesiol Scand. 1991;35(8):700-5.

Reuss R, Cronen P, Abplanalp L. Transcutaneous electrical nerve stimulation for pain control after cholecystectomy: lack of expected benefits. South Med J. 1988;81(11): 1361-3.

Galloway DJ, Boyle P, Burns HJ, Davidson PM, George WD. A clinical assessment of electroanalgesia following abdominal operations. Surg Gynecol Obstet. 1984;159(5):453-6.

담도쇄석술

Torres WE, Fraser NP, Baumgartner BR, Nelson RC, Evans GR, Jones V, Peterson J. The use of transcutaneous electrical nerve stimulation during the biliary lithotripsy procedure. J Stone Dis. 1992;4(1):41-5.

충수절제술

Conn IG, Marshall AH, Yadav SN, Daly JC, Jaffer M. Transcutaneous electrical nerve stimulation following appendicectomy: the placebo effect. Ann R Coll Surg Engl. 1986;68(4):191-2.

제왕절개술

Hollinger JL. Transcutaneous electrical nerve stimulation after cesarean birth. Phys Ther. 1986;66(1):36-8.

Smith CM, Guralnick MS, Gelfand MM, Jeans ME. The effects of transcutaneous electrical nerve stimulation on post-cesarean pain. Pain. 1986;27(2):181-93.

Reynolds RA1, Gladstone N, Ansari AH. Transcutaneous electrical nerve stimulation for reducing narcotic use after cesarean section. J Reprod Med. 1987;32(11):843-6.

자궁절제술

Hamza MA, White PF, Ahmed HE, Ghoname EA. Effect of the frequency of transcutaneous electrical nerve stimulation on the postoperative opioid analgesic requirement and recovery profile. Anesthesiology. 1999;91(5):1232-8.

Akyuz G, Kayhan O, Babacan A, Gener FA. Transcutaneous electrical nerve stimulation (TENS) in the treatment of postoperative pain and prevention of paralytic ileus. Clin Rehabil. 1993;7(3):218-21.

Chen L, Tang J, White PF, Sloninsky A, Wender RH, Naruse R, Kariger R. The effect of location of transcutaneous electrical nerve stimulation on postoperative opioid analgesic requirement: acupoint versus nonacupoint stimulation. Anesth Analg. 1998; 87(5):1129-34.

난관묶음술

Desantana JM1, Sluka KA, Lauretti GR. High and low frequency TENS reduce postoperative pain intensity after laparoscopic tubal ligation: a randomized controlled trial. Clin J Pain. 2009;25(1):12-9.

샅굴탈장복원술

Smedley F, Taube M, Wastell C. Transcutaneous electrical nerve stimulation for pain relief following inguinal hernia repair: a controlled trial. Eur Surg Res. 1988;20(4):233-7.

Gilbert JM, Gledhill T, Law N, George C. Controlled trial of transcutaneous electrical nerve stimulation (TENS) for postoperative pain relief following inguinal herniorrhaphy. Br J Surg. 1986;73(9):749-51.

치핵절제술

Chiu JH, Chen WS, Chen CH, Jiang JK, Tang GJ, Lui WY, Lin JK. Effect of transcutaneous electrical nerve stimulation for pain relief on patients undergoing hemorrhoidectomy: prospective, randomized, controlled trial. Dis Colon Rectum. 1999; 42(2):180-5.

엉덩관절전치환술

Lan F, Ma YH, Xue JX, Wang TL, Ma DQ. Transcutaneous electrical nerve stimulation on acupoints reduces fentanyl requirement for postoperative pain relief after total hip arthroplasty in elderly patients. Minerva Anestesiol. 2012;78(8):887-95.

무릎관절전치환술

Rakel BA, Zimmerman MB, Geasland K, Embree J, Clark CR, Noiseux NO, Callaghan JJ, Herr K, Walsh D, Sluka KA. Transcutaneous electrical nerve stimulation for the control of pain during rehabilitation after total knee arthroplasty: A randomized, blinded, placebo-controlled trial. Pain. 2014;155(12):2599-611.

Rakel B, Frantz R. Effectiveness of transcutaneous electrical nerve stimulation on postoperative pain with movement. J Pain. 2003;4(8):455-64.

Arvidsson I, Eriksson E. Postoperative TENS pain relief after knee surgery: objective evaluation. Orthopedics. 1986;9(10):1346-51.

Jensen JE, Conn RR, Hazelrigg G, Hewett JE. The use of transcutaneous neural stimulation and isokinetic testing in arthroscopic knee surgery. Am J Sports Med. 1985;13(1):27-33.

Breit R, Van der Wall H. Transcutaneous electrical nerve stimulation for postoperative pain relief after total knee arthroplasty. J Arthroplasty. 2004;19(1):45-8.

Angulo DL, Colwell CW. Use of Postoperative TENS and Continuous Passive Motion Following Total Knee Replacement. J Orthop Sports Phys Ther. 1990;11(12):599-604.

Anderson AF, Lipscomb AB. Analysis of rehabilitation techniques after anterior cruciate reconstruction. Am J Sports Med. 1989;17(2):154-60.

발수술

Cornell PE, Lopez AL, Malofsky H. Pain reduction with transcutaneous electrical nerve stimulation after foot surgery. J Foot Surg. 1984;23(4):326-33.

절단통증/헛통증

Katz J, Melzack R. Auricular transcutaneous electrical nerve stimulation (TENS) reduces phantom limb pain. J Pain Symptom Manage. 1991;6(2):73-83.

Finsen V, Persen L, Løvlien M, Veslegaard EK, Simensen M, Gåsvann AK, Benum P. Transcutaneous electrical nerve stimulation after major amputation. J Bone Joint Surg Br. 1988;70(1):109-12.

급성외상

Lang T, Barker R, Steinlechner B, Gustorff B, Puskas T, Gore O, Kober A. TENS relieves acute post-traumatic hip pain during emergency transport. J Trauma. 2007;62(1):184-8.

Ordog GJ. Transcutaneous electrical nerve stimulation versus oral analgesic: a randomized double-blind controlled study in acute traumatic pain. Am J Emerg Med. 1987; 5(1):6-10.

화상

Lewis SM, Clelland JA, Knowles CJ, Jackson JR, Dimick AR. Effects of auricular acupuncture-like transcutaneous electric nerve stimulation on pain levels following wound care in patients with burns: a pilot study. J Burn Care Rehabil. 1990;11(4):322-9.

감염

Quinton DN, Sloan JP, Theakstone J. Transcutaneous electrical nerve stimulation in acute hand infections. J Hand Surg Br. 1987;12(2):267-8.

암통증

Bennett MI, Johnson MI, Brown SR, Radford H, Brown JM, Searle RD. Feasibility study of Transcutaneous Electrical Nerve Stimulation (TENS) for cancer bone pain. J Pain. 2010;11(4):351-9.

Gadsby JG, Franks A, Jarvis P, Dewhurst F. Acupuncture-like transcutaneous electrical nerve stimulation within palliative care: a pilot study. Complement Ther Med. 1997;5(1):13-8.

Robb KA, Newham DJ, Williams JE. Transcutaneous electrical nerve stimulation vs. transcutaneous spinal electroanalgesia for chronic pain associated with breast cancer treatments. J Pain Symptom Manage. 2007;33(4):410-9.

경직

Oo WM. Efficacy of addition of transcutaneous electrical nerve stimulation to standardized physical therapy in subacute spinal spasticity: a randomized controlled trial. Arch Phys Med Rehabil. 2014;95(11):2013-20.

Park J, Seo D, Choi W, Lee S. The effects of exercise with TENS on spasticity, balance, and gait in patients with chronic stroke: a randomized controlled trial. Med Sci Monit. 2014;20:1890-6.

Cheng BP-H, Cheng BK-K. Immediate effect of transcutaneous electrical nerve stimulation on spasticity in patients with spinal cord injury. Clin Rehabil. 2010;24(3): 202-10.

Ng SS, Hui-Chan CW. Transcutaneous electrical nerve stimulation combined with task-related training improves lower limb functions in subjects with chronic stroke. Stroke. 2007;38(11):2953-9.

Cho HY, In TS, Cho KH, Song CH. A single trial of transcutaneous electrical nerve stimulation (TENS) improves spasticity and balance in patients with chronic stroke. Tohoku J Exp Med. 2013;229(3):187-93.

Aydin G, Tomruk S, Keleş I, Demir SO, Orkun S. Transcutaneous electrical nerve stimulation versus baclofen in spasticity: clinical and electrophysiologic comparison. Am J Phys Med Rehabil. 2005;84(8):584-92.

Tekeoğlu Y, Adak B, Göksoy T. Effect of transcutaneous electrical nerve stimulation (TENS) on Barthel Activities of Daily Living (ADL) index score following stroke. Clin Rehabil. 1998;12(4):277-80.

Levin MF, Hui-Chan CW. Relief of hemiparetic spasticity by TENS is associated with improvement in reflex and voluntary motor functions. Electroencephalogr Clin Neurophysiol. 1992;85(2):131-42.

Miller L, Mattison P, Paul L, Wood L. The effects of transcutaneous electrical nerve stimulation (TENS) on spasticity in multiple sclerosis. Mult Scler. 2007;13(4):527-33.

Sonde L, Kalimo H, Fernaeus SE, Viitanen M. Low TENS treatment on post-stroke paretic arm: a three-year follow-up. Clin Rehabil. 2000;14(1):14-9.

Sonde L, Gip C, Fernaeus SE, Nilsson CG, Viitanen M. Stimulation with low frequency (1.7 Hz) trans-cutaneous electric nerve stimulation (low-tens) increases motor function of the post-stroke paretic arm. Scand J Rehabil Med. 1998;30(2):95-9.

제15장 심부조직전기자극 근거

임상연구

문제 (P)	개입 (I)	결과 (O)	효과	근거수준	참고문헌
두통	심부조직전기자극	통증 감소	O	Ⅱ	Ahmed et al., 2000
허리통증		통증 감소, 기능 증진	O	Ⅰ	Weiner et al., 2008
			O	Ⅰ	Topuz et al., 2004
			O	Ⅰ	Weiner et al., 2003
			O	Ⅱ	Perez-Palomares et al., 2010
			O	Ⅱ	Yokoyama et al., 2004
			O	Ⅱ	Hsiehet al., 2002
			O	Ⅱ	White et al., 2000
			O	Ⅱ	Ghoname et al., 1999
			O	Ⅱ	Ghoname et al., 1999
			O	Ⅱ	Ghoname et al., 1999
			O	Ⅱ	Hamza et al., 1999
수술후 통증		통증 감소	O	Ⅱ	Gavronsky et al., 2012
당뇨신경병		통증 감소	X	Ⅰ	Hamza et al., 2000

근거 참고문헌

체계적 고찰

Ehrenbrusthoff K, Ryan CG, Schofield PA, Martin DJ. Physical therapy management of older adults with chronic low back pain: a systematic review. Journal of Pain Management 2012;5(4):317-29.

임상연구

두통

Ahmed HE, White PF, Craig WF, Hamza MA, Ghoname ES, Gajraj NM. Use of percutaneous electrical nerve stimulation (PENS) in the short-term management of headache. Headache. 2000;40(4):311-5.

허리통증

Weiner DK, Perera S, Rudy TE, Glick RM, Shenoy S, Delitto A. Efficacy of percutaneous electrical nerve stimulation and therapeutic exercise for older adults with chronic low back pain: a randomized controlled trial. Pain. 2008;140(2):344-57.

Topuz O, Ozfidan E, Ozgen M, Ardic F. Efficacy of transcutaneous electrical nerve stimulation and percutaneous neuromodulation therapy in chronic low back pain. J Back Musculoskelet Rehabil. 2004;17(3-4):127-33.

Weiner DK, Rudy TE, Glick RM, Boston JR, Lieber SJ, Morrow LA, Taylor S. Efficacy of percutaneous electrical nerve stimulation for the treatment of chronic low back pain in older adults. J Am Geriatr Soc. 2003;51(5):599-608.

Perez-Palomares S, Olivan-Blazquez B, Magallon-Botaya R, de-la-Torre-Beldarrain MML, Gaspar-Calvo E, Romo-Calvo L, Garcia-Lazaro R, Serrano-Aparicio B. Percutaneous electrical nerve stimulation versus dry needling: effectiveness in the treatment of chronic low back pain. J Musculoskelet Pain. 2010;18(1):23-30.

Yokoyama M, Sun X, Oku S, Taga N, Sato K, Mizobuchi S, Takahashi T, Morita K. Comparison of percutaneous electrical nerve stimulation with transcutaneous electrical nerve stimulation for long-term pain relief in patients with chronic low back pain. Anesth Analg. 2004;98(6):1552-6.

Hsieh RL, Lee WC. One-shot percutaneous electrical nerve stimulation versus transcutaneous electrical nerve stimulation for low back pain: comparison of therapeutic effects. Am J Phys Med Rehabil. 2002;81(11):838-43.

White PF, Craig WF, Vakharia AS, Ghoname E, Ahmed HE, Hamza MA. Percutaneous neuromodulation therapy: does the location of electrical stimulation effect the acute analgesic response? Anesth Analg. 2000;91(4):949-54.

Ghoname EA, White PF, Ahmed HE, Hamza MA, Craig WF, Noe CE. Percutaneous electrical nerve stimulation: an alternative to TENS in the management of sciatica. Pain. 1999;83(2):193-9.

Ghoname ES, Craig WF, White PF, Ahmed HE, Hamza MA, Gajraj NM, Vakharia AS, Noe CE. The effect of stimulus frequency on the analgesic response to percutaneous electrical nerve stimulation in patients with chronic low back pain. Anesth Analg. 1999;88(4):841-6.

Ghoname EA, Craig WF, White PF, Ahmed HE, Hamza MA, Henderson BN, Gajraj NM, Huber PJ, Gatchel RJ. Percutaneous electrical nerve stimulation for low back pain: a randomized crossover study. JAMA. 1999;281(9):818-23.

Hamza MA, Ghoname EA, White PF, Craig WF, Ahmed HE, Gajraj NM, Vakharia AS, Noe CE. Effect of the duration of electrical stimulation on the analgesic response in patients with low back pain. Anesthesiology. 1999;91(6):1622-7.

수술후통증

Gavronsky S1, Koeniger-Donohue R, Steller J, Hawkins JW. Postoperative pain: acupuncture versus percutaneous electrical nerve stimulation. Pain Manag Nurs. 2012; 13(3):150-6.

당뇨신경병

Hamza MA, White PF, Craig WF, Ghoname ES, Ahmed HE, Proctor TJ, Noe CE, Vakharia AS, Gajraj N. Percutaneous electrical nerve stimulation: a novel analgesic therapy for diabetic neuropathic pain. Diabetes Care. 2000;23(3):365-70.

제18장 미세전류자극 근거

임상연구

문제 (P)	개입 (I)	결과 (O)	효과	근거수준	참고문헌
긴장형두통	미세전류자극	통증 감소	O	Ⅱ	Solomon et al., 1989
			O	Ⅱ	Solomon et al., 1985
턱관절기능장애	미세전류자극	통증 감소	O	Ⅰ	Kato et al., 2005
			O	Ⅱ	Bertolucci et al., 1995
			X	Ⅱ	Zuim et al., 2006
섬유근육통	미세전류자극	통증 감소	O	Ⅱ	Cork et al., 2004
			O	Ⅱ	Lichtbroun et al., 2001
			O	Ⅱ	Chee et al., 1986
어깨통증	미세전류자극	통증 감소, 기능 증진	O	Ⅰ	Atya et al., 2012
허리통증	미세전류자극	통증 감소, 기능 증진	O	Ⅰ	Koopman et al., 2009
만성 통증	미세전류자극	통증 감소	O	Ⅰ	Capel et al., 2003
			X	Ⅰ	Tan et al., 2006
가쪽위융기염	미세전류자극	통증 감소	O	Ⅰ	Poltawski et al., 2012
			O	Ⅰ	Johannsen et al., 1993
			X	Ⅰ	Ho et al., 2007
무릎 통증, 관절성형술	미세전류자극	통증 감소	O	Ⅱ	El-Husseini et al., 2007
지연유발근육통	미세전류자극	통증 감소	O	Ⅰ	Lambert et al., 2002
			X	Ⅰ	Allen et al., 1999
			X	Ⅰ	Bonacci et al., 1997
			X	Ⅱ	Curtis et al., 2010
			X	Ⅱ	Weber et al., 1994
			X	Ⅱ	Denegar et al., 1992
아킬레스힘줄염	미세전류자극	증상 개선	O	II	Chapman-Jones et al., 2012
당뇨신경병	미세전류자극	통증 감소	O	II	Park et al., 2011
			X	Ⅰ	Gossrau et al., 2011
정맥부전 다리궤양	미세전류전류	통증 감소	O	Ⅰ	Korelo et al., 2012
욕창, 척수손상	미세전류전류	치유 촉진	O	Ⅱ	Baker et al., 1996

근거 참고문헌

체계적 고찰

Sussmilch-Leitch SP, Collins NJ, Bialocerkowski AE, Warden SJ, Crossley KM. Physical therapies for Achilles tendinopathy: systematic review and meta-analysis. J Foot Ankle Res. 2012;5(1):15.

Bronfort G, Nilsson N, Haas M, Evans R, Goldsmith CH, Assendelft WJ, Bouter LM. Non-invasive physical treatments for chronic/recurrent headache. Cochrane Database Syst Rev. 2009;3:CD001878.

Gross AR, Goldsmith C, Hoving JL, Haines T, Peloso P, Aker P, Santaguida P, Myers C; Cervical Overview Group. Conservative management of mechanical neck disorders: a systematic review. J

Rheumatol. 2007;34(5):1083-102.

Johnson M, Martinson M. Efficacy of electrical nerve stimulation for chronic musculoskeletal pain: a meta-analysis of randomized controlled trials. Pain. 2007;130(1-2): 157-65.

Dijkstra PU, Kalk WW, Roodenburg JL. Trismus in head and neck oncology: a systematic review. Oral Oncol. 2004;40(9):879-89.

O'Connor R, Hurley DA. The effectiveness of physiotherapeutic interventions in the management of delayed-onset muscle soreness: a systematic review. Physical Therapy Reviews. 2003;8(4):177-95.

Akai M, Hayashi K. Effect of electrical stimulation on musculoskeletal systems; a meta-analysis of controlled clinical trials. Bioelectromagnetics. 2002;23(2):132-43.

임상연구

두통

Solomon S, Elkind A, Freitag F, Gallagher RM, Moore K, Swerdlow B, Malkin S. : Safety and effectiveness of cranial electrotherapy in the treatment of tension headache. Headache. 1989;29(7):445-50.

Solomon S, Guglielmo KM. Treatment of headache by transcutaneous electrical stimulation. Headache 1985;25(1):12-5.

턱관절기능장애

Kato MT, Kogawa EM, Santos CN, Conti PC : Low-level laser therapy (LLLT); Temporomandibular joint disorders; Randomized controlled trials. J Appl Oral Sci. 2005; 13(3):280-5.

Bertolucci LE, Gray T. Clinical comparative study of microcurrent electrical stimulation to mid-laser and placebo treatment in degenerative joint disease of the temporomandibular joint. Cranio. 1995;13(2):116-20.

Zuim PR, Garcia AR, Turcio KH, Hamata MM. : Evaluation of microcurrent electrical nerve stimulation (MENS) effectiveness on muscle pain in temporomandibular disorders patients. J Appl Oral Sci. 2006;14(1):61-6.

섬유근육통

Cork, R. C., P. Wood, N. Ming, C. Shepherd, J. Eddy, and L. Price : The effect of cranial electrotherapy stimulation (CES) on pain associated with fibromyalgia. The Internet J Anaesth. 2004;8(2).

Cork, R. C., P. Wood, N. Ming, C. Shepherd, J. Eddy, and L. Price : The effect of cranial electrotherapy stimulation (CES) on pain associated with fibromyalgia. Internet J Anaesth. 2004;8(2).

Lichtbroun AS, Raicer MM, Smith RB. The treatment of fibromyalgia with cranial electrotherapy stimulation. J Clin Rheumatol. 2001;7(2):72-8.

Chee EK, Walton H. Treatment of trigger points with microamperage transcutaneous electrical nerve stimulation (TENS)-(the Electro-Acuscope 80). J Manipulative Physiol Ther. 1986;9(2):131-4.

어깨통증

Atya AM. Efficacy of microcurrent electrical stimulation on pain, proprioception accuracy and functional disability in subacromial impingement: RCT. Indian J Phys Occup Ther. 2012;6(1):15-8.

허리통증

Koopman JS, Vrinten DH, van Wijck AJ. Efficacy of microcurrent therapy in the treatment of chronic nonspecific back pain: a pilot study. Clin J Pain. 2009;25(6):495-9.

만성통증

Tan G, Rintala DH, Thornby JI, Yang J, Wade W, Vasilev C. : Using cranial electrotherapy stimulation to treat pain associated with spinal cord injury. J Rehabil Res Dev. 2006; 43(4):461-74.

Capel ID, Dorrell HM, Spencer EP, Davis MW. : The amelioration of the suffering associated with spinal cord injury with subperception transcranial electrical stimulation. Spinal Cord. 2003;41(2):109-17.

가쪽위융기염

Poltawski L1, Johnson M, Watson T. Microcurrent therapy in the management of chronic tennis elbow: pilot studies to optimize parameters. Physiother Res Int. 2012;17(3): 157-66.

Ho LOL, Kwong WL, Cheing GLY. Effectiveness of microcurrent therapy in the management of lateral epicondylitis: a pilot study. Hong Kong Physiotherapy J. 2007;25(1): 14-20.

Johannsen F, Gam A, Hauschild B, Mathiesen B, Jensen L. Rebox: an adjunct in physical medicine? Arch Phys Med Rehabil. 1993;74(4):438-40.

무릎통증

El-Husseini T, El-Kawy S, Shalaby H, El-Sebai M : Microcurrent skin patches for postoperative pain control in total knee arthroplasty: a pilot study. Int Orthop. 2007; 31(2): 229-33.

지연유발근육통

Lambert MI, Marcus P, Burgess T, Noakes TD. Electro-membrane microcurrent therapy reduces signs and symptoms of muscle damage. Med Sci Sports Exerc. 2002;34(4): 602-7.

Allen JD, Mattacola CG, Perrin DH. Effect of microcurrent stimulation on delayed-onset muscle soreness: a double-blind comparison. J Athl Train. 1999;34(4):334-7.

Bonacci JA, Higbie EJ. Effects of microcurrent treatment on perceived pain and muscle strength following eccentric exercise. J Athl Train. 1997;32(2):119-23.

Curtis D, Fallows S, Morris M, McMakin C. The efficacy of frequency specific microcurrent therapy on delayed onset muscle soreness. J Bodyw Mov Ther. 2010;14(3):272-9.

Weber MD, Servedio FJ, Woodall WR. The effects of three modalities on delayed onset muscle soreness. J Orthop Sports Phys Ther. 1994;20(5):236-42.

Denegar CR, Yoho AP, Borowicz AJ, Bifulco N. The effects of low-volt microamperage stimulation on delayed onset muscle soreness. J Sport Rehabil. 1992;1(2):95-102.

아킬레스힘줄염

Chapman-Jones D, Hill D. Novel microcurrent treatment is more effective than conventional therapy for chronic Achilles tendinopathy: randomised comparative trial. Physiotherapy 2002;88(8):471-80.

당뇨신경병

Gossrau G, Wähner M, Kuschke M, Konrad B, Reichmann H, Wiedemann B, Sabatowski R. Microcurrent transcutaneous electric nerve stimulation in painful diabetic neuropathy: a randomized placebo-controlled study. Pain Med. 2011;12(6):953-60.

Park RJ, Son H, Kim K, Kim S, Oh T. The effect of microcurrent electrical stimulation on the foot blood circulation and pain of diabetic neuropathy. J Phys Ther Sci. 2011;23(3):515-8.

정맥부전궤양

Korelo RI, Valderramas S, Ternoski B, Medeiros DS, Andres LF, Adolph SM. Microcurrent application as analgesic treatment in venous ulcers: a pilot study. Rev Lat Am Enfermagem. 2012;20(4):753-60.

욕창

Baker LL, Rubayi S, Villar F, Demuth SK. Effect of electrical stimulation waveform on healing of ulcers in human beings with spinal cord injury. Wound Repair Regen. 1996;4(1):21-8.

제19장 조직치유전기자극 근거

진료지침

문제 (P)	개입 (I)	권고강도 (근거수준)	참고문헌
난치성 Ⅱ, Ⅲ, Ⅳ 욕창	전기자극	A	ICSI, 2010
욕창	전기자극	B(Ⅲ)	WOCN, 2010
만성 욕창	전기자극	A	AAWC, 2010
난치성 Ⅱ, Ⅲ, Ⅳ 욕창	전기자극	A	NPUAP, 2009
만성 욕창	전기자극	Ib	RNAO, 2007
동맥부전 다리궤양	전기자극	C	WOCN, 2008
정맥부전 다리궤양	전기자극	B	RNAO, 2007
만성 정맥부전 다리궤양	전자장	I(1++)	SIGN, 2010
난치성 Ⅱ, Ⅲ, Ⅳ 욕창	전자장	C	NPUAP, 2009

임상연구

문제 (P)	개입 (I)	결과 (O)	효과	근거수준	참고문헌
욕창	저강도직류전류	치유 촉진	O	I	Houghton et al., 2010
			O	I	Wood et al., 1993
무통궤양			O	Ⅱ	Carley et al., 1985
허혈궤양			O	Ⅱ	Gault et al., 1976
욕창	맥동전류	치유 촉진	O	I	Jünger et al., 2008
정맥부전궤양			O	I	Gentzkow et al., 1991
당뇨병궤양			O	Ⅱ	Baker et al., 1997
욕창			O	Ⅱ	Jercinovic et al., 1994
욕창, 척수손상			O	Ⅱ	Baker et al., 1996
당뇨병궤양			O	Ⅱ	Lundeberg et al., 1992
궤양			O	Ⅱ	Wolcott et al., 1969
욕창	맥동전자장	치유 촉진	O	I	Salzberg et al., 1995
			X	I	Gupta et al., 2009
정맥부전궤양	맥동전자장	치유 촉진	O	Ⅱ	Stiller et al., 1992
			O	Ⅱ	Todd et al., 1991
불유합	맥동전자장	치유 촉진	O	I	Simonis et al., 2003
지연유합	맥동전자장	치유 촉진	O	I	Shi et al., 2013
			O	I	Sharrard et al., 1990
			O	I	Mammi et al., 1993
콜리스골절	맥동전자장	치유 촉진	O	Ⅱ	Wahlström, 1984
척추고정수술	맥동전자장	치유 촉진	O	I	Linovitz et al., 2002
			O	I	Goodwin et al., 1999

문제 (P)	개입 (I)	결과 (O)	효과	근거수준	참고문헌
			O	I	Mooney et al., 1990
정강뼈골절	맥동전자장	치유 촉진	X	I	Adie et al., 2011
손배뼈골절	맥동전자장	치유 촉진	X	I	Hanneman et al., 2012
목통증	맥동전자장	통증 감소, 기능 증진	O	I	Sutbeyaz et al., 2006
근근막통증증후군	맥동전자장	통증 감소	O	I	Sutbeyaz et al., 2009
어깨통증	맥동전자장	통증 감소, 기능 증진	O	I	Chard et al., 1988
			X	I	Aktas et al., 2007
			X	I	Leclaire et al., 1991
			X	II	Binder et al., 1984
가쪽위융기염	맥동전자장	통증 감소, 기능 증진	O	I	Uzunca et al., 2007
			X	I	Devereaux et al., 1985
허리통증	맥동전자장	통증 감소, 기능 증진	O	II	Oke et al., 2013
			O	II	Thuile et al., 2002
요실금	맥동전자장	요실금 개선	X	I	Gilling et al., 2009
뼈관절염	맥동전자장	통증 감소, 기능 증진	O	I	Nelsonet al., 2013
			O	I	Jacobson et al., 2001
			O	I	Trock et al., 1994
			O	I	Trock et al., 1993
			X	I	Ozgüçlü et al., 2010
			X	I	Thamsborg et al., 2005
			X	II	Ay et al., 2009
무릎관절전치환술	맥동전자장	통증 감소, 기능 증진	O	I	Zorzi et al., 2007
			X	I	Usichenko et al., 2008

근거 참고문헌

진료지침

ICSI. Pressure ulcer prevention and treatment. Health care protocol. Institute for Clinical Systems Improvement. 2010.

AAWC. Association for the Advancement of Wound Care guideline of pressure ulcer guidelines. Association for the Advancement of Wound Care. 2010.

WOCN. Guideline for prevention and management of pressure ulcers. Wound, Ostomy, and Continence Nurses Society. 2010

NPUAP/EPUAP. Pressure ulcer treatment recommendations. In: Prevention and treatment of pressure ulcers: clinical practice guideline. National Pressure Ulcer Advisory Panel/European Pressure Ulcer Advisory Panel. 2009.

RNAO. Assessment & management of stage I to IV pressure ulcers. Registered Nurses' Association of Ontario. 2007.

Bonham PA, Flemister BG. Guideline for management of wounds in patients with lower-extremity arterial disease. Wound, Ostomy and Continence Nurses Society (WOCN); 2008.

SIGN. Management of chronic venous leg ulcers. A national clinical guideline. Scottish Intercollegiate Guidelines Network. 2010.

NPUAP/EPUAP. Pressure ulcer treatment recommendations. In: Prevention and treatment of pressure ulcers: clinical practice guideline. National Pressure Ulcer Advisory Panel/European Pressure Ulcer Advisory Panel. 2009.

체계적 고찰

Kawasaki L, Mushahwar VK, Ho C, Dukelow SP, Chan LLH, Chan KM. The mechanisms and evidence of efficacy of electrical stimulation for healing of pressure ulcer: a systematic review. Wound Repair Regen. 2014;22(2):161–73.

Dingemanse R, Randsdorp M, Koes BW, Huisstede BM. Evidence for the effectiveness of electrophysical modalities for treatment of medial and lateral epicondylitis: a systematic review. Br J Sports Med. 2014;48(12):957–65.

Kwan RL, Cheing GL, Vong SK, Lo SK. Electrophysical therapy for managing diabetic foot ulcers: a systematic review. Int Wound J. 2013;10(2):121–31.

Ryang We S, Koog YH, Jeong KI, Wi H. Effects of pulsed electromagnetic field on knee osteoarthritis: a systematic review. Rheumatology (Oxford). 2013;52(5):815–24.

Aziz Z, Flemming K. Electromagnetic therapy for treating pressure ulcers. Cochrane Database Syst Rev. 2012;12:CD002930.

Aziz Z, Cullum NA, Flemming K. Electromagnetic therapy for treating venous leg ulcers. Cochrane Database Syst Rev. 2011;3:CD002933.

Regan MA, Teasell RW, Wolfe DL, Keast D, Mortenson WB, Aubut JA; Spinal Cord Injury Rehabilitation Evidence Research Team. A systematic review of therapeutic interventions for pressure ulcers after spinal cord injury. Arch Phys Med Rehabil. 2009;90(2):213–31.

Vavken P, Arrich F, Schuhfried O, Dorotka R. Effectiveness of pulsed electromagnetic field therapy in the management of osteoarthritis of the knee: a meta-analysis of randomized controlled trials. J Rehabil Med. 2009;41(6):406–11.

Hinchliffe RJ, Valk GD, Apelqvist J, Armstrong DG, Bakker K, Game FL, Hartemann-Heurtier A, Löndahl M, Price PE, van Houtum WH, Jeffcoate WJ. A systematic review of the effectiveness of interventions to enhance the healing of chronic ulcers of the foot in diabetes. Diabetes Metab Res Rev. 2008;24(Suppl 1):S119–44.

Jamtvedt G, Dahm KT, Christie A, Moe RH, Haavardsholm E, Holm I, Hagen KB. Physical therapy interventions for patients with osteoarthritis of the knee: an overview of systematic reviews. Phys Ther. 2008;88(1):123–36.

Reddy M, Gill SS, Kalkar SR, Wu W, Anderson PJ, Rochon PA. Treatment of pressure ulcers: a systematic review. JAMA. 2008;300(22):2647–62.

Walker NA, Denegar CR, Preische J. Low-intensity pulsed ultrasound and pulsed electromagnetic field in the treatment of tibial fractures: a systematic review. J Athl Train. 2007;42(4):530–5.

McCarthy CJ, Callaghan MJ, Oldham JA. Pulsed electromagnetic energy treatment offers no clinical benefit in reducing the pain of knee osteoarthritis: a systematic review. BMC Musculoskelet Disord. 2006;7:51.

McNeely ML, Armijo Olivo S, Magee DJ. A systematic review of the effectiveness of physical therapy interventions for temporomandibular disorders. Phys Ther. 2006;86(5): 710–25.

Bronfort G, Nilsson N, Haas M, Evans R, Goldsmith CH, Assendelft WJ, Bouter LM. Non-invasive physical treatments for chronic/recurrent headache. Cochrane Database Syst Rev. 2004;3:CD001878.

Trudel D, Duley J, Zastrow I, Kerr EW, Davidson R, MacDermid JC. Rehabilitation for patients with lateral epicondylitis: a systematic review. J Hand Ther. 2004;17(2):243–66.

Cullum N, Nelson EA, Flemming K, Sheldon T. Systematic reviews of wound care management: (5) beds; (6) compression; (7) laser therapy, therapeutic ultrasound, electrotherapy and electromagnetic

therapy. Health Technol Assess. 2001;5(9):1-221.
Gardner SE, Frantz RA, Schmidt FL. Effect of electrical stimulation on chronic wound healing: a meta-analysis. Wound Repair Regen. 1999;7(6):495-503.

임상연구

저강도직류전류

상처

Houghton PE, Campbell KE, Fraser CH, Harris C, Keast DH, Potter PJ, Hayes KC, Woodbury MG. Electrical stimulation therapy increases rate of healing of pressure ulcers in community-dwelling people with spinal cord injury. Arch Phys Med Rehabil. 2010;91(5):669-78.
Wood JM, Evans PE 3rd, Schallreuter KU, Jacobson WE, Sufit R, Newman J, White C, Jacobson M. A multicenter study on the use of pulsed low-intensity direct current for healing chronic stage II and stage III decubitus ulcers. Arch Dermatol. 1993; 129(8):999-1009.
Carley PJ, Wainapel SF. Electrotherapy for acceleration of wound healing: low intensity direct current. Arch Phys Med Rehabil. 1985;66(7):443-6.
Gault WR, Gatens PF Jr. Use of low intensity direct current in management of ischemic skin ulcers. Phys Ther. 1976;56(3):265-9.

맥동전류

상처

Jünger M, Arnold A, Zuder D, Stahl HW, Heising S. Local therapy and treatment costs of chronic, venous leg ulcers with electrical stimulation (Dermapulse): a prospective, placebo controlled, double blind trial. Wound Repair Regen. 2008;16(4):480-7.
Gentzkow G, Pollack S, Kloth L, Stubbs H. Improved healing of pressure ulcers using Dermapulse, a new electrical stimulation device. Wounds. 1991;3(5):158-70.
Baker LL, Chambers R, DeMuth SK, Villar F. Effects of electrical stimulation on wound healing in patients with diabetic ulcers. Diabetes Care. 1997;20(3):405-12.
Jercinovic A, Karba R, Vodovnik L, Stefanovska A, Kroseij P, Turk R, Dzidic I, Benko H, Savrin R. Low frequency pulsed current and pressure ulcer healing. IEEE Trans Rehabil Eng. 1994;2(4):225-33.
Baker LL, Rubayi S, Villar F, Demuth SK. Effect of electrical stimulation waveform on healing of ulcers in human beings with spinal cord injury. Wound Repair Regen. 1996;4(1):21-8.
Lundeberg TC, Eriksson SV, Malm M. Electrical nerve stimulation improves healing of diabetic ulcers. Ann Plast Surg. 1992;29(4):328-31.
Wolcott LE, Wheeler PC, Hardwicke HM, Rowley BA. Accelerated healing of skin ulcer by electrotherapy: preliminary clinical results. South Med J. 1969;62(7):795-801.

맥동전자장

상처

Salzberg CA, Cooper-Vastola SA, Perez F, Viehbeck MG, Byrne DW. The effects of non-thermal pulsed electromagnetic energy on wound healing of pressure ulcers in spinal cord-injured patients: a randomized, double-blind study. Ostomy Wound Manage. 1995;41(3):42-4.
Gupta A, Taly AB, Srivastava A, Kumar S, Thyloth M. Efficacy of pulsed electromagnetic field therapy in healing of pressure ulcers: A randomized control trial. Neurol India. 2009;57(5):622-6.
Stiller MJ, Pak GH, Shupack JL, Thaler S, Kenny C, Jondreau L. A portable pulsed electromagnetic field (PEMF) device to enhance healing of recalcitrant venous ulcers: a double-blind, placebo-con-

trolled clinical trial. Br J Dermatol. 1992;127(2):147-54.
Todd DJ, Heylings DJ, Allen GE, McMillin WP. Treatment of chronic varicose ulcers with pulsed electromagnetic fields: a controlled pilot study. Ir Med J. 1991;84(2):54-5.

맥동전자장

골절

Simonis RB, Parnell EJ, Ray PS, Peacock JL. Electrical treatment of tibial non-union: a prospective, randomised, double-blind trial. Injury. 2003;34(5):357-62.
Shi HF, Xiong J, Chen YX, Wang JF, Qiu XS, Wang YH, Qiu Y. Early application of pulsed electromagnetic field in the treatment of postoperative delayed union of long-bone fractures: a prospective randomized controlled study. BMC Musculoskelet Disord. 2013;14:35.
Sharrard WJ. A double-blind trial of pulsed electromagnetic fields for delayed union of tibial fractures. J Bone Joint Surg Br. 1990;72(3):347-55.
Mammi GI, Rocchi R, Cadossi R, Massari L, Traina GC. The electrical stimulation of tibial osteotomies. Double-blind study. Clin Orthop Relat Res. 1993;(288):246-53.
Wahlström O. Stimulation of fracture healing with electromagnetic fields of extremely low frequency (EMF of ELF). Clin Orthop Relat Res. 1984;(186):293-301.
Linovitz RJ, Pathria M, Bernhardt M, Green D, Law MD, McGuire RA, Montesano PX, Rechtine G, Salib RM, Ryaby JT, Faden JS, Ponder R, Muenz LR, Magee FP, Garfin SA. Combined magnetic fields accelerate and increase spine fusion: a double-blind, randomized, placebo controlled study. Spine. 2002;27(13):1383-9.
Goodwin CB, Brighton CT, Guyer RD, Johnson JR, Light KI, Yuan HA. A double-blind study of capacitively coupled electrical stimulation as an adjunct to lumbar spinal fusions. Spine. 1999;24(13):1349-56.
Mooney V. A randomized double-blind prospective study of the efficacy of pulsed electromagnetic fields for interbody lumbar fusions. Spine. 1990;15(7):708-12.
Hannemann PF, Göttgens KW, van Wely BJ, Kolkman KA, Werre AJ, Poeze M, Brink PR. The clinical and radiological outcome of pulsed electromagnetic field treatment for acute scaphoid fractures: a randomised double-blind placebo-controlled multicentre trial. J Bone Joint Surg Br. 2012;94(10):1403-8.
Adie S, Harris IA, Naylor JM, Rae H, Dao A, Yong S, Ying V. Pulsed electromagnetic field stimulation for acute tibial shaft fractures: a multicenter, double-blind, randomized trial. J Bone Joint Surg Am. 2011;93(17):1569-76.

맥동전자장

목통증

Sutbeyaz ST, Sezer N, Koseoglu BF. The effect of pulsed electromagnetic fields in the treatment of cervical osteoarthritis: a randomized, double-blind, sham-controlled trial. Rheumatol Int. 2006;26(4):320-4.

근근막통증증후군

Sutbeyaz ST, Sezer N, Koseoglu F, Kibar S. Low-frequency pulsed electromagnetic field therapy in fibromyalgia: a randomized, double-blind, sham-controlled clinical study. Clin J Pain. 2009;25(8):722-8.

어깨통증

Chard MD, Hazleman BL, Devereaux MD. Controlled study to investigate dose-response patterns to portable pulsed electromagnetic fields in the treatment of rotator cuff tendinitis. J Orthop Rheumatol. 1988;1:33-40.

Aktas I, Akgun K, Cakmak B. Therapeutic effect of pulsed electromagnetic field in conservative treatment of subacromial impingement syndrome. Clin Rheumatol. 2007;26(8):1234-9.

Leclaire R, Bourgouin J. Electromagnetic treatment of shoulder periarthritis: a randomized controlled trial of the efficiency and tolerance of magnetotherapy. Arch Phys Med Rehabil. 1991;72(5):284-7.

Binder A, Parr G, Hazleman B, Fitton-Jackson S. Pulsed electromagnetic field therapy of persistent rotator cuff tendinitis. A double-blind controlled assessment. Lancet. 1984;1(8379):695-8.

가쪽위융기염

Uzunca K, Birtane M, Taştekin N. Effectiveness of pulsed electromagnetic field therapy in lateral epicondylitis. Clin Rheumatol. 2007;26(1):69-74.

Devereaux MD, Hazleman BL, Thomas PP. Chronic lateral humeral epicondylitis-a double-blind controlled assessment of pulsed electromagnetic field therapy. Clin Exp Rheumatol. 1985;3(4):333-6.

허리통증

Oke KI, Umebese PF. Evaluation of the efficacy of pulsed electromagnetic therapy in the treatment of back pain: a randomized controlled trial in a tertiary hospital in Nigeria. West Indian Med J. 2013;62(3):205-9.

Thuile Ch, Walzl M. Evaluation of electromagnetic fields in the treatment of pain in patients with lumbar radiculopathy or the whiplash syndrome. NeuroRehabilitation. 2002;17(1):63-7.

요실금

Gilling PJ, Wilson LC, Westenberg AM, McAllister WJ, Kennett KM, Frampton CM, Bell DF, Wrigley PM, Fraundorfer MR. A double-blind randomized controlled trial of electromagnetic stimulation of the pelvic floor vs sham therapy in the treatment of women with stress urinary incontinence. BJU Int. 2009;103(10):1386-90.

뼈관절염

Nelson FR, Zvirbulis R, Pilla AA. Non-invasive electromagnetic field therapy produces rapid and substantial pain reduction in early knee osteoarthritis: a randomized double-blind pilot study. Rheumatol Int. 2013;33(8):2169-73.

Jacobson JI, Gorman R, Yamanashi WS, Saxena BB, Clayton L. Low-amplitude, extremely low frequency magnetic fields for the treatment of osteoarthritic knees: a double-blind clinical study. Altern Ther Health Med. 2001;7(5):54-64.

Trock DH, Bollet AJ, Markoll R. The effect of pulsed electromagnetic fields in the treatment of osteoarthritis of the knee and cervical spine. Report of randomized, double blind, placebo controlled trials. J Rheumatol. 1994;21(10):1903-11.

Trock DH, Bollet AJ, Dyer RH Jr, Fielding LP, Miner WK, Markoll R. A double-blind trial of the clinical effects of pulsed electromagnetic fields in osteoarthritis. J Rheumatol. 1993;20(3):456-60.

Ozgüçlü E, Cetin A, Cetin M, Calp E. Additional effect of pulsed electromagnetic field therapy on knee osteoarthritis treatment: a randomized, placebo-controlled study. Clin Rheumatol. 2010;29(8):927-31.

Thamsborg G, Florescu A, Oturai P, Fallentin E, Tritsaris K, Dissing S. Treatment of knee osteoarthritis with pulsed electromagnetic fields: a randomized, double-blind, placebo-controlled study. Osteoarthritis Cartilage. 2005;13(7):575-81.

Ay S, Evcik D. The effects of pulsed electromagnetic fields in the treatment of knee osteoarthritis: a randomized, placebo-controlled trial. Rheumatol Int. 2009;29(6):663-6

Zorzi C, Dall'Oca C, Cadossi R, Setti S. Effects of pulsed electromagnetic fields on patients' recovery after arthroscopic surgery: prospective, randomized and double-blind study. Knee Surg Sports Traumatol Arthrosc. 2007;15(7):830-4.

Usichenko TI, Edinger H, Witstruck T, Pavlovic D, Zach M, Lange J, Gizhko V, Wendt M, Koch B, Lehmann C. Millimetre wave therapy for pain relief after total knee arthroplasty: a randomised controlled trial. Eur J Pain. 2008;12(5):617-23.

제20장 투열치료 근거

임상연구

단파치료

문제 (P)	개입 (I)	결과 (O)	효과	근거수준	참고문헌
턱관절기능장애	연속단파	통증 감소, 기능 증진	O	I	Gray et al., 1994
	연속단파		O	I	Gray et al., 1994
	연속단파		O	II	Selby, 1985
목통증	맥동단파	통증 감소, 기능 증진	O	I	Foley-Nolan et al., 1992
	연속단파		O	I	Koes et al., 1992
	맥동단파		O	I	Foley-Nolan et al., 1990
	맥동 단파		X	II	Dziedzic et al., 2005
근근막통증증후군	연속단파	통증 감소	O	II	Talaat et al., 1986
	연속단파		O	II	McCray et al., 1984
어깨통증	맥동단파	통증 감소	O	I	Galace et al., 2014
		통증 감소	O	II	Ginsgerg, 1961
대상포진	연속단파		O	II	Allberry et al., 1974
허리통증	연속단파	통증 감소, 기능 증진	O	I	Ahmed et al., 2009
	연속단파		O	I	Kumar et al., 2009
	연속단파		O	I	Sweetman et al., 1993
	맥동단파		O	I	Wagstaff et al., 1986
	연속단파		O	II	Shakoor et al., 2008
	연속단파		O	II	Gibson et al., 1985
기흉	연속단파	개선	O	II	Ma et al., 1997
만성골반염	연속단파	통증/염증 감소	O	II	Lamina et al., 2011
분만후 샅손상	맥동 단파	부종 감소	X	II	Grant et al., 1989
수술후 통증	맥동단파	통증 감소	O	II	Aronofsky, 1971
	맥동단파		O	II	Kaplan et al., 1968
	맥동단파		O	II	Santiesteban et al., 1985
	맥동단파		X	II	Reed et al., 1987
손손상	맥동단파	증상 개선	O	II	Barclay et al., 1983
뼈관절염	연속단파	통증 감소, 기능 증진	O	I	Boyaci et al., 2013
	맥동단파		O	I	Atamaz et al., 2012
	맥동단파		O	I	Fukuda et al., 2011
	연속단파		O	I	Cetin et al., 2008
	맥동단파		O	I	Rattanachaiyanont et al., 2008
	연속단파		O	I	Jan et al., 2006
	맥동단파		O	II	Tuzun et al., 2003
	맥동단파		O	I	Quirk et al., 1985
	연속단파		O	II	Chamberlain et al., 1982

문제 (P)	개입 (I)	결과 (O)	효과	근거수준	참고문헌
	연속단파		O	Ⅱ	Lankhorst et al., 1982
	연속단파		O	Ⅱ	Bansil et al., 1975
	연속단파		O	Ⅱ	Valtonen et al., 1971
	연속단파		X	Ⅰ	Akyol et al., 2010
	맥동단파		X	Ⅰ	Callaghan et al., 2005
	맥동단파		X	Ⅰ	Laufer et al., 2005
	맥동단파		X	Ⅰ	Klaber-Moffett et al., 1996
	연속단파		X	Ⅰ	Svarcova et al., 1988
	연속단파		X	Ⅰ	Clarke et al., 1974
발목염좌	맥동단파	통증 감소, 기능 증진	O	Ⅰ	Pennington et al., 1993
	맥동단파		O	Ⅱ	Wilson, 1974
	맥동단파		O	Ⅱ	Wilson, 1972
	맥동단파		X	Ⅰ	McGill, 1988
	맥동단파		X	Ⅰ	Barker et al., 1985
	맥동단파		X	Ⅱ	Pasila et al., 1978
욕창	맥동단파	치유 촉진	O	Ⅰ	Salzberg et al., 1995
			O	Ⅰ	Seaborne et al., 1996
			O	Ⅱ	Comorosan et al., 1993
			O	Ⅱ	Itoh et al., 1991
수술상처	맥동단파	치유 촉진	O	Ⅱ	Nicolle et al., 1982
피부이식	맥동단파	치유 촉진	O	Ⅰ	Goldin et al., 1981
상처	맥동단파	치유 촉진	O	Ⅱ	Cameron, 1964

임상연구

극초단파치료

문제 (P)	개입 (I)	결과 (O)	효과	근거수준	참고문헌
목통증	극초단파	통증 감소, 기능 증진	X	Ⅰ	Andrade et al., 2014
어깨통증	극초단파	통증 감소, 기능 증진	O	Ⅰ	Rabini et al., 2012
			O	Ⅰ	Giombini et al., 2006
			X	Ⅰ	Akyol et al., 2012
손목굴증후군	극초단파	통증 감소, 기능 증진	O	Ⅰ	Frasca et al., 2011
뼈관절염	극초단파	통증 감소, 기능 증진	O	Ⅰ	Rabini et al., 2012
			O	Ⅰ	Giombini et al., 2011
전립선비대증	극초단파	증상 개선	O	Ⅱ	Djavan et al., 19995
상처	극초단파	치유 촉진	O	Ⅱ	Korpan et al., 1995

근거 참고문헌

체계적 고찰

Yu H, Côté P, Shearer HM, Wong JJ, Sutton DA, Randhawa KA, Varatharajan S, Southerst D, Mior SA, Ameis A, Stupar M, Nordin M, van der Velde GM, Carroll L, Jacobs CL, Taylor-Vaisey AL, Abdulla S, Shergill Y. Effectiveness of Passive Physical Modalities for Shoulder Pain: Systematic Review by the Ontario Protocol for Traffic Injury Management Collaboration. Phys Ther. 2014. [Epub ahead of print]

Page MJ, Green S, Kramer S, Johnston RV, McBain B, Buchbinder R. Electrotherapy modalities for adhesive capsulitis (frozen shoulder). Cochrane Database Syst Rev. 2014;10:CD011324.

Guo L, Kubat NJ, Nelson TR, Isenberg RA. Meta-analysis of clinical efficacy of pulsed radio frequency energy treatment. Ann Surg. 2012;255(3):457-67.

Laufer Y, Dar G. Effectiveness of thermal and athermal short-wave diathermy for the management of knee osteoarthritis: a systematic review and meta-analysis. Osteoarthritis Cartilage. 2012;20(9):957-66.

Lin CW, Donkers NA, Refshauge KM, Beckenkamp PR, Khera K, Moseley AM. Rehabilitation for ankle fractures in adults. Cochrane Database Syst Rev. 2012;11:CD005595.

Maund E, Craig D, Suekarran S, Neilson A, Wright K, Brealey S, Dennis L, Goodchild L, Hanchard N, Rangan A, Richardson G, Robertson J, McDaid C. Management of frozen shoulder: a systematic review and cost-effectiveness analysis. Health Technol Assess. 2012;16(11):1-264.

Chou R, Huffman LH; American Pain Society; American College of Physicians. Nonpharmacologic therapies for acute and chronic low back pain: a review of the evidence for an American Pain Society/American College of Physicians clinical practice guideline. Ann Intern Med. 2007;147(7):492-504.

Vavken P, Arrich F, Schuhfried O, Dorotka R. Effectiveness of pulsed electromagnetic field therapy in the management of osteoarthritis of the knee: a meta-analysis of randomized controlled trials. J Rehabil Med. 2009;41(6):406-11.

Bjordal JM, Johnson MI, Lopes-Martins RA, Bogen B, Chow R, Ljunggren AE. Short-term efficacy of physical interventions in osteoarthritic knee pain. A systematic review and meta-analysis of randomised placebo-controlled trials. BMC Musculoskelet Disord. 2007;8:51.

McCarthy CJ, Callaghan MJ, Oldham JA. Pulsed electromagnetic energy treatment offers no clinical benefit in reducing the pain of knee osteoarthritis: a systematic review. BMC Musculoskelet Disord. 2006;7:51.

Bronfort G, Haas M, Evans RL, Bouter LM. Efficacy of spinal manipulation and mobilization for low back pain and neck pain: a systematic review and best evidence synthesis. Spine J. 2004;4(3):335-56.

Assendelft WJ, Morton SC, Yu EI, Suttorp MJ, Shekelle PG. Spinal manipulative therapy for low back pain. A meta-analysis of effectiveness relative to other therapies. Ann Intern Med. 2003;138(11):871-81.

Brosseau L, Yonge KA, Robinson V, Marchand S, Judd M, Wells G, Tugwell P. Thermotherapy for treatment of osteoarthritis. Cochrane Database Syst Rev. 2003;4:CD004522.

이재형, 조혁신, 송인영. 무릎 뼈관절염의 단파치료 효과 : 무작위임상시험의 메타분석과 체계적 고찰. 대한물리치료학회. 2014;26(5):331-343.

임상연구

단파치료

턱관절기능장애

Gray RJ, Quayle AA, Hall CA, Schofield MA. Physiotherapy in the treatment of temporomandibular joint disorders: a comparative study of four treatment methods. Br Dent J. 1994;176(7):257-61.

Selby A. Physiotherapy in the management of temporomandibular disorders. Aust Dent J. 1985;30(4):273-80.

목통증

Foley-Nolan D, Moore K, Codd M, Barry C, O'Connor P, Coughlan RJ. Low energy high frequency pulsed electromagnetic therapy for acute whiplash injuries. A double blind randomized controlled study. Scand J Rehabil Med. 1992;24(1):51-9.

Koes BW, Bouter LM, van Mameren H, Essers AH, Verstegen GM, Hofhuizen DM, Houben JP, Knipschild PG. The effectiveness of manual therapy, physiotherapy, and treatment by the general practitioner for nonspecific back and neck complaints. A randomized clinical trial. Spine. 1992;17(1):28-35.

Foley-Nolan D, Barry C, Coughlan RJ, O'Connor P, Roden D. Pulsed high frequency (27MHz) electro-magnetic therapy for persistent neck pain. A double blind, placebo-controlled study of 20 patients. Orthopedics. 1990;13(4):445-51.

Dziedzic K, Hill J, Lewis M, Sim J, Daniels J, Hay EM. Effectiveness of manual therapy or pulsed short-wave diathermy in addition to advice and exercise for neck disorders: a pragmatic randomized controlled trial in physical therapy clinics. Arthritis Rheum. 2005;53(2):214-22.

근근막통증증후군

Talaat AM, el-Dibany MM, el-Garf A. Physical therapy in the management of myofacial pain dysfunction syndrome. Ann Otol Rhinol Laryngol. 1986;95(3 Pt 1):225-8.

McCray RE, Patton NJ. Pain relief at trigger points: a comparison of moist heat and shortwave diathermy. J Orthop Sports Phys Ther. 1984;5(4):175-8.

어깨통증

Galace de Freitas D, Marcondes FB, Monteiro RL, Rosa SG, Maria de Moraes Barros Fucs P, Fukuda TY. Pulsed electromagnetic field and exercises in patients with shoulder impingement syndrome: a randomized, double-blind, placebo-controlled clinical trial. Arch Phys Med Rehabil. 2014;95(2):345-52.

Ginsberg AJ. Pulsed short wave in the treatment of bursitis with calcification. Int Rec Med. 1961;174:71-5.

대상포진

Allberry J, Manning FR, Smith EE. Short-wave diathermy for herpes zoster. Physiotherapy. 1974;60(12):386.

허리통증

Ahmed MS, Shakoor MA, Khan AA. Evaluation of the effects of shortwave diathermy in patients with chronic low back pain. Bangladesh Med Res Counc Bull. 2009;35(1): 18-20.

Kumar S, Negi MP, Sharma VP, Shukla R, Dev R, Mishra UK. Efficacy of two multimodal treatments on physical strength of occupationally subgrouped male with low back pain. J Back Musculoskelet Rehabil. 2009;22(3):179-88.

Sweetman BJ, Heinrich I, Anderson JAD. A randomized controlled trial of exercises, short wave diathermy, and traction for low back pain, with evidence of diagnosis-related response to treatment. J Orthop Rheumatol. 1993;6(4):159-66.

Wagstaff P, Wagstaff S, Downie M. A pilot study to compare the efficacy of continuous and pulsed magnetic energy (short-wave diathermy) on the relief of low back pain. Physiotherapy. 1986;72(11):563-6.

Shakoor MA, Rahman MS, Moyeenuzzaman M. Effects of deep heat therapy on the patients with chronic low back pain. Mymensingh Med J. 2008;17(2 Suppl):S32-8.

Gibson T, Grahame R, Harkness J, Woo P, Blagrave P, Hills R. Controlled comparison of short-wave diathermy treatment with osteopathic treatment in non-specific low back pain. Lancet. 1985;1(8440):1258-61.

기흉

Ma Y, Li J, Liu Y. Short wave diathermy for small spontaneous pneumothorax. Thorax. 1997;52(6): 561-6.

만성골반염

Lamina S, Hanif S, Gagarawa YS. Short wave diathermy in the symptomatic management of chronic pelvic inflammatory disease pain: A randomized controlled trial. Physiother Res Int. 2011;16(1):50-6.

분만손상

Grant A, Sleep J, McIntosh J, Ashurst H. Ultrasound and pulsed electromagnetic energy treatment for perineal trauma. A randomized placebo-controlled trial. Br J Obstet Gynaecol. 1989;96(4):434-9.

수술후 통증

Aronofsky DH. Reduction of dental postsurgical symptoms using nonthermal pulsed high-peak-power electromagnetic energy. Oral Surg Oral Med Oral Pathol. 1971;32(5): 688-96.

Kaplan EG, Weinstock RE. Clinical evaluation of diapulse as adjunctive therapy following foot surgery. J Am Podiatry Assoc. 1968;58(5):218-21.

Santiesteban AJ, Grant C. Post-surgical effect of pulsed shortwave therapy. J Am Podiatr Med Assoc. 1985;75(6):306-9.

Reed MW, Bickerstaff DR, Hayne CR, Wyman A, Davies J. Pain relief after inguinal herniorrhaphy. Ineffectiveness of pulsed electromagnetic energy. Br J Clin Pract. 1987;41(6):782-4.

손손상

Barclay V, Collier RJ, Jones A. treatment of various hand injuries by pulsed electromagnetic energy (Diapulse). Physiotherapy. 1983;69(6):186-8.

뼈관절염

Atamaz FC, Durmaz B, Baydar M, Demircioglu OY, Iyiyapici A, Kuran B, Oncel S, Sendur OF. Comparison of the efficacy of transcutaneous electrical nerve stimulation, interferential currents, and shortwave diathermy in knee osteoarthritis: a double-blind, randomized, controlled, multicenter study. Arch Phys Med Rehabil. 2012;93(5):748-56.

Fukuda TY, Alves da Cunha R, Fukuda VO, Rienzo FA, Cazarini C Jr, Carvalho Nde A, Centini AA. Pulsed shortwave treatment in women with knee osteoarthritis: a multicenter, randomized, placebo-controlled clinical trial. Phys Ther. 2011;91(7):1009-17.

Cetin N, Aytar A, Atalay A, Akman MN. Comparing hot pack, short-wave diathermy, ultrasound, and TENS on isokinetic strength, pain, and functional status of women with osteoarthritic knees: a single-blind, randomized, controlled trial. Am J Phys Med Rehabil. 2008;87(6):443-51.

Rattanachaiyanont M, Kuptniratsaikul V. No additional benefit of shortwave diathermy over exercise program for knee osteoarthritis in peri-/post-menopausal women: an equivalence trial. Osteoarthritis Cartilage. 2008;16(7):823-8.

Jan MH, Chai HM, Wang CL, Lin YF, Tsai LY. Effects of repetitive shortwave diathermy for reducing synovitis in patients with knee osteoarthritis: an ultrasonographic study. Phys Ther. 2006;86(2):236-44.

Tuzun EH, Otman S, Kirdi N. Comparison of different methods of pulsed shortwave diathermy in knee osteoarthritis. Pain Clinic 2003;15(4):421-7.

Quirk AS, Newman RJ, Newman KJ. An evaluation of interferential therapy, shortwave diathermy and exercise in the treatment of osteoarthrosis of the knee. Physiotherapy. 1985;71(2):55-7.

Chamberlain MA, Care G, Harfield B. Physiotherapy in osteoarthrosis of the knees. A controlled trial of hospital versus home exercises. Int Rehabil Med. 1982;4(2):101-6.

Lankhorst GJ, van de Stadt RJ, van der Korst JK, Hinlopen-Bonrath E, Griffioen FM, de Boer W. Relationship of isometric knee extension torque and functional variables in osteoarthrosis of the knee. Scand J Rehabil Med. 1982;14(1):7-10.

Boyaci A, Tutoglu A, Boyaci N, Aridici R, Koca I. Comparison of the efficacy of ketoprofen phonophoresis, ultrasound, and short-wave diathermy in knee osteoarthritis. Rheumatol Int. 2013;33(11):2811-8.

Bansil CK, Joshi JB. Effectiveness of shortwave diathermy and ultrasound in the treatment of osteo-arthritis of the knee joint. Med J Zambia. 1975;9(5):138-9.

Valtonen EJ, Alaranta H. Comparative clinical study of the effect of short-wave and long-wave diathermy on osteo-arthritis of the knee and hip. Scand J Rehabil Med. 1971;3(3):109-12.

Akyol Y, Durmus D, Alayli G, Tander B, Bek Y, Canturk F, Tastan Sakarya S. Does short-wave diathermy increase the effectiveness of isokinetic exercise on pain, function, knee muscle strength, quality of life, and depression in the patients with knee osteoarthritis? A randomized controlled clinical study. Eur J Phys Rehabil Med. 2010;46(3):325-36.

Callaghan MJ1, Whittaker PE, Grimes S, Smith L. An evaluation of pulsed shortwave on knee osteoarthritis using radioleucoscintigraphy: a randomised, double blind, controlled trial. Joint Bone Spine. 2005;72(2):150-5.

Laufer Y, Zilberman R, Porat R, Nahir AM. Effect of pulsed short-wave diathermy on pain and function of subjects with osteoarthritis of the knee: a placebo-controlled double-blind clinical trial. Clin Rehabil. 2005;19(3):255-63.

Klaber-Moffett JA, Richardson PH, Frost H, Osborn A. A placebo controlled double blind trial to evaluate the effectiveness of pulsed short wave therapy for osteoarthritic hip and knee pain. Pain. 1996;67(1):121-7.

Svarcová J, Trnavský K, Zvárová J. The influence of ultrasound, galvanic currents and shortwave diathermy on pain intensity in patients with osteoarthritis. Scand J Rheumatol Suppl. 1987;67:83-5.

Clarke GR, Willis LA, Stenners L, Nichols PJ. Evaluation of physiotherapy in the treatment of osteoarthrosis of the knee. Rheumatol Rehabil. 1974;13(4):190-7.

발목염좌

Pennington GM, Danley DL, Sumko MH, Bucknell A, Nelson JH. Pulsed, non-thermal, high-frequency electromagnetic energy (DIAPULSE) in the treatment of grade I and grade II ankle sprains. Mil Med. 1993;158(2):101-4.

Wilson DH. Comparison of short wave diathermy and pulsed electromagnetic energy in treatment of soft tissue injuries. Physiotherapy. 1974;60(10):309-10.

Wilson DH. Treatment of soft-tissue injuries by pulsed electrical energy. Br Med J. 1972;2(5808):

269–70.

McGill SN. The effects of pulsed shortwave therapy on lateral ligament sprain of the ankle. N Z J Physiother. 16(3):21–4.

Barker AT, Barlow PS, Porter J, Smith ME, Clifton S, Andrews L, O'Dowd WJ. A double–blind clinical trial of low power pulsed shortwave therapy in the treatment of a soft tissue injury. Physiotherapy. 1985;71(12):500–4.

Pasila M, Visuri T, Sundholm A. Pulsating shortwave diathermy: value in treatment of recent ankle and foot sprains. Arch Phys Med Rehabil. 1978;59(8):383–6.

상처

Salzberg CA, Cooper–Vastola SA, Perez FJ, Viehbeck MG, Byrne DW. The effects of non–thermal pulsed electromagnetic energy (Diapulse) on wound healing of pressure ulcers in spinal cord–injured patients: a randomized, double–blind study. Wounds. 1995;7(1):11–6.

Seaborne D, Quirion–deGirardi C, Rousseau M, Rivest M, Lambert J. The treatment of pressure sores using pulsed electromagnetic energy (PEME). Physiother Can. 48(2): 131–7.

Comorosan S, Vasilco R, Arghiropol M, Paslaru L, Jieanu V, Stelea S. The effect of diapulse therapy on the healing of decubitus ulcer. Rom J Physiol. 1993;30(1–2):41–5.

Itoh M, Montemayor JS Jr, Matsumoto E, Eason A, Lee MH, Folk FS. Accelerated wound healing of pressure ulcers by pulsed high peak power electromagnetic energy (Diapulse). Decubitus. 1991;4(1):24–5.

Nicolle FV, Bentall RM. Use of radio–frequency pulsed energy in the control of postoperative reaction in blepharoplasty. Aesthetic Plast Surg. 1982;6(3):169–71.

Goldin JH, Broadbent NR, Nancarrow JD, Marshall T. The effects of Diapulse on the healing of wounds: a double–blind randomised controlled trial in man. Br J Plast Surg. 1981;34(3):267–70.

Carmeron BM. A three phase evalution of pulsed, high frequency radio short waves (Diapulse) on 646 patients. Am J Orthop. 1964;6:72–8.

극초단파치료

목통증

Andrade Ortega JA, Cerón Fernández E, García Llorent R, Ribeiro González M, Delgado Martínez AD. Microwave diathermy for treating nonspecific chronic neck pain: a randomized controlled trial. Spine J. 2014;14(8):1712–21.

어깨통증

Rabini A, Piazzini DB, Bertolini C, Deriu L, Saccomanno MF, Santagada DA, Sgadari A, Bernabei R, Fabbriciani C, Marzetti E, Milano G. Effects of local microwave diathermy on shoulder pain and function in patients with rotator cuff tendinopathy in comparison to subacromial corticosteroid injections: a single–blind randomized trial. J Orthop Sports Phys Ther. 2012;42(4):363–70.

Giombini A, Di Cesare A, Safran MR, Ciatti R, Maffulli N. Short–term effectiveness of hyperthermia for supraspinatus tendinopathy in athletes: a short–term randomized controlled study. Am J Sports Med. 2006;34(8):1247–53.

Akyol Y, Ulus Y, Durmus D, Canturk F, Bilgici A, Kuru O, Bek Y. Effectiveness of microwave diathermy on pain, functional capacity, muscle strength, quality of life, and depression in patients with subacromial impingement syndrome: a randomized placebo–controlled clinical study. Rheumatol Int. 2012;32(10):3007–16.

Frasca G, Maggi L, Padua L, Ferrara PE, Granata G, Minciotti I, Marzetti E, Specchia A, Ronconi G, Rabini A, Bertolini C, Piazzini DB. Short–term effects of local microwave hyperthermia on pain and function in patients with mild to moderate carpal tunnel syndrome: a double blind randomized sham-controlled trial. Clin Rehabil. 2011;25(12):1109-18.

뼈관절염

Rabini A, Piazzini DB, Tancredi G, Foti C, Milano G, Ronconi G, Specchia A, Ferrara PE, Maggi L, Amabile E, Galli M, Bernabei R, Bertolini C, Marzetti E. Deep heating therapy via microwave diathermy relieves pain and improves physical function in patients with knee osteoarthritis: a double-blind randomized clinical trial. Eur J Phys Rehabil Med. 2012;48(4):549-59.

Giombini A, Di Cesare A, Di Cesare M, Ripani M, Maffulli N. Localized hyperthermia induced by microwave diathermy in osteoarthritis of the knee: a randomized placebo-controlled double-blind clinical trial. Knee Surg Sports Traumatol Arthrosc. 2011;19(6):980-7.

전립선비대증

Djavan B, Roehrborn CG, Shariat S, Ghawidel K, Marberger M. Prospective randomized comparison of high energy transurethral microwave thermotherapy versus alpha-blocker treatment of patients with benign prostatic hyperplasia. J Urol. 1999; 161(1):139-43.

상처

Korpan NN, Saradeth T. Clinical effects of continuous microwave for postoperative septic wound treatment: a double-blind controlled trial. Am J Surg. 1995;170(3):271-6.

제21장 초음파치료 근거

진료지침

문제 (P)	개입 (I)	권고강도 (근거수준)	참고문헌
목통증	초음파	C (I)	PP, 2001
어깨통증, 석회화힘줄염	초음파	A (I)	PP, 2001
허리통증	초음파	C (I)	PP, 2001
뼈관절염	초음파	C (I)	PP, 2001
류마티스관절염	초음파	A (I)	Ottawa, 2004
뇌졸중	ROM	C+ (I)	Ottawa, 2006
만성 정맥부전 다리궤양	초음파	I(1++)	SIGN, 2010
만성 욕창	초음파, 접촉/비접촉	C	AAWC, 2010
난치성 Ⅱ, Ⅲ, Ⅳ 욕창	초음파	C	NPUAP, 2009
동맥부전 다리궤양	저주파초음파	C	WOCN, 2008
정맥부전 다리궤양	초음파	A	RNAO, 2007

임상연구

문제 (P)	개입 (I)	결과 (O)	효과	근거수준	참고문헌
귀울림(이명)	초음파	개선	O	Ⅰ	Carrick et al., 1986
			X	Ⅰ	Rendell et al., 1987
턱관절기능장애		통증 감소, 기능 증진	O	Ⅱ	Gray et al., 1994
발치통증		통증/염증 감소	O	Ⅱ	Hashish et al., 1988
		통증/부종 감소	O	Ⅱ	Hashish et al., 1986
		부종감소	O	Ⅱ	Ylipaavalniemi et al., 1984
위턱/이마굴염		치유	O	Ⅱ	Ansari et al., 2007
근근막통증증후군		통증 감소	O	Ⅰ	Koca et al., 2014
			O	Ⅰ	Kim et al., 2014
			O	Ⅰ	Manca et al., 2014
			O	Ⅰ	Rayegani et al., 2011
			O	Ⅰ	Dundar et al., 2010
			O	Ⅰ	Srbely et al., 2008
			O	Ⅰ	Srbely et al., 2007
			O	Ⅰ	Almeida et al., 2003
			O	Ⅱ	Majlesi et al., 2004
			O	Ⅱ	Esenyel et al., 2000
			O	Ⅱ	Talaat et al., 1986
			X	Ⅰ	Gam et al., 1998
봉우리밑충돌증후군		통증 감소, 기능 증진	O	Ⅰ	Yavuz et al., 2014
			O	Ⅱ	Calis et al., 2011

문제 (P)	개입 (I)	결과 (O)	효과	근거수준	참고문헌
			X	I	Santamato et al., 2009
힘줄연		통증 감소, 기능 증진	O	I	Otadi et al., 1999
석회화힘줄염		석회화 감소	O	I	Ebenbichler et al., 1999
			O	II	Shomoto et al., 2002
			O	II	Ebenbichler et al., 1997
			X	I	Perron et al., 1997
관절주위통증		통증 감소, 기능 증진	O	II	Shehab et al., 2000
유착관절낭염		통증 감소, 기능 증진	X	II	Dogru et al., 2008
윤활낭염			X	I	Downing et al., 1986
어깨통증		통증 감소, 기능 증진	O	II	Moniruzzaman et al., 2010
			O	II	Herrera-Lasso et al., 1993
			O	II	Munting, 1978
			X	I	Ainsworth et al., 2007
			X	I	Kurtaiş Gürsel et al., 2004
			X	I	Van Der Heijden et al., 1999
			X	II	Nykanen, 1995
			X	II	Hamer et al., 1976
			X	II	Inaba et al., 1972
대상포진 통증		통증 감소	O	II	Jones, 1984
			O	II	Payne, 1984
			O	II	Garret et al., 1982
위관절융기염		통증 감소, 기능 증진	O	I	Oken et al., 2008
			O	I	Melegati et al., 2004
			O	I	Binder et al., 1985
			O	II	
			O	II	Davidson et al., 2001
			O	II	Langen-Pieters et al., 2003
			X	I	D'Vaz et al., 2006
			X	I	Haker et al., 1991
			X	II	Drechsler et al., 1997
			X	II	Lundeberg et al., 1988
			X	I	Ainsworth et al., 2007
			X	I	Kurtaiş Gürsel et al., 2004
			X	I	Van Der Heijden et al., 1999
			X	II	Nykanen, 1995
			X	II	Hamer et al., 1976
			X	II	Inaba et al., 1972
손목굴증후군		통증 감소, 기능 증진	O	I	Bilgici et al., 2010
			O	I	Dincer et al., 2009
			O	I	Baysal et al., 2006
			O	I	Bakhtiary et al., 2004

문제 (P)	개입 (I)	결과 (O)	효과	근거수준	참고문헌
			O	I	Ebenbichler et al., 1998
			O	II	Duymaz et al., 2012
			O	II	Piravej et al., 2004
			X	I	Oztas et al., 1998
허리통증		통증 감소, 기능 증진	O	I	Ebadiet et al., 2012
			O	I	Durmus et al., 2010
			O	I	Goren et al., 2010
			O	II	Durmus et al., 2010
			O	II	Ansari et al., 2006
			O	II	Nwuga, 1983
			X	I	Licciardone et al., 2013
살(회음)손상		통증 감소	X	I	Everett et al., 1992
			X	I	Grant et al., 1989
		통증 감소	X	I	Creates, 1987
관절염		통증 감소, 기능 증진	O	I	Luksurapan et al., 2013
			O	I	Yang et al., 2011
		연골 재생	O	I	Loyola-Sánchez et al., 2012
		통증 감소, 기능 증진	O	I	Mascarin et al., 2012
			O	I	Köybaşi et al., 2010
			O	I	Cetin et al., 2008
			O	II	Huang et al., 2005
			O	II	Kazanoglu et al., 2003
			O	II	Svarcova et al., 1988
			O	II	Bansil et al., 1975
			X	I	Cakir et al., 2014
			X	I	Ulus et al., 2012
			X	I	Falconer et al., 1992
무릎힘줄염		통증 감소, 기능 증진	X	II	Stasinopoulos et al., 2004
지연유발근육통		통증 감소	O	II	Hasson et al., 1990
			X	I	Aytar et al., 2008
			X	II	Shankar et al., 2006
			X	II	Brock Symons et al., 2004
			X	II	Tiiduset al., 2002
			X	II	Craig et al., 1999
			X	II	Stay et al., 1998
			X	II	Plaskett et al., 1999
			X	II	Ciccone et al., 1991
발목염좌		통증 감소, 기능 증진	O	II	Makuloluwe et al., 1977
			X	I	Nyanzi et al., 1999
			X	II	Zammit et al., 2005
			X	II	Williamson et al., 1986

초음파, 저주파초음파, 비접촉초음파

문제 (P)	개입 (I)	결과 (O)	효과	근거수준	참고문헌
욕창	초음파	치유촉진	O	Ⅰ	Polak et al., 2014
			O	Ⅰ	McDiarmid et al., 1985
			O	Ⅱ	Nussbaum et al., 1994
			X	Ⅰ	ter Riet et al., 1996
정맥부전궤양	초음파	치유촉진	O	Ⅰ	Olyaie et al., 2013
			O	Ⅰ	Peschen et al., 1997
			O	Ⅱ	Taradaj et al., 2011
			O	Ⅱ	Taradaj et al., 2008
			O	Ⅱ	Franek et al., 2004
			O	Ⅱ	Callam et al., 1987
			O	Ⅱ	Roche et al., 1984
			O	Ⅱ	Dyson et al., 1976
			X	Ⅰ	Watson et al., 2011
			X	Ⅰ	Eriksson et al., 1991
			X	Ⅰ	Lundeberg et al., 1990
			X	Ⅱ	Dolibog et al., 2008
수술상처	초음파	치유촉진	X	Ⅱ	Ferguson, 1981
정맥부전궤양	저주파초음파	치유촉진	O	Ⅰ	Peschen et al., 1997
			O	Ⅱ	Samuels et al., 2013
			O	Ⅱ	Weichenthal et al., 1997
정맥부전궤양	저주파초음파	죽은조직제거	O	Ⅰ	Tan J et al., 2007
상처	저주파초음파	죽은조직제거	O	Ⅱ	Herberger et al., 2011
정맥부전궤양	비접촉초음파	치유촉진	O	Ⅰ	Olyaie et al., 2013
난치성궤양 (여러 원인)			O	Ⅰ	Ennis et al., 2006
난치성당뇨궤양			O	Ⅰ	Ennis et al., 2005
허혈궤양			O	Ⅱ	Kavros et al., 2007
만성다리궤양(여러 원인)			O	Ⅱ	Kavros et al., 2007

저강도맥동초음파

문제 (P)	개입 (I)	결과 (O)	효과	근거수준	참고문헌
노뼈골절	저강도맥동초음파	치유 촉진	O	I	Kristiansen et al., 1997
노뼈/자뼈 절골술			O	II	Urita et al., 2013
손배뼈골절, 불유합			O	I	Ricardo et al., 2006
정강뼈골절			O	I	Busse et al., 2014
정강뼈골절, 지연유합			O	I	Schofer et al., 2010
정강뼈골절			O	I	Heckman et al., 1994
긴뼈골절			O	II	Jingushi et al., 2007
지연/불유합 골절			O	II	Gebauer et al., 2005
불유합골절, 정강뼈 등			O	II	Gebauer et al., 2005
정강뼈복합골절			O	II	Leung et al., 2004
지연유합골절, 정강뼈 등			O	II	Lerner et al., 2004
불유합골절, 정강뼈 등			O	II	Nolte et al., 2001
지연/불유합 골절, 정강뼈 등			O	II	Mayr et al., 2000
정강뼈골절			O	II	Cook et al., 1997
빗장뼈 신선골절			X	I	Lubbert et al., 2008
정강뼈 신선골절			X	I	Emani et al., 1999
정강뼈 피로골절			X	II	Rue et al., 2004
복사뼈골절			X	I	Handolin et al., 2005

초음파영동

문제 (P)	개입 (I)	결과 (O)	효과	근거수준	참고문헌
만성목통증	Capsaicin	통증 감소, 기능 증진	O	II	Durmus et al., 2014
	Lidocaine		O	II	Soysal et al., 2013
섬유근육통	Diclofenac		O	I	Ay et al., 2011
	Hydrocortisone		O	II	Sarrafzadeh et al., 2012
어깨통증	Iodex		O	II	Bumin et al., 2001
가쪽위관절융기염	Naproxen		O	II	Başkurt et al., 2003
	Hydrocortisone		X	II	Holdsworth et al., 1993
손목굴증후군	Ketoprofen		O	I	Yildiz et al., 2011
힘줄염	Hydrocortisone		O	I	Stratford et al., 1989
	Dexamethasone-lidocaine		X	II	Penderghest et al., 1998
허리통증	Capsaicin		O	I	Durmus et al., 2013
엉덩정강뼈환증후군	Hydrocortisone		O	II	Bischoff et al., 1995
뼈관절염	Piroxicam		O	I	Luksurapa et al., 2013
			O	I	Boyaci et al., 2013
	Diclofenac		O	I	Deniz et al., 2009
	Dexamethasone		O	II	Akinbo et al., 2007
	Ibuprofen		O	II	Kozanoglu et al., 2003

문제 (P)	개입 (I)	결과 (O)	효과	근거수준	참고문헌
근육뼈대문제	Piroxicam		O	I	Klaiman et al., 1998
지연유발근육통	Salicylate		O	Ⅱ	Ciccone et al., 1991

근거 참고문헌

진료지침

Philadelphia Panel. Philadelphia Panel evidence-based clinical practice guidelines on selected rehabilitation interventions for shoulder pain. Phys Ther. 2001;81(10):1719-30.

Philadelphia Panel. Philadelphia Panel evidence-based clinical practice guidelines on selected rehabilitation interventions for neck pain. Phys Ther. 2001;81(10):1701-17.

Philadelphia Panel. Philadelphia Panel evidence-based clinical practice guidelines on selected rehabilitation interventions for knee pain. Phys Ther. 2001;81(10):1675-700.

Philadelphia Panel. Philadelphia Panel evidence-based clinical practice guidelines on selected rehabilitation interventions for low back pain. Phys Ther. 2001;81(10):1641-74.

Ottawa Panel. Ottawa Panel Evidence-Based Clinical Practice Guidelines for Electrotherapy and Thermotherapy Interventions in the Management of Rheumatoid Arthritis in Adults. Phys Ther. 2004;84(11):1016-43.

Ottawa Panel, Khadilkar A, Phillips K, Jean N, Lamothe C, Milne S, Sarnecka J. Ottawa panel evidence-based clinical practice guidelines for post-stroke rehabilitation. Top Stroke Rehabil. 2006;13(2):1-269.

SIGN. Management of chronic venous leg ulcers. A national clinical guideline. Scottish Intercollegiate Guidelines Network. 2010.

AAWC. Association for the Advancement of Wound Care guideline of pressure ulcer guidelines. Association for the Advancement of Wound Care, 2010.

NPUAP/EPUAP. Pressure ulcer treatment recommendations. In: Prevention and treatment of pressure ulcers: clinical practice guideline. National Pressure Ulcer Advisory Panel/European Pressure Ulcer Advisory Panel. 2009.

WOCN. Guideline for prevention and management of pressure ulcers. Wound, Ostomy, and Continence Nurses Society. 2010.

RNAO. Assessment & management of stage I to IV pressure ulcers. Registered Nurses' Association of Ontario. 2007.

체계적 고찰

어깨

Yu H, Côté P, Shearer HM, Wong JJ, Sutton DA, Randhawa KA, Varatharajan S, Southerst D, Mior SA, Ameis A, Stupar M, Nordin M, van der Velde GM, Carroll L, Jacobs CL, Taylor-Vaisey AL, Abdulla S, Shergill Y. Effectiveness of Passive Physical Modalities for Shoulder Pain: Systematic Review by the Ontario Protocol for Traffic Injury Management Collaboration. Phys Ther. 2014. [Epub ahead of print]

Page MJ, Green S, Kramer S, Johnston RV, McBain B, Buchbinder R. Electrotherapy modalities for adhesive capsulitis (frozen shoulder). Cochrane Database Syst Rev. 2014;10:CD011324.

Page MJ, Green S, Kramer S, Johnston RV, McBain B, Chau M, Buchbinder R. Manual therapy and exercise for adhesive capsulitis (frozen shoulder). Cochrane Database Syst Rev. 2014;8:CD011275.

Alexander LD, Gilman DR, Brown DR, Brown JL, Houghton PE. Exposure to low amounts of ultrasound energy does not improve soft tissue shoulder pathology: a systematic review. Phys Ther. 2010;90(1):14–25.

Kromer TO, Tautenhahn UG, de Bie RA, Staal JB, Bastiaenen CH. Effects of physiotherapy in patients with shoulder impingement syndrome: a systematic review of the literature. J Rehabil Med. 2009;41(11):870–80.

Michener LA, Walsworth MK, Burnet EN. Effectiveness of rehabilitation for patients with subacromial impingement syndrome: a systematic review. J Hand Ther. 2004;17(2): 152–64.

Green S, Buchbinder R, Hetrick S. Physiotherapy interventions for shoulder pain. Cochrane Database Syst Rev. 2003;2:CD004258.

Green S, Buchbinder R, Glazier R, Forbes A. Systematic review of randomised controlled trials of interventions for painful shoulder: selection criteria, outcome assessment, and efficacy. BMJ. 1998;316(7128):354–60.

van der Heijden GJ, van der Windt DA, de Winter AF. Physiotherapy for patients with soft tissue shoulder disorders: a systematic review of randomised clinical trials. BMJ. 1997;315(7099):25–30.

Loew LM, Brosseau L, Tugwell P, Wells GA, Welch V, Shea B, Poitras S, De Angelis G, Rahman P. Deep transverse friction massage for treating lateral elbow or lateral knee tendinitis. Cochrane Database Syst Rev. 2014;11:CD003528.

Nimgade A, Sullivan M, Goldman R. Physiotherapy, steroid injections, or rest for lateral epicondylosis? What the evidence suggests. Pain Pract. 2005;5(3):203–15.

Trudel D, Duley J, Zastrow I, Kerr EW, Davidson R, MacDermid JC. Rehabilitation for patients with lateral epicondylitis: a systematic review. J Hand Ther. 2004;17(2):243–66.

Smidt N, Assendelft WJ, Arola H, Malmivaara A, Greens S, Buchbinder R, van der Windt DA, Bouter LM. Effectiveness of physiotherapy for lateral epicondylitis: a systematic review. Ann Med. 2003;35(1):51–62.

손

Page MJ, O'Connor D, Pitt V, Massy–Westropp N. Therapeutic ultrasound for carpal tunnel syndrome. Cochrane Database Syst Rev. 2013;3:CD009601.

Page MJ, O'Connor D, Pitt V, Massy–Westropp N. Exercise and mobilisation interventions for carpal tunnel syndrome. Cochrane Database Syst Rev. 2012;6:CD009899.

Huisstede BM, Hoogvliet P, Randsdorp MS, Glerum S, van Middelkoop M, Koes BW. Carpal tunnel syndrome. Part I: effectiveness of nonsurgical treatments–a systematic review. Arch Phys Med Rehabil. 2010;91(7):981–1004.

Piazzini DB, Aprile I, Ferrara PE, Bertolini C, Tonali P, Maggi L, Rabini A, Piantelli S, Padua L. A systematic review of conservative treatment of carpal tunnel syndrome. Clin Rehabil. 2007;21(4):299–314.

Gerritsen AA, de Krom MC, Struijs MA, Scholten RJ, de Vet HC, Bouter LM. Conservative treatment options for carpal tunnel syndrome: a systematic review of randomised controlled trials. J Neurol. 2002;249(3):272–80.

Muller M, Tsui D, Schnurr R, Biddulph–Deisroth L, Hard J, MacDermid JC. Effectiveness of hand therapy interventions in primary management of carpal tunnel syndrome: a systematic review. J Hand Ther. 2004;17(2):210–28.

O'Connor D, Marshall S, Massy–Westropp N. Non–surgical treatment (other than steroid injection) for carpal tunnel syndrome. Cochrane Database Syst Rev. 2003;1:CD003219.

Shi Q, MacDermid JC. Is surgical intervention more effective than non–surgical treatment for carpal tunnel syndrome? A systematic review. J Orthop Surg Res. 2011;6:17.

Goodyear–Smith F, Arroll B. What can family physicians offer patients with carpal tunnel syndrome other than surgery? A systematic review of nonsurgical management. Ann Fam Med. 2004;2(3):267-73.

류마티스관절염

Casimiro L, Brosseau L, Robinson V, Milne S, Judd M, Well G, Tugwell P, Shea B. Therapeutic ultrasound for the treatment of rheumatoid arthritis. Cochrane Database Syst Rev. 2002;3:CD003787.

Robinson, V; Brosseau, L; Casimiro, L; Judd, M; Shea, B; Wells, G. Tugwell, P. Thermotherapy for treating rheumatoid arthritis. Cochrane Database Syst Rev. 2002;2: CD002826.

Hurkmans EJ, Jones A, Li LC, Vliet Vlieland TP. Quality appraisal of clinical practice guidelines on the use of physiotherapy in rheumatoid arthritis: a systematic review. Rheumatology(Oxford). 2011;50(10):1879-88.

허리

Ebadi S, Henschke N, Nakhostin Ansari N, Fallah E, van Tulder MW. Therapeutic ultrasound for chronic low-back pain. Cochrane Database Syst Rev. 2014;3:CD009169.

Kovacs FM, Urrútia G, Alarcón JD. Surgery versus conservative treatment for symptomatic lumbar spinal stenosis: a systematic review of randomized controlled trials. Spine. 2011;36(20):E1335-51.

Hahne AJ, Ford JJ, McMeeken JM. Conservative management of lumbar disc herniation with associated radiculopathy: a systematic review. Spine. 2010;35(11):E488-504.

Seco J, Kovacs FM, Urrutia G. The efficacy, safety, effectiveness, and cost-effectiveness of ultrasound and shock wave therapies for low back pain: a systematic review. Spine J. 2011;11(10):966-77.

Poitras S, Brosseau L. Evidence-informed management of chronic low back pain with transcutaneous electrical nerve stimulation, interferential current, electrical muscle stimulation, ultrasound, and thermotherapy. Spine J. 2008;8(1):226-33.

골반

Robertson VJ, Baker KG. A review of therapeutic ultrasound: effectiveness studies, J Womens Health Phys Therap. 2010;34(3):99-110.

Stones RW, Mountfield J. Interventions for treating chronic pelvic pain in women. Cochrane Database Syst Rev. 2000;4:CD000387.

Hay-Smith EJ. Therapeutic ultrasound for postpartum perineal pain and dyspareunia. Cochrane Database Syst Rev. 2000;2:CD000495.

Hay-Smith EJ, Reed MA. Physical agents for perineal pain following childbirth: a systematic review. Phys Ther Rev. 1997;2(3):115-21.

무릎

Larsson ME, Käll I, Nilsson-Helander K. Treatment of patellar tendinopathy-a systematic review of randomized controlled trials. Knee Surg Sports Traumatol Arthrosc. 2012; 20(8):1632-46.

Lake DA, Wofford NH. Effect of therapeutic modalities on patients with patellofemoral pain syndrome: a systematic review. Sports Health. 2011;3(2):182-9.

Shanks P, Curran M, Fletcher P, Thompson R. The effectiveness of therapeutic ultrasound for musculoskeletal conditions of the lower limb: A literature review. Foot. 2010; 20(4):133-9.

Barton CJ, Webster KE, Menz HB. Evaluation of the scope and quality of systematic reviews on non-pharmacological conservative treatment for patellofemoral pain syndrome. J Orthop Sports Phys Ther. 2008;38(9):529-41.

Brosseau L, Casimiro L, Welch V, Milne S, Shea B, Judd M, Wells GA, Tugwell P. Therapeutic ultrasound for treating patellofemoral pain syndrome. Cochrane Database Syst Rev. 2013;2:CD003375.

뼈관절염

Rutjes AW, Nüesch E, Sterchi R, Jüni P. Therapeutic ultrasound for osteoarthritis of the knee or hip. Cochrane Database Syst Rev. 2010;1:CD003132.

Srbely JZ. Ultrasound in the management of osteoarthritis: part I: a review of the current literature. J Can Chiropr Assoc. 2008;52(1):30–7.

Bjordal JM, Johnson MI, Lopes-Martins RA, Bogen B, Chow R, Ljunggren AE. Short-term efficacy of physical interventions in osteoarthritic knee pain. A systematic review and meta-analysis of randomised placebo-controlled trials. BMC Musculoskelet Disord. 2007;22;8:51.

Marks R, Ghanagaraja S, Ghassemi M. Ultrasound for osteo-arthritis of the knee. Physiotherapy. 2000;86(9):452–63.

발목

van den Bekerom MP, van der Windt DA, Ter Riet G, van der Heijden GJ, Bouter LM. Therapeutic ultrasound for acute ankle sprains. Cochrane Database Syst Rev. 2011;6:CD001250.

Ogilvie-Harris DJ, Gilbart M. Treatment modalities for soft tissue injuries of the ankle: a critical review. Clin J Sport Med. 1995l;5(3):175–86.

발

Stuber K, Kristmanson K. Conservative therapy for plantar fasciitis: a narrative review of randomized controlled trials. J Can Chiropr Assoc. 2006;50(2):118–33.

통증

Fattal C, Kong-A-Siou D, Gilbert C, Ventura M, Albert T. What is the efficacy of physical therapeutics for treating neuropathic pain in spinal cord injury patients? Ann Phys Rehabil Med. 2009;52(2):149–66.

Vernon H, Schneider M. Chiropractic management of myofascial trigger points and myofascial pain syndrome: a systematic review of the literature. J Manipulative Physiol Ther. 2009;32(1):14–24.

Rickards LD. The effectiveness of non-invasive treatments for active myofascial trigger point pain: a systematic review of the literature. Int J Osteopathic Med. 2006; 9(4):120–36.

O'Connor R, Hurley DA. The effectiveness of physiotherapeutic interventions in the management of delayed-onset muscle soreness: a systematic review. Phys Ther Rev. 2003;8(4):177–95.

Quinn R, Cramp F. The efficacy of electrotherapy for Bell's palsy: a systematic review. Phys Ther Rev. 2003;8(3):151–64.

상처

Smith EK, Craven A, Wilson AM. Effect of noncontact low-frequency ultrasound on wound healing: a systematic review. J Acute Care Phys Ther. 2014;5(1):36–44.

Driver VR, Yao M, Miller CJ. Noncontact low-frequency ultrasound therapy in the treatment of chronic wounds: a meta-analysis. Wound Repair Regen. 2011;19(4):475–80.

Voigt J, Wendelken M, Driver V, Alvarez OM. Low-frequency ultrasound (20–40 kHz) as an adjunctive therapy for chronic wound healing: a systematic review of the literature and meta-analysis of eight randomized controlled trials. Int J Low Extrem Wounds. 2011;10(4):190–9.

Cullum NA, Al-Kurdi D, Bell-Syer SE. Therapeutic ultrasound for venous leg ulcers. Cochrane Database Syst Rev. 2010;6:CD001180.

Health Quality Ontario. Management of chronic pressure ulcers: an evidence-based analysis. Ont Health Technol Assess Ser. 2009;9(3):1–203.

Baba-Akbari Sari A, Flemming K, Cullum NA, Wollina U. Therapeutic ultrasound for pressure ulcers. Cochrane Database Syst Rev. 2006;3:CD001275.

Cullum N, Nelson EA, Flemming K, Sheldon T. Systematic reviews of wound care management: (5) beds; (6) compression; (7) laser therapy, therapeutic ultrasound, electrotherapy and electromagnetic therapy. Health Technol Assess. 2001;5(9):1–221.

Johannsen F, Gam AN, Karlsmark T. Ultrasound therapy in chronic leg ulceration: a meta-analysis. Wound Repair Regen. 1998;6(2):121–6.

골절

Griffin XL, Parsons N, Costa ML, Metcalfe D. Ultrasound and shockwave therapy for acute fractures in adults. Cochrane Database Syst Rev. 2014;6:CD008579.

Ebrahim S, Mollon B, Bance S, Busse JW, Bhandari M. Low-intensity pulsed ultrasonography versus electrical stimulation for fracture healing: a systematic review and network meta-analysis. Can J Surg. 2014;57(3):E105–18.

Lenza M, Belloti JC, Andriolo RB, Faloppa F. Conservative interventions for treating middle third clavicle fractures in adolescents and adults. Cochrane Database Syst Rev. 2014;5:CD007121.

Hannemann PF, Mommers EH, Schots JP, Brink PR, Poeze M. The effects of low-intensity pulsed ultrasound and pulsed electromagnetic fields bone growth stimulation in acute fractures: a systematic review and meta-analysis of randomized controlled trials. Arch Orthop Trauma Surg. 2014;134(8):1093–106.

Bashardoust Tajali S, Houghton P, MacDermid JC, Grewal R. Effects of low-intensity pulsed ultrasound therapy on fracture healing: a systematic review and meta-analysis. Am J Phys Med Rehabil. 2012;91(4):349–67.

Snyder BM, Conley J, Koval KJ. Does low-intensity pulsed ultrasound reduce time to fracture healing? A meta-analysis. Am J Orthop. 2012;41(2):E12–9.

Busse JW, Kaur J, Mollon B, Bhandari M, Tornetta P 3rd, Schünemann HJ, Guyatt GH. Low intensity pulsed ultrasonography for fractures: systematic review of randomised controlled trials. BMJ. 2009;27;338:b351.

Lenza M, Belloti JC, Andriolo RB, Gomes Dos Santos JB, Faloppa F. Conservative interventions for treating middle third clavicle fractures in adolescents and adults. Cochrane Database Syst Rev. 2009;2:CD007121.

Griffin XL, Costello I, Costa ML. The role of low intensity pulsed ultrasound therapy in the management of acute fractures: a systematic review. J Trauma. 2008;65(6): 1446–52.

Walker NA, Denegar CR, Preische J. Low-intensity pulsed ultrasound and pulsed electromagnetic field in the treatment of tibial fractures: a systematic review. J Athl Train. 2007;42(4):530–5.

Handoll HH, Madhok R, Howe TE. Rehabilitation for distal radial fractures in adults. Cochrane Database Syst Rev. 2006;3:CD003324.

Busse JW, Bhandari M, Kulkarni AV, Tunks E. The effect of low-intensity pulsed ultrasound therapy on time to fracture healing: a meta-analysis. CMAJ. 2002;166(4): 437–41.

임상연구

초음파

귀울림(이명)

Carrick DG, Davies WM, Fielder CP, Bihari J. Low-powered ultrasound in the treatment of tinnitus: a pilot study. Br J Audiol. 1986;20(2):153–5.

Rendell RJ, Carrick DG, Fielder CP, Callaghan DE, Thomas KJ. Low-powered ultrasound in the inhibition of tinnitus. Br J Audiol. 1987;21(4):289–93.

턱관절기능장애

Gray RJ, Quayle AA, Hall CA, Schofield MA. Physiotherapy in the treatment of temporomandibular joint disorders: a comparative study of four treatment methods. Br Dent J. 1994;176(7):257-61.

발치

Hashish I, Harvey W, Harris M. Anti-inflammatory effects of ultrasound therapy: evidence for a major placebo effect. Br J Rheumatol. 1986;25(1):77-81.

Hashish I, Hai HK, Harvey W, Feinmann C, Harris M, Reduction of postoperative pain and swelling by ultrasound treatment: a placebo effect. Pain. 1988;33(3):303-11.

Ylipaavalniemi P, Perkki K, Taube S, Oikarinen VJ. The effect of immediate combined cold, ultrasound and diadynamic current therapy on swelling after wisdom tooth removal. Proc Finn Dent Soc. 1984;80(2):55-7.

위턱/이마굴염

sari NN, Naghdi S, Farhadi M, Jalaie S. A preliminary study into the effect of low-intensity pulsed ultrasound on chronic maxillary and frontal sinusitis. Physiother Theory Pract. 2007;23(4):211-8.

근근막통증증후군

Koca I, Tutoglu A, Boyaci A, Ucar M, Yagiz E, Isik M, Bahsi A. A comparison of the effectiveness of low-, moderate-and high-dose ultrasound therapy applied in the treatment of myofascial pain syndrome. Mod Rheumatol. 2014 Jul;24(4):662-6.

Kim Y, Yang HR, Lee JW, Yoon BC. Effects of the high-power pain threshold ultrasound technique in the elderly with latent myofascial trigger points: a double-blind randomized study. J Back Musculoskelet Rehabil. 2014;27(1):17-23.

Manca A, Limonta E, Pilurzi G, Ginatempo F, De Natale ER, Mercante B, Tolu E, Deriu F. Ultrasound and laser as stand-alone therapies for myofascial trigger points: a randomized, double-blind, placebo-controlled study. Physiother Res Int. 2014 Sep; 19(3):166-75.

Rayegani S, Bahrami M, Samadi B, Sedighipour L, Mokhtarirad M, Eliaspoor D. Comparison of the effects of low energy laser and ultrasound in treatment of shoulder myofascial pain syndrome: a randomized single-blinded clinical trial. Eur J Phys Rehabil Med. 2011;47(3):381-9.

Dundar U, Solak O, Samli F, Kavuncu V. Effectiveness of ultrasound therapy in cervical myofascial pain syndrome: a double blind, placebo-controlled study. Turkish J Rheumatology 2010;25(3):110-5.

Srbely JZ, Dickey JP, Lowerison M, Edwards AM, Nolet PS, Wong LL Stimulation of myofascial trigger points with ultrasound induces segmental antinociceptive effects: a randomized controlled study. Pain. 2008;139(2):260-6.

Srbely JZ, Dickey JP. Randomized controlled study of the antinociceptive effect of ultrasound on trigger point sensitivity: novel applications in myofascial therapy? Clin Rehabil. 2007;21(5):411-7.

Almeida TF, Roizenblatt S, Benedito-Silva AA, Tufik S. The effect of combined therapy (ultrasound and interferential current) on pain and sleep in fibromyalgia. Pain 2003;104(3):665-72.

Majlesi J, Unalan H. High-power pain threshold ultrasound technique in the treatment of active myofascial trigger points: a randomized, double-blind, case-control study. Arch Phys Med Rehabil. 2004;85(5):833-6.

Talaat AM, el-Dibany MM, el-Garf A. Physical therapy in the management of myofacial pain dysfunction syndrome. Ann Otol Rhinol Laryngol. 1986;95(3 Pt 1):225-8.

Esenyel M, Caglar N, Aldemir T. Treatment of myofascial pain. Am J Phys Med Rehabil. 79(1):48-52.

Gam AN, Warming S, Larsen LH, Jensen B, Høydalsmo O, Allon I, Andersen B, Gøtzsche NE, Petersen M, Mathiesen B. Treatment of myofascial trigger-points with ultrasound combined with massage and exercise-a randomised controlled trial. Pain. 1998; 77(1):73-9.

봉우리밑충돌증후군

Yavuz F, Duman I, Taskaynatan MA, Tan AK. Low-level laser therapy versus ultrasound therapy in the treatment of subacromial impingement syndrome: a randomized clinical trial. J Back Musculoskelet Rehabil. 2014;27(3):315-20.

Calis HT, Berberoglu N, Calis M. Are ultrasound, laser and exercise superior to each other in the treatment of subacromial impingement syndrome? A randomized clinical trial. Eur J Phys Rehabil Med. 2011;47(3):375-80.

Santamato A1, Solfrizzi V, Panza F, Tondi G, Frisardi V, Leggin BG, Ranieri M, Fiore P. Short-term effects of high-intensity laser therapy versus ultrasound therapy in the treatment of people with subacromial impingement syndrome: a randomized clinical trial. Phys Ther. 2009;89(7):643-52.

힘줄염

Otadi K, Hadian MR, Olyaei G, Jalaie S. The beneficial effects of adding low level laser to ultrasound and exercise in Iranian women with shoulder tendonitis: a randomized clinical trial. J Back Musculoskelet Rehabil. 2012;25(1):13-9.

Ebenbichler GR, Erdogmus CB, Resch KL, Funovics MA, Kainberger F, Barisani G, Aringer M, Nicolakis P, Wiesinger GF, Baghestanian M, Preisinger E, Fialka-Moser V. Ultrasound therapy for calcific tendinitis of the shoulder. N Engl J Med. 1999; 340(20):1533-8.

Shomoto K, Takatori K, Morishita S, Nagino K, Yamamoto W, Shimohira T, Shimada T. Effects of ultrasound therapy on calcificated tendinitis of the shoulder. J Japanese Phys Ther Assoc. 2002;5:7-11.

Ebenbichler GR, Resch KL, Graninger WB. Resolution of calcium deposits after therapeutic ultrasound of the shoulder. J Rheumatol. 1997;24(1):235-6.

Perron M, Malouin F. Acetic acid iontophoresis and ultrasound for the treatment of calcifying tendinitis of the shoulder: a randomized control trial. Arch Phys Med Rehabil. 1997;78(4):379-84.

관절주위통증

Shehab D, Adham N. Comparative effectiveness of ultrasound and transcutaneous electrical stimulation in treatment of periarticular shoulder pain. Pysiother Can. 2000;52(3): 208-10.

유착관절낭염

Dogru H, Basaran S, Sarpel T. Effectiveness of therapeutic ultrasound in adhesive capsulitis. Joint Bone Spine. 2008;75(4):445-50.

윤활낭염

Downing DS, Weinstein A. Ultrasound therapy of subacromial bursitis. A double blind trial. Phys Ther. 1986;66(2):194-9.

어깨통증

Moniruzzaman M, Salek KM, Shakoor MA, Mia BA, Moyeenuzzaman M. Effects of therapeutic modalities on patients with post stroke shoulder pain. Mymensingh Med J. 2010;19(1):48-53.

Herrera-Lasso I, Mobarak L, Fernández-Dominguez L, Cardial MH, Alarcón-Segovia D. Comparative effectiveness of packages of treatment including ultrasound or transcutaneous electrical nerve stimulation in painful shoilder syndrome. Physiotherapy. 1993;79(4):251-3.

Munting E. Utrasonic therapy for painful shoulders. Physiotherapy. 1978;64:180-1.

Ainsworth R, Dziedzic K, Hiller L, Daniels J, Bruton A, Broadfield J. A prospective double blind placebo-controlled randomized trial of ultrasound in the physiotherapy treatment of shoulder pain. Rheumatology (Oxford). 2007;46(5):815-20.

Kurtaiş Gürsel Y, Ulus Y, Bilgiç A, Dinçer G, van der Heijden GJ. Adding ultrasound in the management of soft tissue disorders of the shoulder: a randomized placebo-controlled trial. Phys Ther. 2004;84(4):336-43.

Van Der Heijden GJ, Leffers P, Wolters PJ, Verheijden JJ, van Mameren H, Houben JP, Bouter LM, Knipschild PG. No effect of bipolar interferential electrotherapy and pulsed ultrasound for soft tissue shoulder disorders: a randomised controlled trial. Ann Rheum Dis. 1999;58(9):530-40.

Nykänen M. Pulsed ultrasound treatment of the painful shoulder a randomized, double-blind, placebo-controlled study. Scand J Rehabil Med. 1995;27(2):105-8.

Hamer J, Kirk JA. Physiotherapy of the frozen shoulder: A comparative trial of ice and ultrasonic therapy. N Z Med J. 1976;83(560):191-2.

Inaba MK, Piorkowski M. Ultrasound in treatment of painful shoulders in patients with hemiplegia. Phys Ther. 1972;52(7):737-42

대상포진 통증

Jones RJ. Treatment of acute herpes zoster using ultrasonic therapy. Report on a series of twelve patients. Physiotherapy. 1984;70(3):94-6.

Payne C. Ultrasound for post-herpetic neuralgia. A study to investigate the results of treatment. Physiotherapy. 1984;70(3):96-7.

Garrett AS, Garrett M. Ultrasound therapy for herpes zoster pain. J R Coll Gen Pract. 1982;32(244):709.

가쪽위관절융기염

Oken O, Kahraman Y, Ayhan F, Canpolat S, Yorgancioglu ZR, Oken OF. The short-term efficacy of laser, brace, and ultrasound treatment in lateral epicondylitis: a prospective, randomized, controlled trial. J Hand Ther. 2008;21(1):63-7.

Melegati G, Tornese D, Bandi M, Rubini M. Comparison of two ultrasonographic localization techniques for the treatment of lateral epicondylitis with extracorporeal shock wave therapy: a randomized study. Clin Rehabil. 2004;18(4):366-70.

Binder A, Hodge G, Greenwood AM, Hazleman BL, Page Thomas DP. Is therapeutic ultrasound effective in treating soft tissue lesions? Br Med J. 1985;290(6467):512-4.

Davidson JH, Vandervoort A, Lessard L, Miller L. The effect of acupuncture versus ultrasound on pain level, grip strength and disability in individuals with lateral epicondylitis: a pilot study. Physiother Can. 2001;53(3):195-202.

Langen-Pieters P, Weston P, Brantingham JW, A randomized, prospective pilot study comparing chiropractic care and ultrasound for the treatment of lateral epicondylitis, Eur J Chiropractic. 2003;50(3):211-8.

D'Vaz AP, Ostor AJ, Speed CA, Jenner JR, Bradley M, Prevost AT, Hazleman BL. Pulsed low-intensity ultrasound therapy for chronic lateral epicondylitis: a randomized controlled trial. Rheumatology (Oxford). 2006;45(5):566-70.

Haker E, Lundeberg T. Pulsed ultrasound treatment in lateral epicondylalgia. Scand J Rehab Med. 1991;23(3):115-8.

Drechsler WI, Knarr JF, Snyder-Mackler L. A comparison of two treatment regimens for lateral epicondylitis: a randomized trial of clinical interventions. J Sport Rehabil. 1997;6(3):226-34.

Lundeberg T, Abrahamsson P, Haker E. A comparative study of continous ultrasound, placebo ultrasound and rest in epicondylalgia. Scand J Rehab Med. 1988;20(3):99-101.

손목굴증후군

Bilgici A1, Ulusoy H, Kuru O, Canturk F. The comparison of ultrasound treatment and local steroid injection plus splinting in the carpal tunnel syndrome: a randomized controlled trial. Bratisl Lek Listy. 2010;111(12):659-65.

Dincer U, Cakar E, Kiralp MZ, Kilac H, Dursun H. The effectiveness of conservative treatments of carpal tunnel syndrome: splinting, ultrasound, and low-level laser therapies. Photomed Laser Surg. 2009;27(1):119-25.

Baysal O, Altay Z, Ozcan C, Ertem K, Yologlu S, Kayhan A. Comparison of three conservative treatment protocols in carpal tunnel syndrome. Int J Clin Pract. 2006; 60(7):820-8.

Bakhtiary AH, Rashidy-Pour A. Ultrasound and laser therapy in the treatment of carpal tunnel syndrome. Aust J Physiother. 2004;50(3):147-51.

Ebenbichler GR, Resch KL, Nicolakis P, Wiesinger GF, Uhl F, Ghanem AH, Fialka V. Ultrasound treatment for treating the carpal tunnel syndrome: randomised "sham" controlled trial. BMJ. 1998;316(7133):731-5.

Duymaz T, Sindel D, Kesiktas N, Muslumanoglu L. Efficacy of some combined conservative methods in the treatment of carpal tunnel syndrome: a randomized controlled clinical and electrophysiological trial. Turkish J Rheumatol. 2012;27(1):38-46.

Piravej K, Boonhong J. Effect of ultrasound thermotherapy in mild to moderate carpal tunnel syndrome. J Med Assoc Thai. 2004;87 Suppl 2:S100-6.

Oztas O, Turan B, Bora I, Karakaya MK. Ultrasound therapy effect in carpal tunnel syndrome. Arch Phys Med Rehabil. 1998;79(12):1540-4.

허리통증

Ebadi S, Ansari NN, Naghdi S, Jalaei S, Sadat M, Bagheri H, Vantulder MW, Henschke N, Fallah E. The effect of continuous ultrasound on chronic non-specific low back pain: a single blind placebo-controlled randomized trial. The effect of continuous ultrasound on chronic non-specific low back pain: a single blind placebo-controlled randomized trial. BMC Musculoskelet Disord. 2012;13:192.

Durmus D, Akyol Y, Cengiz K, Terzi T, Canturk F. Effects of therapeutic ultrasound on pain, disability, walking performance, quality of life, and depression in patients with chronic low back pain: a randomized, placebo controlled trial. Turkish J Rheumat. 2010;25(2):82-7.

Goren A, Yildiz N, Topuz O, Findikoglu G, Ardic F. Efficacy of exercise and ultrasound in patients with lumbar spinal stenosis: a prospective randomized controlled trial. Clin Rehabil. 2010;24(7):623-31.

Durmus D, Durmaz Y, Canturk F. Effects of therapeutic ultrasound and electrical stimulation program on pain, trunk muscle strength, disability, walking performance, quality of life, and depression in patients with low back pain: a randomized-controlled trial. Rheumatol Int. 2010;30(7):901-10.

Ansari NN, Ebadi S, Talebian S, Naghdi S, Mazaheri H, Olyaei G, Jalaie S. A randomized, single blind placebo controlled clinical trial on the effect of continuous ultrasound on low back pain. Electromyogr Clin Neurophysiol. 2006;46(6):329-36.

Nwuga VC. Ultrasound in treatment of back pain resulting from prolapsed intervertebral disc. Arch Phys Med Rehabil. 1983;64(2):88-9.

Licciardone JC, Minotti DE, Gatchel RJ, Kearns CM, Singh KP. Osteopathic manual treatment and ultrasound therapy for chronic low back pain: a randomized controlled trial. Ann Fam Med. 2013;11(2):122-9.

샅(회음)손상

Everett T, McIntosh J, Grant A. Ultrasound therapy for persistent post-natal perineal pain and dyspareunia: a randomised placebo-controlled trial. Physiotherapy. 1992; 78(4):263-7.

Grant A, Sleep J, McIntosh J, Ashurst H. Ultrasound and pulsed electromagnetic energy treatment for perineal trauma. A randomized placebo-controlled trial. Br J Obstet Gynaecol. 1989;96(4):434-9.

Creates V. A study of ultrasound treatment to the painful perineum after childbirth. Physiotherapy. 1987;73(4):162-5.

뼈관절염

Luksurapan W, Boonhong J. Effects of phonophoresis of piroxicam and ultrasound on symptomatic knee osteoarthritis. Arch Phys Med Rehabil. 2013;94(2):250-5.

Yang PF, Li D, Zhang SM, Wu Q, Tang J, Huang LK, Liu W, Xu XD, Chen SR. Efficacy of ultrasound in the treatment of osteoarthritis of the knee. Orthop Surg. 2011; 3(3):181-7.

Loyola-Sánchez A, Richardson J, Beattie KA, Otero-Fuentes C, Adachi JD, MacIntyre NJ. Effect of low-intensity pulsed ultrasound on the cartilage repair in people with mild to moderate knee osteoarthritis: a double-blinded, randomized, placebo-controlled pilot study. Arch Phys Med Rehabil. 2012;93(1):35-42.

Mascarin NC, Vancini RL, Andrade ML, Magalhães Ede P, de Lira CA, Coimbra IB. Effects of kinesiotherapy, ultrasound and electrotherapy in management of bilateral knee osteoarthritis: prospective clinical trial. BMC Musculoskelet Disord. 2012;13:182.

Köybaşi M, Borman P, Kocaoğlu S, Ceceli E. The effect of additional therapeutic ultrasound in patients with primary hip osteoarthritis: a randomized placebo-controlled study. Clin Rheumatol. 2010;29(12):1387-94.

Cetin N, Aytar A, Atalay A, Akman MN. Comparing hot pack, short-wave diathermy, ultrasound, and TENS on isokinetic strength, pain, and functional status of women with osteoarthritic knees: a single-blind, randomized, controlled trial. Am J Phys Med Rehabil. 2008;87(6):443-51.

Huang MH, Lin YS, Lee CL, Yang RC. Use of ultrasound to increase effectiveness of isokinetic exercise for knee osteoarthritis. Arch Phys Med Rehabil. 2005;86(8):1545-51.

Kozanoglu E1, Basaran S, Guzel R, Guler-Uysal F. Short term efficacy of ibuprofen phonophoresis versus continuous ultrasound therapy in knee osteoarthritis. Swiss Med Wkly. 2003;133(23-24):333-8.

Bansil CK, Joshi JB. Effectiveness of shortwave diathermy and ultrasound in the treatment of osteo-arthritis of the knee joint. Med J Zambia. 1975;9(5):138-9.

Cakir S, Hepguler S, Ozturk C, Korkmaz M, Isleten B, Atamaz FC. Efficacy of therapeutic ultrasound for the management of knee osteoarthritis: a randomized, controlled, and double-blind study. Am J Phys Med Rehabil. 2014;93(5):405-12.

Ulus Y, Tander B, Akyol Y, Durmus D, Buyukak ı ncak O, Gul U, Canturk F, Bilgici A, Kuru O. Therapeutic ultrasound versus sham ultrasound for the management of patients with knee osteoarthritis: a randomized double-blind controlled clinical study. Int J Rheum Dis. 2012; 15(2):197-206.

Falconer J, Hayes KW, Chang RW. Effect of ultrasound on mobility in osteoarthritis of the knee. A randomized clinical trial. Arthritis Care Res. 1992;5(1):29-35.

Stasinopoulos D, Stasinopoulos I. Comparison of effects of exercise programme, pulsed ultrasound and transverse friction in the treatment of chronic patellar tendinopathy. Clin Rehabil. 2004; 18(4):347-52.

지연유발근육통

Hasson S, Mundorf R, Barnes W, Williams J, Fujii M. Effect of pulsed ultrasound versus placebo on muscle soreness perception and muscular performance. Scand J Rehabil Med. 1990;22(4):199-205.

Aytar A, Tuzun EH, Eker L, Bastug YZ, Dakapana A, Akman MN. Effectiveness of low-dose pulsed ultrasound for treatment of delayed-onset muscle soreness: a double-blind randomized controlled trial. Isokinet Exerc Sci. 2008;16(4):239-47.

Shankar G, Sinha AG, Sandhu JS.Pulsed ultrasound does not affect recovery from delayed onset muscle soreness. Online J Health Allied Sci. 2006;5(1):Epub.

Brock Symons T, Clasey JL, Gater DR, Yates JW. Effects of deep heat as a preventative mechanism on delayed onset muscle soreness. J Strength Cond Res. 2004;18(1):155-61.

Tiidus PM, Cort J, Woodruff SJ, Bryden P. Ultrasound treatment and recovery from eccentric-exercise-induced muscle damage. J Sport Rehabil. 2002;11(4):305-14.

Craig JA, Bradley J, Walsh DM, Baxter GD, Allen JM. Delayed onset muscle soreness: lack of effect of therapeutic ultrasound in humans. Arch Phys Med Rehabil. 1999;80(3): 318-23.

Stay JC, Richard MD, Draper DO, Schulthies SS, Durrant E. Pulsed ultrasound fails to diminish delayed-onset muscle soreness symptoms. J Athl Train. 1998;33(4):341-6.

Plaskett C, Tiidus PM, Livingston L. Ultrasound treatment does not affect postexercise muscle strength recovery or soreness. J Sport Rehabil. 1999;8(1):1-9.

Ciccone CD, Leggin BG, Callamaro JJ. Effects of ultrasound and trolamine salicylate phonophoresis on delayed-onset muscle soreness. Phys Ther. 1991;71(9):666-75.

발목염좌

Makuloluwe RTB, Mouzas GL. Ultrasound in the treatment of sprained ankles. Practitioner. 1977;218:586-8.

Nyanzi CS, Langridge J, Heyworth JR, Mani R. Randomized controlled study of ultrasound therapy in the management of acute lateral ligament sprains of the ankle joint. Clin Rehabil. 1999;13(1):16-22.

Zammit E, Herrington L. Ultrasound therapy in the management of acute lateral ligament sprains of the ankle joint. Phys Ther Sport. 2005;6(3):116-21.

Williamson JB, George TK, Simpson DC, Hannah B, Bradbury E. Ultrasound in the treatment of ankle sprains. Injury. 1986;17(3):176-8.

욕창

Polak A, Franek A, Blaszczak E, Nawrat-Szoltysik A, Taradaj J, Wiercigroch L, Dolibog P, Stania M, Juras G. A prospective, randomized, controlled, clinical study to evaluate the efficacy of high-frequency ultrasound in the treatment of Stage II and Stage III pressure ulcers in geriatric patients. Ostomy Wound Manage. 2014;60(8):16-28.

McDiarmid T, Burns PN, Lewith GT, Machin D. Ultrasound and the treatment of pressure sores. Physiotherapy. 1985;71(2):66-70.

Nussbaum EL, Biemann I, Mustard B. Comparison of ultrasound/ultraviolet-C and laser for treatment of pressure ulcers in patients with spinal cord injury. Phys Ther. 1994;74(9):812-23.

ter Riet G, Kessels AG, Knipschild P. A randomized clinical trial of ultrasound in the treatment of pressure ulcers. Phys Ther. 1996;76(12):1301-11.

ter Riet G, Kessels AG, Knipschild P. A randomized clinical trial of ultrasound in the treatment of pressure ulcers. Phys Ther. 1996;76(12):1301-11.

정맥부전궤양

Olyaie M, Rad FS, Elahifar MA, Garkaz A, Mahsa G. High-frequency and noncontact low-frequency ultrasound therapy for venous leg ulcer treatment: a randomized, controlled study. Ostomy Wound Manage. 2013;59(8):14-20.

Peschen M, Weichenthal M, Schöpf E, Vanscheidt W. Low-frequency ultrasound treatment of chronic venous leg ulcers in an outpatient therapy. Acta Derm Venereol. 1997; 77(4):311-4.

Taradaj J, Franek A, Cierpka L, Brzezinska-Wcislo L, Blaszczak E, Polak A, Chmielewska D, Krol P, Dolibog P, Kucio C. Early and long-term results of physical methods in the treatment of venous leg ulcers: randomized controlled trial. Phlebology 2011;26(6): 237-45.

Taradaj J, Franek A, Brzezinska-Wcislo L, Cierpka L, Dolibog P, Chmielewska D, Blaszczak E, Kusz D. The use of therapeutic ultrasound in venous leg ulcers: a randomized, controlled clinical trial. Phlebology. 2008;23(4):178-83.

Franek A, Chmielewska D, Brzezinska-Wcislo L, Slezak A, Blaszczak E. Application of various power densities of ultrasound in the treatment of leg ulcers. J Dermatolog Treat. 2004;15(6):379-86.
Callam MJ, Harper DR, Dale JJ, Ruckley CV, Prescott RJ. A controlled trial of weekly ultrasound therapy in chronic leg ulceration. Lancet 1987;330(8552):204-206.
Roche C, West J. A controlled trial investigating the effect of ultrasound on venous ulcers referred from general practitioners. Physiotherapy. 1984;70(12):475-7.
Dyson M, Franks C, Suckling J. Stimulation of healing of varicose ulcers by ultrasound. Ultrasonics. 1976;14(5):232-6.
Watson JM, Kang'ombe AR, Soares MO, Chuang LH, Worthy G, Bland JM, Iglesias C, Cullum N, Torgerson D, Nelson EA; VenUS III Team. Use of weekly, low dose, high frequency ultrasound for hard to heal venous leg ulcers: the VenUS III randomised controlled trial. BMJ. 2011;342:d1092.
Eriksson SV, Lundeberg T, Malm M. A placebo controlled trial of ultrasound therapy in chronic leg ulceration. Scand J Rehabil Med. 1991;23(4):211-3.
Lundeberg T, Nordström F, Brodda-Jansen G, Eriksson SV, Kjartansson J, Samuelson UE. Pulsed ultrasound does not improve healing of venous ulcers. Scand J Rehabil Med. 1990;22(4):195-7.
Dolibog P, Franek A, Tardaj J, Blaszczak E, Cierpka L. Efficiency of therapeutic ultrasound for healing venous leg ulcers in surgical treated patients. Wounds. 2008;20(12):334-40.

수술상처

Ferguson HN. Ultrasound in the treatment of surgical wounds. Physiotherapy. 1981;67(2): 43.

저주파초음파

상처

Tan J, Abisi S, Smith A, Burnand KG. A painless method of ultrasonically assisted debridement of chronic leg ulcers: a pilot study. Eur J Vasc Endovasc Surg. 2007; 33(2):234-8.
Peschen M, Weichenthal M, Schöpf E, Vanscheidt W. Low-frequency ultrasound treatment of chronic venous leg ulcers in an outpatient therapy. Acta Derm Venereol. 1997;77(4):311-4.
Samuels JA, Weingarten MS, Margolis DJ, Zubkov L, Sunny Y, Bawiec CR, Conover D, Lewin PA. Low-frequency (〈100 kHz), low-intensity (〈100 mW/cm(2)) ultrasound to treat venous ulcers: a human study and in vitro experiments. J Acoust Soc Am. 2013;134(2):1541-7.
Herberger K, Franzke N, Blome C, Kirsten N, Augustin M. Efficacy, tolerability and patient benefit of ultrasound-assisted wound treatment versus surgical debridement: a randomized clinical study. Dermatology. 2011;222(3):244-9.
Weichenthal M, Mohr P, Stegmann W, Breitbart EW. Low-frequency ultrasound treatment of chronic venous ulcers. Wound Repair Regen. 1997;5(1):18-22.

비접촉초음파

상처

Olyaie M, Rad FS, Elahifar MA, Garkaz A, Mahsa G. High-frequency and noncontact low-frequency ultrasound therapy for venous leg ulcer treatment: a randomized, controlled study. Ostomy Wound Manage. 2013;59(8):14-20.
Ennis WJ, Valdes W, Gainer M, Meneses P. Evaluation of clinical effectiveness of MIST ultrasound therapy for the healing of chronic wounds. Adv Skin Wound Care. 2006;19(8):437-46.
Ennis WJ, Foremann P, Mozen N, Massey J, Conner-Kerr T, Meneses P. Ultrasound therapy for recalcitrant diabetic foot ulcers: results of a randomized, double-blind, controlled, multicenter study. Ostomy Wound Manage. 2005;51(8):24-39.
Kavros SJ, Miller JL, Hanna SW. Treatment of ischemic wounds with noncontact, low-frequency ultra-

sound: the Mayo clinic experience, 2004–2006. Adv Skin Wound Care. 2007;20(4):221–6.

Kavros SJ, Schenck EC. Use of noncontact low–frequency ultrasound in the treatment of chronic foot and leg ulcerations: a 51–patient analysis. J Am Podiatr Med Assoc. 2007;97(2):95–101.

저강도맥동초음파

골절

Kristiansen TK, Ryaby JP, McCabe J, Frey JJ, Roe LR. Accelerated healing of distal radial fractures with the use of specific, low–intensity ultrasound. A multicenter, prospective, randomized, double–blind, placebo–controlled study. J Bone Joint Surg Am. 1997;79(7):961–73.

Urita A, Iwasaki N, Kondo M, Nishio Y, Kamishima T, Minami A. Effect of low–intensity pulsed ultrasound on bone healing at osteotomy sites after forearm bone shortening. J Hand Surg Am. 2013;38(3):498–503.

Ricardo M. The effect of ultrasound on the healing of muscle–pediculated bone graft in scaphoid non–union. Int Orthop. 2006;30(2):123–7.

Busse JW, Bhandari M, Einhorn TA, Heckman JD, Leung KS, Schemitsch E, Tornetta P 3rd, Walter SD, Guyatt GH. Trial to re–evaluate ultrasound in the treatment of tibial fractures (TRUST): a multi–center randomized pilot study. Trials. 2014;15:206.

Schofer MD, Block JE, Aigner J, Schmelz A. Improved healing response in delayed unions of the tibia with low–intensity pulsed ultrasound: results of a randomized sham–controlled trial. BMC Musculoskelet Disord. 2010;11:229.

Heckman JD, Ryaby JP, McCabe J, Frey JJ, Kilcoyne RF. Acceleration of tibial fracture–healing by non–invasive, low–intensity pulsed ultrasound. J Bone Joint Surg Am. 1994;76(1):26–34.

Jingushi S, Mizuno K, Matsushita T, Itoman M. Low–intensity pulsed ultrasound treatment for post–operative delayed union or nonunion of long bone fractures. J Orthop Sci. 2007;12(1):35–41.

Gebauer D, Correll J. Pulsed low–intensity ultrasound: a new salvage procedure for delayed unions and nonunions after leg lengthening in children. J Pediatr Orthop. 2005;25(6):750–4.

Gebauer D, Mayr E, Orthner E, Ryaby JP. Low–intensity pulsed ultrasound: effects on nonunions. Ultrasound Med Biol. 2005;31(10):1391–402.

Leung KS, Lee WS, Tsui HF, Liu PP, Cheung WH. Complex tibial fracture outcomes following treatment with low–intensity pulsed ultrasound. Ultrasound Med Biol. 2004; 30(3):389–95.

Lerner A, Stein H, Soudry M. Compound high–energy limb fractures with delayed union: our experi–ence with adjuvant ultrasound stimulation (exogen). Ultrasonics. 2004; 42(1–9):915–7.

Nolte PA, van der Krans A, Patka P, Janssen IM, Ryaby JP, Albers GH. Low–intensity pulsed ultrasound in the treatment of nonunions. J Trauma. 2001;51(4):693–702.

Mayr E, Frankel V, Rüter A. Ultrasound–an alternative healing method for nonunions? Arch Orthop Trauma Surg. 2000;120(1–2):1–8.

Cook SD, Ryaby JP, McCabe J, Frey JJ, Heckman JD, Kristiansen TK. Acceleration of tibia and distal radius fracture healing in patients who smoke. Clin Orthop Relat Res. 1997;(337):198–207.

Lubbert PH, van der Rijt RH, Hoorntje LE, van der Werken C. Low–intensity pulsed ultrasound (LIPUS) in fresh clavicle fractures: a multi–centre double blind randomised controlled trial. Injury. 2008;39(12):1444–52.

Emami A, Petrén–Mallmin M, Larsson S. No effect of low–intensity ultrasound on healing time of intramedullary fixed tibial fractures. J Orthop Trauma. 1999;13(4):252–7.

Rue JP, Armstrong DW 3rd, Frassica FJ, Deafenbaugh M, Wilckens JH. The effect of pulsed ultrasound in the treatment of tibial stress fractures. Orthopedics. 2004; 27(11):1192–5.

Handolin L, Kiljunen V, Arnala I, Kiuru MJ, Pajarinen J, Partio EK, Rokkanen P. Effect of ultrasound therapy on bone healing of lateral malleolar fractures of the ankle joint fixed with bioabsorbable screws. J Orthop Sci. 2005;10(4):391-5.

초음파영동

Durmus D, Alayli G, Tufekci T, Kuru O. A randomized placebo-controlled clinical trial of phonophoresis for the treatment of chronic neck pain. Rheumatol Int. 2014;34(5): 605-11.

Soysal ANO, Aslan UB. Treatment of chronic neck pain by two combined physiotherapy programs: comparison of phonophoresis and ultrasound. Asian Biomedicine. 2013;7(6): 821-7.

Ay S, Doğan SK, Evcik D, Başer OC. Comparison the efficacy of phonophoresis and ultrasound therapy in myofascial pain syndrome. Rheumatol Int. 2011;31(9):1203-8.

Sarrafzadeh J, Ahmadi A, Yassin M. The effects of pressure release, phonophoresis of hydrocortisone, and ultrasound on upper trapezius latent myofascial trigger point. Arch Phys Med Rehabil. 2012;93(1):72-7.

Bumin G, Can F. Effects of iontophoresis and phonophoresis methods on pain in cases with shoulder periarthritis. Pain Clinic. 2001;13(2):159-62.

Başkurt F, Ozcan A, Algun C. Comparison of effects of phonophoresis and iontophoresis of naproxen in the treatment of lateral epicondylitis. Clin Rehabil. 2003;17(1):96-100.

Holdsworth LK, Anderson DM. Effectiveness of ultrasound used with a hydrocortisone coupling medium or epicondylitis clasp to treat lateral epicondylitis: pilot study. Physiotherapy. 1993; 79(1):19-25.

Yildiz N, Atalay NS, Gungen GO, Sanal E, Akkaya N, Topuz O. Comparison of ultrasound and ketoprofen phonophoresis in the treatment of carpal tunnel syndrome. J Back Musculoskelet Rehabil. 2011;24(1):39-47.

Stratford PW, Levy DR, Gauldie S, Miseferi D, Levy K. The evaluation of phonophoresis and friction massage as treatments for extensor carpi radialis tendinitis: a randomized controlled trial. Physiother Can. 1989;41(2):93-99.

Penderghest CE, Kimura IF, Gulick DT. Double-blind clinical efficacy study of pulsed phonophoresis on perceived pain associated with symptomatic tendinitis. J Sport Rehabil. 1998;7(1):9-19.

Durmus D, Alayli G, Goktepe AS, Taskaynatan MA, Bilgici A, Kuru O. Is phonophoresis effective in the treatment of chronic low back pain? A single-blind randomized controlled trial. Rheumatol Int. 2013;33(7):1737-44.

Bischoff C, Prusaczyk WK, Sopchick TL, Pratt NC, Goforth HW Jr. Comparison of phonophoresis and knee immobilization in treating iliotibial band syndrome. Sports Med Train Rehabil. 1995;6(1):1-6.

Luksurapan W, Boonhong J. ffects of phonophoresis of piroxicam and ultrasound on symptomatic knee osteoarthritis. Arch Phys Med Rehabil. 2013;94(2):250-5.

Boyaci A, Tutoglu A, Boyaci N, Aridici R, Koca I. Comparison of the efficacy of ketoprofen phonophoresis, ultrasound, and short-wave diathermy in knee osteoarthritis. Rheumatol Int. 2013; 33(11):2811-8.

Deniz S, Topuz O, Simsir Atalay N, Sarsan A, Yildiz N, Findikoglu G, Karaca O, Ardic F. Comparison of the effectiveness of pulsed and continuous diclofenac phonophoresis in treatment of knee osteoarthritis. J Phys Ther Sc. 2009;21(4):331-6.

Akinbo SR, Aiyejusunle CB, Akinyemi OA, Adesegun SA, Danesi MA. Comparison of the therapeutic efficacy of phonophoresis and iontophoresis using dexamethasone sodium phosphate in the management of patients with knee osteoarthritis. Niger Postgrad Med J. 2007;14(3):190-4.

Kozanoglu E, Basaran S, Guzel R, Guler-Uysal F. Short term efficacy of ibuprofen phonophoresis versus continuous ultrasound therapy in knee osteoarthritis. Swiss Med Wkly. 2003;133(23-24):333-8.

Klaiman MD, Shrader JA, Danoff JV, Hicks JE, Pesce WJ, Ferland J. Phonophoresis versus ultrasound in the treatment of common musculoskeletal conditions. Med Sci Sports Exerc. 1998;30(9):1349-55.

Ciccone CD, Leggin BG, Callamaro JJ. Effects of ultrasound and trolamine salicylate phonophoresis on delayed-onset muscle soreness. Phys Ther. 1991;71(9):666-75.

근거중심 **최신전기치료학**

[부록]

Appendix

Evidence-Based Electrotherapy

부록 ❶ 운동점 지도(motor point topographs)

1. 얼굴의 운동점

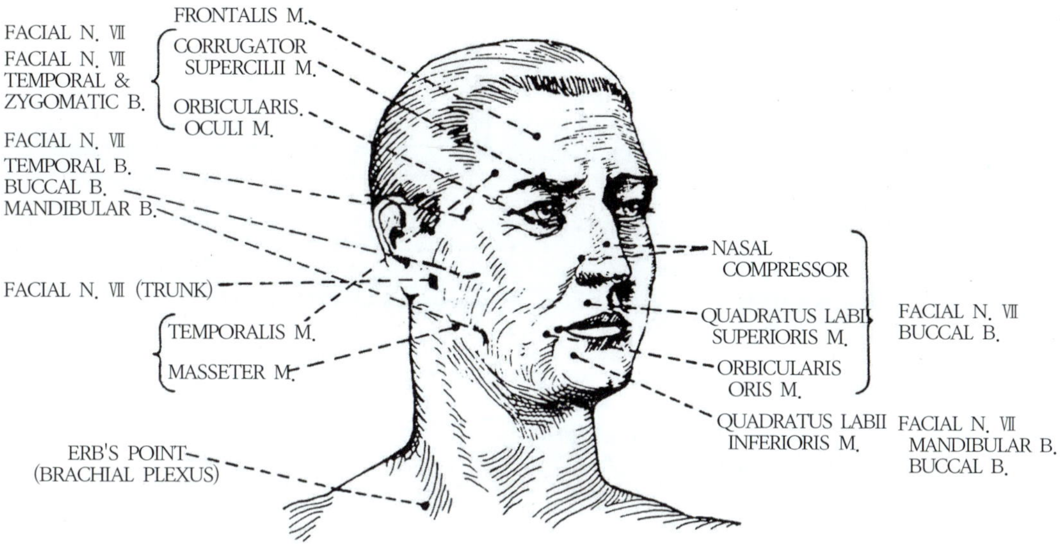

2. 팔 앞쪽의 운동점

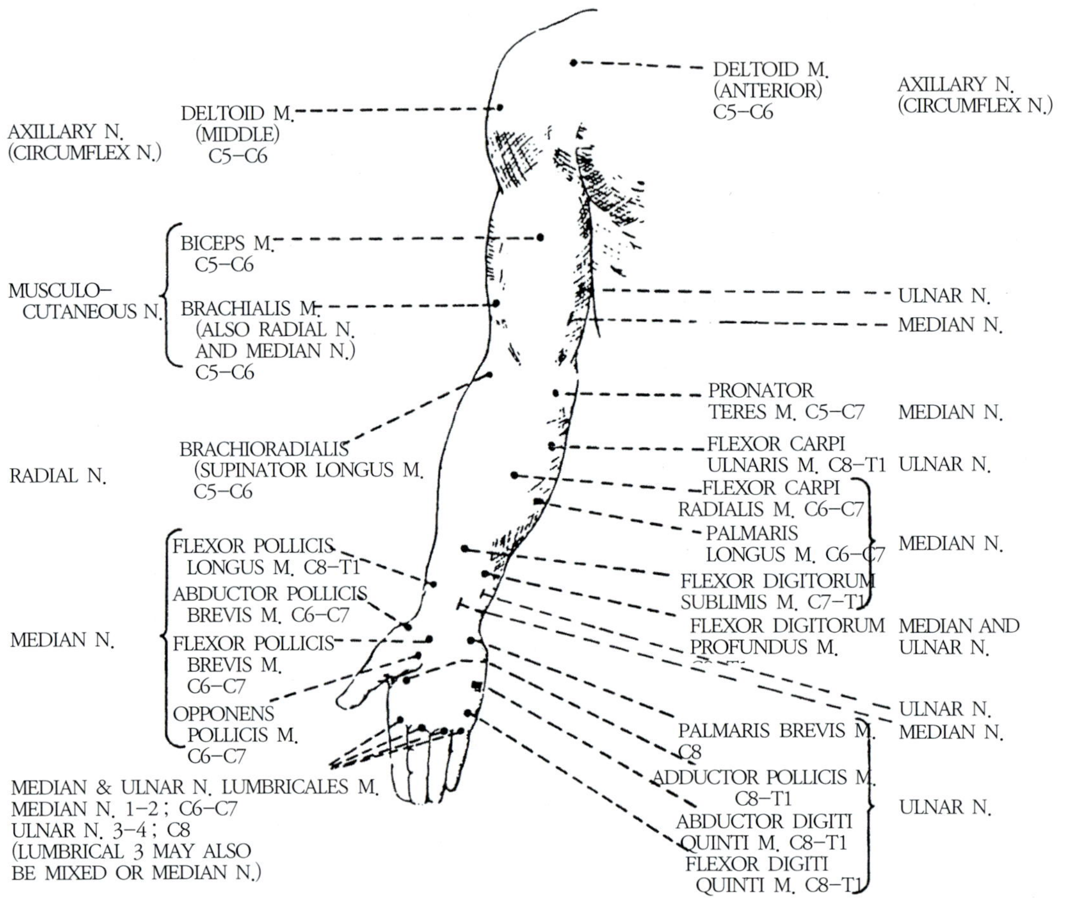
DELTOID M.
(ANTERIOR)
C5–C6
AXILLARY N.
(CIRCUMFLEX N.)
AXILLARY N.
(CIRCUMFLEX N.)
DELTOID M.
(MIDDLE)
C5–C6
MUSCULO-
CUTANEOUS N.
BICEPS M.
C5–C6
BRACHIALIS M.
(ALSO RADIAL N.
AND MEDIAN N.)
C5–C6
ULNAR N.
MEDIAN N.
PRONATOR
TERES M. C5–C7
MEDIAN N.
RADIAL N.
BRACHIORADIALIS
(SUPINATOR LONGUS M.
C5–C6
FLEXOR CARPI
ULNARIS M. C8–T1
ULNAR N.
FLEXOR CARPI
RADIALIS M. C6–C7
PALMARIS
LONGUS M. C6–C7
FLEXOR DIGITORUM
SUBLIMIS M. C7–T1
MEDIAN N.
MEDIAN N.
FLEXOR POLLICIS
LONGUS M. C8–T1
ABDUCTOR POLLICIS
BREVIS M. C6–C7
FLEXOR POLLICIS
BREVIS M.
C6–C7
OPPONENS
POLLICIS M.
C6–C7
FLEXOR DIGITORUM
PROFUNDUS M.
MEDIAN AND
ULNAR N.
ULNAR N.
MEDIAN N.
PALMARIS BREVIS M.
C8
ADDUCTOR POLLICIS M.
C8–T1
ABDUCTOR DIGITI
QUINTI M. C8–T1
FLEXOR DIGITI
QUINTI M. C8–T1
ULNAR N.
MEDIAN & ULNAR N. LUMBRICALES M.
MEDIAN N. 1–2 ; C6–C7
ULNAR N. 3–4 ; C8
(LUMBRICAL 3 MAY ALSO
BE MIXED OR MEDIAN N.)

3. 팔 뒤쪽의 운동점

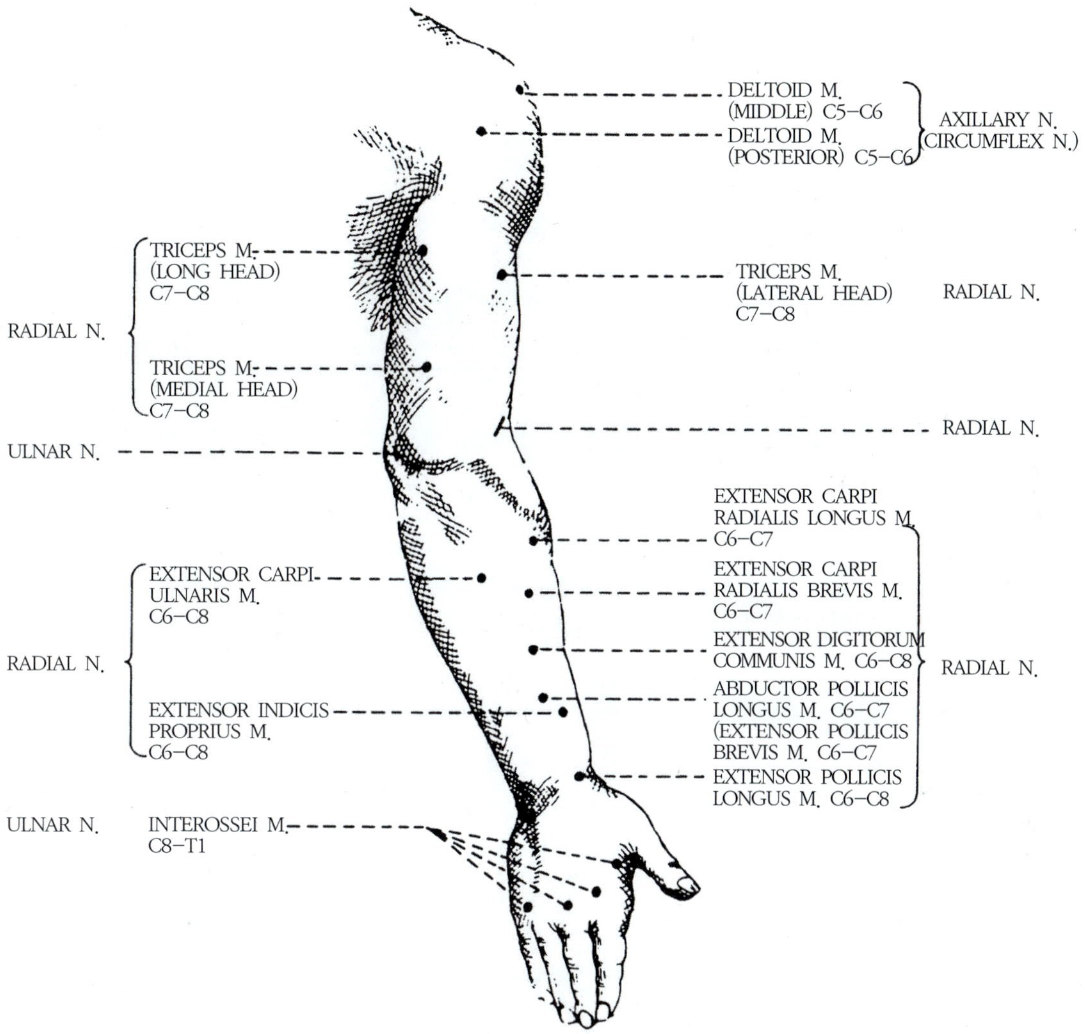
DELTOID M.
(MIDDLE) C5–C6
DELTOID M.
(POSTERIOR) C5–C6
AXILLARY N.
(CIRCUMFLEX N.)
TRICEPS M.
(LONG HEAD)
C7–C8
RADIAL N.
TRICEPS M.
(MEDIAL HEAD)
C7–C8
TRICEPS M.
(LATERAL HEAD)
C7–C8
RADIAL N.
RADIAL N.
ULNAR N.
EXTENSOR CARPI
RADIALIS LONGUS M.
C6–C7
EXTENSOR CARPI
RADIALIS BREVIS M.
C6–C7
EXTENSOR DIGITORUM
COMMUNIS M. C6–C8
ABDUCTOR POLLICIS
LONGUS M. C6–C7
(EXTENSOR POLLICIS
BREVIS M. C6–C7
EXTENSOR POLLICIS
LONGUS M. C6–C8
RADIAL N.
EXTENSOR CARPI
ULNARIS M.
C6–C8
RADIAL N.
EXTENSOR INDICIS
PROPRIUS M.
C6–C8
ULNAR N.
INTEROSSEI M.
C8–T1

4. 다리 앞쪽의 운동점

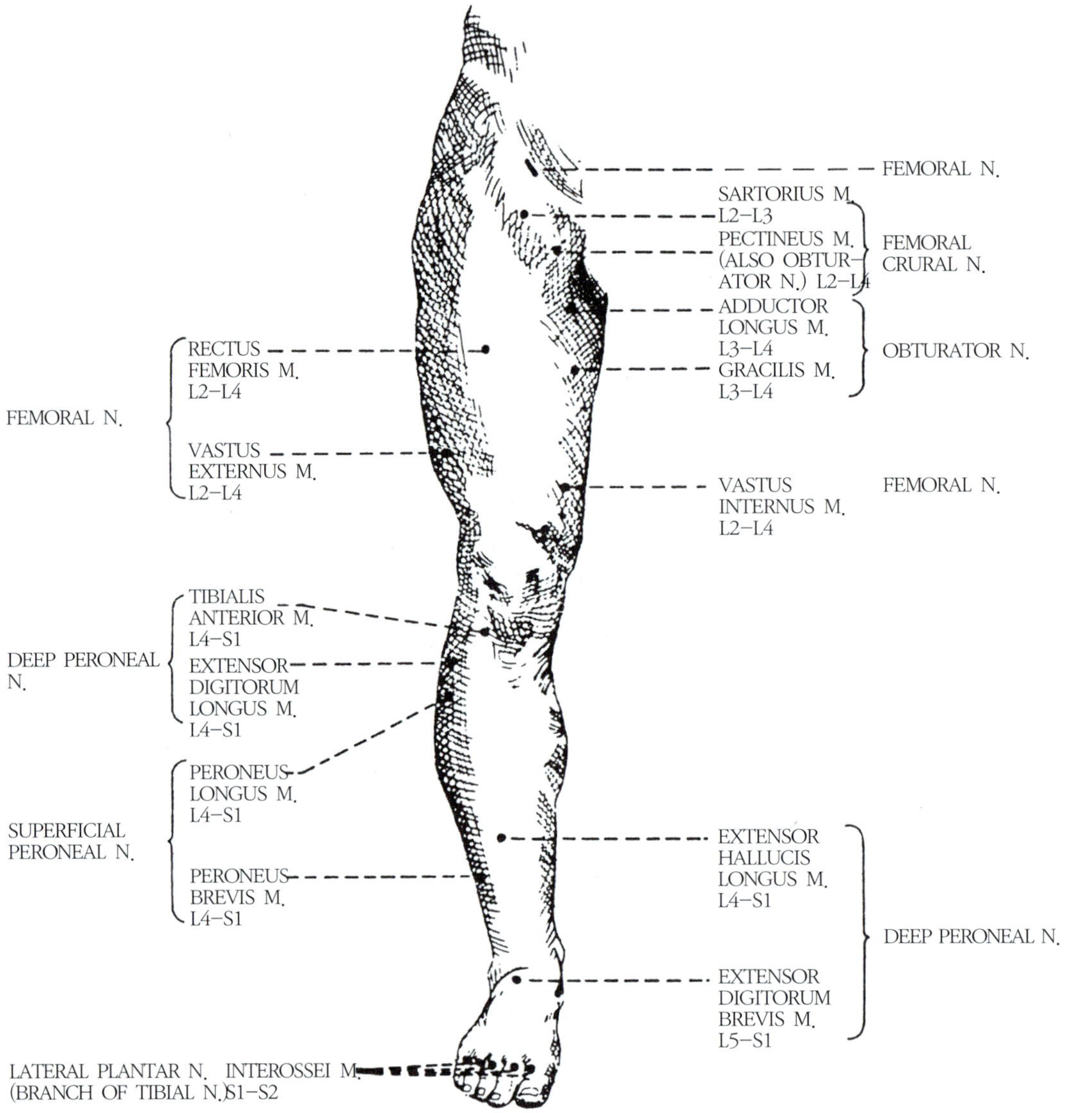
FEMORAL N.
SARTORIUS M.
L2–L3
PECTINEUS M.
(ALSO OBTURATOR N.) L2–L4
FEMORAL CRURAL N.
ADDUCTOR LONGUS M.
L3–L4
GRACILIS M.
L3–L4
OBTURATOR N.
FEMORAL N.
RECTUS FEMORIS M.
L2–L4
VASTUS EXTERNUS M.
L2–L4
VASTUS INTERNUS M.
L2–L4
FEMORAL N.
DEEP PERONEAL N.
TIBIALIS ANTERIOR M.
L4–S1
EXTENSOR DIGITORUM LONGUS M.
L4–S1
SUPERFICIAL PERONEAL N.
PERONEUS LONGUS M.
L4–S1
PERONEUS BREVIS M.
L4–S1
EXTENSOR HALLUCIS LONGUS M.
L4–S1
DEEP PERONEAL N.
EXTENSOR DIGITORUM BREVIS M.
L5–S1
LATERAL PLANTAR N.
(BRANCH OF TIBIAL N.)
INTEROSSEI M.
S1–S2

5. 다리 뒤쪽의 운동점

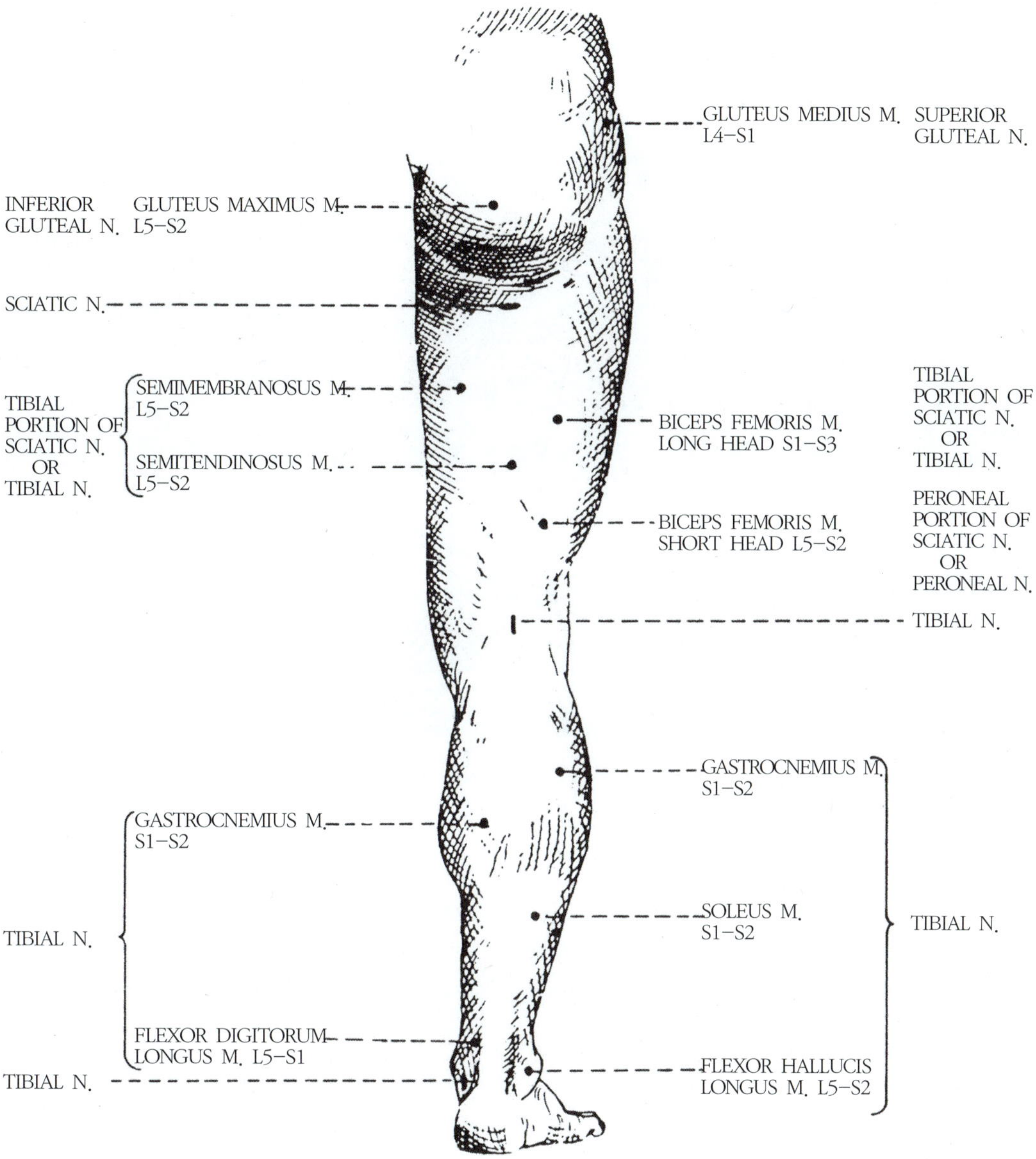
GLUTEUS MEDIUS M. L4–S1
SUPERIOR GLUTEAL N.
INFERIOR GLUTEAL N.
GLUTEUS MAXIMUS M. L5–S2
SCIATIC N.
SEMIMEMBRANOSUS M. L5–S2
TIBIAL PORTION OF SCIATIC N. OR TIBIAL N.
SEMITENDINOSUS M. L5–S2
BICEPS FEMORIS M. LONG HEAD S1–S3
TIBIAL PORTION OF SCIATIC N. OR TIBIAL N.
BICEPS FEMORIS M. SHORT HEAD L5–S2
PERONEAL PORTION OF SCIATIC N. OR PERONEAL N.
TIBIAL N.
GASTROCNEMIUS M. S1–S2
GASTROCNEMIUS M. S1–S2
TIBIAL N.
SOLEUS M. S1–S2
TIBIAL N.
FLEXOR DIGITORUM LONGUS M. L5–S1
TIBIAL N.
FLEXOR HALLUCIS LONGUS M. L5–S2

6. 몸통 앞쪽의 운동점

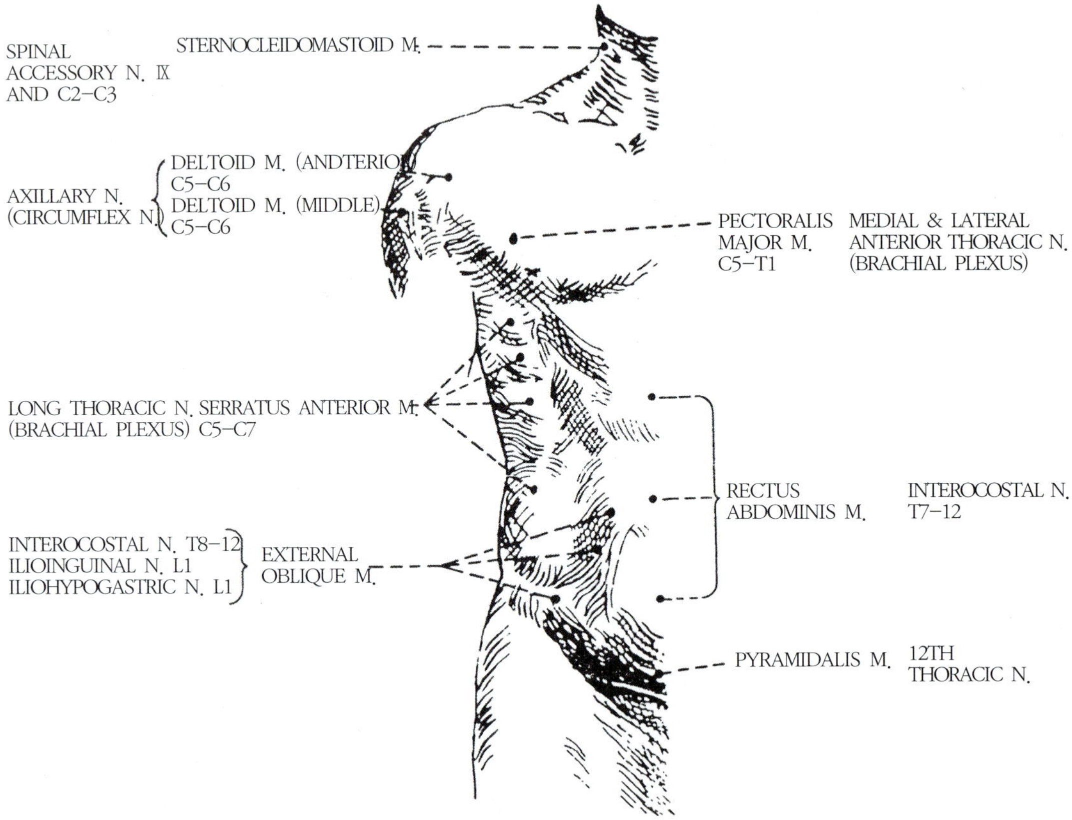
SPINAL
ACCESSORY N. IX
AND C2-C3
STERNOCLEIDOMASTOID M.
AXILLARY N.
(CIRCUMFLEX N.)
DELTOID M. (ANDTERIOR)
C5-C6
DELTOID M. (MIDDLE)
C5-C6
PECTORALIS
MAJOR M.
C5-T1
MEDIAL & LATERAL
ANTERIOR THORACIC N.
(BRACHIAL PLEXUS)
LONG THORACIC N.
(BRACHIAL PLEXUS) C5-C7
SERRATUS ANTERIOR M.
RECTUS
ABDOMINIS M.
INTEROCOSTAL N.
T7-12
INTEROCOSTAL N. T8-12
ILIOINGUINAL N. L1
ILIOHYPOGASTRIC N. L1
EXTERNAL
OBLIQUE M.
PYRAMIDALIS M.
12TH
THORACIC N.

7. 몸통 뒤쪽의 운동점

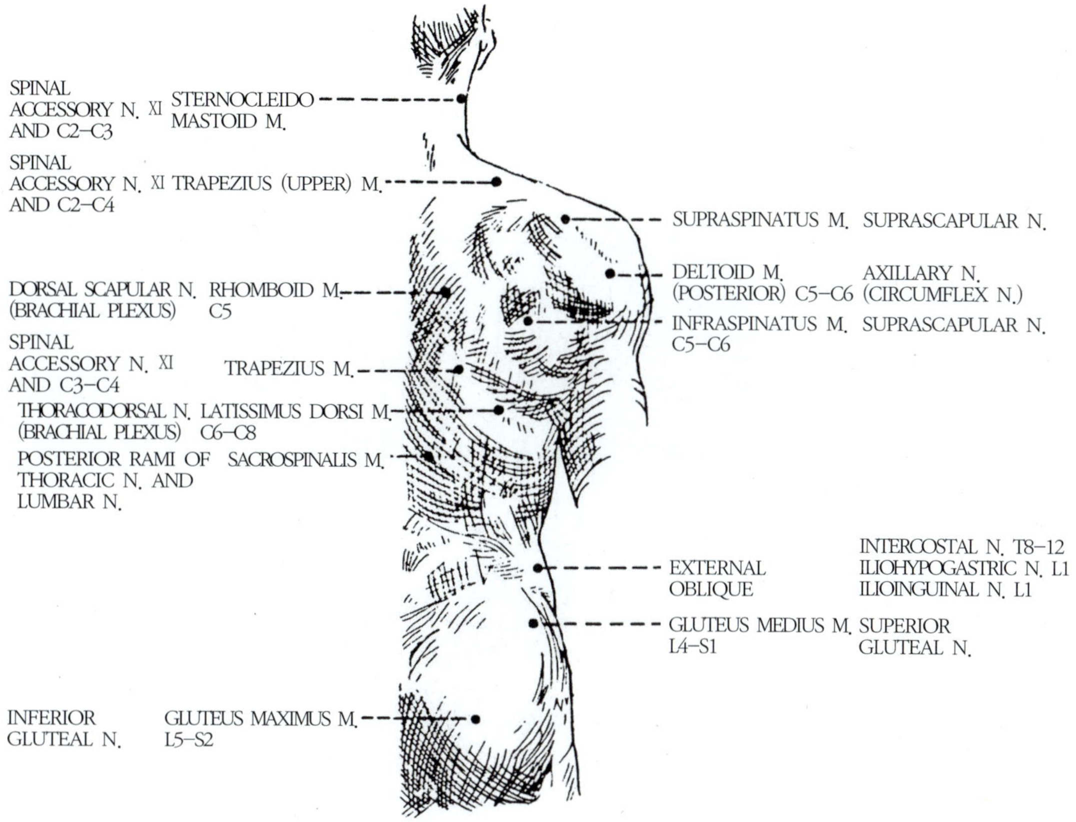
SPINAL ACCESSORY N. XI AND C2–C3
STERNOCLEIDO MASTOID M.
SPINAL ACCESSORY N. XI AND C2–C4
TRAPEZIUS (UPPER) M.
SUPRASPINATUS M.
SUPRASCAPULAR N.
DORSAL SCAPULAR N. (BRACHIAL PLEXUS)
RHOMBOID M. C5
DELTOID M. (POSTERIOR) C5–C6
AXILLARY N. (CIRCUMFLEX N.)
INFRASPINATUS M. C5–C6
SUPRASCAPULAR N.
SPINAL ACCESSORY N. XI AND C3–C4
TRAPEZIUS M.
THORACODORSAL N. (BRACHIAL PLEXUS)
LATISSIMUS DORSI M. C6–C8
POSTERIOR RAMI OF THORACIC N. AND LUMBAR N.
SACROSPINALIS M.
EXTERNAL OBLIQUE
INTERCOSTAL N. T8–12
ILIOHYPOGASTRIC N. L1
ILIOINGUINAL N. L1
GLUTEUS MEDIUS M. L4–S1
SUPERIOR GLUTEAL N.
INFERIOR GLUTEAL N.
GLUTEUS MAXIMUS M. L5–S2

부록 2 경혈지도(meridial points topographs)

1. 폐경(lung meridian, LU)의 경혈

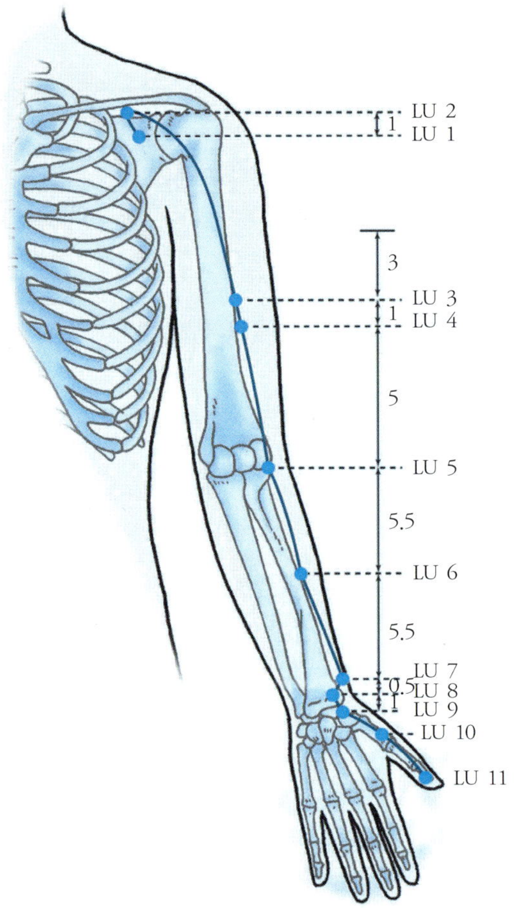

WHO 이름	한글 이름	한자 이름	WHO 이름	한글 이름	한자 이름
LU 1	중부	中府	LU 2	운문	雲門
LU 3	천부	天府	LU 4	협백	俠白
LU 5	척택	尺澤	LU 6	공최	孔最
LU 7	열결	列缺	LU 8	경거	經渠
LU 9	태연	太然	LU 10	어제	魚際
LU 11	소상	小商			

2. 대장경(large intestine meridian, LI)

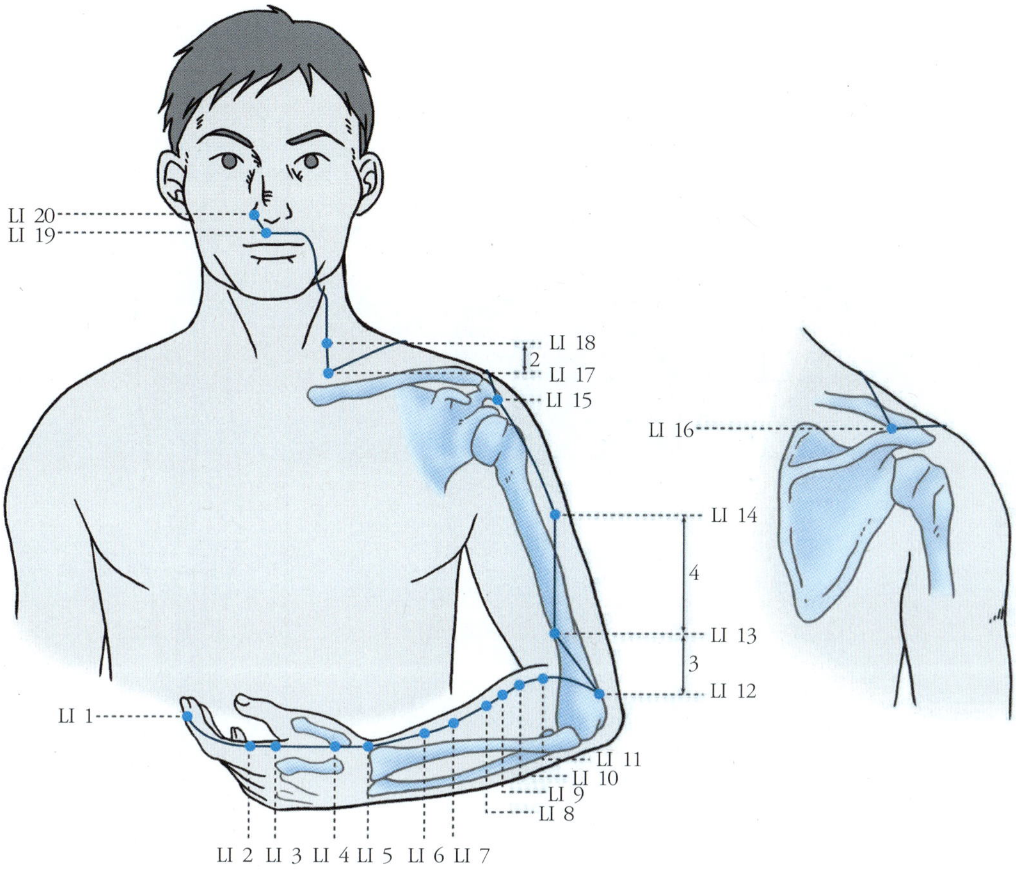

WHO 이름	한글 이름	한자 이름	WHO 이름	한글 이름	한자 이름
LI 1	상양	商陽	LI 2	이간	二間
LI 3	삼간	三間	LI 4	합곡	合谷
LI 5	양계	陽谿	LI 6	편력	偏歷
LI 7	온류	溫溜	LI 8	하렴	下廉
LI 9	상렴	上廉	LI 10	수삼리	手三里
LI 11	곡지	曲池	LI 12	주료	肘髎
LI 13	수오리	手五里	LI 14	비노	臂臑
LI 15	견우	肩髃	LI 16	거골	巨骨
LI 17	천정	天鼎	LI 18	부돌	扶突
LI 19	화료	禾髎	LI 20	영향	迎香

3. 위경(stomach meridian, ST)

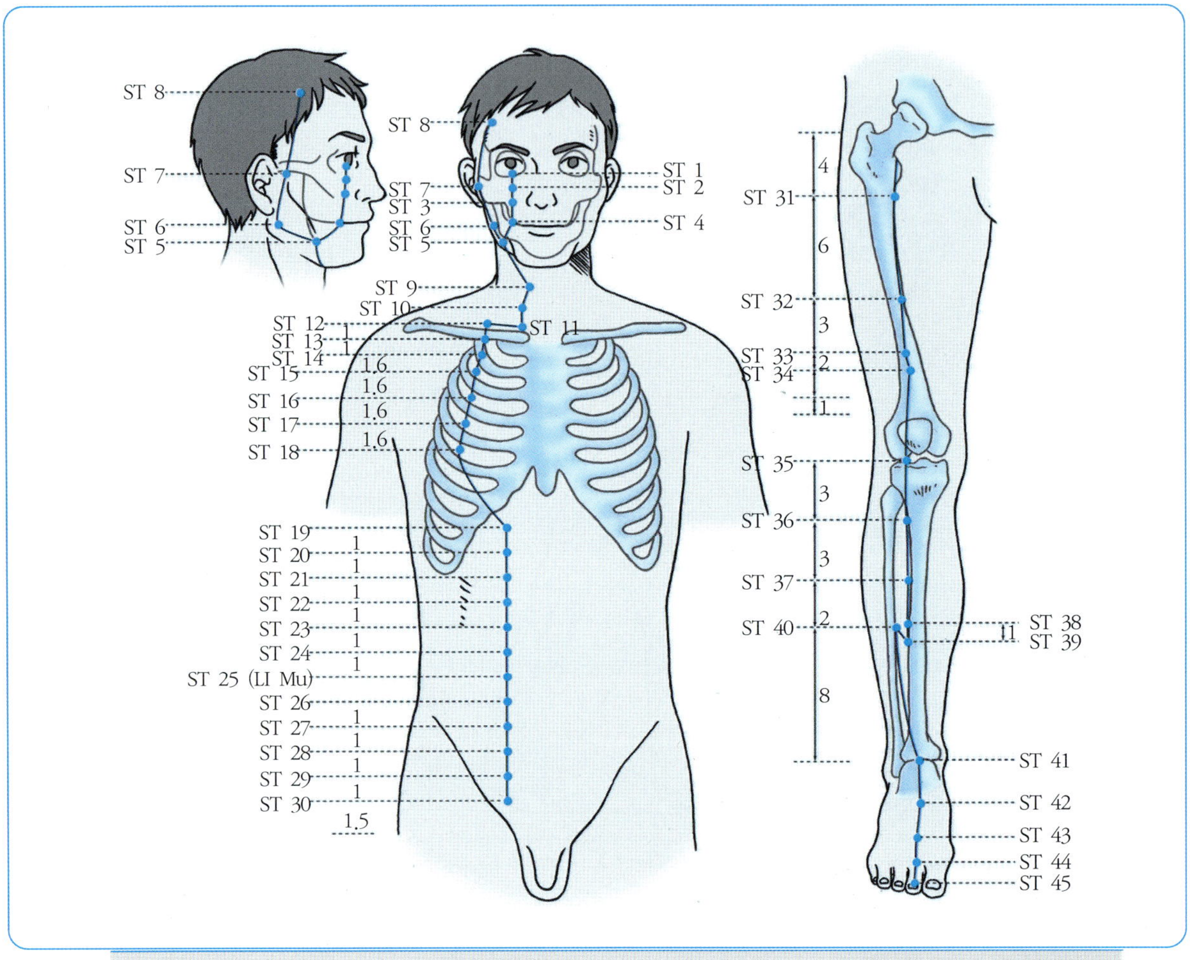

WHO 이름	한글 이름	한자 이름	WHO 이름	한글 이름	한자 이름
ST 1	승읍	承泣	ST 2	사백	四白
ST 3	거료	巨髎	ST 4	지창	地倉
ST 5	대영	大迎	ST 6	협거	頰車
ST 7	하관	下關	ST 8	두유	頭維
ST 9	인영	人迎	ST 10	수돌	水突
ST 11	기사	氣舍	ST 12	결분	缺盆
ST 13	기호	氣戶	ST 14	고방	庫房
ST 15	옥예	屋翳	ST 16	응창	膺窓
ST 17	유중	乳中	ST 18	유근	乳根
ST 19	불용	不容	ST 20	승만	承滿
ST 21	양문	梁門	ST 22	관문	關門
ST 23	태을	太乙	ST 24	활육문	滑肉門
ST 25	천추	天樞	ST 26	외릉	外陵
ST 27	대거	大巨	ST 28	수도	水道
ST 29	귀래	歸來	ST 30	기충	奇衡
ST 31	비관	髀關	ST 32	복토	伏兎
ST 33	음시	陰市	ST 34	양구	梁丘
ST 35	독비	犢鼻	ST 36	족삼리	足三里
ST 37	상거허	上巨虛	ST 38	조구	條口
ST 39	하거허	下巨處	ST 40	풍륭	豊隆
ST 41	해계	解谿	ST 42	충양	衝陽
ST 43	함곡	陷谷	ST 44	내정	內庭
ST 45	여태	厲兌			

4. 비경(spleen meridian, SP)

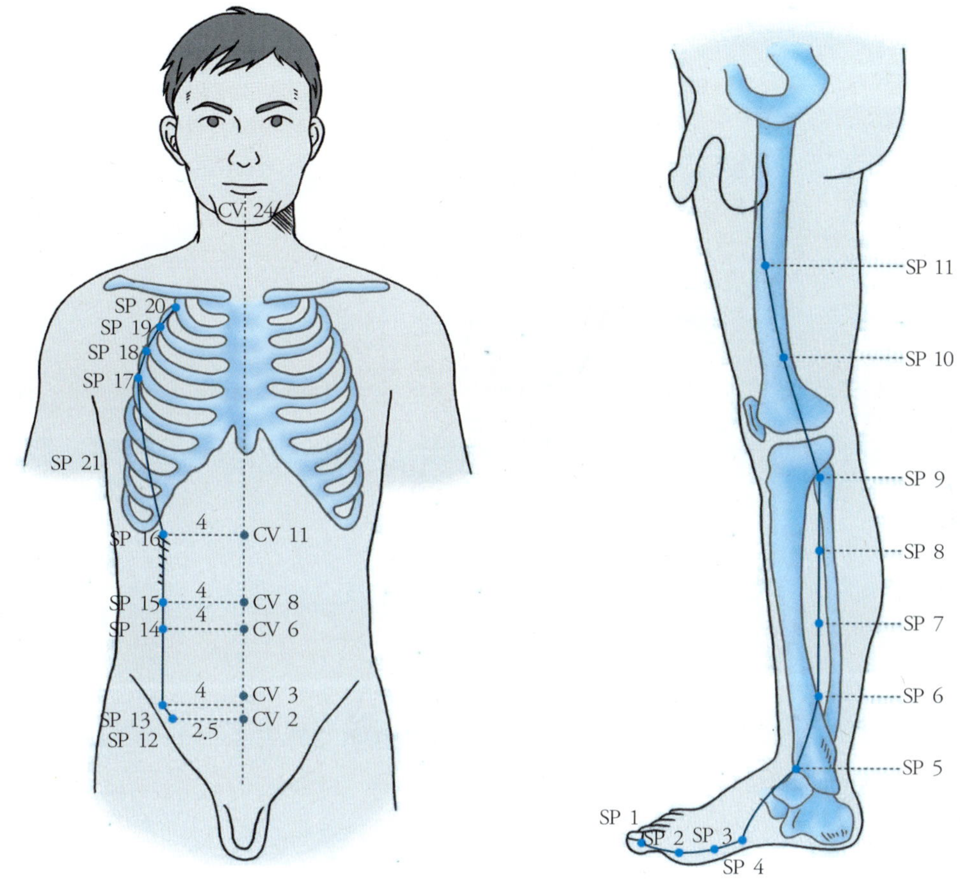

WHO 이름	한글 이름	한자 이름	WHO 이름	한글 이름	한자 이름
SP 1	은백	隱白	SP 12	충문	衝門
SP 2	대도	大都	SP 13	부사	府舍
SP 3	태백	太白	SP 14	복결	腹結
SP 4	공손	公孫	SP 15	대횡	大橫
SP 5	상구	上丘	SP 16	복애	腹哀
SP 6	삼음교	三陰交	SP 17	식두	食竇
SP 7	누곡	漏谷	SP 18	천계	天谿
SP 8	지기	地機	SP 19	흉향	胸鄕
SP 9	음릉천	陰陵泉	SP 20	주영	周榮
SP 10	혈해	血海	SP 21	대포	大包
SP 11	기문	箕門			

5. 심경(heart meridian, HT)

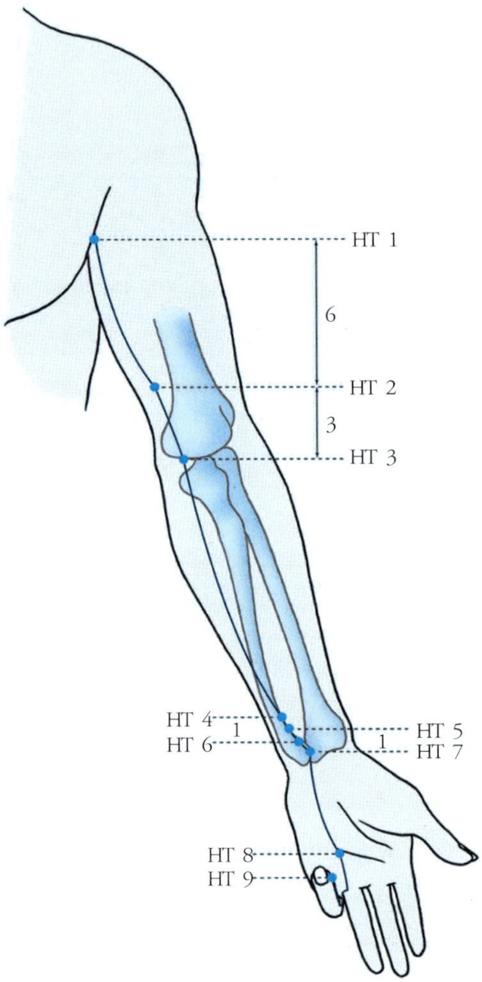

WHO 이름	한글 이름	한자 이름	WHO 이름	한글 이름	한자 이름
HT 1	극천	極泉	HT 2	청령	青霊
HT 3	소해	少海	HT 4	영도	靈道
HT 5	통리	通里	HT 6	음극	陰郄
HT 7	신문	神門	HT 8	소부	少府
HT 9	소충	小衝			

6. 소장경(small intestine meridian, SI)

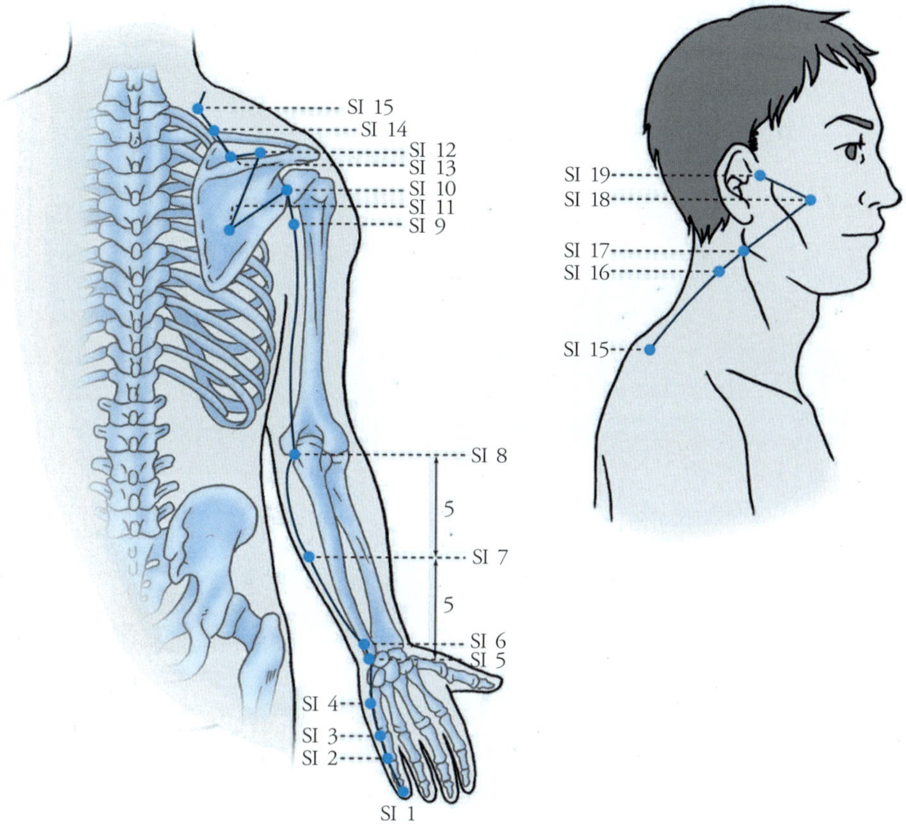

WHO 이름	한글 이름	한자 이름	WHO 이름	한글 이름	한자 이름
SI 1	소택	小澤	SI 2	전곡	前谷
SI 3	후계	後谿	SI 4	완골	腕骨
SI 5	양곡	陽谷	SI 6	양로	陽老
SI 7	지정	支正	SI 8	소해	小海
SI 9	견정	肩貞	SI 10	노수	臑俞
SI 11	천종	天宗	SI 12	병풍	秉風
SI 13	곡원	曲垣	SI 14	견외수	肩外俞
SI 15	견중수	肩中俞	SI 16	천창	天窗
SI 17	천용	天容	SI 18	관료	顴髎
SI 19	청궁	聽宮			

7. 방광경(bladder meridian, BL)

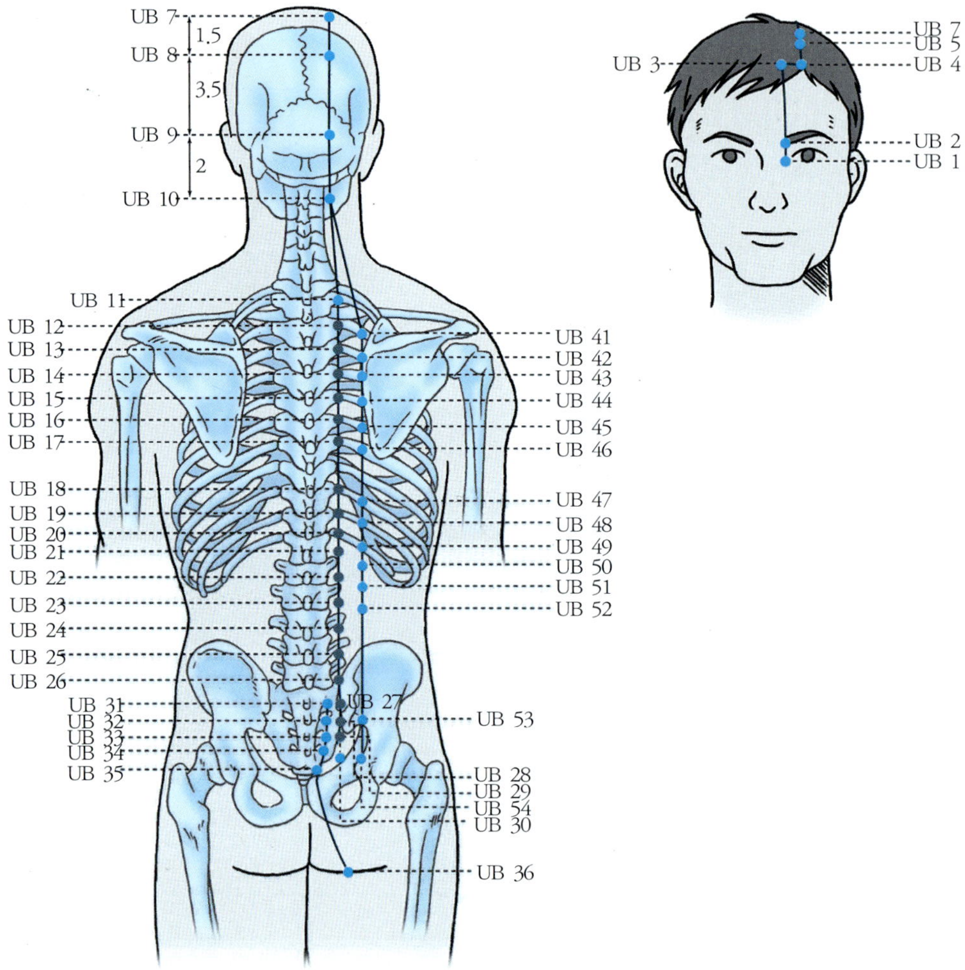

WHO 이름	한글 이름	한자 이름	WHO 이름	한글 이름	한자 이름
BL 1	청명	睛明	BL 2	찬죽	攢竹
BL 3	미충	眉衝	BL 4	곡차	曲差
BL 5	오처	五處	BL 6	승광	承光
BL 7	통천	通天	BL 8	낙각	絡却
BL 9	옥침	玉枕	BL 10	천주	天柱
BL 11	대저	大杼	BL 12	풍문	風門
BL 13	폐수	肺俞	BL 14	궐음수	厥陰俞
BL 15	심수	心俞	BL 16	독수	督俞
BL 17	격수	膈俞	BL 18	간수	肝俞
BL 19	담수	膽俞	BL 20	비수	脾俞
BL 21	위수	胃俞	BL 22	삼초수	三焦俞
BL 23	신수	腎俞	BL 24	기해수	氣海俞
BL 25	대장수	大腸俞	BL 26	관원수	關元俞
BL 27	소장수	小腸俞	BL 28	방광수	膀胱俞
BL 29	중려수	中膂俞	BL 30	백환수	白環俞
BL 31	상료	上髎	BL 32	차료	次髎
BL 33	중료	中髎	BL 34	하료	下髎

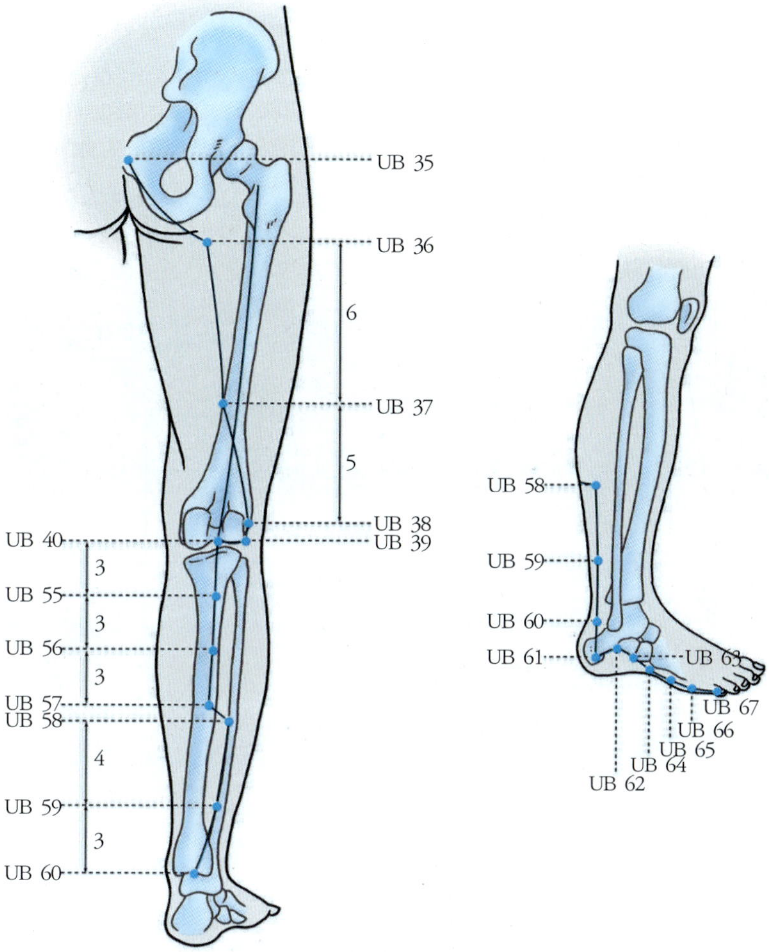

WHO 이름	한글 이름	한자 이름	WHO 이름	한글 이름	한자 이름
BL 35	회양	會陽	BL 36	승부	承扶
BL 37	은문	殷門	BL 38	부극	浮郄
BL 39	위양	委陽	BL 40	위중	委中
BL 41	부분	附分	BL 42	백호	魄戶
BL 43	고황	膏肓	BL 44	신당	神堂
BL 45	의희	譩譆	BL 46	격관	膈關
BL 47	혼문	魂門	BL 48	양강	陽綱
BL 49	의사	意舍	BL 50	위창	胃倉
BL 51	황문	肓門	BL 52	지실	志室
BL 53	포황	胞肓	BL 54	질변	秩邊
BL 55	합양	合陽	BL 56	승근	承筋
BL 57	승산	承山	BL 58	비양	飛陽
BL 59	부양	跗陽	BL 60	곤륜	崑崙
BL 61	복삼	僕參	BL 62	신맥	申脈
BL 63	금문	金門	BL 64	경골	京骨
BL 65	속골	束骨	BL 66	족통곡	足通谷
BL 67	지음	至陰			

8. 신경(kidney meridian, KI)

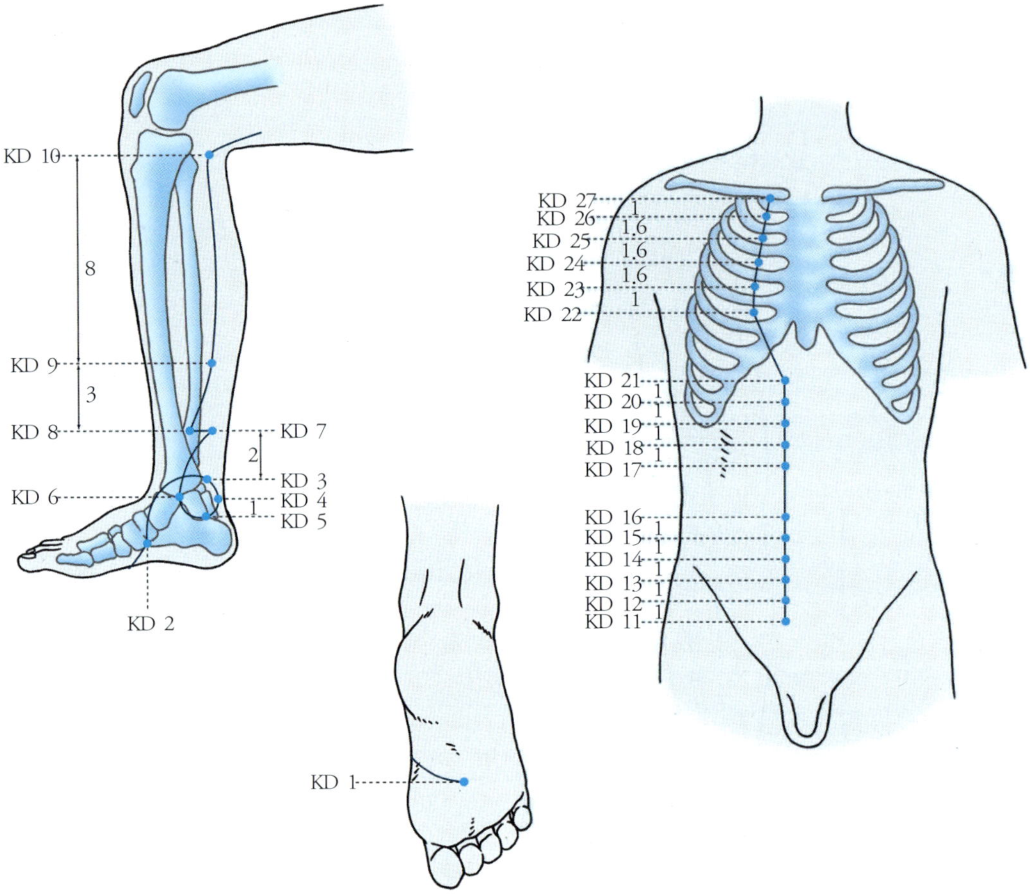

WHO 이름	한글 이름	한자 이름	WHO 이름	한글 이름	한자 이름
KI 1	용천	勇泉	KI 2	연곡	然谷
KI 3	태계	太谿	KI 4	대종	大種
KI 5	수천	水泉	KI 6	조해	照海
KI 7	복류	復溜	KI 8	교신	交信
KI 9	축빈	築賓	KI 10	음곡	陰谷
KI 11	횡골	横骨	KI 12	대혁	大赫
KI 13	기혈	氣穴	KI 14	사만	四滿
KI 15	중주	中注	KI 16	황수	肓俞
KI 17	상곡	商曲	KI 18	석관	石關
KI 19	음도	陰都	KI 20	복통곡	腹通谷
KI 21	유문	幽門	KI 22	보랑	步廊
KI 23	신봉	神封	KI 24	영허	靈墟
KI 25	신장	神藏	KI 26	욱중	彧中
KI 27	수부	俞府			

9. 심포경(pericardium meridian, PC)

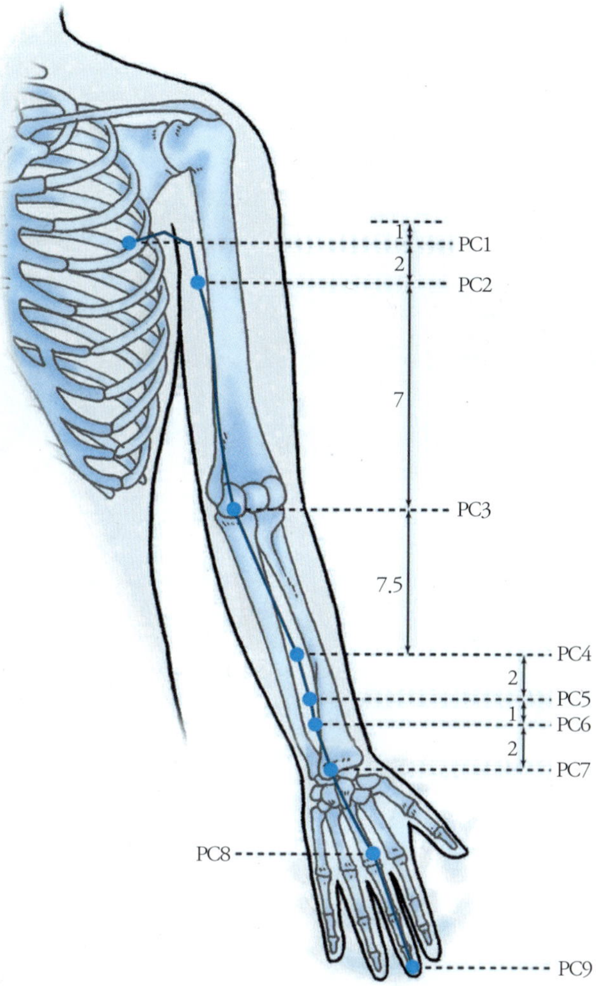

WHO 이름	한글 이름	한자 이름	WHO 이름	한글 이름	한자 이름
PC 1	천지	天池	PC 2	천천	天泉
PC 3	곡택	曲澤	PC 4	극문	郄門
PC 5	간사	間使	PC 6	내관	內關
PC 7	대릉	大陵	PC 8	노궁	勞宮
PC 9	중충	中衝			

10. 삼초경(triple energizer meridian, TE)

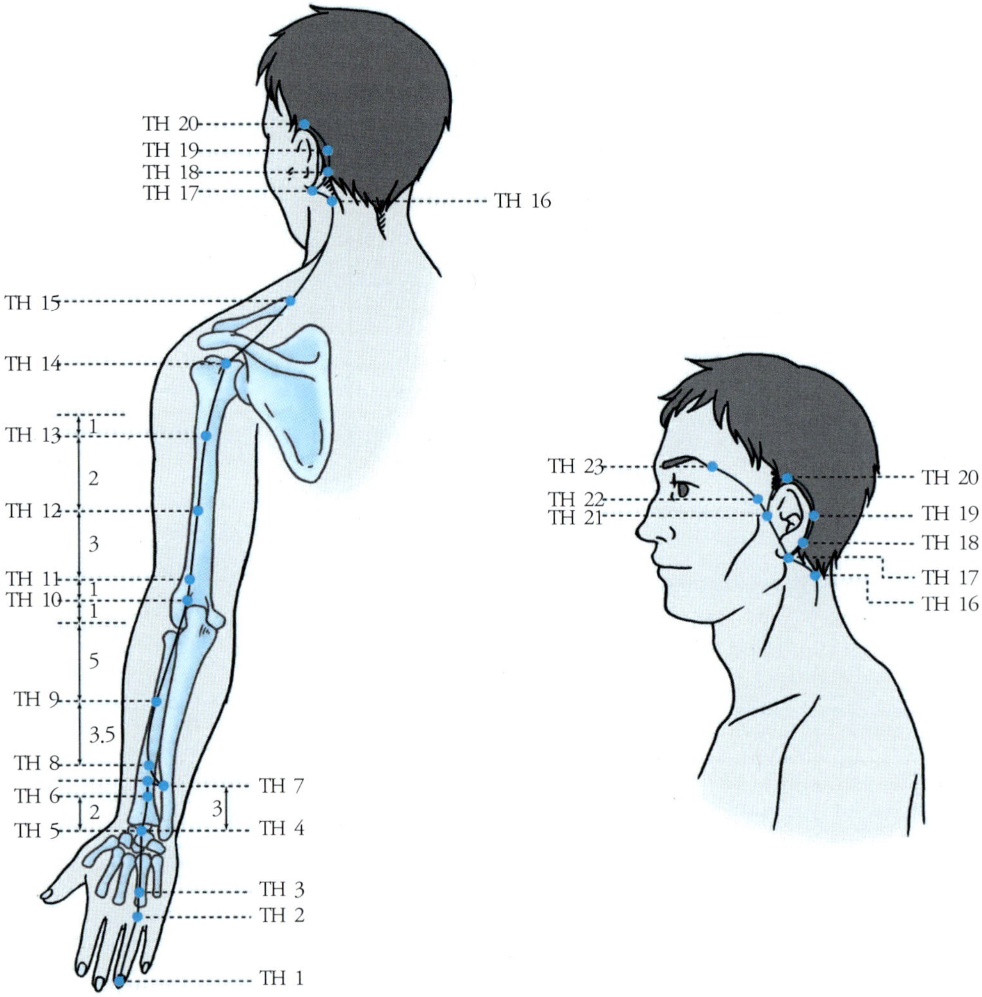

WHO 이름	한글 이름	한자 이름	WHO 이름	한글 이름	한자 이름
TE 1	관충	關衝	TE 2	액문	液門
TE 3	중저	中渚	TE 4	양지	陽池
TE 5	외관	外關	TE 6	지구	支溝
TE 7	회종	會宗	TE 8	삼양락	三陽絡
TE 9	사독	四瀆	TE 10	천정	天井
TE 11	청냉연	淸冷淵	TE 12	소락	消濼
TE 13	노회	臑會	TE 14	견료	肩髎
TE 15	천료	天髎	TE 16	천유	天牖
TE 17	예풍	翳風	TE 18	계맥	瘈脈
TE 19	노식	顱息	TE 20	각손	角孫
TE 21	이문	耳門	TE 22	화료, 이화료	耳和髎
TE 23	사죽공	絲竹空			

11. 담경(gall bladder meridian, GB)

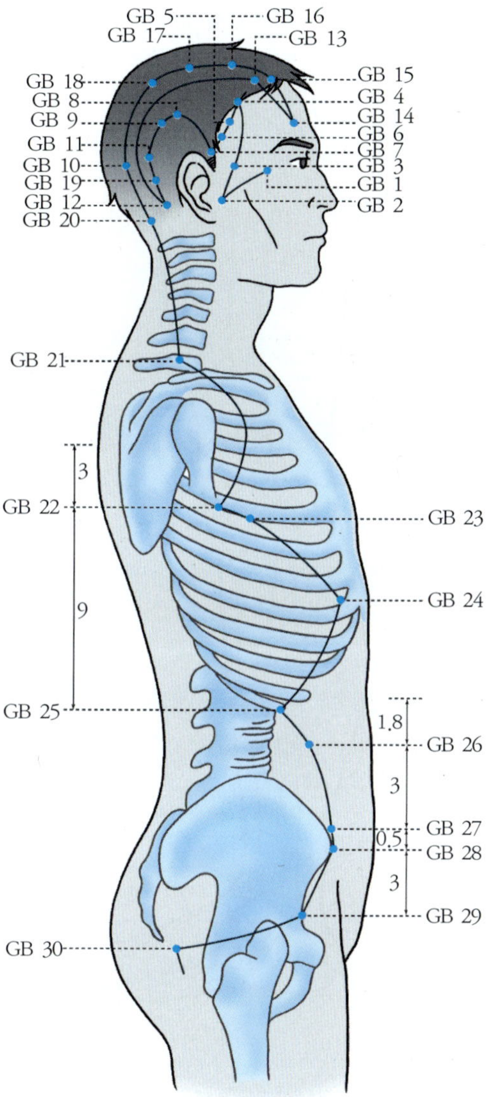

WHO 이름	한글 이름	한자 이름	WHO 이름	한글 이름	한자 이름
GB 1	동자료	瞳子髎	GB 2	청회	聽會
GB 3	상관, 객주인	上關, 客主人	GB 4	함염	頷厭
GB 5	현로	懸顱	GB 6	현리	懸釐
GB 7	곡빈	曲鬢	GB 8	솔곡	率谷
GB 9	천충	天衝	GB 10	부백	浮白
GB 11	두규음	頭竅陰	GB 12	완골	完骨
GB 13	본신	本神	GB 14	양백	陽白
GB 15	두임읍	頭臨位	GB 16	목창	目窗
GB 17	정영	正營	GB 18	승령	承靈
GB 19	뇌공	腦空	GB 20	풍지	風池

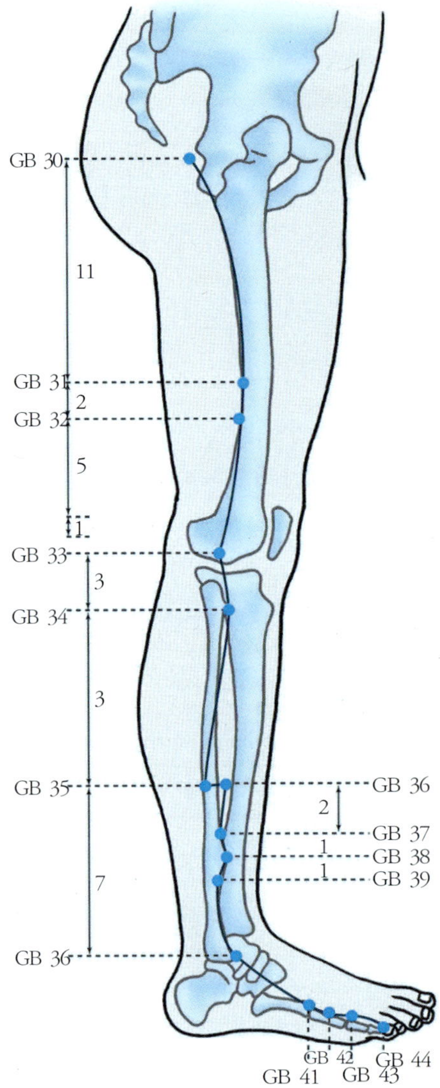

WHO 이름	한글 이름	한자 이름	WHO 이름	한글 이름	한자 이름
GB 21	견정	肩井	GB 22	연액	淵液
GB 23	첩근	輒筋	GB 24	일월	日月
GB 25	경문	京門	GB 26	대맥	帶脈
GB 27	오추	五樞	GB 28	유도	維道
GB 29	거료	居髎	GB 30	환도	環跳
GB 31	풍시	風市	GB 32	중독	中瀆
GB 33	슬양관, 족양관	膝陽關	GB 34	양릉천	陽陵泉
GB 35	양교	陽交	GB 36	외구	外丘
GB 37	광명	光明	GB 38	양보	陽輔
GB 39	현종	懸鐘	GB 40	구허	丘墟
GB 41	족임읍	足臨泣	GB 42	지오회	地五會
GB 43	협계	俠谿	GB 44	족규음	足竅陰

12. 간경(liver meridian, LR)

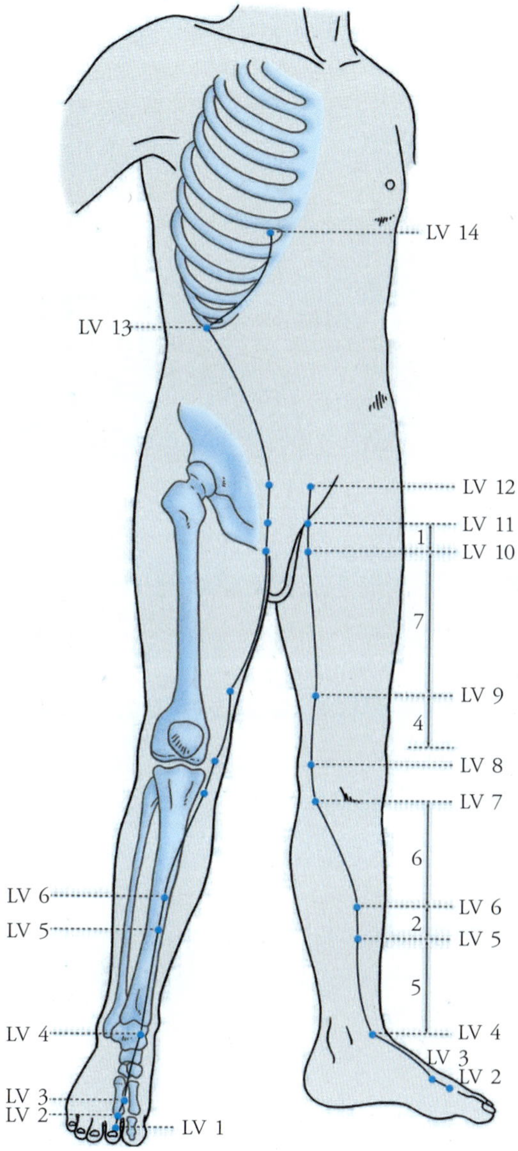

WHO 이름	한글 이름	한자 이름	WHO 이름	한글 이름	한자 이름
LR 1	대돈	大敦	LR 2	행간	行間
LR 3	태충	太衝	LR 4	중봉	中封
LR 5	예구	蠡溝	LR 6	중도	中都
LR 7	슬관	膝關	LR 8	곡천	曲泉
LR 9	음포	陰包	LR 10	족오리	足五里
LR 11	음렴	陰廉	LR 12	급맥	急脈
LR 13	장문	章門	LR 14	기문	期間

13. 독맥(governor vessel, GV)

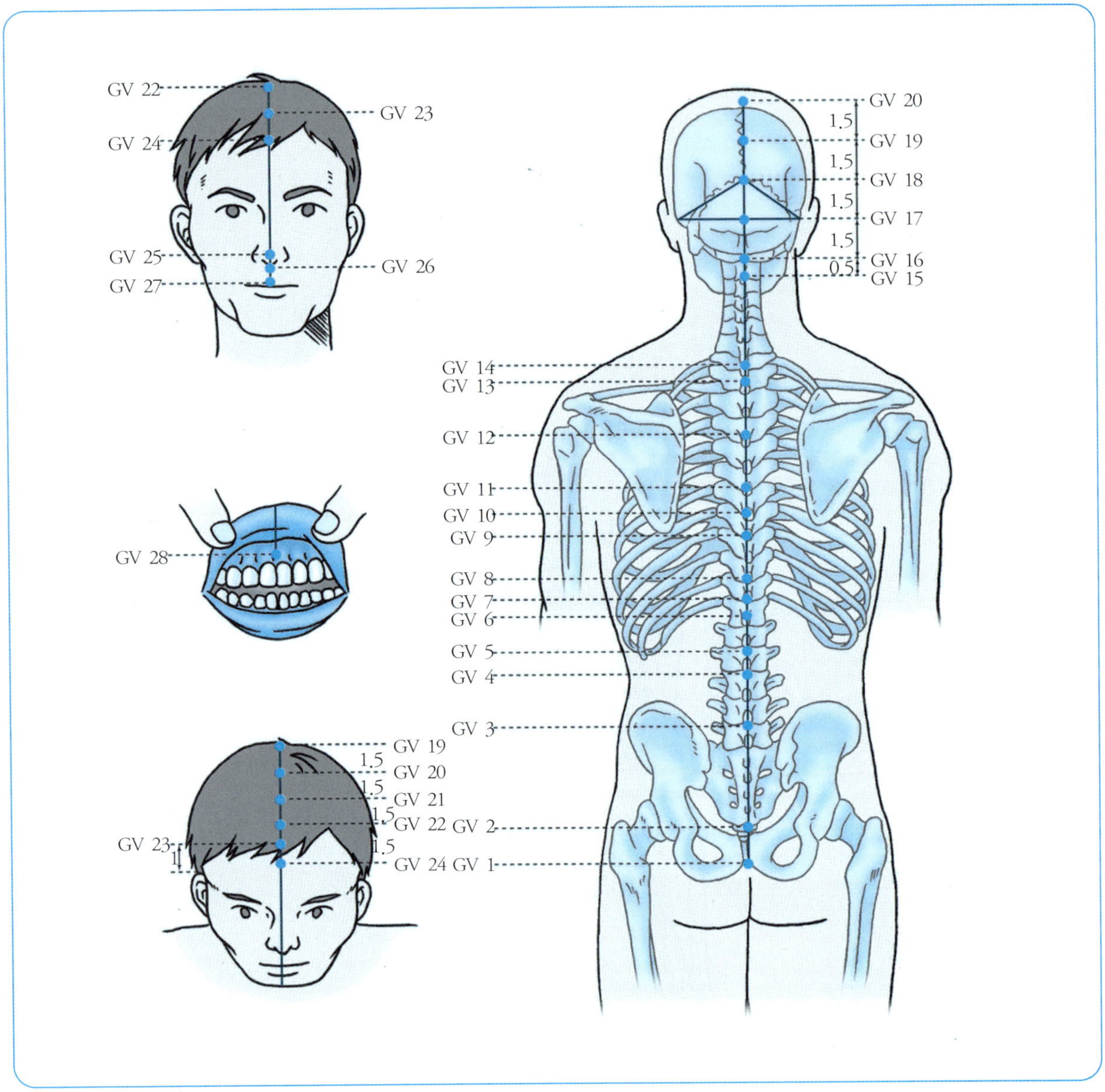

WHO 이름	한글 이름	한자 이름	WHO 이름	한글 이름	한자 이름
GV 1	장강	長强	GV 2	요수	腰俞
GV 3	요양관	腰陽關	GV 4	명문	明門
GV 5	현추	懸樞	GV 6	척중	脊中
GV 7	중추	中樞	GV 8	근축	筋縮
GV 9	지양	至陽	GV 10	영대	靈臺
GV 11	신도	神道	GV 12	신주	身柱
GV 13	도도	陶道	GV 14	대추	大椎
GV 15	아문	瘂門	GV 16	풍부	風府
GV 17	뇌호	腦戶	GV 18	강간	强間
GV 19	후정	後頂	GV 20	백회	百會
GV 21	전정	前頂	GV 22	신회	顖會
GV 23	상성	上星	GV 24	신정	神庭
GV 25	소료	素髎	GV 26	수구	水溝
GV 27	태단	兌端	GV 28	은교	齦交

14. 임맥(conception vessel, CV)

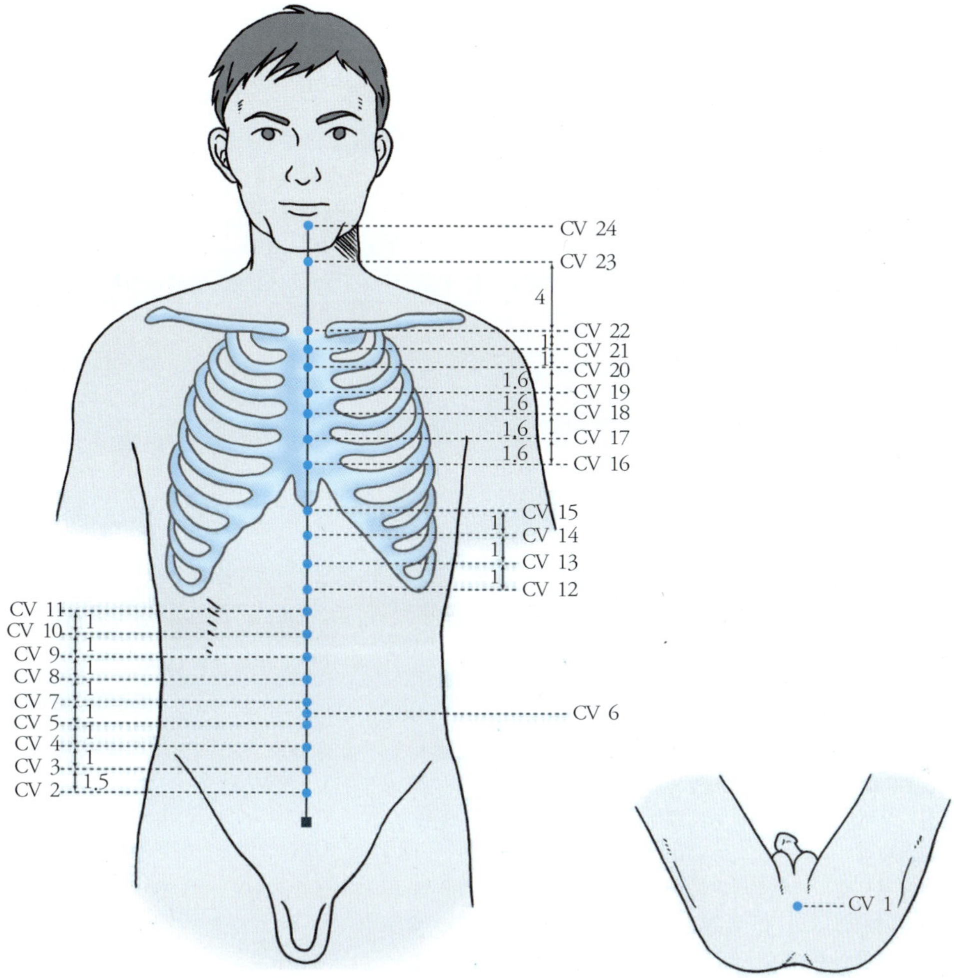

WHO 이름	한글 이름	한자 이름	WHO 이름	한글 이름	한자 이름
CV 1	회음	會陰	CV 2	곡골	曲骨
CV 3	중극	中極	CV 4	관원	關元
CV 5	석문	石門	CV 6	기해	氣海
CV 7	음교	陰交	CV 8	신궐	神闕
CV 9	수분	水分	CV 10	하완	下脘
CV 11	건리	建里	CV 12	중완	中脘
CV 13	상완	上脘	CV 14	거궐	巨闕
CV 15	구미	鳩尾	CV 16	중정	中庭
CV 17	전중	膻中	CV 18	옥당	玉堂
CV 19	자궁	紫宮	CV 20	화개	華蓋
CV 21	선기	璇璣	CV 22	천돌	天突
CV 23	염천	廉泉	CV 24	승장	承漿

부록 ③ 국제단위계(Syteme International d'Unites, SI)의 기본단위, 유도단위, 병용단위 및 접두어

1. SI 기본단위.

양	명 칭	기호
길이	미터	m
질량	킬로그램	kg
시간	초	s
전류	암페어	A
열역학적온도	켈빈	K
물질량	몰	mol
광도	칸델라	cd

2. 기본단위로 표시하는 SI 유도단위.

양	명 칭	기호
넓이	제곱미터	m^2
부피	세제곱미터	m^3
속력, 속도	미터 매 초	m/s
밀도, 질량밀도	킬로그램 매 세제곱미터	kg/m^3

3. 특수명칭을 가진 SI유도단위.

양	명 칭	기호	기본단위나 보조단위 또는 다른 유도단위 표시
진동수, 주파수	헤르츠(hertz)	Hz	s^{-1}
전하량	쿨롬(coulomb)	C	A·s
전위, 전압, 기전력	볼트(volt)	V	J/C, W/A
전기용량	패럿(farad)	F	C/V
전기저항	옴(ohm)	Ω	V/A
전기전도도	지멘스(siemens)	S	Ω^{-1}, A/V
자기력선속	웨버(weber)	Wb	V·s
자기력선속밀도	테슬라(tesla)	T	Wb/m^2
인덕턴스	헨리(henry)	H	Wb/A
에너지, 일, 열량	줄(joule)	J	N·m
일률, 전력	와트(watt)	W	J/s
힘	뉴턴(newton)	N	$kg\cdot m/s^2$
압력, 응력	파스칼(pascal)	Pa	N/m^2
섭씨온도	섭씨도(degree Celsius)	℃	K

4. SI 단위와 함께 사용하는 병용단위.

양	명 칭	기호	SI 단위로 나타낸 값
시간	분	min	1 min = 60 s
	시간	h	1 h = 60 min = 3,600 s
	일	d	1 d = 24 h = 86,400 s
평면각	도	°	$1° = (\pi/180)$ rad
	분	′	$1' = (1/60)° = (\pi/10{,}800)$ rad
	초	″	$1'' = (1/60) = (\pi/648{,}000)$ rad
부피	리터	l, L	$1\,l = 1\,dm^3 = 10^{-3}\,m^3$
질량	톤	t	$1\,t = 10^3\,kg$

* 리터의 기호는 되도록 L을 쓴다.

5. SI 접두어.

곱할인자	명 칭	기호
1 000 000 000 000 000 000 = 10^{18}	엑사(exa)	E
1 000 000 000 000 000 = 10^{15}	페타(peta)	P
1 000 000 000 000 = 10^{12}	테라(tera)	T
1 000 000 000 = 10^{9}	기가(giga)	G
1000 000 = 10^{6}	메가(mega)	M
1000 = 10^{3}	킬로(kilo)	k
100 = 10^{2}	헥토(hecto)	h*
10 = 10^{1}	데카(deka)	da*
0.1 = 10^{-1}	데시(deci)	d*
0.01 = 10^{-2}	센티(centi)	c*
0.001 = 10^{-3}	밀리(milli)	m
0.000 001 = 10^{-6}	마이크로(micro)	μ
0.000 000 001 = 10^{-9}	나노(nano)	n
0.000 000 000 001 = 10^{-12}	피코(pico)	p
0.000 000 000 000 001 = 10^{-15}	펨토(femto)	f
0.000 000 000 000 001 = 10^{-18}	아토(ato)	a

* 특별한 이유가 없는 한 되도록 사용하지 않는다.

부록 4 온도변환

1. 섭씨온도를 화씨온도로 변환.
   변환공식 : ℉ = 9/5℃ + 32

℃	℉	℃	℉	℃	℉
59	138.2	39	102.2	19	66.2
58	136.4	38	100.4	18	64.4
57	134.6	37	98.6	17	62.6
56	132.8	36	96.8	16	60.8
55	131.0	35	95.0	15	59.0
54	129.2	34	93.2	14	57.2
53	127.4	33	91.4	13	55.4
52	125.6	32	89.6	12	53.6
51	123.8	31	87.8	11	51.8
50	122.0	30	86.0	10	50.0
49	120.2	29	84.2	9	48.2
48	118.4	28	82.4	8	46.4
47	116.6	27	80.6	7	44.6
46	114.8	26	78.8	6	42.8
45	113.0	25	77.0	5	41.0
44	111.2	24	75.2	4	39.2
43	109.4	23	73.4	3	37.4
42	107.2	22	71.6	2	35.6
41	105.8	21	69.8	1	33.8
40	104.0	20	68.0	0	32.0

2. 화씨온도를 섭씨온도로 변환

변환공식 : ℃ = 5/9(℉ - 32)

℉	℃	℉	℃	℉	℃
120	48.9	90	32.2	60	
119	48.3	89	31.7	59	15.5
118	47.8	88	31.1	58	15.0
117	47.2	87	30.6	57	14.4
116	46.7	86	30.0	56	13.9
115	46.1	85	29.4	55	13.3
114	45.6	84	28.9	54	12.8
113	45.0	83	28.3	53	12.2
112	44.4	82	27.8	52	11.7
111	43.9	81	27.2	51	11.1
110	43.3	80	26.7	50	10.6
109	42.8	79	26.1	49	10.0
108	42.2	78	25.6	48	9.4
107	41.7	77	25.0	47	8.9
106	41.1	76	24.4	46	8.3
105	40.5	75	23.9	45	7.8
104	40.0	74	23.3	44	7.2
103	39.9	73	22.7	43	6.6
102	38.8	72	22.2	42	6.1
101	38.3	71	21.7	41	5.0
100	37.8	70	21.1	40	4.4
99	37.2	69	20.6	39	3.9
98	36.7	68	20.0	38	3.3
97	36.1	67	19.4	37	2.8
96	35.5	66	18.9	36	2.2
95	35.0	65	18.3	35	1.7
94	34.4	64	17.8	34	1.1
93	33.9	63	17.2	33	0.6
92	33.3	62	16.7	32	0
91	32.8	61	16.1		

3. 켈빈온도를 섭씨온도로 변환.
변환공식 : ℃ = K - 273

K	℃	℉	비 고
473.15	200	392	
422.15	148.9	300.02	
373.15	100	212	비등점
333	60	140	열대기후
310	37	98.4	체온
301.5	18.3	65	쾌적실내온도
273.15	0	32	빙점
255.3	−17.8	0	
233.15	−40	−40	
173.15	−100	−148	
73.15	−200	−328	
0	−273	−459.67	절대온도

부록 5 그리스어 자모.

대문자	소문자	이름	대문자	소문자	이름
Α	α	alpha	Ν	ν	nu
Β	β	beta	Ξ	ξ	xi
Γ	γ	gamma	Ο	ο	omicron
Δ	δ	delta	Π	π	pi
Ε	ε	epsilon	Ρ	ρ	rho
Ζ	ζ	zeta	Σ	σ	sigma
Η	η	eta	Τ	τ	tau
Θ	θ	theta	Υ	υ	upsilon
Ι	ι	iota	Φ	φ	phi
Κ	κ	kappa	Χ	χ	chi
Λ	λ	lamda	Ψ	ψ	psi
Μ	μ	mu	Ω	ω	omega

찾아보기 index

ㄴ

ㄷ

ㅅ

ㅎ

A

B

C

J

K

L

M

R

S

T

U

V

W

X

Y

Z

근거중심 최신전기치료학

Evidence-Based Electrotherapy

2010년 3월 3일 초판 발행
2011년 8월 5일 개정 2판 발행
2015년 3월 6일 개정 3판 발행
2016년 3월 5일 개정 4판 발행
2017년 3월 6일 개정 4판 2쇄 발행
2021년 3월 6일 개정 5판 발행
2024년 8월 10일 개정 6판 발행
2025년 8월 10일 개정 6판 2쇄 발행

저 자 이재형 외 19인
발행인 윤진영
발행소 도서출판 대학서림
주소 : 서울시 종로구 혜화로2길 8
전화 : 02) 744-2811, 763-1220
팩스 : 02) 744-1210
등록번호 : 제 1-88호

ISBN 978-89-6940-333-9 93510

가 격 38,000 원